U0359283

头发微量元素医学的形成与发展

——三百篇文献述评

（上册）

梁东东　秦俊法　李增禧　主编

科学技术文献出版社
SCIENTIFIC AND TECHNICAL DOCUMENTATION PRESS
·北京·

图书在版编目（CIP）数据

头发微量元素医学的形成与发展：三百篇文献述评：（全2册）/ 梁东东，秦俊法，李增禧主编. —北京：科学技术文献出版社，2017.12
ISBN 978-7-5189-3480-5

Ⅰ.①头…　Ⅱ.①梁…　②秦…　③李…　Ⅲ.①毛发—微量元素—文集　Ⅳ.① R322.99-53

中国版本图书馆 CIP 数据核字（2017）第 262004 号

头发微量元素医学的形成与发展——三百篇文献述评（上册）

策划编辑：周国臻	责任编辑：周国臻　赵　斌	责任校对：文　浩　责任出版：张志平

出　版　者	科学技术文献出版社	
地　　　址	北京市复兴路15号　　邮编　100038	
编　务　部	（010）58882938，58882087（传真）	
发　行　部	（010）58882868，58882874（传真）	
邮　购　部	（010）58882873	
官 方 网 址	www.stdp.com.cn	
发　行　者	科学技术文献出版社发行　全国各地新华书店经销	
印　刷　者	虎彩印艺股份有限公司	
版　　　次	2017年12月第1版　2017年12月第1次印刷	
开　　　本	889×1194　1/16	
字　　　数	2494千	
印　　　张	86.5　彩插8面	
书　　　号	ISBN 978-7-5189-3480-5	
定　　　价	398.00元（全2册）	

作者简介

梁东东，教授，高级工程师，1968 年在陕北插队，1970 年参军，1980 年后在兰州军区军医学院任教官，1980 年毕业于陇东学院化学系，1991 年兰州大学研究生毕业，2006 年香港国际自然疗法学院博士毕业；1985 年起，从检测人发微量元素含量入手，开始从事微量元素与健康的研究，1993 年参与兰州军区军医学院医学微量元素研究所的组建，并担任所长至今。现任中国微量元素科学研究会理事长，兰州微量元素应用与生命科学研究会理事长，兰州市民间组织联合会副会长。多年来，先后完成 10

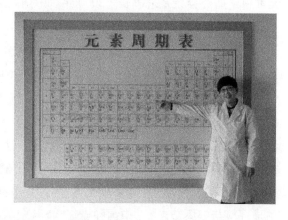

多项微量元素研究相关课题，曾 2 次登上国际学术讲坛并引起国内外同行的瞩目，在国家级杂志上发表论文 20 多篇，出版专著 2 部，获军队科技进步奖 7 项，荣立三等功 3 次，获省级科技进步奖 1 项。1986 年起，带领课题组成员历时 8 年，完成了甘肃省 2 万多例健康人头发、血液中微量元素含量的测定，建立了甘肃省人体头发、血液微量元素正常值和符合临床检验要求的快速准确的检测方法，为进一步科研、医疗保健和临床治疗奠定了基础，填补了甘肃省在这个领域的科研空白。此项科研成果 1994 年通过甘肃省科委组织的专家鉴定，并获得了甘肃省科技进步奖二等奖。1992 年，在与同伴一起对人体、粮食、蔬菜、土壤、水质和中草药中各种元素含量做大量分析测定的基础上，依据元素平衡机制，开发研制了"霸王花"牌微维龙系列营养液，临床效果显著。首创的最新科研成果——"元素医学生命健康管理测评系统"，目前已获得广泛应用，评测精准，对效果的反响强烈。特别是 2015 年以来，这项技术被应用到为社区居家养老、社区养老的老年人进行元素医学健康体检并建立健康档案的公益活动中，受到了政府部门和老年人的广泛认可。

秦俊法，1936 年 8 月生，汉族，江苏江阴（现张家港市）人。1958 年毕业于复旦大学数学系，1996 年于中国科学院上海原子核研究所（现中国科学院上海应用物理研究所）退休。1959—1975 年参加核物理实验、零功率反应堆铀-钍转换比测量和 γ 能谱分析工作，1976 年后从事核技术应用研究及微量元素与人体健康研究。主持和参加的主要课题和项目有：质子激发 X 射线分析技术的建立、人体微量元素数据库和微量元素数据信息系统研制、头发微量元素分析与人体衰老和疾病关系探索、中药微量元素分析与中药功效和道地性研究，以及微量元素生物学功能及临床应用重大专题综合调查等。发表了《当归头身尾中金属元素测定》《关于锶的必需性的新证据》《中国的百岁老人研究》《论卤盐养生》等 200 余篇科技论文和综述。编著了《微量元素与脑功能》

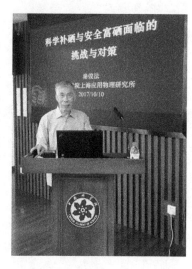

（1993）、《微量元素铅与人》（2001）和《头发微量元素分析与疾病诊断》（2003），主编了《铅污染的危害与防治研究》（1997）、《指甲生命信息学》（2009）和《元素医学防治疑难顽症》，参编了《抗衰老药物药》（1994）和《生命科学中的微量元素分析与数据手册》（1998）等学术著作。获得 7 项省部级科技成果奖，其中《镓 - 67 衰变的 γ 分支比及其放射性比度测定》获 1977 年上海市重大科技成果奖、《全自动质子激发 X 射线分析系统及其应用》获 1980 年中国科学院重大科技成果二等奖、《中药道地药材的研究》获 1997 年国家中医药管理局二等奖。曾任上海市微量元素学会和中国微量元素科学研究会副理事长，以及《微量元素与健康研究》《广东微量元素科学》和《世界元素医学》杂志编委，现任中国微量元素科学研究会荣誉理事长。2000 年获中国微量元素科学研究会奠基人金牌和金钥匙奖。

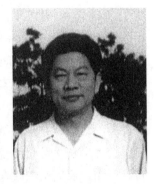

李增禧，1943 年 12 月生，广东吴川人，1967 年毕业于华南师范学院化学系，广东省测试分析研究所研究员，曾任中国微量元素科学研究会副理事长、广州地区微量元素与健康研究会和广东省微量元素科学研究会副理事长兼秘书长、广州市微量元素研究所所长、《广东微量元素科学》杂志主编。主要从事生物样品微量元素分析测试方法、环境病因及人体微量元素正常参考值的研究。在《理化检验：化学分册》《光谱学与光谱分析》《分析测试学报》《中国环境科学》《环境科学丛刊》《环境化学》等 10 多种杂志发表分析测试论文 30 多篇。在《环境与健康杂志》《中国肿瘤临床》《中国儿童保健》《广东医学》《南昌大学学报》《世界元素医学》《微量元素与健康研究》《广东微量元素科学》等刊物发表病因研究和人体微量元素正常参考值研究论文 50 多篇。在《环境》《广东画报》《健康元素报》发表微量元素科普论文 30 多篇。主编《现代微量元素研究》《眼病微量元素临床与实验研究》《微量元素临床 260 题》《人体器官组织微量元素数据手册》《中草药微量元素数据手册》《铅污染的危害与防治研究》《实用元素医学》《微量元素与疾病诊断及治疗》《微量元素铅与人》《微量元素精要》等专著。

前　言

    21 世纪以来，随着生命科学研究的深入，出现了许多新概念和新学科，以基因、mRNA、蛋白质、代谢产物为研究对象的基因组学、转录组学、蛋白质组学、代谢组学的迅速发展，催生了一门新的学科——系统生物学。上述组学的研究对象处于生物信息流——DNA、mRNA、蛋白质、代谢物、细胞、组织、器官、个体、群体的上游和中游。20 世纪 70 年代发展起来的微量元素科学的研究对象则主要位于生物信息流的下游。

    从头发微量元素分析衍生的头发微量元素医学是微量元素科学的重要组成部分，根据它的发展历程，大致可以分为两个阶段，第一阶段主要是从 20 世纪 70 年代到 21 世纪初，逐渐形成了头发微量元素医学的实验体系；第二阶段主要是从 21 世纪的第一个 10 年的前半期到目前的 10 年间，逐渐完善了以微量元素组学为核心的头发微量元素医学的理论体系。

    头发微量元素医学是研究头发微量元素分布和变化规律、头发微量元素与人体生理病理关系、头发微量元素区分和诊断临床疾病状态，以及头发微量元素监督和评价药物疗效的科学。头发微量元素医学面临两个主要问题，一是如何准确测定头发中的多种元素，二是如何解释或解析测定结果。可以这么说，这两个问题直到 21 世纪第一个 10 年末期才获得真正的解决，并由此正式形成了微量元素组学的理念。

    早在 20 世纪 80 年代初，华中工学院（现华中理工大学）徐辉碧等首先将模式识别技术应用于生物微量元素研究中，并在肺癌和其他癌症的分类和诊断中获得了成功；中国科学院上海冶金研究所陈念贻、刘征先等对胃癌患者所做的研究表明，非线性映照法对早期发现胃癌具有重要的现实意义。由于上述两个单位对研究成果的积极宣传和数据处理程序包的无偿推广，全国的生物微量元素研究进入了快速发展阶段。从 20 世纪 90 年代开始，多种多元统计方法被应用于头发微量元素研究中。例如，王小如、朱尔一等应用偏最小二乘法对癌症患者进行初级临床诊断，杨若明等应用聚类分析法研究种族识别，张卓勇等和应海等将人工神经网络新方法应用于癌症的辅助诊断，等等。进入到 21 世纪，效率更高的支持向量机算法开始应用于微量元素研究领域。例如，陈念贻等应用支持向量机—微量元素分析法判别乌龙茶、红茶和绿茶；陈瑞兰等应用支持向量机研究头发微量元素与高血压的相关性，证明这是一种特别适合于非线性、有限已知样本训练建模，进而预报未知样本属性的新算法；杨兴华等用支持向量机研究头发微量元素与老年痴呆的相关性，判别准确率和预报准确率均达到 100%。

    微量元素组学的形成还与高通量元素测定技术的发展密切相关。在头发微量元素分析实践中，有越来越多的事实表明，任何疾病的发生不只与一种或数种微量元素异常有关，有时甚至涉及几十种元素。例如，陈祥友等发现血小板减少症与 26 种头发元素失衡有关，艾滋病与 20 种头发元素异常有关，脑中风、红斑狼疮、帕金森综合征各有 18 种头发元素与正常人有显著差异。这就需要有一种具有多元素同时测定、较高灵敏度和较宽线性范围的分析工具，而同时具有这种分析能力的电感耦合等离子体质谱仪（ICP-MS）现在已经相当普及。此时，与多元素测定相适应的头发样品前处理技术（如头发清洗、消解）也已有了深入的研究。

    微量元素组学的概念来源于金属组学。金属组学是继基因组学、转录组学、蛋白质组学和代谢组学之后，由日本 Haraguchi 于 2002 年提出的一个新的研究方向。按照国际纯粹和应用化学联合会的定义，它是研究细胞、器官或生物组织中所有的游离金属和金属结合分子的形态、浓度、时空分布、生物功能，以及与基因组、蛋白质组和代谢组之间联系的科学。金属组学的研究方法特别强调金属或类金属的整体形态分析，但受限于目前分析技术水平的发展，至今未有显著进展，实际还是停留在各个领域的传统分析水平。针对这种情况，上海交通大学赵铁于2009年提出了血清微量元素组学的假说，并建立了ICP-MS分析血清中65种元素的组学方法学，应用于寻找与临床骨关节炎相关的差异元素。同一时期，李昕也应用该方法研究了新生儿出生缺陷孕妇的差异性元素。

完整的组学研究流程可分为样品采集和制备、样品测定和鉴定、数据分析和解释三大部分。根据研究对象和目的的不同，微量元素组学可以分为特定元素测定、多元素测定、元素指纹谱测定和全元素测定4个层次。从这个意义上说，1983年徐辉碧、陈念贻首次将模式识别技术成功应用于生物微量元素谱分类研究，就已开启了中国微量元素组学研究的新时代，至今已成果累累，本书作者对此做过详细整理和归纳。例如，在《头发检测与疑难病诊断》（2009）一文中，列出了38项头发微量元素组学研究成果；在《微量元素改变中国的科学面貌》（2014）一文中，按样品属性列出了头发微量元素组学、血清微量元素组学、组织微量元素组学、中药微量元素组学、基因和蛋白质微量元素组学5个方面的应用实例。可见，微量元素组学由中国首创，也早就是中国微量元素科学工作者的实际研究内容。

头发微量元素分析促进了头发元素医学的形成，微量元素组学又助推头发微量元素医学进一步完善和成熟。微量元素组学不仅是微量元素医学研究的理想工具，也是唯一能将基因组学、蛋白质组学、代谢组学等整合在一起的研究分支。然而，我国至今所报道的微量元素组学研究，大多属于前3个层次。严格地说，只有最后一个层次，即全元素分析，才是真正意义上的微量元素组学研究。因此，微量元素组学研究依然任重道远，头发微量元素医学注定前途无量。

《头发微量元素医学的形成与发展——三百篇文献述评》是2003年出版的《头发微量元素分析与疾病诊断》的姊妹篇。《头发微量元素分析与疾病诊断》首次详细阐述了头发的结构、生长规律、营养来源及由代谢性疾病引起的头发结构异常，首次详细介绍了微量元素必需性证据的发现史、头发元素临床意义认识史和头发元素分析发展史，首次全面论述了头发元素分析在医学中的作用和地位，首次系统讨论了头发检验应用于临床的实际可能性。该书出版后，在社会上引起了广泛的反响，有赞赏，也有质疑，更多人还想寻找相关原文仔细探究。鉴于近10多年来，头发微量元素分析获得了新的进展，头发微量元素医学出现了新的突破，因此，该书作者们决定再度合作，续编该书。

本书由发表于80多种中文科技刊物上的300多篇论文组成，时间跨度凡40年，以头发微量元素医学为主题分成兴起和形成（1976—2005年）、完善和成熟（2006—2015年）两大编，第一编由11章组成，第二编由2章组成。编者为每章写了融会贯通的提要，并为每篇文章写了反映原文作者观点的导读。

阅读本书，可以把握头发元素准确测定的方法要领，掌握头发检测诊断疾病原理的诀窍，了解头发元素医学的形成过程，洞悉微量元素组学的作用意义。本书可供医学界、教育界、科技界、美容界相关人员学习参考，也可供相关学术机构和图书馆收藏保存。

编　者
2016年5月

编者的话

- 古代中国人，根据数百乃至数千年的实践经验，得出了诊察头发可以"断重病，决生死"的断言，为子孙后代留下了宝贵遗产。现代中国人，经过数十年艰苦奋斗，在头发微量元素分析的基础上，创立了以微量元素组学为核心，以环境医学、临床医学、法庭医学、预防医学为代表的头发微量元素医学，为系统生物学的发展做出了重要贡献。为弘扬中国科学家的奋斗精神、铭记此门学科的不凡开创历史、宣传头发医学的卓越研究成果、推动组学策略的持续向前发展，特编辑本书。

- 在中文学术期刊中，关于头发微量元素分析的文章浩如烟海。本着科学性、原创性、代表性的原则，编者遴取了300多篇优秀文献（包括论著、学位论文和综述）作为本书的评说论据。继而以头发微量元素医学为主题，将这些文献按出版年代分成兴起和形成、完善和成熟两大编，计13章。编者为每章写了提要，为每篇文章写了导读，作为本书的评说论点。两者合而成书，名曰《头发微量元素医学的形成与发展——三百篇文献述评》，与先前出版的《头发微量元素分析与疾病诊断》构成姊妹篇。

- 相同主题或内容的文章，在不同时期或由不同作者发表，可能有重复之处或有深度上的差异，在所难免。不同时期或不同期刊上发表的文章，可能会有体例或格式上的不统一，以及度量单位的不一致，为保持原文全貌，本书收录时只做少量调整。一般不列参考文献及附录，少数例外。为便于读者核查原文，在文题下列出了该文的发表年份、作者姓名及所在单位，并在文后列出了该文献的来源。

- 收录在本书中的文章作者约1430人次，其中有教授、专家、医生和实验员；涉及的作者单位有500个次，研究所、高等院校和医疗机构各占约1/3；研究课题包括国家重点攻关项目、国家基金资助项目、地方性基金或政府部门资助项目和自选项目、国内外合作项目。

- 在编辑本书的过程中，得到了上海图书馆、中国科学院上海生命科学院图书馆、复旦大学医学院图书馆、中国科学院上海应用物理研究所图书馆、上海市嘉定区图书馆和许多原文作者的大力支持和帮助，编者谨向他们致以真诚的感谢。在本书内容的收集、整理过程中我们尽可能与每篇文献的作者联系，但无奈收录的文献发表时间跨度较长，涉及作者较多，未能一一联系上，敬请各位作者谅解。原文作者如有疑问，可以与编者联系。编者也向科学技术文献出版社的领导、编辑和相关工作人员表达由衷的敬意和谢忱。

梁东东、秦俊法、李增禧

2016 年 5 月

目　录

上　册

第一编　兴起和形成

下　册

第二编　完善和成熟

第一编　兴起和形成

（1976—2005 年）

从 1976 年到 2005 年，经过 30 年的艰苦探索和辛勤努力，我国逐渐统一了头发样品前处理方法，完善了包括使用人发标准物质在内的全程质控措施，开发了多种形式的头发微量元素数据处理技术，创造了使用头发诊断疑难疾病的多种方法。头发微量元素医学科学在中国正式形成。

头发微量元素医学形成有三个显著的标志：一是"元素平衡医学"理论的提出；二是《头发微量元素分析与疾病诊断》的出版；三是《中国微量元素科学研究会标准》的发布。

第一章　总　论

　　两千多年前，我国医家就用头发治疗疾病。头发治病，一般都用发灰，即血余炭，其主要成分是矿物质和微量元素，而且不同性别、不同年龄人的头发各有其特殊的用途。古人还认为，诊察头发的形态、色泽可以"断重病，决生死"，其思想源自汉晋，发展于明清。头发治病和察发断病是古代中国人对头发微量元素医学做出的一种独特贡献，为现代头发微量元素分析临床应用的发展提供了思想和实践基础。

　　头发微量元素分析是头发微量元素医学的基石。头发微量元素分析已有大约150年的历史。中国头发微量元素分析虽起步较晚，但发展迅猛、成绩突出。主要成就有：发明和研制了新型毛发清洗剂和头发标准参考物质；积累了大量背景值和临床资料；扩充了头发微量元素临床意义知识；奠定了元素平衡医学的理论基础；创立了头发诊病新方法。头发分析诊断疾病是现代中国人对头发微量元素医学做出的又一重要贡献。

　　头发微量元素医学是元素平衡医学的分支，它是从融合古今中外关于头发解剖学、生理学知识的基础上发展起来的，也是从吸取现代微量元素知识、现代数据处理精华的基础上充实起来的。在形成元素平衡医学的实践中，充满着探索—争论—创新的艰辛。在微量元素科学研究领域，同样也充满着诱人的发明和发现的机会，前途不可限量。

关于头发微量元素分析的争论

（1987）

徐辉碧[1]　徐立强[2]　刘征先[2]

（1. 华中工学院　2. 中国科学院上海冶金研究所）

[导读] 美国精神病学家 Barrett 的一篇文章引发了关于头发微量元素分析的争论，但 Barrett 实验中的采样方法有问题，采样的均匀性值得怀疑，也没有列出任何证据来否定日益增多发表的头发分析临床应用的科学依据。

　　头发能反映过去几星期至几个月中体内微量元素的营养状况和代谢变化。由于它抵消了短期变化，记录了长期变化，因而更真实地反映体内微量元素储存的情况。

　　头发分析近年来发展迅速，正在发展的头发标准化技术，可保证分析结果准确、可靠。

　　对头发分析的解释要慎重，用于个体的临床诊断目前证据尚不充实。结合其他检验，头发分析可成为临床医学各领域的辅助诊断工具。

一、争论的由来

1985 年，美国精神病学家 Barrett 在著名的美国医学会杂志上发表了《商业头发分析是科学还是诈骗》一文，尖锐地对头发分析进行了批评。他的实验是采集两位健康少女的头发，长为15 cm，分别重 60 g 和 36 g，洗净后，剪成 1 ~ 2 cm 的小段，均匀混合，制成每份样重 0.5 ~ 2 g 的发样 26 个。然后分寄 13 个商业头发分析实验室进行多元素分析。3 个星期后，统计处理分析结果。结果表明，大多数实验室做出了毫无科学依据的论断。对同一样品，不仅不同实验室分析结果不同，就是同一个实验室，对同一样品（以不同姓名寄送）的分析结果也不同。有的实验室结果高于其他实验室十几倍。有 4 个实验室分析结果是好的，中等的有 6 个，差的有 3 个。对正常值范围，不同实验室也有很大分歧。同一结果有的认为偏高，有的认为偏低。大多数实验报告附有计算机做的解释，有的还有恐吓之语。有 6 个实验室针对分析结果推荐进行营养补充，但彼此间对所补充的食物类型及数量分歧很大。从大多数实验室所引用的文献表明，他们的分析报告对诊断处理各种疾病及所建议的营养干预均有实效。Barrett 认为，这类头发分析是不科学的，并认为把头发分析用于鉴定个体体内微量元素水平缺乏或过量是不正确的，也不能作为补充维生素、矿物质的依据。

　　对上述论点，史密斯医学会前任主席、现任美国预防医学科学院副主席的 Cranton 发表了《对美国医学会关于头发分析论点的批评》一文。他批评 Barrett 实验中采样方法有问题，头发分析所用的发样必须采自紧贴头皮新近长出的头发，并在颈枕部多处采样混合，而 Barrett 将 15 cm 长发作为发样，当然无临床意义。发样剪成 1 ~ 2 cm，其均匀性值得怀疑，如果均匀性好些，各实验室的结果会更好。即使如此，13 个实验室中多数结果是好的和中等的。Cranton 认为，Barrett 有些观点是正确的，临床诊断不能仅靠人发微量元素分析结果，这同样适用于任何临床检验项目。例如，糖尿病患者血糖升高，但不能根据血糖测定值升高就确定患者是糖尿病，血糖升高的解释对一个刚喝了一杯可口可乐的患者和一个已停食12 小时的患者是完全不同的，但绝不能因为某一因素的局限就否定常规血糖测定的必要性。同样的，人发微量元素分析也不应因为有某些局限性就否定其对临床具有的意义，只是必须要求得到正确的分析结果及对结果做出正确的解释。的确，有些人毫无科学依据地故意夸大头发分析的用途，似乎是能诊断一切疾病的灵丹妙药，并试图以此推销营养添加剂。但不能因此而对那些有科学依据、准确可靠的头发分析全盘否定。Barrett 的文章并没有列出任何证据来否定日益增多发表的人发分析临床应用的科学依据。Cranton 最近发表了一篇有 169 篇参考文献的题为《现代临床医学中人发元素分析》的文章。的确，世界上大量发表的研究结果是支持在临床实践中应用人发分析的。Cranton 认为，Barrett 的文章揭露了一些从事头发分析的实验室的不科学和不道德行为，建议建立计量法规来制止这种行为。综观上述这场争论，我们可以归纳成下述问题。

二、指示器的选择

为了对人体的微量元素营养状况做出评价，首先要测定人体的某些组织和体液（归为指示器）中微量元素含量来反映体内微量元素储存。对采取什么指示器来评价人体内微量元素水平迄今无一致意见。一般可采用：①体液，包括血浆、血清、全血、尿；②含金属酶或其他蛋白质；③特殊试样，包括唾液、精液、脑脊液、指甲、牙齿、软组织和头发。上述各种指示器都能在一定程度上反映人体或局部的微量元素状况。但由于某些指示器的采集方法特殊，有些又受伦理及观念的限制，上述第 3 类指示器中除头发外，其他的应用有限。尿主要代表一种排泄过程，尿分析能给出人体微量元素损失的信息，它主要反映近期摄入，但不反映体内储存或代谢过程中微量元素生物利用率。尿分析主要用于职业病研究，特别是对 As、Cr、Hg、Ni、Pb、Te 等元素。用金属酶的活性来反映体内微量元素储存，应具备如下条件：这种酶须和微量元素紧密结合；其生物半衰期应达几天；应除微量元素浓度外，不受其他条件影响，但这些条件很难全部满足。金属酶活性受很多因素影响，包括重金属元素、必需元素的不平衡及蛋白质合成和代谢失调等，且酶的活性测定一般手续麻烦、过程冗长、反应体系要求严格，这些限制了它的应用。上述各种指示器中最广泛使用的是血和头发，现分别论述。

1. 血分析

由于传统习惯的影响，许多研究人员希望通过分析血中微量元素含量反映微量元素体内储存的情况。在一个由 10 个国家（包括中国）参加的 WHO/UNEP 全球研究中，通过测定血中 Pb、Cd 含量反映环境对人类的影响。血分析历史悠久，具有庞大的数据库，这有助于结果的解释。血分析能提供每日微量元素浓度波动的信息。血分析结果和过去几小时或几天前的饮食摄入水平有关。但血分析有许多缺点。例如，由于血对微量元素的摄入有滞后效应及人体内微量元素的吸收、储存和排泄有体内调节作用，使血中微量元素浓度保持恒定，因而血分析对早期轻微的微量元素缺乏或过量的诊断很困难。血脑屏障导致血分析不能直接反映脑功能的失调。同时，血是一种异相体系，本身是复杂的混合物，可分为血浆、全血、血清、红细胞、血小板、白细胞等，而每一组分又是许多物质的混合物：糖、蛋白质、氨基酸，以及无机离子如 Na、K、Cl 等。各组分中微量元素在各组分间互相转移，因而严格讲，血分析只能用来测定瞬间的元素浓度。例如，口服锌盐，6 小时后在血中就检测不到所添加的 Zn，血 Zn 浓度又恢复到原来水平。有些文献说明血分析不能反映体内 Zn 储存和 Cr、Cu、Se 及其他元素的体内储存。在血浆中大多数微量元素与白蛋白及其他蛋白如铁蛋白、运铁蛋白等结合，如血浆 Zn 中有 2/3 与白蛋白结合，Zn 不断地从肠胃道进入血浆，而迅速被其他组织吸收，许多因素影响血浆 Zn 浓度，如精神压力、食物摄入、消化速率、感染等。血浆 Cu 大多数与血浆铜蓝蛋白结合，只有 5% 的 Cu 与白蛋白结合，但是这部分 Cu 对威尔逊氏病的诊断和预后十分重要。血分析除上述缺点外，在分析测定上也有不少困难。由于血中很多元素浓度极低，如正常人血清中 14 种元素即 Al、Sb、As、Cd、Cr、Co、Hg、Mn、Mo、Ni、Pb、Sn、Ag、V 的浓度在 ng/mL 范围，造成分析测定困难及容易在血样的采集和预处理中发生微量元素的玷污和遗失。Versieck 对正常人血清中 18 种微量元素的文献报道值做了评价，Al、As、Cr、Co、Mn、Ni、Ag、V 等元素所报道的文献最低值和最高值之间相差 2 个数量级以上，这样大的差异不可能归因于正常人人体生理上的差异，原因只能是整个分析测试过程中引起的系统误差。上述这些问题在血分析中特别明显。

2. 头发分析

其优点是能反映过去几个星期至几个月中体内微量元素营养状况和代谢变化。由于它抵消了短期变化，记录了长期变化，因而更真实地反映微量元素储存。头发中微量元素与体内特别是骨中微量元素储存相关，头发中 Cd、Pb、Zn、Ca、Mg 反映体内储存比血样好。例如，对生长激素缺乏的儿童给予生长激素治疗，头发 Zn 浓度增加，但血清 Zn 值无显著变化。大多数科学家认为，头发分析对评价重金属元素较为合适，但对评价必需微量元素，文献中还有争议。Hammer 研究了 5 名城市学龄儿童头发中 As、Cd、Cu、Pb、Zn 的水平，表明头发 As、Pb、Cd 可准确反映环境影响。大多数微量元素在头发中的含量比体液（如血、尿或其他易获的组织）中微量元素含量要高 1 个数量级，Zn、Cr 在头发中的含量要比血中高 2 个数量级以上，因而分析较容易。头发的采样、运输、保存也容易，病人采样时无痛苦。头发分析近年来发展迅速，正在发展的头发分析标准化技术可保证分析结果准确、可靠，头发分析已成为有毒微量元素监测的筛选方法。国际原子能机构（IAEA）认为目前十分紧迫的任务是建立人体微量元素的背景值水平，并已选定头发作为环境污染的可靠指示器。美国环保局（EPA）也持同样意见，并在联合国全球环境监测系统（GEMS）中把头发分析作为全球生物监测的重要指示器。头发分析常用于流行病学研究，对评价人群的微量元素缺乏或过量很有意义，较适合判别长期微量元素缺乏或过量摄入。例如，人群中 Zn 营养状况的诊断及我国克山病、大骨节病的缺 Se 的诊断。头发分析的缺点是受很多因素影响。由于不同洗涤方法、分析方法及被采样者的年龄、性别、发样长度和颜色、采样部位、季节等变化，使不同报告的结果相互比较十分困难。如果不控制发样长度（距头皮），则头发分析结果的相关性十分差。一般的洗发剂对头发中微量元素水平无显著影响，但有些头发处理（如冷烫、染发）可影响头发微量元素含量，有些医用洗发剂包含 Zn、Se 等，会使这些元素含量偏高，如有些去头屑、抗脂溢洗发剂中含有 Se，有的洗发剂含有羟基吡啶硫酮锌。已证明头发的外层部分对微量元素有浓缩作用，这是因为头发角朊中含有—SH、—NH 基团，头发通过这些基团与外来元素结合，一般的洗发方法不能洗脱那些已被头发吸收的外来微量元素。另外，由于个体间生物变化大，除极端情况外，用于个体的临床诊断目前证据尚不充分。那种认为一根头发的分析就能诊断疾病的观点是极其荒谬的。为了使头发分析标准化，美国成立了 5 人专家小组，被称为头发分析标准化委员会（HASB），其目的是使从事头发分析的实验室标准化、交换、收集头发分析中所遇的问题。HASB 推荐了一系列方法，包括采样、分析和数据处理。随着科学技术的发展，这些指导原则今后还有待修改，但它们已对众多的从事头发分析的实验室起到了积极作用。在我国，十分迫切需要成立头发分析及其他分析的标准化组织机构，指导、协调各头发分析实验室。IAEA 已颁发人发标准参考物质 IAEA HH—1，它大大改善了头发分析的准确度和精密度，可喜的是，我国也正在研制人发标准参考物质。这些措施的实现，就可使我国头发分析建立于一个科学的基础上。还必须强调对头发分析的数据解释要慎重，它只能作为一个筛选工具，在建立肯定的医学诊断前，必须考虑许多其他生物医学因素。例如，在严重缺 Zn 时（长期饥饿）头发生长缓慢，但头发中 Zn 含量却异常增高。头发分析结果对有些疾病 [如威尔逊氏病（Cu 积累）、Menke 氏病（Cu 缺乏）]与所期望的结果相反。头发分析作为精确的个体临床诊断工具，目前似乎还为时过早，尚需其他生化试验及临床症状证实。例如，长期静脉输液后，患者皮肤会出现红斑样损伤，可指示 Zn 缺乏。综上所述，我们认为只要头发采样、清洗、制备方法正确，且由有经验的分析工作者在洁净、可靠的实验室，用最好的实验手段并有严密的质量控制措施（包括使用标准参考物质）进行头发分析，结合其他检验（如血分析、生化检验）及临床症状观察，头发分析可成为临床医学各领域的辅助诊断工具。

（原载于《微量元素》1987 年第 1 期）

头发元素分析临床应用发展史略

（2002）

秦俊法[1] 李增禧[2] 叶福媛[3] 汪勇先[1]

（1. 中国科学院上海原子核研究所 2. 中国广州分析测试中心
3. 上海中医药大学）

[导读] 头发与血液或尿液是不同时间尺度和不同内容的生物指示器。头发元素与其他组织或体液元素之间不必定存在显著关联。将头发分析结果与血液分析结果相比较是不恰当的，以头发元素与血液或其他组织元素之间是否存在显著关联来判断头发分析质量是错误的。

本文从下列 5 个方面按年代学顺序对头发元素分析的实验研究和临床应用探索作了回顾和概述：

- 头发医药应用史
- 头发元素分析发展史
- 头发元素临床意义认识史
- 头发元素分析诊断疾病实践史
- 头发元素分析争论史

1 引 言

在自然界天然存在的 92 种元素中，现已查明头发中至少存在 78 种。头发元素分析始于 1857 年，近 30 年来有了突飞猛进的发展，应用范围不断扩大（表 1），新的发现不断涌现。

表 1　头发元素分析已引起注意的医学领域

心脏病学	免疫学	营养学	皮肤病学	内科学	儿科学
流行病学	产科学	精神病学	法医学	职业医学	外科学
妇科学	矫形外科学	毒理学	血液学	神经病学	放射医学

头发元素分析的发展得益于现代微量元素知识的增进和现代分析技术的更新。从 20 世纪 50 年代开始，以中子活化和原子吸收光谱为代表的元素分析方法日臻完善，头发元素分析应用得到了大的发展和创新。可以预期，随着等离子发射光谱—质谱技术的完善和普及，头发元素分析应用必定会被推进到一个新的发展阶段。本文对头发元素分析的医药基础和临床应用发展历程进行简要回顾。

2 头发医药应用史

头发，古称发髲（《神农本草经》，约公元 5 年）、乱发（《金匮要略》，公元 1072 年），又称血余（《本草蒙筌》，公元 1565 年）。性味苦、温，无毒，入心、肝、肾经。将人发用碱水洗去油垢，清水漂净后晒干，煅制加工成炭，即成血余炭，功能消瘀、止血，历代医家均肯定其有治疗作用。

两千多年前，中国医家就已认识到，头发"主五癃、关格不通，利小便水道，疗小儿痫、大小痉"

（《神农本草经》①）。

公元 500 年（齐永元二年），陶弘景称发髲"合鸡子黄煎之，消为水，疗小儿惊热百病"，乱发"主咳嗽，五淋，大小便不通，小儿惊痫。止血，鼻衄烧之吹内立已"（《名医别录》）。

公元 640 年（唐贞观十四年），唐甄权称头发"能消瘀血"（《药性本草》）。

公元 649 年，苏敬（一名苏恭）称乱发"烧灰，疗转胞，小便不通，赤白痢，哽噎，痈肿，狐尿刺，尸疰，疗肿骨疽杂疮"（《唐本草》，又称《新修本草》）。

公元 970 年，日华子大明称发髲"止血闷血运，金疮伤风，血痢，入药烧存性。用煎膏，长肉消瘀血"（《日华子诸家本草》②）。

公元 1347 年（元至正七年），朱震亨称乱发"消瘀血，补阴甚捷"（《本草衍义补遗》）。

公元 1596 年，李时珍称发髲"煅治服饵，令发不白"，乱发"能治血病，补阴，疗惊痫，去心窍之血"，并列出治病附方 45 则（表 2）（《本草纲目》）。

表 2 头发的医药应用（一）（《本草纲目》附方）

名　称	主　治						
发髲	石淋痛涩	伤寒黄病	胎衣不下	小儿客忤	急肚疼病	癥瘕恶疮	
乱发	孩子热疮	小儿斑疹	小儿断脐	小儿重舌	小儿燕口	小儿吻疮	小儿惊啼 鼻血眩冒
	鼻血不止	肺疽吐血	咳嗽有血	齿缝出血	肌肤出血	诸窍出血	上下诸血 无故遗血
	小便尿血	血淋苦痛	大便泻血	胎产便血	女人漏血	月水不通	妇人阴吹 女劳黄疸
	黄疸尿赤	大小便闭	干霍乱病	尸疰中恶	破伤中风	沐发中风	令发长黑 擦落耳鼻
	耳卒肿痛	吞发在咽	蜈蚣螫咬	疔肿恶疮	疮口不合	下疳湿疮	大风疠疮

公元 1986 年，江苏新医学院称血余炭"治吐血，鼻衄，齿龈出血，血淋，崩漏"，并列出血余炭治疗几类疾病的选方（表 3）和治疗各类出血、烫伤的现代临床报道（《中药大辞典》）。

表 3 头发的医药应用（二）（《中药大辞典》选方）

名　称	主　治						
血余	咳嗽有血	鼻衄	诸窍出血	齿缝出血	肌衄	溃疡病出血	泻血脏毒 妇人血淋及尿血涩痛
	崩中漏下	赤白不止	气虚竭	小便不利	妇人卒小便不通	石淋	黄疸 诸黄及阴吹
	舞状疱疹	久疮不合					

从头发治病可以得到以下启示：

（1）不同病症采用不同年龄或不同性别人的头发。例如，治月水不通，用童男、童女发；治咳嗽有血或肌肤出血，用小儿胎发，且男用女发、女用男发；治鼻血不止，男用女发、女用男发；治急肚疼痛，用本人头发；治小儿痰热百病，用其父梳头乱发作鸡子煎。不同的头发有不同的功效，可见其微量元素成分或含量不同。

（2）头发治病多用发灰，即血余炭。或煅烧，或炒存性，或油煎焦枯研末。此时，头发中各有机成分均已破坏和除去，剩下的发灰是无机成分，亦即主要是矿物质和微量元素。

随着分析技术的发展和科学知识的进步，一门新的学科——头发元素医学从此诞生！

3 头发元素分析发展史

头发元素医学以头发元素分析作为基础。

---

① 《神农本草经》草创于西汉，成书于东汉。
② 《日华子诸家本草》一说是宋初个人本草著作，一说成书于唐代"国初开宝中"（公元 968—975 年）。

头发元素分析已有近 150 年的历史，其发展过程大致可分为 3 个阶段。

3.1 第一阶段：探索时期 （1857—1970 年）

这一时期的主要成就是建立和奠定了头发元素分析方法及应用基础，主要推动力是毒性检验和法庭应用。代表性的事件有：

1851 年，Casper 为提供反映生物发生过程证据测定了死后 11 年发掘出来的尸体头发中的砷。

1906 年，人们以预防和鉴定毒品为目的，用 X 射线法探测沉积在头发中的金属元素。

1912 年，Stryzowsty 用微量化学试验法检验头发中的汞，以监督抗梅毒剂——汞药的毒性。

1917 年，德国性病学家 Lutz 研究了头发中的有毒金属含量及其与色素和颜色的关系。

1923 年，研究者开始测定头发中的锰含量。对头发中铁的分析始于 1932 年，而对锌和铜的分析则分别始于 1934 年和 1937 年。

1939 年，Miller 指出用血样筛选铅中毒不能揭示患者的真实情况。次年，Bagchi 发现使用朱砂作化妆品的印度欣杜妇女头发中铅含量高达 180 $\mu g/g$，而欣杜男子的平均发铅含量为 26.7 $\mu g/g$，不使用颜料的穆斯林妇女为 50.4 $\mu g/g$。

头发中的硒含量测定始于 20 世纪 40 年代。研究者发现，头发硒水平与身体其他组织中的硒水平相关，也与营养状况相关。

1951 年，Griffon 首次应用中子活化分析法研究砷中毒病例。同年，Derobert 通过头发砷含量测定检验吸入的毒品量及毒性作用时间。

1958 年，英国 Lenihen 利用中子活化设备为医院临床服务。日本 Suzuki 发现发铅升高的工人有铅中毒症状。

1959 年，美国和苏联科学家开始系统研究头发元素含量与年龄和性别的关系。

1962 年，Smith 通过头发分析发现拿破仑可能死于砷中毒。

1965 年，在美国加利福尼亚圣地亚哥市召开第一次法庭科学活化分析国际会议，表明头发微量元素分析可能是法庭科学中最有希望的技术。

1967 年，Konito 证明发铅测定是筛选和诊断儿童铅中毒的简便方法。

1968 年，Hambridge 发现青春期头发矿物质含量变化与激素分泌有关，少年糖尿病患者发铬含量降低。

1969 年，Montagna 和 Dobson 编辑出版了《头发的生长》一书。

1970 年，Klevay 在研究头发锌、铜含量随年龄、性别变化后提出，以头发作为解剖材料比较个体或群众营养状况时，性别和年龄必须相配。

3.2 第二阶段：大发展时期 （1971—1982 年）

这一时期的主要成就是确立了头发元素分析在重金属暴露评估和环境监测中的地位，主要推动力是建立头发元素基线水平。代表性的事件有：

1971 年，Hammer 发现暴露程度不同的儿童头发镉、铅、砷水平不同，发镉和发砷平均水平能准确反映公共暴露，发铅除反映外源性沉积外，还能反映内源性铅吸收。

1974 年，Dfeiffer 报道发铜高可指示精神分裂症。

1976 年，国际原子能机构顾问组提出利用核技术对世界各国居民进行头发微量元素基线水平调查，并推荐了处理头发样品的标准洗涤方法。

1977 年，Hopps 全面论述了头发微量元素分析的生物学基础。

1978 年，在美国佐治亚州亚特兰大市召开第二次国际人发研讨会，科学家们认为头发微量元素分析有广泛的实用价值。

1979 年和 1980 年，美国环境保护局发表声明指出，头发元素含量可准确测定，头发特别适合作为重金属暴露评估及全球性、地区性和局部性生物学监测的材料。

1979 年，美国建立美国元素测试实验室协会。1981 年成立头发分析标准化局，制定了头发取样、洗涤、测试的标准化方法及头发数据的解释指南，以指导和协调各头发分析实验室的实践。

1982 年，国际原子能机构组织由 63 个实验室参加的全球人发比对工作。

3.3 第三阶段：创新时期（1983—2000 年）

这一时期的主要成就是证明了头发元素分析应用于临床的实际可能性，主要推动力是微量元素科学的发展及数据处理方法的改进。代表性的事件有：

1983 年，中国徐辉碧、陈念贻将模式识别技术应用于生物微量元素研究领域获得成功。同年，在中国浙江普陀山召开全国人发中微量元素分析数据比对会。

1984 年，在中国南京召开全国第一届微量元素与健康学术讨论会，会上成立了"微量元素与健康研究会"（"中国微量元素科学研究会"的前身）。

1985 年，徐辉碧应用头发元素分析和模式识别法预报云南锡矿矿工早期肺癌获得初步成功。李增禧利用头发元素数据区分广东肝癌患者与健康人的准确率达 94% 和 85%。

1987 年，华中理工大学和上海原子核研究所合作建成中国第一个大型微量元素数据库。上海原子核研究所建成基于微机的微量元素数据信息系统。

1991 年，上海原子核研究所研制成功国家一级人发标准物质（GBW09101）。

1993 年，王小如应用电感耦合等离子体原子发射光谱法（ICP-AES）测定头发中的 13 种元素含量，经数据处理后可将病人和正常人清晰分类，表明在癌症临床诊断中可用头发样品代替血液样品。

1994 年，出版发行《广东微量元素科学》《中华微量元素科学》杂志。至此，继 1984 年创刊出版《微量元素与健康研究》以来，我国已有 3 种微量元素专业杂志。

1996 年，谭见安的研究表明，中国硒元素生态景观类型图可用发硒和粮硒水平进行划分，并根据特异点地区头发多元素分析结果提出了我国克山病和大骨节病的致病模式。

1997 年，陈祥友根据头发元素分析发现许多疑难病均与元素不平衡有关，利用元素平衡医学食疗防治相关疾病取得了突破性进展。

1998 年，杨若明证明，根据头发中 7 种元素综合指标应用聚类分析法，可准确判定苗族和畲族、土家族和瑶族、蒙古族和朝鲜族的头发属性。

2000 年，陈祥友创立利用发检诊断和预测疾病的"陈氏诊法"，徐子亮证明头发量子共振法可快速、准确地诊断肿瘤和其他疾病。

近 150 年的头发元素分析发展历史，特别是近 50 年来的实践证明：

（1）测定方法的建立和改进在头发元素分析发展过程中起着关键的作用。1940—1960 年，分析方法的检出限平均每 10 年下降 4 个数量级，1960—1980 年，平均每 10 年降低 2 个数量级。虽然有多种方法应用于头发元素分析，但主要是中子活化分析法（NAA）和原子吸收光谱法（AAS）（表4）。它们是在 20 世纪 50 年代中期几乎同时发展起来的，到 70 年代中期，这类仪器分析方法已日臻完善，发表的论文数量显著增加（表5）。1990 年后，等离子体发射光谱法（ICP）得到广泛应用，AAS 法的应用频率逐渐降低。

表 4 1978 年前测定头发元素的分析方法

分析方法	发表的论文数（篇）	占比（%）	分析方法	发表的论文数（篇）	占比（%）
AAS	31	33.70	AES	4	4.35
NAA	27	29.35	其他	13	14.13
SAS	17	18.48	合计	92	100.00

注：①根据 Iyengar G V（1978）文章中"头发"部分整理；② SAS—溶液吸收光谱法，AES—发射光谱法。

表5 1979 年前头发元素分析论文数的年代分布

发表年代	发表论文数（篇）	占比（%）	发表年代	发表论文数（篇）	占比（%）
20 世纪 20 年代	3	0.57	1972	50	9.45
20 世纪 30 年代	5	0.95	1973	42	7.94
20 世纪 40 年代	6	1.13	1974	64	12.10
20 世纪 50 年代	27	5.10	1975	54	10.21
20 世纪 60 年代	128	24.20	1976	58	10.96
20 世纪 70 年代	360	68.05	1977	34	6.43
1970	11	2.08	1978	15	2.84
1971	32	6.05	合计	529	100.00

注：根据 Pankhurst C A（1971）文章整理。

（2）只要合适地取样、清洗和制备，并由有经验的专业人员用最好的分析方法在清洁可靠的实验室中进行分析，头发元素分析所得结果是可信的。

4 头发元素临床意义认识史

Cranton 在查阅了 1983 年前发表的 1500 多篇关于头发元素分析的文献后得出结论：钙、镁、锌、铜、铬、铅、汞、镉、砷、镍等头发元素有实际临床意义，钠、钾、硒、锰、铝等头发元素提示有临床意义。1984 年后，我国科学工作者和国外同行又陆续证明钴、钒、铌、锗、锶、碘、锂、铁等头发元素可能也有临床意义。

4.1 1983 年前认识的有临床意义的头发元素

4.1.1 砷（As） 急性和慢性砷中毒探测开始于 1942 年。加拿大 Young 用马什试验法测得 1 名慢性砷中毒患者发砷含量为 4.4 $\mu g/g$，而 1 名急性砷中毒患者发砷含量为 7.7 $\mu g/g$。

1951 年，Griffin 测得 1 名被害者头发中的砷含量为正常值的 50 倍，而且随发根距离增加而降低，为刑事审判提供了法律依据。

1956 年，Heyman 测定了 12 例美国末梢神经病患者头发中的砷含量，患者发砷含量高达 20～80 $\mu g/g$，证实可根据发砷含量水平诊断砷中毒。

1962 年，Smith 通过头发元素分析发现拿破仑（死于 1821 年）可能死于砷中毒。最近，美国联邦调查局通过头发 DNA 分析证实，拿破仑确系被砒霜毒死（北京日报，2000 年 5 月 6 日）。

1977 年，Bencko 测定了捷克斯洛伐克居民血、尿和头发中的砷含量水平，发现头发最有利于估价非职业性砷暴露。

1979 年，Valentine 对美国不同砷含量水平饮水居民的研究结果表明，头发和尿反映居民砷摄入量，而血砷不适合用作砷暴露指标。

4.1.2 铅（Pb） 1958 年，Suzuki 研究了日本各类铅作业工人的头发铅含量，首次提出了发铅含量分类：

非职业性正常铅暴露：< 30 $\mu g/g$

职业性正常铅暴露：30～110 $\mu g/g$

危险性铅暴露：> 100 $\mu g/g$

1967 年，Kopito 测定了美国正常儿童和铅中毒儿童的头发铅含量，发现 16 例铅中毒儿童发铅含量（282 $\mu g/g$）显著高于正常儿童（24 $\mu g/g$），5 例经螯合试验证实为铅中毒的儿童经过治疗后发铅含量显著降低。

1976 年，Olatunbosun 发现尼日利亚镰形细胞贫血症患者发铅含量明显高于正常人，8 例患者平均为 118 $\mu g/g$，而 25 例对照组为 13 $\mu g/g$。

1977 年，Pihl 测定了 31 例美国智力低下儿童（LD）和 22 例正常儿童头发中的 14 种元素（表 6），发现前者的发铅含量十分显著地高于后者，发铅和发镉测定在 LD 诊断中有着特别的重要性。

表6　美国智力低下儿童的头发元素含量变化

元素	智力低下 (n=31)（$\mu g/g$)	对照 (n=22)（$\mu g/g$)	F	P	元素	智力低下 (n=31)（$\mu g/g$)	对照 (n=22)（$\mu g/g$)	F	P
Ca	397.00	344.00	0.75		Fe	23.00	22.00	0.82	
Mg	35.00	37.00	0.28		Pb	23.00	4.00	28.32	<0.001
K	1359.00	1240.00	0.21		Mn	0.83	0.58	15.21	<0.001
Na	1637.00	919.00	5.10	<0.02	Zn	139.00	140.00	0.10	
Cd	1.72	1.08	84.52	<0.001	Cr	0.25	0.09	8.49	<0.01
Co	0.16	0.23	35.00	<0.001	Li	0.22	0.40	7.29	<0.01
Cu	12.00	17.00	0.72		Hg	14.00	15.00	0.52	

4.1.3　镉（Cd）　头发镉含量测定始于 1969 年。

1971 年，Hammer 用 AAS 法测定了处于不同暴露水平的美国小学 4 年级男生的头发镉含量，证明发镉平均含量能准确反映公共暴露。一年后的随访得到同样的结论。

1973 年，Petering 证明无论男性还是女性，发镉含量与发铅含量高度相关，铅中毒儿童的一个可能未知因素或许与镉暴露有关。

1977 年，Pihl 报道加拿大智力低下的儿童发镉含量显著升高。

1981 年，Capel 比较了英国诵读困难儿童和正常儿童的发镉含量，观察到前者发镉含量显著升高。73 例诵读困难儿童的发镉含量平均值比 44 例正常儿童高 25 倍，证明镉负荷过量与这类学习障碍症有密切关系。

4.1.4　汞（Hg）　虽然早在 1912 年就用头发微量化学试验法监督汞的毒性，但直到 1959 年发现水俣病，发汞分析才引起日本和其他国家的更多注意。

1971 年，Yamaguchi 发现日本居民发汞含量与鱼消耗量密切相关，证明发汞含量可用作汞中毒的诊断指标。

1973 年，Barr 研究了非洲肯尼亚肾病综合征患者的组织汞水平，证明头发和指甲汞测定是探测先前接触该金属的可靠、安全和直接的方法。发汞含量水平反映含汞皮肤膏的使用情况，而该皮肤膏是肯尼亚许多成年肾病综合征患者的致病因素。

1980 年，Phelps 分析了 945 名食用含甲基汞鱼类的加拿大印第安居民的头发样品，发现头发总汞含量和有机汞含量之间的关系是一致的。头发可以作为甲基汞暴露嫌疑者临床和流行病学研究的指示剂介质。

4.1.5　铊（Tl）　头发铊含量测定始于 1960 年。已有几项研究表明，铊中毒可通过头发元素分析得到诊断（Tervis R E, 1967; Henke G, 1969, 1971; Uges D R A, 1976）。

4.1.6　钾（K）　头发钾含量测定始于 1966 年。1966 年，Schneider 分析德国 2 例甲状腺功能亢进（甲亢）患者和 2 例肾钙质沉着症患者头发中矿物质时发现，两类疾病患者发钾含量均显著高于对照组（表7）。

1972 年，Kopito 测定了 13 例美国囊性纤维性变新生儿头发中的钾、钠、钙、镁含量，与 34 例健康新生儿比较，患者发钾含量平均升高 1.2 倍。

表7 德国甲亢和肾钙质沉着症患者的头发矿物质含量变化   单位：μg/g

测试对象		K	Na	Ca	Mg
甲亢（n=2）		526	551	4700	900
肾钙质沉着症	男	1433	4316	18 370	5340
	女	603	418	3600	1020
对照		167	196	860	220

1974年，Kopito观察到美国乳糜泻患者发钾含量显著升高，22例患者钠/钾比值小于1.0，而150例对照组为3.4。

4.1.7 钠（Na） 头发钠含量测定始于1965年。

1966年，研究者发现，德国甲亢和肾钙质沉着症患者发钠含量比对照组高（表7）。

1972年，Bowen发现印度尼西亚蛋白质缺乏儿童发钠含量显著高于正常儿童，40例患者平均为778μg/g，而41例正常儿童平均为292μg/g，表明蛋白质缺乏儿童有较高的组织钠潴留。

1972年，Kopito观察到美国囊性纤维性变新生儿发钠含量平均比健康儿高2.2倍。

1974年，Kopito报道美国乳糜泻患者头发钠/钾比值平均比对照组低2.4倍。

1977年，Tervis发现加拿大囊性纤维性变患者头发钠、氯、溴含量显著升高（表8），50例患者平均比50例对照组高5倍以上。

表8 加拿大囊性纤维性变（CF）患儿的头发元素平均含量

元素	CF（n=50）（μg/g）	对照（n=50）（μg/g）	比值	元素	CF（n=50）（μg/g）	对照（n=50）（μg/g）	比值
Al	27	25	1.1	Br	63	9	7.0
Zn	120	64	1.8	I	2.9	1.2	2.4
S	120	140	0.9	Cl	6330	960	6.6
Cu	55	18	3.1	Mn	269	1.2	2.4
Ca	1450	910	1.6	K	450	119	3.8
Mg	150	92	1.6	Na	2970	439	6.8

4.1.8 钙（Ca） 头发钙含量测定始于1953年。

1966年，德国研究者观察到2例甲亢患者发钙含量平均比对照组高4.5倍，1例男性肾钙质沉着症患者发钙含量比对照组高20.4倍。头发可用于检验不同疾病时的矿物质含量状况。

1972年，Kopito发现囊性纤维性变患者的发钙大部分是水溶性的，而健康婴儿只有小部分发钙是水溶性的，前者水溶性钙占头发总钙量的92.9%，而后者仅占28.3%。

1974年，Kopito发现伊朗食土癖妇女有相当量的钙结合在头发中，头发中的大量结合钙似乎与代谢需要有关，而水溶性钙可能代表不必需或不被利用的钙。同年，他还观察到日本苯丙酮尿症患者头发中水不溶性钙含量显著低于对照组：男性患者约为对照组的1/3，女性患者约为对照组的1/4。

1979年，Bland观察到40例膳食低钙高磷美国居民发钙和发镁含量显著升高（表9），这一现象与低钙高磷膳食引起甲状旁腺功能亢进一致。

表9 膳食钙磷比例（Ca/P）不同的美国居民头发矿物质含量比较   单位：μg/g

观察对象	Ca	Mg	P	观察对象	Ca	Mg	P
膳食Ca/P=0.58	952	156	186	膳食Ca/P=1	303	43	162

4.1.9　镁（Mg）　头发镁含量测定始于 1953 年。

1966 年，Schneider 观察到德国甲亢和肾钙质沉着症患者发镁含量均显著升高（表 7）。

1972 年，Kopito 发现美国囊性纤维性变新生儿头发中 80% 的镁是水溶性的，而健康婴儿只有少部分发镁是水溶性的。患者发镁和发钙水溶性比例增大可能与该病的基本缺陷有关。

1976 年，Cotton 观察到荷兰皮肤病与头发低镁密切关联，非脱发性皮肤病（21 例）、斑秃性皮肤病（15 例）患者和对照组（14 例）的发镁含量分别为 1.4 $\mu g/g$、1.7 $\mu g/g$ 和 3.7 $\mu g/g$，患者比正常人低一半以上。

1980 年，Strain 认为头发元素分析为测定和调查镁缺乏或过剩提供了一种新方法，并提出发镁诊断的暂定范围为：缺乏——< 50 $\mu g/g$，正常——100 ~ 600 $\mu g/g$，过剩—— > 600 $\mu g/g$。与发镁水平相关的疾病有：①镁缺乏病，智力低下、情绪障碍、皮肤病、退行性疾病、尿石病；②镁过剩病，关节炎、银屑病（牛皮癣）。

1981 年，Copel 报道英国诵读困难儿童发镁含量显著升高，提示此类患者不是体内镁负荷增加，就是体内镁含量降低。

4.1.10　锌（Zn）　头发锌含量测定始于 1934 年。

1966 年，Strain 检测了 10 例埃及侏儒症患者和 12 例正常人头发样品，发现前者发锌含量仅为后者的一半。同年，Reinhold 发现膳食低锌的伊朗村民发锌含量也显著低于正常人。证明头发元素分析是检验体锌储存的可靠、简便和无创伤的方法。

1972—1973 年，Hambidge 报道美国食欲欠佳、生长迟缓、味觉减退和异食癖儿童发锌含量显著降低，补锌后味觉敏度恢复正常，发锌含量升高。

1975 年，Amador 发现古巴肠源性肢端皮炎儿童和糖尿病儿童发锌含量很低（表 10），治疗后恢复正常，表明该糖尿病与需要胰岛素有关。

表 10　古巴肠源性肢端皮炎和糖尿病儿童的发锌含量变化

观察对象	例数	Zn（$\mu g/g$）	观察对象	例数	Zn（$\mu g/g$）
正常儿童	201	219	健康儿童	25	215
蛋白质 - 能量营养不良儿童	31	162	胰岛素治前糖尿病儿童	17	115
乳糜泻儿童	23	174	胰岛素治后糖尿病儿童	25	261
肠源性肢端皮炎儿童	4	53			

1978 年，Atkin - Thor 发现美国味觉减退透析患者发锌含量显著降低，补锌后 85% 患者发锌含量升高，表明透析患者体锌储存亏空。

1979 年，Dogru 发现土耳其地中海贫血症患者血浆、红细胞和发锌含量显著降低，发锌能更准确地反映全身锌储备。Collip 发现美国软骨发育不全儿童的母亲发锌含量显著降低，而发铜含量显著升高，患者发锌含量也比生长发育延迟儿童和家属矮身材儿童低。提示缺锌可能是软骨发育不全病理发生学的贡献因子。Kohrs 发现分娩时患慢性阴道炎或边缘性糖尿病妇女发锌含量显著升高，而服用抗恶心片、抗生素、安眠药、B 族维生素或叶酸的妇女发锌含量与对照组无显著差异。

4.1.11　铜（Cu）　头发铜含量测定始于 1937 年。

1966 年，Schneider 报道德国传染性肝炎和甲亢患者发铜含量升高，11 例贫血患者发铜平均含量也比对照组高 1 倍。

1969 年，Harrison 发现饮高铜水可导致发铜含量升高。1 名喝高铜水（井水）的美国成年男子发铜含量高达 348 $\mu g/g$，而 17 名其他男子发铜含量平均水平为 14 $\mu g/g$。

1973 年，Singh 观察到 1 名 11 个月大的美国波士顿 Menkes 卷发综合征男童头发、尿、血铜含量均很低。

1974 年，Krishnamachari 和 Pfeiffer 分别观察到印度糙皮病患者和美国精神分裂症患者（表 11）发铜含量显著升高。

表 11　美国精神分裂症患者的发铜含量变化

性别	年龄	精神分裂症患者 ($\mu g/g$)	正常人 ($\mu g/g$)	比值	性别	年龄	精神分裂症患者 ($\mu g/g$)	正常人 ($\mu g/g$)	比值
女	1 ~ 12 岁	77	20	3.85	男	1 ~ 12 岁	28	34	0.82
	13 ~ 30 岁	64	28	2.29		13 ~ 30 岁	56	33	1.70
	31 ~ 60 岁	53	22	2.41		31 ~ 60 岁	35	18	1.94

1976 年，Abdel - Aal 报道埃及银屑病患者发铜含量显著升高，累及头皮的银屑病患者发磷含量也显著升高。

1978 年，Ryan 报道加拿大多发性硬化病患者头发中铜、碘、锰、硒、硫、钒含量与对照组有高度显著差异，40 例患者发铜含量平均为 9 $\mu g/g$，而 42 例对照组平均达 29 $\mu g/g$。

1980 年，Pratt 报道美国宾夕法尼亚自发性脊柱侧凸患者发铜含量显著升高，提示此病在某方面与铜代谢障碍有关。

1981 年，Capel 发现英国诵读困难儿童发铜含量显著高于对照组。

4.1.12　锰（Mn）　头发锰含量测定始于 1923 年。

1970 年，Mahler 报道美国尿毒症患者发锰含量低于对照组和透析病人。

1971 年，Rosenstock 发现在翻砂厂工作的慢性锰中毒工人发锰含量显著高于居住在工业集合体附近的居民，但胸毛锰含量要比头发锰含量高 3 倍。锰中毒工人发锰含量为 29 $\mu g/g$，胸毛锰含量为 107 $\mu g/g$，而工业集合体附近居民发锰含量为 4.7 $\mu g/g$，发锰测定被认为有诊断意义。

1972 年，Bowen 用中子活化分析法测定 40 例印度尼西亚蛋白质缺乏儿童和 40 例正常儿童的头发样品，发现某些患者发锰含量显著升高。

1974 年，Larson 观察到严重关节炎患者发锰和发铜、发铁含量异常，头发分析有助于关节炎诊断目的。同年，Huggins 观察到牙周患者头发中锰及钾、镁、铁、铜、锌含量低。

1975 年，Zaryadskaya 发现银屑病患者头发中锰、锌、镁含量降低，而钴含量升高。

1976 年，Kunin 报道美国迟发性运动障碍患者发锰含量显著低于所有其他病人，膳食补充锰后，发锰含量升高。

1980 年，Barlow 观察到英国 Down's 综合征、精神分裂症和精神发育不全患者发锰含量显著低于对照组（表 12），证明头发金属分析是检验微量金属暴露（包括异常的营养摄入）的有用诊断工具，对某些精神状态的研究可能也有帮助。

表 12　英国某些精神病患者头发中锰、铁含量

观察对象	例数	Mn ($\mu g/g$)	Fe ($\mu g/g$)	观察对象	例数	Mn ($\mu g/g$)	Fe ($\mu g/g$)
对照	86	2.30	21	精神分裂症	37	1.20	30
Down's 综合征	67	0.21	15	精神发育不全	25	0.86	0.50

4.1.13　铬（Cr）　头发铬含量测定始于 1954 年。

1968 年，Hambidge 首次注意到美国少年糖尿病患者发铬含量与正常儿童存在高度显著差异。

1972 年，Hambidge 对美国不同年龄新生儿（婴儿）进行分析后得出结论，头发元素分析能提供铬营养的有用指示，洗涤后的头发中的铬含量反映个体的铬营养状况。

1975—1979 年，泰国、加拿大和英国科学工作者证明糖尿病与发铬含量低有关（表 13）。

表 13　发铬含量与糖尿病的关系

作者（年）	国家	观察对象	例数	Cr（μg/g）	说明
Hambidge（1968）	美国	少年糖尿病	19	0.56	两组间有显著差异
		正常儿童	33	0.85	
Benjanratra（1975）	泰国	成年糖尿病	28	0.09	患者显著降低
		非糖尿病对照组	28	0.24	
Jeejeebhoy（1977）	加拿大	糖耐量降低和精神病妇女	—	0.15 ~ 0.18	患者缺铬
		正常妇女	—	>0.5	
Tiefenbach（1979）	加拿大	糖尿病组	67	0.09	糖尿病与发铬含量低有关
		健康对照组	109	0.53	
Roson（1979）	英国	胰岛素治疗糖尿病（女）	11	0.15	女性患者发铬含量低下
		对照组（女）	11	0.27	
		糖尿病（男）	12	0.19	
		对照组（男）	12	0.26	

1979—1980 年，Cote 和 Vobecky 分别观察到加拿大动脉粥样硬化心脏病和老年精神病患者与发铬含量异常有关（表 14）。92.6% 的女性精神病患者发铬含量低于 0.5 μg/g，而对照组为 57.7%。

表 14　加拿大心脏病和精神病患者的发铬含量

观察对象	例数	Cr（μg/g）	观察对象	例数	Cr（μg/g）
动脉粥样硬化心脏病患者	64	0.45	精神分裂症	6	0.29
正常对照组	44	0.82	情感障碍	2	0.32
女性老年精神病患者	—	—	其他	5	0.35
阿尔茨海默症	16	0.24	精神健康女性	26	0.50

1981 年，Saner 发现土耳其妊娠妇女发铬含量随妊娠进展而降低，多产次妇女发铬含量低于未经产妇女，妊娠期铬摄入不足对缺铬的频度增加。

4.1.14　铝（Al）　头发铝含量测定始于 1965 年。

1968 年，Bryukhanov 证明发铝含量与铝的职业暴露强烈相关。

1975 年，Zagryadskaya 报道系统性红斑狼疮患者发铝含量及头发中钠、钴、铜、铁含量升高。

1978 年，Pankhurst 观察到加拿大患有脑病综合征的透析患者发铝水平含量升高。

1979 年，Rees 发现 10 名美国少年犯、精神病或前精神病儿童中有 9 例发铝含量升高（29 ~ 87 μg/g），而在 595 例其他病人中仅有 74 例（12.4%）发铝含量大于 20 μg/g。

1980 年，Bland 报道发铝含量超过 50 μg/g 可能与体铝负荷过量相联系，关岛肌萎缩性侧索硬化症是铝诱发中毒的结果。头发元素分析可作为筛选铝过量的一般工具。

1981 年，Capel 观察到英国诵读困难儿童发铝平均含量升高，与对照组有显著差异。

4.1.15　硒（Se）　头发硒含量测定始于 1940 年。

20 世纪 40 年代初期，曾用动物毛发硒含量作为高硒地区组织硒累积程度的指标（Westfall B B，1940），以后又用以表示低硒地区食用牛发生营养性肌萎缩症的指示（Hidroglon M，1965）。

1977 年，中国医学科学院对我国几个克山病病区和非病区的调查证明，病区和非病区居民发硒含量存在显著差异，克山病病带内居民发硒含量也显著低于非病带居民。

1978 年，Ryan 观察到美国多发性硬化症与患者头发中硒、钒、铜、碘含量异常有关。Wiesener 报道甲状腺肿患者发硒含量升高而发碘含量降低。

1979—1980 年，中国和美国科学工作者先后发现发硒与血硒显著相关，发硒与血液谷胱甘肽过氧化物酶活性之间存在良好临床关联，因而认为发硒含量是体硒状态的重要指标。

1982 年，中国科学院地理所对我国不同地带 17 个省、市、自治区 181 个取样点所做的研究表明，中国的克山病病带、非病带和过渡带可以发硒含量作指标划分：病带——<0.200 $\mu g/g$。过渡带——0.200~0.250 $\mu g/g$，非病带——>0.250 $\mu g/g$。

4.2　1984 年后发现的有临床意义的头发元素

4.2.1　钴（Co）　头发钴含量测定始于 1965 年。

1977 年，Pihl 发现加拿大智力低下儿童发钴含量显著降低，31 例患儿平均为 0.16 $\mu g/g$，而 22 例正常儿童平均为 0.23 $\mu g/g$。

1983 年，陈祥友发现中国冠心病、高血压及高血压性心脏病等心血管病患者发钴含量显著低于正常人（表 15），而且病情严重患者又显著低于一般患者。

表 15　中国心血管病患者发钴含量变化

观察对象	性别	正常人 (n) ($\mu g/g$)	患者 (n) ($\mu g/g$)	t
冠心病	男	0.22±0.04 (199)	0.11±0.03 (129)	13.50
	女	0.20+0.04 (137)	0.10±0.05 (14)	6.72
高血压及高血压心脏病	男	0.22+0.04 (228)	0.11±0.04 (58)	17.16
	女	0.20±0.04 (266)	0.11±0.04 (51)	9.40
其他心血管病	男	0.22±0.04 (417)	0.11±0.03 (57)	17.93
	女	0.21±0.04 (419)	0.12±0.04 (62)	13.72

注：患者组与正常人组比较，$P<0.0005$。

1984 年，陈祥友发现患有肝炎的心血管病患者发钴含量显著高于健康人。白内障、白癜风患者发钴含量显著低于健康人。

1985 年，陈祥友报道胆石症患者发钴含量及头发中钒、铊、钡、钛、锌、铝、镁、铜、镓、铁、锰含量显著低于对照组。

1993 年，陈祥友测定了 85 例阿尔茨海默病患者头发中的 35 种元素，发现无论是脑血管性痴呆还是阿尔茨海默病，患者发钴含量均显著降低，前者平均为对照组的 14%，后者平均为对照组的 23%。

1996 年，陈祥友发现帕金森综合征患者、系统性红斑狼疮患者发钴含量均比同性别、同年龄健康人显著低下。

1997—1998 年，陈祥友观察到偏头痛患者及癫痫患者发钴含量低下。

4.2.2　钒（V）　头发钒含量测定始于 1966 年。

1978 年，Ryan 报道加拿大多发性硬化症患者发钒含量低于对照组。

1979 年，Gibson 报道早产婴儿发钒含量低于足月产婴儿。

1984 年，Naylor 报道躁狂症患者发钒含量高于正常人和治愈者。

1985 年，陈祥友证明胆石症患者发钒含量异常高于对照组。

1987 年，周金荣发现各类心血管病患者发钒含量显著高于对照组，而且按高血脂、高血压、期前收缩、冠心病和脑血管硬化的顺序逐渐升高（表 16），说明发钒含量越高，心血管病越严重。

表 16　中国心血管病患者发钒含量变化

观察对象	性别	对照组（n）（μg/g）	疾病组（n）（μg/g）	t
脑血管硬化	男	0.0600 (43)	0.1510 (6)	10.44
	女	0.0546 (17)	0.1690 (2)	9.95
冠心病	男	0.0560 (172)	0.1500 (34)	15.58
	女	0.0582 (122)	0.1280 (22)	11.86
期前收缩	男	0.0585 (61)	0.1290 (9)	6.38
	女	0.0555 (37)	0.1280 (6)	6.38
高血压	男	0.0580 (121)	0.1070 (24)	8.20
	女	0.0609 (155)	0.1320 (24)	12.54
高血脂	男	0.0591 (177)	0.0980 (42)	5.40
	女	0.0552 (64)	0.0802 (10)	4.43
其他	男	0.0582 (93)	0.1380 (26)	10.23
	女	0.0544 (45)	0.1190 (6)	9.11

注：疾病组与对照组比较，$P < 0.001$。

1990 年，Tsukamoto 观察到日本尿毒症患者头发钒含量显著升高，未透析患者比对照组平均高 1.71 倍，透析患者比对照组平均高 1.53 倍。

1996—1997 年，陈祥友发现帕金森综合征、系统性红斑狼疮、癫痫、偏头痛均与头发钒含量异常有关。

4.2.3　铌（Nb）　头发铌含量测定始于 1965 年。

1985 年，陈祥友报道胆石症患者发铌含量显著低于同性别、同年龄正常人。

1986 年，陈祥友对 1033 名不同年龄正常人的头发元素测定结果表明，30～50 岁中年人发铌含量最高，发铌代表体内铌储存状况，发铌含量降低与多种癌症相联系（表 17）。

表 17　中国癌症患者发铌含量变化

观察对象	性别	对照组（n）（μg/g）	疾病组（n）（μg/g）	P
食道癌	男	0.18 ± 0.08 (210)	0.10 ± 0.06 (25)	< 0.001
	女	0.20 ± 0.07 (210)	0.10 ± 0.05 (37)	< 0.001
鼻咽癌	男	0.18 ± 0.08 (210)	0.10 ± 0.05 (27)	< 0.001
	女	0.22 ± 0.08 (90)	0.10 ± 0.07 (11)	< 0.001
胃癌	男	0.19 ± 0.08 (78)	0.12 ± 0.04 (13)	< 0.005
恶性淋巴瘤	男	0.19 ± 0.08 (135)	0.13 ± 0.07 (16)	< 0.02
子宫癌	女	0.20 ± 0.08 (326)	0.11 ± 0.06 (86)	< 0.001
乳腺癌	女	0.21 ± 0.08 (116)	0.12 ± 0.07 (17)	< 0.001
其他癌	男	0.18 ± 0.08 (221)	0.14 ± 0.07 (33)	< 0.001
	女	0.21 ± 0.08 (264)	0.13 ± 0.06 (35)	< 0.001

1995 年，马裕民测得 13 例包括肝癌、乳腺癌、肺癌在内的癌症患者发铌平均含量为 1.95 μg/g，而 9 名正常人平均值为（8.70 ± 2.00）μg/g，各患者发铌含量均低于正常人，有诊断意义。

1996 年，熊裕华报道胃癌、消化道溃疡患者发铌含量显著低于正常人。

4.2.4 锗（Ge） 头发锗含量测定始于 1969 年。

1986 年，Morita 发现服用有机锗的人发锗含量显著升高，未服用者不能检出，头发比指甲更能反映体内锗状况。

1991—1994 年，林碧霞、陈泽堂、高银娥分别观察到甲亢、肝癌和呼吸系统疾病、胃癌患者发锗含量显著低于对照组。

1995 年，陈国树系统地研究了锗在人发中的分布规律，结果表明发锗与人体生长和衰老之间存在某种内在联系，并观察到肝硬化、胃炎、上消化道溃疡和消化系统癌症患者发锗含量显著降低。

1996—1998 年，余永卫、陈崛和郭振生分别观察到再生障碍性贫血，急性白血病，缺铁性贫血和急、慢性肝炎及白癜风患者发锗含量显著低于对照组。

4.2.5 锶（Sr） 头发锶含量测定始于 1953 年。

1982 年，汪学朋报道口腔粘膜白斑患者发锶含量显著降低。

1984 年，姚淑芬报道高血压患者发锶含量比正常人低。梁国荣观察到肺源性心脏病、冠心病患者发锶含量显著降低。

1986 年，胡礼衍发现高血压患者发锶含量显著低于对照组，而且随病情加重逐渐降低。万冬青发现肺癌患者发锶含量显著降低，且随肺癌发展而逐渐降低。

1987 年，中国科学工作者发现冠心病、心肌梗死、高血压、儿童智力低下、肝炎和肝硬化、糖尿病、脑供血不足患者发锶含量均显著降低，锶/钙和锶/锰比值异常。

1990 年，中国科学工作者观察到泌尿结石、大骨节病、甲亢、再生障碍性贫血、精神分裂症、慢性结肠炎、慢性肾炎患者发锶含量显著低于对照组。

1993 年，陈祥友证明老年痴呆症患者发锶含量显著降低（表 18）。焦宛发现胆石症患者头发中锶/钙比值显著降低。

表 18 中国老年痴呆患者的头发元素含量变化 单位：$\mu g/g$

元素	阿尔茨海默病	脑血管性痴呆	平均	元素	阿尔茨海默病	脑血管性痴呆	平均
Ba	0.17	0.14	0.16	Cu	0.62	0.56	0.60
Sr	0.25	0.18	0.23	Ni	0.32	0.26	0.30
Ca	0.51	0.38	0.46	Ti	0.32	0.28	0.31
Mg	0.50	0.33	0.44	Mn	0.41	0.39	0.40
Co	0.23	0.14	0.20	Zn	0.63	0.60	0.62
Cr	0.29	0.31	0.30	P	1.25	1.23	1.24

注：①表中数字为疾病组与对照组的比值；②阿尔茨海默病 55 例，相应对照健康人 537 例，脑血管性痴呆 30 例，相应对照健康人 330 例；③平均值为两类疾病的权重平均。

1994 年，秦俊法观察到有 17 类疾病与头发中锶含量或锶/钙、锶/锰比值异常有关，其中尤以肝癌、胃癌、肺癌、糖尿病、胃溃疡和中枢神经系统疾病患者的变化更为明显。

1996 年，陈祥友观察到系统性红斑狼疮患者发锶含量由正常变低。

1998 年，陈祥友证实癫痫患者发锶含量有时低。

4.2.6 锂（Li） 1975 年，Creason 报道美国纽约成人发锂含量与锂摄入量有对应关系。

1980 年，Pihl 注意到加拿大智力低下儿童教师评分与发锂含量呈正关联。

1983 年，Kronemann 在动物实验中发现毛发可用作器官锂状态的指示性介质。

1985 年，Walsh 报道美国大多数暴力犯罪者头发中锂、钴、锌、钠、钾含量降低，而铜、钙、镉、铅、铁含量升高。

1986 年，Compbell 发现用锂盐治疗的精神病患者头发中的锂、碘、铝、砷、镉、钒含量升高，但氟含量降低。

1987 年，Smith 报道心脏病患者头发中锂、镁、钙、锰含量降低。

1989 年，Cromwell 报道暴力犯发锂含量降低，利用头发元素区分暴力犯和非暴力犯的最重要参数是锌/铜比值，其次是铜和钾，以及锂、铁、铬、锌、镁、硅、铜的组合。

1992 年，Schrauzer 证明发锂含量与额外锂补充量呈近似线性响应，某些病理状态下发锂含量降低（表19），用锂盐治疗的精神病患者发锂含量升高。

表 19　美国犯人、心脏病患者的头发元素含量变化　　　　　单位：$\mu g/g$

元素	对照（$n=72$）	关押犯人（$n=49$）	心脏病（$n=42$）
Li	0.099 ± 0.124	$0.028 \pm 0.028^*$	$0.023 \pm 0.024^*$
Mn	0.316 ± 0.246	$0.721 \pm 0.821^*$	$0.226 + 0.249^*$
Ca	1099 ± 646	1248 ± 711	$317 \pm 238^*$
Mg	89 ± 54	$57 \pm 35^*$	$28 \pm 25^*$

注：* 与对照组比较，$P<0.005$。

4.2.7　碘（I）　头发碘含量测定始于 1966 年。

1977 年，Jervis 报道加拿大囊性纤维性变儿童发碘含量显著升高。

1978 年，Wiesener 观察到德国甲状腺疾病患者发碘含量显著降低，而乳腺癌、宫颈癌患者发碘含量则显著升高。

1984 年，Tomza 发现波兰尿毒症患者发碘含量显著升高，19 例患者平均比对照组增加 10 倍。

1989 年，苟普仁报道中国贵州安顺地区畸形新生儿发碘含量异常。

1995—1996 年，侯小琳和文仲强分别报道北京慢性支气管炎和香港弱智儿童发碘含量显著升高。曾钢沂报道安徽合肥 52 例甲状腺功能减退患者发碘平均含量仅为对照组的 1/3（表20）。

表 20　几类疾病患者的发碘含量变化

作者（年）	国家	疾病	患者（n）（$\mu g/g$）	健康人（n）（$\mu g/g$）	比值
Tervis（1977）	加拿大	囊性纤维性变	2.90（50）	1.20（50）	2.42
Wiesener（1978）	德国	甲状腺肿　男	0.21（7）	1.04（76）	0.20
		女	0.28（32）	0.59（24）	0.47
		甲亢	0.33（32）	0.59（24）	0.56
		乳腺癌	1.17（18）	0.59（24）	1.98
		宫颈癌	4.07（8）	0.59（24）	6.90
Tomza（1984）	波兰	尿毒症	10.90（19）	0.96（40）	1.35
侯小琳（1995）	中国	慢性支气管炎	0.73（65）	0.47（65）	1.55
文仲强（1996）	中国	弱智	0.95（61）	0.61（23）	1.56
曾钢沂（1996）	中国	甲减	0.22（52）	0.68（200）	0.32

4.2.8　铁（Fe）　头发铁含量测定始于 1932 年。

1956 年，Green 研究了加拿大正常人、风湿性关节炎患者、糖尿病患者和结核病患者的头发元素后得出结论，发铁含量不能作为铁储存的指标，因为有些铁耗竭的个体发铁含量较高，而铁储存过量的个体发铁含量正常。

1966 年，Schneider 报道德国甲亢和接受输血的贫血患者发铁含量高于对照组，传染性肝炎患者发铁含量也稍高于对照组。

1973 年，Eatough 发现美国贫血和妊娠妇女补充铁后，红细胞压积与饱和百分数水平和发铁含量有同等好的关联，提示发铁含量可能是体铁储存的良好测度。

1976 年，Baumslag 证实用铁锅烹调的非洲布西门族妇女铁摄入量较高，没有贫血病例发现，发铁含量与南非班图族妇女有显著差异。美国辛辛那提妇女发铁含量最低，贫血发生率最高（16%），人人都要补铁（表 21）。

表 21　非洲和美国居民发铁含量比较

观察对象	例数	发铁含量（$\mu g/g$）	观察对象	例数	发铁含量（$\mu g/g$）
非洲布西门族妇女	38	245	非洲男子	8	905
年轻妇女	12	290	南非班图族授乳妇女	37	43
授乳妇女	11	173	美国辛辛那提非授乳妇女	50	30
绝经后妇女	15	265			

1980 年，Barlow 发现英国精神障碍患者发铁含量显著低于对照组，25 例患者平均值不足对照组的 1/3。

1984 年，李增禧报道中国广东顺德肝癌患者发铁和发锰含量显著低于健康对照组。王广仪发现安徽合肥癌症患者发铁和发锰含量显著低于其健康家属及朋友。

1994 年，Wang 测定了中国台湾乌脚患者 5 个不同临床阶段的头发元素，发现发铁和发硒含量随疾病进展而降低，发砷含量在前两阶段增加，而后降低。

1995 年，章明发现发铁含量低下是颈椎病临床发病的危险因子，相对危险度为 3.173。

1996 年，Bisse 观察到德国慢性肠炎患者发铁含量显著降低，10 例健康人平均值为（130.7 ± 59.6）$\mu g/g$，而 10 例患者为（29.0 ± 20.4）$\mu g/g$。用铁治疗 3 周后，发铁含量与网状细胞计数呈显著正相关，临床常用于诊断和监督铁缺乏的标记物浓度与发铁含量有类似变化（表 22），表明发铁含量可提供体铁状况的短期和长期记录，对监督铁缺乏过程可能有用。同年，陈祥友报道中国系统性红斑狼疮患者发铁含量低。

表 22　发铁含量与常用标记物的相关性

常用标记物	铁治疗时间（周）			常用标记物	铁治疗时间（周）		
	0	3	6		0	3	6
血红蛋白	− 0.59	− 0.38	− 0.57	血清铁蛋白	− 0.38	− 0.40	− 0.44
网状细胞	0.38	0.68 *	− 0.12	运铁蛋白	− 0.60	− 0.73 *	− 0.30
血清铁	− 0.68 *	− 0.33	− 0.44	运铁蛋白饱和度	− 0.03 *	0.69 *	− 0.43

注：* 表示相关有显著意义。

4.2.9　镍（Ni）　头发镍含量测定始于 1954 年。

1983 年，Cranton 将镍列为毒性状态下有临床意义的头发元素。陈志祥报道中国上海口腔疾病（包括白斑、扁平苔藓、口腔溃疡）患者发镍含量显著低于对照组。

1984 年，梁国荣观察到肺源性心脏病患者发镍含量低于正常人。

1985 年，赵启明报道银屑病患者发镍及发锰含量显著升高。

1987 年，李增禧发现广东鼻咽癌患者发镍含量显著升高，发镍含量高可能是广东鼻咽癌高发的促发因素之一。李以暖发现湖南西部地区农村儿童智力低下与镍、钴有关；发镍含量随智商增高而降低，低智组比优智组高近 7 倍；发钴含量随智商增高而升高，低智组比优智组低 4 倍。苑淑芳发现天津各类肝病患者发镍含量显著降低，下降程度为：肝硬化 > 慢性活动性肝炎 > 慢性迁延性肝炎 > 急性肝炎，亦即肝细胞损伤越严重，发镍含量越低（表23）。

1989—1990年，许天宏和翟书涛分别观察到北京和南京精神分裂症患者发镍含量显著降低，服药后发镍含量升高。

1991年，陈祥友证明阿尔茨海默病患者发镍含量降低，其中30例脑血管性痴呆症患者平均比对照组降低74%，55例阿尔茨海默病患者平均降低68%。

1993年，孟仲法观察到上海1008例小儿感染后脾虚综合征患者中有89.1%（898例）患儿发镍含量低于正常值下限，而无1例高于正常值上限。

1994年，沙因报道华北鹤壁矿务局煤矿职工食管癌患者发镍含量显著降低，食管重度增生患者发镍含量低于健康人而高于癌症患者。

1996—1998年，陈祥友发现帕金森综合征、癫痫患者发镍含量及其他20多种元素含量异常（表23）。

表23　各种病理条件下的发镍含量变化

报告者（年）	疾病	患者（n）（μg/g）	对照（n）（μg/g）	比值
陈志祥（1983）	口腔疾病	0.61（90）	0.77（110）	0.79
梁国荣（1984）	肺源性心脏病	0.52（63）	0.71（63）	0.73
赵启明（1985）	银屑病　男	0.83（30）	0.52（51）	1.60
	女	1.62（20）	0.95（50）	1.70
李增禧（1987）	鼻咽癌	3.42（77）	1.89（142）	1.81
苑淑芳（1987）	急性肝炎	0.42（23）	0.69（78）	0.61
	慢性迁延性肝炎	0.33（28）	0.69（78）	0.48
	慢性活动性肝炎	0.30（31）	0.69（78）	0.41
	肝硬化	0.28（8）	0.69（78）	0.41
潘其民（1988）	急性肝炎	1.08（41）	0.70	1.54
	慢性肝炎	1.04（36）	0.70	1.54
许天宏（1989）	精神分裂症	0.68（29）	1.11（27）	0.61
翟书涛（1990）	精神分裂症	0.30（85）	0.92（65）	0.33
陈祥友（1991）	阿尔茨海默病	—（55）	—（537）	0.32
	脑血管性痴呆	—（30）	—（330）	0.26
石庆之（1991）	慢性粒细胞白血病	1.10（10）	0.34（75）	3.26
陆文栋（1993）	白血病	1.45（33）	1.00（60）	1.40
陈志辉（1993）	智力低下	0.74（41）	3.50	0.21
刘树强（1994）	智力低下	0.57（48）	0.99（48）	0.58
邓洪（1994）	鼻咽癌　男	0.65（60）	0.38（54）	1.73
	女	0.72（44）	0.45（42）	1.60
沙因（1994）	食管癌	0.52（47）	1.68（190）	0.30
	食管重度增生	1.16（177）	1.68（190）	0.69
董娟（1995）	过敏症	0.35（49）	0.74（30）	0.47
张智奎（1995）	慢性阻塞性肺病	0.23（27）	0.42（27）	0.55
涂伟钦（1996）	银屑病	1.63（30）	0.77（252）	2.12
陆文栋（1997）	乳腺增生	1.22（105）	1.01（55）	1.21
吕春平（1999）	肺癌	0.11（28）	0.43（27）	0.26
	胃癌	0.16（27）	0.43（27）	0.37

2001 年，陈祥友对 510 例系统性红斑狼疮患者进行的研究表明，有 77% 的患者发镍含量显著降低（表 24）。

表 24　系统性红斑狼疮患者头发元素含量异常比例

降低	元素	Co	Fe	Ni	Nb	Ti	Ba	V	Cu	Sr	Mg	Cr	Ca
	患者比例（%）	90	86	77	74	55	52	47	40	40	38	37	36
升高	元素	Ce	Zn	P	Bi	Pb	Sb	Ca	Th	Sh	Mn		
	患者比例（%）	72	66	65	60	60	60	59	55	45	38		

注：①表中数字表示头发元素含量与健康人平均值相差 20% 以上的患者比例。②男性患者 39 例，相应健康对照组 584 名；女性患者 471 例，相应健康对照组 890 名。

随着多元素分析技术的发展，对头发元素临床意义的认识不断扩大。除上述 24 种元素外，目前已有相当多的研究资料提示，金、银、钼、钡、锑、镓、锡、钛及某些稀土元素（如铈、镧）可能也有临床意义，有待进一步证实和总结。

5　头发元素分析诊断疾病实践史

在某些特定条件下，头发元素分析有助于疾病的筛选、诊断和鉴别，头发元素分析与生化指标或专家知识相结合，还可对疾病，特别是某些疑难病做出预报、诊断和预后。

1958 年，Lenihen 测定了 1000 名英国人的发砷含量，并首次利用中子活化设备为医院和政府部门服务。1 名被怀疑为砷中毒的皮肤患者发砷含量为 65 $\mu g/g$，治疗后降到 0.89 $\mu g/g$。另 1 名皮肤癌患者发砷含量高达 329 $\mu g/g$，治疗后逐渐降低，最后降至 0.94 $\mu g/g$。1 名老年人餐后经常呕吐、腹痛，多种医学和手术（包括剖腹术）调查未发现异常，呕吐物样品分别送到 2 家实验室化验也不能得出结论，最后通过头发元素检测排除了砷中毒的可能性（发砷含量为 0.77 $\mu g/g$）。

1969 年，Kopito 观察到 5 名经常在一起玩耍的儿童中有 1 名儿童有轻微铅中毒症状，头发元素分析发现，他们的发铅含量均在慢性铅中毒范围内，治疗后发铅含量均显著降低。在通常情况下，这些无明显症状的慢性或轻微铅中毒儿童是不会引起医学界注意并进行治疗的。

1974 年，Larsen 提出用头发元素谱诊断关节炎。他们测定了 16 例严重关节炎患者头发中的多种元素含量，将每种元素含量与随机标准的平均比偏差作图时，发现关节炎患者有确定的头发元素谱分布规律（图 1）。当头发元素分析观察到患者有类似分布模式时，即可进一步做针对性及证实性检验。当出现关节炎症状而头发元素谱又呈现这样的规律时，就可立即考虑适当的治疗措施。当尚无炎症又无僵硬等关节炎症状而出现类似头发元素谱时，可提示存在关节炎先兆。

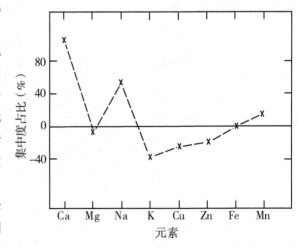

图 1　女性关节炎患者的头发元素谱模式

1977 年，Jervis 提出用头发元素组合（x 因子）诊断儿童囊性纤维性变。他们用中子活化法测定了 50 例加拿大患者和 50 例正常儿童的头发和指甲样品，发现患者钠、氯、钾、溴、碘、铜含量虽与正常儿童有显著差异，但有很大重叠区域，而采用参数 x 因子：

$$x = (Cl + Br) \cdot Na/Al$$

x 有很高的诊断准确率，当指甲 $x > 100\,000$ 或头发 $x > 50\,000$ 时，无或几乎无假阳性和假阴性（图 2）。

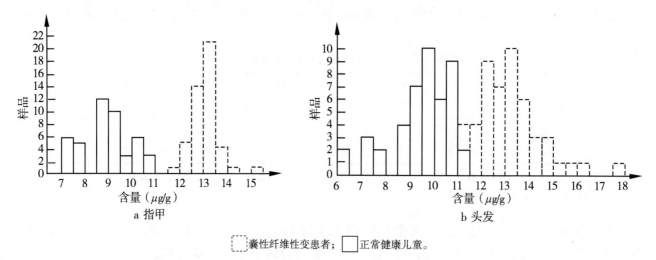

囊性纤维性变患者； 正常健康儿童。

图2　加拿大囊性纤维性变患者与正常儿童的指甲和头发元素 *x* 因子分布

同年，Pihl 提出用多元判别函数法筛选智力低下儿童。他们发现，智力低下儿童头发中钠、镉、铅、锰、铬含量显著高于正常儿童，而钴、锂含量则显著低于正常儿童（表6）。利用镉、钴、锰、铬、锂所做的判别函数分析显示，所有的被测对象可以98%的准确度判断为智力低下儿童或正常儿童。由于铅与钴之间存在显著负关联（$r = -0.67$，$P < 0.001$）及铅与镉之间存在显著正关联（$r = 0.53$，$P < 0.001$），所以铅未包括在判别函数中，但智力低下儿童发铅和发镉含量升高被认为是特别重要的。该研究结果不仅可证明头发元素模式是卓有成效的诊断方法，而且也为儿童智力低下的病因研究和治疗提供了适宜的答案。

1983年，Raloff 报道美国分析化学家 Walsh 用头发元素谱判别暴力犯个性。Walsh 发现暴力犯的头发元素谱有共同的特征，即有极高的铅、镉、铁、钙含量和极低的锌、锂、钴含量，但发作犯个性有较低的发钠、发钾含量和较高的发铜含量。而反社会个性犯则恰好相反：发钠、发钾含量较高，而发铜含量较低（图3）。在另一次对96例犯人的配对研究中，暴力组中除4人外其余均落入上述两类头发元素谱模式之一，而对照组中仅有3人出现上述模式。可见，按头发元素谱判别暴力犯个性和正常个性的准确率分别达96%和97%。

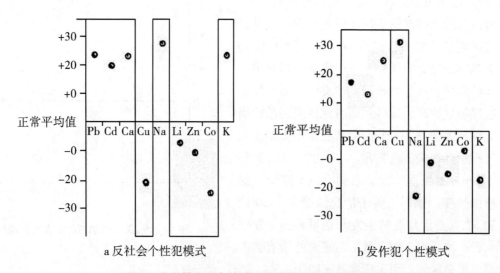

图3　美国暴力犯个性的两种典型头发元素谱模式

同年，Moo 提出用头发元素比值谱筛选癌症。他们测定了 10 例美国癌症患者头发中的 20 种元素含量，发现患者碘、氯、钠、金含量显著升高，锰、钙、硒、钪、锌、钴含量显著降低。其中，金含量比对照组高 10 倍，而钪含量则低 10 倍。癌症患者与正常人头发元素含量比值的典型分布如图 4 所示。

1984 年，殷泰安证明发锌含量可以作为评价中国儿童锌营养状况的简便指标。他们测量了北京 23 例有缺锌症状儿童和 94 例健康儿童的发锌含量，发现患儿发锌含量显著低于健康儿童，补锌 1~4 个月后症状改善，发锌含量升高至正常范围（表 25）。同年，陈祥友证明发钴含量测定可用于诊断心血管病，对 146 例已确诊的患者进行发检，符合率达 97%。

1990 年，徐辉碧研制成"云锡矿工肺癌风险人群微型计算机预报系统"，对 342 名矿工进行监测，预报准确率达 94%。实践证明，这种方法也可应用于其他地方疾病或职业性疾病的预报或监测。

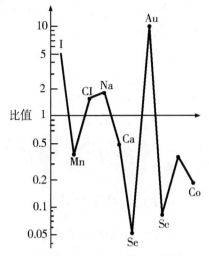

图 4　癌症患者与正常人头发元素含量比值

表 25　中国缺锌症儿童补锌前后发锌含量变化

症状	补锌前 (n) (μg/g)	补锌后 (n) (μg/g)	P
生长迟缓	82.4±29.5 (75)	120.2±37.9 (38)	<0.001
异食癖	78.1±25.7 (47)	123.9±39.9 (21)	<0.001
厌食	82.0±27.9 (91)	120.2±31.3 (54)	<0.001

1993 年，Donma 证明头发中锌、铜含量及锌/铜比值是诊断和监督儿童恶性肿瘤的有用参数。他们测定了土耳其恶性肿瘤儿童和健康儿童的头发样品，发现肿瘤活动期儿童发锌含量显著低于健康儿童，而发铜含量则显著高于健康儿童，完全缓解儿童与健康儿童无显著差异。所测 8 例活动期患儿治疗前后头发中锌、铜含量及锌/铜比值均向正常方向转化，且与临床症状密切相关。急性非淋巴细胞白血病患儿的发锌含量比急性淋巴细胞白血病患儿更低。

1994 年，杨庆安发现发硒含量测定有助于甲型肝炎和乙型肝炎急性期的鉴别诊断。甲肝急性早期发硒含量值明显低于正常值，稳定期随 SGPT 下降而逐渐上升趋于正常，恢复期升高到正常值；而乙肝急性早期发硒含量正常或接近正常，急性后期才显著降低。同年，马国中提出癌症诊断新方法，他们将头发元素分析与头发形态观察相结合，对 81 例癌症患者的误诊率仅为 3.7%。

1995 年，蔡若冰发现头发中铜/锌比值是肺癌诊断和预后的有用指标。肺癌患者头发中铜/锌比值显著高于正常人，50 例患者的低限高于正常对照组的高限，无假阳性和假阴性，临床各期患者之间也有显著差异且无重叠现象。张野采用头发中铝、锌、铁、钙含量作为判别变量，对脑血栓患者（18 例）和健康人（18 例）的判别准确度分别达 100% 和 94.44%。

1996 年，徐刚证明由铜、锌、铁、铬、硼、铟、钡、锰、铝 9 种元素组成的头发元素谱适合作为肝癌早期辅助诊断的参考指标。对 22 例肝癌患者和 22 名健康人所做的研究表明，该元素谱对肝癌的判别灵敏度为 100%，特异度为 97.78%，阳性拟然比达 45.045，误判率仅为 1.49%。邵玉芹的研究表明，利用头发中锌、锰、钾、钴含量可对克隆氏病进行鉴别诊断：溃疡型患者头发中锌、铁含量低于正常人，包块型患者头发中锰、钾含量低于正常人；溃疡型患者发锌含量非常显著地低于包块型患者，头发中锰、钾、钴含量则非常显著地高于包块型患者，无重叠区域。

2000 年，陈祥友总结、创造了通过头发元素分析进行疾病诊断的"陈氏诊法"，即通过测定头发中的 35 种元素含量，与同年龄、同性别的健康人进行比较，可推知被测试者的免疫情况、微循环情况及脾、肝、肺、肾、心、脑、骨、气、血、性功能，血脂，血黏度，血沉，血糖，血压，记忆，肌肉，皮肤，精神等情况，把过去一段时间内的健康状况描绘出来。"陈氏诊法"可对冠心病、脑血管病、癌症和老年痴呆症进行诊断、预报和预测。

同年，徐子亮经过近万例临床实践证明，头发量子共振诊断法对癌症的诊断准确率达 90% 以上，不仅能发现疾病，而且能测知病变部位及跟踪致病因子的变化过程。

在过去 40 年中，科学工作者以坚韧不拔的毅力努力探索、研究和实践，发现和创造了许多诊断、预报和监督疾病的方法，证明了头发元素分析不仅在实验医学中是有用的，而且在临床医学中也有潜在应用价值。

6 头发元素分析争论史

头发元素分析是在不断争论中发展起来的，争论的焦点集中在：①对于头发和血液，哪种指示器更能代表体内元素状况？②头发元素含量能否准确测定？③头发元素分析是否有临床医学意义？

头发元素测定比血液和尿液元素测定有更悠久的传统。最早的头发元素测定始于 1857 年，最早正式出版的头发分析文献出现于 20 世纪初，30 年后才由美国的 Kehol（1933）和捷克的 Teisinger（1934）独立但几乎同时证实人血中存在铅，随后血液重金属分析才得到了广泛的应用。20 世纪 60 年代初，法庭分析的轰动结果又使人们明白头发元素分析的作用是不能完全忽视的。20 世纪 70 年代在美国召开的两次人发研讨会（1973 年和 1978 年）上，科学家们进一步肯定了头发元素分析的应用前景，但争论也由此展开。

1973 年，Pueshel 证明头发元素分析可大大改善人们对慢性铅暴露及其对人体健康影响的了解。Petering 从美国辛辛那提的居民头发元素研究中得出结论，血液不是分析镉暴露的合适材料，头发元素分析可产生重要发现。

1978 年，Chambertain 在英国哈威尔的研究结果表明，血液不能给出镉和铅累积水平的指示。Houtman 指出当发觉工厂排放的砷化合物引起污染时，受害居民的血砷水平早已回降到正常值，但头发能成功地用来测定排放物污染的真实情况。Clemente 在意大利的研究发明，头发是比血液更可靠的汞暴露指示器。

1982 年，Laker 在评述血液和头发元素的分析应用时指出：测定血锌水平没有多大价值；血对测定铬状态没有帮助；血也不是铜、硒和其他元素的合适指示器；将来如需检验体内微量元素状况，采用头发样本可能更加合适。但 Hambidge 认为，头发元素分析对评价维生素无价值，对评价矿物质作用有限，在确定头发元素分析的潜在实用价值前，需对许多问题（表 26）进行广泛研究。

表 26　头发元素分析数据解释遇到的难题

序号	问题	序号	问题
1	外环境暴露的影响	6	年龄变化
2	样品清洗方法的最佳选择及效果	7	头发生长速度的影响
3	头发化学处理的影响	8	与分析技术有关的问题
4	头发颜色、部位、粗细引起的变化	9	与身体其他组织或体液的关系
5	性别、季节变化	10	正常值或参考范围

1983 年，Rivlin 在评述前人研究结果后认为，即使在理想环境下，头发元素与血液、尿液元素之间可能也无任何关联，以头发元素分析作为营养检测手段仅有很小价值，不能根据头发元素分析结果做营养补充推荐。

1985 年，美国精神病学家 Barrett 将两名 17 岁女童的头发切成 1~2 cm 长，混匀后寄给 13 家头发分析实验室测定 14~25 种元素含量。统计结果表明，有 4 家实验室高度相符，5 家中等相符，4 家低度相符。作者认为，头发元素分析的商业用途是不科学的，经济上是浪费的，也可能是不合法的。

同年，美国史密斯医学会前任主席、时任美国预防医学科学院副主席的 Cranton 指出，有日益增多的研究报告（169 篇）支持头发元素分析的临床有用性，其中大多数发表在著名的科学杂志上。荷兰科学家 Bos 用质子微探针研究头发元素分布时发现，头发元素有多种掺入通道，除基质细胞（有血管围绕）、皮脂腺、汗分泌腺、表皮和外部来源外，还有内、外根鞘，内源性元素除通过血液沉积在头发中外，还可通过交换、扩散、渗透等方式从其他部位输入。头发元素含量与其他隔室元素含量之间的关系远比从前想象的要复杂得多，头发元素与血液元素之间不存在显著关联是所期望的。

1986 年，Cranton 著文批评 Barrett 实验中采样方法有问题；样品均匀性值得怀疑；13 家实验室中多数结果是可靠和较可靠的，不能全盘否定；没有列出测定结果，也没有列出否定日益增多的头发元素分析临床应用科学依据的任何证据。同时指出，头发反映身体环境暴露和内部组分长时期内的平均水平，而血、血清和尿仅反映取样时的身体状况。反映较长时期的平均水平往往正是临床医学中所企求的指标。

1987 年，徐辉碧著文指出血液对微量元素摄入有滞后效应，血液元素还受体内平衡机制调节，因而血液分析很难对微量元素轻微缺乏或过量做出早期诊断。此外，由于体内存在血脑屏障，血液分析不能直接反映脑功能的失调。

同年，Klevay 发表评论认为，头发元素分析在实验医学中似有潜在应用价值，但在用临床标准方法证实以前，头发元素分析在临床医学（诊断、预报和治疗）中的用途仍然是有限的。单个样品的多元素测定增加产生异常值的概率，而由明确的医学思想指导的单元素测定可能很少出现虚假现象。

1988 年，Muramatsu 检验了 30 名瑞典人头发和肝、肾中的钴、铁、硒、汞、锌含量，发现除汞和硒外，头发和组织中的其余元素均无显著正关联，从而认为头发不是测定微量元素状况的合适材料。洪昭毅认为发锌含量不能正确反映体内锌营养状况。

1990 年，Yoshinaga 测定了 46 例日本人头发和 7 种内脏器官及肋骨中的钙、铜、铁、镁、磷、硒和锌含量，发现头发元素与任何其他组织元素之间无显著意义的正关联。作者认为，头发元素分析不能用于检验个体的营养状况。

同年，杨慧辉考察了 6 种洗涤方法对头发中铝、钡等 11 种元素含量的影响，结果证明用丙酮预洗、再用 5% 洗洁精液连续洗涤 3 次，各元素含量即可达到稳定值。孔聘颜研制了一种特殊的洗涤剂，它能成功地除去各种元素的外部污染，1 次洗涤就可达到平稳值。这说明采用合理的洗涤方法，头发的外部污染问题是可能控制的。

1994 年，Bencze 在《金属临床和分析化学手册》一书中指出，掺入头发中的元素量与可生物利用的元素量成比例，饮食习惯、工作环境、特定体质等个体特征均以年代学顺序记录在头发中，因而头发元素的定量和定性结果是个体生命活动的分析反映。头发和血液反映不同时间尺度的身体元素状况，将头发元素分析结果与血液元素分析结果相比较是不恰当的，以头发元素与血液或其他组织元素之间是否存在显著关联来判断头发无素分析质量是错误的。

1995 年，Cargnello 用 μ-PLXE 技术证明健康人头发元素有 3 种横向分布模式，即均匀分布模式、表面分布模式和抛物线型分布模式。这就意味着如果头发洗涤方法对头发表面造成破坏或损伤，则导致主要分布于头发表面的那些元素的分析结果与实际含量产生很大差异。

1996 年，德国矿物质和微量元素学会发表声明称，由于难以分离外源性元素和内源性元素，各实验室之间比对结果不一致，以及各实验室间的参考值相差很大，头发元素分析所得信息不能足够可靠地探测人体微量元素代谢缺陷或确定缺乏病的病因。

1998 年，美国医生数据公司 Druyan 指出，样品的选择通常受取样的方便性和可利用性支配，头发被认为是临床分析最具吸引力的解剖学组织。当能定量或即使是定性地实行元素分析时，头发元素分析是筛选个体或群体、监督推定的暴露个体或跟踪治疗期患者的经济有效的方法。

1999 年，英国萨里大学生命科学院 Taylor 在第 14 期《临床和生物材料、食品和饮料最新资料》的评论中指出："虽然有人批评头发元素分析的局限性，但总有许多涉及必需元素头发分析正面发现的报告。"在本年度和以往各年度的评述中，作者列出了许多头发元素分析用于诊断疾病和检验营养状况的报告。

同年，Leblanc 用 ICP-MS 测定了 15 种洗涤剂及调节剂中的 18 种元素，并检验了这些洗涤剂对头发元素含量的影响，结果发现只有 1 种洗涤剂（含硫化硒）严重影响头发微量元素成分。

2000 年，西班牙 Bermejo－Barrera 指出头发元素分析目前还未成为临床常规检测手段的主要原因是：没有头发元素参考值；外来污染难以控制。但这些限制可以通过采用国际社会所接受的标准采样方法和标准洗涤方法得到解决。作者发展了一种试剂消耗最少、消化时间缩短和烟雾散发减少的头发样品前处理方法——超声酸浸取法。

同年，瑞典 Rodushkin 研究了电感耦合等离子体质谱法（ICP-MS）用于测定头发中 71 种元素含量的特征化分析方法。目前，中子活化分析法、电感耦合等离子体原子发射光谱法（ICP-AES）和 ICP-MS 已成为广泛采用的头发多元素分析技术。快速、有效的多元素分析不仅能提供对临床有用的更多信息，而且还可研究元素间的拮抗和协同效应及对元素共存现象做出解释。

1998—2000 年，美国的 Druyan、巴西的 Miekeley 和瑞典的 Rodushkin 评述了现有头发元素参考范围不一致的原因：确定参考范围的标准不一；使用分析方法不同。主张用百分位数法代替标准差法，要谨慎使用已出版的参考值，并根据 ICP-MS 测定的可靠数据重新修订参考范围或正常值。

现在已经清楚，头发与血液或尿液是代表不同时间尺度和不同内容的生物指示器，头发元素与其他组织或体液元素之间不必定存在显著关联；比照对象不合适，取样不一致，洗涤剂类型和清洗次数不同，测定分析方法不一样，都是头发元素分析结论不一致和数据不可比较的根本原因；正常参考范围与设定标准有关，也与人口学因素相联系。这些问题都是可以而且不难解决的。

7 小 结

头发元素分析已有大约 150 年的历史，大致经历了 3 个发展阶段。现在头发元素分析已广泛应用于各医学领域，并继续受到其他领域的重视和关注。

两千多年前，我国医家就用头发治疗疾病，现在仍有应用。头发治病一般都用发灰，即血余炭，其主要成分是矿物质和微量元素，而且不同性别、不同年龄的头发各有其特殊用途。头发治病为头发元素分析临床应用提供启示和基础，是中国人对头发元素医学做出的一种独特贡献。

中国的头发元素分析虽起步较晚，但发展迅猛、成绩突出。主要成就有：积累了大量临床资料，研制了头发标准物质，发展了新的数据处理技术，扩充了头发元素临床意义知识，创立了头发诊病方法，奠定了新的科学理论基础，如生态化学地理学、元素平衡医学、头发元素医学等。

国内外科学工作者的实验研究和生动实践证明，头发元素是可以准确测定的，头发元素代表身体元素总体水平，在头发元素分析领域充满着诱人的探索和发现的机会，其应用前景是不可限量的。

在头发元素分析的临床应用中，头发元素含量或元素比值的相对比较有一定的实用价值和意义。现在，十分迫切需要的是制定统一的头发取样、清洗和制备的标准化方法，由权威组织机构指导、协调有关实验室确定未暴露人群头发元素正常参考范围，积累新的数据资料，使头发元素分析逐步走向常规应用。

（原载于《广东微量元素科学》2002 年第 4 期）

头发元素分析的科学意义及医学应用价值

（2005）

秦俊法[1]　李增禧[2]　楼蔓藤[2]　梁东东[3]　潘伟清[1]

（1. 中国科学院上海应用物理研究所　2. 中国广州分析测试中心
3. 兰州医学微量元素研究所）

[导读] 头发元素分析不仅为揭开古代头发神话提供了解释基础和科学依据，也为现代医学诊断提供了重要工具。

本文从下列 5 方面论述了头发元素分析的生物学基础和临床意义：

- 头发之谜
- 头发元素分析发展简史
- 头发元素水平代表身体元素总体水平
- 头发元素含量可以准确测定
- 头发元素分析可用于医学诊断

早在春秋战国时期（公元前 475—公元前 221 年），我国医学家就已提到：头发的生长状况可以作为观察肾中精气盛衰的标志，即作为判断机体生长、发育和衰老的标志（《黄帝内经》）；诊察头发可以断重病、决生死（《望诊遵经》）。在国外，生活在 16 世纪上半叶的法国讽刺作家 Rabelais 曾断言，头发的状况是一个人健康与否的标志。英国皇家儿童医院 Laker（1982）也建议，当需要评估身体的微量元素状况时，聪明的做法是在抽样前先考虑一下，不要仓促抽血，头发标本可能更加合适。经过近一个世纪的摸索、实践和研究，这些梦想、期望和建议现在终于可以或可能实现了，其手段即是头发元素分析。

头发元素分析不仅为揭开古代有关头发神话提供了解释基础和科学依据，也为现代医学诊断提供了重要工具。

1　头发之谜

头发，古称发髲（《神农本草经》）、乱发（《金匮要略》），又称血余、人退（《本草纲目》）。

头发，还可细分。李时珍说：头上曰发，耳前曰鬓，目上曰眉，唇上曰髭，颏下曰须，两颊曰髯。身上的毛发因生长部位不同，又有毫毛、腋毛、阴毛之别。

在科学还不发达的古代，人们对头发存有某种崇拜的心理。头发被认为与本主有同感的关系，头发被用为全身的替代品，头发修剪必须择吉日、避凶日，死者的头发也有特别的处置办法。头发还被认为有药物的功效，诊察头发能用以断重病、决生死。现择要举例如下。

1.1　人身的精华

古人认为，头发是父母精血的结晶，人身的精华，不能损伤。古有《孝经》称，如有毁伤，即为大不孝。《孝经·开宗明义章》说："身体发肤，受之父母，不敢毁伤，孝之始也。"近有《发须爪》称，保存之于人身极有益，无故损伤之最有害。民俗学家江绍原在《发须爪——关于它们的风俗》中说：

"那三件东西（指发、须、爪）是人身的一种精华，其中富有人之生命与精力。"

1.1.1　《圣经》故事　在《圣经·旧约》里，记述了一个名叫大利拉的女人使大力士参孙失去神力的故事。参孙作了以色列人的"士师"二十年，是个孔武有力的风流豪杰。他得罪了以色列人的异族主非利士人，但因参孙法力无穷，谁也奈何不了他。后来，非利士人利用美人计骗得参孙的秘密。参孙对他的情妇大利拉说："向来没有人用剃头刀剃我的头，因为我自出娘胎，就归神作'拿细耳'，若剃了我的头发，我的力气就会离开我，我便软弱得像别人一样。"于是非利士人的首领，手里拿着银子到妇人那里。大利拉使参孙枕着她的膝睡觉，叫了一个人来剃除他头上的七条发绺，他的气力就离开他了。非利士人将他捉住，剜了他的眼睛，带他下到迦萨用铜链拘索他，他就在监狱里推磨（《士师记》第十六章）。

1.1.2　胎发和顶心发　中国人认为有发神，即掌发之神，对头发加以保护，此神名为玄华或苍华。《酉阳杂俎·广知》载："发神曰玄华。但在中国道教神中供奉的发神，叫苍华，字太乙。"在新生儿的头部，可以看到有一块一起一伏的地方，俗称性门或脑门、囟门，据说这是发神或人的灵魂出入和藏身的地方。李时珍说："人之头圆如盖，穹窿像天，泥丸之宫，神灵所集。修炼家取坎补离，复其纯乾，圣胎圆成，乃开颅门而出入之，故有天灵盖诸名也。"

作为被神灵保护的头发，特别是胎发，古代人特别看重。《礼记·内则》云："三月之末，择日剪发为鬌：男角，女羁；否则男左，女右。"即小儿无论贵贱，他的胎发在一定的期限内必须剪去，然而又不能全部剪去，所留下的部分称为"鬌"。鬌有两种形式，一式为男留两簇发，各在脑门一旁，称为角；女则留两条，于头顶上纵横两交，名曰羁。另一式为男、女皆留下一簇发，男的在左，女的在右，都在性门的左右。即使到了20世纪前后，各地仍有留胎发的风俗：或留性门左右的两块发，或只留其一（男左女右），或只剩性门上的一簇，或不剃顶心连稍后的一部分（俗呼"鸭屁股"或"孝顺毛"）。小儿稍长，至少有两种剃法，或只留顶心发而剃去其余的，或剃去顶心发而留下周围的一圈（俗称"沙弥圈"或"马桶箍"）。但不管采用何种形式，其目的均为保护顶心与性门及其发的安全。

1.1.3　剃头宜忌　中国古时有"大人不剃头，小儿则常剃发"之说。东汉许慎《说文解字》（公元121年）"彡"部有鬎鬓两字。鬎字下云"鬎发也"，并析言曰："大人曰髡，小儿曰鬓，尽及身毛曰鬎。"段玉裁注"鬓"字曰"俗作剃"，注"大人曰髡"曰"谓有罪者"，并引韩非曰"婴儿不鬎首则腹痛"，鬎亦鬓也。

婴儿剃发十分讲究日期的选择。唐人王焘《外台秘要》记载："初剃儿头良日：寅丑日吉，丁未日凶。"晚后托古之作《玉匣记》还载有剃胎头的忌日和剃小儿头的吉日。文曰：

"忌丁火日，初五日剃胎头——主儿黑，三十日剃胎头——主儿夭。"

"小儿剃头吉日：初三欢，初四富贵，初五饮食，初七大吉，初八长命，初九吉，初十职禄，十一聪明，十三大吉，十四得财，十五大吉，十六利益，十九吉庆，二十二大吉，二十三大吉，二十五财富，二十六祥瑞，二十九吉祥。"

古时大人虽不剃头，但洗头也有宜忌之日，拔白发、烧白发之事一年中也只有若干日最适宜。即使到了稍后的时代，大人们可以剃发了，但也有宜忌之日，并经推定，制成历书，备人检查，如清朝康熙年间御定的《星历考原》即规定：

"剃头宜正二月亥日，四五月酉日，七八月巳日，十月十一月卯日，四季月午日用之；忌'丁'日，'建'日，每月十五日，人神在头日。"

有人估计，即使按照乾隆作序的《协纪辨方书》所主张的较不拘泥的推算法，每年还至少有1/4的日子不宜剃头、整容或修爪，在这些日子里，发与爪甲自然因而也得到一种保护（江绍原，1928）。

1.1.4　发之处置　古时对剃下的头发也有特别的处置方法。

胎发，一方面被认为是一种秽物，另一方面，婴儿又被认为与其胎发有同感关系。据此，胎发必须要剃，剃下的胎发也不敢不加以珍藏，其法或是趁刚剃下潮湿时把它搓成桂圆般大的一团，即以红丝线穿好或装好，挂在小儿床上，或以发入金银小盒，盛以色线，结绦络之。据说保存胎发"可免婴孩受害"，或"可免小儿长大后赖头"。

对于死者身上的头发，古时人死后棺殓之前，有治人为之进行最后一次的沐、浴、梳发、为髻、修须、剪爪，所余的乱发及死者生前所积的发爪，从某时代起，均在此时作处置：士者埋于坎，君大夫者盛以小囊，置棺内某处。此事最早见载于《仪礼》《礼记》两书中，如《仪礼·士丧礼》云，士人入殓前，外御入为之沐，其时："主人皆出户外，北面。乃沐、栉、挋、浴。渜濯（沐浴所余水）弃于坎。蚤揃如他日，髻用组，乃笄。巾、柶、鬌、蚤，埋于坎。"在《札记·丧服大记》中亦云："君大夫鬌爪，实于绿中；士，埋之。"此处的"鬌"是指自落的发或遗发，"绿"当为"角"之误，即棺内四角。即死者乱发及手足之爪，君大夫者则盛于小囊，实于棺角之中；士者则用物盛后而埋之。

上述丧礼仪节，自唐至清一直沿用。如唐《开元礼》："剪须断爪，如平常。须、发、爪，盛以小囊，大殓纳于棺。"（品官与庶人礼同）《大清通礼》："品官丧……三日大殓，奉尸入棺，实生时所落齿发，卷衣以塞空处，令充实。庶士丧同。"

1.2 生命的象征

古人认为，山以草木为本，人则以头发为本，由于头发具有顽强的生命力和不断生长的特点，加之"埋之土中，千年不朽"，故把头发看作是生命的象征。

1.2.1 发主同感

古今以来，一般人对头发与其原主之间有同感关系深信不疑，故都害怕其发被鸟兽、精怪、鬼魅等摄去而对自己生理、心理产生不利的影响。如《云笈七签》（宋人张君房辑，明人张萱补）卷四十七记载："凡梳头发及爪，皆埋之，勿投水火，正尔抛扔；一则敬父母之遗体，二则有鸟曰鸺，夜入人家取其发爪，则伤魂。"

头发如其落入术士或会作法术的普通人之手，其结果还可能是丧失性命，或他的自主能力被夺，或他的心为人所颠倒、支配。有一部专供男人看的书记述了男人怎样用女人的头发迷惑女子或蛊惑女子的秘术，称为"令妇想思法"。《万法归宗》还记述了一则极简便的惑女术，名曰"止妒法"，文曰："用薏苡仁七枚，作索雌雄象，以妇人发贯，纳衣领中，即不妒。"在古典小说《金瓶梅》第十二回中，有一段记述李桂姐与潘金莲争宠的故事，李用激将法要西门庆回去取潘金莲的头发，以便使用巫术致潘金莲于死地。可见在明代，民间就存在"头发作网巾，可笼络住他所爱的人"，"如其落入他人之手，就有致命危险"的迷信。一部名叫《通天晓》的书给出了另外一种提示："竖柱上梁，预防匠人将柱子上下，梁之左右，安放树叶、头发、断箸，及诸鸟兽鱼鳖毛骨魇魅物件。"

1.2.2 以发代身

头发作为人身的精华、生命的象征，除被恶人用以害人或影响本主的意志、精神、心境以外，还被用作本人的替代品，代他送命，代他受罚，代他去做活人不能做的事情。

（1）刑法中作人的替死品。《周官》里讲掌戮之处，在博、焚、辜、陈尸于市诸刑外，还说到另五种刑罚，即"墨""劓""宫""刖"和"髡"。"髡"，即剃去头发。此外，还有一种刑罚，称为"耐"。元代马端临撰《文献通考》卷一百六十三云："汉高祖初入咸阳，与父老约法三章曰：杀人者死；伤人及盗抵罪。余悉除秦苛法。兆民大悦。然大辟尚有三族之诛，先黥、劓、斩左右趾，笞杀，枭其首，菹其骨肉於市，其诽谤詈诅，又先断舌，故谓之具五刑。彭越韩信之属，皆受此戮。"其后又制曰："有耐罪以上，请之。"对于"耐"之罚，段玉裁曰："耐之罪，轻於髡。髡者，剃发也。不剃其发，仅去其须，是曰耐，亦曰完。谓之完者，完其发也。"被髡或被耐的人，虽不会因丧失发须而立刻死去，但他的第二生命却被断送了。按照《周官》的说法"髡者使守积"，郑注"此必王之同族不宫者，宫之为剪其类，髡之而已"，足见髡可代宫刑。

（2）祭祀中的以发代身。这里最著名的例子是成汤剪发祈雨和干将断发作剑的故事。《吕氏春秋·顺民篇》载："昔者汤克夏而正天下。天大旱，五年不收。汤乃以身祷于桑林曰：'余一人有罪，无及万夫！万夫有罪，在余一人！无以一人之不敏，使上帝鬼神伤民之命！'于是剪其发，鄌其手，以身为牺性，用祈福於上帝。民乃甚悦，雨乃大至。"此事亦载于《太平御览》卷八十三。干将断发作剑的故事载于《吴越春秋》，书曰："干将作剑，采五石之铁精，六合之金英，候天伺地，阴阳同光，百神临观，天气下降，而金铁之精不销沦流。于是干将不知其由……莫邪（干将妻）曰：'夫神物之化，须人而成。今夫子作剑，得无得其人而后成乎？'于是干将妻乃断发剪爪，投于炉中。使童男童女三百人鼓橐装炭。金铁刀濡，遂以成剑：阳曰干将，阴曰莫邪。"

（3）文学作品中的以发代首。仅以明、清时期小说为例，《三国演义》记述了曹操割发代首，以明军纪的故事。曹操征讨张绣，正值麦收时节，乃号令全军："大小将校，凡过麦田，但有践踏者，并皆斩首。"行军中，曹操坐骑受惊，窜入麦田，曹操要议自己践麦之罪，拨剑欲自刎，但被随军救下。他的谋士郭嘉说："古者《春秋》之义：法不加于尊。丞相总统大军，岂可自戕？"曹操沉吟良久，乃以剑割自己之发，掷于地曰："割发权代首。"使人将头发传示三军说："丞相践麦，本当斩首号令，今割发以代。"这是曹操以割发代替斩首之刑。在清初褚人获的《隋唐演义》中，又记述了杨贵妃割发示死的故事。杨贵妃对梅妃因妒生恨，触怒玄宗，玄宗下旨将杨贵妃送还杨家，不许入侍。后玄宗不忍，命内侍霍韬光将御桌前美食和珍玩奇宝送到杨家，宣旨赐给妃子。杨贵妃泣告来使："现在就要死了，无所谢皇上。妾一身衣服之外，无非圣恩所赐，只有头发身体为父母所生，以一缕青丝聊报万岁。"她就拿刀自割头发一绺，交给霍韬光说："替我献上皇爷，妾从此死矣，幸勿再劳圣上挂念。"使者复旨，将头发呈上。玄宗就命高力士以香车连夜召杨贵妃回宫。

（4）法术中的以发代身。在古代，有些法术常以发爪为介物作隐身术，以避难逃灾。如《万法归宗》卷五记述，将手足爪甲及乱发烧灰置坛内，其人遇难时便能全身缩小，躲入坛内，逃过一劫。其法如下："用大瓷坛一个，以唾调硃，坛之周围，书'心肝脾肺肾'五字於上。用脚手二指甲并梳下乱头发，不拘多少，画人像一个，俱烧灰，用水一并装於坛内，以纸书符封口，祭六甲坛下……四十九日毕，将前水沐浴沿身。凡遇险处不能逃躲，但遇瓷器而入，名之曰'小洞天'。"同书卷二还记述了另一个"仙术"，据说"乃汉名将钟离翁传唐秀士吕纯阳，纯阳传韩湘子"，故名"湘祖白鹤紫芝遁"。其法用白毛七根、自己头发七根、手足爪甲三份及兰花七朵，分别以阴阳瓦焙焦成性，为末，入飞罗面打糊，表蛤蚌纸如钱厚，剪成鹤牌或草牌，然后咒炼而成。凡欲用时，将左袖一展，先取出鹤牌，千百万军中，则见鹤不见人形，如俗人见鹤追赶，急将右袖一拂，取出草牌，即花草矣，鹤牌入袋，只见碧兰一颗，以此隐了原形，安然逃脱。

1.3 自还神化

古人认为，头发有自还神化的功能，故可以发生发，或作药用，补身体之不足。《神农本草经》最先提到："（头发主治）五癃关格不通，利小便水道，疗小儿痫、大人痉。仍自还神化。"其后，唐人陈藏器曰："生人发挂果树上，乌鸟不敢来食其果。又人逃走，取其发于纬车上却转之，则迷乱不知所适。此皆神化。"（《本草拾遗》）明代李时珍更说："发者血之余。埋之土中，千年不朽，煎之至枯，复有液出。误食入腹，变为瘕虫。煅治服饵，令发不白。此正是神化之应验也。"（《本草纲目》）

1.3.1　以发生发　头发"煅治服饵，令发不白""研末擦发，亦能为之长黑"。这种以发生发之方，古今相传，迄未少变，许多药物学书籍、药物集录、道家书籍（如《云笈七签》《遵生八笺》）等均有记载。如《本草纲目》中即引有下列处方：

"刘君安以己发合头垢等分烧存性，每服豆许三丸，名曰还精丹，令发不白。"

"又老唐方，亦用自己乱发洗净，每一两入川椒五十粒，泥固，入瓶煅黑研末，每空心酒服一钱，令髭发长黑。此皆补阴之验也。用椒者，取其下达尔。"

"乱发洗晒，油煎焦枯，研末，擦发，可令发长黑。"

1.3.2　补虚治病　据医书记载，头发有许多药用功效。古人既然把头发看作人身上最神妙、最富有生命与精力的东西，也难怪他们当自己觉得生命精力衰退或不够用时，就千方百计把发爪等物送点到自己身体里去（江绍原，1928）。

头发的药用，李时珍分别以发髲（乃剪髢下发也）、乱发（乃梳栉下发也）、髭须（唇上曰髭，颏下曰须）加以论述。发髲除主治五癃关格不通，利小便水道，疗小儿痫、大人痓外，合鸡子黄煎之，消为水，疗小儿惊热百病；入药烧存性，可止血闷血运、金疮伤风、血痢；用煎膏，则长肉消瘀血。乱发主治咳嗽、五淋、大小便不通、小儿惊痫，止血；鼻衄，烧灰吹之立已；烧灰，疗转胞、小便不通、赤白痢、哽噎、痈肿、狐尿刺、尸疰、疔肿骨疽杂疮；消瘀血，补阴甚捷。髭须烧研，主治痈疮。虽言及仅此，但另有发明："唐·李勣病。医云：得须灰服之，方止。太宗闻之，遂自剪髭烧灰赐服，复令傅痈立愈。故白乐天诗云：剪须烧药赐功臣。又宋·吕夷简疾。仁宗曰：古人言髭可治疾。今朕剪髭与之合药，表朕意也。"

不仅头上长的毛发有用，连阴毛也可派上用场。如男子阴毛，以口含二十条咽汁，可令蛇毒不入腹；用二七茎阴毛烧研，猪膏和，丸大豆大，吞之，可治横生逆产。妇人阴毛，主五淋及阴阳易病。

1.3.3 发殊效异 头发治病，有多种多样的用途。仅《本草纲目》就列出几十种附方，如发髲的应用6方，乱发41方，髭须1方，阴毛2方。然而，不同人及不同年龄、不同性别、不同数量的发，其功效是不一样的，哪种人患哪种病时，该用哪种人何处的发，似乎也是一定不可变通的。例如，小儿客忤用来人囟上发十茎；急肚疼痛用本人头发三十根；小儿痰热用其父梳头乱发；咳嗽有血用小儿胎发灰，男用女，女用男；鼻血不止男用母发，女用父发；吞发在咽取自己乱发；月水不通用童男、童女发各三两；阴阳易病取阴毛烧炭饮服，男用女，女用男；横生逆产用夫阴毛二七茎。此外，有些古方还规定需用"男子二十已来，无疾患，颜貌红白，於顶心剪下者"，有些古方写明要用"众人"的发，有些人主张用发根，有些人主张用陈发，等等。

1.4 断重病，决生死

古人认为，诊察头发的形态、色泽可以断重病、决生死。其思想源自汉晋，发展于明清。

1.4.1 《黄帝内经》和《脉经》的记述 成书于汉代的《黄帝内经》最先提出，头发可以作为判断人体生长、发育、衰老的指示。《黄帝内经·素问·上古天真论》云："女子七岁，肾气盛，发长齿更；四七筋骨坚，发长极，身体盛壮；五七阳明脉衰，面始焦，发始堕；六七三阳脉衰於上，面皆焦，发始白。丈夫八岁，肾气实，发长齿更；五八肾气衰，发堕齿槁；六八阳气衰竭於上，面焦，发鬓颁白；八八则齿发去。"《黄帝内经·灵枢·经脉》进一步指出："手太阴气绝，则皮毛焦；皮毛焦则津液去皮节；津液去皮节者，则爪枯毛折；毛折者，则毛先死，丙笃丁死。"第一次指明，毛发的焦枯、折裂是病终将死的象征。

晋人王叔和在《脉经》之"扁鹊华佗察声色要诀"中还指出"病人发直者十五日死""病人发如干麻善怒者死""病人发与眉冲起者死"。

1.4.2 《医灯续焰》的记述 明人张太素在《太素脉秘诀》（公元1599年）之"望色察脉法"中提到："脉绝，四体张，唇青，毛发干，五日死。"

王绍隆在《医灯续焰》（公元1652年）之"毛发"中说"发枯生穗，血少火盛""毛发不坚，多堕落者，卫气疏，或有风""眉堕者，风也""病人毛发上逆者，凶"。王氏并将"发直，齿枯及遗尿（肾绝）""毛焦，面黑，直视，目瞑不见（阴气绝）""发与眉冲起"。"眉倾者胆死""发直如麻，不得屈伸，自汗不止，小肠绝，六日死"5种症状列为死证。

1.4.3 《望诊遵经》的记述 清代关于头发诊病的论说甚多，今略举一二如下。

叶霖《脉说》之"附察色节要"中指出，"手太阴气绝则皮毛焦，丙笃丁死""足少阴气绝，则骨枯、齿长而垢，发无泽者戊笃己死""太阴终者，腹胀闭不得息，善呕。呕则逆，逆则面赤。不逆则上下不通，不通则面黑，皮毛焦而终矣"。

汪宏《望诊遵经》（公元1875年）之"发鬓望法提纲"作了更为详细的叙说："以部位分之，头上曰发，耳前曰鬓，中行属督脉，二行属太阳，三行属少阳。头维额角，足阳明也。曲鬓悬颅，足少阳也。其经血气盛，则美而长；气多血少，则美而短；气少血多，则少而恶；气血俱少，则其处不生；气血俱热，则黄而赤；气血俱衰，则白而落。察其经络之部位，可知其血气之盛衰，其因病而变者。"文中又指出："察之又有六法焉，曰逆上，曰冲起，曰直，曰落，曰润泽，曰枯槁。盖逆上者，死证也；冲起者，绝候也；因疳积而发乱挛挈者，可疗；因气竭而发直干枯者，不治；病久而落发者，精血虚，病风而落发者，血液燥；润泽者，血气未竭，故生；枯槁者，血气已竭，故死。善诊者，察其发，观其证，可以知其逆从矣。若夫发直如麻者，小肠绝；发结如穗者，小儿疳；面无血色，头发堕落者，血极之证；面色不变，头发逆上者，痫病之征；汗出发润，喘不休者，肺先绝；齿长骨枯，发无泽者，骨先死。此皆诊发之目也。"

《望诊遵经》之"眼眉望法提纲"提出了察眉毛测病的方法："医家辨其变，亦能测病之死生。道虽不同，其揆一也。今求其法，盖有六焉。眉系倾者，胆将绝；眉冲起者，命将亡；眉睫堕落者，疠风之证；眉毛频蹙者，疼痛之容；润泽者，血气足；枯槁者，血气衰也。"此外，观察眉毛之颜色，亦有益于判断病情，前人亦有诗云：

> 黄色入目一年期，黑色从眉绕目悲。
>
> 若然白色连眉目，知是皮肤肺疾微。
>
> 眉中若见青赤黑，远候还须半年期。
>
> 近看三五七日内，忽然暴死更无疑。

《望诊遵经》之"髭须望法提纲"指出："如因病而观之，惟疠风有须眉堕落者。然余谓血气未衰，须色当润泽；血气已竭，须色当枯槁；其由黑而白，由白而黄者，乃壮老之常，盛衰之变也。至若气有滑濇，血有清浊，而其须不同者，皆可以经络部位推测而知也。"

除上述头上之毛发外，善诊者察毫毛、观气色、听声音、参脉证，亦可以知其凶吉。《望诊遵经》之"毫毛望法提纲"提出的方法是："毫毛毕直者，风寒外感之证；毫毛折落者，肺脏内绝之形；洒洒然毛耸者，太阳中暍；洒洒然毛立者，虚邪中人；毛焦者，寒热在于皮肌，毛悴者，情志伤其脏腑；毛败者，肺热而金受火之克；毛枯者，疳病而金乏土之生。此皆诊法之略也。"由此看来，毫毛粗而长者为血多，细而短者为血少，耸与直立为邪实，焦与枯败为正虚，悴同折主死，美而泽主生。

由上可知，自古以来，头发在中国人的心目中有着特殊的地位和价值。但从科学的角度来看，头发是否可看作生命力或活力的象征？不同年龄、性别人的头发是否有实质上的差异？头发是否能诊断疾病？这些问题仍是现代人所广泛关注的课题。近百年来，科学家们对头发的解剖学、生理学进行了深入研究，为揭开头发之谜提供了理论和实践上的解释基础，头发元素分析也已成为疾病诊断的重要手段和辅助工具。

2　头发元素分析发展简史

2.1　第一阶段：初创时期（1906—1970 年）

这一时期的主要特征是建立和发展头发元素分析技术。

1906 年，人们为预防和鉴定毒素，用 X 射线探测沉积在头发中的金属元素。1912 年，Stryzowsky 用微量化学法检测头发中的汞，以监督抗梅毒剂汞药的毒性。1917 年，德国性病学家 Lutz 研究了头发中的有毒金属含量及其与色素和颜色的关系。1923 年，研究者开始研究头发中的锰含量。对头发中铁的分析开始于 1932 年，而对锌和铜的分析则分别始于 1934 年和 1937 年。1939 年，Miller 指出，用血样筛选铅毒性不能揭示患者的真实状况，后来，Pueshel（1973）证明头发元素分析可大大改善对慢性铅暴露及其对人体健康影响的了解。

对头发中硒含量的研究始于 20 世纪 40 年代。研究者发现，头发硒含量水平与身体其他组织中的硒水平相关，也与营养状况相关。1951 年，Griffon 首次应用中子活化分析法研究砷中毒病例。同年，DeRobert 通过头发砷含量测定检验吸入的毒品量及毒性作用时间。从 1959 年开始，美国和苏联的研究者研究头发元素含量与年龄和性别的关系。1962 年，Smith 通过头发分析发现拿破仑可能死于砷中毒；Wyttenbach（1973）也发现，死于 1360 年的瑞士苏黎世第一任市长 BrunR 可能也与砷中毒有关。1968 年，Hambridge 通过头发元素测定解释了青春期对头发矿物质成分（如锌）的影响，并发现少年糖尿病患者发铬含量降低。Boyle（1977）报道，饮食铬缺乏可导致葡萄糖不耐症、糖尿病、高胰岛素血症和高脂血症。

头发元素分析的确立及初步发现为其后头发元素分析应用于法庭科学、医学、营养学及环境质量评价、地球化学勘探等学科奠定了初步基础。

2.2　第二阶段：大发展时期（1971—1982 年）

这一时期的主要特征是确立了头发元素分析在重金属暴露评估和环境监测中的地位。

1976 年，国际原子能机构（IAEA）顾问组提出利用核技术对世界各国居民头发中的微量元素进行分析，以期建立基线水平，作为环境调查的参考资料，并推荐了用丙酮 – 水 – 丙酮处理头发样品的标准洗涤方法。

1978 年，在美国佐治亚州亚特兰大市召开了第二次国际人发研讨会。会上，科学家认为头发微量元素在医学诊断、卫生防疫和环境监测方面具有广泛的实用价值，在生物学、生物地球化学、司法鉴定科学和其他学科领域，也逐渐开拓了头发检验的应用范围。

1979 年，美国环境保护局（EPA）在其名为《哺乳动物毛发和指甲中的有毒痕量金属》的文件中声明，"头发是锑、砷、镉、铬、铜、铅、汞、镍、钒，也许还有硒和锡的有意义的代表性组织"，并声称"在这一领域的大多数作者一致认为，如果为正确分析合适地取样、清洗和制备，并用最好的分析方法由有经验的专业人员在清洁可靠的实验室中进行分析，所得结果是可靠的"。

1980 年，美国 EPA 环境监测系统实验室项目官员 Jenkins 在总结有毒痕量金属的生物学监测时得出结论：头发满足取样的 8 项选择标准，特别适合用作重金属的暴露评估，以及全球性、地区性和局部性的生物学监测。

1982 年，IEAE 组织了由 63 个实验室参加的全球人发比对工作。同年，Laker 著文论述血液元素分析在临床应用中的困难，由于头发元素分析具有六大优点，因而提出头发应成为比血液更具吸引力的替换物。1987 年，Burguera 进一步讨论了头发作为临床样品的优越性。

2.3　第三阶段：创新时期（1983—2000 年）

这一时期的主要特征是证明了头发元素分析用作医学诊断工具的实际可能性。

1983 年，徐辉碧、陈念贻首次将模式识别技术成功地应用于生物微量元素研究领域。同年，在中国浙江普陀山召开全国人发中微量元素分析数据比对会。

1984 年，殷泰安证明，发锌含量能反映机体营养状况，发锌含量可以作为评价儿童锌营养状况的简便指标。

1985 年，徐辉碧应用非线性映照法和多元判别分析法预报云南锡矿矿工早期肺癌获得初步成功。同年，李增禧在广东肝癌高发区进行的研究表明，计算机模式识别法区分肝癌患者和健康人的准确率可达 94% 和 85%。

1985—1986 年，Cranton 著文指出，Barrett 在美国医学协会杂志《JAMA》上发表的《商业化的头发分析是科学还是欺骗?》一文中，其取样方法不对，数据处理方法有误，并指出在权威科学杂志上已发表过 169 篇报告证明头发元素分析有临床应用价值。

1987 年，华中理工大学和上海原子核研究所合作建成我国第一个大型微量元素数据库；上海原子核研究所建成人体微量元素数据统计库。

1988 年，秦俊法用质子激发 X 射线荧光分析法（PIXE）测定"野人"、动物毛发和人发中的 10 种元素含量，非线性映照分析结果表明，"野人"与现存已知灵长类动物和现代人有区别。

1991年，上海原子核研究所研制成功人发标准物质（GBW09101）。

1992年，邓兆智分别用聚类分析法和判别分析法处理头发元素含量数据，证明中医对风湿性关节炎的分型有科学依据。

1993年，王小如用电感耦合等离子体发射光谱法（ICP-AES）测定癌症患者和正常人头发中的13～15种元素含量，用偏最小二乘法、Gram-Schmidt正交化多元分析法、多元多项式扩展增维和逐步回归变量压缩技术处理数据，均可得到患者与正常人分类极为清晰的二维判别图。据此认为可将头发用作癌症临床诊断中的分析样品，以取代血液样品。

1996年，谭见安对中国克山病病区和非病区进行的系统研究提示，头发元素的丰度曲线与整个地理生态系物质的元素丰度曲线类似；我国硒元素生态景观类型图可以粮食硒含量和头发硒含量为主要指标进行划分。作者应用特异点头发元素的多元对比分析、回归分析和主成分分析法的研究结果，提出了我国克山病和大骨节病的致病模式。

1999年，杨若明将聚类分析法应用于种族识别，用相关系数和欧氏距离均能清晰区分土家族与瑶族的头发样品属性。

2000年，陈祥友用ICP法测定了2万多名健康人和各类病患者头发中的35种元素含量，总结、创立了利用发检诊断和预测疾病的"陈氏诊法"。同年，上海交通大学经过5年近万例临床实践证明，头发量子共振诊断法可快速、准确地对癌症和其他疾病做出正确诊断。

3 头发元素水平代表身体元素总体水平

从头发的结构、营养来源和元素渗入途径可以看出，头发元素可能与某些身体组织或体液中的元素存在某种关联，但从根本上说，头发元素水平所代表的是身体元素的总体水平。

3.1 头发的结构与生长周期

头发或毛发是皮肤的附属器。

皮肤由表皮、真皮和皮下组织组成（图1）。

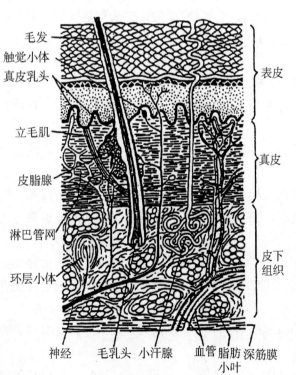

图1 皮肤的结构及附属物

表皮由角朊细胞组成，没有血管。真皮位于表皮下面，由胶原纤维构成，含有毛囊、皮脂腺、顶泌腺和小汗腺，有大量血管、淋巴管及神经组织。皮下组织位于真皮下，含有脂肪组织、较大血管、神经及汗腺，毛乳头和毛球即位于皮下组织中。

一般所说的头发分为2部分，突出于皮肤表面的称为毛干（发干），埋藏于皮内的叫毛囊或毛根（发根）。

发根可分为6部分，从皮肤内部到外部分别为：毛球、下毛囊、毛隆起、峡部、皮脂腺区和漏斗部（图2）。

毛球是毛囊下端的膨大组织，毛球中心凹陷部有一凸出的中胚层乳头（毛乳头），含有血管和神经，毛乳头周围是由间质细胞组成的毛母质，它是毛干和内根鞘的发源地。

下毛囊位于毛球和毛隆起之间，是柱状固体组织，中部有毛干和内根鞘穿过。下毛囊细胞是外根鞘的发源地。

毛隆起是毛囊后表面最低和最膨大的组织，它是立毛肌的附着点。

峡部处于皮脂腺和隆起部之间，周围布满弹力纤维网和神经末梢器官。

皮脂腺原基位于毛隆起上部毛囊与立毛肌之间，腺体中央细胞含网状胞质，周围细胞含有糖原，立毛肌收缩可促进皮脂排出。

从皮脂腺以上到身体表面的毛囊上部可分为 2 部分：表皮下面部分称为漏斗，表皮外面部分称为发干。漏斗和发干细胞含有糖原微小颗粒。

头发的横截面如图 3 所示。可以看出，发干由毛小皮、毛皮质和毛髓质组成，而毛囊则由内根鞘、外根鞘和结缔组织组成。

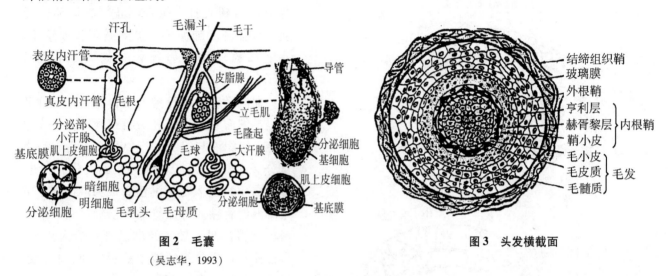

图 2　毛囊

（吴志华，1993）

图 3　头发横截面

头发的生长经历着生长和休止等周期，前者称为生长期（An 期），后者称为休止期（Te）期。从 An 期到 Te 期或从 Te 期到 An 期还存在两个过渡，第一个过渡期称为退行期（Ca 期）。在休止后期，毛囊恢复生长，形成新发，它或将老发逐出，或在老发旁生长，这一过渡期也叫生长早期（图 4）。头发的生长期可长达 7～8 年，退行期为 2～3 周，休止期平均 3 个月或 100 天。一般情况下，头发有 80%～90% 处于生长期，1% 处于退行期，约有 14% 处于休止期，每日可有 25～100 根头发自行脱落（Bencze K，1994）。

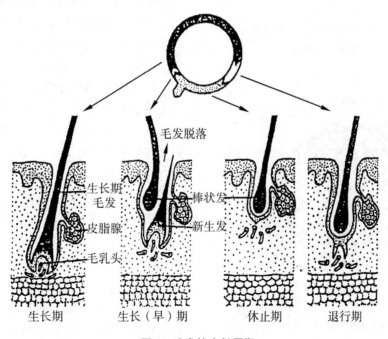

图 4　头发的生长周期

头发的生长速度受种族、性别、年龄、季节、营养状况、激素水平等因素的影响，但以平均每天生长 0.35 mm 或每月生长 1.05 cm 统计，不会对历法时间推算产生明显影响。

3.2 头发的营养来源及调节

头发的生长有赖于脉管系统、经络系统和脏腑系统提供营养来源，而神经—内分泌系统则在控制、调节头发生长中起着重要作用。

3.2.1 脉管系统运送血液、淋巴液和激素

脉管系统包括心血管系和淋巴系。通过脉管系统可为头脑部提供血液、淋巴液和激素等营养物质。

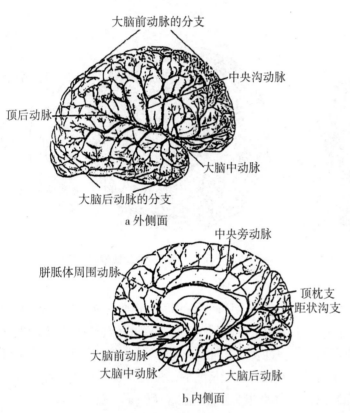

图 5 大脑半球表面的动脉分布

（郑思竞，1995）

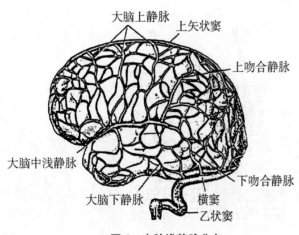

图 6 大脑浅静脉分布

血液由心脏射出，经动脉、毛细血管、静脉再回到心脏，循行不止。其循环途径包括体循环、肺循环、侧支循环和微循环。头脑部的动脉和静脉分布如图 5 和图 6 所示。

血液经动脉运行到毛细血管时，部分液体经毛细血管滤出，进入组织间隙，形成组织液。组织液与组织进行物质交换后有一小部分（主要是水和从血管逸出的大分子物质，如蛋白质）进入毛细淋巴管成为淋巴液。由毛细淋巴管输入淋巴管的淋巴液，经一系列淋巴结群滤过，最后经淋巴管引流入静脉。淋巴液不仅回收组织液中的蛋白质，而且运输脂肪及其他营养物质。

激素是由分布于全身不同部位和不同构造的内分泌腺和内分泌组织释放出的化学物质。激素的作用方式为体液调节。激素除通过远距分泌（经血液运输）、旁分泌（通过扩散作用）传递外，还可通过神经分泌方式传递，即可沿轴突借轴浆流动而运送到所连接的组织（如神经垂体）或经垂体门脉流向腺垂体。

3.2.2 经络系统传注气血

经络系统由经脉和络脉组成，有粗有细，有直行的总干，有横向的分支；有走于深层的，有行于浅表的；有络属脏腑的，有联系四肢的。它在人体内沟通上下、布连四方，四通八达，是无处不到、无处不在，具有流通全身气血、调节脏腑功能的网络系统。

循行于头部的经络主要是手三阳经和足三阳经。手三阳经终止于头部，足三阳经起于头部，手三阳经和足三阳经在头面部交接，所以有"头为诸阳之会"之说。与此相联系，督脉"总督一身之阳经"，阳维脉"维络诸阳"，所以也循行到头部。诸阳脉在头部的分布部位如图 7 所示。

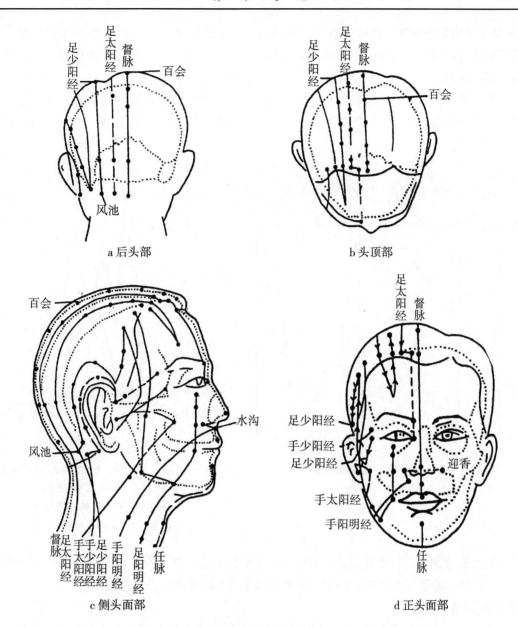

图7　循行于头部的经络

（施杞，1991）

中国明代医学家李时珍在《本草纲目》中曾论述过经络或气血与头发的关系：其经气血盛，则美而长；气多血少，则美而短；气少血多，则少而恶；气血俱少，则其处不生；气血俱热，则黄而赤；气血俱衰，则白而落。

3.2.3　肾之华在发　头发的生长不仅有赖于气血的滋养，而且与脏腑的生理功能也密切相关。中国医学中有"毛发应脏"之说（郭教礼，1989）。头发与肾的关系最密切，《黄帝内经》云："肾者，主蛰，封藏之本，精之处也；其华在发，其充在骨。"

肾与头发之间的联系，集中表现在肾精和肾气两个方面。人始生，先成精，精成而脑髓生。肾主骨生髓，髓聚而成脑。头发附于脑外，是肾精盛衰的外在征象。肾气盛，齿更发长；肾气衰，发堕齿槁；肾脏衰，则齿发去。由此可见，头发的生长状况可以作为观察肾中精气盛衰的标志。

中医所谓的"肾"虽与现代人体解剖学上的脏器名称相同，但其生理、病理含义却不完全一样，中医所说的"肾"的功能可能包含着现代解剖学中的几个脏器的功能，而且中医"肾"与其他脏器之间也有相互制约、相互依存和相互为用的关系。

3.2.4 头发生长的激素调节

有许多事实可以说明，头发的生长也与动物毛发一样受神经－内分泌调控。其直接证据有：第一，处于生长期的头发比例随季节而涨落，冬天最高而晚秋最低，北温带居民头发的脱落数以 9 月为最高。第二，女性产后 2～3 个月头发脱落急转直下（图 8），这种产后秃发现象被认为与高水平的循环激素（卵巢或肾上腺皮质分泌）有关。第三，甲状腺功能减退患者休止期头发比例异常升高，用甲状腺激素治疗 8 周后恢复到正常范围。患者的头发直径显著减小，直径分布规律与正常人明显不同（图 9）。

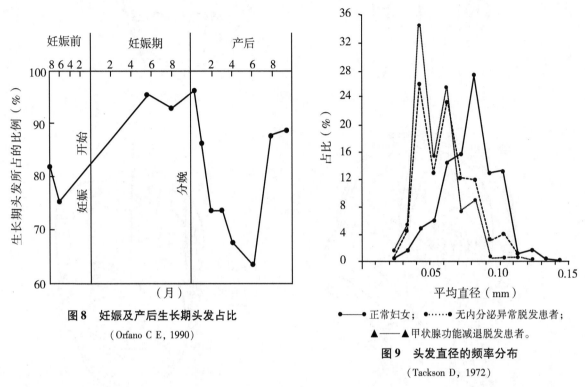

图 8　妊娠及产后生长期头发占比

（Orfano C E, 1990）

●──● 正常妇女；●……● 无内分泌异常脱发患者；
▲──▲ 甲状腺功能减退脱发患者。

图 9　头发直径的频率分布

（Tackson D, 1972）

头发生长受激素调节的间接证据是：无论男性或女性，在青春期身体某些部位的毫毛被粗大、色浅的终毛取代；阴部和腋下长出体毛；胸部、躯干和肢端也不同程度地长出毛发。

3.3 头发元素的渗入通道

现已查明，头发中至少存在 80 多种元素（图 10）。这些元素是如何渗入头发中的，还没有完全搞清楚。但随着科学技术的发展，借助一种被称为质子微探针的核技术进行的头发纵向和横向分析，已对某些头发元素的来源有了初步的了解。

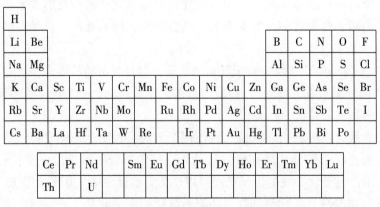

图 10　已检测到的头发元素

（Chriatine A, 1979；Rodushkin I, 2000）

3.3.1　头发元素的来源　头发中的元素大致有6条渗入通道（图11和图12）：①毛母质。毛母质是发根下部围绕毛乳头的上皮细胞团块，发根和内根鞘发源于此，含有黑素细胞。毛乳头含有血管和神经，可供头发生长所需要的营养并控制头发的生长。②皮脂腺。皮脂腺属泡状腺，由腺泡和短导管组成，腺泡外层的基底细胞不断增殖、分化、成熟和核固缩，胞质中充满脂滴，形成分泌细胞，最后腺细胞解体，连同脂滴一起排出。③汗分泌腺。大、小汗腺均由分泌部和导管部组成。大汗腺分泌液为乳状液，分泌活动主要受性激素影响。小汗腺分泌汗液和黏蛋白。大汗腺属大管状腺体，腺腔约为小汗腺腺腔的10倍。④表皮。表皮由角朊细胞和树状细胞两大类细胞组成。表皮无血管，但表皮有十二皮部，是十二经脉之气的散布所在。表皮还可通过皮下基底膜进行营养物质交换，表皮与真皮之间的真皮乳头层下侧布满毛细血管网。⑤环境。头发长出皮肤后，水、空气、化妆品中的物质可通过吸附、渗透或扩散进入头发中。⑥根鞘。内、外根鞘是毛囊的组成部分，外根鞘富含糖原，内根鞘源于毛乳头。

在特殊情况下，如治疗或中毒时，一种元素的过量摄入还可引起头发中其他元素的渗入变化。微量元素与微量元素间、微量元素与矿物质及其他物质间也存在复杂的相互关系，从而影响头发中的元素分布模式。

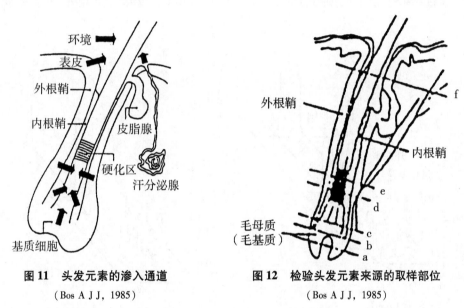

图11　头发元素的渗入通道　　　　图12　检验头发元素来源的取样部位

（Bos A J J，1985）　　　　　　　（Bos A J J，1985）

3.3.2　单根头发中的元素分布　取样部位示意见图12。几种常见元素在头发毛囊或发干不同部位中的横向分布如图13至图21所示，图中的切片a、b、c位于毛球中，d、e位于角化区，f位于表皮下无根鞘区。

硫（S）：在所有被测头发样品中，除根端（切片a）外，硫沿头发直径均匀分布（图13）。在根端，硫的分布出现与内根鞘（irs）相对应的2个峰，其余部位则均为单峰，最大值在切片中央。头发中的硫含量随蛋白质形成迅速增加（图14），在切片c即已达到头发硫含量的极限值（4.6%）。这一事实说明，毛母质和结缔组织乳头是头发硫的主要来源。

铜（Cu）和锌（Zn）：头发中的锌和铜分布比较类似（图15），在对应于外根鞘（ers）的部位，其含量比中央部分高，而且从切片a到切片f，沿着轴线方向的增加比硫的增加慢（图14）。由于外根鞘不是毛母质而是表皮的产物，因而头发中的锌和铜至少有一部分是通过多重过程渗入的：血→表皮→外根鞘→内根鞘→毛小皮→毛皮质。由此可见，不能期望头发中锌、铜含量与血液浓度之间存在简单对应关系。

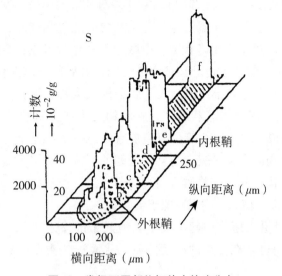

图13 发根不同部位切片中的硫分布

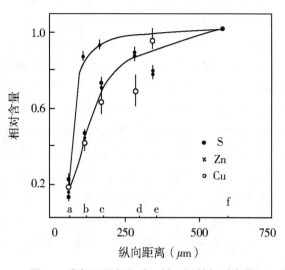

图14 发根不同部位硫、锌、铜的相对含量

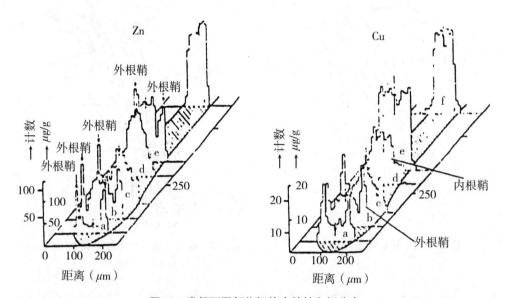

图15 发根不同部位切片中的锌和铜分布

铁（Fe）：在切片 a 处，铁含量并非最高，表明头发中的铁不是从毛球处渗入的。与毛皮质比较，根鞘中有明显高的铁含量（图16），在切片 f 处出现小峰，表明头发中的铁除来源于根鞘（rs）外，也来源于径向输入，很可能是皮脂腺分泌刺激的结果。Dombovari（1999）对血液透析患者所做的研究也得出类似的结论。

钾（K）：发钾主要浓集在毛球和角化区，从切片 a 到切片 f，发钾含量逐渐降低（图17），说明头发中的钾含量与代谢活动有关。切片 a 和切片 b 中央的钾含量高于切片 f 中央，表明头发中的钾是从毛球中央输运到根鞘的。

钙（Ca）：发钙分布与发钾有点类似（图18）。毛球中央部分（切片 b）的钙含量与切片 f 大致相同，而切片 a 中钙含量很高，并存在与内根鞘对应的两个峰（与硫的分布类似），这表明发钙很可能是通过毛母质和毛乳头纵向输运的。外根鞘（切片 e）中存在高含量钙，表明钙可能也通过根鞘径向输入头发。

铅（Pb）：头发中的铅定位于根鞘中（图19），表明其输入通道与铁类似，但发铅含量随发干长度的增加而增加，说明有相当部分的铅可能来自外部污染。Cookson（1975）的早期研究结果也证明，即使是毫无外部污染的头发，铅峰也出现在头发的外周区域。

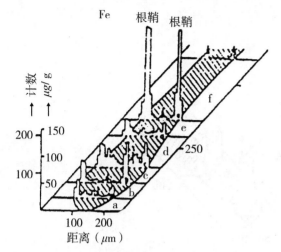

图 16 发根不同部位切片中的铁分布

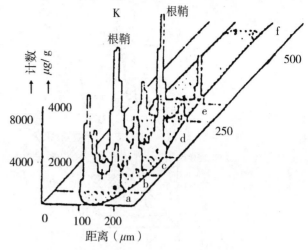

图 17 发根不同部位切片中的钾分布

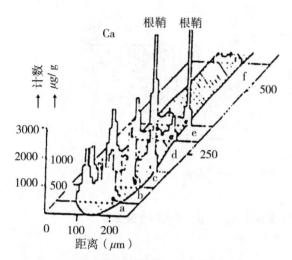

图 18 发根不同部位切片中的钙分布

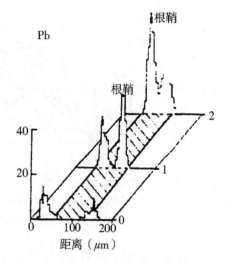

图 19 头发中的铅分布（径向和轴向）

硒（Se）和砷（As）：Houtman（1984）观察到，头发中的砷和硒仅有一小部分是从毛球中引入的，大部分可能来源于皮脂腺分泌物和汗液。Vis（1984）在 1 例用含砷药物治疗的患者头发中，发现头发根部和角化区有很高的砷和硒，而皮肤外则呈扁平分布（图 20）。

溴（Br）：头发中的溴含量分布参见图 20，根部和角化区含有大量的溴，可能与砷的过量摄入有关。

硅（Si）：头发中的硅基本上呈均匀分布（图 21），表面出现小峰可能由污染引入。

铝（Al）：健康人的发铝分布以表面为最高。

3.4 头发元素水平代表身体元素总体水平

从前述头发营养来源的多样性和元素渗入渠道的多重性不难理解，头发元素水平不一定与血液元素水平呈简单对应关系。而且血液和头发所反映的是不同时间尺度的身体元素状况，一般地说，血液元素浓度反映过去几小时或几天的元素水平，而头发所提供的是过去一段时间（几十天或几个月，依分析的头发长度而定）内的元素平均水平信息（Laker M，1982）。

已有众多实验研究发现，头发元素分析可用于检验人体的营养状况及身体的生长、发育和衰变状况。

殷泰安（1984）分析了北京市 94 例健康儿童和 213 例患有锌缺乏症儿童的头发，发现患者发锌含量（81.0±27.5）$\mu g/g$ 明显低于健康儿童（121.4±36.4）$\mu g/g$。患者每天补充 3~5 mg 硫酸锌 1~4 个月后，发锌含量升高（表 1），缺乏症状得到改善或消失。

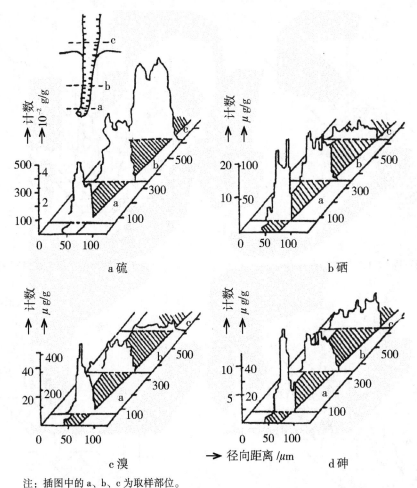

注：插图中的 a、b、c 为取样部位。

图20 用含砷药物治疗的患者头发中的硫、硒、溴和砷含量分布

（Via R D，1984）

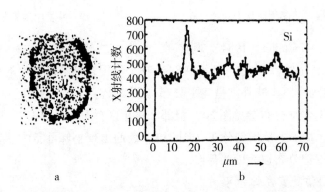

图21 铅中毒患者头发中硅含量的横截面分布（a）和径向分布（b）

（Watt F，1993）

表1 缺锌儿童补锌前后的发锌含量变化

病种	补锌前（$\mu g/g$）	补锌后（$\mu g/g$）	P	病种	补锌前（$\mu g/g$）	补锌后（$\mu g/g$）	P
生长迟缓	82.4±29.5（75）	120.2±37.9（38）	<0.001	厌食	82.0±27.9（91）	120.2±31.3（54）	<0.001
异食癖	78.1±25.7（41）	123.9±39.9（21）	<0.001				

注：（ ）内为例数。

Paschal（1989）测定了531例美国儿童和成人头发中的28种元素含量。结果发现，头发中许多元素的含量与年龄有强烈的依从关系，其中尤以碱金属（钡、钙、锶、镁）和锌、铝最为密切，碱金属的数据与人体的身高/体质量生长曲线呈明显的平行关系。头发是一种活跃的排泄组织，儿童和青春期头发元素水平较低，表明这些元素在体内以保存为主，成年人元素水平升高，表明这些元素向外排泄增加，即一旦骨骼发育接近完成，这些重要的身体结构元素就比骨骼形成和发育活跃的儿童期在更大程度上被排泄出去。图22和图23为头发中锶和锌的年龄分布曲线。

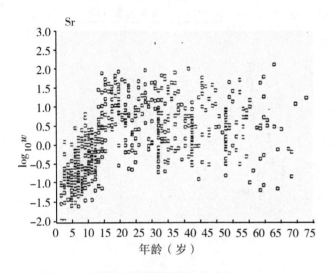

图22　美国居民发锶含量的年龄分布（n=531）
（Paschal D C，1989）

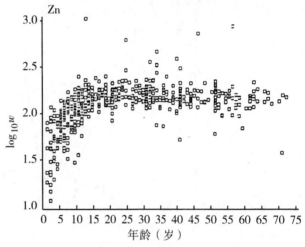

图23　美国居民发锌含量的年龄分布（n=531）
（Paaehat D C，1989）

邹娟（1990）用主成分分析法研究了头发元素与长寿的关系，以头发中铬、锰、铜、锌4元素组成的主成分可将儿童（6~8岁）、成人（20~60岁）和长寿老人（90~101岁）3个年龄组完全区分开来，预报准确率分别为100%、90%和100%。这进一步表明，头发的元素状况可以作为判断生长、发育和衰老的标志。

秦俊法（1990）对上海市1~10岁儿童所做的研究表明，头发元素也可以作为儿童生长、发育的指示器。儿童头发中的锌、钙含量年龄分布与体质量年增长曲线一致，而头发中铜、铁、铅含量的年龄分布则与身高年增长曲线类似。多元回归分析表明，体质量年增加率（WR）和身高年增加率（HR）与发中元素含量有如下关系：

$$WR = -0.6696 + 0.1850（Sr）+ 0.0325（Zn）+ 0.0258（Cu）$$
$$（r = 0.992，P < 0.01）$$

$$HR = -7.3060 + 0.0775（Zn）+ 0.7112（Cu）- 1.9896（Mn）$$
$$（r = 0.981，P < 0.01）$$

这说明，儿童体质量增加与锶、锌、铜密切相关，而身高增加则与锌、铜呈正比，而与锰呈负关联。

4　头发元素含量可以准确测定

准确测定头发中的元素含量不仅可为疾病诊断、病情监督、环境管理及其他研究提供重要信息，而且可为体内元素的控制和调节、疾病的预防和治疗提供依据。

头发元素的准确测定需满足以下要求：①样品有良好的代表性；②保持元素的原有形态和活性，即在样品采集、保存和预处理过程中，保证样品不受再污染或丢失；③测定方法具有适宜的测定限（检测限或灵敏度）；④数据有可比性。随着科学技术的发展，这些要求已经能够达到。

4.1 头发与其他生物监督器的比较

最实际的生物监督器是头发、血液和尿液。头发元素分析提供细胞内元素累积的信息，全血或血清分析显示取样时细胞外元素浓度，而尿液分析鉴定被排泄的细胞外物质（Manson P，1985）。头发、血液、尿液分析各有特点，可以互为补充（图24 和图25）。

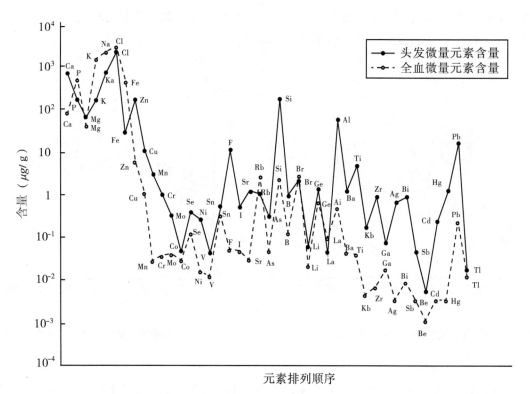

图24　头发、全血元素丰度分布

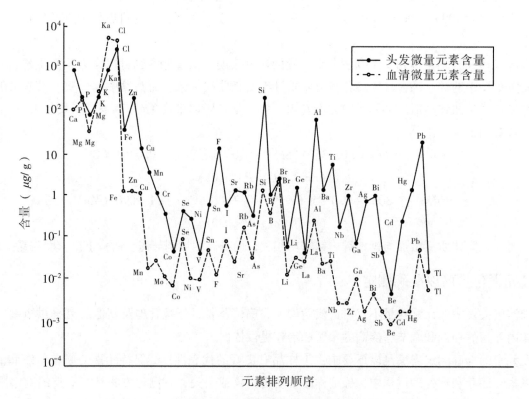

图25　头发、血清元素含量丰度分布

头发元素分析的显著优点是头发中的元素含量较高，容易准确测定。据李增禧（2000）的调查，在所测定的42种元素中，头发中有20种元素的含量比全血元素含量高10倍以上，其中汞含量高403倍，氟、银高200倍以上。另外还有14种元素高1.45倍以上，只有8种元素的含量是全血高于头发。头发元素含量与血清元素含量比较，血清中仅有钠、氯、钾含量高于头发，溴含量两者接近，其余元素均是头发高于血清，其中氟含量高816倍，汞含量高605倍（表2）。

表2 头发与全血和头发与血清元素含量的比较

	Ca	P	Mg	K	Na	Cl	Fe	Zn	Cu	Mn	Cr	Mo	Co	Se
w（头发）/ρ（全血）	8.60	0.36	1.67	0.11	0.34	0.76	0.07	29.92	10.00	115.20	32.00	8.38	1.69	3.36
w（头发）/ρ（血清）	7.70	1.10	2.64	0.71	0.18	0.64	26.32	146.54	10.52	160.00	32.00	25.83	6.29	4.11

	Ni	V	Sn	F	I	Sr	Rb	As	Si	B	Br	Li	Ge	La
w（头发）/ρ（全血）	17.14	3.64	1.76	230.86	11.40	43.85	0.42	6.67	77.50	8.00	0.86	2.95	2.13	0.50
w（头发）/ρ（血清）	24.00	4.00	10.02	816.92	6.36	45.60	6.31	9.03	144.12	2.67	0.93	4.31	40.62	1.58

	Al	Ba	Ti	Nb	Zr	Ga	Ag	Bi	Sb	Be	Cd	Hg	Pb	Tl
w（头发）/ρ（全血）	121.36	30.53	128.29	40.00	143.33	4.38	210.00	107.50	14.00	5.00	73.33	403.33	73.86	1.45
w（头发）/ρ（血清）	222.50	48.33	160.36	53.33	286.67	6.36	315.00	172.00	21.00	5.00	110.00	605.00	314.20	2.67

4.2 头发元素的含量下限

现在全世界已对头发元素做了大量的研究和测定，虽然还没有制定出统一的"正常值"或"正常参考范围"，但已基本了解头发中几十种元素的含量范围（最低值及最大值）（表3）。

表3 成人头发元素的含量范围 单位：$\mu g/g$

元素	含量范围	元素	含量范围	元素	含量范围
Ag	0.05 ~ 0.80	Fe	4 ~ 900	Pt	< 0.05
Al	8 ~ 20	Ga	0.07	Rb	0.2 ~ 1.7
As	0.04 ~ 0.85	Ge	2.3	S	42 200 ~ 47 700
Au	0.002 ~ 0.170	Hf	0.011	Sb	0.013 ~ 0.260
B	1.6 ~ 5.0	Hg	0.2 ~ 8.6	Sc	0.002 ~ 0.007
Ba	1 ~ 8	I	0.27 ~ 1.40	Se	0.2 ~ 6.0
Be	0.006 ~ 0.020	In	0.001 ~ 0.005	Si	7 ~ 170
Bi	2?	K	17 ~ 140	Sm	0.002 ~ 0.006
Br	2 ~ 16	La	0.014 ~ 0.054	Sn	0.4 ~ 0.7
Ca	370 ~ 1800	Li	0.05 ~ 0.30	Sr	0.05 ~ 4.50
Cd	0.1 ~ 2.0	Mg	30 ~ 350	Te	0.95
Ce	0.25 ~ 0.57	Mn	0.3 ~ 17.0	Th	0.08
Cl	210 ~ 480	Mo	0.05 ~ 0.40	Ti	1 ~ 12
Co	0.04 ~ 0.50	Na	13 ~ 3000	Tl	0.016
Cr	0.06 ~ 4.00	Nb	2?	U	0.0001 ~ 0.2200
Cs	0.02 ~ 0.20	Ni	0.02 ~ 2.70	V	0.005 ~ 0.180
Cu	7 ~ 29	P	83 ~ 165	W	0.016
Eu	0.0035	Pb	2.3 ~ 56.0	Zn	140 ~ 250
F	< 5 ~ 40	Pd	< 0.2	Zr	0.05 ~ 0.30

数据来源：Buwen H J M, 1988; Imoria, 1986。

其中有些含量很低的元素，随着先进分析技术的应用会发现其实际含量可能更低，有些元素因数据较少而只能给出个别文献的报告值。为便于实验工作者选择合适的分析仪器，表4列出了头发元素最低含量的分类。

表4　成人头发元素含量分类　　　　　　　　　　　　　　　　　　　　单位：$\mu g/g$

分类	最低含量	元素	种类
I	<0.01	Au、Be、Eu、In、La、Sc、Sb、Sm、U、V	10
II	<0.1	Ag、As、Br、Cd、Co、Cr、Cs、Ga、Hf、I、Li、Mo、Ni、Pt、Sr、Th、Tl、W、Zr	19
III	<1.0	Ce、Ge、Hg、I、Mn、Pd、Rb、Se、Sn、Te、Ti	11
IV	<10	Al、B、Ba、Bi、Br、Cu、F、Fe、Nb、Pb、Si	11
V	>10	Ca、Cl、Mg、Na、P、S、Zn	7

4.3　现代分析仪器的检测限

对头发元素测定方法的选择首先要求该方法对待测元素要有足够的灵敏度和检测限，检测限最好比被测元素最低含量低一个数量级，至少也不得高于被测元素最低含量的1/3。之后要考察测定方法的准确度或特效性，最好具有多元素同时测定的能力。

目前已经开发出许多痕量元素测定方法（王夔，1998；沙艳梅，1997；覃事栋，1997），各种类型的等离子体发射光谱法、X荧光光谱法、中子活化分析法（NAA）均具有很好的检测限（表5）和多元素同时检测的能力。近年来发展起来的双聚焦等离子体发射光谱质谱仪（ICP-SFMS）一次能同时测定生物样品中的60种元素，该法的检测限如表6所示。石墨炉原子吸收光谱法（GFAAS）具有很高的绝对灵敏度，是检测痕量元素有效的方法之一。高灵敏度的分子光度法、催化动力学光度法、分子发光法等光学分析法，以及催化极谱法、阳极溶出伏安法（SV）等电化学分析法也已广泛应用于头发元素测定中。微束质子激发X射线分析法（μ-PIXE）还可测定沿头发横截面的元素分布，可用于区分头发元素是内源性吸收还是外源性污染。

表5　几种最常用分析方法对各元素的检测限　　　　　　　　　　　　单位：$\mu g/mL$

元素	GFAAS	ICP-AES	NAA	SV	元素	GFAAS	ICP-AES	NAA	SV
Ag	0.0004	0.02	0.0002	0.000 01	Dy	—	0.04	0.0001	—
Al	0.004	0.01	0.003	0.002	Er	—	0.01	0.006	—
As	0.004	0.2	0.002	0.002	Eu	—	0.001	0.000 01	—
Au	0.001	0.1	0.006	0.001	F	—	—	0.06	—
B	0.2	0.01	—	—	Fe	0.002	0.02	140.00	0.0002
Ba	0.02	0.0005	0.01	—	Ga	0.02	0.03	0.004	—
Be	0.0004	0.0005	—	—	Gd	—	0.02	0.01	—
Bi	0.004	0.3	5.0	0.000 01	Ge	—	0.05	0.01	—
Ca	0.003	0.000 05	0.5	—	Hf	—	0.1	0.2	—
Cd	0.0001	0.005	0.03	0.000 01	Hg	0.2	0.2	0.01	0.0005
Ce	—	0.02	0.2	—	Ho	—	0.05	0.0003	—
Co	0.004	0.01	0.03	0.0001	I	—	—	0.0005	—
Cr	0.002	0.005	7.0	—	In	—	0.2	0.0002	0.000 02
Cs	—	—	0.5	—	Ir	0.2	0.5	0.0002	—
Cu	0.003	0.005	0.005	0.000 02	K	0.001	0.2	0.03	—

续表

元素	GFAAS	ICP-AES	NAA	SV	元素	GFAAS	ICP-AES	NAA	SV
La	—	0.01	0.003	—	Sb	0.004	0.5	0.001	0.000 04
Li	0.003	0.002	0.005	—	Sc	—	0.5	0.03	—
Lu	—	0.05	0.0001	—	Se	0.006	0.2	0.01	—
Mg	0.000 08	0.0005	0.02	—	Si	0.01	0.03	0.2	—
Mn	0.0008	0.002	0.0001	—	Sm	—	0.05	0.001	—
Mo	0.02	0.01	0.2	—	Sn	0.006	0.1	0.5	0.000 04
Na	0.006	0.001	0.003	—	Sr	0.002	0.0002	0.2	—
Nb	—	0.01	0.01	—	Ta	—	0.3	0.2	—
Nd	—	0.02	0.05	—	Tb	—	0.05	0.03	—
Ni	0.01	0.02	0.01	0.02	Te	0.02	0.3	0.05	—
Os	—	0.05	0.04	—	Th	—	0.02	0.001	—
P	—	0.2	0.2	—	Ti	4.0	0.005	0.2	—
Pb	0.002	0.02	25.00	0.000 02	Tl	0.01	0.5	7.0	0.000 02
Pd	0.04	0.05	0.002	—	Tm	—	0.02	0.02	—
Pr	—	0.1	0.001	—	U	0.002	0.1	0.002	—
Pt	0.06	0.1	0.02	—	V	0.04	0.02	0.0003	0.002
Rb	—	—	0.3	—	W	—	0.02	0.003	—
Re	—	0.2	0.0003	—	Y	—	0.001	0.02	—
Rh	0.2	0.02	0.0002	—	Yb	0.01	0.002	0.005	—
Ru	—	0.5	0.2	—	Zn	0.003	0.005	0.05	0.000 03
S	—	—	300.00	—	Zr	—	0.01	1.0	—

注：①测定方法：GFAAS——石墨炉原子吸收法，ICP-AES——等离子体原子发射光谱法，NAA——中子活化分析法，SV——溶出伏安法；②测定限按10倍空白标准定义。

数据来源：Kach D G，1982；王嫈，1998。

表6 ICP-SFMS 的检测限 单位：ng/mL

元素	检测限	元素	检测限	元素	检测限	元素	检测限	元素	检测限	元素	检测限
Ag	0.004	Cr	0.24	I	4.0	Pt	0.0005	Te	0.011		
Al	1.6	Cs	0.0007	Ir	0.0002	Rb	0.005	Th	0.0006		
As	0.46	Cu	0.19	La	0.0027	Re	0.0001	Ti	0.16		
Au	0.0026	Dy	0.0007	Li	0.05	Sb	0.004	Tl	0.0028		
B	1.2	Er	0.0004	Lu	0.0002	Sc	0.006	Tm	0.0002		
Ba	0.028	Eu	0.0005	Mn	0.06	Se	1.80	U	0.0004		
Be	0.014	Ga	0.004	Mo	0.03	Si	8.0	V	0.013		
Bi	0.0017	Gd	0.0006	Nb	0.0015	Sm	0.001	W	0.0085		
Br	90.0	Ge	0.10	Nd	0.0021	Sn	0.06	Y	0.0046		
Cd	0.008	Hf	0.0016	Ni	0.31	Sr	0.065	Yb	0.0008		
Ce	0.0052	Hg	0.03	Pb	0.024	Ta	0.0004	Zn	0.30		
Co	0.016	Ho	0.0002	Pr	0.0007	Tb	0.0001	Zr	0.015		

数据来源：Rodushkin I，2000。

4.4 测定方法的可靠性

测定方法的可靠性一般用精密度和准确度表示。许多分析方法均有极高的精密度和准确度（表7）。

测定方法的准确性可用标准物质或控制样或加标回收实验来检验，如果测定值在保证值范围内，或两种方法的测定结果经 t 检验落在统计允许的范围内，或回收率在80%～120%，可认为测定结果是合格的或满足要求的。回收率的满意范围也可根据实际情况加以调整。

临床样品分析中常用的 ICP-AES 和 AAS 对人发标准物质的测定结果如表8所示。

表7 常用痕量元素分析方法的特性比较

分析方法	灵敏度（g）	精密度	准确度	最小取样量（g）
中子活化分析	$10^{-14} \sim 10^{-6}$	高	高	0.01
原子吸收光谱	$10^{-14} \sim 10^{-10}$	高	高	5.0×10^{-5}
火焰光度法	10^{-6}	高	高	0.02
荧光光度法	10^{-11}	高	高	1
容量法	10^{-9}	高	高	1
X 射线荧光光谱	10^{-9}	高	中	1
极谱	10^{-9}	高	中	1
质谱	10^{-15}	中	中	1.0×10^{-5}

数据来源：《中国大百科全书化学 I》1989。

表8 ICP-AES 和 AAS 对人发标准物质（GBW09101）的测定结果 单位：$\mu g/g$

元素	标准值（参考值）	ICP-AES 测定值[①]	AAS 测定值[②]
Al	13.3 ± 2.3	12.80 ± 1.50	
As	0.59 ± 0.07	0.61 ± 0.07	
Ba	(5.41)	5.48 ± 0.07	
Ca	1090 ± 72	1207.00 ± 48.00	1109.00 ± 34.00
Cr	4.77 ± 0.38	5.03 ± 0.43	
Cu	23.0 ± 1.4	22.70 ± 0.40	21.40 ± 1.10
Fe	71.2 ± 6.6	75.90 ± 1.30	75.00 ± 4.80
Mn	2.94 ± 0.20	2.96 ± 0.12	2.85 ± 0.18
Mg	105 ± 6	106.00 ± 8.00	102.00 ± 5.00
Mo	(0.58)	0.68 ± 0.66	
Na	266 ± 12	265.00 ± 10.00	
Ni	3.17 ± 0.40	3.04 ± 1.36	
P	(184)	189.00 ± 14.00	
Pb	7.2 ± 0.7		6.80 ± 0.50
S	(46900)	47300.00 ± 1300.00	
Sb	(0.21)	0.28 ± 0.15	
Se	0.58 ± 0.05	0.57 ± 0.05	0.61 ± 0.03
Zn	189.8 ± 8.0	189.50 ± 5.00	193.00 ± 6.00

注：①和丽忠，1992；②黄衍信，1994。

4.5 头发元素分析的质量控制

严格的质量控制应在从样品采集到获得最后测定结果的全过程中实施，其过程包括：采样部位、样品预处理和测定样品制备、空白测定、精密度和准确度控制。每次测定样品时都应测定全程空白和平行双样，以 10 倍空白噪声确定的检出限不得高于被测元素最低含量的 1/3。如果进行大批量样品测定，平行双样测定的样品数通常不得少于被测样品总数的 10%。不符合精密度要求的测定数据不得参与测定结果计算，更不能作为提供临床诊断的参考数据（王夔，1998）。

头发元素分析目前还未成为临床样品的常规检测手段，其原因在于还没有统一的正常参考值或参考范围，以及控制外来污染的统一标准。这些限制可以通过建立标准取样方法和标准清洗方法得到解决（Bermejo - Barrera P，2000）。

4.5.1 头发样品的选择 严格地说，头发样品的选择取决于分析目的。如果研究的兴趣是个体诊断或监督治疗过程，就只能使用处于生长期的有活性的毛囊，否则会带来极大的不一致性。如果研究的目的是对环境或工作场所进行监督，或是流行病学调查，取样就不必那样严格，因为当样品数量足够大时，任何个体差异都可以在统计学上得到补偿。对于大多数工业医学诊断，也都可采用这种非选择性发样。

在实际应用中，为了使头发元素分析结果有较好的可比性，头发样品应在相同的部位采集。大多数研究者选择颈部，即颈枕部作为取样部位，因为即使是秃发患者，这一部位总是长有头发（图26）。发样的长度以 0~5 mm 最为适宜，这段样品提供取样前 7~21 天的人体暴露信息，300 根这样的头发重量约为 10 mg。

取样时还应注意，要将不同颜色的头发分开，分别进行测量和比较，因为头发色素在元素渗入中起着某种作用。灰发和白发是头发结构发生变化的指示，它们和黑发的生物学过程是不同的（Anke M，1978；Bencze K，1986）。

染色、漂白、冷烫、喷雾等头发处理可能会提取出或污染头发上一些元素。因此，凡近期做过头发处理的发样不能用作临床样品。

性别、年龄、居住地区对头发元素含量有一定的影响，在对可疑对象的头发数据进行解释时，应选择本地区、同性别、同年龄的人群正常值进行比较。

4.5.2 头发样品的清洗 发样清洗的根本目标是清除发样外部的污染元素而不改变内部的元素含量。常用的洗涤剂分为六大类：①有机溶剂，如丙酮（LAEA）、乙醇和乙烷；②离子型洗涤剂，如十二烷基磺酸钠；③非离子型洗涤剂，如 Triton X - 100；④螯合剂，如 EDTA；⑤水；⑥碱或酸，如 Na_2CO_3 和 HCl。中国的研究者大多采用洗衣粉、洗洁精和有机溶剂清洗分析前的头发样品。

由于各种洗涤剂的组成成分不同，清洗效果各异，洗涤方法或过程也不统一，所以对头发元素分析结果会造成相互间的不可比性。为制定统一的标准清洗方法，有 3 个问题最值得注意和重视。

（1）头发元素的横截面分布：Cargnello（1995）用 μ - PIXE 技术证明，健康人头发中的元素含量有 3 种横向分布类型。

Ⅰ 型：均匀分布模式。代表性元素有磷、硫。

Ⅱ 型：周边或表面分布模式。代表性元素有铁、铜，可能还有硅和铝。

Ⅲ 型：抛物线分布模式。代表性元素有钾、钙、锌、铅。

这 3 类头发元素的典型横截面分布和径向线性分布如图 27 和图 28 所示。这些头发元素分布模式与发根中的元素分布模式相一致（Houtman J P W，1982；Vis R D，1984；BOS A J J，1985）。

阶段 0  满 发

阶段 1 前 秃

阶段 2 小秃顶

阶段 3 大秃顶

阶段 4  全 秃

图26

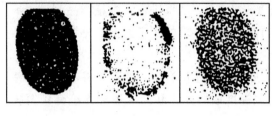

a I 型（硫）　　b II 型（铁）　　c III 型（锌）

图 27　头发元素的典型横截面分布

（Cargnello J A，1995）

如果清洗方法对头发表面造成破坏或损伤，对于主要分布于头发表面的那些元素，其所测结果就会与实际含量有很大的差异。孔聘颜（1987）证实，即使是 1% 的 Na_2CO_3、0.1 mol/L 的 NaOH 或 HCl 都会对头发表面造成损伤，清洗后的头发元素残留量也最低。因而，酸性或碱性洗涤剂用于头发样品清洗是不合适的。

由此可见，一个好的清洗方法应以不破坏或不损伤头发样品表面为前提。

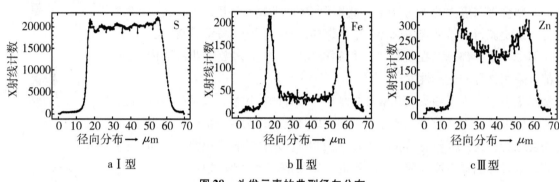

a I 型　　　　　　　b II 型　　　　　　　c III 型

图 28　头发元素的典型径向分布

（Cargnello J A，1995）

（2）连续清洗的次数：1981 年，Salmela 在研究不同清洗剂对头发中锰、铁、铜、锌、镉、铬的清洗效果时发现，一次清洗不能把所有外部污染全部去除，只有经过一定次数洗涤后，有些元素的测定值才能达到定值。例如，用丙酮洗涤时，对铁、锌需要进行 4 次以上洗涤，才能进入浓度平台区，而且不同的洗涤剂所得结果也不同（图 29）。孔聘颜（1987）比较了丙酮、EDTA 和 Triton X - 100 对头发中 17 种

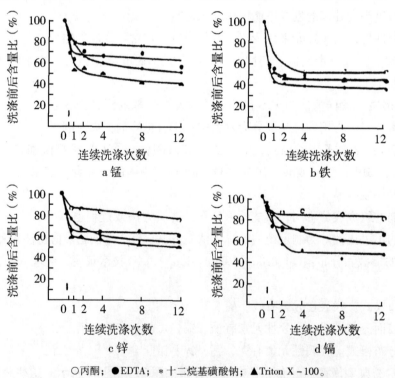

a 锰　　　　　　　　　　b 铁

c 锌　　　　　　　　　　d 镉

○丙酮；　●EDTA；　＊十二烷基磺酸钠；　▲Triton X - 100。

图 29　不同洗涤剂对头发锰、铁、锌、镉含量的影响

（Salmela S，1981）

元素的清洗效果，发现在不损伤发样的前提下，EDTA 的清洗能力最强，Triton X－100 次之。但即使如此，许多元素清洗 1 次也不能达到浓度平台水平（图 30）。Attar（1990）研究了去离子水超声清洁法对头发中 13 种元素的清洗效果，发现连续清洗 2 次（锌、铜）到 11 次（铁）才能达到浓度平台区（图 31）。因而认为用 ICP-AES 进行多元素分析，需用去离子水连续超声清洗 12 次才能保证除去外来污染。从经济角度看，一个好的清洗方法应以经过最少次数洗涤就达到稳定为基础。现在这种方法已经找到。孔聘颜（1987）研制了一种特殊的洗涤剂，它能成功地除去各种元素的外部污染，并经 1 次洗涤就可达到浓度平台区。杨慧辉（1990）考察了 6 种方法对头发中铝、钡等 11 种元素的影响，提出了一个好的洗涤方法，即用丙酮预洗，再用 5% 洗洁精连续洗涤，各元素经 3 次洗涤即达平稳段（图 32）。

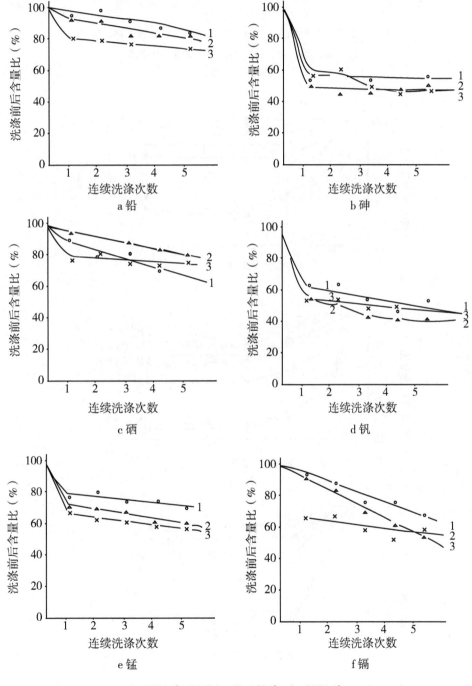

1—IAEA 法；2—Triton X－100 法；3—EDTA 法。

图 30　不同洗涤方法对头发中铅、硒、锰、砷、钒、镉含量的影响

（孔聘颜，1987）

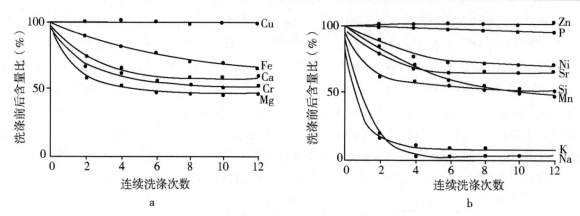

图31 去离子水连续超声洗涤对头发中铜、铁、钙、铬、镁、锌、磷、镍、锶、硅、锰、钾和钠含量的影响

（Attar K M，1990）

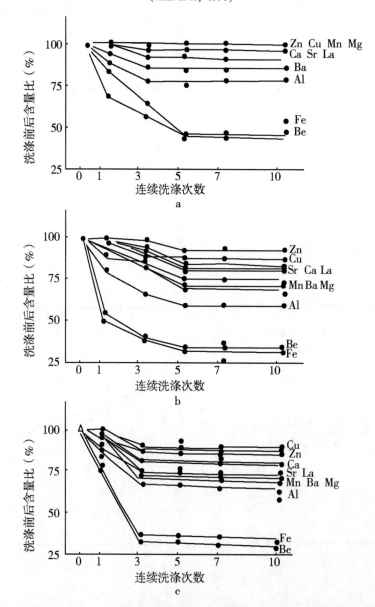

a 丙酮连续洗涤；b 5%洗洁精连续洗涤；c 丙酮预洗、5%洗洁精连续洗涤。

图32 丙酮和洗洁精连续清洗对头发中锌、铜、锰、镁、钙、锶、镧、钡、铝、铁、铍含量的影响

（杨慧辉，1990）

（3）脂质中的头发元素：头发中的脂质约占头发重量的 1% ～9%，Attar（1990）用热乙醇萃取法得到的脂质平均含量为 4.65%。脂质中含有相当量的矿物质元素，其中，钾和钠占头发元素总含量的 60% 以上，钙、镁、镍、锶超过 20%（表 9）。由于头发元素在脂质和非脂质中的分布是不均匀的，因而采用去脂能力不同的洗涤剂处理头发样品，所得结果将有很大的不同。将采用不同洗涤剂的实验室的测定结果进行比较，对于某些元素而言是毫无意义的。有人发现，去离子水超声清洁法有最小的去脂能力，但也能有效除去外来污染和不影响内源性元素浓度（Douglas E R，1978）。

表9　头发脂质和非脂质中的元素分布　　　　　　　　　　　　　　单位:%

元素	w(脂质)	w(非脂质)	95%可信水平	元素	w(脂质)	w(非脂质)	95%可信水平
Ca	21.1	78.9	±4.4	Cu	10.4	89.6	±3.6
Cr	16.7	83.3	±14.2	Fe	13.0	87.0	±5.8
K	>72.2	<27.8	±11.9	P	4.2	95.8	±2.0
Mg	24.2	75.8	±3.7	Si	13.7	86.6	±4.5
Mn	10.3	89.7	±9.6	Sr	22.9	77.1	±4.5
Na	63.2	36.8	±21.1	Zn	4.4	95.6	±2.5
Ni	20.9	79.1	±11.2				

注：可信水平按 5 次重复测量结果计算。

由此可见，一个标准化的头发清洗方法应该包括洗涤剂的类型、洗涤时间和连续清洗次数，现在已有众多研究结果可供权威的机构或组织做出选择和推广。

也有人建议，在排除各种有明显污染的头发样品后，被分析样品也可不必清洗，因为吸附和解吸研究表明，除去吸附元素的效果都很差。例如，Wilhelm（1989）用 5 种不同方法对铝、锌、铅、镉和铜的解吸率仅分别为 14.5% ～46.5%、11.1% ～28.9%、11.5% ～28.4%、8.9% ～13.6% 和 0.1% ～11.8%，而且使用清洗能力极强的洗涤剂还可能损伤头发表面而除去内源性元素，从而导致对结果解释的进一步复杂化。

4.5.3 头发标准物质　在进行头发元素分析测定时，为保证测定的可靠性，须采用与头发基体相同或大致相同的生物标准物质做平行测定。现在不仅已有众多的生物标准物质可供头发元素分析时作为比较标准的参考（王夔，1998），而且已经研制出人发标准物质，其中有中国科学院上海原子核研究所研制的国家一级标准人发标样（GBW09101）、中国地质矿产部物化探研究所研制的人发粉（GBW07601）及日本国立公害研究所研制的人发标样（NIES - CRM - 5）（表 10）。

表10　人发标准物质元素标准值及标准偏差　　　　　　　　　　　单位：μg/g

元素	GBW09101		GBW07601		NIES - CRM - 5	
	标准值	不确定值	标准值	标准偏差	标准值	标准偏差
Ag	(0.35)		0.029	0.008		
Al	13.3	2.3			(240)	
As	0.59	0.07	0.28	0.05		
Au			(0.0025)			
B			(1.3)			
Ba	(5.41)		17	2	(3.2)	
Be			0.063	0.020		
Bi			0.34	0.02		
Br	(0.602)		(0.36)		(90)	
Ca	1090	72	0.29*	0.03*	728	30
Cd	0.095	0.012	0.11	0.03	0.20	0.03

元素	GBW09101		GBW07601		NIES－CRM－5	
	标准值	不确定值	标准值	标准偏差	标准值	标准偏差
Ce			0.12	0.03		
Cl	(152)				(250)	
Co	0.135	0.008	0.071	0.012	(0.10)	
Cr	4.77	0.38	0.37	0.06	1.4	0.2
Cu	23.0	1.4	10.6	1.2	16.3	1.2
Dy			(0.017)			
Eu			(0.006)			
Fe	71.2	6.6	54	10	225	9
Hg	2.16	0.21	0.36	0.08	4.4	0.4
I	(0.875)					
K	(11.8)		(20)		34	3
La	(0.014)		0.049	0.011		
Li			2.0	0.1		
Mg	105	6	360	40	208	10
Mn	2.94	0.20	6.3	0.8	5.2	0.3
Mo	(0.58)		0.073	0.014		
N			14.9*	0.1*		
Na	266	12	152	17	26	1
Ni	3.17	0.40	0.83	0.19	1.8	0.1
P	(184)		170	10	(165)	
Pb	7.2	0.7	8.8	1.1	(6.0)	
Rb					(0.19)	
S	(4.69)*		4.3*	0.3*		
Sb	(0.21)		0.095	0.016	(0.07)	
Sc	(2.87)[①]		0.008	0.001	(0.05)	
Se	0.58	0.05	0.60	0.04	(1.4)	
Si			870	80		
Sm			(0.012)			
Sr	4.19	0.14	24	1	2.3	0.2
Ti					(22)	
Tl			2.7	0.6		
Y			0.084	0.016		
Zn	189	8	190	9	169	10
V	(0.069)					

注：* 为百分比含量；① 单位为 $\mu g/kg$；( ) 为参考值；其余单位为 $\mu g/g$。

5 头发元素分析可用于医学诊断

自 20 世纪 80 年代以来，在国内外，特别是我国进行的广泛研究表明，头发元素分析可应用于环境医学、职业医学、预防医学、法庭医学和临床医学中，借助于严密的计算机数据处理或与其他指标相结合，头发元素分析还可作为某些疾病的预测、诊断、监督和预后工具及手段。

5.1 有临床意义和可能有临床意义的头发元素

对头发元素的临床意义的认识有一个逐步加深的过程。在头发元素分析的大发展时期就已认识到，头发中砷、镉、铅、汞有极好的生物学监督意义，锑、铜、镍、钒，也许还有硒和锡，有较好的生物学监督意义（Jenkins P W，1980）。

其后，Cranton 和 Ralston（1983）对头发元素分析进行广泛调查后，把头发元素分为3类。

①有临床意义的元素，包括必需元素（钙、镁、锌、铜、铬）和有毒元素（铅、汞、镉、砷）。

②可能有临床意义的元素，包括钠、钾、硒、锰、铝。

③未知临床意义的元素，包括钴、铁、锂、钼、磷、钒。

经过20世纪80年代后半期及90年代的深入研究，现在已经认识到，检测头发中的铁、铌、钴、锂、锗、锶、碘、钒等元素都可能有重要意义，头发中这些元素的含量异常（升高或降低）极有可能表明体内存在代谢异常或疾病（表11）。

表11a 1983年前认识的可能有临床意义的头发元素

元素	与头发异常有关的可能疾病
Ca	动脉粥样硬化、高血压、静脉炎、骨质疏松、牙周病
Mg	心律不齐、抑郁症、骨质疏松、牙周病、震颤
Zn	口腔溃疡、免疫力低、抵抗力差、骨发育受损、糖尿病
Cu	威尔逊氏病、肝硬化、动脉硬化、心血管病、抑郁症
Cr	心脏病、动脉粥样硬化、糖尿病、低血糖、血脂病
Pb	智力低下、免疫力差、变态病、骨质疏松
Hg	抑郁、震颤、记忆力差、协调性差、视力听力受损、肾损伤
Cd	高血压、肾损伤、贫血、肝损伤、骨质疏松
As	皮肤病、贫血、神经炎、高血压、心力衰竭、周围神经病、大细胞症
Ni	皮肤病、肺癌、鼻咽癌、白血病
Na	儿童囊性纤维性变、乳糜泻、蛋白质营养不良症、甲状腺功能亢进、高血压、尿毒症
K	变态病、乳糜泻、某些代谢性疾病
Se	克山病、大骨节病、胰腺病、癌、肝硬化、白内障、免疫功能低下
Mn	骨骼异常、葡萄糖耐量受损、癌症、动脉硬化、关节炎、早衰
Al	精神错乱、脑病、骨病、癌症、心脏和胃肠道中毒、抑郁

注：主要依据 Cranton E M（1983）资料整理。

表11b 近年证实可能有临床意义的微量元素

元素	与头发异常有关的可能病变
Fe	乌脚病、颈椎病、慢性肠炎、暴力犯罪
Nb	癌症、消化道溃疡、胆结石、贫血
Co	冠心病、高血压、高血压性心脏病、肝炎、白癜风、白内障、胆石症
Li	心脏病、暴力犯罪、学习能力障碍、狂躁症、抑郁症
Ge	肝脏病、消化道癌、胃炎、上消化道溃疡、甲亢、白癜风、血液病
Sr	癌症、高血压、糖尿病、胃溃疡、心血管病、肝病、骨质疏松
I	囊性纤维性变、甲状腺病、甲状腺癌、尿毒症
V	脑血管硬化、冠心病、高血压、高血脂、胆石症、糖尿病

除上述23种元素外，许多其他元素或单独作用或通过其他元素的相互作用（颜世铭，2000）也可能造成机体功能失调或异常，这些情况中的一部分已通过对有关数据的计算机处理得以揭晓。

头发元素分析在医学中有着广泛而实际的应用，因限于篇幅，本文仅能择以典型事例作概略介绍。

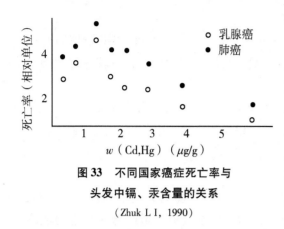

图33 不同国家癌症死亡率与头发中镉、汞含量的关系

(Zhuk L I, 1990)

5.2 环境医学应用

在1981—1988年，位于中亚咸海地区的居民肝癌和高血压病发生率成倍增加，结石发生率增加了4倍，肾炎则增加了2倍左右。在此期间，居民头发中的大多数元素含量都显著降低（Zhuk L I, 1990）。研究表明，许多疾病的发生可从头发元素的含量变化反映出来。例如，Zhuk（1990）曾利用WHO提供的数据对头发元素含量与癌症关系作过关联分析，发现某些癌症的平均死亡率与头发元素成分有很高的相关性。图33为乳腺癌和肺癌死亡率与头发中镉、汞含量的关系。又如，糖尿病的发生率与头发中铬、硒含量密切相关，缺血性心脏病与氯/硒的比值有关，而头发中铜含量降低则会使贫血发生率增加（图34）。

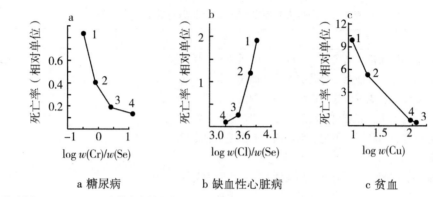

a 糖尿病　　　　　b 缺血性心脏病　　　　　c 贫血

1—霍列兹姆区，1991；2—卡拉卡尔帕克斯坦，1991；3—卡拉卡尔帕克斯坦，1981；4—霍尔兹姆区，1981。

图34 头发元素成分与某些疾病的关系

(Kist A A, 1998)

Bozsai（1992）调查了匈牙利贝凯什州2059例居民发砷含量与饮水砷含量的关系，那里的饮水砷含量大多在100~200 μg/L，另外还测定了230例饮水低砷（<5 μg/L）地区居民的头发样品。结果发现，当饮水砷含量在11~25 μg/L时，即出现发砷含量的明显升高（2.1~3.0 μg/g），当饮水砷含量达51~75 μg/L时，发砷的累积就可达到危险水平（>3.0 μg/g）。饮水砷含量大于100 μg/L时，有10%的居民发砷含量达到危险水平，饮水砷含量高于200 μg/L时，有34%的居民达到危险水平，儿童期累积的发砷最高（图35）。回归分析表明，发砷含量与饮水砷含量之间有很强的正关联（图36），在男性、女性16个年龄组中，有13个组的关联系数在0.4~0.9。发砷含量也是空气污染的指示器（图37），随着离暴露源距离的增加，发砷含量水平逐渐降低。

我国对地方病与头发元素含量的关系曾作过广泛的调查和深入的研究，不仅发现克山病发病与发硒含量密切相关（图38），而且发现发硒含量从病带（<0.200 μg/g）、经过渡带（0.200~0.250 μg/g）、向两侧非病带（>0.250 μg/g）有规律地递增，带间地理界限非常明显，充分反映了发硒的地区分布与克山病的密切联系（图39）。20世纪80年代后期（1987—1988年），谭见安（1996）又对全国15省区217个点的生态系物质（头发、岩石、土壤、粮食、饮水）进行了调查和测定，综合应用多元素回归分析、主成分分析和相关分析的分析结果，提出了中国克山病和大骨节病的致病模式。

低硒（主因）+低锌、铜、铁、铬、钒、钴、磷+高钡、镉、钛（？）→克山病

低硒（主因）+低锰、锶、砷、铝、钛、铅→大骨节病

并从此诞生了一门新的学科——人类生态化学地理学。

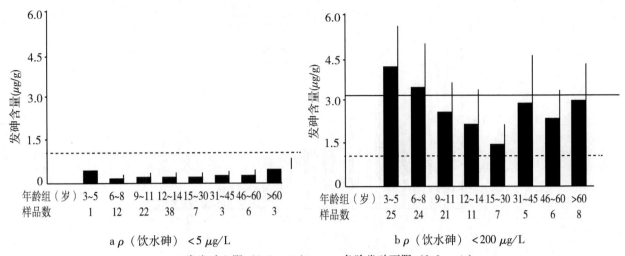

a ρ（饮水砷）＜5 μg/L   b ρ（饮水砷）＜200 μg/L

……正常发砷上限（3.0 μg/g）；——危险发砷下限（3.0 μg/g）。

图35 匈牙利不同年龄组男性居民发砷水平

（Bozsai G，1992）

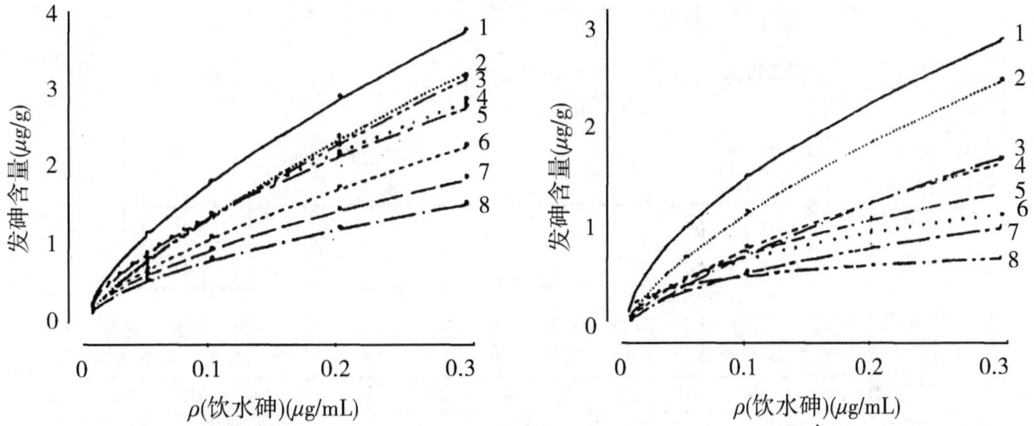

年龄组（岁）：1—3～5；2—6～8；3—46～60；4—31～45；5—＞60；6—9～11；7—12～14；8—15～30。

图36 发砷与饮水砷回归曲线

（Bozsai G，1992）

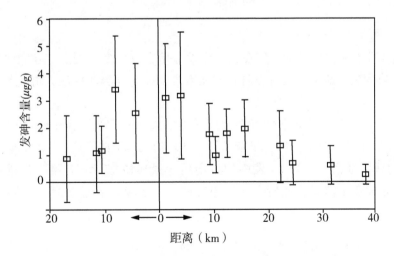

图37 离污染源不同距离的发砷水平

（Bencko V，1995）

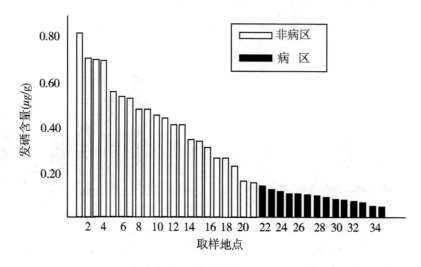

图38　中国克山病病区与非病区居民发硒含量比较

（徐辉碧，1984）

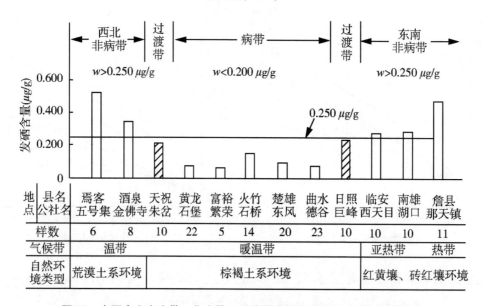

图39　中国克山病病带、非病带、过渡带典型样点发硒含量与地理环境

（中科院地理所，1982）

5.3　职业医学应用

职业医学与环境医学是独立的专业，但在头发元素分析中有许多共同点。在大多数情况下，不必解决内源性或外源性污染问题，测量头发清洗前后的元素含量或与同类非接触人群比较，就足以提供关于暴露量的信息。

研究证明，头发可以作为监督职业性有毒金属暴露的生物标记物。Bencko（1995）在总结捷克布拉格查理大学第一医学院卫生与流行病学研究所过去30年所进行的研究工作时，认为无论是污染区儿童还是职业工人（电焊工或冶炼工），头发中的重金属含量都显著高于对照区儿童或非职业工人（表12）。头发元素分析是职业暴露试验性研究的理想方法，一旦发现有过量暴露，即可再用其他生物学标本作进一步检查。

表 12　捷克不同职业或环境背景的儿童和成人头发元素含量比较

元素		分组		例数	几何平均值（$\mu g/g$）	P
Cd	儿童	对照 A		100	0.747	
		B		63	0.913	
		C		106	1.243	
		暴露 A		22	3.953	<0.01
		B		95	12.140	<0.01
	成人	对照 A		102	1.456	
		B		32	1.076	
		电焊工		12	2.900	<0.05
		铜		18	2.949	<0.01
		镍		33	4.120	<0.01
		钴	冶炼工	30	4.551	<0.01
		铁		20	4.827	<0.01
		锰		36	17.280	<0.01
Sb	成人	对照 A		20	7.969	
		锑冶炼工		39	292.900	<0.01
As	儿童	对照 A		125	0.331	
		接触 A		100	1.277	<0.01
	成人	对照 A		20	0.153	
		接触 A		58	0.613	<0.01
		B		40	3.124	<0.01
		锑冶炼工		39	36.200	<0.01
Cr	儿童	对照 A		100	0.209	
		B		63	0.336	
		接触 A		95	0.733	<0.01
		B		106	0.911	<0.01
	成人	对照 A		62	0.124	
		B		40	0.369	
		C		31	0.370	
		电焊工		12	1.468	<0.01
		铁		20	1.610	<0.01
		镍	冶炼工	33	3.117	<0.01
		钴		30	4.326	<0.01
Ni	儿童	对照 A		106	0.711	
		B		106	0.721	
		接触 A		95	2.088	<0.01
	成人	对照 A		102	0.286	
		电焊工		12	2.385	<0.01
		铜		18	1.407	<0.01
		钴	冶炼工	30	34.780	<0.01
		镍		33	222.500	<0.01
Cu	成人	对照 A		62	7.700	
		B		40	10.400	
		铁	冶炼工	20	11.100	
		铜		18	24.400	<0.01

续表

元素	分组		例数	几何平均值（μg/g）	P
Co	儿童	对照A	106	0.032	
		B	100	0.046	
		接触A	95	0.179	<0.01
	成人	对照A	102	0.525	
	铜		18	0.355	
	镍 冶炼工		33	3.862	<0.01
	钴		30	97.300	<0.01

　　Man（1998）研究了28例中国香港医院X光片摄片员的头发，与33例年龄、性别相配的非X光片摄片员比较发现，摄片员头发中铝、钾、钒含量显著升高，而锑、镁含量则显著降低，锌/铁比值也明显低于非摄片员。该作者曾观察到，接受放疗的鼻咽癌患者头发中的钒含量比健康人要高3倍（Man C K，1996），本次又观察到，连续接受辐射的X光片摄片员的发钒含量约为普通人的2倍，故发钒含量升高很可能是辐射暴露的一种指示器。其他研究者也证实，低剂量辐射可引起头发元素含量异常（表13）。

表13　辐射引起的头发元素含量异常

作者（年份）	国家或地区	对象	显著异常的元素
张建国（1988）	中国上海	放射工作者	Mn、Fe、Ni、Cu、Zn、Pb
张元勋（1990）	中国深圳	电子作业工人	Pb
Chatterjee（1993）	印度布德万	医院X光片摄片员	Fe、Cu、Zn
Valkovie（1993）	英国牛津	猪	Mg、Si、P、Cl、Ce、Fe、Cu、Zn
Chatterjee（1994）	印度布德万	X射线技术员	Fe、Cu、Zn
Man（1998）	中国香港	医院X光片摄片员	Al、K、V、Sb、Mg

　　利用头发元素分析鉴别或监督金属中毒的最典型事例是对拿破仑的头发测定。拿破仑死于1821年5月，当时官方宣布的死因是胃癌，但在1962年，即在拿破仑死后141年，Smith通过头发元素分析发现，拿破仑可能死于砷中毒。最近，美国联邦调查局通过头发DNA分析证实，拿破仑确系砒霜毒死（北京日报，2000-05-06）。投毒者的后人经过近30年的潜心研究，最近著书披露，是他的先人——一位拿破仑的忠实随从为使拿破仑获得保外就医而投用了小剂量砷。

　　头发元素分析揭示历史真相的另一例子是贝多芬的严重铅中毒。德国天才音乐家贝多芬死于1827年，晚年多病、脾气暴躁、秃发，这些都是铅中毒症状。美国芝加哥健康研究所耗时4年研究了一根用7800美元买来的贝多芬头发，发现其铅含量是正常标准值的100倍以上（广州日报，2000-10-19）。

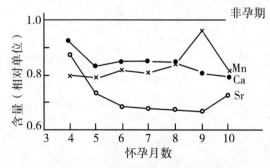

图40　孕妇头发中Sr、Mn、Ca含量随妊娠月龄的变化

（秦俊法，1993）

5.4　预防医学应用

　　孕妇的微量元素营养不仅供给母体健康，还要供给乳房、子宫、胎盘及胎儿发育，并为分娩和哺乳作必要贮备。秦俊法（1993）对苏州孕妇所做的头发元素分析表明，妊娠妇女头发中不仅锶、锰、钙含量显著降低（图40），锌、铜、铁含量也有不同程度的下降。张建国（1988）、赵利民（1987）、孙大泽（1994）、马金凤（1994）、李启金（1996）等也都作过类似的调查，得到相同的结论。

　　当今世界上有几个特定的地区人口长寿水平很高，中国也有几个长寿区。对广西巴马长寿区的调查表明，长寿老人头发具有高锰、低铜的特点（朱高章，1986）。刘汴生（1986）对湖北长寿老人聚居区的调查也证明，百岁老人聚居区有一个优越的微量元素谱，其头发元素具有相对富锰、富硒和低镉特征。秦俊法（1987）对上海地区90岁以上长寿老人和90岁以下老年人的比较研究表明，长寿老人头发高锰、高铁、高铬、低铜。研究发现，头发中某些元素具有明确的年龄分布特征。例如，成年人头发中有最高的锶、锰、钙和硒含量，随着年龄的增加，这些元素的含量逐渐降低，但长寿老人并不比一般老年人低，相反，有随年龄增长而增加的趋势（表14），其中有些元素的累积可能有毒害作用，如镉和铅，但发铁含量的增加可能有助于拮抗镉、铅毒性的作用。

表14 中国沈阳长寿老人的头发元素含量变化　　　　单位：$\mu g/g$

元素	年龄				元素	年龄			
	94岁	95岁	96岁	97岁		94岁	95岁	96岁	97岁
Mn	1.94	4.72	8.61	28.86	Cr	0.087	0.401	0.785	2.626
Cu	11.69	12.50	9.30	9.23	Ni	0.46	0.81	0.24	0.20
Cd	0.04	0.05	0.13	0.37	Se	0.16	0.33	0.27	0.96
Zn	179.00	229.00	183.00	224.00	Sr	2.85	3.52	11.33	15.07
Fe	13.40	29.40	31.00	66.90					

数据来源：潘伟文，1986。

头发元素分析中的上述发现已为动物实验所证实，在微量元素对四膜虫寿命的影响研究中。锶、铬、硒、钙等元素在适当浓度时均显著延长四膜虫的寿命（表15）。

表15 某些微量元素对四膜虫寿命的影响

元素	$\rho(\mu g/mL)$	寿命(d)	元素	$\rho(\mu g/mL)$	寿命(d)	元素	$\rho(\mu g/mL)$	寿命(d)
对照		90	Cr^{3+}	10.0	24.6	Cu	0.5	180
Mn	10.0	246	Se	0.1	246	V	0.5	180[①]
Mo	1.0	180[①]	二苄基二硒	1.0	180[①]	Ni	0.5	180
Zn	1.0	246	Ca	100.0	180	As	5.0	180[①]
F	1.0	246[①]	Mg	50.0	180	Y	5.0	180
Sn	5.0	180	I	1.0	180	Pd	0.5	180[①]
Sr	0.5	246	Co	1.0	180[①]	Ge	0.5	180

数据来源：刘汴生，1995；①表示生长杂菌。

微量元素对儿童智力发育有重要影响，至今已探讨了27种头发元素与儿童智力的关系，其中有17种元素的不平衡与智力低下有关（表16），不过有些元素的变化仅为少数实验室观察到，尚需进一步证实，但铅和镉对智商的影响似乎是肯定的（图41）。

表16 智力低下儿童的头发元素变化

升高的元素	降低的元素	不确定的元素
Mn、Al、Pb、Cd、I、V、F、Na	Cu、Zn、Co、Li、Ca	Ni、Sr、Cr、Fe

资料来源：岳仲彦，1987；陈志辉，1993；文仲强，1996；等等。

恶性肿瘤已成为我国城市人口第1位、农村人口第2位的死因。我国科学工作者发现，各类癌症的发生或发展至少与头发中的28种元素含量异常有关。这些元素包括银、铝、硼、钡、钙、镉、钴、铬、铜、铁、镓、锗、铟、镧、镁、锰、钼、铌、镍、磷、铅、硫、硒、硅、锡、锶、钛、锌。王小如

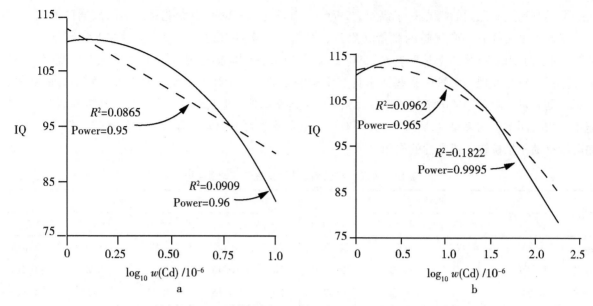

………语言智商；———功能智商；Power 表示在 $P < 0.05$ 水平下的重复概率。

图 41　美国马里兰儿童发镉和发铅与智商的关系

(Thatcher R W, 1982)

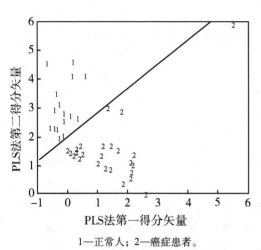

1—正常人；2—癌症患者。

**图 42　中国厦门癌症患者和正常人的
头发样品判别分析**

(王小如, 1993)

（1993）用 ICP-AES 和 AAS 法测定厦门地区 34 例癌症患者和 72 例正常人头发样品，用化学计量学中的 PLS 及 Cram-Schmidt 多元分析法处理数据，发现患者与正常人的分类图极其清晰（图 42），失误率为 0，表明头发可以代替血液用作癌症初级预防筛选的分析样品。李增禧（1985）应用多因素分类法研究广东顺德肝癌，陈如松（1990）应用模式识别法研究山西阳城食管癌也获得了极为满意的结果。

中医在现代医学中占有重要的地位，头发元素分析亦可为中医辨证提供有用信息。邓兆智（1992）用 ICP-AES 法测定各型类风湿性关节炎患者和健康人头发中的锌、铜、铁、钙含量，应用计算机模式识别法对寒热错杂型、寒湿阻络型及肝肾两虚型的判别准确率分别达 95.6%、100% 和 90.2%。

5.5　法庭医学应用

在法庭医学中，头发已被证明是检验药物消耗的最有用临床样品，并已制定了公认的标准分析方法（Bermejo – Barrera P，2000）。头发元素分析在法庭医学中的应用亦已逐渐得到承认。

沈宝雄（1987）用 NAA 法测定了取自全国各地共 30 例成年人的头顶部头发样品中的碘、溴、镁、锰、铜、钠、钒、氯、铝、钙、硫 11 种元素的含量，计算得到了不同置信水平、不同元素数目时的重合概率（表 17）。可以看出，若选取置信度 ≥ 0.70 时，考察的元素在 8 种以上，就能较好地进行同一性识别。

表 17　头发元素分析在同一性认定中的重合概率

考察元素数	置信水平				
	0.99	0.95	0.90	0.80	0.70
11	2.2×10^{-6}	4.5×10^{-6}	5.6×10^{-6}	5.6×10^{-6}	1.1×10^{-5}
9	1.9×10^{-4}	2.5×10^{-4}	3.1×10^{-4}	3.7×10^{-4}	6.2×10^{-4}
8	3.7×10^{-4}	7.4×10^{-4}	7.4×10^{-4}	9.3×10^{-4}	1.1×10^{-3}

具有不同个性的犯人有不同的头发元素谱模式。例如，具有反社会个性和发作犯个性的犯人头发中虽然均有极高的铅、镉、铁、钙含量和极低的锌、锂、钴含量，但发作犯头发中有高水平的钠和钾及低水平的铜，而反社会个性犯恰好相反（图43）。在一次年龄、性别、种族、社会经济状况和居住地区严格配对的研究中，96 例犯人中有 92 例落入上述 2 类模式中，按头发元素谱判别暴力犯个性和正常个性的准确率分别为 96% 和 97%（Raloff J，1983）。

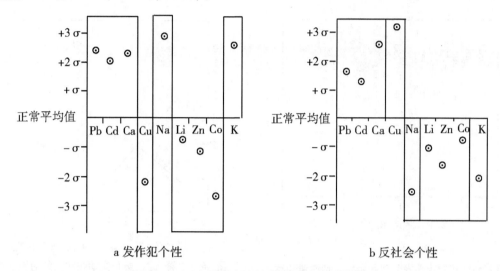

图43　不同个性暴力犯的典型头发元素谱模式

（Raloff J，1983）

头发元素分析对投毒犯可提供有力的罪证。一个典型的例子是一对丹麦夫妇的离婚投毒案：丈夫两度在其妻子的咖啡、茶或柠檬饮料中投放硝酸铅，每杯高达 100 mg 铅，妻子的头发元素分析结果完全证实了丈夫的行为（图44）。

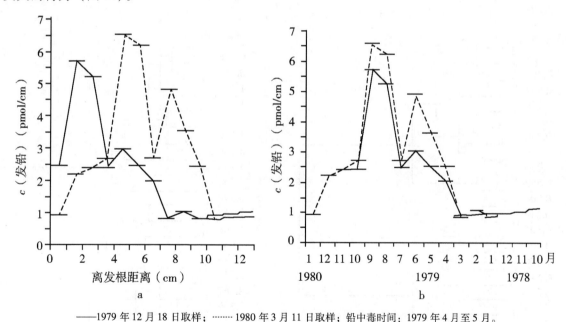

——1979 年 12 月 18 日取样；……1980 年 3 月 11 日取样；铅中毒时间：1979 年 4 月至 5 月。

图44　铅中毒女子发铅含量的长度分布（a）和时间分布（b）

（Granajean P，1984）

头发元素分析还可用来识别被分析者的性别、种属和民族属性。

章元（1998）测定了福州地区 119 例正常人头发中的 22 种元素，通过对测量数据的变量扩维及压缩筛选处理，得到了影响性别判断的较显著的变量，用 PLS 法可得到男性和女性的清晰二维判别图（图

45）及预报模型，根据所建立的预报模型及人发微量元素含量，判别性别的准确率为81%。

秦俊法（1988）比较了人发（9例）、各种灵长类动物毛发（10种）和"野人"毛发（5例）中的10种元素含量，用非线性映照法和多元判别分析法成功地进行了分类，各类毛发均可100%地两两区分，"野人"、已知灵长类动物和人也可按毛发元素准确区分（图46）。对可疑毛发（图中以0表示）进行的预报表明，1例属灵长类动物，另1例落入"野人"区。

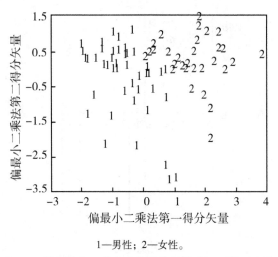

1—男性；2—女性。

图45 福州地区正常人头发元素的模式识别性别分类

（章元，1998）

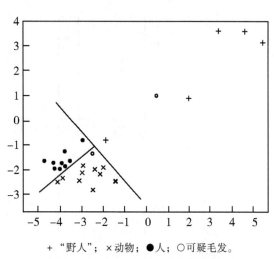

+ "野人"；× 动物；● 人；○ 可疑毛发。

图46 "野人"、灵长类动物和人的毛发非线性映照

（秦俊法，1988）

杨若明（1999）根据测定的头发中7种元素含量用聚类分析法对头发的民族属性识别进行了研究。结果表明，用相关系数法和欧氏距离法均能将在中央民族大学一年级的土家族和瑶族学生的头发属性清晰区分（图47、图48）。对苗族和畲族、蒙古族和朝鲜族的聚类分析也得到了类似的结果（杨若明，1999，2000）。

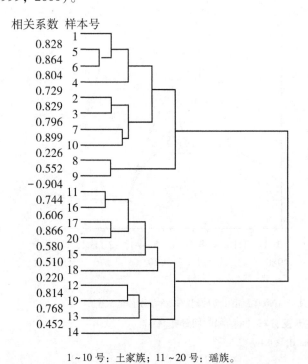

1~10号：土家族；11~20号：瑶族。

图47 由相关系数法求得的头发样本的聚类谱系

（杨若明，1999）

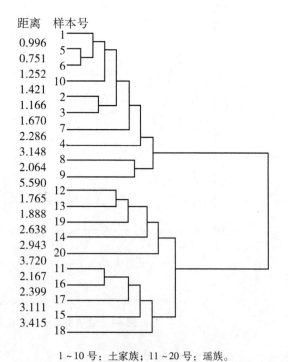

1~10号：土家族；11~20号：瑶族。

图48 由距离法求得的头发样本的聚类谱系

（杨若明，1999）

5.6 临床医学应用

头发元素分析的临床应用主要涉及 3 个问题，即疾病引起的头发元素含量变化，或者相反；疾病诊断；头发元素分析诊断疾病的方法。

5.6.1 元素与疾病 在关于头发元素与疾病关系的探索中，绝大部分文献采用病例－对照或类似的方法进行研究，这是一种由果推因的回顾性研究方法，其目的在于寻找该种疾病的发生或发展与哪些头发元素异常有关，以便为疾病诊断、监督或防治提供基础。

各类疾病显示出的头发元素异常如表 18 所示。可见，有 40 多种元素异常与疾病有关，其中研究得最多的，也许就是与疾病关系最为密切的元素依次是：锌、锰、镁、钙、铬、铁、铅、硒、铜、钴、镍、锶、钾、磷、钒、钛、钼、钠、钡、铝，它们在 17 类疾病中出现异常的概率占 40% 以上。

表 18　与疾病相关的头发元素异常

疾病类型	元素总数	与正常人有显著差异的元素	典型疾病（有关元素数）
① 癌症	28	Ag、Al、B、Ba、Ca、Cd、Co、Cr、Cu、Fe、Ga、Ge、In、La、Mg、Mn、Mo、Nb、Ni、P、Pb、S、Se、Si、Sn、Sr、Ti、Zn	肝癌（18），肺癌（10）、鼻咽癌（8）、乳腺癌（9）、食管癌（20）、胃痛（16）
② 心血管疾病	22	Al、As、Ca、Cd、Co、Cr、Cu、F、Fe、K、Li、Na、Ni、Mg、Mn、Mo、P、Pb、Se、Sr、V、Zn	高血压（16）、冠心病（12）、肺心病（9）、高脂血症（8）、其他（13）
③ 脑血管病	17	Ba、Ca、Co、Cr、Cu、Fe、Mg、Mn、Na、Ni、P、Pb、Se、Sr、Ti、V、Zn	脑出血（9）、脑梗死（10）、脑血管性痴呆（12）
④ 神经精神病	41	Ag、Al、Au、Ba、Bi、Ca、Cd、Co、Cr、Cs、Cu、F、Fe、Ga、Ge、Hg、Hf、I、In、K、La、Li、Mg、Mn、Mo、Na、Ni、P、Pb、Sb、Sc、Se、Si、Sn、Sr、Te、Th、Ti、V、Zn、Zr	精神分裂症（20）、精神发育迟缓（18）、抑郁症（9）、痴呆（21）、癫痫（24）、智力低下（19）
⑤ 消化系统疾病	23	Al、Ba、Ca、Cd、Co、Cr、Cu、Fe、Ga、Ge、Mg、Mn、Na、Nb、Ni、P、Pb、Se、Sr、Ta、Ti、V、Zn	肝脏病（11）、胃肠道病（7）、胆结石（15）
⑥ 呼吸系统疾病	18	As、Ba、Ca、Co、Cr、Cu、Fe、I、K、Mg、Mn、Mo、Ni、S、Sb、Sc、Se、Zn	慢支（12）、阻塞性肺病、结核病（6）、哮喘（8）、矽肺（3）
⑦ 泌尿系统疾病	14	Al、Ca、Co、Cr、I、K、Mg、Mn、Na、Pb、Sb、Sr、V、Zn	泌尿结石（6）、肾病综合征（2）、尿毒症（10）
⑧ 生殖系统疾病	22	Al、As、Au、Br、Ca、Ce、Cl、Cr、Fe、I、K、La、Mg、Mn、Na、P、Pb、Sb、Se、Sn、V、Zn	不育症（9）、流产和畸胎（20）、胎儿神经管缺陷（9）
⑨ 运动系统疾病	12	Ca、Co、Cu、Fe、Mg、Mn、Mo、Ni、Pb、Sr、Ti、Zn	骨质疏松（2）、类风关（12）、颈椎病（3）
⑩ 儿科疾病	13	Br、Ca、Ce、Cr、Cu、Fe、I、K、Mg、Mn、Na、Pb、Zn	反复上感（4）、肌营养不良（5）、多动症（5）、佝偻病（6）、遗尿症（5）、囊性纤维性变（6）

续表

疾病类型	元素总数	与正常人有显著差异的元素	典型疾病（有关元素数）
⑪ 口腔五官科疾病	14	As、Ca、Cr、Cu、Fe、Mg、Mn、Mo、Ni、P、Pb、Se、Sr、Zn	口腔病（8）、眼病（11）、耳病（4）、鼻炎（7）
⑫ 内分泌疾病	17	Ca、Cr、Cu、Fe、Ge、I、K、Li、Mg、Mn、Ni、P、Pb、Se、Sr、V、Zn	糖尿病（9）、甲状腺病（14）
⑬ 血液病	15	Ba、Ca、Co、Cr、Cu、Fe、Ge、Li、Mg、Mn、Mo、Ni、Se、Sr、Zn	白血病（14）、再生障碍性贫血（14）、贫血（5）、其他（4）
⑭ 皮肤病	28	As、Ba、Bi、Ca、Ce、Co、Cr、Cu、Fe、Ga、K、La、Li、Mg、Mn、Mo、Ni、P、Pb、Sb、Se、Sn、Sr、Th、Ti、V、Zn、Zr	白癜风（8）、银屑病（14）、皮炎（2）、红斑狼疮（25）、痤疮（4）、秃发（8）、乌脚病（5）、硬皮病（5）、白发（13）
⑮ 地方病	21	Al、Aa、Ba、Ca、Cd、Cr、Cu、Fe、Hg、I、K、Mg、Mn、Mo、Na、Pb、Se、Sr、Ti、V、Zn	地甲肿（11）、地克病（10）、克山病（11）、大骨节病（12）
⑯ 中医病症	16	Ba、Ca、Co、Cr、Cu、Fe、Li、Mg、Mn、Ni、P、Pb、Se、Sr、Ti、Zn	阴虚（10）、阳虚（10）、气虚（7）、两虚（12）、脾虚（10）、肾虚（7）、血瘀症（4）、舌象异常（4）
⑰ 其他疾病	17	Bi、Ca、Co、Cr、Cu、Fe、Ga、K、La、Mg、Mn、Pb、Sb、Sn、Th、V、Zn	偏头痛（13）、克隆氏病（7）

注：根据中国 283 篇文献综合，文献从略。

5.6.2 疾病诊断　　与血液或尿液分析一样，头发元素分析亦可为疾病诊断、监督或预后提供重要依据，以下列举典型事例加以说明。

（1）单元素分析：陈祥友（1984）用分光光度法测定头发钴含量。南京鼓楼医院保健科用常规临床检验法对已确诊的 146 例心血管病患者同时进行体检，发钴含量测定结果有 144 例与临床检验相符（表19），符合率达 97%。不符合的 4 例均为肝炎兼患心血管疾病，肝炎患者发钴含量较健康人显著升高（表20），因而发钴含量测定也有可能应用于肝功能临床检验。

表 19　144 例各类心血管病患者的发钴含量

疾病	例数	心血管病患者（$\mu g/g$）	正常人（$\mu g/g$）	疾病	例数	心血管病患者（$\mu g/g$）	正常人（$\mu g/g$）
冠心病	46	0.12	0.20	糖尿病	13	0.12	0.19
心肌梗死	13	0.12	0.20	期前收缩	9	0.11	0.19
高血压	85	0.11	0.21	心动过缓	9	0.13	0.19
房颤	8	0.12	0.19	心动过速	11	0.10	0.19
动脉硬化	16	0.12	0.20	高电压*	4	0.11	0.20
脑血栓	3	0.13	0.21	低电压*	5	0.14	0.20
传导阻滞	15	0.12	0.21	风心病	8	0.11	0.20
高血脂	20	0.13	0.21	肺气肿	13	0.12	0.20
白内障	10	0.11	0.20				

注：*心电图检验确诊。

表20 同时患有肝炎的心血管病患者的发钴含量 单位：$\mu g/g$

病例	冠心病	高血压	肝炎	患者	正常人	病例	冠心病	高血压	肝炎	患者	正常人
1	√	√	√	0.32	0.22	3		√	√	0.27	0.21
2		√	√	0.27	0.20	4	√		√	0.33	0.19

杨庆安（1994）观察了128例甲型和乙型病毒性肝炎与发硒含量的关系，发现甲肝急性早期发硒含量值明显低于正常值；稳定期随着SGPT下降，发硒含量值逐渐上升趋于正常；恢复期SGPT下降到正常范围，发硒含量值也升高到正常值。与甲肝不同，乙肝急性早期发硒含量正常或接近正常，急性后期发硒含量明显降低，稳定期和恢复期发硒含量值逐渐回升（表21）。由此可见，在肝炎急性发病早期，测定发硒含量有助于甲型肝炎与乙型肝炎的鉴别诊断。

表21 甲型和乙型肝炎患者的发硒含量

病程	甲肝		乙肝			例数
	总例数	发硒含量（$\mu g/g$）	总例数	性别	发硒含量（$\mu g/g$）	
急性早期	56	0.128 ~ 0.399	72	男	0.500 ~ 0.599	36
					0.600 ~ 1.220	30
				女	0.528 ~ 0.799	6
急性后期			72	男	0.240 ~ 0.299	55
					0.300 ~ 0.599	11
				女	0.249 ~ 0.324	6
稳定期	53	0.400 ~ 0.499	15	男	0.400 ~ 0.424	14
				女	0.429	1
恢复期	46	0.599 ~ 0.629	57	男	0.424 ~ 0.499	52
				女	0.424 ~ 0.489	5

注：发硒含量正常范围为 0.600 ~ 1.000 $\mu g/g$。

（2）锌铜比值：在许多疾病中，如白血病和何杰金氏病或恶性淋巴瘤，患者血清铜含量显著升高，而血清锌含量显著降低，因而锌铜或铜锌比值被认为是疾病活动的有用指示器（Kopito L，1967；Flynn A，1971；Hilderbrand D C，1974；Klevay L M，1978）。

在头发元素分析中也发现，有精神病缺陷的儿童，头发中的锌铜比值比正常人显著降低，患者比正常人低5倍（陈建新，1981）。Donma（1993）分析了土耳其东北地区28例健康儿童和46例住院恶性肿瘤儿童头发中的锌、铜含量，发现活动期患儿头发中的锌、铜含量及锌铜比值与缓解期患儿和对照组儿童均有显著差异（$P < 0.01$），而缓解组与对照组有几乎相同的值。研究证明，头发中锌、铜含量及锌铜比值是诊断和治疗儿童恶性肿瘤的有用参数（图49、图50）。头发元素分析也是多种疾病诊断、治疗和随访研究的可靠指示器（Donma O，1993）。蔡若冰（1995）观察到，肺癌患者发铜含量随癌症进程显著升高，发锌含量随进程显著降低（表22），但各期患者均有重叠现象，而对于铜锌比值，正常对照组的高限（0.063 $\mu g/g$）低于肺癌组的低限（0.066 $\mu g/g$），没有假阳性和假阴性。从临床分期分析，肺癌 I 期铜锌比值为 （0.069 ± 0.007）$\mu g/g$，II 期为 （0.092 ± 0.004）$\mu g/g$，III 期为 （0.120 ± 0.010）$\mu g/g$，IV 期（1例）为 0.470 $\mu g/g$。I 期、II 期、III 期间有非常显著差异且无重叠现象，说明头发铜锌比值对临床分期诊断和预告肺癌进展程度有较重要价值。

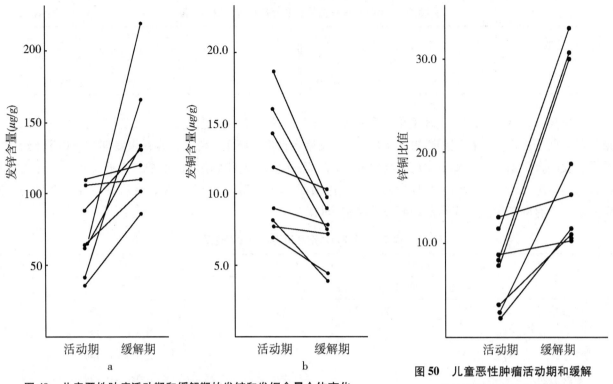

图49　儿童恶性肿瘤活动期和缓解期的发锌和发铜含量个体变化

（Donma M M，1993）

图50　儿童恶性肿瘤活动期和缓解期的锌铜比值的个体变化

表22　各期肺癌患者头发中锌、铜含量及铜锌比值比较

元素	对照（50）	肺病（50）	分期		
			Ⅰ期（17）	Ⅱ期（19）	Ⅲ期（13）
Cu（μg/g）	7.71±1.14	11.85±2.51	9.99	11.47	14.40
Zn（μg/g）	189.00±26.00	130.00±17.00	145.00	125.00	118.00
w（Cu）/w（Zn）	0.041±0.009	0.093±0.003	0.069	0.092	0.120

注：（　）内为例数。

（3）多元素分析：张野（1995）用原子吸收光谱法和分光光度法测定吉林通化地区 55～65 岁年龄段的 18 例脑血栓患者（A 组）和 18 例健康人（B 组）头发中的 6 种元素，利用两类判别分析法对 A、B 两组进行判别。当采用 6 种元素时，两组的判别准确率均为 94.44%，如果采用铝、锌、铁、钙 4 种元素作判别变量，则可使 A 组错判率降为 0，而 B 组仍为 5.56%。可见，测量头发中的铝、锌、铁、钙含量有助于判别脑血栓。

徐刚（1996）用 ICP-AES 法测定 22 例肝癌患者头发中的 18 种元素，与 22 例非癌和无污染接触史的健康人对照比较发现，患者发中硼、锌、锶、镁、铝、铬、镧、磷、钼含量显著低于对照组，而铁、铟含量则显著高于对照组（表23）。采用多元逐步判别分析及流行病学中的评价原则（DME 原则）对头发元素含量或比值与肝癌关系进行评估的结果，由铜、锌、铁、铬、硼、铟、钡、锰、铝组成的肝癌头发元素谱灵敏度为 100%，特异度为 97.78%，准确度为 98.51%。阳性似然比为 45.045，误判率为 1.49%。依据 DME 原则，可以认为以这些元素为基础的头发元素谱适合作肝癌早期辅助诊断的参考指标。

邵玉芹（1996）对克隆氏病的研究表明，溃疡型患者头发中的锌、铁含量显著低于正常人，而包块型患者发锰和发钾含量显著低于正常人。两类患者的发钙含量均显著低于正常人，但发铬则显著高于正常人。从个体比较也可看出，两类患者的头发元素谱明显不同，利用锌、锰、钾或钴含量可互相区分（表24）。可见，头发元素分析可为克隆氏病的诊断和治疗提供有力依据和基础。

表23　北京肝癌患者的头发元素含量变化

元素	肝癌（22）（μg/g）	对照组（22）（μg/g）	OR	P
Al	8.08 ± 8.09	12.58 ± 4.15	0.64	< 0.05
Fe	23.08 ± 11.86	16.13 ± 4.51	1.43	< 0.02
Mg	69.90 ± 67.30	137.70 ± 107.10	0.51	< 0.02
B	0.88 ± 0.63	1.83 ± 0.98	0.48	< 0.001
Cr	0.18 ± 0.30	0.78 ± 0.43	0.23	< 0.001
In	0.61 ± 0.61	0.18 ± 0.28	3.39	< 0.01
La	0.40 ± 0.26	0.71 ± 0.37	0.56	< 0.001
P	152.00 ± 23.00	200.00 ± 45.00	0.76	< 0.001
Sr	2.17 ± 1.30	4.75 ± 3.86	0.46	< 0.01
Zn	136.00 ± 45.00	171.00 ± 40.00	0.80	< 0.001

注：OR = 肝癌患者元素平均含量/对照组元素平均含量。

表24　两类克隆氏病患者的头发元素谱比较

单位：μg/g

	Zn	Mn	K	Co
溃疡型（n = 3）	59.80	2.98	185.00	0.10
	52.40	2.06	166.00	0.14
	61.10	2.31	178.00	0.16
包块型（n = 8）	152.10	0.48	43.00	0.02
	149.30	0.35	39.00	0.02
	167.00	0.61	46.00	0.03
	155.00	0.47	41.00	0.02
	155.00	0.54	41.00	0.03
	160.00	0.58	45.00	0.03
	158.00	0.52	42.00	0.02
	151.00	0.46	41.00	0.02

5.6.3　断病方法　在一般情况下，单独依靠头发元素分析很难或不可能对疾病做出正确诊断。头发元素分析诊断疾病必须以人体指标相近的正常人作为参考基准，同时还必须与其他检验或专家知识结合，才能达到目的。

（1）头发元素分析 – 计算机模式识别诊断法：1983 年，徐辉碧在用陈念贻提出的计算机模式识别技术研究硒的拮抗元素的作用时，对一组看似毫无关系的数据——25 个国家和 2 个地区的居民微量元素摄入量和该地的乳腺癌死亡率（表25）实行了成功分类。

表25　27 个国家和地区 7 种微量元素摄入量及乳腺癌死亡率

编号	国家或地区	摄入量（mg/年·人）							死亡率/（1/100 000）
		Se	Cu	Zn	Cd	Cr	Mn	As	
1	澳大利亚	75.9	1125.0	6948.0	123.9	21.4	722.0	152.4	19.0
2	奥地利	71.6	824.0	4272.0	77.0	22.0	858.0	102.6	17.0
3	比利时	70.6	741.0	4425.0	80.5	21.1	803.0	158.2	21.0
4	加拿大	61.8	874.0	5313.0	97.2	21.9	711.0	139.1	23.5
5	丹麦	71.1	725.0	4387.0	76.9	18.6	677.0	166.0	24.0
6	德国	64.3	784.0	4473.0	74.4	20.6	751.0	136.3	17.5
7	爱尔兰	75.1	836.0	3712.0	99.7	16.4	889.0	114.4	21.5
8	以色列	77.3	822.0	4449.0	77.1	23.2	923.0	136.9	21.0
9	荷兰	57.8	693.0	3741.0	70.8	20.3	701.0	108.5	26.0
10	挪威	82.2	608.0	4126.0	87.5	17.0	672.0	269.1	17.0
11	瑞典	65.8	703.0	3783.0	74.8	18.3	646.0	167.1	18.0
12	瑞士	65.6	850.0	4169.0	83.6	23.2	819.0	109.6	21.5
13	英国	61.7	729.0	4502.0	85.4	17.7	717.0	132.2	25.0

续表

编号	国家或地区	摄入量（mg/年·人）							死亡率/（1/100 000）
		Se	Cu	Zn	Cd	Cr	Mn	As	
14	美国	61.0	849.0	5108.0	87.3	25.4	652.0	132.8	21.5
15	保加利亚	107.6	861.0	3924.0	79.5	16.7	1179.0	102.1	9.0
16	捷克斯洛伐克	85.1	838.0	4712.0	82.6	15.3	1029.0	120.2	15.6
17	芬兰	67.1	690.0	3623.0	88.2	13.7	716.0	132.1	13.0
18	法国	76.4	881.0	5339.0	91.5	21.2	965.0	173.8	16.0
19	希腊	91.9	911.0	4452.0	92.3	17.7	1154.0	185.4	8.5
20	中国香港	91.2	639.0	2959.0	54.6	19.6	463.0	273.4	10.0
21	匈牙利	86.5	768.0	3958.0	72.4	14.9	1075.0	91.3	14.5
22	意大利	82.5	855.0	4304.0	83.8	16.4	1161.0	134.4	16.5
23	日本	85.8	643.0	2420.0	43.4	17.4	674.0	233.4	3.5
24	波兰	93.8	634.0	5231.0	80.3	15.9	876.0	138.3	11.0
25	葡萄牙	87.2	714.0	4347.0	74.6	15.8	1008.0	268.5	12.0
26	中国台湾	84.1	592.0	1674.0	33.3	12.8	522.0	184.3	4.0
27	南斯拉夫	98.6	722.0	3288.0	72.9	11.7	1169.0	82.1	8.0

　　在非线性作图所得到的特征平面上，存在着对应于癌症高、低死亡率的两个区域，所有代表癌症死亡率低的点均落在区域Ⅰ，所有代表癌症死亡率高的点均落在区域Ⅱ，无一例外（图51）。从这个研究结果可以推测，用这种方法有可能根据人群对微量元素的摄入量预报一个地区的乳腺癌。例如，分析测得某一地区居民的硒、锌、镉、铜、铬、锰、砷摄入量，根据由计算机得到的落入特征平面上的位置即可预测其乳腺癌死亡率的高低。

　　模式识别技术在生物医学领域的成功应用，开创了生物微量元素研究的新时代，也使头发元素分析诊断疾病成为实际可能。

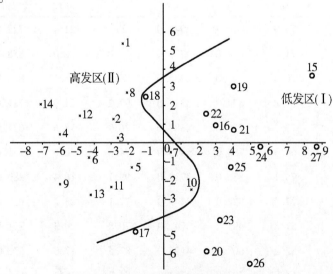

图51　27个国家和地区居民微量元素摄入量与乳腺癌死亡率关系的非线性映照图

（徐辉碧，1983）

徐辉碧（1990）经过 5 年努力，测定了 1899 例头发标本，终于研制成用模式识别技术对云南锡矿矿工肺癌进行早期预报的计算机系统。第一年测量云南锡矿矿工 117 例头发中的砷、硒、铅、锡、镉、铬、铜、锌 8 种元素，对健康矿工、肺癌早期和肺癌晚期分类获得了初步成功（图 52）。第二年测量头发中砷、硒、锰、锌、铜、镉 6 种元素，住院患者和健康人的回判准确率均达 100%，并从 1127 名受检者中发现有 72 名有肺癌嫌疑，占总检人数的 6.38%。第三年又从 282 例头发样品中查出 13 人可能为肺癌患者，占总检查人数的 4.6%。实践中发现，在所测元素中，锌、锰、砷、铜 4 种元素对区分健康人和肺癌患者的作用最大。在前三年工作的基础上，又将微量元素

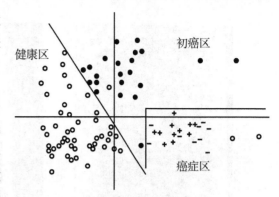

图 52　头发元素分析 – 计算机模式识别法用于肺癌早期诊断
（徐辉碧，1984）

模式识别技术与专家知识（流行病学、病因学、病理生物化学和医学知识）和个人经历（职业史、吸烟史等）结合起来，建立了"云锡矿工肺癌风险人群微型计算机预报系统"。在 1986—1987 年，测量了 342 名矿工发样中的 4 种元素，其中有 34 人后来确诊为肺癌，而根据这个专家系统，有 32 人被预报为肺癌。可见，预报准确率高达 94%。实践证明，这种方法也可应用于其他地方病或职业性疾病的预报或监测。

（2）头发元素分析 – 头发形态诊断法：健康人的毛囊有一定的生长循环长度及比例，生病或中毒后这种状态可发生突然的变化（图 53），其他物理性质，如燃烧情况，灼烧体的颜色与形状，燃烧时的气味，头发的形态、色泽和相对密度等也与健康人不同。此外，微量元素含量也影响毛小皮的谷峰距离、疏密度、排列方向及形态特征（图 54）。因此，头发元素分析与头发形态观察相结合，可提高疾病诊断的准确率。马国中（1994）利用此法对 81 例癌症患者的误诊率为 3.7%，准确率比病理诊断还略有提高（表 26）。

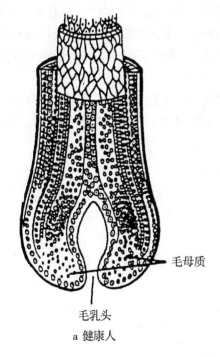

毛母质

毛乳头

a 健康人

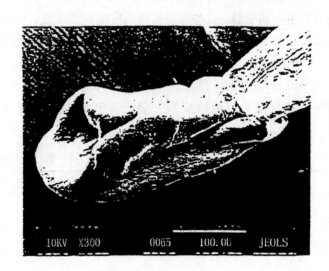

b 镉中毒患者

图 53　健康人与镉中毒患者发根形态比较

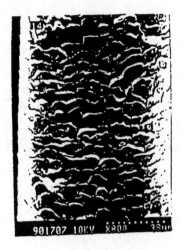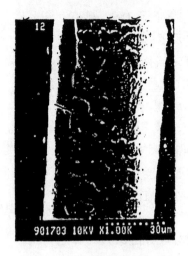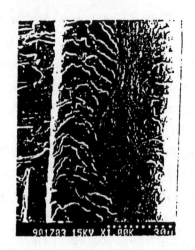

| a 铜、锌含量正常的头发 | b 铜、锌含量偏低的头发 | c 铜、锌含量偏高的头发 |

图 54　头发中微量元素含量与头发形态的关系（电子显微镜照片）

（王根英，1994）

表 26　癌症病理诊断与头发诊断结果比较

诊断方法	患者数	癌症患者数	诊断效果			
			正确例数	错误例数	准确率（%）	误诊率（%）
病理	104	104	99	5	95.2	4.8
头发	207	81	78	3	96.3	3.7

（3）头发量子共振诊断法：头发里除含有遗传基因的特征以外，还含有 21 种氨基酸，在大约间隔 2000 个氨基酸分子聚合时，就有至少 1 种以上的生命元素在其中起催化、激活作用。这样沿着一根头发就有许多遗传基因的"影子"和特定分布的生命元素离子。每一个金属离子都有磁性，所以在一根头发里就有许多个电磁波源（金日光，2000）。此外，身体内其他微观结构中的电子、原子也都有微弱磁场，当人体器官发生病变时，这些微弱磁场会发生异常改变，并通过体液和其他通道传递到全身各处，所以能通过头发检查全身的病变（徐子亮，1999）。例如，用量子共振仪（ORS）测量头发中的微量元素和微弱磁场，就可快速、准确地对癌症和疾病做出诊断。

徐子亮（1999）对 75 例恶性肿瘤患者、良性肿瘤患者和无肿瘤者的头发样品作了测定，发现恶性肿瘤患者的发锌含量（以量价表示）显著高于良性肿瘤患者和无肿瘤者，而锰、硒含量则显著降低（表 27）。

表 27　头发锌、铜、锰、硒与肿瘤的关系

元素		恶性肿瘤（25 例）	良性肿瘤（25 例）	健康人（25 例）
	量价（Zn）	30.20 ± 0.65	27.84 ± 1.28	20.12 ± 0.67
	量价（Cu）	14.16 ± 0.47	16.60 ± 1.66	19.88 ± 0.60
量价（Cu）/量价（Zn）		0.47 ± 0.02	0.60 ± 0.08	0.99 ± 0.02
	量价（Mn）	14.56 ± 0.58	16.64 ± 1.85	19.76 ± 0.66
	量价（Se）	13.84 ± 0.37	17.96 ± 1.17	19.96 ± 0.61

注：各组各元素间比较，$P < 0.001$。

QRS 用代码设定了 1000 多种表示人体器官生理机能及病理状态的标准微弱磁场波，其中包括各种疾病、致病因子和抗病因子。测量各种致癌因子，如免疫力、病毒和肿瘤代码，就可为肿瘤的早期发现和早期诊断提供可靠依据，也可为肿瘤的治疗指明方向。徐子亮（2000）对180例患者进行的研究表明，免疫功能代码量价由低到高顺序为：恶性肿瘤患者、良性肿瘤患者和无肿瘤者，而病毒代码量价（绝对值）的顺序则相反（表28）。人体各种致病因子的变化范围为−21～+21，人体器官状态越好，其量化值就越高，通常为0～+21；反之，身体器官处于病态时，其量化值为负值，一般为0～−21，负数越大，表示病情越重。根据近万例临床经验，当癌症代码（F005）的量价为−17或更低时，提示患者体内有恶性肿瘤。另外，QRS还可测定一个代码与另一个代码的相关性，相关程度用0～+21表示，相关值越大，表示两者关系越密切。例如，当F005和某脏器代码相关时，即提示该脏器患癌的可能性很大。

表28　某些致癌因子代码量价与肿瘤的关系

代码	致病因子	量价		
		恶性肿瘤患者（80例）	良性肿瘤患者（50例）	无肿瘤者（50例）
B222	免疫功能	17.00 ± 0.00	18.64 ± 0.89	19.76 ± 1.01
E890	肿瘤	− 19.25 ± 1.31	− 16.60 ± 1.60	0.00
F005	恶性肿瘤	− 19.25 ± 1.31	0.00	0.00
F121	病毒	− 21.00 ± 0.00	− 19.02 ± 0.76	− 17.00 ± 0.83
C377	锌	30.14 ± 0.77	28.16 ± 0.95	18.20 ± 1.33
D746	良性肿瘤	0.00	− 16.60 ± 1.60	0.00

头发量子共振诊断法是一种准确、灵敏的诊病方法。上海交通大学量子医学中心近5年内测量了近万例头发样本，确诊率在90%以上，其中在上海市第六人民医院作了60例肿瘤患者手术前的双盲临床诊断，准确率为93.3%。QRS在检测人体内的肿瘤时，能测出正常人体中5个癌细胞所引起的磁场变化，而现代医学最先进技术——核磁共振仪，最多也只能测出$10^8～10^9$个癌细胞组成的细胞块。QRS对跟踪各种致癌因子的变化也很有效，一旦发现这些因素转化到正常水平，则肿瘤的复发可能性就极小，表29为一胃癌患者的检查结果。手术前的检查结果为：抗癌元素锂、硒、锗的量价都是13（最低），重金属毒素砷、镉、汞、铅都是−18（很高），锌是30（过高），免疫力是17（最低），病毒是−21（最大），癌症是−17（提示有癌症）。癌症和胃呈正相关，相关值为21（很高），表示患者患了胃癌。经过1年多治疗后的检查结果为：癌症量价为17（正常），免疫力为21（青年免疫力），病毒为−16（正常），矿物质、维生素E均为−12（正常），锂、硒、锗分别由13上升到18、18和17（正常），各种毒素已降至−12～−14，锌也降到正常值（20），表明该患者已完全恢复健康。

表29　用QRS跟踪胃癌患者术后康复过程实例

序号	代码	项目	量价				
			术前	术后			
			1997 − 10 − 18	1997 − 11 − 03	1998 − 04 − 02	1998 − 10 − 29	1999 − 04 − 01
1	F005	恶性肿瘤	− 17	− 15	− 11	10	17
2	B222	免疫功能	17	18	20	21	21
3	F121	病毒	− 21	− 21	− 17	− 16	− 16
4	E090	巨细胞病毒	− 21	− 21	− 17	− 16	− 16
5	D199	胃	− 17	− 15	− 12	− 9	− 10
6	H013	矿物质缺乏	− 20	− 20	− 15	− 12	− 12
7	F243	锌	30				20

序号	代码	项目	量价				
			术前	术后			
			1997 – 10 – 18	1997 – 11 – 03	1998 – 04 – 02	1998 – 10 – 29	1999 – 04 – 01
8	H069	汞	– 19	– 19	– 16	– 14	– 14
9	H058	砷	– 19	– 19	– 16	– 13	– 13
10	D695	镉	– 18	– 18	– 16	– 12	– 12
11	F707	铅	– 19	– 19	– 16	– 14	– 14
12	C473	锂	13	13	15	16	18
13	C354	锗	13	13	15	16	18
14	C818	硒	13	13	15	16	17
15	A433	维生素 E	– 19	– 19	– 14	– 13	– 12
16	A137	维生素 D	– 19	– 19	– 14	– 13	– 12
17	D921	心理障碍	– 21	– 19	– 14	– 14	– 13
18	B975	消化道癌	– 17	– 15	– 11	10	17
19	D305	胸腺	– 19	– 19	12	16	17

（4）陈氏诊法：陈祥友（2000）在过去20多年中分析了5000余例健康人头发中的钴含量、1300多例发铷含量和1300多例发钒含量，还分析了3600例健康人及近万例各种疾病患者头发中的35种元素含量。在分析和治疗脑萎缩阿尔茨海默病时，发现阿尔茨海默病患者体内有近20种元素代谢不平衡，研究帕金森综合征、小儿脑瘫、特发性血小板减少性紫癜、系统性红斑狼疮、癫痫、偏头痛、重症肌无力和白血病等疾病时都观察到头发中一些元素代谢不平衡的特异性，在研究各种疾病的发生、发展中还观察到元素不平衡的遗传特性和元素代谢的脏腑属性。集20年实验室工作和20多年临床研究经验，陈祥友总结和创立了通过头发元素分析进行疾病诊断的"陈氏诊法"：用ICP法测定受试者头发中的35种元素含量，与相同性别、相同年龄的健康人头发中的元素含量进行比较，即可推知被测试对象的免疫情况、微循环情况，以及脾、肝、肺、肾、心、脑、骨、气、血、性功能、血脂、血黏度、血沉、血糖、血压、记忆、肌肉、皮肤、精神等代谢情况，从而对冠心病、脑血管病、癌症和阿尔茨海默病等进行诊断、预测和预报。

现举例说明"陈氏诊法"的应用：

例1　江苏束××，男性，32岁，患肺结核病多年。发检结果如下（仅列出含量异常的元素）：

Co（0.024）↓　　　Li（0.012）↓　　　Mn（2.760）↑　　　Sn（0.153）↑

Ce（0.147）↑　　　Ga（0.177）↑　　　Nb（0.005）↓　　　Fe（21.000）↓

结果提示：免疫紊乱、微循环障碍、脾虚、肾虚、血黏度高、血沉有时高、血压有时不正常、尿酸有时高、心脑供血有时不足。

提请注意：防癌。

受检者接到报告，看到让其防癌变时，感到有些突然，到医院检查被确诊为肝癌。

例2　广东方×，女性，79岁，自感身体很好。1998年3月20日发检结果如下：

Co（0.025）↓　　　Li（0.001）↓　　　Mn（7.390）↑　　　Mo（0.094）↓

Ti（0.305）↓　　　V（0.004）↓　　　Nb（0.005）↓　　　Fe（14.000）↓

结果提示：免疫紊乱、微循环障碍、脾虚、肾虚、血虚、血脂高、血黏度高、血糖高、尿酸高、肌痉挛、血管硬化、心脑供血不足、骨质疏松。

提请注意：防癌。

受检者接到报告后，不听劝告，也没有接受防癌治疗，于 1998 年 11 月死于直肠癌。

例 3 广东汤××，男性，70 岁。发检结果如下：

Ba（0.317）↓　　　Bi（0.126）↑　　　Co（0.036）↓　　　Cu（7.860）↓

Li（0.007）↓　　　Mo（0.091）↓　　　Sb（0.203）↑　　　Sr（0.140）↓

V（0.071）↓　　　Ce（0.122）↑　　　Ga（0.186）↑　　　Nb（0.031）↓

Fe（51.000）↓　　　Mg（31.000）↓　　　Ca（320.000）↓

结果提示：免疫力低下、微循环障碍、脾虚、肾虚、气虚、血黏度高、血糖高、血沉有时高、血压有时不正常、头昏、乏力、肌痉挛、动脉硬化、心脑供血不足、骨质疏松、记忆力减退。

提请注意：近事易忘（痴呆症早期症状）。

受检者接到发检报告后，到医院进行检查。胸部 X 光透视时，医生发现肺部有问题，初步诊断为肺癌，后经 CT 胸检，前后 3 次专家会诊，最后确定为肺癌。陈祥友再次审查发检结果后，明确回答"无法判断患肺癌"。手术结果从汤××肺部取出的是"肺结核脓包"。

上述 3 个范例说明头发元素"陈氏诊法"不仅能诊断、预防癌症，而且能鉴别所发现的肿瘤是否属于恶性癌变。

"陈氏诊法"还可预报中风及其他疾病。

例 4 广东周×，男性，71 岁。1999 年 3 月 20 日发检结果如下：

Ba（0.807）↓　　　Bi（0.424）↑　　　Mn（1.100）↑　　　Ni（0.091）↓

Sr（0.684）↓　　　Ti（1.130）↑　　　Ce（0.607）↑　　　Ga（1.060）↑

La（0.125）↑　　　Th（0.446）↑　　　Mg（41.000）↓　　　Ca（418.000）↓

Sb（0.627）↑

结果提示：免疫紊乱、微循环障碍、脾虚、肾虚、气虚、血黏度高、血沉高、尿酸有时高、头昏、肌痉挛、动脉硬化、心脑供血不足、血压有时不正常、记忆力减退、血小板减少。

提请注意：防中风。

受检者接到发检报告后，未引起注意，劝其用元素医学食疗预防治疗也没有接受，于 1999 年 6 月中旬发生中风。

头发元素分析能够准确、科学地诊断被检验者的临床疾病，但在诊断某些疾病时要与其他临床检验结合才能确定患病种类及患病部位。如癌症，在发检诊断中将恶性肿瘤和一些类癌疾病视为同一类，类癌疾病包括系统性红斑狼疮、风湿病、类风湿病、白血病等。又如头发元素分析可以预测冠心病的心肌梗死、脑中风，但心肌梗死和脑梗死的预测也要结合临床，因为心肌梗死和脑梗死在发检诊断中是属于同一类型的（陈祥友，2000）。

（原载于《广东微量元素科学》2005 年第 5 期）

第二章　头发元素测定与数据解析

头发元素分析不仅是环境污染和生物监测的可靠指示器,而且在临床医学中也有重要的潜在实用价值。过去的实践证明,只要头发采样和前处理方法正确,且由有经验的分析工作者在洁净、可靠的实验室,用最好的实验手段在严密的质量控制措施下进行测定,结合其他检验,头发元素分析可望成为临床医学各领域中的监督和辅助诊断工具。

头发的取样部位应限定在规定范围内,后脑枕部应是最合适的位置,不仅适合于毛发生长的正常婴儿、儿童和成人,就是全秃患者也可在该部位得到适用量的发样。头发元素含量的纵向分析存在明显的不均匀性,在一次测量33种元素的研究中发现,有17种元素含量其梢部不同于根部。因此,在临床医学应用中,规范统一采样部位和长度,有利于对测定结果的相互比较。

样品的前处理主要是指实行头发元素含量测定前的样品清洗和消化。前者需要保证在洗涤头发试样时,不对头发表面造成破坏或损伤,能洗净头发外来污染物而又不损及发样内在元素的本底值。一个好的洗涤方法应该满足:经过最少次数的洗涤,就能达到分析元素的稳定水平。现在国内已经成功研制一种新型毛发清洗剂,一次清洗便能洗净毛发样品而又不会损伤毛发表面,也不会清除掉发样内部原有的元素,使分析结果可靠。后者是因为在头发样本供元素测定前,一般需要将试样经合适化学试剂作用制成便于测定的清澈溶液。一个最佳的消化过程应该是:简单、安全、消化完全、最小的环境污染、最少的元素损失和最大的样本处理能力。有人认为,压力溶样消化法或微波溶样技术能满足这些要求。

头发元素的准确测定对数据的可比性及结果解释有着决定性的意义。为此,还必须根据所测元素选择合适的测定方法,并对测量过程实行严格的质量控制。在选定测定方法时,其检出限最好比被测元素的最低含量低一个数量级,至少也不得低于被测元素最低含量的1/3。应提倡多元素同时测定,最好的选择是电感耦合等离子体发射光谱法(ICP-AES)或质谱法(ICP-MS),这些方法灵敏度高、测定快速准确。测量过程质量控制的最重要措施是采用头发标准参考物质或者类似基体、含量相近的其他生物标样检查或校准分析测量仪器。我国已于1988年在全国人发微量元素分析数据比对的基础上,研制成国家一级人发标准物质——GBW09101,2004年又成功复制出人发标准参考物质GBW09101b。

对头发元素测定数据的解释是个复杂而极为重要的步骤,现代仪器提供的多元素同时测定(如ICP-MS一次可测定50~70种元素含量)可以比单元素测定或少量元素测定提供更多、更全面的信息,但需要借助于数理方法解析。20世纪70年代,Webb及其合作者(1974,1976)首次将聚类分析法用于微量元素对猪心血管疾病进行分类。大致在同一时期,Simon(1977)利用聚类分析法对微量元素在划分纸类中的潜力进行了评估,在法学中弄清纸张的来源在确认伪造罪和冒充罪方面很有价值。20世纪80年代,徐辉碧(1983,1984)首次将模式识别技术应用于人类微量元素研究中,并对不同健康水平人群的微量元素谱实现了成功分类,为微量元素谱的广泛应用开拓了新的途径。21世纪以来,支持向量机算法开始应用于人类微量元素研究中,这种方法特别适合于利用有限已知样本训练建模,进而预报未知样本属性。据认为,支持向量机建模的推广性好于传统的人工神经网络方法。最近,又有一种新的基于模糊粗糙集的医学图像边界提取法应用到人发元素分析诊断癌症专家系统中,其使用效果良好,对选择的几幅有代表性的人发灼烧体图像进行分类实验,利用其颜色特征、微量元素含量和纹理特性,识别准确率为100%。各类数据解析方法的应用实例可参看本书"分类预测"和"临床诊断"等章节。

头发中微量元素的测定以及影响其含量的因素

（1979）

殷泰安

（中国医学科学院卫生研究所）

[导读] 尽管头发中微量元素的含量受很多因素的影响，但只要我们在设计研究方案时，考虑到种种因素，就可避免一些假象，使结果更趋可靠、正确。

头发在环境监测和评定人体微量元素的营养状况时，应该是一个满意的活体标本，并将被广泛应用。

为了评价环境中微量元素对人体的影响，测定血、尿中元素的含量是常用的方法，但采集血、尿样品不易取得受试者的合作，且易变质，不便于运送和贮存，特别在大规模的人群调查中，其缺点更为突出。

头发是人体微量元素的排泄器官之一。有人估计，头发的直径约为0.08毫米，平均生长速度每月约为1厘米，每天约长150毫克。由于某些金属元素对毛发具有特殊的亲和力，能与毛发中角蛋白的巯基牢固结合，使金属元素蓄积在毛发中。因此，其含量反映相当长时间内元素的积累状况，但不反映采集时的机体状况，而血、尿元素含量则代表近期元素的代谢情况。Schroeder 指出，头发中微量元素的含量可反映头发生长时期元素的摄入量和代谢情况，间接地反映其在机体内的含量。对某些元素如镁、铁、锆、锰、铜、钾等，分析血浆、血清或尿并不一定能反映其在身体中的含量。当一种元素主要集中于骨头时，如锶、铅、钡和铍，若分析血浆、红细胞或尿，对估计全身状态可能不可靠，对于这些元素，头发和骨髓的分析可能有助于估价。Hilderbrand 提出，人的头发和其他组织不同，金属元素一旦沉积在头发中，就不易再被重新吸收。因此，若以每月平均生长速度1厘米计，则可将头发从头皮起切成1厘米长的若干段，测定其含量，来追踪观察以1个月为单位的历时变化，追溯既往个体与环境的接触史及营养状况的波动。Kirkbright 用无火焰原子吸收光谱法分析1根头发的每段（1厘米）含量，得到铅接触的详细记录。这种方法对于研究与微量元素有关联的疾病是很有价值的。因此，以头发作为衡量人体元素的水平，已日益受到人们的重视，特别是20世纪60年代以来，应用已相当普遍。虽然有不少人持反对观点，然而大多数的报告认为，通过头发元素分析来评定元素的环境污染和营养缺乏是可行的。其优点是：样品稳定、采集容易、无痛苦或创伤、携带方便、便于分析和贮存。

已有很多报道论述了人发中必需和非必需元素的水平，证实了头发中无机元素的含量和环境接触与营养摄入是相关的，并已用头发作为观察微量元素在体内代谢和个体与环境接触的活检材料。一些报道证实，发中砷、铅和镉的含量能说明个体与环境的接触情况。Hambidge 提出，发铬含量可反映体内铬的贮存情况，因此也可以作为评定铬营养状况的良好指标。Reinhold 认为，发锌含量是评价人体锌营养缺乏的指标。在克山病和大骨节病的病因研究中，我国已有不少单位从水土角度对头发中各种微量元素的含量和比值进行广泛的对比分析，并作了报道。我们的结果表明，发硒与血硒、尿硒极为相关。几年来，通过对克山病病区与非病区大量样品的分析，获得了上万个数据，在解释硒与克山病发病关系及在评价亚硒酸钠预防克山病的效果中，提供了重要依据，并提出病区与非病区发硒含量的界限。

目前，头发中微量元素的测定不仅应用于医学和环境科学的研究中，而且也应用于地球化学和法医学的研究中。例如，在地球化学领域内，测定当地居民头发中元素的含量，可作为侦查该地区岩石化合物中微量元素的手段。加拿大的法庭工作者对头发中 18 种元素的浓度进行鉴别，在某种意义上类似于指纹的分析。

由于分析技术的不断发展，目前用于测定头发中微量元素的方法主要有中子活化分析法、发射光谱法及原子吸收光谱法等。

但是，头发中微量元素的含量受多种因素的影响，现将影响头发中微量元素的含量因素归纳如下：

（1）年龄差异

一般认为，必需元素在新生儿和幼儿中显示浓度升高，在 10 岁以内稍微下降，以后保持十分恒定。Creason 报告，女孩发铅含量随年龄增加而迅速下降，钡与锰含量的高峰值出现在 12～13 岁；成人女性发铜含量随年龄增加而下降，锰含量则不受年龄增加的影响。男性头发中微量元素含量一般是稳定的。Schroeder 报告 1～30 岁的女性头发中铜、铅、镉含量显著高于 40～70 岁女性，但在男性中没有显著差别。同一作者测定发硒含量，发现年龄差异并不影响头发中硒的含量。

（2）性别差异

Schroeder 测定了 117 名男性和 47 名女性头发中镁、锌、铜、钴、镉、铅、镍和铬 8 种元素含量，结果表明，女性头发中镁、铜和镍的含量显著高于男性，但锌、镉、铬和铅含量则近似。Briggs 测定了 192 名居民发样，表明女性发铜含量显著高于男性（$P < 0.002$），而铁、锌含量则近似。Creason 报告，女性头发中的微量元素含量显著高于男性，但镉和铅含量例外，可能是由于男性对这两种金属的职业性接触较多之故。

（3）居住区的差异

不少作者指出，由于环境污染，工厂区居民头发中微量元素含量一般高于非工厂区的居民。Hammer 和 Roberts 指出，住在冶炼厂附近的人头发中砷、镉和铅含量异常高。Corridan 调查爱尔兰一个锌铜矿区 21 名小学生发砷含量，发现矿区儿童发砷含量（$2.1\ \mu g/g$）较爱尔兰城市同年龄组儿童（$0.12\ \mu g/g$）高 17.5 倍。Nord 测定了长期居住在非工业化城市的 80 名男性、147 名女性居民，以及长期居住在工业化城市的 99 名女性居民的发汞含量，结果表明，后者明显高于前者，有力地显示了 2 组人群因居住地不同发汞含量的差别。我们测定了我国 8 个城市居民发硒平均含量为（0.573 ± 0.065）$\mu g/g$；14 个农村点（非克山病病区）居民发硒平均含量为（0.346 ± 0.039）$\mu g/g$。前者显著高于后者（$P < 0.01$）。但这一差异可能是由于饮食造成的，而不是环境污染。

（4）环境接触的差异

环境中金属元素的浓度将会直接影响头发中微量元素的含量。Yamaguchi 报告，接触汞蒸气的工人发汞含量较高，平均为 $8.16\ \mu g/g$，远比正常值高，但甲基汞为 $2.05\ \mu g/g$，几乎在正常范围内，提示发汞含量高可能来自作业环境。曾有报道说，砷矿工人发砷含量高达 $1\ 000\ \mu g/g$，而同时尿砷浓度却并未增加，同样提示发砷来自环境的接触。上海第一医学院对某蓄电池厂 41 名铅作业工人发铅含量进行测定，其中位数为 $60.25\ \mu g/g$（$7.13～150.65\ \mu g/g$），而测得 150 名非铅接触者，其中位数仅为 $1.61\ \mu g/g$（$0～10.6\ \mu g/g$），二者差异极为显著。我们测得某煤矿附近居民发硒含量为 $44.4\ \mu g/g$，达到中毒水平；而离该矿不远的非中毒地区居民发硒含量仅为 $0.27\ \mu g/g$，前者比后者高 160 倍以上。

（5）饮食的影响

已有很多报道证实头发中微量元素的含量与饮食中该元素的含量密切相关。Yamaguchi 测定了各种人群的发汞含量，以观察其与食用含汞高的海产品之间的关系。结果表明，日本人发汞高，显然与其居民食鱼量大有关；尼泊尔某地居民几乎不吃鱼，故发汞含量甚低。他还测定了 2 组印度孟买人的发汞含量，指出素食组发汞含量显著低于膳食中有鱼的非素食组。Strain 测定了 4 名锌缺乏者发锌含量分别为 30、

37、40 和 75 $\mu g/g$，当补充硫酸锌以后，发锌含量大为增高，分别为 114、110、112 和 122 $\mu g/g$，说明头发中微量元素含量能反映饮食中元素的摄入水平。我们分析了黑龙江省呼兰县某生产大队社员的发硒含量为 0.156 $\mu g/g$，而本所职工为 0.812 $\mu g/g$，前者显然是由于每日硒摄入量（11.68 μg）明显低于后者（115.8 μg），证实饮食中硒水平与发硒含量的关系极为密切。

（6）吸附和洗脱的影响

前面介绍了头发能沉积体内的无机元素，但有人证实头发本身具有吸附外界元素的能力。Corridan 指出，砷在头发表面的砷能迅速与巯基相结合，即使是最细心的洗涤也难以去除。Bate 在不同 pH 的含有金属元素的模拟汗液中浸泡头发，以观察头发的吸附作用，结果表明，头发对不同元素的吸附能力是不同的，对阴离子的吸附随 pH 的升高而降低；阳离子则随 pH 的升高而增高。但钠、钾和铯未被吸附在头发上。吸附在头发上的元素用 EDTA 和无离子洗净剂洗涤 8 小时后，绝大部分元素可以部分或几乎全部被除去，但金、硒和镁则仅被少量去除。Hambidge 在不同浓度的氯化铬溶液中以不同的 pH、不同的时间浸泡头发，观察发铬浓度的改变，证实了 Bate 在高浓度时观察的结果。但是，当溶液中元素浓度下降到类似汗液中所观察到的最高含量时，即使延长浸泡时间也未见吸附的增加。

（7）洗涤的差异

由于头发长期暴露在外，以及发蜡、生发剂和染发剂的普遍使用，极易受外环境中尘埃等物质的污染，因此，在分析之前必须认真洗涤，以除去黏附在头发表面的有机的和无机的污染物。洗涤的方法争论很大，一些学者根据自己的实验要求提出了不同的洗发方法。例如，CCl_4 法、EDTA 法、有机溶剂法、洗净剂法、洗净剂加有机溶液法、水煮法及不经洗涤直接用于分析的等。Hambidge 比较了不同的洗涤方法对发铬含量的影响。结果指出，单用水洗，头发中铬含量比不洗者下降 9%；用己烷 - 乙醇洗和用洗净剂洗，头发中铬含量比不洗者平均降低 24% 和 38%，但二者无显著差异（$P > 0.05$）；预先用乙烷 - 乙醇洗，接着用洗净剂处理，则头发中铬含量未见进一步下降。Hambidge 认为，按照标准的洗涤方法洗发后，失去的量为外界污染物，而存留在头发里的铬是内生的，因而认为洗后的含量可反映个体铬的营养状况。Hammer 为评价环境污染程度，测定了头发中砷、镉、铜、铅和锌的含量，并比较了不同的洗发方法。最后主张用 95% 乙醇洗涤，而不主张用 EDTA 洗涤，因为 EDTA 有可能除去头发内部结合的金属而影响判断污染的程度。Hammer 指出，洗涤的时间、温度和 pH 等均有影响。Gary 选用 4 种不同洗发方法比较了对铜、锌、镁含量的影响。结果表明，镁的含量受影响最大，比不洗少了一半以上，丙酮 + 乙醚 + 洗净剂法除去了大部分铜。几种方法唯锌的改变较小。Gary 认为，制备样品时，采用何种洗发方法，均关系到结果的可靠性，因此，认为用头发来评价微量元素的状况是不可靠的。

（8）不同发段间的差异

Hambidge 研究了与头皮不同距离的发样中铜含量的变化。结果表明，发铜含量从发根到发尖显著增加，认为外源铜对发铜含量水平有影响。Hambidge 指出，在解释有关铜的分析数据须严加小心，分析应限于近期生长的距头皮 1~2 厘米的发样。他测定了 4 名女性受试者不同发段中铬的含量，结果表明，发段间铬的含量是有差异的，但没有显著的平均增加或降低。

（9）怀孕的影响

Hambidge 测定了 10 名未生育和 10 名经产的健康妇女头发中铬含量的水平，结果表明，前者显著高于后者。他还测定了在怀孕初期和最后一个月血浆和头发中锌的含量，发现妊娠的最后一个月发锌含量明显低于怀孕初期。

（10）季节差异

Hambidge 提出，同一个体头发中微量元素的含量可随季节变动。他测定了 4 名受试者连续 3 个季节近头皮 1 厘米的发铬含量，结果显示了不同季节发铬含量也不同。中明贤二对 2 名健康的非职业性金属接触的男性头发中 6 种元素含量变化作了较长时间的连续观察。结果表明，头发中金属元素含量在时间上的变化可因不同金属而异，认为锌、铅变动较大，而汞、镉、铜、镍变动较小。因报道例数较少，未能做出定论。我们于1975年4个季节中分别测定了山东、黑龙江、四川、云南等省几个有代表性的克山病病区儿童发硒含量的变化，所得结果表明，发硒含量经统计学处理无显著差异。

（11）发的颜色和形状的差异

Schroeder 比较了不同颜色头发中微量元素的含量，发现棕色头发中铜含量最高；金发中锌含量较低；红发中镍含量较高；黑发中镁含量高。他还分析了头发中硒含量，结果表明，发色的差异并不影响头发中硒的含量。Cotzias 指出白发中镁的含量低于有色的头发。Kaspere 指出，卷发中锰含量高，平直的头发中铬、汞和锑含量高。

（12）患者与健康人的差异

Sopalan 测得患者发铜含量低于健康人。Briggs 用原子吸收光谱法测定住院患者和健康人发铜含量，无论患者类型，凡健康者的数值均高于收住医院的患者（$P < 0.002$）。Schroeder 指出，青年糖尿病患者发中铬含量较低。有人指出，未经治疗的腹腔疾患儿童发锌含量（$173.89 \pm 18.26\ \mu g/g$）明显低于经过治疗、发锌含量（$220.27 \pm 11.49\ \mu g/g$）与健康对照组一致的同一病型的儿童。

此外，头发中某些微量元素含量还受不同种类人群、口服某些药物、使用不同的化妆品及吸烟等因素的影响。

我们认为，尽管头发中微量元素的含量受很多因素的影响，但只要我们在设计研究方案时，考虑到上述种种因素，就可避免一些假象，使结果更趋可靠、正确。如采样时，为了避免性别、年龄、发色及发距的差异，我们可取自同一性别、同一年龄组、距头皮同一长度和同一发色的头发，并对那些使用过特殊化妆品的头发尽量不取；在试图进行环境监测的研究时，取发对象应为接触环境有一定历史的个体。为了避免个体间的差异，应扩大样本取样量。在处理样品时，必须使用统一或成熟的洗发方法。总之，应尽可能排除影响因素。头发在环境监测和评定人体微量元素的营养状况时，应该是一个满意的活体标本，并将被广泛应用。

（原载于《中华预防医学杂志》1979年第4期）

人发的处理及其对微量元素分析的影响

（1980）

汪学朋　陈志祥

（中国科学院上海原子核研究所）

[导读] 450~650 ℃灰化对人发中微量元素的分析结果无明显的影响，因此采用600 ℃灰化是较适宜的，在该灰化温度下，锰、铁、铜、锌和铅的回收率均可达95%以上。

　　海鸥洗净剂洗涤法是比较满意的、经济而又适于推广的清洗人发的方法。

前　言

人们对人的头发（以下简称人发）中微量元素的研究已日趋重视，力求达到用人发中微量元素的变异来诊断疾病和监测环境污染的目的。但是人发的处理特别是洗涤方法对微量元素分析的影响极大，究竟哪种洗涤方法好尚无定论。我国发样（人发样品）的洗涤方法也极不一致：有仅用1%洗衣粉清洗的；有用海鸥洗净剂清洗的；也有用2%热洗衣粉+1%硝酸清洗的，缺乏一个统一的比较基础，致使所得数据无法进行比较。

生物样品高温灰化后回收率的测定也有许多学者作过报道。他们的结果表明在较低的温度（如低于700℃时）下，生物样品中非挥发性的微量元素并无明显的损失。但是灰化温度对人发中微量元素分析的影响（包括对回收率的影响）尚无直接报道。

本文的目的在于研究灰化温度，特别是各种洗涤方法对人发中微量元素分析的影响，力求确定一个适宜的灰化温度和洗涤方法，以便取得一个统一的比较基础。

实验结果

（一）参考发样的制备

将从理发室取来的发样，仔细除去一切非发样成分，用洗衣粉漂洗片刻后立即用自来水冲洗数次，反复1次，烘干，用不锈钢手术剪刀剪成3~5 mm长的碎发，在大玻璃缸内加水搅匀，最后倾去自来水，烘干后供下列各实验备用。

（二）测定灰化温度对微量元素分析的影响

精确称取经乙醚-丙酮-月桂基硫酸钠法洗涤后的参考发样15份，每份1 g，在石英坩埚内经碳化后分别经450℃、500℃、550℃、600℃和650℃灰化（每一指定温度为3份），直至灰分发白，用同位素源激发X射线分析法测定灰分中微量元素的含量，结果见表1。

表1 灰化温度对人发中各元素分析的影响　　单位：μg/g

	450℃	500℃	550℃	600℃	650℃
Ca	1540±240	1573±258	1462±126	1530±77	—
Mn	1.58±0.19	1.38±0.36	1.31±0.08	1.36±0.23	1.78±0.0
Fe	8.16±0.40	9.12±1.70	7.60±0.41	7.36±0.15	9.8±0.9
Cu	9.11±0.62	9.24±0.60	9.37±1.12	9.45±0.12	11.1±0.2
Zn	147±4	139±8	144±9	141±5	149±12
Pb	11.8±1.1	11.6±1.1	13.4±1.0	12.2±0.5	13.1±1.8

（三）测定微量元素的回收率

将净化后的坩埚分成6组，向各组内加入不同含量的微量元素（表2），小心加热、烘干，再向各坩埚内精确加入1 g经乙醚-丙酮-月桂基硫酸钠法洗涤烘干后的参考发样，经碳化后在600℃下灰化，测定灰分中微量元素的含量，经作图或用最小二乘法拟合求得各微量元素的回归方程，求得各微量元素的回收率及其在发样中的含量，结果见表2。

表2 人发中各元素的含量及其回收率　　单位：μg/g

组别	Mn		Fe		Cu		Zn		Pb	
	加入量*	检出量*	加入量*	检出量*	加入量*	检出量*	加入量*	检出量*	加入量*	检出量*
1	0.00	1.69±0.20	0.00	8.24±0.24	0.00	9.85±0.15	0.00	155±1	0.00	12.7±0.50
2	0.75	2.80±0.11	4.50	12.7±0.70	4.65	14.3±0.20	71.5	213±2	6.15	18.7±1.30
3	1.50	3.32±0.01	9.00	16.1±0.10	9.30	17.3±0.60	143	285±8	12.30	24.8±0.1
4	2.25	4.04±0.90	13.50	21.0±1.4	14.00	22.0±1.8	214	346±8	18.50	30.5±1.0
5	2.55	4.21±0.0	15.30	24.2±0.0	15.80	—	242	400±0.0	20.90	—

续表

组别	Mn		Fe		Cu		Zn		Pb	
	加入量*	检出量*	加入量*	检出量*	加入量*	检出量*	加入量*	检出量*	加入量*	检出量*
6	3.00	—	18.0	25.1	18.6	29.4	285	425	24.6	—
回归方程	$y=1.85+0.962x$		$y=8.3+0.960x$		$y=9.21+1.005x$		$y=149+0.974x$		$y=12.8+0.965x$	
含量*	1.85		8.30		9.21		149.00		12.8	
回收率（%）	96.2		96.0		100.5		97.4		96.5	

注：* 含量、加入量和检出量均以 $\mu g/g$（干发计）。

（四）测定洗涤方法对微量元素分析的影响

参考发样用下列 6 种方法洗涤：①月桂基硫酸钠法：将参考发样先后在乙醚 - 丙酮 - 5% 月桂基硫酸钠中各浸泡 20 分钟，然后用重蒸水将月桂基硫酸钠全部清洗出去，最后，再先后在丙酮 - 乙醚中浸泡 20 ~ 30 分钟；②丙酮 - 重蒸水洗涤法：该法为国际原子能机构推荐的洗涤方法，将参考发样先后在丙酮 - 重蒸水（3 次）- 丙酮中浸泡，每次约 20 分钟；③洗衣粉洗涤法：将洗衣粉倒入煮沸的蒸馏水中使其成 2% 热洗衣粉溶液，将参考发样立即在该洗衣粉溶液中浸泡，并持续 2 小时，最后用重蒸水洗清；④洗衣粉 - 硝酸洗涤法：将经洗衣粉溶液洗涤后的参考发样再用 1% 硝酸溶液浸泡半小时，最后用重蒸水洗清；⑤沸水洗涤法：将参考发样用沸水浸泡 3 次，每次约 20 分钟；⑥海鸥洗净剂洗涤法：将参考发样在 5% 海鸥洗净剂中浸泡 2 小时，最后用重蒸水洗清。

用上述各法洗涤的参考发样在浸泡时，浸泡液必须足以浸没发样，并不时搅动。洗涤后发样均放在 30 ℃ 左右的烘箱内烘干，并置于干燥器内备用。

精确称取经上述不同方法洗涤、干燥后的参考发样各 1 g，一式三份，碳化后在 600 ℃ 下同时灰化，测定灰分中微量元素的含量，结果见表 3。

表 3　洗涤方法对人发中各元素分析影响的显著性检验

		Ca		Mn		Fe		Cu		Zn		Pb	
		检出量	平均值	检出量	平均值	检出量	平均值	检出量	平均值	检出量	平均值	检出量	平均值
各洗涤法测得的含量（μg/g 干发）	乙醚 - 丙酮 - 月桂基硫酸钠	785 918 896	866	2.0 2.1 1.9	2.0	9.6 10.5 9.3	9.8	10.0 9.8 8.2	9.3	152 167 137	152	2.6 2.7 2.3	2.5
	丙酮 - 重蒸水	947 969 909	941	2.1 2.1 1.5	1.9	14.5 16.9 16.6	16.3	9.4 10.4 8.7	9.5	150 154 139	148	5.2* 7.7 2.8	
	洗衣粉	657 640	649	1.5 1.5	1.5	5.8 6.6	6.2	8.5 9.2	8.9	108 114	111	2.5 1.7	2.1
	洗衣粉 - 硝酸	373 352 292	339	1.0 0.6 0.8	0.8	6.5 7.4 7.5	7.1	9.6 10.9 8.2	9.6	78 77 70	75	2.3 2.5 2.3	2.4
	海鸥洗净剂	888 907 817	870	2.1 2.3 2.6	2.3	12.9 10.8 13.2	12.3	7.1 7.8 9.0	8.0	147 148 157	151	2.4 3.2 3.0	2.9
	沸水	—	—	—	—	24.3 25.7	25.0	9.4 11.6	10.5	149 160	155	—	

续表

方差分析		Ca		Mn		Fe		Cu		Zn		Pb	
		检出量	平均值	检出量	平均值	检出量	平均值	检出量	平均值	检出量	平均值	检出量	平均值
	自由度	$n_1 = 4$ $n_2 = 10$		$n_1 = 4$ $n_2 = 10$		$n_1 = 5$ $n_2 = 12$		$n_1 = 5$ $n_2 = 12$		$n_1 = 5$ $n_2 = 12$		$n_1 = 4$ $n_2 = 8$	
	由表查得 F 值	3.5（5%） 6.0（1%）		3.5（5%） 6.0（1%）		3.11（5%） 5.06（1%）		3.11（5%） 5.06（1%）		3.11（5%） 5.06（1%）		3.8（5%） 7.0（1%）	
	计算得 F 值	89.9		21.38		42.2		1.97		50.3		2.5	
	显著性	极显著		极显著		极显著		不显著		极显著		不显著	

注：* 本组数据标准百分差达47%，远远超出方法误差，故可舍去。

将参考发样经湿式消化后用原子吸收法测定了铜、锌和铅含量（表4），其结果和本实验的结果在误差范围内是一致的。

表4　本实验和原子吸收法的比较　　　　　　　　　　　单位：$\mu g/g$

	铜	锌	铅		铜	锌	铅
本实验	9.5±1.3	149±5	12.8±1.3	原子吸收法	10.5±0.5	147±3	13.9±0.7

（五）几点结论

① 在450~650 ℃的实验温度，灰化温度对人发中微量元素的分析结果无明显的影响，因此，采用600 ℃灰化是较适宜的；在该灰化温度下 Mn、Fe、Cu、Zn 和 Pb 的回收率均可达95%以上。

② 用乙醚－丙酮－月桂基硫酸钠洗涤法和海鸥洗净剂洗涤法所测得的人发中微量元素的含量基本一致，是清洗人发比较满意的方法，但是后者要比前者方便且经济得多。因此，我们认为海鸥洗净剂洗涤法是比较满意的、经济而又适于推广的清洗人发的方法。

③ 洗衣粉－硝酸洗涤法导致人发中固有微量元素的损失，不宜继续采用。

④ 本方法和原子吸收法在误差范围内结果是一致的。

丁永青、周美英用原子吸收光谱法测定了头发中铜、锌和铅含量，提供了核对数据，仅表感谢。

（原载于《劳动卫生与环境医学》1980年第3期）

不同清洗方法对人发微量元素含量的影响

（1987）

孔聘颜　谢　开　钟广涛　钱浩雯　蔡明向

（中山大学）

[**导读**] 通过比较各种方法（共11种方法）对人发中17种元素含量的影响，得知商品清洗剂和国际原子能机构推荐的方法不是一种较好的或理想的清洗方法。EDTA 是一种较好的清洗剂，但对人发中的铁、铝和钛等元素的清洗能力还不强，故应考虑研制新的理想的人发清洗剂。

人发由纤维性的角蛋白组成，是鳞皮状表皮以重叠方式包围着中心纤维，表皮多达7~10层，同时含有大量的疏基和氨基，在毛囊里与各种微量元素结合，进入角蛋白分子，从而反映体内微量元素水平。但是由于它具有特殊的多层表皮结构和许多疏基和氨基，所以与外界接触的表面容易产生对各种离子的吸附与玷污，如果不把这部分玷污去掉，则发样分析结果就不能代表体内的微量元素水平。因为人发外玷污的清洗如此重要，人们对有机溶剂、表面活性剂、络合剂、酸或碱和其他各种清洗方法作了探索，国际原子能机构（IAEA）也推荐了一种人发清洗法，但近年来的研究证明这种方法也不能很好地除去外来玷污。目前，国内一般使用洗洁精、洗衣粉和肥皂水等作为人发清洗剂。虽然人们比较广泛地探索了各种清洗方法，但缺乏深入的研究，除了曾对 Cu、Zn、Cd、Fe、Cr 和 Mn 等元素作多次清洗的研究外，对于其他元素还没有进行多次清洗效果比较。而目前人们发现越来越多的元素与各种疾病有关。因此，亟须探索各种清洗方法对人发微量元素含量的影响。本文主要探讨了各种清洗方法对人发中的 Pb、Al、Ni、Ti、Ca、Mg、Sr 等元素的清洗效果，以提供选用不同清洗方法和研制理想新清洗剂的依据。

实验部分

（1）仪器

美国 Jarrel-Ash ICAP 9000 型电感耦合等离子光谱仪，电动往返振荡器。

（2）试剂与标准溶液

均为光谱纯或优级纯，按标准方法配制。

（3）实验方法

① 发样的清洗：称取剪成 1 厘米的发样约 1 克，加入 50 毫升清洗剂，振荡 30 分钟，用去离子水清洗干净（约 7 次，每次用水 100 毫升），若用清洗剂多次清洗发样则为每次清洗干净后，取出部分发样，余下部分继续清洗，最后用约 3 毫升丙酮淋洗发样，60 ℃烘 4 小时，放在干燥器中待用。

② 发样的消化：准确称量 0.6 克发样，置于 50 毫升烧杯中，加 15 毫升浓硝酸，加热蒸发至约 5 毫升，稍冷，加 0.8 毫升高氯酸，加热至基本冒尽高氯酸白烟，冷却，加少许水加热溶解，定容至 5 毫升，ICP-AES 法测定。

结果与讨论（表1）

表1　比较几种商品清洗剂的发样清洗结果

清洗剂	Ca	Mg	Cu	Cd	Pb	Zn	Mn	Sr	Al	Fe	Ti	Ni	As	Se	La	Cr
1% 星湖牌洗衣液	100	100	100	100	100	100	100	100	100	100	100	100	100	100	100	100
1% 无牌散装洗衣液	95.1	101	90.0	108	96.6	98.6	97.8	98.8	105	99.9	224	106	88.4	102	108	96.2
1% 广州牌洗衣粉	94.6	113	93.5	108	93.9	99.0	104	101	69.6	87.8	98.4	140	98.8	90.0	86.3	68.9
1% 迎春牌洗衣粉	98.7	120	97.8	116	96.5	105	103	120	70.7	84.8	91.1	129	106	91.7	86.3	66.0

注：以星湖牌洗衣液清洗后发样元素含量为 100 作比较。

1. 商品清洗剂的清洗结果

用星湖牌洗衣液、无牌散装洗衣液、迎春牌洗衣粉、广州牌洗衣粉，配成 1% 的溶液，清洗后测定人发微量元素含量。从表 1 可见，人发元素含量随不同的清洗剂结果有较大差别。这些差别可能主要是不同清洗剂的组成不同、pH 不同、填料及其杂质元素含量也不同，从而各自的清洗能力、再玷污情况也各不相同，所以清洗后人发中的元素含量差别较大。这样使得分析结果不能代表发样中微量元素成分。因此，对于任何一种商品清洗剂，在其有效成分、杂质含量、清洗能力，特别对发样是否腐蚀均未详细研究的情况下，而用它来清洗发样是不适宜的。

2. IAEA 推荐方法及其他纯试剂的清洗结果

发样分别用 0.1 NHCl，1% Na_2CO_3、十二烷基磺酸钠、十二烷基硫酸钠、EDTA、Triton X – 100 和 IAEA 推荐方法（即 25 毫升丙酮、水、水、水、丙酮各震 10 分钟）清洗 2 次，结果见表 2。从各种清洗方法清洗 1 次的结果可见：清洗剂不同，清洗后人发元素含量也不相同。以 IAEA 推荐方法清洗后人发元素含量最高，而 HCl、Na_2CO_3 清洗后为最低。同时我们在显微镜下观察到酸、碱类清洗剂对人发具推荐方有腐蚀作用，而其他几种则没有，故后者最低是与它们对人发有损坏作用有关。从表 2 可知：IAEA 推荐方法清洗能力最弱；EDTA 最强，但对 Al、Fe 和 Ti 玷污的清洗能力较差；同时，1% 十二烷基硫酸钠含 0.062 Mg/g Ni，远东有限公司的丙酮含 0.022 $\mu g/g$ Cd，比其他各种清洗剂要高得多，结果使发样明显产生二次玷污。从发样第 2 次清洗的元素含量不断降低可见，这些清洗剂清洗 1 次不能把人发外玷污清洗干净。

表 2　IAEA 推荐方法和各种纯清洗剂的清洗结果　　　　单位：$\mu g/g$

清洗剂	清洗次数	Ca	Mg	Cu	Cd	Pb	Zn	Mn	Sr	Al	Fe	Ti	Ni	As	Se	La	Cr	V
1% EDTA	1*	117.6	6.81	0.819	0.0169	0.364	13.8	0.730	0.652	1.74	1.31	0.0633	0.0593	0.0906	0.201	0.0127	0.0363	0.0137
	%**	72.4	78.3	86.3	96.0	57.2	92.6	86.8	83.3	61.4	64.3	53.3	73.4	112	77.2	47.9	60.9	66.8
	2*	101.1	5.69	0.848	0.0117	0.337	13.8	0.690	0.591	1.60	1.18	0.0614	0.0586	0.0581	0.215	0.0153	0.0353	0.0144
	%**	62.3	65.4	89.3	66.4	52.9	92.6	82.1	75.5	56.8	57.7	51.7	72.5	71.6	82.4	57.7	59.2	70.2
1% 十二烷基硫酸钠	1*	120.9	6.66	0.901	0.026	0.449	14.6	0.738	0.663	0.735	0.752	0.0175	0.186	0.0622	0.212	0.0134	0.0376	0.0121
	%**	74.5	76.5	94.9	147.7	70.6	97.7	87.8	84.7	26.0	36.8	14.7	230.3	76.7	83.0	50.6	63.1	59.0
	2*	102.4	5.40	0.907	0.0202	0.340	15.0	0.698	0.550	0.702	0.691	0.0174	0.267	0.0632	0.196	0.0166	0.0332	0.0142
	%**	63.1	62.1	94.4	114.8	53.5	100.9	83.0	70.2	24.8	33.8	14.6	330.6	77.9	75.0	62.6	55.7	69.3
1% Na_2CO_3	1*	119.7	6.19	0.830	0.0532	0.342	14.0	0.766	0.590	0.631	0.819	0.0235	0.0610	0.0518	0.208	0.0118	0.0312	0.0112
	%**	73.8	71.1	87.4	302.3	53.7	94.3	91.1	75.4	22.3	40.1	19.8	75.5	63.9	79.6	44.5	52.3	54.6
	2*	100.9	4.93	0.805	0.0175	0.208	14.2	0.756	0.482	0.424	0.680	0.0185	0.0578	0.0446	0.175	0.0125	0.0251	0.0089
	%**	64.0	56.7	84.7	100	32.7	95.2	89.9	61.6	15.0	33.2	15.6	71.5	55.0	67.0	47.2	42.1	43.4
0.1 NHCl	1*	84.4	4.58	0.829	0.0308	0.307	11.5	0.538	0.4915	1.25	1.12	0.0502	0.0560	0.0909	0.198	0.0116	0.0357	0.0106
	%**	52.0	52.7	87.2	174.4	48.3	77.1	64.0	63.6	44.2	39.7	42.3	69.3	112	75.7	43.8	59.9	51.7
	2*	54.8	2.55	0.743	0.0076	0.154	9.88	0.403	0.337	1.18	1.02	0.0477	0.0536	0.0480	0.161	0.0098	0.0270	0.0078
	%**	33.7	29.3	78.2	43.2	31.8	66.2	48.0	43.1	41.9	49.7	40.2	66.3	59.2	61.6	37.0	46.1	38.0
1% 十二烷基磺酸钠	1*	117.3	6.59	0.913	0.0586	0.480	14.2	0.738	0.649	1.11	0.959	0.0346	0.0741	0.0780	0.231	0.0182	0.0404	0.0130
	%**	72.3	74.7	96.1	333.0	75.5	95.5	87.7	82.9	39.2	33.9	29.1	91.7	96.2	88.6	68.7	67.8	63.4
	2*	102.3	5.70	0.958	0.0329	0.272	14.3	0.692	0.573	1.10	1.02	0.0351	0.0602	0.0840	0.171	0.0159	0.0313	0.0131
	%**	63.0	65.5	100.8	186.9	42.8	96.0	82.3	73.3	38.8	49.8	29.5	74.5	104	65.5	60.0	52.5	63.9
1% Triton X-100	1*	122.8	6.76	0.836	0.0649	0.430	14.6	0.750	0.660	1.07	0.898	0.0297	0.0659	0.0794	0.225	0.0180	0.0389	0.0115
	%**	75.7	77.7	88.0	368.8	67.6	98.2	89.2	84.3	37.7	31.8	25.0	81.6	97.9	86.4	67.9	65.3	56.1
	2*	104.9	5.56	0.904	0.0462	0.321	14.4	0.684	0.582	1.02	0.818	0.0257	0.0644	0.0736	0.213	0.0163	0.0278	0.0125
	%**	63.4	63.9	95.2	262.5	50.4	96.7	81.3	74.4	36.2	40.0	21.6	79.7	90.8	81.8	61.5	46.6	61.0

续表

清洗剂	清洗次数	Ca	Mg	Cu	Cd	Pb	Zn	Mn	Sr	Al	Fe	Ti	Ni	As	Se	La	Cr	V
IAEA推荐方法	1*	137.9	7.62	0.861	0.3344	0.451	15.7	0.810	0.705	1.37	1.16	0.0545	0.0675	0.0593	0.186	0.0199	0.043	0.0132
	%**	85.0	87.6	90.6	1786	70.9	105.6	96.3	90.0	48.4	41.0	45.9	83.5	73.1	71.4	75.1	72.1	64.4
	2*	117.2	5.69	0.936	0.382	0.365	15.5	0.758	0.628	1.19	0.976	0.0332	0.0693	0.0969	0.222	0.0200	0.0360	0.0142
	%**	72.2	65.4	98.6	2168	57.4	103.9	90.1	80.2	42.1	47.8	27.9	85.8	119	85.2	75.5	60.4	69.3
原发样		162.3	8.70	0.950	0.0176	0.636	14.9	0.841	0.783	2.83	2.04	0.119	0.0808	0.0811	0.261	0.0265	0.0596	0.0205

注：*5毫升空溶液浓度；**以原发样含量为100计算。

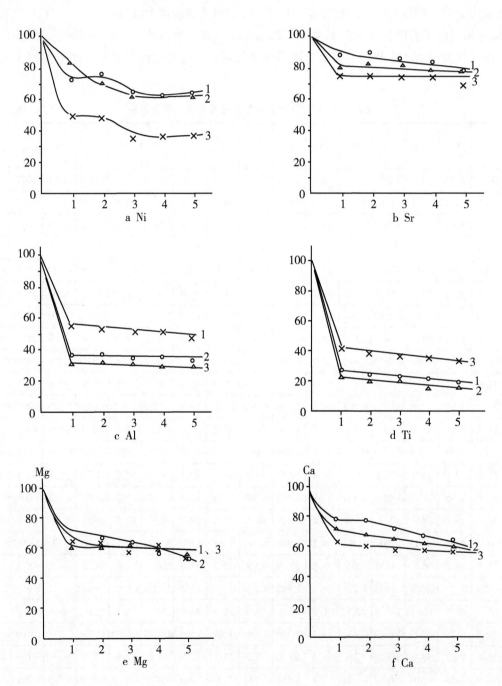

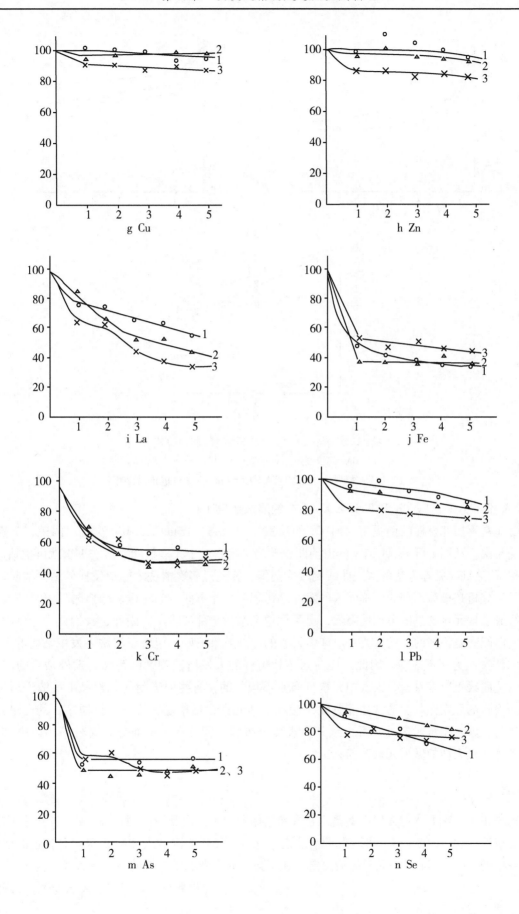

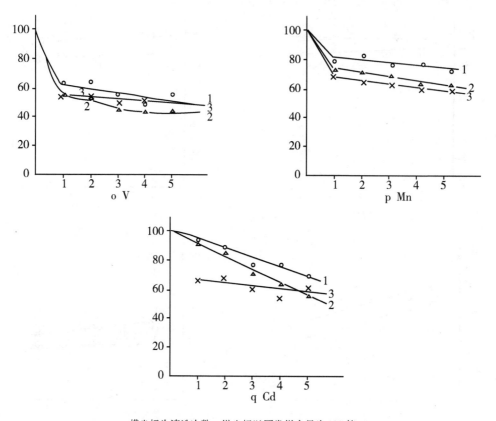

横坐标为清洗次数，纵坐标以原发样含量为 100 算。

——●—— 1 IAEA 推荐方法；——△—— 2 Tritonx – 100；——×—— 3 EDTA。

图 1　IAEA 推荐方法、EDTA 和 Triton X – 100 的清洗结果

3. IAEA 推荐方法、EDTA 和 Triton X – 100 的清洗效果比较

上述已知在不损坏发样的前提下，EDTA 的清洗能力最强，Triton X – 100 次之。因此，分别用它们对发样清洗 5 次。从图 1 可见，EDTA 的清洗曲线较为平稳，对于大多数元素清洗 1 次就可把玷污的大部分洗去。相反，IAEA 推荐方法的清洗曲线则较为陡斜，要经过多次清洗才能把发样外玷污清除，这对于人发微量元素分析是极为不利的。不同人的发样玷污程度可能不同，而在样品分析时，仅清洗发样 1 次，这肯定会造成发样元素含量的可比性降低，更不用说把玷污全部清除了。因此，我们认为，IAEA 推荐方法的清洗去污能力是不强的，而 EDTA 对许多元素的清洗效果较好，但对于清洗人发中玷污的 Fe、Al 和 Ti 等元素的清洗能力还不理想。因此，还需要寻找更好的人发清洗剂，以解决人发外玷污的清洗问题。同时，从清洗曲线也可以看出，人发中元素分布是不均匀的，有些弱吸附的元素经 1 次清洗后可基本清除，而有些吸附的元素经几次清洗才能去除，达到发样元素含量稳定，代表发样原生长的微量元素。因此，我们认为，人发微量元素分布可大致分为表面分布和体积分布，表面分布属外玷污，应该清洗掉，而体积分布才代表人体的微量元素营养状况。

小　结

通过比较各种清洗方法对人发中微量元素含量的影响，得知商品清洗剂和 IAEA 推荐方法不是一种较好或理想的清洗方法。EDTA 是一种较好的清洗剂，它对于发样吸附的大多数元素均有较强的清洗能力，但对于人发中的 Fe、Al 和 Ti 等元素的清洗能力还不强，故应考虑研制新的理想的人发清洗剂。

（原载于《现代微量元素研究》，1987）

发样洗涤方法的探讨

（1990）

杨慧辉[1]　庄叔希[1]　周　易[2]

（1. 福建省测试技术研究所　2. 福建省标准计量局）

[导读] 一个较好的洗涤方法应该满足：经过最少次数的洗涤，洗净表面玷污而不损及分析元素的本底量，即洗至洗涤曲线的平稳段。采用 6 种发样洗涤方法对发中 8 种元素的研究结果表明，丙酮预洗，5% 洗洁精连续洗涤 3 次是最优方案。

头发取样后，如何洗涤才能得到准确的测定结果，是一个很值得探讨的问题。不同的洗涤方法对人发中微量元素的测定结果的影响是肯定的。但是，用什么方法洗涤，尚有不同的认识。国际原子能委员会（IAEA）推荐的，用于 NAA 法测定头发中元素含量的丙酮–水–丙酮处理，Salmela 认为，它不能当作标准洗涤方法，Kumpalaincn 认为，它不适用于发铬的测定，建议在己烷漂洗后用十二烷基硫酸钠洗涤，作为标准洗涤方法。还有认为，使用单一的有机溶剂洗涤发样，效果是很差的。在洗涤发样时，即使采用相同种类的洗涤剂，如洗衣粉，洗涤液的浓度也相差颇大。洗涤方法的差别，可能导致有争议的测定结果。

本文研究了 6 种洗涤方法，对 Al、Ba、Be、Ca、Cu、Fe、La、Mg、Mn、Sr、Zn 11 种元素测定结果的影响。通过对比讨论，评价了所采用的洗涤方法，提出了发样洗涤的一般原则。

实验部分

① 仪器、工作参数、试剂：参见相关文献。

② 洗涤剂：丙酮、十二烷基磺酸钠、EDTA 为分析纯。白猫牌洗洁精 5% 溶液：pH = 7；分析元素含量（$\mu g/mL$）：Al 1.44，Ca 1.30，Cu 0.05，Fe 0.27，Mg 0.31，Zn 0.16，其余 < 0.05。

③ 发样的前处理和测定：发样的准备。成年女性长发，去杂，蒸馏水冲洗，干燥，剪成 < 5 mm 碎段。

发样的洗涤：5 g 发样置于洗涤瓶中，加入 30 mL 洗涤剂。电动振荡 15 min，弃去洗涤液，用蒸馏水冲洗 2 次。如上重复洗涤 10 次，在第 1、第 3、第 5、第 7、第 10 次洗涤后，各取出约 1 g 发样。用蒸馏水冲洗至无泡，之后以去离子水淋洗干净，90 ℃ 烘干，供测定用。

采用的 6 种洗涤方法为：a. 丙酮连续洗涤 10 次。b. 5% 洗洁精连续洗涤 10 次。c. 丙酮预洗 1 次，5% 洗洁精连续洗涤 9 次。d.、e.、f. 经丙酮预洗 1 次后，相应用 2% 洗洁精、0.5% 十二烷基磺酸钠、0.5% EDTA 连续洗涤 9 次。

发样以 ICF-AES 测定，参见相关文献。

结果和讨论

① 发样洗涤的目的，只是为了洗去外来的表面玷污，而不损及发样内含元素的本底量。当表面玷污被洗净后，即使继续洗涤，发样内含元素的本底量理应保持恒定，换言之，以洗涤次数对发样的元素残

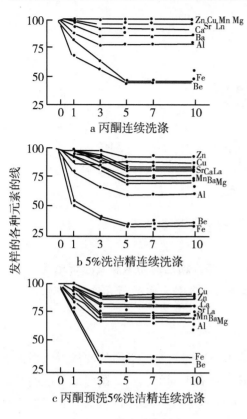

图1 发样的洗涤曲线

留量作图，洗涤曲线必须出现平稳段。平稳段所对应的元素含量应该等于本底量，称为元素的平稳段水平。

图1为3组洗涤曲线。随着洗涤的进行，发样的元素残留量随之减少，当表面玷污被完全洗净后，元素残留量只剩下发样中内含元素的本底量。此后继续洗涤，本底量不应被洗去，曲线趋于平稳。图1（b）和图1（c）就是这样的曲线。

如果洗涤液的洗涤能力差，不能完全克服外来的表面玷污和头发之间的黏附力，那么，在发样上就会留存一部分外来玷污，或者说，没能把污垢完全洗净就达到了"平稳段"，此时测得的元素含量必然高于本底量，称为平稳段水平偏高。图1（a）丙酮连续洗涤就是这样的例子，但Fe、Be除外。

如果经连续洗涤，发样的元素残留量继续下降，难以恒定，甚至其含量不能检出，可以认为这些元素的本底量已被洗去。例如，用1%HCl溶液浸洗发样1 h，Ca、Mg、Mn、Sr、Zn、Cu、Ba的测定结果仅为其本底量的20.98%～77.83%，La未检出。用0.5%EDTA溶液浸洗发样1 h，也得到类似结果，唯各元素的洗出程度不同而已。

② 元素的平衡段水平是未知的。但是，如果用多种洗涤方法洗涤同一发样，得到的平稳段水平互相吻合，则可以判定测定的结果是可靠的。表1列出了6种洗涤方法的平稳段水平的数值和按 Grubbs 准则统计检验、剔除离群值后算出的平均值。结果表明，B、C、D、E 4种方法对11种分析元素的结果完全一致。A法平稳段水平偏高（Be、Fe除外）也得到验证。遵照 GB 3361—82 作配对差均值为零的检验，6对校本 B－C、C－D、D－E、E－B、B－D 和 C－E 的 t 值相应为0.855、0.736、0.825、0.732、1.503和0.799，都小于临界值 $t_{0.05,10}=2.228$。确证上述4种洗涤方法在5%水平上无显著性差异。

表1 6种洗涤方法洗涤同一发样的分析元素的平稳段水平

分析元素	未洗涤时含重（μg/g）	达到平稳段时含量（μg/g）						平均值		标准偏差（μg/g）	相对标准偏差（%）
		A	B	C	D	E	F	（μg/g）	方法数		
Al	26.85	20.60*	15.98	17.72	16.11	16.11	16.81	16.55	5	0.73	4.41
Ba	8.85	7.50*	6.31	6.38	6.21	6.27	6.61	6.36	5	0.15	2.36
Be	0.11	0.0496	0.0366	0.0333	0.0318	0.0416	0.0746*	0.0386	5	0.0072	18.46
Ca	1695.5	1583.6*	1407.3	1442.9	1412.4	1363.2	1181.8*	1406.5	4	32.8	2.33
Cu	9.80	9.80*	8.58	8.79	8.91	9.21	8.66	8.83	5	0.25	2.83
Fe	31.10	14.55	9.89	10.73	10.67	11.97	19.59*	11.56	5	1.83	15.83
La	0.31	0.305*	0.257	0.250	0.232	0.254	0.235	0.257	5	0.017	6.42
Mg	215.5	211.2*	148.9	152.8	151.1	154.3	153.9	152.2	5	2.22	1.46
Mn	7.60	7.48*	5.72	5.60	5.34	5.56	5.62	5.57	5	0.14	2.51
Sr	1.39	1.35*	1.16	1.17	1.15	1.18	1.12	1.16	5	0.023	1.98
Zn	277.2	277.2*	258.1	248.1	258.1	260.8	240.3	253.1	5	8.63	3.41

注：*按 Grubbs 准则检验（α=0.05）剔除的离群值；A—丙酮连续洗涤；B—5%洗洁精连续洗涤；C—丙酮预洗，5%洗洁精连续洗涤；D—丙酮预洗，2%洗洁精连续洗涤；E—丙酮预洗，0.5%SLS连续洗涤；F—丙酮预洗，0.5%EDTA连续洗涤。

③ 洗涤方法的比较。一个好的洗涤方法应该满足：经过最少次数的洗涤，就能达到分析元素的平稳段水平。没有洗涤到平稳段水平或者本底量洗出的洗涤方法是不能接受的，这是洗涤发样的症结。因而，简单地以洗去玷污的多少来衡量洗涤效果，舍取洗涤方法是不可取的。表2表明，A法平稳段水平偏高，与相关文献的结论一致。F法 Be、Fe 平稳段水平偏高，Ca 的结果偏低，本底量已洗出16%，由于F法使用了络合剂 EDTA，浓度过高，洗涤时间过长，可能导致某些元素的本底量洗出，这与 Hammer 的观点吻合；但浓度不够时又可能使某些元素的平稳段水平偏高，宜填用。其他4法都可应用，而以C法——丙酮预洗，5%洗洁精连续洗涤为最优。与B法相比，丙酮预洗的作用非常显著；B、E两法都优于D法，表明洗涤剂浓度的影响也颇为重要。

表2　不同洗涤方法达到平稳段时的洗涤次数

分析元素	A	B	C	D	E	F	分析元素	A	B	C	D	E	F
Al	*	5	3	7	7	7	La	*	5	3	7	3	5
Ba	*	5	3	7	7	5	Mg	*	5	3	7	5	7
Be	5	5	3	5	7	*	Mn	*	5	3	7	3	5
Ca	*	5	3	7	3	7**	Sr	*	5	3	7	5	5
Cu	*	3	3	5	5	5	Zn	*	5	3	7	3	5
Fe	5	5	3	7	5	*							

注：* 平稳段水平偏高；** 本底量已洗出。

④ 不同的元素与头发的结合力的强弱不同，而玷污通常包含液体玷污和固体玷污，且两者混杂在一起，因此，洗涤剂的选择必须结合头发的玷污情况和不同的待测元素的实际情况。一般而言，丙酮预洗，之后用一定浓度的中性混合型洗涤剂洗涤发样，能够得到较好的洗涤效果。

⑤ 实验表明，在洗涤过程中，振荡是必要的。振荡洗涤时间为 15 min、30 min 和 60 min，对洗涤效果无显著性差异。实验还表明，洗涤用水质对测定结果有影响，因此，禁用自来水洗涤。

应予说明的是，Be 的玷污量达 $0.0714\ \mu g/g$，似过高，是原发样受环境污染引起，还是元素间的光谱正干扰扣除不完全导致，尚难断言。

（原载于《分析化学》1990 年第 12 期）

预处理方法对人发宏、微量元素测试可靠性影响的研究

（1995）

余振宝[1]　沙志芳[1]　梁宏伟[1]　毛海燕[1]　杨世杰[2]　张甲生[2]

（1. 长春地质学院　2. 白求恩医科大学）

[导读] 比较了4种洗涤剂洗涤发样的效果，对锌、铜、铁、钙、镁5种元素的洗涤效果，以白猫洗涤剂为佳。

逐步升温、在 550 ℃ 条件下灰化 30 min 的干法处理能满足分析要求。用 5：1 的 HNO_3-$HClO_4$ 一次性加入湿法消解，溶解速度提高 3~5 倍。

在人发无机元素的测定中，困扰着分析工作者的主要问题是人发预处理。我们根据科研和临床诊断的需要，对人发的洗涤、溶（熔）解方法进行了对比研究，获得了满意的结果。

1 实验方法

1.1 仪器及试剂

日立 Z-8000 原子吸收仪；成都产 JP-2 示波极谱仪；上海产 722 分光光度仪。

标准 Zn、Cu、Fe、Ca、Mg、Al 储备液，皆为分析纯试剂配制；上海产白猫洗涤剂，北京产金鱼洗涤剂，四平产木兰洗衣粉，8 分钟洗衣粉。

1.2 人发测定洗涤剂选择

采自 20~50 岁男女各半健康人发样，不锈钢剪刀碎至 5 mm，用洗涤剂浸泡 15 min，每隔 5 min 搅拌 1 min，后用去离子水洗至无泡无味、发间不粘连为止，pH 试纸查为中性后，在 60~80 ℃烘干 2 h。

准确称取 0.2~0.3 g 干燥发样于 3 mol/L HNO$_3$ 浸泡，在干燥的瓷坩埚中，置高温炉内稍开炉门 550 ℃灰化至灰白色后闭门，恒温 0.5 h，取出，冷却，加 0.01 mol/L HCl 溶液 5 mL 溶解，移至 25.00 mL 比色管中，摇匀，用 Z-8000 原子吸收仪测定，结果见表 1 和表 2。

在统计中，先进行精密仪的 F 检验，然后进行准确度的 t 检验；当 F 检验已存在显著性差异后，则认为 t 检验也存在显著性差异。

表 1 各种洗涤剂洗涤发样测定值（$n=10$）　　　　　单位：μg/g

元素	项目	不洗	白猫	金鱼	木兰	8 分钟
Zn	μ	259.6 ± 11.4	247.8 ± 5.4	251.6 ± 6.4	243.5 ± 9.7	237.9 ± 8.1
	S	19.9	9.4	11.2	16.9	14.2
Cu	μ	9.7 ± 1.3	9.8 ± 0.6	9.0 ± 0.7	8.9 ± 1.2	9.4 ± 1.5
	S	2.3	1.0	1.2	2.1	2.6
Fe	μ	44.2 ± 6.2	38.6 ± 2.9	22.5 ± 9.2	29.8 ± 5.8	73.5 ± 3.8
	S	10.8	5.1	16.1	10.1	6.6
Ca	μ	2224 ± 127	2000 ± 47	1898 ± 63	1916 ± 94	1906 ± 69
	S	221	82	109	165	121
Mg	μ	164.6 ± 3.2	151.1 ± 6.8	149.2 ± 2.7	147.5 ± 4.7	142.8 ± 6.9
	S	23.1	11.9	4.7	8.2	12.1

表 2 各种洗涤剂洗涤发样差异性结果

$n=0$	不洗	白猫	金鱼	木兰	8 分钟
不洗		Zn* Cu* Fe* Ca* Mg*	Zn* Cu* Fe* Ca* Mg*	Zn* Cu* Fe* Ca* Mg*	Zn* Cu* Fe✓ Ca✓ Mg✓
白猫	Zn* Cu* Fe* Ca* Mg*		Zn✓ Cu✓ Fe* Ca* Mg*	Zn* Cu* Fe* Ca* Mg*	Zn* Cu* Fe✓ Ca✓ Mg✓
金鱼	Zn* Cu* Fe* Ca* Mg*	Zn✓ Cu✓ Fe* Ca✓ Mg*		Zn* Cu* Fe* Ca* Mg*	Zn✓ Cu* Fe✓ Ca✓ Mg*
木兰	Zn* Cu* Fe✓ Ca* Mg*	Zn* Cu* Fe* Ca* Mg*	Zn* Cu* Fe* Ca* Mg*		Zn* Cu* Fe✓ Ca✓ Mg✓
8 分钟	Zn✓ Cu* Fe* Ca* Mg*	Zn* Cu* Fe* Ca* Mg✓	Zn* Cu* Fe* Ca* Mg✓	Zn* Cu* Fe✓ Ca✓ Mg✓	

注：*存在显著性差异；✓不存在显著性差异。

由表 1 和表 2 可以看出，发样洗涤是必要的，洗涤效果以白猫洗涤剂为佳。

1.3 发样溶（熔）解方法实验

取已洗涤干燥发样，分别采用湿法、干法消解。

湿法：将 0.2~0.3 g 样用 10 mL HNO₃ 加 2 mL HClO₄ 溶至近干，取下移入 25.00 mL 比色管中，稀至刻度摇匀，采用常规原子吸收测定。

干法 1：在瓷坩中盛样 0.2~0.3 g，480 ℃ 炉温下灰化 0.5 h，再升至 550 ℃ 20 min，取出，加 HCl 酸化，稀至 25.00 mL 比色管中测定。

干法 2：盛样于瓷坩埚中，高温炉内直接至 550 ℃ 恒温 30 min 后取出，余同上，结果见表 3。

由表 3 可知，两种干法无明显差异；干法灰化可有效地破坏有机物，但易挥发元素，有损失；湿法稳定性差，由于加入大量，酸背景值增高和波动；采用 5：1HNO₃ – HClO₄ 一次性加入湿法消解，溶解速度提高 3~5 倍。

表 3 各种预处理发样测定结果 （n = 10）　　　　　　　　　　单位：μg/g

元素	项目	干法 1	干法 2	湿法
Zn	μ	246.1 ± 4.3	248.9 ± 5.3	261.9 ± 7.2
	S	7.88	9.71	13.19
Cu	μ	9.6 ± 0.9	9.8 ± 0.6	7.2 ± 1.1
	S	1.64	1.09	2.01
Fe	μ	39.1 ± 1.9	36.7 ± 1.7	69.1 ± 12.4
	S	3.48	3.11	22.74
Ca	μ	1935 ± 24	1896 ± 33	1757 ± 123
	S	43.98	225.4	60.46
Mg	μ	161.4 ± 4.7	158.3 ± 4.2	203.2 ± 9.5
	S	8.61	7.69	17.40

同时，用直接升温法与湿法标准回收实验，结果见表 4。

表 4 干法、湿法标准回收对比实验 （n = 10）

元素	方法	标准加入量（μg）	发中量（μg）	测得总量（μg）	回收量（μg）	回收率（%）
Zn	干	3.00	2.24	4.84	2.600	86.7
	湿	3.00	2.24	5.19	2.940	98.3
Cu	干	1.00	0.20	1.19	0.985	98.6
	湿	1.00	0.20	1.15	0.952	95.2
Fe	干	1.50	0.34	1.90	1.560	104.0
	湿	1.50	0.34	1.97	1.630	109.0
Ca	干	20.0	20.68	41.08	20.400	102.0
	湿	20.0	20.68	39.40	18.720	93.6
Mg	干	2.50	1.98	4.15	2.170	86.7
	湿	2.50	1.98	4.47	2.490	99.8

由表 4 可看出，湿法较干法处理样品 Fe、Mg、Zn 测量值略高，而 Cu、Ca 测量值略低，因为 Mg 在硝酸介质中利于生成自由原子；Zn 在干法中 400 ℃ 以上有一定损发损失；湿法中 P 损失少而干扰 Ca 的测定；高浓度的盐干扰 Cu 的测定，故湿法时 Ca、Cu 测量值低于干法值。另外，湿法中加入大量不纯酸

而使结果平行不好，背景值明显高于干法，但湿法有利于易挥发元素的测定。

2 结 论

人发在测定前应用中性洗涤剂（如白猫洗涤剂）洗涤，可满足分析要求，否则会使 Fe、Ca 等自然界中常见元素测定结果偏高。

样品预处理以干法为简单，适于不易挥发元素的测定；湿法较干法繁杂且背景干扰普遍，但适用于易挥发元素（如 Zn、Pb、Se 等）的测定。

干法可采用逐步升湿法；湿法消解可一次性加入 10 mL HNO_3 和 2 mL $HClO_4$ 溶解至冒白烟、液体清亮为止。

本法可推广到动物毛发中微量元素测定。

（原载于《中华微量元素科学》1995 年第 2－4 期）

有机试剂在头发消化过程中的作用研究

（2004）

刘晓燕 杜 军 刘 可

（泸州医学院基础医学院）

[导读] 乙醇、丙酮等有机试剂是蛋白质的良好变性剂，对油脂有良好的溶解性。在头发消化过程中，乙醇或丙酮与硝酸配伍作为消化剂，不仅可提高消化液的质量，缩短消化时间，还可免去加热的麻烦。

测定生物样品的成分，特别是在微量元素分析的过程中，许多分析方法都要求样品是液态的，因此临床分析工作中首先考虑的是样品的前处理。其中，头发由于其优良的记录功能且适于保存，在病理诊断中有着重要的作用，其处理方法多种多样，但在处理过程中使用有机试剂的情况并不多见，而且均为在洗涤样品时使用。本文将有机试剂参与到消化过程中，对其在消化过程中的作用进行探讨，从而建立一种更加快捷、有效的消化方法。

1 材料与方法

1.1 试剂

硝酸、高氯酸、过氧化氢、盐酸；环己烷、甲醇、乙醇、丙醇、丙酮、甲基异丁基甲酮、环己酮、甲酸、乙酸、丙酸、四氢呋喃、氯仿、四氯化碳（试剂均为分析纯）；超纯水。

1.2 发样的洗涤

取收集到的发样，用不锈钢剪刀剪碎置于烧杯中，用 1% 的优质海鸥洗涤剂搅动，浸泡 20 min，然后用自来水冲洗至无泡沫，再用超纯水洗涤 3 次，放入烘箱于 70 ℃烘干。

1.3 消化

准确称取干燥的发样 0.3 g 于 25 mL 硬质玻璃锥形瓶加硝酸 3.0 mL，静置 30 min，然后向其中分别加入有机试剂 0.5 mL，稍微振荡，开始反应剧烈，有大量的 NO_2 气体逸出，随后 NO_2 逐渐减少，反应结束，得到黄色透明的消化液。

2 结 果

2.1 消化剂的选择

分别利用硝酸、硝酸－高氯酸、硝酸－过氧化氢、硝酸－盐酸分别与环己烷、甲醇、乙醇、丙醇、丙酮、甲基异丁基甲酮、环己酮、甲酸、乙酸、丙酸、四氢呋喃、氯仿、四氯化碳进行配伍作为消化剂，其结果见表1（与不加有机试剂比较）。

表1 有机试剂对消化的影响（$n = 10$） 单位：$\mu g/g$

有机试剂	HNO_3	$HNO_3 - HClO_4$	$HNO_3 - HCl$	$HNO_3 - H_2O_2$
环己烷	－	－	－	－
甲醇	＋＋	＋＋	＋＋	＋＋
乙醇	＋＋＋＋	＋＋＋＋	＋＋	＋＋
丙醇	＋	＋	＋	＋
丙酮	＋＋＋＋	＋＋＋＋	＋＋	＋
甲基异丁基甲酮	－	－	－	－
环己酮	－	－	－	－
甲酸	＋	＋	＋	
乙酸	＋	＋	＋	
丙酸	－	－	－	－
四氢呋喃	－	－	－	－
氯仿	－	－	－	－
四氯化碳	－	－	－	－

注：＋代表有影响；－代表无影响。

硝酸－高氯酸与有机试剂的配伍反应十分剧烈，过程不易控制。乙醇、丙酮与硝酸的配伍作为消化剂，消化过程易于控制，消化效果最为理想，消化完全，消化液均匀澄清。

2.2 有机试剂的加入时机

试验表明，有机试剂的加入时机对消化过程影响很大。其结果如下：

（1）先加有机试剂浸泡一段时间，再加酸。有机试剂的浸泡时间的长短对消化过程并无影响，消化时间的长短主要由加入酸的时间来决定。

（2）酸与有机试剂同时加入与先加有机试剂浸泡一段时间后再加酸的情况无显著性差异。

（3）加酸浸泡一段时间后，再加入有机试剂，在头发刚好软化时滴加所用时间最少，消化效果与延长酸的浸泡时间具有相同效果。

2.3 试剂用量

酸的用量越多，消化效果越好，但过多的酸除了浪费试剂外还提高了消化液的酸度，对后续测定有较大的不利影响，本文以 3 mL 为最佳。有机试剂的量对消化时间（从加入有机试剂算起）的影响结果见图1。

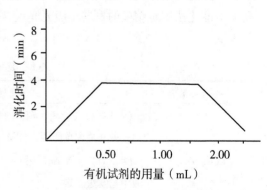

图1 消化时间对有机试剂用量的影响

3 讨论

毛发的主要化学成分为角蛋白，不醇解，可在热的酸性溶液中解聚成 17 种氨基酸。而丙酮和乙醇都是良好的蛋白质变性剂，头发在酸的作用下首先解聚，有机试剂加速了这一过程，使反应剧烈，并放出大量的热，进一步加速消化过程，因此，用量不需太多，过多有机试剂将使酸度降低，对反应反而不利。由于头发在上述有机试剂中并不溶解，先加有机试剂除了对酸有稀释作用外，对过程并无多大影响。同时，有机试剂对消化过程中产生的油脂具有良好的溶解性，使消化液更加均匀、透明。因此，将有机试剂用于头发消化过程中，不仅可以提高消化液的质量、缩短消化时间，还可以免去加热的麻烦。

（原载于《广东微量元素科学》2004 年第 8 期）

1991—1995 年中国人发微量元素分析现状

（1997）

沙艳梅

（豫中资源开发实验中心）

[导读] 人发中微量元素的分析，能够显示人体健康与营养状况的种种信息，在医学领域占有越来越重要的地位。

原子吸收和原子荧光光谱法已成为日常人发微量元素分析的主要方法。原子发射光谱分析法在多元素同时快速测定方面显示出其独特优点。

压力溶样消化法消化完全、损失少，测定结果准确可靠。最近发展起来的微波溶样技术以其高效、快速、温度不高、易于控制等独特优点，迅速适用于分析样品的处理。

附相关文献 267 篇，可资参阅。

人发中微量元素的分析，能够显示人体健康与营养状况的种种信息。因此，在医学领域占有越来越重要的地位，引起了分析工作者的极大注意。

（一）吸光光度法和荧光光度法的应用

吸光光度和荧光光度分析是人发元素分析中应用最广的方法，其在基准方法制定和常规质量监控中起着十分重要的作用。近年来随着高灵敏、高选择性显色剂的出现、流动注射技术的提高与装置的改进、高灵敏催化法测定精度的发展，吸光光度法和荧光光度法又出现了新的起色，光度法应用实例较多，详见表 1。

表 1　吸光光度法和荧光光度法应用实例

被测元素	反应体系与方法	检出限	文献
Ca	pH 2.4 柠檬酸介质，钙—对羟基偶氮羧		[1]
	钙—甲基麝香草酚蓝光度法		[2]
Ca、Zn	pH 4.5 HAc – NaAc，用 CAPⅢ和 TPPS$_1$ 作显色剂，在同一份溶液中光度法测定		[3]

续表

被测元素	反应体系与方法	检出限	文献
Cd	pH 10.5~12.8Cd（Ⅰ）Cadion AP Tween 80、Cd（Ⅱ）HCSDAA、Cd（Ⅰ）TPPS$_4$ β-CD, Cd（Ⅱ）-APNBT-Triton X-100 或在（0.1~0.8）mol/L H$_2$SO$_4$ 介质，Cd-KI-罗丹明 6C 阿拉伯胶、[CdI$_4$]$^{2-}$-丁基罗丹明 B-聚乙烯醇光度法		[4-9]
	Cd（Ⅰ）-TAPP 荧光熄灭法	3×10^{-4} μg/mL	[10]
Cd、Zn	pH 12，Zn^{2+}（Cd^{2+}）-Luninol-H$_2$O$_2$-Cr（Ⅲ）流动注射化学发光法	4.2×10^{-10} g/mL 3.0×10^{-10} g/mL	[11]
	Zn^{+2}、Cd^{2+}-THPP 多波长线性回归光度法同时测定 Zn、Cd		[12]
Cd、Co、Ni、Cu、Zn	Klman 滤波光度法同时测定 Cd、Co、Ni、Cu、Zn 与 PAR 或 5-Br-PADA-Tween-80（pH 10.0）及 5-Br-PADAP-CPB（pH 8.0）的吸光度		[13-14]
Cu	H$_2$O$_2$ 氧化曙红 Y 或核固红褪色（pH 9.2），钛铁试剂-T（4-MAP）-P-（HAc-NaAc）荧光熄灭法	0.1 ng/mL 0.4 ng/mL	[15-17]
	Cu（Ⅰ）氧化硫胺素（0.1 mol/L NaOH）荧光光度法		[18]
	氨性介质，Cu（Ⅱ）-H$_2$O$_2$-氯酚红；Cu（Ⅱ）-溴甲酚绿-H$_2$O$_2$；Cu（Ⅱ）-荧光桃红-H$_2$O$_2$；Cu（Ⅱ）-溴酚蓝-H$_2$O$_2$；pH 5.1. Cu（Ⅱ）-酸性品红-KIO$_4$-a, a'-联吡啶；pH 4.0，Cu（Ⅱ）-AsA Ⅲ-VC-2.2'-联吡啶；pH 4.5，Cu（Ⅱ）-三溴偶氨腙-VC-a, a'-联吡啶；盐酸介质，Cu（Ⅱ）-钼酸铵-KI；水和乙醇介质，Cu（Ⅱ）-H$_2$O$_2$-甲基红催化褪色分光光度法		[19-27]
	pH 3.8~5.2，Cu（Ⅱ）-甲基橙-CTMAB、Cu（Ⅱ）-T（4-TAP）p-盐酸羟胺、Cu（Ⅱ）-TTPS$_4$-SDS、Cu（Ⅱ）-TMPPS$_4$-盐酸羟胺、Cu（Ⅱ）-TMK-Tween-80；pH 6.5，Cu（Ⅱ）-5-BrSAF-Tween-80；pH 2.8~3.2，β型铜-间溴偶氨羧-m；pH 7.8，Cu（Ⅰ）-BBNDAB-Triton X-100，Cu（Ⅱ）-T（4-TAP）P 光度法		[28-36]
Fe	pH 3.8~6.3，Fe（Ⅱ）-TAEB-SDS-Tween-80、Fe（Ⅱ）-TAMAB、Fe（Ⅲ）-IAP-4S；Fe（Ⅲ）-邻硝基荧光酮-EHEAELA-Brij-35、Fe（Ⅱ）-1, 10-邻菲罗啉-碘化物萃取；pH 9.0，Fe（Ⅱ）-2-亚硝基-5-（N-乙基-N-磺酸丙氨基）苯酚；pH 3~10，Fe（Ⅱ）-5-Br-PAN-S 光度法		[37-43]
	硫酸介质，Fe（Ⅲ）或 Fe（Ⅱ）-酸性品红-草酸光化学动力学褪色光度法		[44]
	pH 7.8，Fe（Ⅲ）-四乙烯五胺-H$_2$O$_2$-二氯荧光素催化荧光法盐酸介质，Fe^{3+}-天青 A-H$_2$O$_2$、Fe^{3+}-金莲橙 OO-H$_2$O$_2$；氨水介质，Fe^{3+}-邻苯二酚紫-H$_2$O$_2$、Fe^{3+}一次甲基绿-H$_2$O$_2$、		[45]

续表

被测元素	反应体系与方法	检出限	文献
	Fe^{3+} – 二甲酚橙 – H_2O_2、Fe^{3+} – 铬黑 T – H_2O_2 – KSCN；HAc – NaAc 介质，Fe^{3+} – 百里酚蓝 – H_2O_2、Fe^{3+} – 对 – 二甲氨基苯胺 – H_2O_2 稀硫酸介质，Fe^{3+} – 中性红 – KIO_4、Fe^{3+} – 对 – 氨基二甲基苯胺 – H_2O_2、Fe^{3+} – 三溴偶氮胂 – 溴酸钾 – VC；HAc 介质，Fe^{3+} – 依文思蓝 – 溴酸钾，催化褪色光度法		[46 – 57]
Fe、Al、Cu	pH 6.5，苯基荧光酮 – Triton X – 100 析相光度 – 主成分回归法	9.9×10^{-12} g/25mL	[58]
Fe、Co、Ni、Cu	pH 5.0.5 – Br – PADAP – Triton X – 100 析相富集多波长 k 系数光度法		[59]
Mg	pH 10.5 的硼砂 – NaOH，Mg^{2+} – CPAI – Tween – 20 比色测定		[60]
Mn	pH 7.6Clark – Lubs 体系，Mn（Ⅱ） – N，N – 二甲基苯胺 – $NaIO_4$ 催化光度法		[61]
	6 mol/L 磷酸介质，Mn（Ⅱ） – Cr（Ⅵ） – 二安替比林苯乙烯甲烷流动注射催化光度法		[62]
	碱性介质，Mn（Ⅱ） – 酸性铬蓝 K – KIO_4，催化褪色光度法		[63]
	pH 4.8 HAc – NaAc 介质，Mn（Ⅱ） – KIO_4 – 罗丹明 6G、Mn（Ⅱ） – KIO_4 – 吖啶橙—氨三乙酸，荧光光度法	0.1 ng/mL	[64 – 65]
	pH 6.8，Mn（Ⅱ） – KIO_4 – 罗丹明 6G – 氨三乙酸荧光熄灭法	0.018 ng/mL	[66]
Pb	利用 Pb（Ⅱ）和多种金属离子与 meso – 4（4 – 三甲氨基苯）卟啉显色反应的速差，建立了流动注射 – 速差动力学光度法测定		[67]
	氨水介质，Pb（Ⅱ）阻抑偶氮胂 Ⅰ – H_2O_2 动力学光度法		[68]
	碱性介质，Pb（Ⅱ） – 4 – （β – 溴 – 4 – 磺酸基苯基）卟啉、Pb（Ⅱ） – 1 – ［（5 – 溴 – 2 – 吡啶）偶氮］ – 2，7 – 萘二酚 – Tween – 80 光度法		[69 – 70]
Se	Se – 2，3 – 二氨基萘 – β – CD – 1，2 – 二溴丙烷、硒 – MB – S，荧光光度法	8 ng/g	[71 – 72]
	酸性介质，Se（Ⅳ） – 溴酸钾 – 变色酸 – VC、Se（Ⅳ） – 磷钼酸 – 次磷酸钠、Se（Ⅳ） – 苯肼 – 氯酸钾 – a – 萘胺、Se（Ⅳ） – 硫氰酸盐 – 乙基酸 – 阿拉伯树胶，催化吸光光度法	8.3×10^{-6} μg/mL	[73 – 76]
	在非离子表面活性剂存在下，Se（Ⅱ）还原亚甲基蓝流动注射催化褪色光度法	8.0 ng/mL	[77]
	pH 2.5 甲酸介质，硒 – 3.3′ – 二氨基苯胺长光路光度法		[78]
Te	酸性介质，Te（Ⅳ） – KIO_4 – H_2O_2 – 中性红、Pb（Ⅱ） – Te（Ⅳ） – 次磷酸钠 – 靛红，褪色光度法	7.9×10^{-11} g/mL	[79 – 80]
Zn	Zn—SCN^- – 罗丹明 B – 阿拉伯胶、锌 – 二甲酚橙；pH 5.5，Zn（Ⅱ） – DMTAQ – Triton X – 100；pH 5.8，Zn（Ⅱ） – 8Q5SAH – OP – CPC；pH 7，Zn（Ⅱ） – 5 – Br – PADAP – Tween – 80 – β 修正光度法	0.015 mg/L	[81 – 85]

续表

被测元素	反应体系与方法	检出限	文献
	pH 8.5，Zn（Ⅱ）–5–Br–PADAP–OP、Zn（Ⅱ）–DM-TAM–Triton X–100、Zn（Ⅰ）–1–（a–吡啶基偶氮）–a–萘酚、Zn（Ⅱ）–IANS、Zn（Ⅱ）–5–NO₂–PAR、Zn（Ⅱ）–5–Br–PAN–S；pH 9.6，Zn（Ⅱ）–m–BrTPPS₄–β–CD 光度法		[86–93]
	pH 10.0～12.5，Zn（Ⅱ）–CadionAP—Triton X–100、Zn（Ⅱ）–安替比林基重氮氨基–2,4–二硝基苯光度法		[94–95]
	0.24 mol/L NaOH 介质，Zn（Ⅱ）–2 QADNm–DEMAC 光度法		[96]
	pH 4.8，Zn（Ⅱ）–meso–4–（4–磺基苯）卟啉流动注射光度法		[97]
	pH 4.41，高铁试剂催化，Zn（Ⅱ）–meso–4–（4–磺基苯）卟啉荧光熄灭法	0.3 ng/mL	[98]
	pH 6.14，NH₄Ac–HAc（NH₃），锌–8–羟基喹啉–5–磺酸（H₂QS）–CTMAB 流动注射荧光光度法		[99]
	pH 8.5 微晶萘吸附 8–羟基喹啉沉淀富集、酸溶、pH 12 Zn–8–羟基喹啉–明胶荧光光度法		[100]
	乙醇–水介质，Zn（Ⅱ）–SASP 荧光光度法	2.0 ng/mL	[101]
Zn、Cu	5–Br–PADAP–OP–Zn（或 Cu）体系，自动进样分光光度法，pH4 测 Cu²⁺、pH 9.5 测 Zn²⁺		[102]
	pH 9.0，Cu²⁺（或 Zn²⁺）–5–Br–PADAP–OP 光度法连续测定 Cu²⁺、Zn²⁺		[103]
	新显色剂 IANS–Triton X–100–Zn（或 Cu）光度法，pH 3.0 测 Cu²⁺、pH 8.5 测 Zn²⁺		[104]
Zn、Al	NaAc–HAc 介质，Zn、Al–桑色素–Triton X–100 p–矩阵荧光光度法		[105]

（二）电化学分析法的应用

电化学分析法在人发微量元素分析中的应用，以电位法和伏安法为主。电位法中应用较多的是离子选择性电极，其发展趋势体现在各种新颖的电极的研制和使用方面。伏安法的发展则侧重于反应体系的改进和创新。

伏安法包括直流（催化）极谱、示波极谱、微分（导数）脉冲极谱、方波极谱和溶出伏安法等方法，利用极谱催化波或吸附波特性而进行的微量元素的伏安测定法近年来做了较多工作，其中大部分是利用被测离子与有机试剂形成的配合物吸附于电极表面产生的吸附波进行测定的。示波极谱法特别是吸附波示波极谱法在人发微量元素分析中的应用进展较明显，在多元素同时快速测定中更显出其优点。溶出伏安法正在痕量分析方面发挥其重要作用。由于溶出伏安法所用仪器价格低、操作简便，可广泛利用被测物质在电极上富集的方法提高测定灵敏度、排除干扰，非常适用于复杂基体中微量元素分析，因而应用较广。一种微型三电极系统锥形电解池阳极溶出伏安法可测 Mn，检出限达 0.5 μg/L。化学修饰电极用于溶出伏安法使测定灵敏度有明显提高。将灵敏、快速的方波溶出法与高分辨率的断续电位扫描技术相结合，建立了方波断续溶出伏安法，同时测定 Cd、Tl、Pb 的技术。溶出伏安法采用微分或半微分、1.5 次微分、2.5 次微分、差分进行测量可提高灵敏度和分辨率。部分伏安法的应用实例见表2。

表2 伏安法应用实例

被测元素	体系与方法	检出限	文献
Ca	0.01 mol/L KOH – 2.5×10^{-5} mol/L 茜素红 S，示波极谱法		[137]
Cd	六次甲基四胺 – HCl，溶出伏安法		[149]
Cu	pH 6.8 磷酸盐介质，Cu（Ⅱ）– 乙酰丙酮，示波极谱法	1×10^{-8} mol/L	[129]
	0.06 mol/L Na_2HPO_4 – 0.04 mol/L NaOH – 0.8% 乙二胺（V/V）– 6×10^{-4} mol/L 铬天青 S（pH 12.0），导数吸附波		[109]
	Cu – 乙二胺 – 十二烷基苯磺酸钠，二次导数示波极谱法	2.5×10^{-8} mol/L	[130]
	pH 10.4 四硼酸钠 – Cu（Ⅱ）– 丁二肟，吸附伏安法	2×10^{-9} mol/dm^3	[110]
	pH 4.1 Cu（Ⅱ）– 孔雀绿 – 次亚磷酸钠，示波极谱法		[138]
Cu、Fe、Zn	KOH – 乙二胺 – 三乙醇胺，示波极谱法		[131]
Cu、Ni、Co、Cd	pH 9.60 NH_3H_2O – NH_4 介质，2 – QADN2,7 与 Cu^{2+}、Ni^{2+}、CO^{2-}、Cd^{2+}，吸附波		[111]
Cu、Pb、Mn、Cd、Zn	酒石酸 – NaOH 底液，氧化电位溶出法		[144]
Fe	酸性介质，Fe^{3+} – 溴邻苯三酚红催化极谱法		[120]
	Fe（Ⅲ）– 三乙醇胺 – $NaBrO_3$，吸附催化波	1×10^{-9} mol/L	[125]
	pH 7，甲醇 – 磷酸盐 – TAR – Fe（Ⅱ），溶出伏安法	0.8 ng	[148]
Mg	Mg – 铬黑 T，示波极谱法	1 ng/mL	[136]
Mn	Co – Mn – 乙二胺 – 酒石酸钾钠，催化极谱法	0.03 ng/mL	[113]
	Mn – KOH – 硼砂 – VC – KSCN，差分脉冲极谱法		[164]
Mn、Fe	乙二胺 – 酒石酸钾（pH 11），吸附伏安法	5×10^{-8} mol/dm^3	[114]
Pb	Pb（Ⅱ）– 2, 7 – PADN – Triton X – 100，吸附伏安法		[121]
Se	亚硫酸钠 – 高碘酸钾，催化极谱法		[116]
	Britton – Robinson 溶液（pH 2.1），Se（Ⅳ）– 邻苯二胺，示差脉冲吸附伏安法	5.0×10^{-10} mol/L	[117]
	0.1 mol/L HNO_3 介质，Se（Ⅳ）– 3.5, 二溴代邻苯二胺产物 4.6 二溴代苯硒脑阴极溶出伏安法		[145]
	Se – 微分阳极溶出法		[162]
	Se – 亚硫酸钠 – 氯化铵 – EDTA – 氨水 – 高碘酸钾催化极谱法	2×10^{-9} g	[122]
Zn	pH 11.2，乙二胺—酒石酸钾钠，导数示波极谱法		[133]
	pH 4.5，Zn – $TPPS_4$，吸附伏安法		[119]
	NH_3 – NH_4Cl – Na_2SO_3 底液，示波极谱法	2.4 ng/kg	[134]
	1%（V/V）HNO_3 – pH 7.5 的磷酸盐，电位溶出伏安法	0.001 μg/mL	[146]
Zn、Cu、Pb	pH 6.3 枸橼酸钠，5, 7 – 二溴 – 8 – 羟基喹啉与 Cu（Ⅱ）、Pb（Ⅱ）、Cd（Ⅱ）；均为：0.004 μg/mL 乙二胺与 Zn（Ⅱ）。示波极谱法同时测定		[135]
Cd	0.1 mol/L HAc – 0.4 mol/L KCl – 1.5×10^{-2} mol/L Hg（Ⅱ）（pH 2.0），电位溶出伏安法		[147]

续表

被测元素	体系与方法	检出限	文献
Zn、Cu、Fe	示波极谱法同时测定		[141]
Zn		0.05 μg/mL	
Cu	示波极谱法测定	0.05 μg/mL	[143]
Mg		0.02 μg/mL	

离子选择性电极电位法已作为一种简便、快速的分析方法应用于日常分析中（表3）。

表3　离子选择性电极应用实例

被测元素	条件及要点	检出限	文献
Cu、Zn	Cu 离子选择性电极为指示电极，pH 6.3，用三乙烯四胺和 EDTA同时连续滴定 Cu（Ⅱ）、Zn（Ⅱ）		[165]
F	F 离子电极标准曲线法		[166 - 167]
Se	邻苯二甲酸二丁酯为增塑剂，PVA 为支持体，亚硒酸根离子电极法测定	1.0×10^{-6} mol/L	[168]
V	I 离子选择电极，V（V）– BrO$_3^-$ – I$^-$ – 去氢抗坏血酸，催化动力学法	2×10^{-10} mol/L	[169]
F、I	pH 5.5，1.0 mol/L 枸橼酸钠 – 1.0 mol/L NaNO$_3$，三次样条插值离子选择电极法		[170]

（三）原子吸收和原子荧光光谱法的应用

原子吸收和原子荧光光谱法已成为日常人发微量元素分析中的主要方法。火焰原子吸收光谱法（FAAS）的应用已走向普及化。在应用 FAAS 分析人发时，为了改善测定条件，适应更低的检测下限或其他特殊需要还采用了加压溶样、流动注射进样、流动注射在线萃取、微量注射进样及节流脉冲进样等技术和方法。流动注射在线萃取测 Mn 的检出限达 0.076 μg/mL，而测 Cd 和 Pb 的灵敏度分别提高 21 倍和 23 倍。采用加表面活性剂及缝式石英管作为原子化器，提高了 FAAS 法测定人发中微量元素的灵敏度。用还原 – 冷 AAS 法测 Hg 亦有报道。在近年的工作中，FAAS 已用于人发中 Ni 及多元素的同时测定。

氢化物原子吸收光谱法（HG – AAS）在测定 Pb、Se 等元素方面有独特的优点。Pb 采用加压溶样技术，检出限达 0.017 μg/mL；Se 采用峰高测定、a – 系数校正法，检出限达 2.2 ng。

石墨炉原子吸收光谱法（GF – AAS）近年有较多的报道。显示其在人发微量元素分析中的重要性，为了提高测定的灵敏度和减少基体元素的干扰，采用了多种有效的方法。其中，较为普遍的是加入基体改进剂。例如，在 ln、Se、Cr 等元素的测定中，基体改进剂的加入起了重要作用，Cr 的检出限达 1.6×10^{-4} μg/mL。非全消化 – 悬浮液进样法测定人发中的 Cr 取得了很好的效果。固体直接进样测定人发中的 Cu 和 Fe，减少了样品在转移过程中产生的误差。一种新的在线流动注射液 – 液萃取系统测定了人发中的 Cu，检出限为 0.17 μg/L。将探针原子化技术应用于 GF – AAS 中测定人发中痕量的 In，改善了灵敏度。近年的工作中还包含有 Cr、Ga、Cu 等痕量元累的测定，其检出限分别为 0.5 μg/L、1.43×10^{-10} mol/L、0.36 μg/g，还有多元素的同时测定。

原子荧光光谱法常用于 Se、Ge、Hg、Pb 等元素的测定，并且多与氢化物发生法相结合。例如，用氢化物原子光谱法（HG – FAS）测定人发中 Se、Ge、Hg、Pb，其检出限分别达 2×10^{-10} g/mL、5×10^{-9} g/mL、7.4×10^{-11} g 和 0.0015 μg/mL。测定 Hg 时所用的还原剂除硼氢化物外主要是 SnCl$_2$。将气动雾化进样与 MPT – AFS 技术相结合测定人发中的 Zn，其结果与原子吸收法相吻合。

（四）原子发射光谱、X 射线荧光光谱的应用

原子发射光谱分析法（AES）在多元素的同时快速测定方面显示出独特优点。基体效应小，一次摄谱能同时测定人发中十几种微量元素。用石墨炉电热原子化器作为原子发射光源测定痕量的 Rb 和 Cs，其检出限分别为 0.5 pg 和 25 pg。

电感耦合等离子体 - 原子发射光谱分析法（ICP - AES）的应用进展较快。由于方法的灵敏度、基体效应、自吸和自蚀效应及适应性等方面的明显改善，在痕量多元素同时测定方面应用较多。已有报道用雾化法 - 氢化法联合同时测定人发中的多元素。只用氢化法可同时测定人发中的 Se、As、Sn、Sb、Bi，其检出限最低分别达 0.3、1.0、5.0、0.4 和 0.5 ng/mL。测定人发中微量稀土元素采用有机相萃取分离法，其检出限在 0.0008 ~ 0.04 μg/g。采用高分辨率的中阶梯光栅可同时测定人发中的多种元素。一种经改良的粉末进样器和封闭式 ICP - arc 加长炬管系统可同时测定人发中的多种元素，所测 Mn、Fe、Cr、Ni、Cu 各种元素的回收率在 95% ~ 115%。一种新型高效的流动注射 - 阴离子交换 - ICP-AES 分析系统可测定人发中 As、Se、Mo、S、Cr 等元素，其检出限分别为 13、25.2、2.04、6.19 和 3.64 ng/mL。

同步辐射 X 射线荧光法测定人发中的微量元素。将 PAN 膜富集与 XRF 相结合测定人发中微量 Zn、Cd、Ni、Cu 等元素，方法检出限分别为 0.078、0.15、0.059 和 0.076 μg/cm^2。

由于人发中多种微量元素在光谱分析时相互干扰较少，因此很少采用分离方法，但有时亦需采用，如采用 PMBP/苯异戊醇萃取分离 - ICP - AES 同时测定人发中稀土元素。用三辛基氧膦（TOPO） - 钨修饰电极富集，然后将电极移至石墨炉中 GF - AAS 法测定 Ga。用 PAN 共沉淀分离富集，沉淀用 HNO$_3$ 溶解后 FAAS 法测定 Mn、Cd。PAN 膜富集 XRF 测定微量 Zn、Cd、Ni 及 Cu。D$_{296}$ 大孔阴离子交换树脂与流动注射相结合 ICP - AES 测定 As、Se、Mo、S、Cr 等元素。采用自制玻璃萃取分离器 - 流动注射 - AAS 法测定微量 Mn。分别采用吡咯烷二硫代氨基甲酸铵 - 甲基异丁基酮和 MIBK 萃取体系在线流动注射 - AAS 法测定人发中的微量元素。

（五）中子活化分析及色谱分析的应用

放射化学分析法在人发微量元素分析中已有一些有价值的应用。亚化学计量放射性同位素稀释法测定人发中微量 Zn。用仪器堆中子活化法分析人发中微量 Hg 及多元素同时测定。

用单柱离子色谱法，以 1.25 mmol/L 乙二胺 - 5.00 mmol/L 柠檬酸作流动相，同时分离和测定 Cu^{2+}、Ni^{2+}、Zn^{2+}、Mg^{2+}、Fe^{2+}、Mn^{2+}、Cd^{2+}、Ca^{2+}、Pb^{2+}、Sr^{2+}、Ba^{2+} 11 种金属离子；离子色谱法测定人发中微量 I，方便、快速、灵敏，检出限为 0.3 ng/mL。反相高效液相色谱用氯磺酚 S 作柱前衍生分离并测定了人发中的 4 种微量元素，检出限为 1 ~ 5 ng/mL。缪予霞等合成了 4 - （6 - 甲基 - 2 - 苯并噻唑偶氮）间苯二酚（MB - TAR）新试剂，用作柱前衍生试剂，在 C8 柱上分离和测定 V^{3+}、Cu^{2+}、Ni^{2+}、Co^{2+} 和 Cr^{6+} 等元素，检出限为 （0.15 ~ 6.1）ng/g。用气相色谱法测定微量 I 和 Cr 的方法也有报道。

（六）样品预处理

人发是组成十分复杂的有机体，在分析时必须考虑被测元素的挥发性、存在状态与基体干扰等不同因素，选择适当的样品预处理方法。样品采集于后枕部，剪成 0.1 ~ 1 cm 长的碎段，样品的洗涤采用肥皂、洗衣粉、洗头膏、洗洁精、有机溶剂。消化发样一般采用干法和湿法。王坚就毛发试样的干法预处理作了评述。李文最、王淑俊和陶学益就发样的湿法消化预处理作了比较。陈菊英等、李光等就干湿 2 种消化法作了比较，一致认为干法消化效果较好。古国华就氧瓶燃烧法、紫外消化法和 HNO$_3$ - HClO$_4$ 3 种消化法作了比较，认为 HNO$_3$ - HClO$_4$ 消化法较好。曾纪铭就 HCl - HNO$_3$、HNO$_3$ - HClO$_4$、干灰法和 HNO$_3$ - H$_2$O$_2$ 高压消化法进行比较，认为 HNO$_3$ - H$_2$O$_2$ 高压消化法所得结果较好。崔英等就取四氟乙烯高压罐、湿法和干法作了比较，认为高压罐消化法精密度与回收率较优，但成本高、费时费事，不适合大批样品测试，而干法效果较佳。刘立行等就石英坩埚干法灰化、瓷坩埚干法灰化、5 种湿法消化法及 4 种压力溶样消化法进行了系统的比较，认为干法之间及各湿法之间，使用什么材质的消化器无显著性

差异；干法消化不适于测定 Zn、Mg，湿法消化不适于测定 Mg、Cu，其测定结果较压力溶样消化法低；4 种压力溶样消化法之间无显著差异、消化完全、损失少、测定结果准确可靠。常规干湿消化技术大多手续繁杂，不适合大批样品分析。因此，许多分析工作者致力于高效处理技术与装置的研究，并已取得了不少成绩，其中最引人关注的是最近发展起来的微波溶样技术，以其高效、快速、温度不高、易于控制等独特优点，迅速适应于分析样品的处理。罗方若等详细介绍了微波炉高压罐消化法在人发分析中的应用。聚四氟乙烯消解器也被应用到人发样的分析中。此外，干、湿混合消化法、非全消化 - 悬浮液进样法、改进的干灰法、快速干灰法等也各具特色。

相关文献

[1] 杜迎翔等. 理化检验（化），1992，28（2）：85

[2] 余远碧等. 理化检验（化），1993，29（3）：165

[3] 卢断新等. 理化检验（化），1991，27（4）：228

[4] 徐斌等. 分析化学，1991，19（10）：1179

[5] 潘教麦等. 理化检验（化），1993，29（3）：138

[6] 林辉概等. 分析测试通报，1992，11（3）：70

[7] 徐斌等. 分析化学，1992，20（12）：1451

[8] 徐勉懿等. 环境化学，1990，9（5）：57

[9] 张路端等. 干旱环境监测，1992，6（1）：3

[10] 潘祖亭等. 高等学校化学学报，1992，13（4）：462

[11] 武竟存等. 陕西师大学报（自然），1993，21（2）：88

[12] 江明晶等. 理化检验（化），1991，27（6）：329

[13] 李志良等. 理化检验（化），1991，27（1）：36

[14] 曾鸽鸣等. 湖南大学学报（自然），1994，21（5）：42

[15] 陈兰化. 冶金分析，1992，12（3）：21

[16] 李建中等. 分析化学，1992，20（1）：85

[17] 黄桂芳等. 痕量分析，1991，7（2）：8

[18] 王占玲等. 分析化学，1994，22（5）：472

[19] 周原. 分析化学，1992，20（10）1228

[20] 陈运生等. 中国环境监测，1992，8（2）：55

[21] 陈恕华等. 苏州大学学报（自然），1991，7（1）：70

[22] 曹永林等. 理化俭验（化），1991，27（3）：180

[23] 孙国英. 分析试验室，1992，11（4）：44

[24] 邱澄铨等. 理化检验（化）.1994，30（6）：343

[25] 邱澄铨等. 分析化学，1993，2（9）：1078

[26] 黄湘源等. 南昌大学学报（理科），1994，18（2）：16

[27] 乔占奎等. 理化检验（化），1995，31（2）：105

[28] 陈莉华等. 分析试验室，1995，14（2）：61

[29] 顾永祚等. 四川环境，1992，11（4）：4

[30] 吴其庄等. 冶金分析，1992，12（6）：11

[31] 陈玉绥等. 理化检验（化），1992，28（4）：215

[32] 薛光. 上海环境科学，1991，10（5）：32

[33] 邱澄铨等. 化学世界，1993，34（12）：607

[34] 邓桂香等. 分析化学，1992，20（7）：825

[35] 孙培培等. 分析试验奎，1994，13（5）：11

[36] 周明达等. 理化检验（化），1993，29（3）：182

[37] 陈同森等. 湖南大学学报，1992，19（3）：80

[38] 陈同森等. 湖南大学学报（自然），1994，21（3）：41

[39] 冯建章等. 分析试验室，1994，13（3）：31

[40] 朱有瑜等. 分析化学，1993，21（7）：815

[41] 赵成曦. 河北化工，1994，（2）：56

[42] 冯建章等. 北京大学学报（自然），1994，30（2）：155

[43] 陈建荣等. 分析化学，1994，22（9）：928

[44] 孙国英. 理化检验（化），1994，30（5）：298

[45] 张桂恩等. 分析化学.，1994，22（9）：919

[46] 陈运生等. 岩矿测试，1992，11（4）：362

[47] 字明显等. 分析试验室，1992，11（4）：46

[48] 段秀云等. 分析试验室，1992，11（5）：13

[49] 陈国树等. 痕量分析，1991，7（1）：45

[50] 陈国树等. 南昌大学学报（理），1993，17（2）：52

[51] 张桂恩等. 河南师范大学学报（自然），1993，21（2）：55

[52] 曹永林. 南京师大学报（自然），1991，14（2）：38

[53] 刘绍璞. 江南师范大学学报（自然），1993，18（2）：14

[54] 陈国树等. 环境化学，1990，12（6）：77

[55] 许逸敏等. 江西大学学报（自然），1993，17（1）：59

[56] 龙文清. 理化检验（化），1994，30（2）：84

[57] 张振辉等. 地质实验室，1990，6（6）：319

[58] 周发连等. 分析化学，1995，23（4）：423

[59] 周发连等. 华东地质学院学报，1992，52（2）：166

[60] 孙咸锐等. 理化检验（化），1992，28（4）：245

[61] 段友构等. 厦门大学学报（自然），1991，30（6）：629

[62] 朱化雨等. 分析试验室，1993，12（5）：53

[63] 刘长增等. 环境化学，1991，10（2）：68

[64] 王占玲辱. 陕西师大学报（自然），1993.21（1）：40

[65] 郝书会等. 淮北煤师院学报（自然），1993，14（3）：49

[66] 张桂恩等. 分析化学，1993，21（8）：931

[67] 毛群楷等. 分析化学，1990，18（10）：952

[68] 陈国树等. 分析试验室，1994.13（1）：59

[69] 赵晔等. 光谱试验室，1995，12（1）：25

[70] 姚绍龙. 四川师范学院学报（自然），1994，15（3）：267

[71] 谢剑伟等. 分析化学，1992，20（4）：416

[72] 宗清文等. 中华预防医学杂志，1995，29（3）：180

[73] 李东辉等. 理化检验（化），1992，28（4）：212

[74] 张权等. 理化检验（化），1992，28（5）：274

[75] 罗宗铭等. 理化检验（化），1991，27（2）：100

[76] 侯明等. 理化检验（化），1994，30（5）：280

[77] 戚文彬等. 分析化学，1991，19（4）：433

[78] 韩鹤友. 安徽师大学报（自然），1994，17（4）：57

[79] 陈国树等. 分析测试通报，1992，11（5）：57

[80] 吴建中等. 分析化学，1995，23（4）：459

[81] 李士和等. 分析试验室，1991，10（6）：23

[82] 张达生等. 工业卫生与职业病，1994，20（2）：111

[83] 金家英等. 分析试验室，1995，14（2）：40

[84] 嵇志琴等. 南昌大学学报（理科），1994，18（1）：73

[85] 郜洪文. 计量技术，1995，（2）：30

[86] 郭慧清等. 光谱仪器与分析.1990，（3）：29

[87] 王勇等. 陕西师大学报（自然）.1991，19（2）：85

[88] 乔占平. 南都学坛（自然）.1992.12（2）：71

[89] 陈显杨. 中华医学检验杂志，1991，14（1）：31

[90] 潘富友等. 理化检验（化），1993，29（3）：162

[91] 童岩等. 化学试剂，1994，16（1）：15

[92] 陈建荣等. 理化检验（化），1994，30（4），225

[93] 潘祖亭等. 分析试验室，1994，13（4）：12

[94] 徐斌等. 痕量分析，1991，7（1）：51

[95] 徐斌等. 分析科学学报，1994，10（3）：55

[96] 张正奇等. 化学试剂，1992，14（5）：271

[97] 彭学军等. 理化检验（化），1992，28（3）：170

[98] 黄桂芳等. 分析试验室，1992，11（1）：42

[99] 赵慧春等. 北京师范大学学报（自然），1991，27（4）：445

[100] 孙丽杰等. 化学工程师，1992，（5）：18

[101] 刘绍璞等. 化学试剂，1993，15（2）：111

[102] 姚凤姬等. 分析化学，1992，20（3）：303

[103] 杨世万等. 理化检验（化），1994，30（3）：176

[104] 潘富友等. 化学试剂，1993，15（2）：119

[105] 宋功武等. 分析仪器，1994，（1）：34

[106] 孙长林等. 浙江工学院学报，1991，（1）：80

[107] 周文等. 痕量分析，1992，8（2）：68

[108] 李锡霞等. 分析化学，1991，19（3）：321

[109] 罗登柏等. 理化检验（化），1991，27（6）：353

[110] 孙长林等. 浙江工学院学报，1993，（1）：35

[111] 张正奇等. 分析试验室，1992，11（5）：21

[112] 陈泽堂等. 华东地质学院学报，1992.15（1）：91

[113] 王海霞等. 分析化学，1992，20（11）：1284

[114] 焦奎等. 分析测试学报，1993，12（1）：36

[115] 王断芬等. 分析化学，1991，19（11）：1323

[116] 张良军. 理化检验（化）1991，27（1）：47

[117] 孙长林蕈. 分析化学.1991，19（2）：139

[118] 王术皓等. 分析化学，1993，21（4）：493

[119] 康敬万等. 西北师范大学学报，1990，（4）：52

[120] 余远碧等. 理化检验（化），1993，29（4）：236

[121] 张正奇等. 地质实验室，1993，9（3）：142

[122] 蔡景利. 地质实验室，1993，9（4）：221

[123] 刘训健等. 分析化学，1994，22（4）：427

[124] 焦奎等. 分析化学，1994，22（7）：686

[125] 焦奎等. 青岛化工学院学报，1994，15（4）：289

[126] 王术皓等. 理化检验（化），1995，31（1）：14

[127] 梁禄等. 成都环保，1990，14（3）：33

[128] 陈泽堂. 上海环境科学，1992，11（6）：21

[129] 罗登柏. 分析化学，1991，19（12）：1442

[130] 王越等. 江苏冶金，1993，21（2）：59

[131] 丁建文. 理化检验（化），1992，28（2）：119

[132] 古国华等. 青岛化工学院学报，1991，12（1）：49

[133] 孙长林等. 浙江工学院学报，1990，（4）：52

[134] 刘定球等. 职业医学，1993，20（2）：192

[135] 张正奇等. 湖南大学学报（自然），1993，20（1）：47

[136] 陈泽堂. 理化俭验（化），1933，29（3）：175

[137] 冯俊华等. 理化检验（化），1993，29（5）：309

[138] 王力生等. 理化检验（化），1995，31（1）：27

[139] 张成孝等. 岩矿测试，1995，14（1）：52

[140] 邵梦欣等. 环境与鳇康杂志，1991，8（2）：71

[141] 李文晟. 地质实验室，1992，8（6）：344

[142] 朱学勤. 中华劳动卫生职业病杂志，1993，11（4）：232

[143] 孙保国等. 环境污染与防治，1992，14（1）：30

[144] 孙勤枢等. 分析化学，1991，19（12）：1408

[145] 蔡乾涛等. 分析试验室，1990，9（6）：49

[146] 舒高亭等. 职业医学，1990，17（4）：235

[147] 张平. 分析测试通报，1991，10（6）：50

[148] 格日勒等. 高等学校化学学报，1994，15（2）：201

[149] 王秋菊等. 微量元素与健康研究，1995，12（1）：45

[150] 李永忠等. 理化检验（化），1991，27（3）：156

[151] 杨孙楷等. 厦门大学学报（自然），1992，31（4）：447

[152] 乔文建等. 高等学校化学学报，1991，12（9）：1175

[153] 丁虹等. 化学传感器，1991，11（1）：71

[154] 丁虹等. 职业医学，1991，18（4）：230

[155] 王乾坤等. 化学传感器，1993，13（3）：24

[156] 洪丽娟等. 厦门大学学报（自然），1990，29（6）：658

[157] 张晓丽等. 理化检验（化），1992，28（6）：333

[158] 张国荣. 分析化学.1990，18（12）：1145

[159] 赵敬中等. 分析化学，1990，18（9）：816

[160] 张正奇等. 理化检验（化），1993，29（1）：75

[161] 甘树才. 长春地质学院学报，1992，22（3）：359

[162] 林义祥等. 理化检验（化），1993，29（3）：135

[163] 卢燕等. 化学世界，1994，35（9）：478

[164] 王光志等. 分析试验室，1994，13（4）：91

[165] 陈兆鹏等. 化学传感器，1992，12（2）：61

[166] 田桂清等. 中华预防医学杂志，1992，26（2）：117

[167] 张光明等. 中华劳动卫生职业病杂志，1995，13（1）：50

[168] 蔡乾涛等. 华中理工大学学报，1992，20（2）：153

[169] 符圣卫等. 分析测试通报，1991，10（4）：36

[170] 刘凤君等. 分析测试学报，1994，13（3）：82

[171] 梁兢波等. 光谱实验室，1993，10（1）：24

[172] 罗方若等. 光谱实验室，1991，8（4，5）：132

[173] 张宏绪等. 职业医学，1991，18（6）：357

[174] 迟锡增等. 光谱学与光谱分析，1994，14（1）：91

[175] 陈树榆等．环境化学，1995，14（2）：169

[176] 苏耀东等．同济大学学报（自然），1992，20（1）：109

[177] 苏耀东等．光谱学与光谱分析，1992，12（3）：101

[178] 孙汉文等．光谱学与光谱分析，1992，12（5）：91

[179] 黄菊等．地质实验室，1991，7（9）：341

[180] 郑逸容等．湖南大学学报（自然），1992，19（4）：8

[181] 张继县．地质实验室，1992，8（5）：281

[182] 叶能权．职业医学，1992，19（4）：220

[183] 顾海鹰．分析测试学报，1995，14（2）：76

[184] 王淑俊．理化检验（化），1992，28（5）：313

[185] 冯秀文等．光谱学与光谱分析，1990，10（5）：76

[186] 刘江潮等．地质实验室，1990，6（5）：272

[187] 刘彦等．江西有色金属，1991，5（3）：181

[188] 陈菁菁．理化检验（化），1992，28（2）：108

[189] 王育红等．河北化工，1992，（2）：58

[190] 袁长华．光谱实验室，1992，9（4）：17

[191] 孙洛新．地质实验室，1993，9（1）：25

[192] 王红．光谱实验室，1993，10（1）：43

[193] 白跃红．光谱实验室，1992，9（1，2）：55

[194] 张雪等．微量元素与健康研究，1992，（4）：49

[195] 王琦．理化检验（化），1991，27（1）：55

[196] 王觉吾等．赣南师范学院学报（自然），1993，（2）：69

[197] 吕久吉等．沈阳黄金学院学报，1995，14（1）：89

[198] 蔡素良等．微量元素与健康研究，1995，12（1）：58

[199] 董银根等．光谱学与光谱分析，1995，15（2）：95

[200] 曾纪铭等．黑龙江大学自然科学学报，1990，7（3）：76

[201] 中敬贤．理化检验（化），1990，26（5）：285

[202] 刘江望．中华预防医学杂志，1990，24（6）：363

[203] 王耐芬等．国外分析仪器与应用，1991，（3）：56

[204] 刘蓉等．分析试验室，1992，11（3）：43

[205] 万俊生．光谱实验室，1993，10（5）：46

[206] 黄慧萍等．地质实验室，1994，10（6）：326

[207] 蔡火操等．理化检验（化），1995，31（1）：21

[208] 许希珠．理化检验（化），1993，29（2）：96

[209] 朱军等．分析化学，1991，19（11）：1298

[210] 栗文元等．光谱学与光谱分析，1991，11（2）：52

[211] 李玉琴等．陕西师范大学学报（自然），1995，23（1）：63

[212] 梁镇宇等．理论检验（化），1991，27（4）：242

[213] 刘建琳等．光谱实验室，1992，9（5）：3

[214] 龚楚舒等．理化检验（化），1992，28（2）：116

[215] 索有瑞等．分析化学，1992，20（3）：335

[216] 陆毅伦．理化检验（化），1992，28（5）：294

[217] 李国发等．环境科学与技术，1993，（4）：40

[218] 郭德济莘．光谱试验室，1994，11（6）：49

[219] 段忆翔．分析化学，1993，21（5）：610

[220] 陈瑞兰等．上海科技大学学报，1990，13（3）：33

[221] 徐文博等．地质实验室，1992，8（1）：29

[222] 蒋文艳等．地质实验室，1992，8（5）：273

[223] 朱敏．分析化学，1993，21（2）：246

[224] 曹银山等．光谱仪器与分析，1993，（1）：25

[225] 刘金环．光谱实验室，1991，8（4，5）：94

[226] 朱敏．地质实验室，1993，9（5）：276

[227] 黄慧明等．光谱学与光谱分析，1990，10（4）：26

[228] 贾利等．理化检验（化），1991，27（4）：245

[229] 何家林等．分析化学，1991，19（9）：1030

[230] 王松君等．光谱学与光谱分析，1992，12（1）：79

[231] 刘守延等．微量元素与健康研究，1992，（3）：51

[232] 崔英等．辽守大学学报（自然），1992，19（4）：93

[233] 颜晓梅等．厦门大学学报（自然），1993，32（3）：385

[234] 阎守扶等．山西大学学报（自然），1994，17（2）：232

[235] 潘克臣等．地质实验室，1994，10（3）：129

[236] 陶学益等．地质实验室，1995，11（2）：65

[237] 和丽忠等．光谱学与光谱分析，1992，12（1）：83

[238] 李东等．光谱实验室，1992，9（1，2）：76

[239] 高尚芳等．光谱实验室，1991，8（1，2）：138

[240] 段玉云等．湖北大学学报（自然），1994，16（2）：185

[241] 余光新等．湖北大学学报（自然），1994，16（2）：185

[242] 李刚等．痕量分析，1991，7（2）：72

[243] 赵永魁等．辽宁师范大学学报（自然），1992，15（3）：254

[244] 谢国勋等．厦门大学学报，1992，31（5）：569

[245] 刘峨等．分析化学，1993，21（3）：328

[246] 钱琴芳等．核技术，1991，14（8）：493

[247] 罗重庆等．光谱实验室，1994，11（6）：43

[248] 岳延盛等．核化学与放射化学，1992，14（3）：188

[249] 丰伟悦等．核技术，1994，17（3）：182

[250] 王志兰等．原子能科学技术，1992，26（3）：67

[251] 支敏等．核技术，1991，14（1）：23

[252] 丁丽利等．核技术，1993，16（10）：615

[253] 许鸿生等．分析科学学报，1995，11（1）：33

[254] 方容．色谱，1994，12（2）：150

[255] 刘绍璞等．西南师范大学学报（自然），1994，19（3）：260

[256] 缪予霞等．分析科学学报，1993，9（3）：22

[257] 单守尧．环境与健康杂志，1991，8（3）：129

[258] 黄心宜等．环境与健康杂志，1993，10（4）：166

[259] 汞水如等．化学传感器，1992，12（3）：38

[260] 赵永魁等．微量元素与健康研究，1992，（4）：47

[261] 郭金雪等．分析试验室，1992，11（2）：25

[262] 孙丽杰等．北方环境，1992，（1）：31

[263] 宋纪蓉．理化检验（化），1991，27（5）：308

[264] 沈文英等．厦门大学学报（自然），1992，31（6）：701

[265] 王坚等．地质实验室，1992，8（5）：277

[266] 李光等．环境保护科学，1993，19（4）：59

[267] 刘立行等．光谱实验室，1993，10（5）：21

（原载于《地质实验室》1997 年第 2 期）

人发的光谱分析进展

（1997）

覃事栋　吴运寿　杨芃原　王小如

（厦门大学）

[**导读**] 人发微量元素分析在临床和环境评价中具有重要意义，已经并正在提供大量有价值的信息。本文重点评述国内近十年来光谱分析法在人发微量元素分析中的应用，引用文献 96 篇。

今后的发展趋势是建立更灵敏的分析方法，为环境评价和临床诊断提供更准确、全面的信息。人发微量元素分析及其应用必将有更为广阔的前景。

1　引　言

人发易于采集、运输、保存，微量元素的化学状态及含量相当稳定，人发微量元素分析在环境监测、地方病病因调查、儿童健康发育与头发中微量元素含量关系的研究、长寿老人微量元素谱的探索及法医鉴定等方面获得了广泛应用。

微量元素与人体健康关系的研究已成为当代医学中引人注目的一个新领域，人发微量元素分析为广大临床医务工作者、环境科学工作者和检验工作者共同关注，如锌被誉为"生命之花"，是人体内 120 余种金属酶的辅因子，缺锌会导致食欲不振、发育障碍、味觉迟钝、异味症、小儿多动症等。人发微量元素分析也是地方病诊断及治疗的有效途径，通过分析病区和非病区人发中微量元素浓度，能找出某些微量元素与地方病的相关性。例如，克山病与缺硒有关，上海市环保所对市区 200 余名不同年龄的各种癌症患者头发分析后发现，癌症患者的发硒含量低于 $0.44\ \mu g/g$，而健康人发硒含量为 $0.8\ \mu g/g$ 以上。人发微量元素分析还能监测矿山、冶炼厂等工业区的环境污染，电镀铬工人的发样中铬、镍含量远高于正常人水平，人发微量元素分析也是法庭医学中的关键部分。

近年来，由于计算机的迅速发展，化学家有可能用普通计算机进行人发微量元素与疾病相关性的研究，即用化学计量学方法从大量的化学信息中提取有用的信息。杨炳忻等用放射性同位素源激发 X 射线荧光分析法测定了合肥地区的甲亢初发、泌尿结石和慢性肝病患者的人发微量元素，用多元回归方法，对以上疾病患者人发微量元素和疾病判别问题进行了研究。王小如等用电感耦合等离子体原子发射光谱（ICP-AES）和石墨炉原子吸收（GF-AAS）测定正常人及癌症患者头发与血清样本后，用偏最小二乘法（PLS）和 Gram – Schmidt 正交化多元分析方法处理头发中 13 种元素的含量，得到了患者与正常人清晰二维判别图；朱尔–应用多元多项式扩展增维和逐步回归压缩技术及 PLS 方法，处理 RP-AES 和 GF-AAS 测得的正常人与癌症患者发样中 15 种元素的含量，也得到清晰的二维判别图。王小如等采用双层神经网络法处理不同类型的癌症（肝癌、胃癌、肺癌等），建立了识别不同类型癌症的最佳模型，判别结果令人满意。

2　人发采集

人发中微量元素分布与取样部位、长度等因素有关，据多数资料介绍取样部位为后枕部离头皮约 $1\sim5\ cm$ 的发样。贾利等测定了头部左颞、右颞和后枕部位的头发（纵向长度相同），测得的 7 种元素浓度分布基本上左右对称，Ca、Mg、Mn、Sr、Sn 等含量后枕高于两颞，而 Fe、Cu 含量各部位差别不大，万婷等用 IPC-AES 测定了 6 个健康女青年的发样（每 5 cm 一段），其中 As、Ca、Fe、Mn、Se 及 Zn 浓度从发根至发梢呈递增趋势。

3　发样洗涤

常用的洗涤剂分为四大类：① 有机溶剂如丙酮、乙醇和乙烷；② 离子型洗涤剂如十二烷基磺酸钠（SLS）；③ 非离子型洗涤剂如 Triton X－100 等；④ 综合剂如 EDTA 等，洗涤时间、次数及洗涤剂的 pH 等因素也必须考虑。国际原子能组织（IAEA）推荐用丙酮－水－丙酮按顺序各洗涤 10 min，重复 3 次作为中子活化分析的标准洗涤方法。杨慧辉研究了 6 种方法对 Al、Ba、Cu、Fe、La、Mg、Mn、Sr、Zn 9 种元素的影响，提出了一个好的洗涤方法应该满足：经过最少次数的洗涤，洗尽表面玷污而不损失分析元素的本底量。其确立了丙酮预洗，体积为 5% 洗洁精连续洗涤的最优方案。不同 pH 的洗涤剂的洗涤效果差别很大，作者认为中性或者接近生理 pH 的洗涤剂比较合适。

4　样品消化

发样基体为角质蛋白，一般用混合酸消化，消化方法分湿法、干灰化法。无论采用哪种方法都必须防止污染、避免损失。湿法消化中，常用 $HNO_3－H_2O_2$ 和 $HNO_3－HClO_4$，用 $HNO_3－H_2O_2$ 消化效果较好，可测定 Na、K 等近 20 种元素，而用 $HNO_3－HClO_4$ 消化到冒白烟难以控制，易导致 As、Se、Hg 等损失，不宜用作易挥发元素分析的前处理。四甲基氢氧化铵（TMAH）乙醇溶液能有效地溶解毛发等生物样品，干灰化法是分析头发样品较好的前处理法，但不适合易挥发元素 Hg、As、Se 等的测定，在 450～500 ℃时头发样品基本完全灰化，灰化后粉末残留物用稀酸溶解可测定多种元素。

5　测定方法

测定头发中微量元素的方法包括原子吸收光谱法（AAS）、发射光谱法（AES）、X 射线荧光光谱法、中子活化法、电化学方法及分光光度法。限于篇幅，本文重点评述国内近十年来光谱分析法在人发微量元素分析中的应用。

5.1　分光光度法

此法是早期人发中微量元素测定应用较多的分析方法。发样中被测元素含量较低，一般不能直接测定，除了用一般的富集方法（如萃取）外，动力学光度法、催化光度法、表面离子活性剂的应用、新的高灵敏度显色剂的合成等提高灵敏度的方法也有报道，部分应用总结在表 1 中。

表 1　分光光度法分析

元素	测定方法	编号
Ca	Citric acid para－carboxy－azo－acid spectrophotometry	1
Cd	2－hydroxy－3－carboxy－5－sulfophenyl－diazo－amino－azobenzene（HCSDAA）spectrophotometry	2
Co	Catalytic spectrophotometry	3
Cr	Bizminopyrine－phenylethylenc－incthane spectrophotometry	4
	Thermal lens spectrophotometry	5
Mn	Mn（Ⅱ）－1－（2－pyridine－azo）－2－naph：haled spectrophotometry	7
As	New silver salt method	24
Cu	Water soluble prophyrine－Cu complex spectrophotometry	25
	Fuil differential spectrophotometry	26

续表

元素	测定方法	编号
Cu、Zn	NH₃ – NH₄Cl – Triton X – 100 – 5 – Br – PADN spectrophotometry	6
	Dithizone triton X – 100 spectrophotometry	27
Fe	Catalytic spectrophotometry	21
	Bromopyridine azo diethylaminophenol spectrophotometry	23
I	Fe（SCN）$_n$ – NaNO$_2$ catalytic spectrophotometry	22
Hg	Dithizone – TBP – Kerosene extraction spectrophotometry	29
Mo	Mo（VI）– oxidized hematoxyline（R）– ascorbic acid – NaCl system spectrophotometry	30
Ni	Laser spectrophotometry	31
P	Ascorbic acid – stibium catalytic – molybdenum blue method	32
Pb	Catalytic kinetic spectrophotometry	20
	Highly selective separation of Pb（II）on micro – crystalline stannie vandopyrophotophate column spectrophotometry	33
Se	Hydride – generation – Silver selenide solution method	34
Zn	Dithizone – TBP – Kerosene extraction spectrophotometry	35
	P – nitrophenol – Triton X – 100 – DMTAM spectrophotometry	36
	Triton X – 100 – cadion AP system spectrophotometry	37
稀土元素	Catalytic kinetic spectrophotometry	23
	Tribromoarsenazo color reaction spectrophotometry	38
	Hippuric acid – chlorophosphonazo color reaction method	39

5.2 原子吸收光谱法

AAS 法尤其是 GF-AAS，尽管只能逐一测定单个元素，但其本身的高灵敏度及仪器的普及应用弥补了这一缺点。人发中 Ca、Mg、Cu、Fe、Zn 等含量相对较高的元素能用火焰原子吸收（FAAS）直接测定，GF-AAS 灵敏度很高，可达 pg 级，氢化发生原子吸收（HG-AAS）主要用于测定发样中易形成氢化物的元素 As、Se 等。对于含量较低的元素则采用萃取或柱分离的方法富集，部分应用总结在表 2 中。

表 2 原子吸收光谱法分析

元素	测定方法	编号
Ca	5% TMAH dissolvation, 0.1% Triton X – 100 diluted, GF-AAS	16
Pb、Mn	GF-AAS	17
Cu、Pb	Crown ether – MIBK extraction FAAS	18
Hg	Pd – Ni matrix modifier, GF-AAS	19
Ti	Coated La graphite plate form GF-AAS	40
Pb、Cd、Cr	HNO₃ + HClO₄（7:3）digestion FAAS	41
Ca、Mg、Cu、Zn	FAAS	42
Cd、Pb	GF-AAS	43
Cr、Ni、Mn、Cu	FAAS	44
Cr	APDC – DDTC – MIBK extraction, FAAS	45
	HNO₃ + H₂O₂ digestion AAS	46

元素	测定方法	编号
Se	Home – made T type quartz tube electric thermal atomizer, FI – HG-AAS	47
Cu、Fe、Zn、Mn	Simultaneous FAAS	48
Ni、Co	FAAS	49
Cu 等 6 种元素	450℃ dry digestion, 1∶1 HCI dissolvation, FAAS	50
Zn 等 7 种元素	600℃ dry digestior, 1% HNO_3 egestion, FAAS	51
P	Ammonium molybdate complexing, indirect FAAS	52
As	SbMoAs heteropolyacid extracting, indirect AAS	53
Cd	PAN coprecipitating extraction, FAAS	54
Pb	HCI – KFe (SCN)$_4$ – KBH$_4$ System HG-AAS	55
Mo Se	HNO_3 + $HClO_4$ digestion, Ni (NO$_3$)$_2$ modifier, GF-AAS	56
Zn 等 6 种元素	Microwave oven increasing pressure, HNO_3 + H_2O_2 digestion, FAAS, GF-AAS	57
Cu 等 8 种元素	Dry – wet mixed digestion, AAS	58
Cu 等 10 种元素	Womb cancer patients sample, AAS	59
Ni、Cr、Cd	Dry digestion, HNO_3 dissolvation, AAS	60
Co	GF-AAS	61
Cu 等 6 种元素	Restricted plus FAAS	62
Cu、Fe	Solid direct introducing sample, GF-AAS	63

5.3　原子发射光谱法

原子发射光谱法具有多元素同时测定的优点，是人发多元素分析快速、经济、方便的有效方法之一。ICP-AES 还具有基体效应小、线性范围宽等特点，在人发元素分析中应用较广（部分应用见表3），对一些难熔元素如 Al、Ca、Ti 等的测定也很好。头发中的 Co、Cd、Se 等含量很低，用普通气动雾化器进样测定时，结果并不十分满意，笔者发展了流动注射进样、超声波雾化法引入 ICP 进行测定，以及用本实验室自己研制瞬态信号采集软件采集、处理数据，检出限比气动雾化法提高 10~25 倍，解决了 Co、Cd 等低含量元素的测定，仅需样品 0.50 mL，测定速率为 45~50 样/h，氢化发生电感耦合等离子体发射光谱法（HG-ICP-AES）灵敏度高、精密度好，适用于易形成氢化物元素的测定，作者用 HNO_3 – H_2O_2 (5∶1) 消化发样、FI-HG-ICP-AES 测定发 Sc 含量，样品只需 0.30 mL，测定速率 50~60 样/h，检出限 0.06 ng/mL。用该法测定国家一级人发标样，测得值与标准值相吻合。

表3　原子发射光谱法分析

元素	测定方法	编号
Mg 等 16 种元素	HNO_3 + $HClO_4$ (5∶1), ICP-AES	12
Ca 等 14 种元素	HNO_3 + $HClO_4$ (3∶5) digestion, ICP-AES	13
P 等 18 种元素	HNO_3 + $HClO_4$ (5∶1) digestion, ICP-AES	14
Al 等 14 种元素	HNO_3 + $HClO_4$ (5∶1), ICP-AES	15
Fe 等 5 种元素	HNO_3 + $HClO_4$ (19∶1) digention, ICP-AES	64
Zn、Cu、Fe、Ca	550 ℃ dry ash, AC arc source, AES	65
As	HNO_3 + $HClO_4$ (5∶1) digestion, HG-ICP-AES	66
Zn 等 5 种元素	Pregnant woman and their new baby hair, ICP-AES	67

元素	测定方法	编号
Al 等 20 种元素	$HNO_3 + HClO_4$（5∶1）digestion, ICP-AES	68
Bz 等 15 种元素	$HNO_3 + HClO_4$（6∶1）digestion, ICP-AES	69
Hg 等 6 种元素	Gastrointestinal digestion patients hair, ICP-AES	79
Zn 等 12 种元素	$HNO_3 + HClO_4$（5∶1）disease, ICP-AES	71
Al 等 19 种元素	$HNO_3 + HClO_4$ digestion, ICP-AES	72
Zn 等 24 种元素	$HNO_3 + HClO_4$ digestion, ICP-AES, HG-ICP-AES	73
Se、As、Sn、Sb	$HNO_3 + HClO_4$（5∶1）digestion, HG-ICP-AES	74
Zn 等 12 种元素	$HNO_3 + HClO_4$（5∶1）digestion, ICP-AES	75
Zn 等 14 种元素	Vertical electrode AES	76
Zn 等 10 种元素	Arc AES	77
Cu 等 8 种元素	Inter atmosphere counter electrode AES	78

5.4 荧光光谱法

荧光光谱法用于人发元素分析的技术包括无色散冷原子荧光光谱法、X 射线荧光光谱法（XRF）、微波等离子体炬（MPT）原子荧光光谱法等。XRF 方法具有取样量少、对中重元素灵敏度高等特点可以很方便地分析单根发样中微量元素，粒子诱导的 X 射线发射法（PIXE）比普通 XRF 有更高的绝对检测力，其优点是质子束能聚焦到约 $1\mu m$ 直径，在 $\mu g/g$ 级可作多元素的微分布分析，高分辨双晶 XRF、能量色散 XRF、同位素源激发 XRF、同步辐射 XRF 等方法也被用于人发元素分析中，荧光光谱法的部分应用见表 4。

表 4 荧光光谱法分析

元素	测定方法	编号
追踪元素	Correlation analysix, XRF	8
Hg	HNO_3 digestion, $SnCl_2$ reduced, cold atom nodipersive atomic fluorescence	79
Zn	Microwave Plasma Torch atomic fluorescence	80
Ca 等 9 种元素	X-ray Fluorescence（XRF）	81
S	Species analysis by high resolution double crystal XRF	82
追踪元素	Energy – dispersive XRF	83
Fe、Cu、Ni 等	PIXE – XRF	84
Ca 等 9 种元素	Isotope source excited XRF	85
Zn 等 16 种元素	PIXE – XRF	86
Cr 等 9 种元素	PIXE – XRF	87
Ca 等 6 种元素	Isotope source excited XRF	88
Ca 等	Isotope source excited XRF	89
Zn 等 7 种元素	XRF	90
追踪元素	Long – lived people, hypertensives'hair, XRF	91
Zn、Ca、Cu、Fe	Judgment on the rickets by statistical method, XRF	92
Fe、Zn、Ca 等	Synchrotron radiation XRF	93
Se	2，3 – biamino – naphthalene fluorescence spectrometry	94
	Atomic fluorescence spectrometry	95
As	Hydride – nodispersive atomic fluorescence	96

6 结 论

人发微量元素分析在临床和环境评价中具有重要意义，大量研究工作表明，人发微量元素分析已经并正在提供有价值的信息。今后的发展趋势是建立更灵敏的分析方法，为环境评价临床诊断提供更准确、全面的信息。人发中微量金属元素的形态分析目前尚属空白；人发中微量元素纵向浓度分布与人体新陈代谢关系及环境评价，也将为广大分析工作者所重视，人发元素分析及应用必将有更为广阔的前景。

致谢：感谢厦门福信生物技术有限公司为本文中相关工作和本文的撰写给予的基金支持。

（原载于《分析科学学报》1997 年第 1 期）

火焰原子吸收光谱法测定人发中镁、锌、铜、铁消化方法的比较

（1993）

刘立行 吴立香 赵丽丹 唐红明

（抚顺石油学院）

[导读] 对石英坩埚干法灰化、瓷坩埚干法灰法、5 种湿法消化法及 4 种压力溶样消化法进行了系统比较，认为干法灰化和湿法消化使用什么样材质的消化容器无显著性差异，4 种压力溶样消化法之间也无显著差异。

干法灰化不适于测定头发中锌、镁，湿法消化不适于测定镁、铜。同时，测定头发中镁、锌、铜、铁的理想方法为压力溶样消化法。

一、引 言

现代医学研究发现，人体中微量元素含量与健康状况密切相关。人发能反映人体中微量元素的摄入及代谢情况，由于它易于采集、便于贮存，因此对人发中元素的测定已受到广泛重视。

目前，普遍采用的人发溶样方法有干法灰化、湿法消化及压力溶样器消化等方法。消化方法不同，测定结果有时会有很大差别，相关文献很简略地比较了干法及 5 种湿法消化法。本文对石英坩埚干法灰化、瓷坩埚干法灰化、5 种湿法消化法（分别用石英烧杯及玻璃烧杯）及 4 种压力溶样消化法进行了系统比较，得出的结论是：干法之间及各个湿法之间，使用什么材质的消化容器无显著性差异；4 种压力溶样消化法之间无显著差异；压力溶样消化法消化完全、损失少，测定结果准确、可靠；干法消化不适于测定锌、镁，湿法消化不适于测定镁、铜；干法及湿法消化法的测定结果较压力溶样消化法低。

二、实验部分

（一）仪器及试剂

WYX – 402 型原子吸收分光光度计，瓷坩埚，石英坩埚，聚四氟乙烯压力溶样器；硝酸、高氯酸、盐酸、硫酸、过氧化氢均为分析纯；0.1 毫克/毫升的 Fe^{3+}、Zn^{2+}、Mg^{2+}、Cu^{2+} 标准溶液；标准系列为这 4 种离子的混合溶液，其中，Mg^{2+}、Cu^{2+} 浓度为 0.1 ~ 0.6 微克/毫升，Zn^{2+} 为 0.2 ~ 0.7 微克/毫升，

Fe^{3+} 为 $1.0 \sim 5.0$ 微克/毫升。

（二）原子吸收光谱法测定条件

由正交试验所得工作条件见表 1。

表 1　测定条件

吸收线（纳米）	灯电流（毫安）	狭缝宽度（纳米）	燃烧器高度（毫米）	空气流量（升/分）	乙炔流量（升/分）
Fe 248.3	5	4	3	5.0	1.05
Cu 324.7	3	4	2	5.0	1.15
Mg 285.2	2	4	6	5.0	1.25
Zn 213.9	3	4	1	5.0	0.85

（三）人发样的预处理

从理发店收集未落地的头发 500 克左右，放入塑料桶中，加入 1% 沈阳雪花牌洗衣粉热水溶液，浸泡几分钟，充分搅拌使产生丰富的泡沫，放置 30 分钟后再搅拌 1 次，最后分别用自来水及蒸馏水洗净。戴上胶皮手套，将洗净的头发用不锈钢剪刀剪成 $2 \sim 3$ 毫米长，再用蒸馏水洗涤 1 次，沥干，放入瓷盘中，盖上滤纸，在 110 ℃ 烘箱中烘 3 小时。置干燥器中备用。

（四）人发样的消化

1. 干法消化

准确称取约 1 克发样于坩埚内，置电炉上加热炭化约 30 分钟至烟气消失为止。移入 550 ℃ 马弗炉中灰化（瓷坩埚 90 分钟，石英坩埚 60 分钟），取出，冷却，加入 5 毫升 HNO_3（1:1），在电炉上缓慢加热溶解灰分，定量转移入 25 毫升容量瓶中，定容，得母液。取母液 5.00 毫升于 50 毫升容量瓶中，定容后测定锌、镁。用剩余的母液直接测定铜、铁。

2. 湿法消化

共考查了 12 种湿法消化方法，其中有如下 5 种方法发样消化完全。

（1）准确称取约 1 克发样于烧杯中，加 $HNO_3 - HClO_4$（4:1）10 毫升，室温反应 15 分钟后，在电炉上低温缓慢加热至溶液透明。冷却后溶液上层有悬浮物，加入 3 毫升 H_2O_2，再次加热，悬浮物消失，得一透明溶液。

（2）取 1 克发样于烧杯中，加 10 毫升 $HClO_4$，低温缓慢加热近干，加 5 毫升 HNO_3，加热至溶液透明。冷却后有悬浮物，加 3 毫升 H_2O_2 再次加热，得一透明溶液。

（3）取 1 克发样于烧杯中，加 10 毫升 HNO_3，放置过夜。次日加 3 毫升浓 H_2SO_4 在电炉上低温缓慢加热至透明，冷却后得一透明溶液。

（4）取 1 克发样于烧杯中，加 10 毫升 HNO_3，放置过夜。次日加 3 毫升 $HClO_4$，在电炉上加热至透明，冷却后得一淡黄透明溶液。

（5）取 1 克发样于烧杯中，加入 5 毫升 HNO_3，在电炉上低温加热至无发渣后，加入 2 毫升 $HClO_4$ 及 5 毫升 HNO_3 继续加热至透明。冷却后有悬浮物，加入 2 毫升 H_2O_2 后加热，得一透明溶液。

将以上消化好的发样定量转入 25 毫升容量瓶中，稀释至刻度得母液。取 2 毫升母液稀释至 25 毫升测定镁、锌，用剩余母液直接测定铜、铁。

3. 压力溶样消化法

以下为 4 种消化完全的发样消化方法。

（1）取 1 克发样于聚四氟乙烯压力溶样器中，加入 10 毫升 HNO_3，旋紧塞盖，置 150 ℃ 烘箱中加热 90 分钟，发样完全溶解。

（2）取 1 克发样于聚四氟乙烯压力溶样器中，加入 8 毫升 HNO_3，旋紧塞盖，置 150 ℃ 烘箱中加热

120 分钟，发样完全溶解。

（3）取 1 克发样于压力溶样器中，加 5 毫升 HNO_3 及 2 毫升 H_2O_2，于 100 ℃下加热 120 分钟。

（4）取 1 克发样于压力溶样器中，加 5 毫升 HNO_3 及 2 毫升 $HClO_4$，于 150 ℃下加热 120 分钟。

将以上消化好的发样转入 25 毫升容量瓶中，以下处理与湿法消化法相同。

三、结果与讨论

（一）溶液酸性介质影响的考察

所有消化方法均需使用 HNO_3、$HClO_4$、HCl、H_2SO_4 及 H_2O_2，为考察它们的影响，将被测离子浓度（微克/毫升）固定为：Mg^{2+}（0.5）、Zn^{2+}（0.5）、Cu^{2+}（2.0）、Fe^{3+}（2.0）；使酸浓度在 0 ~ 4.0 摩尔/升变化，观察吸光度的变化。实验证明，HNO_3、$HClO_4$ 及 HCl 浓度变化对所测 4 种元素无影响；而 H_2SO_4 对 4 种元素均有不同程度的影响，硫酸浓度越大，吸光度降低、越明显，其中对 Mg^{2+} 的干扰最严重，硫酸浓度最好不要大于 0.6 摩尔/升，见表 2。

表 2　H_2SO_4 浓度对吸光度的影响

硫酸浓度（摩尔/升）	0	0.01	0.1	0.3	0.6	1.5	3.0
Mg	0.530	0.530	0.530	0.530	0.525	0.470	0.450
Zn	0.320	0.315	0.310	0.310	0.315	0.315	0.300
Cu	0.280	0.280	0.275	0.275	0.270	0.270	0.270
Fe	0.250	0.240	0.240	0.240	0.240	0.240	0.240

为考察几种酸及 H_2O_2 共存时对测定的影响，对 HNO_3、HCl 及 $HClO_4$ 选用 0.01、0.1、0.5、1.0 摩尔/升，H_2SO_4 选用 0.01、0.09、0.3、0.9 摩尔/升，H_2O_2 取 0、5、10、30 滴（在 25 毫升中），进行正交试验。实验发现，H_2SO_4 浓度为 0.9 摩尔/升时，除 Zn^{2+} 外，其他 3 种元素的吸光度均有所下降，其中，Mg^{2+} 的吸光度降低最显著；当 H_2SO_4 浓度小于 0.3 摩尔/升时，对 4 种元素的影响均不明显。

（二）干扰情况考察

因为人发中含量较高的元素为钙、锌、钠及钾，所以本文仅考察 Ca^{2+}、Na^{2+}、K^+ 的干扰情况。固定被测离子浓度（如前），使 Ca^{2+}、Na^{2+}、K^+ 浓度在 10 ~ 420 微克/毫升范围变化。实验表明，对 Zn^{2+}、Cu^{2+}、Fe^{3+} 无干扰，仅当 Ca^{2+} 浓度大于 100 微克/毫升时，对 Mg^{2+} 有正干扰，见表 3。人发中钙含量为 270 ~ 1000 微克/克，本实验取 1 克发样稀释到 25 毫升，每毫升含钙量为 10.8 ~ 40 微克，测镁时还要稀释 1/12.5 ~ 1/10，远未超过干扰限。

表 3　Ca^{2+} 浓度对吸光度的影响

Ca^{2+} 浓度（微克/毫升）	0	10	20	40	100	200	320	420
Mg	0.460	0.460	0.470	0.470	0.47	0.490	0.520	0.535
Zn	0.310	0.310	0.300	0.310	0.310	0.310	0.310	0.310
Cu	0.210	0.215	0.210	0.215	0.210	0.210	0.210	0.210
Fe	0.230	0.230	0.225	0.225	0.225	0.225	0.225	0.225

（三）干法灰化时间考察

本文分别采用石英坩埚及瓷坩埚进行灰化，由于它们的材质及形状不同，灰化时间稍有差别，见表 4。发样 1 克，温度 550 ℃。由表 4 可见，石英坩埚及瓷坩埚灰化时间分别为 60 及 90 分钟。

表4 灰化时间考察

时间（分钟）	20	30	40	60	90
石英坩埚	呈黑色	中间有黑色	同左	完全呈白色绒状物	同左
瓷坩埚	同上	中间大部分呈黑色	同左	中间少部分呈黑色	同上

（四）样品分析

用每一种消化方法及容器各测定6次，所得结果平均值列于表5。

1. 容器及方法间的 t 检验

对干法灰化（分别用石英坩埚及瓷坩埚）、湿法消化（分别用玻璃烧杯及石英烧杯）、压力溶样之间的测定结果分别进行 t 检验，其结果列于表6。根据相关文献，在比较两个测定平均值时，应使用统计量 t：

$$t = \frac{X_1 - X_2}{\overline{S}} \sqrt{\frac{n_1 n_2}{n_1 + n_2}} \tag{1}$$

式中：X_1、X_2——两种方法 n 次测定的平均值；

　　　$\overline{S}$——合并标准偏差。

$$\overline{S} = \sqrt{\frac{\sum f_i s_i^2}{\sum f_i}} \tag{2}$$

式中：f_i——自由度，为 $n-1$。

表5中的值为6次测定平均值，即 $n_1 = n_2 = 6$，$f_i = 5$，代入式（1）、式（2）得

$$t = \sqrt{3} \, \frac{X_1 - X_2}{\overline{S}} \tag{3}$$

$$\overline{S} = \sqrt{\frac{S_1^2 + S_2^2}{2}} \tag{4}$$

选取显著性水平 $\alpha = 0.05$，查 t 分布表得 $t_{0.05,10} = 0.23$，计算的 t 值大于2.23，则有显著性差异。

表5 样品分析结果

方法及容器	比较项目	Mg	Zn	Cu	Fe	方法及容器	比较项目	Mg	Zn	Cu	Fe
干法	x（微克/克）	86.1	134.3	7.39	49.5	湿法4	x（微克/克）	77.5	142.4	7.26	48.2
	S	1.08	0.96	0.13	1.65		S	1.02	2.13	0.17	1.37
（石英坩埚）	RSD（%）	1.25	0.71	1.76	3.30	（玻璃烧杯）	RSD（%）	1.32	1.50	2.30	2.84
干法	x（微克/克）	86.0	134.2	7.36	51.6	湿法4	x（微克/克）	80.7	144.0	7.42	49.3
	S	1.89	1.46	0.15	1.85		S	1.56	1.66	0.18	1.24
（瓷坩埚）	RSD（%）	2.20	1.09	2.04	3.59	（石英烧杯）	RSD（%）	1.94	1.16	2.45	2.52
湿法1	x（微克/克）	85.5	140.6	7.06	48.7	湿法5	x（微克/克）	88.1	142.5	7.13	49.7
	S	0.75	0.50	0.15	2.47		S	0.79	2.80	0.21	1.75
（玻璃烧杯）	RSD（%）	0.87	0.36	2.12	5.07	（玻璃烧杯）	RSD（%）	0.90	1.97	2.95	3.52
湿法1	x（微克/克）	85.8	140.9	7.18	50.9	湿法5	x（微克/克）	86.1	140.4	7.35	50.1
	S	0.93	0.77	0.24	0.90		S	1.04	3.14	0.15	1.53
（石英烧杯）	RSD（%）	1.08	0.55	3.34	1.77	（石英烧杯）	RSD（%）	1.21	2.23	2.09	3.04
湿法2	x（微克/克）	89.5	139.0	7.17	47.2	压力溶样	x（微克/克）	90.6	143.7	8.21	50.6
	S	0.34	1.93	0.17	2.29		S	1.30	1.85	0.24	0.92
（玻璃烧杯）	RSD（%）	0.38	1.39	2.37	4.85	消化法1	RSD（%）	1.43	1.29	2.92	1.82

— 116 —

续表

方法及容器	比较项目	Mg	Zn	Cu	Fe	方法及容器	比较项目	Mg	Zn	Cu	Fe
湿法2	x（微克/克）	89.3	140.2	7.20	47.1	压力溶样	x（微克/克）	91.6	142.1	8.09	51.6
	S	1.56	1.42	0.16	1.45		S	1.32	1.21	0.30	0.65
（石英烧杯）	RSD（%）	1.76	1.01	2.24	3.07	消化法2	RSD（%）	1.44	0.85	3.71	1.26
湿法3	x（微克/克）	87.5	139.3	6.64	48.8	压力溶样	x（微克/克）	91.1	141.6	8.36	50.2
	S	1.80	0.74	0.25	2.26		S	1.47	1.41	0.62	2.78
（玻璃烧杯）	RSD（%）	2.05	0.53	3.83	4.62	消化法3	RSD（%）	1.61	1.00	7.42	5.51
湿法3	x（微克/克）	89.4	141.1	6.95	46.9	压力溶样	x（微克/克）	90.1	143.4	8.09	50.8
	S	1.05	1.20	0.24	1.54		S	1.53	2.40	0.17	0.18
（石英烧杯）	RSD（%）	1.17	0.85	3.47	3.29	消化法4	RSD（%）	1.70	1.67	2.10	0.39

表6　容器及方法之间的 t 检验结果

方法及容器	比较项目	Mg	Zn	Cu	Fe	方法及容器	比较项目	Mg	Zn	Cu	Fe
干法	$\bar{x}$（微克/克）	86.12	134.32	7.38	50.6	湿法4	$\bar{x}$（微克/克）		143.6	7.33	48.8
（石英及瓷坩埚）	$\bar{S}$	1.54	1.24	0.14	1.75	（玻璃及石英烧杯）	$\bar{S}$		1.91	0.18	1.31
	t	0.112	0.140	0.37	2.08		t		1.45	1.54	1.45
湿法1	$\bar{x}$（微克/克）	85.7	140.8	7.12	49.8	湿法5	$\bar{x}$（微克/克）	88.1	141.5	7.24	49.9
（玻璃及石英烧杯）	$\bar{S}$	0.84	0.65	0.20	1.86	（玻璃及石英烧杯）	$\bar{S}$	0.79	2.97	0.18	1.64
	t	0.62	0.80	1.04	2.05		t	3.76	1.22	2.12	0.42
湿法2	$\bar{x}$（微克/克）	89.4	139.6	7.19	47.2	压力溶样法	$\bar{x}$（微克/克）	90.9	142.7	8.19	50.8
（玻璃及石英烧杯）	$\bar{S}$	1.13	1.69	0.17	1.92		$\bar{S}$		1.41	1.78	0.58	1.50
	t	0.31	1.23	0.31	0.09	1、2、3、4	t	0.120	0.78	0.30	1.04
湿法3	$\bar{x}$（微克/克）	88.5	140.5	6.80	47.9						
（玻璃及石英烧杯）	$\bar{S}$	1.47	1.00	0.25	1.93						
	t	2.23	3.12	2.15	1.71						

　　由表6可见，干法使用石英坩埚或瓷坩埚无显著性差异；湿法消化，仅方法3测定锌及方法5测定镁，使用玻璃烧杯或石英烧杯之间存在显著性差异。因此，可以得出结论：干法及湿法使用什么容器一般无显著性差异。对表6精密度进行 F 检验所得结论相同。由表6还可以看出，压力溶样消化法之间也无显著性差异。据此，表6中所列含量为表5的平均值。

　　2. 对测定结果的分析

　　由表6可见：①压力溶样消化结果最高，可见该消化完全，又无挥发损失；②与压力溶样消化相比，湿法消化测定结果普遍偏低，可用消化过程中的加热蒸发损失解释；③干法灰化所测镁、锌含量很低，是由于2种元素均为轻金属，在高温下易挥发损失所致，这与相关文献分析吻合；④湿法4消化后的溶液为淡黄色，说明消化不完全，4种元素的测定结果都应偏低，但由表5可见，只有镁测定值大大低于其他方法，而对另外3种元素的影响不明显。⑤湿法3所测铜、铁含量较其他方法偏低，是因为该法中加入了3毫升浓硫酸，它相当于2.16摩尔/升，高于本文前面分析的0.6~0.9摩尔/升干扰限。测定镁、锌时，由于溶液又稀释了25/2倍，不发生干扰。

　　3. 压力溶样消化法与其他方法的比较

　　以压力溶样消化法测定结果的平均值为标准，对其他方法的测定结果进行 t 检验，其结果列于表7。因为压力溶样消化法为4种方法测定结果的平均值，设 $n_1 = 4$，其他方法为两种容器测定结果的平均值，设 $n_2 = 2$，于是由式（1）、式（2）得：

$$t = \sqrt{\frac{4}{3}} \frac{\overline{X}_1 - \overline{X}_2}{\overline{S}} \tag{5}$$

$$\overline{S} = \sqrt{(3\overline{S}_1^{\,2} + \overline{S}_2^{\,2})/4} \tag{6}$$

查 t 分布表得 $t_{0.05,4} = 2.78$。

表7　压力溶样消化与其他消化方法的比较（t 检验）

方法	比较项目	Mg	Zn	Cu	Fe
干法	$x_1 - x_2$（微克）	—	—	8.19 – 7.38	50.8 – 50.6
	$\overline{S}$	—	—	0.34	1.57
	t	—	—	2.75	0.15
湿法1	$x_1 - x_2$（微克）	—	142.7 – 140.8	8.19 – 7.12	50.8 – 49.8
	$\overline{S}$	—	1.58	0.34	1.60
	t	—	1.39	3.63	0.72
湿法2	$x_1 - x_2$（微克）	90.9 – 89.4	142.7 – 139.6	8.19 – 7.19	50.8 – 47.2
	$\overline{S}$	1.35	1.76	0.34	1.62
	t	1.28	2.03	3.40	2.57
湿法3	$x_1 - x_2$（微克）	90.9 – 88.4	142.7 – 140.5	—	50.8 – 47.9
	$\overline{S}$	1.36	1.62	—	1.62
	t	2.12	1.57	—	2.07
湿法4	$x_1 - x_2$（微克）	—	142.7 – 143.6	8.19 – 7.33	50.8 – 48.8
	$\overline{S}$	—	1.81	0.34	1.45
	t	—	0.57	2.92	1.59
湿法5	$x_1 - x_2$（微克）	90.9 – 88.1	142.7 – 141.5	8.19 – 7.24	50.8 – 49.9
	$\overline{S}$	0.79	2.14	0.34	1.54
	t	3.95	0.65	3.23	0.67

由表7可见，对于铁的测定，各方法之间无显著性差异。本文所述10种消化方法均可用于铁的测定；对于铜，压力溶样消化与其他方法存在显著性差异；对于锌，除干法外无显著性差异；对于镁，只有湿法消化法2、3与压力溶样消化法无显著性差异。综上所述，本文推荐使用压力溶样消化法。

（原载于《光谱实验室》1993年第5期）

电感耦合等离子体质谱（ICP-MS）同时测定人发中的微量元素

（1998）

谢永臻[1]　陈　宾[1]　庄峙厦[1]　王小如[1]　吴艳环[2]　赵　泰[3]

（1. 厦门大学　2. 厦门市中山医院　3. 国家地质实验测试中心）

[导读] 建立了微波消化、等离子体质谱同时测定人发样品中20种元素含量的方法，通过国家标准物质样品比较，证明分析方法是可靠的。

电感耦合等离子体质谱分析具有极高灵敏度，为获得高质量的分析结果创造了有利条件，也为利用头发元素数据进行医学、病理学等相关领域的研究，奠定了必要的基础。

微量元素含量与人体健康的关系是当今医学、生理学及病理学研究的热点之一，人体微量元素含量的不足或过量会导致人体生理活动的异常或发生病变，这已为众多研究所证实。

头发作为人体代谢产物之一，与人体的健康状况密切相关，它从一个侧面反映了人体的生理状况及所处环境对人体生命活动的影响，通过测定人发中的微量元素可以为我们进行临床诊断和环境评估提供有力的证据。王小如等测定了人发中的多种元素，并通过化学计量学方法，将之应用于癌症的诊断，得出了有益的结论；朱尔一等应用多元多项式扩展增维和逐步回归压缩技术处理了正常人和癌症患者发样中15种元素的含量，也得出了明确的判别图。

采集头发样品对人体而言几乎是无损伤的，且发样易于保存和运输，因此发样元素分析在多个领域得到了广泛的应用。但通常人发中微量元素的含量较低，加之人发样品基体复杂，准确地测定需要分析仪器具有较高的灵敏度。目前常用的分析方法有：原子吸收光谱法（包括石墨炉原子吸收光谱法及氢化物发生原子吸收光谱法）、原子发射光谱法、X射线荧光光谱法、中子活化、电化学方法和分光光度法等，这些方法各有优缺点，相关文献对这些方法作了比较详尽的阐述。

利用人发中的微量元素含量分析研究人体的生命活动的前提，在于对人发中的微量元素含量进行准确的测量，准确的分析结果对进一步的相关研究具有决定性的作用。电感耦合等离子体质谱（ICP-MS）作为近年发展起来的一种多元素分析技术，具有分析灵敏度高、线性范围宽、可分析元素种类广、干扰元素影响小等优点，很适合于分析人发中的微量元素。

本文采用微波消化、等离子体质谱测定的方法分析了人发样品中20种元素的含量，对影响测定结果的因素进行了探讨，并以国家一级标准物质（GBW09101）验证了本方法的可靠性。

1　实验部分

1.1　仪器及试剂

本工作使用了 PE SCIEX ELAN 6000 型电感耦合等离子体质谱（ICP-MS）分析仪（美国 PE 公司）（附气动雾化器），ICP 发生器频率为 40 MHz；用 MK-1 型光纤压力自控微波熔样炉（上海新可微波技术应用研究所）进行样品消解；用国家一级标准物质 GBW09101（中科院上海原子核研究所）进行方法验证。本实验所用标准为单个标准储备液（1 g/L）混合配制而成，用于制定标准曲线的标准溶液浓度为1、10、100、1000 ng/mL；所用化学试剂均为分析纯，实验用水为二次去离子水经 Milli-Q 型净化器处理所得超纯水，电阻率 $\geqslant 18$ MΩ。

1.2　仪器工作参数

（1）ICP-MS 工作参数（表1）

表1　ICP-MS 工作参数

ICP-MS 分析仪工作参数[a]			
RF 功率	1000 W	RF 频率	40 MHz
雾化气流量（Ar）	0.925 L/min	采样锥孔径	1.0 mm
截取锥孔径	0.8 mm	分析室气压	2.13×10^{-5} Pa
离子透镜电位	7.25 V	模拟级电压	-1950 V
脉冲级电压	1300 V	甄别阀电压	70 V
交流杆偏置	-6 V	分辨率	0.7 amu

ICP-MS 分析仪工作参数ª			
各元素积分时间	300 ms	扫描次数	6
测量循环次数	3	样品提升率	1.0 mL/min

注：a 冷却气流量（Ar）及辅助气流量（Ar）均由仪器自动控制。

（2）微波熔样炉工作参数

采用 MK－1 型光纤压力自控微波溶样系统，设置压力挡在第 2 挡（1.2 MPa），微波功率设定在第 3 挡（实际微波发射功率为 330 W），消化时间为 4 min。

1.3 样品处理及消化

样品采集和洗涤的方法与相关文献所介绍的基本相同。在长 3～5 cm 的近 0.5 g 发样中先加入一定量丙酮，浸没发样并搅拌 30 min，用去离子水冲洗干净后，用 5%洗洁精洗涤 3 次，每次之间均用去离子水冲洗干净；最后用超纯水冲洗至无泡沫，洗净的发样置于 90 ℃的烘箱中干燥 3 h。

本文采用的是 $HNO_3 - H_2O_2$ 消化体系，准确称取约 0.15 g 发样于聚四氟乙烯消化罐中，加入硝酸 2 mL，过氧化氢 0.5 mL，加盖密封后于微波熔样炉中加热 4 min，消化 2 次，之间用冷却水冷却，消化后得到的溶液澄清透明，呈淡黄色，消化液合办后用超纯水定容到 100 mL。

1.4 标准物质处理

准确称取国家一级标准物质 GBW09101（人发样品）0.15 g，按上述发样消化步骤进行消化及定容。

2 结果与讨论

2.1 雾化气（载气）流速的设置

从雾化流速与检测信号强度的关系（图 1）来看，当流速为 0.95 L/min 时，所得信号强度最高，分析灵敏度最大。但此时另一与气体流速有关的指标——氧化物含量（CeO/Ce）略大于 3.0%。将流速降为 0.925 L/min 后，CeO/Ce 可降至 3.0%以下，符合仪器操作手册所列要求，同时能维持较高的信号强度。

2.2 样品中 HNO_3 对浓度测定结果的影响

分析了混标（测定元素含量为 1000 ng/mL）中 HNO_3 浓度变化（0.01～6.0 mol/L）对被测定信号强度的影响，发现大部分元素测定结果的变动小于 3.0%。有 5 种元素（Ca、As、P、Se、Zn）测定结果（图 2）的偏差大于 3%，表明 HNO_3 含量变化对上述 5 种元素测定结果有一定的影响。但当仅考察 0.01～1.0 mol/L 时，这些元素测定结果的变化均可小于 3%。由此可以认为，当 HNO_3 的含量为 0.01～1.0 mol/L 时，可以忽略其影响。本工作中样品的 HNO_3 含量均介于上述范围。

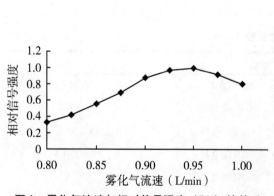

图 1　雾化气流速与相对信号强度（Rh）的关系

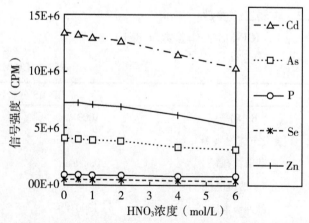

图 2　溶液中 HNO_3 浓度与一些元素信号强度的关系

2.3 标准曲线

ICP-MS 具有良好的线性工作范围。本文采用的标准溶液系列中各测定元素的含量分别为 1、10、100 和 1000 ng/mL，介质为 0.1 mol/L HNO$_3$，结果发现，所有元素回归后的相关系数均大于 0.99，绝大部分元素的回归系数大于 0.9999。

2.4 检出限

对空白样品进行了 11 次的测定，其 3σ 检测限见表 2。从表 2 可知，除 K 和 Se 外，其余元素的检测限均低于 1 ng/mL，符合头发测定的要求。

表2 3σ 检测限测定结果 单位：$\mu g/g$

元素	检测限	元素	检测限	元素	检测限	元素	检测限
Al	0.0690	Ba	0.0001	Cd	0.0023	As	0.0438
Cr	0.0287	Co	0.0014	Cu	0.0215	Fe	0.1474
Pb	0.0007	Mg	0.0021	Mn	0.0040	Ni	0.1288
P	0.4134	K	1.0839	Se	1.3936	Ag	0.0006
Na	0.0156	T	0.0002	V	0.0587	Zn	0.0234

2.5 回收率

通过在标准物质（GBW09101）中加标的方法测定了回收率，所加标准的浓度为 1000 ng/mL，6 份平行样品回收率测定结果见表3。

表3 回收率的测定结果

元素	加入（ng/mL）	测得（ng/mL）	回收率（%）	元素	加入（ng/mL）	测得（ng/mL）	回收率（%）
Al	1000	990	99	Pb	1000	1100	110
Cr	1000	1030	103	P	1000	1100	110
Na	1000	950	95	Mn	1000	970	97
Ba	1000	1050	105	Se	1000	1020	102
Co	1000	960	96	V	1000	1000	100
Mg	1000	1040	104	As	1000	1030	103
K	1000	1020	102	Fe	1000	1060	106
Tl	1000	1030	103	Ni	1000	1020	102
Cd	1000	980	98	Ag	1000	1080	108
Cu	1000	1030	103	Zn	1000	960	96

从表3可看出，所有元素回收率的平均值介于 94%～110%，结果令人满意。

2.6 标准样品分析结果

为了考察本方法的准确度，以相同条件分析了国家一级标准物质人发（GBW09101），获得结果汇总见表4。表4 中同时给出了各元素的参考值，比较后可以发现二者基本一致，这说明本文的分析方法是可靠的，可以应用于人发样品中相关元素的测定。

表4 对标准物质（GBW09101）的分析结果 单位：$\mu g/g$

元素	参考值	测得值	元素	参考值	测得值	元素	参考值	测得值	元素	参考值	测得值
Al	13.3	12.1	Ba	5.41	5.06	Cd	0.095	0.102	As	0.59	0.56
Cr	4.77	5.12	Co	0.135	0.132	Cu	23	24.9	Fe	71.2	66.3
Pb	7.2	8.0	Mg	105	112	Mn	2.94	2.65	Ni	3.17	3.11
P	184	211	K	11.8	12.6	Se	0.58	0.72	Ag	0.35	0.36
Na	226	246	Tl		0.013	V	0.069	0.072	Zn	189	2281

2.7 实际样品分析

采用上述方法，对 150 份人发样品进行了测定，得到令人满意的结果，具体数据因篇幅所限未予列出。

3 结 论

用微波消化及电感耦合等离子体质谱的方法同时测定了人发样品中 20 种元素的含量，并通过国家一级标准物质样品比较了分析结果，发现测定结果与参考值之间是一致的。电感耦合等离子体质谱分析所具有的高灵敏度为获得高质量的分析结果创造了有利条件，为利用测定数据进行医学、病理学等相关领域的研究奠定了必要的基础。

（原载于《厦门大学学报：自然科学版》1998 年第 4 期）

人发根中梢部微量元素含量的对比

（1999）

李文玲　乔爱香　蔡玉曼

（地矿部南京综合岩矿测试中心）

[**导读**] 收集了 20 名 7 ~ 42 岁妇女的头发样品，按根部、中部、梢部平均分成 3 份或按根部、梢部平均分成 2 份。用电感耦合等离子体发射光谱法测定其中的 33 种元素含量。统计分析表明，有 16 种元素的含量从发根至发中、发梢明显递增，1 种元素由发根至发中含量显著递减。

人发微量元素含量纵向分布的不均匀性，要求取样必须标准化、合理化，否则分析结果将失去对比价值。规定对男女性头发均从枕部的根部取 2 ~ 3 厘米作为样本是合理的，这更能反映受试者的近期状况。

人发具有采集、保存、携带方便和受检者易于接受等特点，通过对人发中微量元素分析，可以反映人体微量元素的贮存状况，对分析和预测人体的健康与疾病有重要意义。研究人发微量元素除了测定方法必需可靠准确外，取样的合理性也是十分重要的。我们收集了 20 个 7 ~ 42 岁（平均年龄为 31.2 岁）的妇女的头发，分根中梢 3 部分别用 ICP-AES 法测定 33 种微量元素的含量，借以探讨人发不同部位取样分析结果的差异。

1 实验部分

1.1 取样及处理

用不锈钢剪刀在受试者后枕部剪取头发，按根部、中部、梢部平均分成 3 份或按根部、梢部平均分成 2 份，共有 20 份发根、发梢样品，11 份发中样品，每份样品重量约 2 g。

取各份发样，分别置于 100 mL 烧杯中，加温水及适量洗涤剂（上海产白猫牌），充分搅拌后浸泡约 10 min，用自来水冲洗至无泡沫，再用蒸馏水冲洗 5 次。放入 60 ℃烘箱中烘干，剪碎备用。

1.2 仪器及工作条件

美国 Jarrell – Ash 1100 型电感耦合等离子体光谱仪。高频发生器功率 1 kW，反射功率 1 W；冷却气流量 19 L/min，载气流量 0.5 L/min；观测高度铜管线圈上方 16 mm；溶液提升量 3 mL/min；积分时间 10 s；曝光 3 次，取平均值。

1.3　分析手续

称取处理好的发样 1.0000 g 置于铂坩埚中，放入马弗炉中从低温逐步升温至 500 ℃ 灰化，直至完全。取出冷却，用少量水润湿，加 HNO₃ [ρ（HNO₃）= 1.42 g/mL，GR] 3 mL、HClO₄ [ρ（HClO₄）= 1.67 g/mL，GR] 0.5 mL 和 HF [ρ（HF）=1.15 g/mL，GR] 0.5 mL，置于电热板上低温加热消化至完全，再继续加热至 HClO₄ 烟冒尽。加 HCl（1＋1）1.5 mL 提取，移入 10 mL 比色管中，用水稀释至刻度，摇匀。在选定的仪器工作条件下进行测量。

2　实验结果

分别对发根、发中、发梢试样中的 33 种微量元素的含量进行分析。经统计学处理，得出各部分每种元素的平均含量 $\bar{x}$、标准偏差 s 及发根与发中、发中与发梢、发根与发梢相比的 t 值与 p 值（t 检验法检验），结果见表 1。

表 1　人发不同部位 33 种微量元素含量分析结果

元素	根部（$\mu g/g$）（$n=20$）$\bar{x}\pm s$	中部（$\mu g/g$）（$n=11$）$\bar{x}\pm s$	梢部（$\mu g/g$）（$n=20$）$\bar{x}\pm s$	根部/中部 t	根部/中部 p	中部/梢部 t	中部/梢部 p	根部/梢部 t	根部/梢部 p
Ba	2.15 ± 1.64	4.09 ± 1.89	6.06 ± 3.09	2.99	<0.01	1.92	>0.05	5.00	<0.001
Be	0.0017 ± 0.0017	0.0028 ± 0.0023	0.0031 ± 0.0034	1.52	>0.05	0.26	>0.05	1.65	>0.05
Bi	0.171 ± 0.102	0.172 ± 0.109	0.253 ± 0.229	0.03	>0.05	1.06	>0.05	1.40	>0.05
Cd	0.021 ± 0.020	0.029 ± 0.025	0.070 ± 0.063	0.98	>0.05	2.15	<0.05	3.46	<0.01
Co	0.030 ± 0.046	0.049 ± 0.063	0.060 ± 0.076	0.96	>0.05	0.41	>0.05	1.51	>0.05
Cr	0.400 ± 0.418	0.270 ± 0.331	0.377 ± 0.372	1.24	>0.05	1.26	>0.05	0.18	>0.05
Cu	9.59 ± 3.06	10.55 ± 3.89	10.56 ± 4.91	0.76	>0.05	0.006	>0.05	0.75	>0.05
Ge	0.564 ± 0.316	0.637 ± 0.557	0.731 ± 0.302	0.47	>0.05	0.61	>0.05	1.74	>0.05
Li	0.0104 ± 0.0134	0.0087 ± 0.0165	0.016 ± 0.022	0.31	>0.05	0.96	>0.05	0.97	>0.05
Mn	1.21 ± 1.47	4.79 ± 5.88	5.90 ± 9.94	2.61	<0.05	0.34	>0.05	2.09	<0.05
Mo	0.124 ± 0.054	0.110 ± 0.071	0.134 ± 0.106	0.62	>0.05	0.67	>0.05	0.38	>0.05
Ni	0.375 ± 0.471	0.450 ± 0.361	0.641 ± 0.459	0.46	>0.05	1.18	>0.05	1.80	>0.05
P	163.1 ± 19.1	148.2 ± 13.2	157.0 ± 21.4	2.30	<0.05	1.24	>0.05	0.95	>0.05
Pb	2.16 ± 2.00	3.52 ± 4.09	5.04 ± 3.66	1.25	>0.05	1.06	>0.05	3.09	<0.01
Sb	0.152 ± 0.175	0.200 ± 0.227	0.146 ± 0.176	0.61	>0.05	0.74	>0.05	0.11	>0.05
Sn	0.091 ± 0.068	0.154 ± 0.114	0.189 ± 0.173	1.94	>0.05	0.66	>0.05	2.36	<0.05
Sr	3.36 ± 2.47	6.00 ± 2.28	8.10 ± 4.80	0.92	>0.05	1.36	>0.05	3.93	<0.01
Ti	0.77 ± 0.52	1.04 ± 0.55	1.45 ± 0.91	1.36	>0.05	1.36	>0.05	2.90	<0.01
V	0.071 ± 0.084	0.127 ± 0.095	0.109 ± 0.124	1.70	>0.05	0.42	>0.05	1.13	>0.05
Zn	177.7 ± 46.2	199.5 ± 85.0	258.8 ± 148.9	0.93	>0.05	1.21	>0.05	2.33	<0.05
Zr	0.026 ± 0.037	0.052 ± 0.047	0.051 ± 0.081	1.70	>0.05	0.04	>0.05	1.25	>0.05
Ga	0.052 ± 0.072	0.303 ± 0.404	0.247 ± 0.299	2.74	<0.01	0.44	>0.05	2.84	<0.01
Ce	0.199 ± 0.272	0.326 ± 0.325	0.267 ± 0.328	1.16	>0.05	0.48	>0.05	0.71	>0.05

元素	根部（$\mu g/g$） （$n = 20$） $\bar{x} \pm s$	中部（$\mu g/g$） （$n = 11$） $\bar{x} \pm s$	梢部（$\mu g/g$） （$n = 20$） $\bar{x} \pm s$	根部/中部		中部/梢部		根部/梢部	
				t	p	t	p	t	p
La	0.052 ± 0.072	0.087 ± 0.095	0.086 ± 0.103	1.16	> 0.05	0.03	> 0.05	1.21	> 0.05
Nb	0.042 ± 0.074	0.059 ± 0.097	0.054 ± 0.093	0.55	> 0.05	0.14	> 0.05	0.45	> 0.05
Sc	0.0094 ± 0.0065	0.015 ± 0.010	0.018 ± 0.010	1.89	> 0.05	0.80	> 0.05	3.22	< 0.01
Th	0.156 ± 0.228	0.210 ± 0.260	0.089 ± 0.106	0.60	> 0.05	1.84	> 0.05	1.23	> 0.05
K	33.88 ± 41.87	30.56 ± 30.09	18.00 ± 25.76	0.23	> 0.05	1.22	> 0.55	1.44	> 0.05
Na	38.27 ± 45.01	43.73 ± 51.91	26.57 ± 37.83	0.31	> 0.05	1.06	> 0.05	0.89	> 0.05
Al	9.87 ± 5.22	16.11 ± 9.33	19.94 ± 12.00	2.40	< 0.05	0.91	> 0.05	3.44	< 0.01
Fe	29.56 ± 38.49	44.98 ± 35.45	31.56 ± 17.15	1.10	> 0.05	1.43	> 0.05	0.21	> 0.05
Mg	76.94 ± 32.82	141.4 ± 48.4	227.3 ± 128.7	4.41	> 0.001	2.12	> 0.05	5.06	> 0.001
Ca	887 ± 379	1609 ± 623	2446 ± 1208	4.02	< 0.001	2.14	< 0.05	5.51	> 0.001

3 讨论

头发是人体的一种排泄器官，它记录了人体内微量元素的贮存状况，通过对人发中微量元素含量的分析，能直接或间接地反映人体的健康状况。我们通过对 20 例妇女的发根、发中、发梢中微量元素的分析，发现微量元素沿人发的纵向分布是不均匀的。如 Ba、Cd、Co、Ge、Mn、Ni、Pb、Sn、Sr、Ti、Zn、Ga、Sc、Al、Mg、Ca 16 种元素由发根至发中、发梢含量明显递增。其中，根部/中部有显著性差异的元素有 Ba、Ga（$p < 0.01$），Mn、Al（$p < 0.5$），Mg、Ca（$p < 0.001$）；中部/梢部有显著性差异的元素有 Cd、Mg、Ca（$p < 0.05$）；根部/梢部有显著性差异的元素有 Ba、Mg、Ca（$p < 0.001$），Cd、Pb、Sr、Ti、Ga、Sc、Al（$p < 0.01$），Mn、Sn、Zn（$p < 0.05$）。P 元素由发根至发中含量递减，呈显著性差异（$p < 0.05$），而发中/发梢和发根/发梢无显著性差异。其余 16 种元素从发根至发梢 p 值均 > 0.05，含量变化不大，无显著差异。

本实验虽仅 20 例，但也揭示了微量元素在人发纵向分布中的不均匀性。这样就要求取样必须标准化、合理化，否则分析结果将失去对比价值。相关文献报道女性头发 Mn、Ca、Mg 等元素的含量通常高于男性，可能就是因男性的发样来源于根部新发，而女性的发样多来源于中部和梢部，这样对比，Mn、Ca、Mg 等元素含量可能会相差 2 ~ 3 倍。如果全取根部新发，也许就不存在明显差异了。许多文献报道，对男性、女性人发均从枕部的根部取 2 ~ 3 cm 作为样本，我们认为是合理的，这更能反映受试者的近期状况。

根据元素平衡原理，人体内有益与有害元素相互影响，此长彼消，通过对发样元素含量的检测，能反映发样中微量元素的平衡状况，揭示有关疾病，指导预防或治疗疾病。因此，本实验提示相关人员在进行人发微量元素含量研究时，应该注意取样部位的影响。

（原载于《地质实验室》1999 年第 2 期）

全国人发中微量元素分析数据比对工作

（1985）

王　儁

（江苏省原子医学研究所）

[**导读**]　由中国核物理学会活化分析与离子束分析专业组发起，于1983—1985年在全国范围开展以核分析方法为主的人发中微量元素分析数据比对工作，共有34个单位48家实验室参加。通过比对，提高了全国微量元素分析技术水平，也为制备我国的人发标准参考物质打下了基础。

一、引　言

近年来，"微量元素与人体健康"的研究在国内外蓬勃发展，显示了这一边缘学科无论在基础研究或实际应用上都有无限广阔的前景。国内从事生物微量元素分析的单位有上百家之多，除青海、西藏外，几乎遍布全国各地，已发表的分析数据逾万。这些千差万别的数据不仅反映了生物样品本身存在的个体差异，还包括了因分析方法不统一、技术水平不同所造成的严重分歧。仅以人发分析为例，正常人发中的锰含量，各单位发表的分析数据相差可达两个数量级以上，发汞含量的正常值也相差20倍之多。这些分析数据的严重分歧说明了我国的微量元素分析工作在质量控制上还需进一步努力。同样的，国外的人发元素分析工作也存在着"严重的混乱、可疑、模糊、不确定和有争论"的局面。由于国际上至今尚未建立人发的标准样品，为此中国核物理学会活化分析与离子束分析专业组发起，于1983—1985年在全国范围开展以核方法为主的人发中微量元素分析的数据比对工作，对统一的人发样品进行规定元素的分析检测，将各实验室所得数据汇总、比对、讨论，以促进技术交流，提高我国人发中微量元素的分析水平，并为建立我国自己的标准人发样品创造条件和积累经验。

我国活化分析领域凡开展过及准备开展生物样品分析的单位几乎全部参加了这一比对工作，不少非核方法分析（主要是原子吸收光谱法）的单位也表现了极大的兴趣，纷纷要求参加数据比对。1983年的人发统一样品已分发到全国34个单位的48家实验室，后来又有一些实验室要求参加。

二、比对样品

1983年使用的人发统一样品由江苏省原子医学研究所提供。从理发店取来头发约4千克，供2次比对使用。拣去杂物后先进行粗洗，在大塑料桶内用海鸥洗衣粉溶液浸泡2遍，第1遍约10分钟，以去油腻，第2遍约1小时，将所有的头发搓一番并进一步剔去杂物，然后用自来水反复冲洗10来次，捞出放搪瓷盘内，于100℃烘箱中烘干；再用医用剪刀把烘干的头发剪碎至<2毫米长的碎末；接着进行第2次清洗：用海鸥洗涤剂溶液浸1小时，自来水冲洗10来次，蒸馏水洗3次，去离子水洗2次，最后三蒸水1次。每洗1次都是用有机玻璃搅棒在塑料桶内反复搅拌均匀，撇去浮物，再用4层清洁涤棉布过滤，然后放在搪瓷盘中于80℃烘箱内烘干。将烘干后的头发碎末分装于各烧杯内，每杯40克。（第1批比对样品共1200克，分装30杯；第2批比对样品A共1000克，分装25杯）。每杯抽样2份，每份1克，经高

温灰化处理后用原子吸收光谱分析方法测定元素 Cu 的含量以检验样品均匀性。在测定结果的基础上，挑选出均匀性（标准偏差）小于 ±3% 的烧杯来；然后从每杯中称取 1 克左右样品，组合成 1 份混合头发统一样品，装在聚乙烯小瓶内，分发到各对比单位。（第 1 批统一样品是从 30 只烧杯中选取 12 只，其 Cu 含量范围为 14.8 ~ 16.0 $\mu g/g$，平均值 15.24 ± 0.45 $\mu g/g$（±2.9%）；第 2 批比对样品 A 是从 25 只烧杯中选取 16 只，其 Cu 含量范围为 11.8 ~ 12.7 $\mu g/g$，平均值 12.14 ± 0.31 $\mu g/g$（±2.6%）。有一部分烧杯样品测定的 Cu 含量高于上述范围，发现其原因是在高温灰化过程中使用了一些曾经用过的坩埚，因此，虽可判断并非样品本身的问题，但这些烧杯内样品也就不参加比对了。

尽可能使用新买来的器皿，所有烧杯、坩埚、样品瓶、薄膜、玻璃等器具都先经严格清洁处理，每一步实验操作都需十分小心，防止污染。

三、比对组织

人发中微量元素分析数据比对的工作，1983 年进行了 2 批统一样品的分析。报名参加比对的单位有来自全国 34 所高等院校和研究所的 48 家实验室。其中，中子活化分析（NAA）实验室 11 家，占 22.9%，质子激发 X 射线分析（PIXE）实验室 6 家，占 12.5%，同位素源激发 X 荧光分析（XRF）实验室 10 家，占 20.8%，还有原子吸收光谱（AAS）等非核方法分析实验室 21 家，占 43.8%。但是有一些实验室由于种种原因未能报出分析数据，因此，至 1983 年年底共有 41 家实验室对 29 种元素报告了 622 个实验测定结果。

参加成员在收到头发统一样品后，应按比对通知上的要求对 Fe、Cu、Zn 3 种必测元素进行分析，其他元素则根据各实验室的条件尽可能提供分析数据。平行样品要求不少于 4 个，分析结果详细填写于所发的统一表格中。表中要给出原始测定值、平均值、标准偏差（95% 可信度），核分析方法还应给出估计统计误差。表中还有一栏是参加成员对自己的分析结果进行自我评价，按实践工作的经验与水平可分为 A、B、C 3 个等级。关于评分问题，我们参照国际原子能机构组织（IAEA）的人发分析比对工作经验，自我评价只作参考，而不在数据处理中当作权重对待。另外，采用匿名原则，各实验室都用代号表示。

分析数据汇总整理后，用计算机进行统计处理。

参加单位对人发分析数据比对工作高度重视，以极其认真的态度进行样品分析。

比对工作完全按预定的计划进行：1983 年 3 月发函征询，确定参加单位名单。4 月初发出第 1 批人发混合统一样品，7 月底发出第 2 批统一样品 A（混合头发）与统一样品 B（单一头发），8 月地区性分别交流，10 月底数据汇总，11 月进行数据处理，12 月在浙江普陀山召开了"全国人发中微量元素分析数据比对讨论会"。

四、比对结果

计算机程序对各实验室的分析数据进行统计学处理。

（一）剔除坏点，确定有效实验室平均数目

首先将每一元素的分析数据全部检查一遍，估计大概的总平均值，将显著偏高或显著偏低的可疑点挑出，对剩下的 n 个实验点求平均值 $\overline{X}$ 及平均偏差 $\overline{d}$：

$$\overline{d} = \frac{\sum |X_i - \overline{X}|}{n}, \tag{1}$$

然后对各可疑点按 4d 规则决定取舍，即对满足

$$d = |\text{可疑值} - \overline{X}| > 4\overline{d} \tag{2}$$

的点可认为是坏点，予以剔除，剔除坏点后保留下来的数据称为有效实验室平均值（significant laboratory means）或被接受实验室数据（accepted laboratory means）。

（二）计算有效实验室算术总平均值和 95% 可信区间

有效实验室算术总平均值的可信限公式为（95% 可信限）：

$$\overline{X} \pm t_{0.05} \cdot S\overline{X} = \overline{X} \pm t_{0.05} \cdot \frac{S}{\sqrt{N}} \tag{3}$$

式中：$\overline{X}$ 为有效实验室算术总平均值（注意与式（2）中的 $\overline{X}$ 不同，式（2）中被挑出的可疑点尚未判定为坏点），S 是标准差，$S\overline{X}$ 是标准误，N 为有效实验室数目。$t_{0.05}$ 是相当于概率为 5% 的 t 值，由表查得。

表 1 至表 3 列出了两批发样的部分元素分析结果。

表 1　第 1 批比对发样分析结果

元素	有效实验室数目	坏点数	有效实验室（μg/g）总平均值 ± 标准偏差	95% 置信区间（μg/g）$\overline{X} \pm t_{0.05} \cdot S\overline{X}$	相对误差*	满意点	及格点
Fe	28	2	25.9 ± 7.4	23.1 ~ 28.8	±2.9（11.1%）	6	14
Cu	31	1	19.6 ± 2.2	18.8 ~ 20.4	±0.8（4.0%）	16	7
Zn	27	3	213.1 ± 15.0	207 ~ 219	±5.9（2.8%）	13	8
Ca	11	1	3055 ± 948	2541 ~ 3569	±514（16.8%）		
Mn	11	1	13.0 ± 2.8	11.5 ~ 14.5	±1.5（11.5%）		
Cr	8		0.62 ± 0.45				
Pb	6		9.2 ± 2.6				
Sr	6	1	13.4 ± 3.4				
As	5	0	0.39 ± 0.05				
Sb	5	0	0.48 ± 0.06				
Co	5	1	0.12 ± 0.03				

注：* 相对误差为 $(t_{0.05}\overline{X})/X$，以便与 IAEA 的比对结果相比较，下表同。

表 2　第 2 批比对发样 A 分析结果

元素	有效实验室数目	坏点数	有效实验室（μg/g）总平均值 ± 标准偏差	95% 置信区间（μg/g）$\overline{X} \pm t_{0.05} \cdot S\overline{X}$	相对误差	满意点	及格点
Fe	32	2	18.6 ± 5.0	16.7 ~ 20.4	±1.8（9.8%）	13	8
Cu	30	7	14.8 ± 1.5	14.3 ~ 15.4	±0.6（3.7%）	10	12
Zn	30	4	209.9 ± 13.1	205 ~ 215	±4.9（2.3%）	9	13
Mn	18	1	7.2 ± 1.1	6.7 ~ 7.8	±0.5（7.5%）		
Ca	16		3141 ± 630	2807 ~ 3475	±334（10.6%）		
Cr	11	1	0.75 ± 0.40	0.49 ~ 1.02	±0.26（35.0%）		
Pb	10	2	6.5 ± 1.6	5.4 ~ 7.6	±1.1（17.0%）		
Co	7	1	0.17 ± 0.03	0.14 ~ 0.20			
Sb	7	0	0.19 ± 0.03	0.15 ~ 0.22			
Sr	6	2	16.4 ± 1.9	14.5 ~ 18.3			
Ni	6		1.9 ± 0.5				
Se	5		0.89 ± 0.5				
Cd	5		0.16 ± 0.07				

表3 第2批比对发样B分析结果

元素	有效实验室数目	坏点数	有效实验室（μg/g）总平均值±标准偏差	95%置信区间（μg/g）$\overline{X} \pm t_{0.05} \cdot S\overline{X}$	相对误差	满意点	及格点
Fe	33		27.8±11.9	23.6~32.0	±4.2（15.2%）	10	
Cu	32	2	9.9±2.5	9.0~10.8	±0.9（9.2%）	15	12
Zn	30	3	180.7±13.3	175.8~185.6	±4.9（2.7%）	10	10
Mn	16	2	11.6±2.3	10.4~12.8	1.2（10.3%）		
Ca	14		4053±876	3550~4556	±503（12.4%）		
Sr	8	1	15.7±3.0	13.30~18.2	±2.5（15.8%）		
Cr	8	2	0.51±0.59				
Co	7	1	0.046±0.010	0.037~0.055			
Sb	6		0.41±0.071	0.34~0.48			
Pb	6	1	2.1±1.5				
Cd	5		0.060±0.049				

（三）确定可信度高的元素

比对工作规定了 Fe、Cu、Zn 为必测元素，因此有些实验室就只分析这 3 种元素，其他元素报数据的单位相对较少，有的元素甚至根本无法进行有意义的统计。表4为全部元素的统计数字。

表4 参加比对的全部元素统计数字

元素	第1批发样	第2批发样A	第2批发样B	元素	第1批发样	第2批发样A	第2批发样B
Fe	30	34	33	Hg	3	2	2
Cu	32	37	34	V	3	1	0
Zn	30	34	33	Cd	2	5	5
Mn	12	19	18	Ti	2	2	2
Ca	12	16	14	Na	2	2	2
Cr	8	12	10	La	2	1	0
Sr	7	8	9	K	2	0	0
Pb	6	12	7	Sm	2	0	0
Co	6	8	8	Br	1	1	1
Sb	5	7	6	Ag	1	1	1
As	5	3	4	Zr	1	0	0
Ni	4	6	4	Mg	0	3	2
Sc	4	2	2	Ba	0	1	1
Se	3	5	4	Mo	0	1	0
Au	3	4	2				

注：共计 622 个分析结果。

为了确定可信度高的元素，我们规定了如下的判断准则：

（1）参加总平均值 $\overline{X}$ 计算的必须至少包括 3 种以上分析方法的数据。

（2）由不同的分析方法所得的数据之间用 t 检验应无显著差异。

（3）可信度高的元素值必须至少有 10 个以上的有效实验室数据平均得到。处于 95% 可信区间的有效实验室数目应大于实验室总数的 30%，可信区间的相对误差应小于 15%。

按上述判据，第 1 批样品中 Fe、Cu、Zn、Mn 为可信度高的元素，第 2 批样品中 Fe、Cu、Zn、Ca、Mn 为可信度高的元素，但是 Ca 的含量超出了文献发表的正常值范围，Ca 偏高的原因可能是头发剪得太碎和洗涤次数过多，空心的头发碎末吸附了自来水中的 Ca 所致。

对以上可信度高的元素，它们的有效实验室总平均值被推荐为本次比对工作的保证值，凡落在 95% 置信区间的数据可认为优秀分析数据，而落在平均值 ± 标准偏差范围的估认为是及格数据。

（四）不同分析方法的比较

我们只对可信度高的元素进行不同分析方法的比较。分别按不同的方法在剔除坏点后计算出各自的有效实验室平均值和标准偏差。可以看到，中子活化分析无论在精密度和可靠性上都居首位，原子吸收光谱分析也名列前茅。表 5 至表 7 是这些分析方法比较的统计数字，可以看到，中子活化分析的满意数据相对较多，原子吸收光谱分析满意数据虽最多，但坏点数也最多。尤其值得注意的是，有些元素虽然所报数据不多，却相当集中，表 8 列出了 As、Sb、Sc 3 种元素的原始数据。

表 5　各类分析方法比较（第 1 批样品）

元素	分析方法	平均值 ± 标准偏差（$\mu g/g$）	实验室总数	坏点数	满意数	及格数	太高	太低
Fe	NAA	26.5 ± 11.9	8	1	3	2		2
	PIXE	26.1 ± 5.0	4		2	2		
	XRF	25.5 ± 9.3	7		0	4	1	2
	AAS 等	28.5 ± 7.9	11	1	1	6	2	1
	总计（剔除坏点）	25.9 ± 7.4	30	2	6	14	3	5
Cu	NAA	19.7 ± 1.4	10		4	4	1	1
	PIXE	18.7 ± 2.0	4		1	1		2
	XRF	18.0 ± 5.0	7	1	3		1	2
	AAS 等	20.0 ± 1.3	11		8	2	1	
	总计（剔除坏点）	19.6 ± 2.2	32	1	16	7	3	5
Zn	NAA	216.3 ± 14.6	9		4	4	1	
	PIXE	213.9 ± 20.8	4			2	1	1
	XRF	194.3 ± 34.6	7	1	2	1	1	2
	AAS 等	224.6 ± 20.6	10	2	7	1		
	总计（剔除坏点）	213.1 ± 15.0	30	3	13	8	3	3

表 6　各类分析方法比较（第 2 批样品 A）

元素	分析方法	平均值 ± 标准偏差（$\mu g/g$）	实验室总数	坏点数	满意数	及格数	太高	太低
Fe	NAA	19.8 ± 4.8	7		5		1	1
	PIXE	20.4 ± 6.3	4		1		2	1
	XRF	19.6 ± 5.5	9		3	3	2	1
	AAS 等	20.9 ± 1.2	14	2	5	5		2
	总计（剔除坏点）	18.6 ± 5.0	34	2	14	8	5	5

续表

元素	分析方法	平均值±标准偏差（μg/g）	实验室总数	坏点数	满意数	及格数	太高	太低
Cu	NAA	14.5±2.8	8	1	2	2	2	1
	PIXE	17.6±3.8	4	1	2		1	
	XRF	16.0±5.3	9	3	1	4	1	
	AAS等	13.6±2.4	16	2	5	6	1	2
	总计（剔除坏点）	14.8±1.5	37	7	10	12	5	3
Zn	NAA	216.3±22.1	8	1	2	4	1	2
	PIXE	213.5±14.2	4		1	1	1	1
	XRF	199.5±21.1	9	1	3	3	1	3
	AAS等	217.8±21.0	13	2	3	5	1	3
	总计（剔除坏点）	209.9±13.1	34	4	9	13	4	9

表7 各类分析方法比较（第2批样品B）

元素	分析方法	平均值±标准偏差（μg/g）	实验室总数	坏点数	满意数	及格数*	太高	太低
Fe	NAA	28.5±8.5	7		3		2	2
	PIXE	23.3±16.6	3				1	2
	XRF	28.0±10.1	8		2		3	3
	AAS等	28.2±14.1	15		5		4	6
	总计	27.8±11.9	33		10		10	13
Cu	NAA	9.3±1.5	7		3	3		1
	PIXE	10.9±2.8	3		1	1	1	
	XRF	10.6±4.3	8		2	4	1	1
	AAS等	10.4±4.9	16	2	9	4	1	
	总计（剔除坏点）	9.9±2.5	34	2	15	12	3	2
Zn	NAA	183.1±12.8	8		4	2	1	1
	PIXE	176.7±11.0	3		2			1
	XRF	161.6±25.0	8	2		3	1	2
	AAS等	187.2±20.1	14	1	4	5	2	2
	总计（剔除坏点）	180.7±13.3	33	3	10	10	4	6

注：*因这批样品 Fe 的数据过于离散，$\overline{X}\pm S$ 看作及格范围未免不妥。

表8 As、Sb、Sc 元素分析的原始数据

样品	元素	实验室数目	原始数据（μg/g）	平均值（μg/g）
第1批样品	As	5	0.409（N1） 0.37（N6） 0.47（N8） 0.358（N9） 0.337（N3）	0.39±0.05
	Sb	5	0.463（N1） 0.435（N4） 0.57（N8） 0.495（N9） 0.421（N11）	0.48±0.06
	Sc	4	0.00706（N1） 0.0040（N5） 0.00451（N11） 0.00308（N3）	0.0047±0.0017

续表

样品	元素	实验室数目	原始数据（μg/g）						平均值（μg/g）
第2批样品A	As	3	0.233	(N9)	0.222	(N6)	0.277	(N8)	0.24±0.029
	Sb	7	0.178	(N9)	0.209	(N3)	0.166	(N1)	0.19±0.03
			0.238	(N11)	0.194	(N8)	0.1714	(N4)	
			0.142	(N6)					
第2批样品B	As	4	0.169	(N1)	0.143	(N6)	0.164	(N8)	0.16±0.014（剔A12）
			4.7	(A12)					
	Sb	6	0.395	(N3)	0.394	(N9)	0.532	(N11)	0.40±0.077
			0.325	(A11)	0.365	(N1)	0.4302	(N4)	

五、结束语

这是我国核分析领域第一次开展全国性的分析数据比对工作，在组织工作、样品制备、数据统计等方面均无经验。我们参照 1982 年发表的 IAEA 组织的人发比对工作，将 IAEA 对 Fe、Cu、Zn、Mn、Ca 5 种元素的比对情况列于表 9。与表 1 至表 3 相比，可以看到这 5 种元素的 95% 置信区间内的相对误差，都是我国的比 IAEA 的小；我们对可信度高的元素所规定的判据也比 IAEA 要求更高；IAEA 对 As、Cd、Hg、Pb、Sb 5 种有害元素所做的统计，平均只有 25% 的满意点，而我国则平均有 35% 的有效实验室数据落在 95% 置信区间内。

表 9　IAEA 人发分析比对数据

元素	有效实验室数目	坏点数	X（μg/g）	相对误差（%）	数据类型*	我国的比对结果	
						相对误差（%）	总平均值（μg/g）
Fe	48	4	23.7	13	H	11.1、9.8、15.2	25.9、18.6、27.8
Cu	55	4	10.2	9	H	4.0、3.7、9.2	19.6、14.8、9.9
Zn	63	6	174	5	H	2.8、2.3、2.7	213.1、209.0、180.7
Mn	22	1	0.85	13	H	11.5、7.5、10.3	13.0、7.2、11.6
Ca	23	3	522	14	H	16.8、10.6、12.4	3055、3141、4053
Cr	24	4	0.27	29	L	35.0	0.62、0.75、0.51
Pb	31	6	2.73	21	L	17.0	9.2、6.5、2.1
Co	33	2	5.97	7	H		0.12、0.17、0.046
Sb	15	5	0.031	23	L		0.48、0.19、0.41
Sr	6	0	0.82	20	L	15.8	1.34、16.4、15.7
As	25	9	0.053	16	L		0.39、0.24、0.16
Cd	29	7	0.26	23	L		0.092、0.16、0.060
Hg	50	12	1.70	5	H		4.5、8.8、5.5
Se	18	4	0.35	7	H		0.75、1.49、1.11
Mg	8	0	62	13	L		729、549
Na	13	0	12.6	23	L		12.0、14.9、33.3

注：*H 为较高可信度，L 为校低可信度。

从上看来，比对结果是令人满意的，与国外的数据相比，并不低于国际水平，当然还存在很多不足之处。一方面，样品是因陋就简仓促上马的，虽已尽可能地剪成碎末，但离粉状样品的高度均匀性还较逊色；另一方面，有的元素离散性较大，有的实验室数据系统偏离总体，再就是可比对的（可信度高的）元素数目太少。

总体来说，一年来人发比对工作的成绩是显著的。我们选择了一个对国民经济有重要意义的科研课题，在基础科学为应用服务的方向（开展微量元素与人体健康关系的研究）上迈进了一步，为提高我国微量元素分析技术水平做出了贡献。尤其重要的是我们已团结和组织起一支以核分析方法为主的微量元素分析队伍，开展了全国性的科研大协作，并且通过人发比对工作为制备我国自己的人发标准样品准备了条件，积累了经验，打下了基础。

第 2 次人发分析数据比对工作将制备粉末发样，扩大元素分析范围，在测试方法上要求精益求精，尽快建立我国的人发标准样品。

（原载于《微量元素》1985 年第 1 – 2 期）

人发标准参考物质（GBW09101b）的复制报告

（2004）

谈明光　　钱银娥　　汪学朋　　陈建敏

（中国科学院上海应用物理研究所）

[导读]　中国科学院上海应用物理研究所（原上海原子核研究所）于 1988 年研制成功国家一级人发标准参考物质 GBW09101，自发行以来一直被国内外用户广泛使用。考虑到目前库存已基本耗尽，2004 年又严格按照国家一级标准物质的技术规范要求，进行了批量复制。经国家质量监督检验检疫总局批准，定名为 GBW09101b。复制标样由具有较高水平的分析实验室参加定值，大多数元素的定值精度与标样相当，铝、砷、钙、镉、铅、硒等元素的定值精度好于原标样精度。有几个原来定为参考值的元素，如银、钡、碘、钼、磷和锑，得到了定值，均匀性和稳定性都达到国家有关标准物质的要求。

为了满足在环境、生物、营养、卫生和医学等领域中的分析质量控制的迫切需要，中国科学院上海应用物理研究所于 1988 年研制了人发标准参考物质（GBW09101）。由于该标准基体稳定、定值元素多、定值精度高，该标准物质自发行以来一直被国内外用户广泛使用，并获得好评。考虑到目前它的库存已经基本耗尽，迫切需要批量复制以满足各方面的需要。本复制工作是严格按照国家一级标准物质的技术规范要求，并充分利用研制工作中所积累的经验开展的。

1　采样和制备

1.1　样品采集

人发采自上海市嘉定地区某单位，收集 20 ~ 40 岁健康男性的头发，采集过程中不采集染过发和有明显白发的个体，共收集人发约 40 kg。

1.2　预处理

将采集的样品拣选后用中性肥皂粉（洗洁精）洗涤，去除油腻和表面污染物，用水清洗干净后晾干。然后用不锈钢刀将头发切成 1 cm 左右的短发。

1.3 洗涤

先用 5% 白猫洗洁精浸泡洗涤人发，再用去离子水清洗，然后采用国际原子能机构（IAEA）推荐的清洗方法：用分析纯丙酮将人发浸泡 2 小时后取出后自然晾干。

1.4 粉碎

人发的粉碎采用德国产的 Pulverisette – 14 转子辗磨器。该装置可将粉碎和过筛同时完成，筛孔直径为 80 μm。经检查，经过 2 次辗磨后的人发粉状样品中大于 99.8% 的样品均 <120 目。

1.5 混匀和初检

本批复制人发采用自制的混匀器来混匀样品，样品装在清洗干净的聚乙烯桶中作机械混匀，然后分装成 10 袋后作均匀度抽检。从各袋中分别取 1 份样品，并从其中 1 袋中取 10 份样品，各样品取 0.2 g，加 2 mL HNO_3 和 1 mL H_2O_2，使用高压溶样法在 150 ℃ 加热 4 小时后定容，用 ICP-AES 测定了 Ca、Cu、Fe、Mg、P 和 Zn 6 种元素的含量。采用 F 检验（$\alpha = 0.05$）对分析结果作了统计，统计结果表明该样品的均匀性已符合要求。

1.6 分装

经初检合格后，将样品再进行一段时间的混匀，然后将样品在净化室内分装入已采用 $6NHNO_3$ 浸泡洗净后沥干的 60 mL 玻璃瓶，每瓶装量约 7 g，一共分装 3045 瓶。

1.7 ^{60}Co γ 射线辐射灭菌

全部分装后的样品在中国科学院上海应用物理研究所的钴源中作辐射灭菌处理，总剂量为 2×10^6 rad。

2 均匀性检查

按照国家有关规定，对分装并辐射处理后的样品的均匀性作了检查。随机在样品中抽取 44 瓶，从各瓶内抽取 1 份样品，从其中 1 瓶中抽取 13 份样品，每份 0.2 g。各样品均使用初检的前处理方法高压消解后定容，用 ICP-AES 测定了 Ca、Mg、Fe、Cu、Zn、Pb 和 P 7 种元素的含量，测定结果见表 1。经 F 检验后（$\alpha = 0.05$），判定该批人发的均匀性符合要求。

表 1 ICP-AES 测定复制人发均匀性检查结果   单位：μg/g

元素		Ca		Cu		Fe		Mg		P		Zn		Pb	
测定数		检查点	对比点	检查点	对比点	检查点	对比点	检查点	对比点	检查点	对比点	检查点	对比点	检查点	对比点
		44	13	44	13	44	13	44	13	44	13	44	13	44	13
测定值		1563	1527	34.54	33.17	168.5	155.7	254.2	244.8	177.7	170.8	194.6	187.5	4.01	3.89
		1579	1540	34.13	33.59	165.7	157.3	252.3	249.5	178.5	174.5	195.8	191.2	3.77	3.86
		1475	1535	32.09	34.01	157.8	156.1	237.2	251.3	169.5	175.2	183.3	192.4	3.79	3.92
		1522	1560	33.73	33.57	157.3	162.3	247.2	251.1	179.3	170.7	190.2	193.0	3.96	3.87
		1536	1555	34.22	32.92	166.7	163.1	249.0	247.8	178.9	173.9	190.1	191.7	3.85	4.01
		1554	1497	33.20	32.78	157.0	158.5	249.9	239.7	177.3	169.6	193.3	184.4	3.89	3.94
		1548	1533	33.85	33.42	167.5	161.3	251.9	250.6	172.5	177.1	193.5	192.1	3.79	3.83
		1526	1495	34.29	32.78	160.2	159.4	255.1	239.8	180.7	168.9	194.2	185.1	4.02	3.96
		1490	1561	32.56	33.13	164.7	163.6	239.1	250.7	171.4	178.4	184.6	192.4	3.88	3.77
		1553	1498	33.73	32.05	162.9	162.7	248.5	242.2	176.5	171.9	192.0	188.9	3.87	3.82
		1531	1553	34.85	33.26	167.6	157.2	248.5	241.8	176.1	172.4	191.6	189.3	3.76	3.88
		1553	1515	33.93	32.20	157.9	163.5	249.8	247.2	176.5	174.6	192.3	186.2	3.77	3.93
		1577	1551	34.27	33.63	165.2	160.1	252.5	240.2	180.9	172.9	193.9	193.3	3.80	3.91

续表

元素	Ca		Cu		Fe		Mg		P		Zn		Pb	
测定数	检查点	对比点	检查点	对比点	检查点	对比点	检查点	对比点	检查点	对比点	检查点	对比点	检查点	对比点
	44	13	44	13	44	13	44	13	44	13	44	13	44	13
测定值	1559		32.87		159.2		248.9		180.5		192.1		3.95	
	1560		33.83		161.7		255.5		178.6		195.0		3.78	
	1478		33.39		157.4		238.9		176.9		191.3		3.91	
	1552		33.86		156.7		249.6		173.9		190.3		3.75	
	1522		32.75		163.7		244.4		177.8		188.1		3.89	
	1565		34.35		164.1		249.9		174.8		192.7		3.92	
	1540		33.83		155.9		247.2		171.6		190.7		3.76	
	1576		34.09		164.7		254.1		178.3		195.3		3.79	
	1555		34.25		159.6		253.3		176.2		193.7		3.85	
	1581		33.93		161.4		251.9		181.1		197.3		3.73	
	1576		34.27		159.0		253.2		177.9		195.4		3.78	
	1521		34.49		158.2		244.8		175.6		188.7		3.87	
	1576		33.76		166.2		250.6		173.5		194.5		3.94	
	1576		34.37		160.9		253.6		177.6		195.6		3.92	
	1539		33.77		167.1		247.3		171.8		191.3		3.89	
	1497		33.31		167.4		241.5		172.3		186.4		3.78	
	1534		33.03		167.9		245.7		170.3		190.1		3.83	
	1504		32.38		166.6		237.7		168.8		183.8		3.93	
	1560		33.95		159.6		256.4		175.9		194.0		3.84	
	1481		32.38		157.5		239.3		169.0		182.4		3.86	
	1540		33.92		166.0		249.6		175.4		192.5		3.75	
	1574		33.87		167.2		250.6		178.0		195.7		3.76	
	1573		34.45		163.2		255.5		176.3		196.2		3.87	
	1568		32.81		167.3		255.2		170.8		195.5		3.81	
	1555		32.82		156.7		247.9		173.9		192.3		3.77	
	1491		33.07		158.1		238.7		169.8		184.6		3.93	
	1553		33.55		160.4		252.7		179.4		193.3		3.75	
	1494		33.09		160.3		236.2		169.1		191.4		3.82	
	1563		33.76		165.8		255.8		182.3		195.8		3.83	
	1488		34.12		162.7		241.8		174.8		184.7		3.75	
	1498		32.55		158.1		239.0		168.7		183.7		3.78	
	1542		34.34		163.2		249.2		175.7		193.4		3.88	
平均值	1540	1532	33.66	33.12	162.3	160.1	248.2	245.9	175.4	173.1	191.5	189.8	3.84	3.89
SD	31.8	24.3	0.681	0.566	3.95	2.87	5.86	4.66	3.78	2.84	4.02	3.14	0.08	0.06
RSD（%）	2.07	1.59	2.02	1.71	2.43	1.80	2.36	1.90	2.16	1.64	2.10	1.65	1.96	1.61
S2	1012	590	0.5	0.3	15.6	8.3	34.4	21.7	14.3	8.9	16.1	9.8	0.0	0.0
F实	1.71		1.45		1.89		1.58		1.78		1.64		1.43	
F表	2.42		2.42		2.42		2.42		2.42		2.42		2.42	
t实	0.439		1.44		4.02		0.728		1.08		0.776		1.30	
t表	2.01		2.01		2.01		2.01		2.01		2.01		2.01	

3　稳定性检查

　　根据对原人发标样稳定性的多年测试跟踪的经验，人发样品具有相当优异的储存稳定性。对本批样品的稳定性检查在中国科学院上海应用物理研究所 ICP-MS 仪器上进行，时间间隔在 6 个月左右，3 次结果见表 2。

表 2　复制人发样品的稳定性分析结果

测定元素	Cu			Mn			Pb			Zn		
检查日期	2003/7	2004/3	2004/11	2003/7	2004/3	2004/11	2003/7	2004/3	2004/11	2003/7	2004/3	2004/11
分析结果（μg/g）	35.7	34.2	33.4	3.68	3.87	3.93	3.84	3.80	3.68	195	194	192
	32.5	33.5	35.2	3.83	3.90	3.84	3.58	3.85	3.74	190	198	186
	34.4	32.5	34.4	3.71	3.92	3.87	3.92	3.81	3.85	196	201	191
	33.9	32.8	33.6	3.68	3.72	3.73	3.65	3.77	3.75	193	197	185
	34.5	33.8	33.7	3.64	3.68	3.68	3.70	3.90	3.81	185	187	184
	34.4	33.1	34.6	3.59	3.75	3.65	3.74	3.71	3.78	194	190	182
	33.7	34.0	33.6	3.79	3.75	3.91	3.75	3.88	3.81	188	185	187
	34.7	34.7	33.1	3.63	3.84	3.82	3.73	3.73	3.68	195	185	183
	34.9	33.9	33.8	3.65	3.90	3.83	3.90	3.73	3.77	187	190	180
	33.5	33.3	34.2	3.77	3.90	3.76	3.67	3.70	3.88	196	191	191
	33.2	33.1	34.0	3.71	3.72	3.73	3.75	3.77	3.75	193	193	195
	33.0	32.9	33.6	3.67	3.70	3.75	3.80	3.71	3.84	189	196	190
X（μg/g）	34.0	33.0	33.9	3.70	3.80	3.79	3.75	3.78	3.78	192	192	187
S（μg/g）	0.9	0.6	0.6	0.07	0.09	0.09	0.10	0.07	0.06	4	5	5
RSD（%）	2.66	1.94	1.72	1.91	2.42	2.34	2.67	1.82	1.67	1.99	2.69	2.46
分析结果（μg/g）	1546	1532	1542	246	256	255	152	160	158	8.74	8.87	8.92
	1522	1556	1538	248	259	247	159	156	155	9.02	8.65	8.79
	1452	1553	1534	259	244	246	155	162	164	8.76	8.74	8.68
	1502	1518	1505	247	248	257	157	157	165	8.88	8.88	8.60
	1553	1501	1546	259	252	260	149	154	159	8.92	8.68	8.77
	1546	1508	1488	252	242	262	150	148	157	8.87	8.95	8.86
	1482	1528	1492	251	250	256	148	152	150	8.92	8.93	8.72
	1507	1486	1503	260	238	253	157	157	157	8.95	8.76	8.78
	1478	1495	1529	255	244	256	153	162	156	8.78	8.84	8.68
	1512	1548	1532	264	256	258	161	164	153	8.84	8.76	8.82
	1536	1552	1506	254	252	250	154	153	158	8.81	8.85	8.76
	1498	1538	1528	252	258	252	152	155	160	8.72	8.90	8.83
X（μg/g）	1551	1526	1520	254	250	254	154	157	158	8.85	8.82	8.77
S（μg/g）	31	24	20	6	7	5	4	5	4	0.09	0.10	0.09
RSD（%）	2.06	1.59	1.33	2.23	2.72	1.94	2.62	3.00	2.65	1.04	1.11	1.00

4 定值工作

4.1 定值方法

本次复制人发的定值工作选择了经过国家计量认证的实验室，而且大部分实验室都参加过国家一级标准物质的定值工作。参加定值的单位有：国家地质实验测试中心、地质矿产部安徽省中心实验室、成都理工大学应用核技术研究所、日本国立环境科学研究所、中国地质科学院地球物理地球化学勘查研究所、中国原子能科学研究院、中国疾病预防控制中心环境所、华东理工大学环境工程学院和中国科学院上海应用物理研究所9个单位11家实验室。使用了中子活化（NAA）、等离子体质谱（ICP-MS）、等离子体光谱（ICP-AES）、原子吸收（AAS和GF-AAS）、原子荧光（AFS）、离子光谱（IC）、极谱（POL）和分光光度（SP）等多种先进可靠的分析方法（表3），在作定值分析的同时使用了GBW09101和NIST等标准物质作为分析质量控制。要求各实验室对每种测试元素提供4个以上的平行数据。

表3　定值元素和所用测试方法

元素	测试方法	元素	测试方法
Ag	ICP-MS、GF-AAS	Cr	NAA、ICP-MS、ICP-AES
Al	ICP-MS、ICP-AES	Cu	NAA、ICP-MS、ICP-AES、AAS
As	NAA、ICP-MS、AFS	Fe	NAA、ICP-MS、ICP-AES、SP
Ba	NAA、ICP-MS、ICP-AES	Hg	NAA、AFS
Br	NAA、ICP-MS	I	NAA、ICP-MS、SP、IC
Ca	NAA、ICP-MS、ICP-AES、AAS	K	NAA、ICP-AES、AAS
Cd	ICP-MS、GF-AAS	La	NAA、ICP-MS、ICP-AES
Cl	NAA、IC、SP	Mg	NAA、ICP-MS、ICP-AES、AAS
Co	NAA、ICP-MS	Mn	NAA、ICP-MS、ICP-AES、AAS
Mo	NAA、ICP-MS、POL	Sc	NAA、ICP-MS
Na	NAA、ICP-MS、ICP-AES、AAS	Se	NAA、ICP-MS、AFS
Ni	ICP-MS、ICP-AES	Sr	ICP-MS、ICP-AES
P	NAA、ICP-AES、SP	Ti	ICP-MS、ICP-AES
Pb	ICP-MS、ICP-AES、GF-AAS	V	NAA、ICP-AES
S	NAA	Zn	NAA、ICP-MS、ICP-AES、AAS
Sb	NAA、ICP-MS、AFS		

4.2 定值数据的统计处理

4.2.1 定值数据统计处理的原则

（1）先对各实验室提供的各元素的每组数据按Graubbs法则剔除离群值，求出剔除后的平均值。

（2）将各实验室对同一元素的测定值视作等精度测量值，用Graubbs法则剔除离群值。

（3）对分析方法没有明显偏畸、使用了2种以上不同原理分析方法、至少有4组以上数据，而且数据经检验接近正态分布的元素分析结果，求出总平均值和标准偏差，以总平均值表示该元素的标准值，用2倍标准偏差表示单次测量的不确定度。

（4）对测试方法偏少、数据组偏少或数据偏畸较明显的元素则定为参考值。

4.2.2 定值结果

使用上述原则将复制人发中22种元素定为标准值（表4），8种元素定为参考值（表5）。

表 4 人发标准物质的标准值

元素	标准值及不确定度 $X \pm 2S$ （$\mu g/g$）	相对标准偏差 （S/X）*100%	测量组数	测量方法	元素	标准值及不确定度 $X \pm 2S$ （$\mu g/g$）	相对标准偏差 （S/X）*100%	测量组数	测量方法
Ag	0.037 ± 0.002	3.26	4	2	I	0.96 ± 0.20	10.3	4	3
Al	23.2 ± 2.0	4.33	5	2	Mg	248 ± 14	2.75	9	4
As	0.198 ± 0.023	5.85	8	3	Mn	3.83 ± 0.39	5.14	10	4
Ba	11.1 ± 1.3	5.90	8	3	Mo	1.06 ± 0.12	5.26	5	3
Ca	1537 ± 68	2.20	10	4	Na	445 ± 40	4.53	10	4
Cd	0.072 ± 0.010	6.91	6	2	P	174 ± 43	12.2	6	3
Co	0.153 ± 0.015	4.88	7	2	Pb	3.83 ± 0.18	2.35	8	3
Cr	8.74 ± 0.97	5.52	9	3	Sb	0.12 ± 0.02	9.43	5	3
Cu	33.6 ± 2.3	3.47	12	4	Se	0.59 ± 0.04	3.51	6	3
Fe	160 ± 16	4.9	9	4	Sr	8.17 ± 0.69	4.23	6	2
Hg	1.06 ± 0.28	13.2	6	2	Zn	191 ± 16	4.10	14	4

表 5 人发标准物质的参考值　　　　　　　　　　　　　　单位：$\mu g/g$

元素	参考值	元素	参考值	元素	参考值
K	14.4	Cl	48.2	Br	0.59
La	0.029	Ti	2.10	Ni	5.77
S	0.0462	V	0.089		

5 复制人发标准物质与国内外同类标准物质的可比性检验

为了检验复制人发定值可靠性，采用 ICP-MS 分析方法，在相同的条件下，测定了 GBW09101、NIST1577a 等生物标准物质中几种元素的含量，表 6 列出了测定结果（$n=4$）。从表中可以看出，该复制人发标样的计量溯源性良好，与其他生物标准可比性良好。

表 6 复制人发标准物质与国内外同类标准物质的可比性检验（$n=4$）　　　单位：$\mu g/g$

元素	复制人发		GBW09101		NIST1577a	
	推荐值	测定值	标准值	测定值	标准值	测定值
Fe	160 ± 16	156 ± 5	71.2 ± 6.6	76.1 ± 3.5	194 ± 20	191 ± 7
Cu	33.6 ± 2.3	34.1 ± 0.9	23.0 ± 1.4	22.8 ± 0.5	158 ± 7	163 ± 6
Mg	248 ± 14	254 ± 6	105 ± 6	107 ± 4	600 ± 15	580 ± 10
Zn	191 ± 16	192 ± 4	189 ± 8	185 ± 3	123 ± 8	130 ± 5
Pb	3.83 ± 0.18	3.73 ± 0.17	7.2 ± 0.7	7.66 ± 0.32	135 ± 15	138 ± 8

6 复制人发与 GBW09101 人发定值数据的比较

本次复制工作利用了原有的设备和原研制人员的经验，因此，复制人发仍达到了应有的水平。尽管由于组织的实验室数量远少于研制时的数量，但由于组织了具有较高水平的分析实验室参加定值工作，使大多数元素的定值精度与原标样基本相当；一些元素如 Al、As、Ca、Cd、Pb 和 Se 等的定值精度要好于原标样的精度；另外，有几个原来定为参考值的元素如 Ag、Ba、I、Mo、P 和 Sb 等得到了定值。个别元素如 Sr 和 Hg 的定值精度比原来稍差些。复制人发的 Ni 的数据由于为非正态分布，所以只定为参考值。另外，可能因取样时间和地点的差异，本批复制人发中 Ca、Cr、Cu、Fe、Mg、Mn 和 Na 的定值数据比原人发标样高，而常见毒性元素 As、Cd、Hg 和 Pb 等的定值数据比原人发标样稍低（表7）。

表7 人发标准物质的标准值   单位：$\mu g/g$

元素	复制人发	GBW09101 人发	元素	复制人发	GBW09101 人发
Ag	0.037 ± 0.002	(0.35)	La	(0.029)	(0.014)
Al	23.2 ± 2.0	13.3 ± 2.3	Mg	248 ± 14	105 ± 6
As	0.198 ± 0.023	0.59 ± 0.07	Mn	3.83 ± 0.39	2.94 ± 0.20
Ba	11.1 ± 1.3	(5.41)	Mo	1.06 ± 0.12	(0.58)
Br	(0.59)	(0.602)	Na	445 ± 40	266 ± 12
Ca	1537 ± 68	1090 ± 72	Ni	(5.77)	3.17 ± 0.40
Cd	0.072 ± 0.010	0.095 ± 0.012	P	174 ± 43	(184)
Cl	(48.2)	(152)	Pb	3.83 ± 0.18	7.2 ± 0.7
Co	0.153 ± 0.015	0.135 ± 0.008	S	(4.62%)	(4.69%)
Cr	8.74 ± 0.97	4.77 ± 0.38	Sb	0.12 ± 0.02	(0.21)
Cu	33.6 ± 2.3	23.0 ± 1.4	Se	0.59 ± 0.04	0.58 ± 0.05
Fe	160 ± 16	71.2 ± 6.6	Sr	8.17 ± 0.69	4.18 ± 0.14
Hg	1.06 ± 0.28	2.16 ± 0.21	Ti	(2.10)	
I	0.96 ± 0.20	(0.875)	V	(0.089)	(0.069)
K	(14.4)	(11.8)	Zn	191 ± 16	189 ± 8

7 小 结

由于使用了原人发标准物质研制工作的制备工艺，本次复制的人发标准物质的均匀性和稳定性都达到了国家有关标准物质的要求。本次标样的定值工作组织了多家经过国家认证的实验室参加，并使用多种先进的方法，使定值元素的数量和精度达到了要求，而且定值元素基本覆盖了大部分必需微量元素和毒性元素，可以在环境和生物等各相关领域的分析中作为质控标样。

（原存于中国科学院上海应用物理研究所）

国家技术监督局批准
GBW09101

标准物质证书

人 发

定值日期：1988 年 4 月

制备单位：中国科学院上海原子核研究所

人发标准物质可用于检定或校准分析测量仪器、检验分析基体组成相类似的毛发时所用方法的可靠性和数据的准确性。

一、定值元素与标准值

定值元素与标准值列表（表1、表2）如下。分析定值使用了8种分析方法（表3），所用方法可靠，并用我国比对粉末发样和日本同类标准物质作参比。每个元素的定值数据都应用3种或3种以上不同原理的分析方法。所得数据经统计学方法处理，由每个实验室的平均值求得总平均值表示该元素的标准值，以2倍标准偏差表示测量的单项不确定度。

二、制备

本标准物质采用江苏无锡市正常男青年头发，经除杂、清洗、干燥、粉碎、混合均匀，制成粒度小于120目的均匀样品，用钴-60辐射灭菌，以利保存。

三、均匀性和稳定性评价

用中子活化法、原子吸收法、X荧光光谱法测定0.1~0.3克样品中铜、锌、镁、钾、铅、铁、钙、钠、硫等元素的均匀性，结果良好。

在1年的时间里，分3次用X荧光光谱法测定样品的稳定性，证明该标准物质的稳定性良好。

四、使用时注意事项

1. 本标准物质使用前应在90℃下烘干4小时后稳重取样。
2. 最小取样量为0.2克。
3. 本标准物质系玻璃瓶包装，外套塑料瓶保护，应放于低温干燥处。

表1　元素的标准值*

元素	含量（μg/g）	元素	含量（μg/g）	元素	含量（μg/g）
钙（Ca）	1090 ± 72	铝（Al）	13.3 ± 2.3	汞（Hg）	2.16 ± 0.21
钠（Na）	266 ± 12	铅（Pb）	7.2 ± 0.7	砷（As）	0.59 ± 0.07
锌（Zn）	189 ± 8	铬（Cr）	4.77 ± 0.38	硒（Se）	0.58 ± 0.05
镁（Mg）	105 ± 6	锶（Sr）	4.19 ± 0.14	钴（Co）	0.135 ± 0.008
铁（Fe）	71.2 ± 6.6	镍（Ni）	3.17 ± 0.40	镉（Cd）	0.095 ± 0.012
铜（Cu）	23.0 ± 1.4	锰（Mn）	2.94 ± 0.20		

注：*本样品是在90℃下，干燥4小时后称量进行定值。

表2　元素的参考值

元素	含量（μg/g）	元素	含量（μg/g）	元素	含量（μg/g）
硫（S）	4.69%	碘（I）	0.875	钒（V）	0.069
磷（P）	184	溴（Br）	0.602	镧（La）	0.014
氯（Cl）	152	钼（Mo）	0.58	钪（Sc）	2.87（μg/kg）
钾（K）	11.8	银（Ag）	0.35		
钡（Ba）	5.41	锑（Sb）	0.21		

表 3　元素定值的分析方法

元素	分析方法	元素	分析方法
Zn	AAS, NAA, PIXE, ICP, XRF, POL	Sr	IDSSMS, AAS, ICP, PIXE, XRF
Se	AFS, NAA, AAS, POL	Hg	AAS, NAA, AFS
Cr	NAA, AAS, ICP, PIXE	Na	NAA, AAS, ICP
Mg	AAS, ICP, NAA	Pb	IDSSMS, AAS, POL, PIXE, XRF, ICP
Mn	ICP, XRF, PIXE, AAS, NAA	Ni	IDSSMS, NAA, AAS, PIXE, ICP
As	NAA, POL, AAS, AFS	Cd	AFS, AAS, ICP, POL, NAA
Ca	AAS, ICP, PIXE, XRF, NAA	Al	AAS, ICP, NAA
Fe	IDSSMS, NAA, AAS, ICP, PIXE, XRF	Co	NAA, AAS, ICP
Cu	AAS, ICP, PIXE, XRF, NAA, POL		

注：AAS：原子吸收法（包括火焰、石墨炉和氢化物原子吸收法）

　　AFS：原子荧光法

　　ICP：等离子体发射光谱法

　　POL：极谱法

　　NAA：中子活化法（包括仪器中子活化和放化分离中子活化）

　　PIXE：质子激发 X 射线荧光分析

　　XRF：放射源激发 X 射线荧光分析

　　IDSSMS：同位素稀释质谱法

样品制备单位：中国科学院上海原子核研究所

分析定值单位：中国科学院上海原子核研究所

　　　　　　　北京有色金属研究总院

　　　　　　　核工业部原子能研究所

　　　　　　　西南核物理与化学研究所

　　　　　　　中国科学院上海冶金研究所

　　　　　　　北京师范大学

　　　　　　　哈尔滨医科大学

　　　　　　　上海工业大学

　　　　　　　清华大学核能研究所

国家质量监督检验检疫局批准

GBW09101b

标准物质证书

人发成分分析标准物质

定值日期：2004 年 11 月

制备单位：中国科学院上海应用物理研究所

　　人发标准物质可用于检定或校准分析测量仪器、检验分析基体组成相类似的毛发时所用方法的可靠性和数据的准确性。

一、样品制备

在上海市嘉定区采集正常男青年头发，经除杂、清洗、干燥、粉碎、混合均匀，制成粒度小于 120 目的均匀样品，用钴－60 辐射灭菌，以利保存。

二、标准值及不确定度

每个元素的定值数据都应用 2 种或 2 种以上不同原理的分析方法。所得数据经统计学方法处理，由每个实验室的平均值求得总平均值表示该元素的标准值，以 2 倍标准偏差表示测量的单项不确定度（表 1）。数据少或数据离散的元素定为参考值（表 2）。

表 1 元素的标准值*

元素	含量（$\mu g/g$）	元素	含量（$\mu g/g$）	元素	含量（$\mu g/g$）
Ag	0.037 ± 0.002	Cu	33.6 ± 2.3	P	174 ± 43
Al	23.2 ± 2.0	Fe	160 ± 16	Pb	3.83 ± 0.18
As	0.198 ± 0.023	Hg	1.06 ± 0.28	Sb	0.12 ± 0.02
Ba	11.1 ± 1.3	I	0.96 ± 0.20	Se	0.59 ± 0.04
Ca	1537 ± 68	Mg	248 ± 14	Sr	8.17 ± 0.69
Cd	0.072 ± 0.010	Mn	3.83 ± 0.39	Zn	191 ± 16
Co	0.153 ± 0.015	Mo	1.06 ± 0.12		
Cr*	8.74 ± 0.97	Na	445 ± 40		

注：*本样品是在 80 ℃下，干燥 4 小时后称量进行定值。

表 2 元素的参考值

元素	含量（$\mu g/g$）	元素	含量（$\mu g/g$）	元素	含量（$\mu g/g$）
K	14.4	Cl	48.2	Br	0.59
La	0.029	Ti	2.10	Ni	5.77
S*	4.62	V	0.089		

注：*为% 含量。

三、分析方法

分析定值使用的分析方法及测试元素列于表 3，分析中均采用 GBW09101 人发成分分析标准物质及国外同类标准物质作参比。

表 3 元素定值的分析方法

元素	分析方法	元素	分析方法
Ag	ICP-MS, GF-AAS	Mg	NAA, ICP-MS, ICP-AES, AAS
Al	ICP-MS, ICP-AES	Mn	NAA, ICP-MS, ICP-AES, AAS
As	NAA, ICP-MS, AFS	Mo	NAA, ICP-MS, POL
Ba	NAA, ICP-MS, ICP-AES	Na	NAA, ICP-MS, ICP-AES, AAS
Br	NAA, ICP-MS	Ni	ICP-MS, ICP-AES
Ca	NAA, ICP-MS, ICP-AES, AAS	P	NAA, ICP-AES, SP
Cd	ICP-MS, GF-AAS	Pb	ICP-MS, ICP-AES, GF-AAS

元素	分析方法	元素	分析方法
Cl	NAA, IC, SP	S	NAA
Co	NAA, ICP-MS	Sb	NAA, ICP-MS, AFS
Cr	NAA, ICP-MS, ICP-AES	Sc	NAA, ICP-MS
Cu	NAA, ICP-MS, ICP-AES, AAS	Se	NAA, ICP-MS, AFS
Fe	NAA, ICP-MS, ICP-AES, SP	Sr	ICP-MS, ICP-AES
Hg	NAA, AFS	Ti	ICP-MS, ICP-AES
I	NAA, ICP-MS, SP, IC	V	NAA, ICP-AES
K	NAA, ICP-AES, AAS	Zn	NAA, ICP-MS, ICP-AES, AAS
La	NAA, ICP-MS, ICP-AES		

注：AAS：原子吸收法（包括火焰、石墨炉和氢化物原子吸收法）

　　AFS：原子荧光法

　　ICP-AES：等离子体发射光谱法

　　POL：极谱法

　　NAA：中子活化法

　　ICP-MS：等离子体质谱法

　　IC：离子色谱法

　　SP：分光光度法

四、均匀性检验和稳定性考察

从分装后的样品中随机抽取 44 瓶，每瓶分析取样量 0.1 克，采用等离子体光谱法测定样品中 Ca、Cu、Fe、Mg、P、Pb 和 Zn 等元素，结果经统计检验，证明样品的均匀性良好。样品在制备后 1 年的时间里，分 3 次用等离子体质谱法检查样品的稳定性，量值均在误差范围内，证明该标准物质的稳定性良好。本批标准物质是 GBW09101 人发标准的复制批，有效期 20 年。

五、储存及使用

1. 本标准物质使用前应在 80 ℃下烘干 4 小时后称重取样。

2. 最小取样量为 0.2 克。

3. 本标准物质系玻璃瓶包装，每瓶 7 克，应放于低温干燥处保存。

六、定值单位

中国科学院上海应用物理研究所

中国原子能科学研究院

国家地质实验测试中心

中国地质科学院地球物理地球化学勘查研究所

成都理工大学应用核技术研究所

地质矿产部安徽省中心实验室

日本国立环境科学研究所

中国疾病预防控制中心环境所

华东理工大学环境工程学院

用计算机模式识别非线性映照法研究
硒的拮抗元素的作用

（1983）

徐辉碧[1]　朱治良[1]　陈念贻[2]　江乃雄[3]

（1. 华中工学院　2. 中国科学院上海冶金研究所　3. 上海计算技术研究所）

[导读]　在用27个国家和地区居民微量元素摄入量和该地区乳腺癌死亡率数据研究硒的拮抗元素的作用时，可将几种硒的拮抗元素，对硒的作用总和简化为一种元素对硒的拮抗，然后作平面图。发现在非线性特征平台上，存在着对应于癌症高、低死亡率的两个区域（Ⅰ和Ⅱ），所有代表癌症死亡率低的点均落在区域Ⅰ，所有代表癌症死亡率高的点均落在区域Ⅱ，无一例外。

根据这个方法，有可能建立起一种微量元素谱–计算机模式识别法，应用于与微量元素有关的疾病诊断。

在一些动物的肿瘤模型实验中，硒可抑制肿瘤的发生。硒对肿瘤的抑制作用可被某些硒的拮抗元素所抵消，这就使问题变得复杂了。对硒的拮抗元素的作用已进行过一些实验研究，这对于生物微量元素的研究和临床应用是有重要意义的。

在前文中，用统计模式识别法研究了硒的拮抗元素的作用，得到了22个线性回归方程。根据对上述方程的分析说明，在一定条件下，可将几种拮抗元素的作用简化为一种元素对硒的拮抗，然后作平面图。从图中可得到拮抗作用的范围、程度等。所得结果与美国妇女乳腺癌的统计结果符合较好。

为了对硒的拮抗作用的有关数据从总体进行分类研究，以便总结某些经验规律，并预测未知，本文用陈念贻等所提出的计算机模式识别——非线性映照法研究了硒的拮抗元素的作用，所用的"25个国家和2个地区的居民的微量元素的摄入量（Se、Zn、Cd、Cu、Cr、Mn、As）和该地的乳腺癌死亡率"的数据均取自相关文献，由上述数据组成了一个n维空间。研究结果如表1所示。

从图1看出，在非线性作图所得到的特征平面上，存在着对应于癌症高、低死亡率的两个区域（Ⅰ和Ⅱ）。所有代表癌症死亡率低的点均落在区域Ⅰ，所有代表癌症死亡率高的点均落在区域Ⅱ，无一例外。这说明应用上述方法进行分

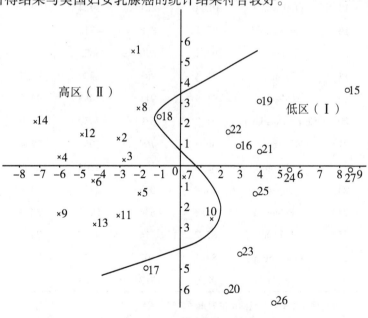

图1　25个国家和2个地区的居民7种微量元素表观摄入量与其乳腺癌死亡率

类是成功的。

图中的每一个点是由所考虑的 6 种硒的拮抗元素对硒的拮抗作用的总和。总的拮抗作用大小不同，影响到乳腺癌的死亡率的高低。从这个研究结果可以推测，根据人群对微量元素的摄入量，用这种方法有可能预报一个地区的乳腺癌。例如，由分析测得某一地区居民的 Se、Zn、Cd、Cu、Cr、Mn、As 的摄入量，即可根据本文所用程序输入计算机，再根据该点落入上述特征平面的位置，即可预测其乳腺癌死亡率的高低。根据这个方法，有可能建立起一种微量元素谱 - 计算机模式识别法，应用于与微量元素有关的疾病的诊断。

表1　25 个国家和 2 个地区的居民 7 种微量元素表观摄入量与其乳腺癌死亡率

序号	国家与地区	Se	Cu	Zn	Cd	Cr	Mn	As	死亡率 (1/100 000)
1	Australia	75. 9	1125	6948	123. 9	21. 4	722	152. 4	19
2	Austria	71. 6	824	4272	77. 0	22. 0	858	102. 6	17
3	Belgium	70. 6	741	4425	80. 5	21. 1	803	158. 2	21
4	Canada	61. 8	874	5313	97. 2	21. 9	711	139. 1	23. 5
5	Denmark	71. 1	725	4387	76. 9	18. 6	677	166. 0	24
6	Germany	64. 3	784	4473	74. 4	20. 6	751	136. 3	17. 5
7	Ireland	75. 1	836	3712	99. 7	16. 4	889	114. 4	21. 5
8	Israel	77. 3	822	4449	77. 1	23. 2	923	136. 9	21
9	Netherlands	57. 8	693	3741	70. 8	20. 3	701	108. 5	26
10	Norway	82. 2	608	4126	87. 5	17. 0	672	269. 1	17. 5
11	Sweden	65. 8	703	3783	74. 8	18. 3	646	167. 1	18. 5
12	Switzerland	65. 6	850	4169	83. 6	23. 2	819	109. 6	21. 5
13	United Kingdom	16. 7	729	4502	85. 4	17. 7	717	132. 2	25
14	USA	61. 0	849	5108	87. 3	25. 4	652	132. 8	21. 5
15	Bulgaria	107. 6	861	3924	79. 5	16. 7	1179	102. 1	9. 0
16	Czechoslovakia	85. 1	838	4712	82. 6	15. 3	1029	120. 1	15. 5
17	Finland	67. 1	690	3623	88. 2	13. 7	716	132. 1	13
18	France	76. 4	881	5339	91. 5	21. 2	965	173. 8	16
19	Greece	91. 9	911	4452	92. 3	17. 7	1154	185. 4	8. 5
20	China Hongkong	91. 2	639	2959	54. 6	19. 6	463	273. 4	10
21	Hungary	86. 5	768	3958	72. 4	14. 9	1075	93. 1	14. 5
22	Italy	82. 5	855	4304	83. 8	16. 4	1161	134. 4	16. 5
23	Japan	85. 8	643	2420	43. 4	17. 4	674	233. 4	3. 5
24	Poland	93. 8	634	5231	80. 3	15. 9	876	138. 3	11
25	Portugal	87. 2	714	4347	74. 6	17. 8	1008	268. 5	12. 5
26	China Taiwan	84. 1	592	1674	33. 3	12. 8	522	184. 3	4. 0
27	Yugoslavia	98. 6	722	3288	72. 9	11. 7	1169	82. 1	8. 0

注：除死亡率外，量的单位为 mg/（年·人）。

（原载于《分子科学与化学研究》1983 年第 2 期）

模式识别法在生物微量元素谱研究中的应用

（1985）

徐辉碧　朱治良　余明书　吴燮和　李德华　黄开勋

（华中工学院）

[**导读**] 人的疾病和健康与微量元素谱的关系，实质上是各种微量元素相互作用的综合表现。不同健康水平的人群，由于他们体内微量元素代谢平衡不相同，故有可能将不同人群按所对应的微量元素谱进行分类。

测量云南锡矿 117 份矿工发样中 8 种元素含量，随机抽取 88 份作为训练样本，用以决定不同健康水平的 3 类人群在非线性映照图上所处的不同区域。剩下的 29 份样本用于检验方法的准确性，结果对肺癌初期预报的准确率为 86%。用多元判别分析法对健康者、肺癌初期患者和肺癌患者的判别准确率分别为 88%、86% 和 100%。对每一个样本的判别归类只需 2 ~ 3 秒。

模式识别中的非线性映照法及多母体的多元判别分析法的建立，为微量元素谱的广泛应用开拓了新的途径。

生物微量元素是一门新兴的边缘科学，它的主要研究对象是微量元素与人体健康的关系。由于拮抗效应、协同效应等原因，在微量元素的研究中，一般不能仅考虑单一的微量元素的作用，而必须同时考虑多种微量元素，即考虑微量元素谱。

目前，在微量元素的研究中多用显著性检验的方法，它能指出每一种微量元素与某一疾病有无关系及其密切程度。但这种方法只是考察某一种微量元素与疾病的关系，因此，往往难于作出较全面的规律性的结论。应用多元逐步回归分析法研究多种微量元素的作用是有意义的，但其前提是所研究的对象必须服从正态分布，同时，它只能给出各有关元素与所研究对象的相对作用的大小，而不能给出各因素作用的总效应。1979 年，Boull GJ 等曾用模式识别中的非线性映照法（NLM）研究微量元素谱，但未获得满意的结果。我们认为，研究微量元素谱时，有必要研究各种相互作用的元素对某一种疾病作用的总效应。对这个问题，从宏观看可概括为根据微量元素谱进行分类的问题。研究适用于微量元素谱的分类方法，就是本文讨论的中心。

近两年来，我们用计算机模式识别法（或称计算机多因素分类法），对不同健康水平人群的微量元素谱进行了成功的分类。用这种方法研究了乳腺癌、肺癌、鼻咽癌、肝癌、宫颈癌及长寿等问题，均取得了较好的结果。

一种新设想

在一个生物体内存在多种微量元素，它们之间有协同效应，也有拮抗效应。人的疾病和健康与微量元素谱的关系，实质上是多种微量元素相互作用的综合表现。例如，硒有抗化学致癌的作用，而砷、铅、镉、铬等元素在一定浓度范围内则能抵消硒的这种作用，结果是使硒的抗化学致癌作用降低。这时，生物体的较低的抗化学致癌作用，是多种微量元素相互作用的综合表现。这种相互作用的大小，虽然难以精确地度量，但可把它们分类。同一类中，微量元素的相互作用的大小基本相近似，它们对应于同一健康水平的人群。例如，癌症晚期患者、癌症初期患者、健康人，由于他们体内微量元素的代谢平衡不相同，使微量元素的相互作用不同，故有可能将这3类人群按所对应的微量元素谱进行分类。

根据上述设想，我们研究了有关分类的数学方法。研究表明，模式识别中的非线性映照法及多母体的多元判别分析法适用于微量元素谱的分类。这两种方法是相互平行的，所得结果基本相同。这些分类方法的建立，为微量元素谱的广泛应用开拓了新的途径。

研究结果

云南锡矿是一个肺癌高发区。根据这个矿的环境特点及初步的病因研究的结果，我们设计了一个"计算机模式识别－微量元素谱"的预报早期肺癌的方法。初步的试验结果表明，这种方法的应用是有希望的。研究方法如下：

样品的采集。采集人发作为分析微量元素的样品。因为人发中储存了有关人体健康的信息，而且其中的微量元素含量也比较稳定，同时取发样较易为患者所接受。在本研究中，共取矿工发样117份，其中，健康人67份、早期肺癌22份、晚期肺癌28份。

微量元素的测定。流行病学（对云南锡矿进行的）的初步研究指出，人体血硒水平与发病率呈负相关。对云南锡矿肺癌的病因的初步研究表明：云南锡矿肺癌的发病率高的原因之一是由于坑下砷含量较高，还考虑了一些对硒的抑制肿瘤作用有拮抗效应的元素。综合上述各种因素，我们测定了8种元素（Se、Zn、Cd、Cr、Cu、Pb、As、Sn），其中大多数元素是用原子吸收光谱法测定的，有些则用催化极谱法测定。

信息的提取。在117个样本中，随机抽取88个作为训练样本，用以决定不同健康水平的3类人群在非线性映照的特征平面上所处的不同区域。剩下的29个样本用于检验方法的准确性。结果如图1所示，在这个将八维空间（即上述8种微量元素）压缩到二维空间的特征平面上，健康人、肺癌早期患者、肺癌晚期患者分别处于1、2、3区，这就实现了成功的分类。

29个用于检验的样本（其中7个健康人、7个肺癌早期患者、5个肺癌晚期患者），经计算机检验后发现86%的肺癌早期患者所对应的点，落在早期肺癌区，故预报的准确率达86%。但

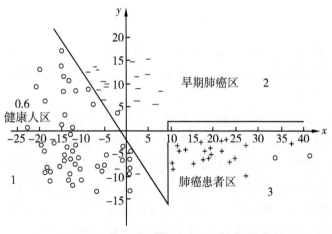

图1　8种微量元素与健康水平映照关系

这是初步的结果，尽管如此，这个结果毕竟是鼓舞人的。用多元判别分析法也得到了类似的结果，判别检验的准确率分别是健康者88%、肺癌早期患者86%、肺癌患者100%。

本方法是在Apple－2型微型计算机上进行的，对每一个样本的判别归类只需2～3秒。

致谢：本文承蒙中国科学院上海冶金研究所陈念贻教授的帮助及中山医学院、广东测试分析研究所提供了大批原始数据，特此致谢。

（原载于《科学通报》1985年第14期）

应用计算机模式识别技术研究微量元素与健康的关系

（1995）

余煜棉[1] 李增禧[2]

（1. 广东工业大学 2. 广东省测试分析研究所）

[**导读**] 对各种分析测试数据进行科学的统计处理是影响研究成败的关键因素之一。有些研究数据用单因素分析法往往难以找出规律，但应用计算机多元统计分析技术处理同一批数据，却容易得出明显的规律性结果。

聚类分析和判别分析是计算机模式识别技术的两个重要方面。广东省科技人员应用此类方法研究多种疾病取得了可喜成果：用头发元素进行分类判别，发现了广东肝癌高发与缺锰、缺铁有重要关系；修正了以往认为鼻咽癌病变仅与镍偏高有关的看法；指明了铷含量变化可能是肾虚症的特异性条件之一；证明了中医有关类风湿性关节炎的分型是客观和科学的。对上述各类疾病患者与健康人的分类判别或预报，均达到较高的准确率。

近年来，在国内医学界专家、分析测试工作者和各领域科技人员的共同努力下，微量元素科学与健康的研究取得了可喜的成果。微量元素科学是以现代生物无机化学为基础，与医学、药学、毒理学、营养学、环境科学、配位化学、分析化学、农业学、畜牧学、统计学、计算机科学等学科紧密相关的新兴的综合性科学。因而，微量元素科学的研究要求各学科共同合作，应用更新、更科学的手段开展工作。应用科学的统计手段对数据进行统计分析也是其中一项重要内容。

1 多元统计分析

微量元素与健康的关系是研究健康（或疾病）与微量元素的关系。这就需要知道研究对象的微量元素含量、正常值及正常范围。不但要掌握某一元素的含量异常与否，还要研究多个元素（或指标）间相互作用的微量元素谱的正常与否。先运用先进的测试手段，准确、灵敏测定研究对象的微量元素含量，然后根据数据的特异情况研究发病机制及疾病的诊断、治疗和预防。研究人员一般都十分注意对样本（如毛发、血液、体液、组织、药物、食品等）的科学采集和分析测试，这无疑是十分正确和必需的工作。但仍有一部分研究人员对数据的科学统计分析没有给予足够重视，或者不清楚用何种统计手段能解决问题。这样势必影响研究工作的深入进行。对一些简单、特殊的研究课题，用单因素统计分析方法中的"均值""标准差""t 值"等指标进行研究，或许能取得一些成果。但单因素的统计分析法对元素间存在相互影响的复杂问题便显得力不从心，甚至无能为力。笔者曾碰到不少研究课题，用单因素的方法统计处理数据，没有发现有用的规律，数据似乎成了一堆杂乱无章、弃之可惜、存之无用的数字，使研究工作陷于困难甚至停顿。但应用计算机多元统计分析技术来处理同一批数据，却很容易得出明显的规律性结果，取得了丰厚的成果。这就避免了因统计方法、手段不妥而错过取得突破的机遇。这些清楚地告诉人们，微量元素与健康的关系往往是一种较为复杂的多因素共同作用的关系。元素间既有协同作用，又有拮抗效应。往往不是某一元素的异常对疾病起作用，而是多种元素共同作用的总体变异的结果。邓兆智和笔者等人对中医证候分型的研究,采用单因素法难以找出规律,而采用计算机多元统计技术处理便取得成果,就是最好的证明。因此,广大的微量元素科学工作者应十分重视对测试数据进行多因素统计分析处理技术的应用。

2 检测数据的一般统计方法

对微量元素的研究,多数学者应用医学统计方法中最基本的单因素统计方法。如研究两类样本(患者和对照的健康人,病程发展的两个不同时期,男女不同性别,中医某疾病的两种不同证型,两种不同的药材、食品……)中某一元素含量的差异,也就是研究其均值($\bar{x}$)、中位数($x_{中}$)、标准偏差(SD)、置信因子(t)、相关系数(γ)等指标。在对数据统计处理前还应进行可疑数据检验,剔除掉可疑数据。这部分内容可参见相关文献。

3 计算机模式识别技术在微量元素科学研究中的应用

对一些较为简单的研究课题,用上述介绍的单因素的统计处理法是能胜任的。但人体与疾病的关系往往不是仅与某一种元素有关,而是受多种因素共同作用的影响,而且微量元素间也有协同作用和拮抗效应。因此,在微量元素科学上的研究,应提倡重视多元素的微量元素谱,而不局限于用单一元素进行统计分析。其实多因素的特殊情况(因素数目为1)便是单因素,它有更广泛的适应性。对多个因素的数据作联合统计分析处理的手段称为多元统计分析法。而用计算机技术处理多元统计分析的一个组成部分称为计算机模式识别技术。这是一门近年发展起来的新兴的统计技术。笔者与省内许多学者一起应用该技术研究了许多课题,均取得了有意义的成果。为推广应用此技术,下面作一些基本介绍。

3.1 计算机模式识别技术介绍

计算机模式识别技术是国内外近年来广泛应用的、建立在计算机技术和多元统计分析基础上的一门新兴技术。它是从空间区域的划分及其属性出发,处理多元(多因素)数据的一种非函数的方法。这种技术避免建立因素(变量)间的严格的数字关系,而是用一定的数学统计手段去研究由数据组成的高维空间,寻找规律,进行聚类、判别、预报等研究的新型统计手段。

对于一个复杂的事物,研究多因素比单因素更有效。例如,用身高或体重其中一项指标(表1)来区别一群中学生的男女性别是十分困难的。这是因为某些男生可能轻于女生,而一些女生也可能高于男生。但如果同时考虑这两个因素,把身高和体重分别作为 x 分量和 y 分量在平面上描点(图1)。这时很容易看出,女生的样本点在 xy 平面上的聚集区域不同于男生,两者不会混杂在一起。也就是说利用身高、体重双因素的"总和"能有效识别出中学生群体中的男女性别。这就说明,对复杂的事物两因素的判别能力往往强于单一因素。当然,再增加一些合理的因素(变量),更有利于对复杂体系的识别。但是人类自身只能识别三维以下空间的样本点的聚集状态,对于三维以上空间的识别要借助一定的统计手段——多元统计分析技术。计算机模式识别技术就是其中一种十分有效的研究高维空间的手段,它借助于计算机技术将高维空间的样本点分布,利用一定的数学模型降维到人类能判别的一维、二维、三维空间上,让人们对样本点进行比较、判别及预报等研究,进而探讨变量间的关系。

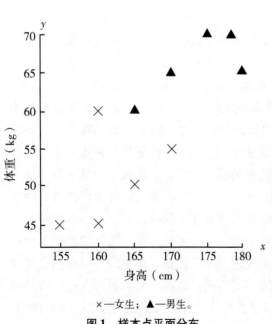

×—女生;▲—男生。

图1 样本点平面分布

表1　某中学男女生身高、体重表

样本	男生						女生			
	1	2	3	4	5	6	7	8	9	10
身高（cm）	170	175	165	180	178	160	155	160	165	170
体重（kg）	65	70	60	65	70	60	45	45	50	55

　　在微量元素的研究中，每一种元素便是一个变量——特征参量。如在研究中医类风湿关节炎证候分型时，选取人发中的 Co、Mg、Mn、Mo、Sr、Fe、Cu 7 种元素构成七维的模式空间。每一个样本的 7 种元素的含量便是该样本的 7 个特征值，它在七维模式空间上都有一个确定的位置。样本点也称模式点。计算机模式识别技术便是研究样本点在模式空间的聚集情况，最终降维到人们能识别的低维空间上，让人们研究疾病和微量元素的关系。图 2 至图 5 便是类风湿课题中从七维空间降维后的样本点的聚集分布情况。其中图 2、图 3 分别是健康人和患者样本点的 PCA 二维、三维图；而图 4 和图 5 分别为健康人和 5 种不同证型患者的二维、三维图。这些图的样本点的聚集情况能给研究者十分有益的帮助和启示。在此再次强调，上述研究是对七维空间——7 种元素共同作用总和的结果，而不是着眼于某单一元素的异同，因而其效果当然优于单因素法。

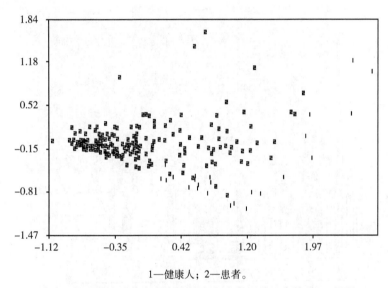

1—健康人；2—患者。

图2　类风湿性关节炎患者和健康人头发 7 种元素的 PCA 投影

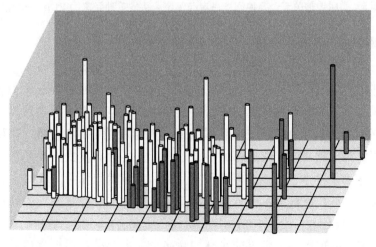

黑柱—健康人；白柱—患者。

图3　类风湿性关节炎患者和健康人头发 7 种元素的 PCA 三维图

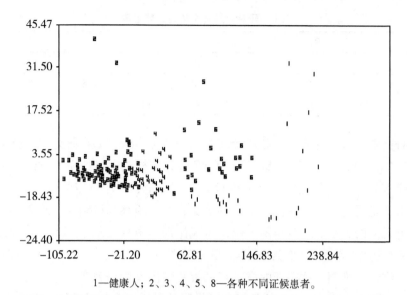

1—健康人；2、3、4、5、8—各种不同证候患者。

图4　类风湿性关节炎 5 种证候患者和健康人头发 7 种元素的 PCA 投影

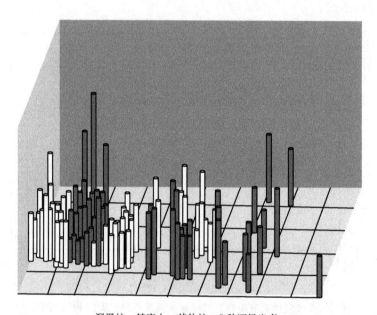

深黑柱—健康人；其他柱—5 种证候患者。

图5　类风湿性关节炎 5 种证候患者和健康人头发 7 种元素的 PCA 三维图

3.2　模式识别法中的聚类分析和判别分析

3.2.1　聚类分析

聚类分析是计算机模式识别技术的一个重要方面。它是一种无监督分析法，抛开了人们对样本的各种人为的分类假设，而仅从未知分类的样本的原始数据的自然聚集结构（如类球型、非类球型、链状型等）出发，采用一定的聚类方法（如动态分析、势分析、模糊聚类、共享近邻、图论聚类等），对样本进行分类处理。这些方法是根据物以类聚的相似性原理，计算各数据模式点间的广义距离，将性质相似的样本点（如某一疾病患者的样本）紧缩在一个子空间，而把性质相异的样本点（如健康人的样本）置于另一子空间。然后根据计算机降维技术将不同子空间的高维样本点降维到人们能识别的平面上，或降至一维的"距离"，进行分类比较，达到对未知样本进行分类的目的。聚类分析可以研究疾病的不同病程阶段和微量元素谱的关系，也可以探讨中医证候分型与微量元素、生化免疫指标、证候量化指标间的依赖关系，还可以进行地道药材的鉴别和药材的分类工作。总之，聚类分析是微量元素科学研究多元素作用十分有效的方法。

3.2.2　判别分析

判别分析是计算机模式识别技术的另一重要内容。它不同于聚类分析，不是对未知分类样本进行分类，而是对已知分类样本的高维数据进行"学习训练"，从中提取分类所需的信息，然后通过一定的数学模型，建立与分类信息相一致的判别函数和判别法则，以便对未知分类的样本进行分类预报研究。借助这种研究，可以从多元素共同作用的角度对各种疾病、不同的中医证候、不同药物、不同食品与微量元素的依赖关系进行分析探讨，同时还可利用已建立起来的判别方法对疾病、中医证候分型、药材种类进行计算机辅助诊断和预测工作。判别分析方法很多，可以根据已知分类的原始数据的分布是否呈正态分布，分别采用多组判别分析、逐步判别分析、Fisher 矢量判别法、主成分分析法、非线性映照法、马氏距离判别法和人工神经网络法等。笔者利用此技术已为省内许多专家同行的课题进行数据统计处理，取得了可喜的成果。它确实是微量元素研究的一种重要手段。

4　计算机模式识别技术在广东微量元素研究上取得的成果

这些年来，广东省微量元素科学的研究人员相互配合，应用计算机模式识别技术在许多方面进行研究工作，取得了令人鼓舞的成果。

李增禧等用头发中 Fe、Mn、Cd、Zn、Cu、Pb 6 种元素建立判别函数，对肝癌患者进行分类研究。在广东肝癌高发区对肝癌患者和健康人进行判别分析，其准确率分别为 94% 和 85%，并指出肝癌的发病和缺 Mn、Fe 有重要关系。研究还得出计算机模式识别技术比显著性检验、多元逐步回归分析更有实用价值。

余煜棉等研究白血病和微量元素的关系。选用血清中 Mn、Ni、Zn、Cu 为特征参量，成功地对急性白血病患者和健康人进行分类，其准确判别率分别为 90.5% 和 93.3%。研究指出白血病和 Mn、Zn、Ni 的异常有关。对未知患者进行预报诊断也取得较高的准确率。

李增禧等对广东鼻咽癌发病区患者头发、血清、大米中的 Fe、Mo、Ni、Cr、Cd、Pb、Co、Be、Zn、Ba、Cu、Mn 进行了测定，用多元逐步回归分析及显著性检验的单因素法研究了与健康人的差异时，仅 Ni 含量与鼻咽癌死亡率呈正相关，而与别的元素无明显关系。但运用计算机模式识别技术对整个元素谱进行多元素共同作用的研究时，发现鼻咽癌很可能是以 Ni 为主的多种元素共同作用的结果。无论用头发还是血清的微量元素谱对鼻咽癌患者和健康人进行分类判别，均达到较高的准确判别率。因此修正了以往认为鼻咽癌病变仅与 Ni 偏高有关的看法。

孔聘颜等用模糊模式识别研究心血管疾病患者血清的有关元素，指出该病和人体中的 K、Ca、Mg、Cu、Zn、Fe 有关。用该法对已知类别样本的"识别"和对未知样本的预测均取得满意的结果。

余煜棉等用马氏距离法和非线性映照法研究了十二指肠溃疡患者的血清、胃液、胃黏膜中 9 种微量元素。研究得出血清、胃液、胃黏膜 3 类样本判别用的特征参量既有相同又有区别，但 3 类样本的患者和健康人的准确判别率都在 90% 以上。经研究指出，该病和人体 Mo 和 Al 的异常有特别重要关系。该研究论文被加拿大 British Columbia 大学收录。

李增禧等用计算机多因素分类法研究白内障患者的晶体、房水和血清中的 Zn、Mg、Cu、Se 4 种元素体系，指出老年性白内障的早期诊断中上述 4 种元素有重要作用。该研究中的晶体、房水和血清 3 类样本，患者和健康人的识别率都较理想，并且修正了用单因素统计处理自相矛盾的结论，指出计算机多因素分类法对生物微量元素谱的研究有着广阔的前景。

陈武等也用模式识别技术对甲状腺功能亢进症进行了研究。他们对患者和健康人血清中的 Zn、Fe、Cu、Ca、Mn、Mg、Sr 等元素组成的微量元素谱进行研究，最后选择 Zn、Fe、Ca、Sr 作为分类判别用特征参量，健康人和患者及服碘前后的甲亢患者的分类准确率分别为 100% 和 92.7%。经该法研究指出，甲亢病变除与多种激素及碘有关外，可能与人体中体内 Zn、Fe、Ca、Sr 不平衡有关。

李增禧等用马氏距离法对甲状腺肿瘤患者血清中的 Ba、Cr、Mg、Mn、Mo、Sr、Zn、Fe、Cu 和 Ca 等元素进行分类研究。选用 Mo、Fe、Mn、Mg 和 Ca 作为分类用的特征参量，患者与健康人的分类准确率为 92.8%，并指出该病的研究应首先考虑 Mo、Mn、Fe 的异常。

李增禧等用模式识别技术研究冠心病与血清微量元素谱的关系。该研究从 10 种元素筛选后选取 Mo、Mn、Cu、Ca 作为判别用的特征参量，患者和健康人的准确判别率分别为 97.1% 和 94.7%。分类研究指出冠心病与 Mo、Mn 的关系尤为密切，和 Ca、Cu 也有一定关系。

李增禧等研究了肠癌患者血清中的 9 种微量元素，最后选出 Cr、Mn、Mo、Cu、Cu/Zn 作为分类判别用的元素，健康人和患者的分类准确率为 96.4%，表明患者和健康人的微量元素谱是不同的。研究指出，Zn 在单因素分析中是无明显作用的，但在多因素模式识别中却是重要的元素之一。这就提示 Zn 是通过与其他元素作用才对肠癌病变施予影响的。

余煜棉等对中医肾虚证患者头发中的 Zn、Fe、Cu、Ca、Sr、Rb、Mn、Mg 8 种元素进行证候分型的模式识别研究。结果表明，肾气阴两虚、肾气虚、肾阴虚、脾气虚等不同证候有不同的判别用的微量元素谱，各种证候分型判别的平均准确率在 80% 以上，并指出 Rb 含量的变化可能是肾虚证的特异性条件之一。

邓兆智等分别用聚类分析和判别分析研究了中医类风湿证候分型的特点。他们先后对患者头发、血液中 10 多种微量元素和生化免疫指标进行多因素统计分析。先用动态聚类法对未知分类的各证候患者样本进行聚类研究，选用了头发中的 Co、Mg、Mn、Mo、Sr、Fe、Cu 为特征参量，根据数据自动聚类为 5 种证型（图 3、图 4），其周界十分清楚，分类成功。这些聚类结果和中医临床验证相同率为 83.4%，有较高的重合性，说明中医有关类风湿性关节炎的分型是客观的、科学的。他们再用马氏距离判别法对未知样本进行证型预报，预报准确率大于 90%。

利用计算机模式识别技术对中药材的分类研究也取得了成功。笔者对 200 多种具有解表、清热、理气、活血、补益、止咳化痰、利水渗湿、温里等不同功效的中药材的 12 种元素进行分类研究，不同药效的药材其特征参量是不同的。我们选用了合适的元素作为特征参量对各类中药进行识别，其平均准确率 > 85%。因此可以用这种计算机技术对中药进行分类和对地道药材进行鉴别。

5 结 语

本文介绍了微量元素科学上的一些常用的统计方法，主要为了说明除了合理的采样和准确测定各种指标是十分重要的工作外，对各种分析测试数据进行科学的统计分析也是影响研究成败的关键因素之一。它能让研究人员在复杂的数据中寻找规律，得出主要矛盾，对研究工作起促进作用。对数据的处理会大量用到单因素统计法，但绝不能忽视用多元素统计分析手段，因为后者更能反映元素间的相互作用，更能反映人体复杂的生理过程。而计算机模式识别技术是多元统计分析的一种有力工具，它往往能使微量元素的研究起到事半功倍的作用。愿更多的微量元素科学工作者掌握和应用这一新技术，在微量元素与健康的研究中取得更多的成绩。

（原载于《广东微量元素科学》1995 年第 12 期）

微量元素与乳腺癌死亡率的模式识别研究

（2005）

陈　慧

（宜宾学院医院）

[**导读**]　选取27个国家和地区居民微量元素平均摄入量及其乳腺癌死亡率数据，采用支持向量机方法建立预测模型，对6个地区进行预测。与传统的人工神经网络方法相比较，支持向量机方法对未经训练的预测集有明显好的吻合程度，显示了支持向量机方法在兼顾模型的拟向性和推广性的优势。对小样本和高维数问题有绝对的优势。

本研究的预测模型能够直接根据微量元素的日常摄入量，来预测乳腺癌死亡率，并为通过调节食物中微量元素和饮食结构来降低乳腺癌发病率提供参考。本方法对微量元素和其他疾病的相关性研究也有参考价值。

1　引　言

微量元素占人的体重不到0.01%，人体中的微量元素对整个肌体的正常循环起着极其重要的作用。当人体受到某种侵害而产生疾病的时候，正常循环受到破坏，导致微量元素失衡，而微量元素的比例变化又反过来预示着某种疾病的发生，如高血压、癌症、冠心病等的发生、发展与微量元素有密切关系。微量元素与人体健康是20世纪70年代以来医学界研究的极其活跃的新课题，它们之间内在关系的揭示将有助于临床诊断。这种相关关系为我们通过微量元素进行人类疾病的辅助诊断和预防提供了重要的科学依据。人体疾病与微量元素关系研究从数学上来说是模式的分类与识别问题。蔡煜东等采用BP人工神经网络模型对冠心病患者进行识别；许禄和蒋淑梅等分别采用Fisher判别分析和神经网络方法，选择4种微量元素为特征变量，建立了冠心病模式识别系统，取得了好的预测效果。这些学者的研究都是基于人体血液中微量元素含量。然而，人体内微量元素含量与日常微量元素摄入量直接相关，所以，可以通过直接分析微量元素的日常摄入量，来建立由微量元素预测某些疾病的预测模型。本研究选取的21个国家和地区的居民通过食物对硒、铜、锌、镉、铬、锰和砷7种微量元素的平均摄入量为特征变量构成模式空间，根据这些国家和地区的（根据年龄修正的）每10万人中的乳腺癌死亡人数大于17还是小于等于17，将其分为乳腺癌高发病地区和乳腺癌低发病地区。采用新颖的基于支持向量机方法建立了预测模型，并用该预测模型对6个地区进行了预测，取得了较好的预测效果，还与流行的神经网络方法进行了对比分析。结果表明，对于少样本和模式空间高维数的问题，支持向量机方法有绝对的优势。本研究的意义在于：通过分析微量元素摄入量来直接预测乳腺癌发病率，以便通过调节食物中微量元素含量来将乳腺癌高发病地区转变为乳腺癌低发病地区提供依据。此外，本方法对微量元素和其他疾病的相关性研究也有参考价值。

2　模式识别方法

传统的模式识别方法都以概率论中的大数定律为基础。理论上讲，只有训练集的样本数目极大时，建立的模型才能够客观地反映真实规律，但实际问题又不可能有无限多个样本。同时，神经网络等传统模式识别方法是基于经验风险最小化原则的，应用误差反向传播等方法，使其经验风险最小。但是经验风险最小，不等于实际风险最小。这使神经网络往往出现过拟合，即通过反复训练也只能保证训练样本点的估计误差最小，却不能够保证模型的推广性能最好。

基于 Vapnik 统计学习理论的支持向量机（SVM）是一种新的机器学习算法。与人工神经网络相比，采用了结构风险最小化原则，能够兼顾训练的拟合性和模型的推广性，所以能够克服神经网络的主要不足，能很好地解决小样本、非线性、高维数、局部极小的实际问题，已经在许多领域得到了广泛应用。支持向量机的主要思想是：通过事先选择的非线性映射将输入向量映射到高维特征空间，然后在此空间中求解凸优化问题，在构造最优决策函数时，又巧妙地利用原模式空间的核函数取代了高维特征空间中的点积运算，从而避免维数灾难，这就使计算的复杂度大大下降。

支持向量机目前主要用于分类法和回归法。本研究以下部分将居民通过食物对硒、铜、锌、镉、铬、锰和砷 7 种微量元素的平均摄入量为特征变量构成原模式空间，采用最小二乘支持向量机方法建立乳腺癌死亡率预测回归模型，然后利用 Matlab 实现算法，达到利用微量元素的平均摄入量预测乳腺癌死亡率的目的。

3 结果与讨论

本研究用于建模的训练集和用于检验建模的预测集数据来源于相关文献，一共 27 组数据，如表 1 所示。对应于 27 个国家或地区的居民硒、铜、锌、镉、铬、锰和砷 7 种微量元素的平均摄入量及每 10 万人乳腺癌死亡数。取前 21 组作为训练集，后 6 组作为预测集。采用最小二乘支持向量机方法建立回归模型，模型的预测效果如图 1 所示，图 2 为采用人工神经网络方法建立的预测模型的对比图。

在图 1 和图 2 中，横坐标为乳腺癌实际死亡率，纵坐标为乳腺癌预测死亡率，图中通过打点显示出两者的相关性。最理想的情况当然是所有的点均在对角线上，在实际中是不可能的。因为用于建模的数据本身包含有部分不可靠成分。在图 1 中，对于训练集而言，实际死亡率与预测死亡率的吻合程度不及图 2（图 2 的训练集几乎全处于对角线），说明支持向量机建模的拟合性不及人工神经网络方法。但是对于未经训练的预测集，图 1 中实际死亡率与预测死亡率的吻合程度明显好于图 2，说明支持向量机建模的推广性好于人工神经网络方法。

表1　微量元素摄入量与乳腺癌死亡率的关系

国家或地区	摄入量（mg/a）							死亡率 (1/100 000)
	硒	铜	锌	镉	铬	锰	砷	
澳大利亚	75.9	1125	6948	123.9	21.4	722	152.4	19
奥地利	71.6	824	4247	77	22	858	102.4	17
比利时	70.6	741	4425	80.5	21.1	803	158.2	21
丹麦	71.1	725	4387	76.9	18.6	677	166	24
爱尔兰	75.1	836	3172	99.7	16.4	889	114.4	21.5
以色列	77.3	822	4449	77.1	23.2	923	136.9	21
荷兰	57.8	693	3741	70.8	20.3	701	108.5	26
挪威	82.2	608	4126	87.5	17	672	269.1	17.5
瑞士	65.6	850	4169	83.6	23.2	819	109.6	21.5
英国	61	729	4502	85.4	17.7	717	132.2	25
芬兰	67.1	690	3623	88.2	13.7	716	132.1	13

续表

国家或地区	摄入量（mg/a）							死亡率 (1/100 000)
	硒	铜	锌	镉	铬	锰	砷	
法国	76.4	881	5339	91.5	21.2	965	173.8	16
希腊	91.9	911	4452	92.3	17.7	1154	185.4	8.5
匈牙利	86.5	768	3958	72.4	14.9	1075	91.3	14.5
意大利	82.5	855	4303	83.8	16.4	1161	134.4	16.5
日本	85.5	643	2420	43.4	17.4	674	233.4	3.5
波兰	93.8	634	5231	80.3	15.9	876	138.3	11
葡萄牙	87.2	714	4347	74.6	15.8	1008	26.8	12.5
中国台湾	84.1	592	1674	33.3	12.8	522	184.3	4
南斯拉夫	98.6	722	3288	72.9	11.7	1169	82.1	8
加拿大	61.8	874	5313	97.2	21.9	711	139.1	23.5
德国（西）	64.3	784	4473	74.4	20.6	751	136.3	17.5
瑞典	65.8	703	3783	74.8	18.3	646	167.1	18.5
保加利亚	107.6	861	3924	79.5	16.7	1129	102.1	9
捷克	85.1	838	4712	82.6	15.3	1029	102.2	15.5
中国香港	91.2	639	2959	54.6	19.6	463	273.4	10

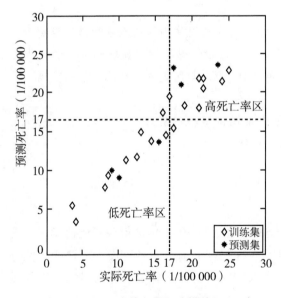

图1　支持向量机建模效果

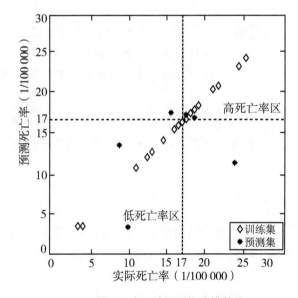

图2　人工神经网络建模效果

　　一般地，根据国家或地区每10万人中的乳腺癌死亡人数大于17还是小于等于17，将其分为乳腺癌高发病地区和乳腺癌低发病地区。图1和图2分别被分为4个区间，对应于左下角的区间为乳腺癌低发病区间，对应于右上角的区间为乳腺癌高发病区间。在图1中，6个预测集样本分区完全正确，在图2中，6个预测集样本有2个被错误分区，一个低发病地区被分入高发病区间，另一个高发病地区被分入低发病区间。虽然图1中也有2个样本被错误分区，但是均属于训练集，而且靠近分区的边缘。这可能一方面是训练数据本身含有误差造成的，另一方面也是支持向量机建模方法不片面追求模型的拟合性，而是要兼顾模型推广性的具体体现。从方法的实现过程来看，基于支持向量机的建模方法还具有稳健性，而人工神经网络方法对初始化比较敏感，多次的计算结果重现性差，往往还会出现不收敛的情形。

4 结 论

在本研究中，采用了基于统计学习理论的支持向量机方法来建立 7 种微量元素与乳腺癌死亡率的预测模型，取得了好的预测效果。并通过与基于人工神经网络方法的预测模型比较，显示出了支持向量机方法在兼顾模型的拟合性和推广性的优势，尤其是对于小样本、非线性、高维数的实际问题。本研究的预测模型能够直接根据微量元素的日常摄入量来预测乳腺癌死亡率，并为通过调节食物中微量元素含量和饮食结构来降低乳腺癌发病率提供参考。

（原载于《微量元素与健康研究》2005 年第 6 期）

基于模糊粗糙集、数学形态学和分形
理论的医学图像分类研究

（2004）

韩培友　郝重阳　张先勇　樊养余

（西北工业大学）

[导读] 基于模糊粗糙集约简、数学形态学和分形理论，根据头发灼烧体图像的颜色特征、微量元素含量和纹理特征，首次提出了一种新的简单、实用、有效的医学图像特征提取和分类的方法。该方法对几幅有代表性的人发灼烧体图像识别准确率为 100%，与同类方法相比，识别准确率高。

该方法给图像处理、模式识别、计算机视觉及图像检索提供了一种有效的图像处理方法，已经被广泛用到人发分析诊断癌症专家系统中，使用效果良好。

1 引 言

计算机图像处理技术，特别是图像的模式识别与模式分类技术在最近 30 多年来得到了快速发展，已在各个科研及其应用领域得到了广泛的应用。然而目前还没有一种很好的适合于各种应用需要的图像分类技术。因此，如何构建一个高效率的分类识别系统，一直是人们探讨的热门课题。作为最大应用领域之一的医学图像的识别分类，已经受到各界专家学者的格外关注。

随着医学、计算机技术及生物工程技术的发展，医学影像学为临床诊断提供了多种医学图像，如 CT、MR、SPECT、PET、DSA、超声图像、电阻抗图像等。这些图像可以提供用于诊断和治疗使用的各种特征信息，以及病变组织或器官的功能信息。在实际临床应用中，单一的图像特征往往不能够提供医生所需要的足够的信息，通常需要将图像中多种不同的特征信息融合在一起，得到更丰富的信息以便了解病变组织或器官的综合信息，从而做出准确的诊断或制定出合适的治疗方案。医学图像的特征信息提取问题是目前生物医学工程中的一个热点问题，但是由于图像中不同的图像特征信息代表了不同的物理特性，因而病人状况的千差万别、图像特征信息获取的多样性、不同的评价方法及临床要求，使得医学图像特征信息的提取工作成为一项困难的工作。国内外有大量的学者正在进行这方面的研究。

本文利用模糊粗糙集约简、数学形态学和分形理论，根据头发灼烧体图像的纹理特征和几何特征，简述基于模糊粗糙集、数学形态学和分形理论的医学图像分类的基本过程，探讨医学图像的分类方法，并且提出了一种新的基于模糊粗糙集的医学图像边界提取新方法，同时提出了一种新的简单、实用、有效的医学图像特征提取和分类的方法。该方法给图像处理、模式识别和计算机视觉及图像检索提供了一种有效的图像处理方法。同时，该方法已经被应用到人发分析诊断癌症专家系统中，使用效果良好。

2 基于模糊粗糙集、数学形态学和分形理论的医学图像分类的基本思想

我们知道，在医疗诊断过程中，诊断的正确率尤其是对癌症患者是非常重要的。因此，为了确保诊断结果的正确率，我们采用了一种新的基于多个特征的图像模式识别分类方法，即基于模糊粗糙集约简、数学形态学和分形理论的医学图像分类方法，它的基本思想为：

（1）利用先进的模糊粗糙集 Pawlak 模型理论，在人发灼烧体图像中提取出它的边界特征；

（2）利用数学形态学理论，在人发灼烧体图像中提取出它的颜色特征、形态特征和骨架特征，并计算图像边界和骨架的长度；

（3）利用分形理论提取图像的纹理特征，并计算图像边界和骨架的分形维数，从而分析出图像的基于分数维纹理谱的纹理结构；

（4）利用 Mp-2 溶出电位仪，测量出人发灼烧体中 10 多种微量元素的 ppm 级含量（$\mu g/g$）；

（5）利用模糊粗糙集的分类 Pawlak 模型和知识约简理论，利用上面所提出的图像的近 30 种特征信息，对图像进行模式识别分类处理。

由于基于模糊粗糙集约简、数学形态学和分形理论的医学图像分类方法所用到的基本理论，均有完善、扎实、系统的数学理论保证，使得该方法的分类鲁棒性好、准确率高，使用效果相当好。

3 基于模糊粗糙集的图像特征

粗糙集理论是一种新的处理模糊和不确定知识的数学工具，它是一种新的软计算方法。其主要思想是在保持分类能力不变的前提下，通过知识约简，导出问题的决策或分类规则，但是粗糙集中的概念和知识都是经典集合；而作为另外一种软计算方法的模糊集理论正好可以弥补这个缺陷。因此，模糊粗糙集这一新的软计算方法给人工智能、计算机视觉和模式识别分类提供了新的图像处理方法。

下面给出一种新的基于模糊粗糙集的医学图像边界提取方法。

定义 1 论域 U 上的一个模糊集合（Fuzzy Set）A 是指由 U 上的一个隶属函数

$$\mu_A(u) : U \rightarrow [0,1]$$

来表示，其中，$\mu_A(u)$ 表示元素 u 隶属于模糊集合 U 的程度。

一个模糊集 A 简记为：$\mu_A(u)$ 或 $A(u)$。

定义 2 假设给定知识库 $K = (U,R)$，对于每一个范畴 $X \in U$ 和一个等价关系 $R \in \text{ind}(K)$，若论域 U 中的任意 X 能用知识库 K 中的知识来精确地描述时，则称 R 为精确集；若论域 U 中的任意 X 不一定能用知识库 K 中的知识来精确地描述时，则称 R 为粗糙集（Rough Set）。

定义 3 设 (U,R) 是 Pawlak 近似空间，即 R 是论域 U 上的一个等价关系。若 A 是 U 上的一个模糊集合，则 A 关于知识库 (U,R) 的一对下近似 $\underline{A}_R$ 和上近似 $\overline{A}_R$ 定义为 U 上的一对模糊集合，其隶属函数分别定义为

$$\underline{A}_R = \inf\{A(y) \mid y \in [x]_R\}, x \in U; \quad \overline{A}_R = \sup\{A(y) \mid y \in [x]_R\}, x \in U$$

式中：$[x]_R$ 为元素 x 在关系 R 下的等价类。若 $\overline{A}_R = \underline{A}_R$，则称 A 是可以定义的，否则称 A 是模糊粗糙集（Fuzzy Rough Set）。称 $\underline{A}_R$ 是关于 (U,R) 的正域，称 $\sim \overline{A}_R$ 是关于 (U,R) 的负域，称 $\overline{A}_R \cap (\sim \overline{A}_R)$ 为 A 的边界。

为了求得一幅灰度图像的精确边界，首先需要把彩色图像转换为灰度图像，然后进行去噪和平滑处

理；这样一幅图像可以被看成是一个由图像 I 和等价关系 R 构成的一个图像 Pawlak 近似空间。对于图像 I 中的任意像素 x，用 $A(x)$ 表示像素 x 隶属于图像 I 的边界的程度，用集合 X 表示图像 I 的边界；用 R 表示等价关系，具体定义为：如果两个像素中的隶属度都在选择的边界参数范围内，则这两个像素属于同一个等价类。则

$$\underline{A}_R = \inf\{A(y) \mid A(y) \geq c, y \in [x]_R\}, x \in U,$$

$$\overline{A}_R = \sup\{A(y) \mid A(y) \geq c, y \in [x]_R\}, x \in U,$$

$$X = \underline{A}_R \cap (\sim \overline{A}_R)$$

为图像 I 的边界，其中 c 为边界梯度。

根据上述方法，可以给出计算图像边界的方法如下。

设图像 I 的任意像素 $x = (i, j)$ 的灰度值为 $h(i, j)$，扫描窗口 3×3 结构元如图 1 所示，由扫描窗口组成的梯度块如图 2 所示。

$h(i,1)$	$h(i,2)$	$h(i,3)$
$h(i,8)$	$h(i,0)$	$h(i,4)$
$h(i,7)$	$h(i,6)$	$h(i,5)$

图1 扫描窗口 3×3 结构元

$h(1)$	$h(2)$	$h(3)$
$h(8)$	$h(0)$	$h(4)$
$h(7)$	$h(6)$	$h(5)$

图2 由扫描窗口组成的梯度块

则：

$$H(i) = \sum_{j=0}^{8} h(i,j), i = 0.8; \quad Tolerance1 = \frac{1}{4}\sum_{i=1}^{4} h(2i) - H(0)$$

$$Tolerance2 = \frac{1}{4}\sum_{i=1}^{4} h(2i-1) - H(0); \quad Tolerance3 = \frac{1}{8}\sum_{i=1}^{8} h(i) - H(0)$$

因此，图像 I 的边界 X 为：

$$X = \{x = (i, j) \mid h(i, j) \leq Tolerance1 \text{ 或 } h(i, j) \leq Tolerance2 \text{ 或 } h(i, j) \leq Tolerance3\}$$

使用该方法标准测试灰度图像 Lina. gif 的边界提取结果如图 3 所示。

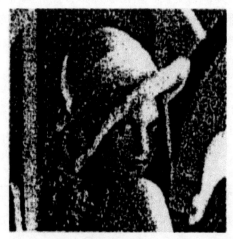 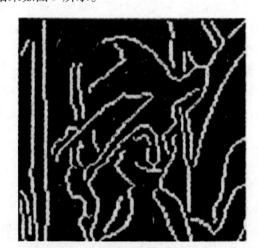

a 灰度图像Lina.gif　　　　　　　　　　b 边界提取结果

图3 灰度图像 Lina. gif 的边界提取结果

4　基于数学形态学的图像特征

数学形态学目前已经广泛应用到数字图像处理、模式识别和计算机视觉等诸多领域。数学形态学理论最初建立时针对的是二值数字图像的处理，随着它的不断完善，在二值形态学的基础上灰度形态学理

论逐步确立起来。灰度形态学的基本算法为腐蚀和膨胀。

若设 I 为原数字图像，S 为结构元素，它们的定义如下。

定义 4 数字图像 I 被结构元素 S 的灰度腐蚀表示为：

$$I \ominus S = \min_{i,j \in A} \{A(m+i, n+j) - B(i, j)\}$$

定义 5 数字图像 I 被结构元素 S 的灰度膨胀表示为：

$$I \oplus S = \min_{i,j \in A} \{A(m+i, n+j) - B(i, j)\}$$

式中：A 为结构元素分布区域。

数学形态学的其他运算都是由这两个基本运算进行串并组合而成的，其中最重要的是灰度开运算和闭运算。

定义 6 结构元素 S 对数字图像 I 作灰度开运算可以表示为：

$$I \cdot S = (I \ominus S) \oplus S$$

定义 7 结构元素 S 对数字图像 I 作灰度闭运算可以表示为：

$$I \cdot S = (I \oplus (-S)) \ominus (-S)$$

开运算的作用是去除灰度曲面中的"凸起"或"山峰"，闭运算的作用是去除灰度曲面中的"凹坑"或"山谷"。

定义 8 数字图像 I 的骨架可以表示为：

$$Skeleton = \cup \{(I \ominus nS) \setminus [(I \ominus nS) \cdot S] : n = 0, 1, 2, \cdots\}$$

根据定义 4 至定义 8，对任意灰度图像 I，利用 Visual C++、NET 和 Matlab 6.5 可以计算出其骨架 $Skeleton(I)$。

同时计算出图像 I 的以下图像特征：①图像 I 的边界的长度；②图像 I 的骨架的长度；③图像 I 的边界所包围区域的面积值。

5 基于分形理论的图像特征

分形几何理论学作为非线性几何学的分支，比传统的几何学更能反映复杂的现实世界。目前它在自然科学，工程技术等领域得到了广泛应用。利用不同的分形维数可以表示图像的纹理复杂程度这一特性，来将分形几何理论应用到图像特征提取中的提取图像纹理特征的方法，是一种新方法，并且该方法对于纹理图像的识别是有效的。

下面给出一种通用的图像纹理特征提取方法，即运用图像的边界和骨架的分形维数来提取图像的纹理特征，同时利用数学形态学方法，利用点、线、网格、矩形块、圆块等结构元素来进行图像纹理特征提取，它具有计算简单、物理意义明确、抗干扰能力强的特点。

在分形几何理论中，分形维数是一个重要的概念，也是人们重点研究的对象。为了不同的目的，人们提出了各种不同的维数：Hausdorff 维数 D_H、Lyapunov 维数 D_L、相似维数 D_S、容量维数 D_C、信息维数 D_L、计盒维数 D_B、并联维数 D_G 等。其中，在理论研究中最具代表性的是 Hausdorff 维数 D_H，但是它的计算方法一般相当困难，在应用中最具代表性的是计盒维数 D_B。计盒维数计算简便、应用广泛。因此，推广计盒维数的概念、精细化计盒度量的工作在理论和应用中都是很有意义的。

定义 9 设 F 是 R^n 上的任意子集。$\{U_i\}$ 是 F 的可数的最大直径不超过 σ 的覆盖，即：$F = \bigcup_{i=1}^{x} U_i$，用 $|U_i|$ 表示 U_i 的直径，$H_\sigma^s = \inf\{\sum_{i=1}^{x} |U_i| : \{U_i\}$ 为 F 的 σ - 覆盖），不难知道，H_σ^s 是随着 σ 减少而增大的，因此 $\lim_{\sigma \to 0} H_\sigma^s$ 总是存在的（可以是 0 或 ∞），则称 $H^s = \lim_{\sigma \to 0} H_\sigma^s$ 为 F 的 Hausdorff 测度；$S = \dim_H F = \inf\{S : H^s(F) = 0\} = \sup\{S : H^s(F) = \infty\}$ 为 F 的 Hausdorff 测度。

定义 10　设 F 是 R^n 上的任意非空有界子集，$N_\sigma(F)$ 是直径最大为 σ 的可以覆盖 F 的集的最少个数，则 F 的下、上计盒维数分别定义为：

$$上计盒维数：\overline{\dim}_B F = \overline{\lim_{\sigma \to 0}} \frac{\log N_\sigma(F)}{-\log\sigma};$$

$$下计盒维数：\underline{\dim}_B F = \underline{\lim_{\sigma \to 0}} \frac{\log N_\sigma(F)}{-\log\sigma}。$$

或两者相等，即 $\overline{\dim}_B F = \underline{\dim}_B F$，则称该值为 F 的计盒维数，记为

$$\dim_B F = \overline{\lim_{\sigma \to 0}} \frac{\log N_\sigma(F)}{-\log\sigma} = \underline{\lim_{\sigma \to 0}} \frac{\log N_\sigma(F)}{-\log\sigma} = \lim_{\sigma \to 0} \frac{\log N_\sigma(F)}{-\log\sigma}$$

分形的计盒维数按照覆盖的不同可以有以下几种等价形式。

定理 1　分形的计盒维数的等价覆盖为：

（1）覆盖 F 的半径为 σ 的最少闭球数；

（2）覆盖 F 的边长为 σ 的最少立方体数；

（3）覆盖 F 的直径最大为 σ 的集的最少个数；

（4）与 F 相交的 σ - 网立方体的个数；

（5）球心在 F 上，半径为 σ 的互相不交的球的最多个数。

在实际应用中根据需要可以取各种不同形状的"盒子"，在本文中将 F 的覆盖集合取为 R^n 上的 σ - 坐标网立方体。σ - 坐标网立方体的形式为：

$$[m_1\sigma, (m_1+1)\sigma] \times \cdots \times [m_n\sigma, (m_n+1)\sigma]$$

式中：$m_1, \cdots, m_n$ 是整数。显然，在 R_1 中的立方体为区间，而 R_2 的立方体为正方形。

根据上述分析可以计算出图像 I 的以下图像纹理特征：①图像 I 的分形维数；②图像 I 的边界的分形维数；③图像 I 的骨架的分形维数。

其中②、③可以用上述方法直接求得。①（灰度图像 I 中分形维数）的计算方法为：在 R^2 中，通过在不同正方形尺度下测量图像灰度的表面面积，以计盒维数的方法得到灰度图像分形维数，这种提取图像维数的方法称为表面面积法，是提取图像维数的一种有效方法。把灰度图像想象成一个在二维空间中的分形平面，所要估计的图像区域的分形维数 D 可以直接按计盒维数方法求得。

利用数学形态学的腐蚀、膨胀、开、闭等运算的复合并行运算，使用不同的结构元素进行图像纹理特征提取。

（1）网格线的提取

图像 I 上的网格线是一系列具有整度量单位的坐标横线和坐标纵线或者是其 45°、90°、135°、180°、225°、270°、315° 的旋转。根据网格线的构图特点，提取网格线特征可以采用具有网格结构的结构元素来进行水平和垂直方向的复合打开运算。

（2）独立矩形方块或方形方块的提取

独立矩形方块或方形方块的提取比网格线的提取要简单得多，因为它的尺寸和形状固定。因此，采用具有正方形结构的结构元素进行复合的腐蚀、膨胀运算就可以将其提取出来。

（3）独立圆形饼块的提取

独立圆形饼块的提取与独立矩形方块或方形方块的提取，采用不同半径的圆形结构元素进行复合的腐蚀、膨胀运算就可以将其提取出来。

（4）长线的提取

图像上的长线是指可沿任意方向延伸的较长的线状要素，长线的提取可以通过重复地进行打开运算实现。

① 把噪声引起的轮廓边界上的裂隙通过沿线方向扩展边界线段填补上，提取出短的线段；

② 再把由相互交叉引起的轮廓上的裂隙连接起来，提取出中等长度线段；

③ 采用线型结构的结构元素进行复合打开运算提取出长的线段。

（5）树形丝线的提取

树形丝线的纹理特征是具有树形的纹理曲线，由于树形丝线的结构复杂，所以树形丝线的提取需要按如下步骤进行。

① 对图像 I 进行纹理增强：使用 5×5 全 1 结构元素对灰度图像 I 进行 Top – Hot 变幻，然后进行闭运算；

② 对图像 I 进行开运算：使用 3×3 全 1 结构元素对灰度图像 I 进行开运算；

③ 对图像 I 进行二值化：使用阈值 15 对开运算后的灰度图像进行二值化。

下面给出方法（5）的纹理特征提取结果，如图 4 所示。

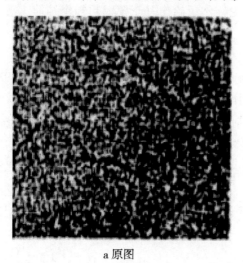

a 原图　　　　　　　　　　　　　　　　b 结果图

图 4　提取树形丝线

④ 对（1）～（5）中提取出的特征图像，分别计算出它们边界的维数、骨架的维数、边界的长度和骨架的长度作为将来分类的依据。

6　人发灼烧体中微量元素的特征指标

微量元素对人体健康的影响已得到广泛研究，其中微量元素与癌症的关系格外引人关注。我们通过几百位癌症患者和正常人头发中的十几种微量元素含量的模式识别对比分析，得出了人发中微量元素含量与癌症的关系，其特征指标的提取方法为：

（1）把收集好的人发样品用 8% 的洗洁精洗涤 3 次，然后用去离子水冲洗干净，最后在 80 ℃的烘干炉中干燥 1 小时；

（2）把处理好的干燥人发样品放入 600 ℃的高温炉中灼烧 2 分钟；

（3）利用高档数码相机拍摄发样灼烧后的数字图像，以备后用；

（4）利用 Mp – 2 溶出电位仪，测量出每一个人头发灼烧体中锰、钙、铁、锌、铜、镁、铬、铝、锶、硅、硒、钼、铅等 10 多种微量元素的 ppm 级含量（$\mu g/g$），并计算出每一类别的平均值。

例如，50 例癌症患者和 50 例正常人的头发灼烧体中微量元素锶的含量见表 1。

表1 头发灼烧体中锶含量

正常人			癌症患者		
性别	样品数	平均值（$\mu g/g$）	性别	样品数	平均值（$\mu g/g$）
男	50	16.91	男	50	8.28
女	50	62.16	女	50	18.35

7 基于模糊粗糙集约简、数学形态学和分形理论的医学图像分类器的设计

在基于知识的系统（如专家系统、决策支持系统）中，知识库中的知识量常常是庞大的。在大量的知识中如何高效地推理出决策分类信息一直是一个重要的研究课题，一旦解决了这一问题，就能够更好地进行分类。然而，该问题的一个重要内容就是如何约简知识库中的知识，即知识的约简（Reduction of Knowledge）。下面我们先给出有关知识约简问题的基本理论，然后给出基于模糊粗糙集约简、数学形态学和分形理论的医学图像分类器的设计方法。

7.1 知识库的知识约简基本理论

定义 11　设 U 是一个论域，P 是定义在 U 上的一个等价关系簇且 $R \in P$，如果 IND（P）= IND（$P -$ [R]），则称 R 是可去除的；否则称 R 是不可去除的，其中 IND（P）为 P 中所有等价关系交集。

定义 12　设 U 是一个论域，P 是定义在 U 上的一个等价关系簇且 $R \in P$，如果每一个关系 $R \in P$ 在 P 中都是不可去除的，则称关系簇 P 是独立的；否则称 P 是相互依赖的。

对于相互依赖的关系簇来说，其中包含有冗余关系，可以对其进行约简；而对于独立的关系簇，去除其中任何一个关系都将破坏知识库的分类能力。

定义 13　设 U 是一个论域，P 是定义在 U 上的一个等价关系簇，P 中所有不可去除的关系组成的集合称为关系簇 P 的核，记为 $CORE$（P）。

结论 1　如果 P 是独立的且 $R \subseteq P$，则 R 也是独立的。

定义 14　称 $Q \subseteq P$ 是 P 的一个约简，如果 Q 是独立的且 IND（Q）= IND（P），P 的约简 Q 可以简记为 RED（P）。显然，P 可以有多个约简。

结论 2　知识的核和约简之间存在着关系：$CORE$（P）= $\cap RED$（P）。

7.2 医学图像分类器的设计方法

基于模糊粗糙集约简、数学形态学和分形理论的医学图像分类器包含 3 个子分类器。

（1）图像颜色分类器

医学图像颜色分类器采用以下两种分类方法相结合的方法：

① 对图像 I 进行背景分离，对去除背景后的图像进行灰度转换得到灰度图 J，然后提取灰度图 J 的边界特征，并且对边界内的所有像素点的灰度值求平均值 $ave1$。用 $ave1$ 作为图像的颜色特征之一。

② 利用动态 K – L 变换把一幅彩色图像的 R、G、B 三元色的值经过线性正交变换后，得到一组具有正交特征的三元彩色能量基 E_1、E_2、E_3（其中 E_1 基本上包含了该彩色图像的绝大多数特征信息，是主要的分类特征）。用上面所求得的边界区域，对边界区域内的像素点分别求出 E_1、E_2、E_3 的平均值 $ave2$、$ave3$、$ave4$，并且把这 3 个平均值作为图像的颜色特征。其中动态 K – L 变换为：

$$W_1 = [1/3 \quad 1/3 \quad 1/3], \quad W_2 = [1/2 \quad 0 \quad -1/2], \quad W_3 = [-1/4 \quad 1/2 \quad -1/4]$$

则

$$E_1 = W_1 \cdot [R \quad G \quad B]^T, \quad E_2 = W_2 \cdot [R \quad G \quad B]^T, \quad E_3 = W_2 \cdot [R \quad G \quad B]^T$$

分类器的设计是根据这 4 个平均值的取值范围来确定图像的颜色特征。

（2）微量元素分类器

微量元素分类器是根据每一类别人发灼烧体中锰、钙、铁、锌、铜、镁、铬、铝、锶、硅、硒、铅等10多种微量元素的 ppm 级含量（$\mu g/g$）的平均值的取值范围来确定图像的颜色特征。

（3）图像的纹理特征分类器

图像的纹理特征分类器是根据上面分别计算出的正常人和癌症患者图像 I 的边界的长度、骨架的长度、边界所包围区域的面积值、边界的分形维数、骨架的分形维数，图像 I 的分形维数，网格线的边界的维数、骨架的维数、边界的长度和骨架的长度，独立矩形方块或方形方块的边界的维数、骨架的维数、边界的长度和骨架的长度，独立圆形饼块边界的维数、骨架的维数、边界的长度和骨架的长度，长线的边界的维数、骨架的维数、边界的长度和骨架的长度，树形丝线的边界的维数、骨架的维数、边界的长度和骨架的长度等来确定图像的纹理特征。

（4）图像总分类器的设计

众所周知，在医疗诊断过程中，诊断的正确率尤其是对癌症患者是非常重要的，因此，为了确保诊断结果的正确率，我们采用了一种新的基于人发灼烧体的颜色特征、微量元素含量和人发灼烧体图像的纹理特征 3 个方面的 30 多个特征的图像的模式识别分类方法。图像总分类器的设计方法如下：

（1）利用模糊粗糙集、数学形态学和分形理论来提取人发灼烧体图像的颜色特征 color – character [i]、微量元素含量 element – character [j] 和纹理特征 texture – character [k]，并统计出正常人和癌症患者的颜色特征 color – value [r]、微量元素含量 element – value [s] 和纹理特征 texture – value [t]。

（2）利用粗糙集约简建立人发灼烧体图像特征的属性决策表：

source – decision – table1 = {color – character [i], element – character [j], texture – character [k]}，然后利用粗糙集的决策表属性约简，对源决策表进行属性约简，从而得到最终的属性决策表：

$$destination – decision – table1 = RED（source – decision – table1）。$$

（3）利用粗糙集约简建立人发灼烧体图像特征的值决策表：

source – decision – table2 = {color – value [r], element – value [s], texture – value [t]}，然后利用粗糙集的决策表值约简，对源决策表进行值约简，从而得到最终的值决策表：

$$destination – decision – table2 = RED（source – decision – table2）。$$

（4）利用约简后人发灼烧体图像特征的属性决策表和值决策表，建立人发灼烧体图像特征的决策表：

source – decision – table = {destination – decision – table1, destination – decision – table2}，并对它进行约简得出最终的决策表：

$$destination – decision – table = RED（source – decision – table）。$$

根据决策表 destination – decision – table 对图像做出分类。

8　试验结果

利用上述分类器，选择几幅有代表性的人发灼烧体图像进行分类实验，分类结果如图 5 和图 6 所示，其中图 5 为分类后正常人的人发灼烧体图像，图 6 为分类后癌症患者的人发灼烧体图像。识别准确率为 100%。

从实验结果可以看出：基于模糊粗糙集约简、数学形态学和分形理论的医学图像分类器，能够正确地反映出图像中的纹理分布情况，而且对边缘的检测效果明显，视觉效果很好。分形维数作为图像分类器的纹理特征，能够准确地反映图像块的纹理特征，该分类方法与其他分类方法相比，算法简单、分类准确。

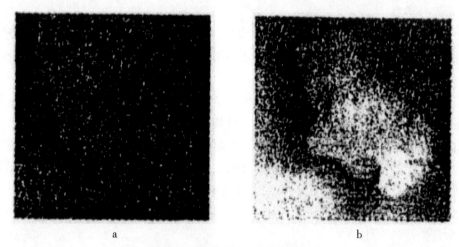

图5 正常人的人发灼烧体图像

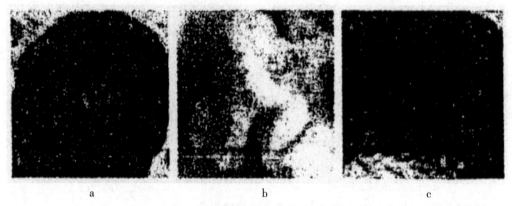

图6 癌症患者的人发灼烧体图像

9 结 论

　　基于模糊粗糙集约简、数学形态学和分形理论的医学图像分类方法有以下特点：① 充分利用了人发灼烧体图像的纹理特征和几何特征；② 提出了一种新的基于模糊粗糙集的医学图像边界提取方法；③ 首次从人发灼烧体的颜色特征、微量元素含量和图像的纹理特征三大方面提出了一种新的简单、实用、有效的医学图像特征提取和分类方法；④ 该方法与同类方法相比，识别准确率高；⑤ 该方法同样适合于一般的图像处理。因此，给图像处理、模式识别和计算机视觉及图像检索提供了一种有效的图像处理方法，该方法已经被应用到人发分析诊断癌症专家系统中，其使用效果良好。

（原载于《计算机应用研究》2004 年第 2 期）

第三章　头发元素背景值调查

自 20 世纪 70 年代，我国即已开始对头发元素背景值开展调查。中国科学院林业土壤研究所等单位测定了黑龙江、吉林、辽宁、陕西、四川 5 省 5～15 岁男性儿童头发中 20 种元素含量，初步提出了国内19 个点区儿童头发中铜、锌、铅、钙、镁、磷、硅、锶、钡、铁、锰、硼、钼、铬 14 种元素的含量背景值（点区平均值和多数值）。中国科学院地理研究所牵头测定了全国不同自然环境类型农村 14 岁以下儿童头发中 21 种元素含量，绘制了我国不同自然景观 14 种头发元素的含量分布图，并完成了我国克山病主要病区横跨 15 个省、市 217 个点的儿童头发 21 种元素含量调查。（见本书"地方病"和"病因探索"相关部分）

除生态环境和地方病外，在临床医学、环境医学、保健医学、法庭医学等领域，亦需要头发元素含量正常参考值或自然环境基线值，以供疾病诊断、环境保护、营养监督、职业危险评估等决策时参考。这些背景值都与受试者的性别、年龄、职业、民族、地区因素有关。我国几乎各省各地都已对此作过或多或少、或详或略的调查，积累了丰富的资料，本书不能一一列举。但从广东、广西、福建、上海、江苏、辽宁、天津、河南、山东、内蒙古、山西、云南、陕西、湖北等地的少量材料中，就足以使我们获得许多有价值的启迪。其中，有些是国家自然科学基金资助项目，如广西青少年头发元素背景值调查；有些是省级自然科学基金资助项目，如山西太原地区健康老人头发元素水平研究；有些是省级卫生厅科研资助项目，如陕西西安健康人头发元素参考值；有些则是由省级多部门共同领导组成的协作项目，如云南多民族老年人综合调查；等等。可见，头发检测已是一种广泛的共识。

我国稀土资源十分丰富，开采和应用规模均居世界之首，稀土对人体健康的影响理应受到重视。山东某矿区的调查提示，稀土矿区居民体内已有轻稀土元素的蓄积。

铅、镉、砷、汞是一类在低剂量时可能对人体有益，但职业暴露或长期低水平接触又具有潜在毒性的元素，一般说来，它们给人类带来的主要影响是对健康的危害。为防治这些元素的不平衡引起的疾患，需要探讨或寻找一种检测人体微量元素简单易行的生物监测指标，职业性接触者发、血、尿铅含量相关性研究及比较研究结果，支持头发检测的优越性。制定适合中国居民的头发铅、镉、砷、汞含量正常值上限，对流行病学调查及疾病筛查均是十分必要的。

我国部分点区男性儿童头发中的微量元素背景值

（1976）

盛士骏[1]　张桂兰[1]　岳淑容[1]　成延敖[2]　贺振东[2]　吴桂春[2]

（1. 中国科学院林业土壤研究所　2. 中国科学院成都地理研究所）

[导读] 人发是一种十分理想的"记录丝"。人发微量元素谱在开展生物地球化学、环境科学和生态系统等研究方面，具有实用价值。

　　用发射光谱仪测定了黑龙江、吉林、辽宁、四川男性儿童头发中20种元素含量，提出了国内19个点区5~15岁正常男性儿童头发中铜、锌、铅、钙、镁、磷、硅、锶、钡、铁、锰、硼、钼、铬14种元素的含量背景值（点区平均值和多数值）。

20世纪70年代以来，由于分析测试技术的进步，人发已被作为一种理想的"活体组织检查"材料，应用于临床医学、环境保护、化学生态及地方病病因研究等领域。特别是在生态环境与人体的研究方面，测定人发中的微量元素含量，在一定程度上可以反映出某些微量元素在人体内的摄入水平、蓄积程度和代谢状况。为此，目前人发被称为是一种十分理想的生态环境与人相互影响、相互联系的人发"记录丝"；或与树木年轮微量元素谱一样，称为人发微量元素谱，在开展生物地球化学、环境科学和生态系统等研究方面，具有实用价值。

　　应该指出，性别、年龄、不同自然条件的地区、膳食、职业、采样部位等，都对人发中的微量元素含量有不同程度的影响。这在收集人发样品时，必需予以充分的注意。

　　本文所用的200例男性儿童的头发样品采自黑龙江、吉林、辽宁、陕西和四川的19个点区（具体地点见表2），每点分析发样10~15例。利用Q-24型中型发射光谱仪定量测定20种元素的含量。我们初步提出国内部分点区正常男性儿童（5~15岁）头发中铜、锌、铅、钙、镁、磷、硅、锶、钡、铁、锰、硼、钼、铬14种元素的含量背景值（点区平均值和多数值）。

　　从总的情况来看（表1），5~15岁男性儿童头发中14种元素的含量排列次序为：钙＞镁＞磷＞锌＞硅＞铁＞铜＞锰＞锶＞铅＞钡＞硼＞铬＞钼，并以铁、镁、硅和锶的范围值变化幅度较大。

表1　我国部分点区男性儿童头发中微量元素范围值　　　　单位：$\mu g/g$

元素	各点平均值范围	元素	各点平均值范围	元素	各点平均值范围	元素	各点平均值范围
钙	189~851	硅	30~275	锶	0.80~8.6	铬	0.10~0.42
镁	38~406	铁	13~142	铅	1.32~4.5	钼	0.06~0.26
磷	146~286	铜	3.3~18.3	钡	0.53~4.6		
锌	80~342	锰	2.6~14.6	硼	0.39~2.6		

　　从表2可以看出，在几种含量较高的元素中，多数点区的发钙平均含量为400~800 $\mu g/g$，在总数（19个点）中占73%；发镁含量为50~150 $\mu g/g$，亦占73%；发磷含量比较集中，为160~250 $\mu g/g$；发硅含量则多数在100 $\mu g/g$以下。

表2　我国部分点区男性儿童头发中14种矿质元素的含量

单位：μg/g

点代号	地点		Ca	Mg	P	Si	Cu	Zn	Pb	Sr	Ba	Fe	Mn	B	Mo	Cr
1	辽宁省沈阳市旧站	平均值	678	135	261	75	11.3	189	4.1	3.9	2.3	63	2.9	1.30	0.12	
		多数值	475~760	73~119	185~235	84~105	7.6~11.0	136~197	1.58~3.4	—	—	39~72	1.96~3.5	0.82~1.12	0.10~0.12	
2	辽宁省凤城县鸡冠山	平均值	727	174	179	37	11.4	220	1.71	4.1	2.2	29	2.7	1.15	0.09	
		多数值	648~840	126~222	143~214	24~52	9.6~12.2	177~270	1.20~2.6	2.7~5.2	2.1~3.1	13~46	1.72~3.7	0.47~0.69	0.07~0.11	
3	辽宁省宽甸县虎山	平均值	624	240	179	35	10.7	162	2.2	3.7	1.99	24	3.4	0.43	0.06	
		多数值	405~885	108~307	159~184	25~30	8.9~12.2	138~218	1.22~3.5	2.6~5.3	1.10~2.7	9.2~23	2.3~3.8	0.32~0.44	0.04~0.07	
4	辽宁省本溪县草河口	平均值	451	160	192	44	9.0	141	2.6	1.98	1.57	21	2.6	0.39	0.08	
		多数值	432~561	126~226	139~180	23~59	8.4~11.6	125~147	1.54~3.5	1.10~2.2	0.50~1.80	16~28	2.3~3.1	0.33~0.41	0.05~0.09	
5	辽宁省大连县城关	平均值	431	179	234	149	9.3	183	3.7	2.9	1.72	56	5.8	0.45	0.06	
		多数值	350~592	126~243	195~264	90~239	5.7~12.6	149~221	2.3~3.5	2.3~3.5	1.10~2.4	31~71	4.0~7.6	0.44~0.51	0.04~0.09	
6	吉林省乾安县让字井	平均值	731	221	262	30	8.1	261	3.4	5.9	2.8	31	4.7	1.96	0.17	0.22
		多数值	620~928	130~363	172~348	16~42	7.2~11.3	271~466	2.1~3.6	4.3~6.4	1.31~3.5	17~42	3.1~5.7	1.30~3.3	0.11~0.21	0.16~0.35
7	吉林省桦甸县大勃吉屯	平均值	554	137	175	57	6.7	124	2.4	2.8	3.0	26	9.5	1.18	0.12	0.42
		多数值	480~702	90~155	120~192	40~69	5.8~7.0	99~138	1.80~3.1	1.83~3.1	2.3~4.0	12~24	8.8~13.7	1.22~1.48	0.08~0.17	0.24~0.50
8	吉林省抚松县万良屯	平均值	406	38	147	77	7.1	123	4.1	2.5	1.75	29	3.9	1.37	0.10	
		多数值	336~506	29~47	123~241	33~68	5.5~8.0	100~150	3.5~5.4	2.2~2.8	1.30~2.5	21~37	1.28~6.2	1.10~1.60	0.07~0.11	
9	吉林省靖宇县龙泉镇	平均值	791	81	185	127	11.2	132	5.4	3.4	3.2	69	6.8	1.16	0.26	
		多数值	551~966	64~91	163~212	72~143	9.3~14.0	145~189	3.3~6.1	2.1~3.7	2.3~4.2	64~95	4.6~7.6	0.66~1.54	0.22~0.30	
10	黑龙江省尚志县河东公社	平均值	279	55	146	34	3.3	80	2.2	1.38	0.92	13.0	5.6	0.44	0.06	0.21
		多数值	247~310	49~65	120~176	20~44	2.1~3.1	42~108	1.26~3.7	1.24~1.71	0.70~0.95	9.1~14.8	3.0~5.9	0.32~0.63	0.05~0.07	0.14~0.29
11	黑龙江省富锦县繁荣公社	平均值	573	160	149	30	7.1	130	2.2	3.6	1.93	13.0	3.0	1.92	0.19	0.10
		多数值	470~782	90~182	103~214	17~54	5.2~8.1	101~157	1.29~3.6	4.2~16	1.40~2.4	9.0~13.0	2.1~3.9	1.68~2.4	0.14~0.27	0.06~0.16
12	陕西省麟游县桑树塬	平均值	314	70	210	85	5.6	138	2.2	0.80	0.53	31	7.3	0.78	0.12	0.27
		多数值	252~338	46~104	185~252	52~132	4.0~8.3	107~185	1.90~2.9	0.78~0.98	0.25~0.60	23~37	3.8~11.6	0.35~1.07	0.09~0.12	0.11~0.29
13	陕西省永寿县嵩店	平均值	500	98	201	69	8.0	159	2.6	1.14	1.57	26	9.4	1.11	0.10	0.24
		多数值	359~720	62~129	172~236	56~95	7.0~8.8	130~191	2.1~2.6	0.82~1.46	1.33~1.99	21~35	5.1~14.7	0.77~1.31	0.07~0.12	0.09~0.16
14	陕西省绥德县白家涧	平均值	813	284	249	117	10.4	272	1.97	7.7	2.8	26	11.7	2.0	0.13	0.23
		多数值	635~1029	226~348	204~286	77~106	8.3~11.9	224~294	1.42~2.8	4.5~8.6	2.0~3.1	12~37	5.5~14.1	1.77~2.4	0.10~0.17	0.21~0.26
15	陕西省神木县耳林吐	平均值	717	118	163	42	8.6	185	2.7	3.0	2.3	36	6.0	1.65	0.15	0.18
		多数值	491~1048	82~153	128~206	26~47	7.2~9.0	162~203	1.11~3.3	2.3~3.3	2.2~2.5	21~45	3.6~7.9	1.38~2.1	0.14~0.16	0.13~0.24
16	陕西省临潼县	平均值	851	406	286	275	18.3	342	4.5	7.3	4.6	123	11.3	1.50	—	—
		多数值	624~804	312~486	213~346	194~275	12.7~15.6	214~371	2.8~4.5	4.5~6.7	2.9~7.1	90~121	8.4~17.4	0.91~2.2		
17	四川省西昌县石坝	平均值	189	59	228	204	6.4	138	2.7			142	14.6	0.58	0.10	0.39
		多数值	145~263	36~77	198~247	122~252	6.3~7.5	90~231	2.1~3.8			114~191	3.7~19.0	0.46~0.78	0.03~0.12	0.32~0.48
18	四川省阿坝县自治州哇尔玛	平均值	451	157	242	197	7.5	162	1.32	2.6	2.3	96	10.7	0.67	0.11	0.35
		多数值	330~537	101~248	170~342	145~297	7.9~9.4	81~198	0.75~1.66	1.45~4.2	2.1~2.8	77~124	9.2~10.9	0.55~0.87	0.13~0.16	0.19~0.47
19	四川省若尔盖县班佑	平均值	357	99	206	107	8.9	162	1.51	1.30	1.61	51	7.3	0.61	0.10	0.24
		多数值	258~660	72~98	80~205	77~159	8.1~9.8	137~176	0.84~2.3	1.02~1.51	1.10~1.73	41~68	5.3~9.5	0.40~0.65	0.08~0.12	0.18~0.32

在不同点区中，临潼、绥德和乾安 3 个点的人发中钙、镁、磷含量显著较高（钙 > 700 μg/g，镁 > 200 μg/g，磷 > 260 μg/g）；西昌、尚志、麟游等点人发中钙、镁含量较低。

四川省的 3 个点（西昌、若尔盖、阿坝）发硅含量普遍较高，都大于 100 μg/g；以东北地区的凤城、宽甸、尚志、富裕等点较低，为 40 μg/g 以下。

有些元素变幅较小，绝大多数点区（占 90%）发铜的含量为 5 ~ 12 μg/g；大多数点区（占 73%）发锌的含量为 100 ~ 200 μg/g，发铅为 1.0 ~ 3.0 μg/g。就地点来看，尚志、麟游、富裕等点男性儿童头发中铜、锌、铅的含量相对处于较低的水平，而以沈阳、临潼、凤城等地区的点相对较高（图 1 至图 3）。

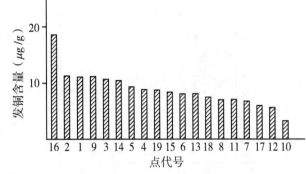

图 1　不同点区人发中铜的含量比较

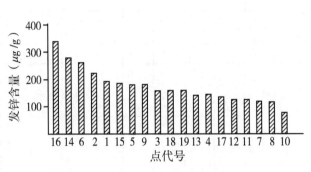

图 2　不同点区人发中锌的含量比较

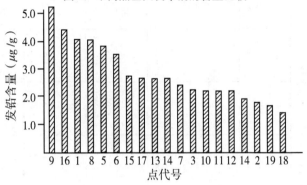

图 3　不同点区人发中铅的含量比较

大多数点（占 90%）发钡的含量小于 3.0 μg/g；发锶多数点为 2.0 ~ 4.0 μg/g，但富裕、绥德、临潼点显然较高，均超过 6.0 μg/g。麟游、永寿、尚志、若尔盖等点发锶、发钡的含量均低于 2.0 μg/g（图 4 和图 5）。

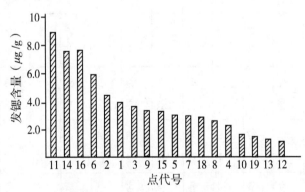

图 4　不同点区人发中锶的含量比较

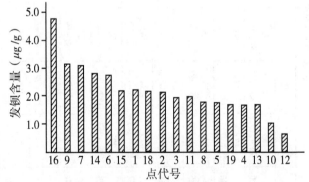

图 5　不同点区人发中钡的含量比较

各点人发铁的平均含量背景值相当分散，高值和低值相差可逾 10 倍（13 ~ 142 μg/g），但多数点的发铁含量为 20 ~ 60 μg/g。西昌、临潼、阿坝点的发铁和发锰含量比较高（铁 > 90 μg/g，锰 > 10 μg/g），而本溪、富裕、宽甸等点则较低（铁 < 25 μg/g，锰 < 3.0 μg/g）（图 6 和图 7）。

本文所列的 14 种元素中，硼、铬和钼属于含量较低的 3 种微量元素。乾安、神木、富裕等点人发中硼和钼的含量较高（硼 > 1.50 μg/g，钼 > 0.15 μg/g），以本溪、宽甸、尚志等点为低（硼 < 0.50 μg/g，钼 < 0.10 μg/g）。发铬的含量多数为 0.20 ~ 0.40 μg/g，以桦甸、西昌点为高，富裕、神木点则低于 0.20 μg/g（图 8 和图 9）。

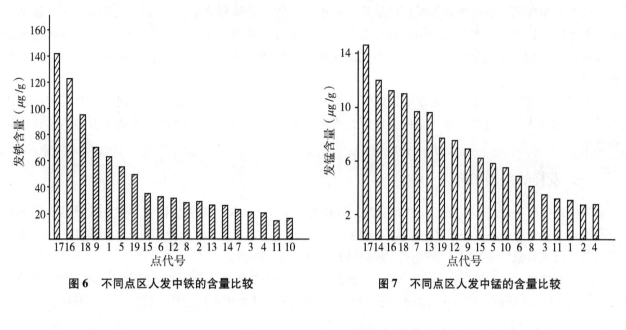

图6 不同点区人发中铁的含量比较

图7 不同点区人发中锰的含量比较

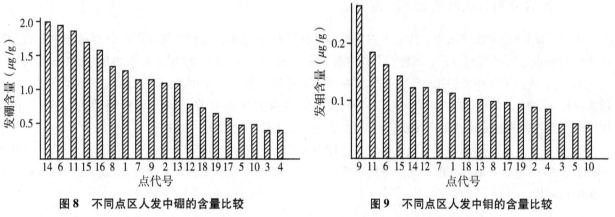

图8 不同点区人发中硼的含量比较

图9 不同点区人发中钼的含量比较

（原载于《劳动卫生与环境医学》1976年第3期）

广东成人头发中八种微量元素的本底值研究

（1987）

关窝辉　叶能权　汤凤庆　刘其中　刘锦明

（广东省劳动卫生职业病研究所）

[导读] 广东6个地区成人头发中8种微量元素含量，渔民组明显高于农民组和学生组。汕头、海南和珠海3个靠海地区成人头发中的铅、镉、砷、汞、锰含量一般都高于半山区和平原区（如韶关、肇庆）。

　　求得了广东6个地区内不同性别、不同职业、不同地区的成人头发中铅、镉、砷、汞、铬、钴、镍、锰本底值，为今后深入开展重金属污染对人体健康影响的研究提供了背景资料。

以人发中金属含量作为评价指标已被广为采用，其优点是采样容易、含量高、运输及储存较为方便。但不同地区的环境和生活习惯能直接影响人发中微量元素的含量。故研究各地区人发中微量元素的本底值，特别是研究那些常见的、毒性大的元素，对环境医学与劳动卫生、职业病防治等工作更具有意义。

本研究测定了广东省 6 个地区健康成年人头发中 8 种元素的含量，总人数分别在 300 例以上，以求得广东地区人发中这些元素含量的本底值，为今后深入开展重金属污染对人体健康影响的研究提供背景资料。

一、发样的采集和洗涤

采样地区有半山区、平原区及沿海地区，以珠海、汕头、海南、韶关、湛江、肇庆为代表。采样对象基本为未受污染的各区农民和中学生（包括一个渔民区），共 355 人。发样采自头的后枕部，用理发牙剪剪取，所有对象均没有职业接触史，身体健康，年龄 16 ~ 68 岁。

发样的洗涤：将头发样品剪成 0.5 ~ 1.0 厘米的碎段，用含有 15% 百花牌洗衣粉的热水（50 ~ 60 ℃）混悬液洗 10 ~ 20 分钟，然后用自来水漂洗干净，再用离子交换水洗数次后放在滤纸上晾干备用。

二、实验分析方法及诸元素测定方法

① 总汞用冷原子吸收法则。为了考察每批样品测定结果的准确度和可靠性。在分析过程中用百分回收率控制图进行质量控制分析，试验结果均在控制图范围内，方法的回收率，总汞为 99.13% ±4.76%。

② 铅、镉、砷用阳极溶出伏安法测定。在测定发样的过程中，应用美国环保局辛辛那提实验室的质量控制样品，检查方法的准确度，还以标准校正法检查方法的变异，铅的相对偏差为 9.5%，镉为 10.7%。砷在每批测定中用回收率法进行质量控制，回收率在 96.2% ~98.0%。

③ 镍、铬、钴、锰用原子吸收法测定。应用 P－E 公司 4000 型原子吸收分光光度计，HGA－400 型石墨炉、As－40 型自动进样器检测。分析过程中，以美国 EPA 实验室的质量控样品来验证，以保证分析结果的可靠性。

三、结果与讨论

从本次观察所见，广东成人头发中微量元素的含量波动是存在的，若统计处理时以算术均数来表示，会受分布和两极端数值的影响，故以算术均数代表集中水平不太适宜。因此，应用中位数（50% 位数）来表示，95% 位数表示最高上限范围，以几何均数及几何均数 t 检验男、女两组之间，以及不同职业和不同地区之间含量差异的显著性。具体结果见表 1 至表 4。

表 1 中，从总人群头发中微量元素含量与国内外发表的资料数据比对来看，绝大部分数值是相近的（表 4）。性别对头发中微量元素含量影响不大，如铅、镉、砷、汞、铬的含量差异不显著，只有镍、钴、锰有非常显著差异。

表 2 中，从不同职业的人群看，渔民组的 8 种元素含量明显高于农民组和学生组，这可能与渔民的生活环境、饮食（特别是摄入鱼类食品多）和生活习惯有关。农民组与学生组的结果，经几何均数 t 检验两者之间的显著性，对于镉、砷、镍、钴差异不显著，而铅、汞的含量差异是显著的，特别是铬、锰差异非常显著。

表 3 中，从广东 6 个不同地区的结果来看，汕头、海南及珠海 3 个靠海地区人群头发中的铅、镉、砷、汞、锰的含量一般都高于半山区和平原区（如韶关、肇庆等）。而铬、钴、镍含量则受地区环境影响不大。

表1 总体和不同性别成人头发中8种元素的分析结果

元素	例数	性别	50%位数 (μg/g)	95%位数 (μg/g)	几何均数 (μg/g)	几何标准差 (μg/g)	几何均数 t	t检验及 P	
Pb	353	总	5.53	31.50	5.56	2.59	—	—	差异不显著
	170	男	5.48	35.90	5.37	2.72	0.679	>0.05	
	183	女	5.58	28.73	5.76	2.56			
Cd	354	总	0.068	0.225	0.052	2.56	—	—	差异不显著
	172	男	0.064	0.187	0.052	2.47	1.251	>0.05	
	182	女	0.076	0.244	0.059	2.69			
As	348	总	1.01	2.84	0.77	2.73	—	—	差异不显著
	165	男	0.97	2.97	0.76	2.67	0.247	>0.05	
	183	女	1.05	2.59	0.74	2.78			
Hg	359	总	1.32	3.47	1.29	1.81	—	—	差异不显著
	173	男	1.37	3.86	1.36	1.77	1.616	>0.05	
	186	女	1.27	3.14	1.23	1.83			
Cr	340	总	0.38	0.96	0.34	2.30	—	—	差异不显著
	168	男	0.39	1.18	0.35	2.47	0.649	>0.05	
	172	女	0.37	0.86	0.33	2.14			
Co	340	总	0.054	0.230	0.050	2.47	—	—	差异非常显著
	168	男	0.048	0.132	0.041	2.38	4.523	<0.01	
	172	女	0.063	0.257	0.063	2.42			
Ni	340	总	0.48	1.04	0.44	2.00	—	—	同上
	168	男	0.44	0.98	0.39	2.13	2.781	<0.01	
	172	女	0.52	1.07	0.48	1.85			
Mn	309	总	7.41	26.97	7.02	2.34	—	—	同上
	153	男	5.87	19.68	5.46	2.17	5.533	<0.01	
	156	女	9.28	32.20	9.10	2.53			

注：—表示没作统计数。

表2 不同职业成人头发中8种元素的分析结果

元素	例数	职业	50%位数 (μg/g)	95%位数 (μg/g)	几何均数 (μg/g)	几何标准差 (μg/g)	几何均数 t	t检验及 P	
Pb	32	1	44.46	73.60	44.44	2.02	—	—	差异显著
	175	2	6.36	35.40	6.33	2.58	2.596	<0.05	
	178	3	4.59	26.40	4.89	2.56			
Cd	33	1	0.490	1.795	0.460	2.09	—	—	差异不显著
	176	2	0.066	0.206	0.054	2.44	0.183	>0.05	
	178	3	0.073	0.238	0.055	2.69			
As	34	1	2.60	5.17	2.53	1.50	—	—	同上
	176	2	1.04	2.81	0.76	2.73	0.632	>0.05	
	172	3	0.95	2.84	0.71	2.73			
Hg	33	1	4.75	8.29	4.57	1.54	—	—	差异显著
	180	2	1.23	4.17	1.21	2.04	2.120	<0.05	
	179	3	1.41	2.96	1.38	1.53			
Cr	32	1	0.54	1.02	0.57	1.37	—	—	差异非常显著
	162	2	0.46	1.09	0.41	2.04	3.918	<0.01	
	178	3	0.33	0.88	0.29	2.45			

续表

元素	例数	职业	50%位数 (μg/g)	95%位数 (μg/g)	几何均数 (μg/g)	几何标准差 (μg/g)	几何均数 t	t检验及 P	
Ni	32	1	0.71	3.06	0.74	1.85			
	162	2	0.46	0.99	0.44	1.82	1.604	—	差异不显著
	178	3	0.50	1.11	0.43	2.16		—	> 0.05
Co	32	1	0.038	0.107	0.039	2.036		—	
	162	2	0.064	0.319	0.055	2.654	0.305	—	同上
	178	3	0.049	0.171	0.047	2.293		> 0.05	
Mn	32	1	4.80	12.60	4.93	1.75		—	
	132	2	8.36	28.40	8.33	2.10	2.987	—	差异非常显著
	177	3	6.31	25.61	6.25	2.46		< 0.01	

注：—表示没作统计数；职业栏以编号表示：1为渔民，2为农民，3为学生。

表3 广东不同地区成人头发中8种元素的分析结果

元素	地区	例数	50%位数 (μg/g)	95%位数 (μg/g)	几何均数 (μg/g)	几何标准差 (μg/g)
Pb	1	58	6.29	45.20	6.86	2.53
	2	59	10.67	43.00	10.97	2.12
	3	57	7.33	37.40	7.26	2.63
	4	58	5.10	25.20	4.69	2.68
	5	58	3.35	9.05	3.37	1.92
	6	59	3.92	13.00	3.43	2.24
Cd	1	58	0.07	0.37	0.06	3.08
	2	59	0.06	0.22	0.05	2.68
	3	59	0.10	0.18	0.07	2.06
	4	58	0.07	0.23	0.06	2.47
	5	60	0.06	0.15	0.05	2.29
	6	59	0.04	0.19	0.03	2.49
As	1	59	1.08	3.27	0.89	2.57
	2	55	1.26	2.87	1.02	2.31
	3	59	0.87	2.62	0.79	2.39
	4	58	1.18	2.78	0.84	2.53
	5	57	0.81	2.51	0.54	3.11
	6	60	0.80	2.50	0.56	3.10
Hg	1	59	1.70	2.70	1.70	1.37
	2	60	1.10	2.20	1.06	1.58
	3	60	2.70	5.20	2.76	1.55
	4	60	1.10	1.82	1.13	1.37
	5	60	0.68	1.20	0.63	1.59
	6	60	1.33	1.80	1.29	1.27
Cr	1	59	0.51	0.95	0.52	1.45
	2	59	0.43	0.83	0.37	1.86
	3	42	0.17	0.33	0.14	2.01
	4	60	0.30	0.73	0.30	1.73
	5	60	0.59	2.30	0.49	2.40
	6	60	0.34	0.95	0.30	2.87

续表

元素	地区	例数	50%位数 ($\mu g/g$)	95%位数 ($\mu g/g$)	几何均数 ($\mu g/g$)	几何标准差 ($\mu g/g$)
Co	1	59	0.029	0.080	0.028	1.95
	2	59	0.110	0.351	0.106	2.14
	3	42	0.044	0.130	0.040	2.24
	4	60	0.072	0.260	0.062	2.73
	5	60	0.073	0.135	0.062	2.22
	6	60	0.038	0.107	0.036	1.95
Ni	1	59	0.49	1.01	0.46	1.81
	2	59	0.44	1.30	0.39	2.14
	3	42	0.49	0.83	0.46	1.48
	4	60	0.45	1.10	0.42	2.35
	5	60	0.65	1.20	0.68	1.59
	6	60	0.31	0.75	0.29	1.93
Mn	1	59	5.98	26.54	7.46	2.21
	2	28	11.80	26.80	11.60	1.86
	3	42	11.93	42.50	12.95	1.92
	4	60	9.00	32.00	7.31	2.60
	5	60	7.67	16.20	7.33	1.73
	6	60	3.30	9.00	3.25	1.96

注：地区栏以编号表示：1 为珠海，2 为汕头，3 为海南，4 为韶关，5 为湛江，6 为肇庆。

表 4　本文的结果与有关资料数据的比较 单位：$\mu g/g$

元素	本文		中山医学院	上海市	国外人发正常值
	50%位数	几何均数	50%位数	几何均数	
Pb	5.53	5.56	男 4.13 女 4.56	男 4.59 女 3.44	3.0~70
Cd	0.068	0.052	男 0.08 女 0.11	—	0.24~2.7
As	1.01	0.77	—	—	0.13~3.71
Hg	1.32	1.29	—	—	1.25~7.60
Cr	0.38	0.34	男 0.44 女 0.47	男 0.49 女 0.39	0.13~3.65
Co	0.054	0.050	男 0.30 女 0.49	—	0.2~1.05
Ni	0.48	0.40	男 0.52 女 0.56	—	0.6~6.5
Mn	7.41	7.02	—	男 2.92 女 7.14	0.25~5.7

注：—表示没有统计数。

四、小　结

本文报告了300 多例健康成人头发中8 种微量元素的含量水平，并对性别、地区和职业分别作了各

— 173 —

种统计学处理，以 95% 位数为上限值，对有些元素由于性别之间差异不显著，用总人群来表示（单位为 $\mu g/g$）。头发中各元素总含量铅 31.50，镉 0.225，砷 2.84，汞 3.47，铬 0.96，钴含量男性 0.132、女性 0.257，镍含量男性 0.98、女性 1.07，锰含量男性 19.68、女性 32.20。渔民组在本次统计时没有计在总人群内，因为渔民组含量高于其他组，具有一定的特殊性，将单独考虑。从结果看，近海区人群头发中微量元素含量一般高于半山区或平原区。

（原载于《现代微量元素研究》，中国环境科学出版社，1987）

广东省三个县正常人头发中微量元素的含量

（1987）

陈守懿[1]　李增禧[1]　盛少禹[1]　黄家琛[2]　梅承恩[2]　冯公侃[2]

（1. 广东省测试分析研究所　2. 中山医科大学）

[导读] 广东中山、四会、五华 3 县健康成人头发中 12 种微量元素含量的性别差异不显著，仅锌含量男高于女，钴含量女高于男，提出了居住在这 3 个县农村的成人头发微量元素正常值。

检测头发中的微量元素含量，可以作为衡量该地区环境污染程度、营养情况及对机体危害程度的指标。

近年来，人们发现微量元素与人体健康有着密切的关系。由于某些金属元素对头发具有特殊的亲和力，能与头发中角蛋白的巯基牢固结合，使金属元素蓄积在头发中。头发的代谢活性极低，是代谢的终末产物。因此，头发中微量元素含量可反映相当长时间内元素的积累状况，也可反映头发生长期元素的摄入量和代谢情况，间接地反映其在机体内的含量。检测头发中的微量元素含量，可以作为衡量元素的环境污染程度、营养情况及对机体危害程度。

用头发作为生物学样品测定人体微量元素的含量有许多优点，如采样时无疼痛和创伤、易采集、不易变质、可长期保存与运送。在广泛的人体流行病学调查时，头发是一种理想的分析样品。本文测定广东省 3 个县正常人头发中 12 种微量元素的含量，提出了正常人头发中微量元素的正常值。

材料与方法

（一）头发的收集

头发采自广东省珠江三角洲平原的中山县、肇庆地区的四会县及梅县地区的五华县，后两县分别属丘陵地区及半山区。采集对象的年龄：男性在 22 ~ 71 岁，多数在 25 ~ 52 岁，女性在 20 ~ 82 岁，多数在 23 ~ 66 岁；身体健康，均生活在农村，附近无工业区；男性发样 215 例（中山 114 例、四会 62 例、五华 39 例），女性 165 例（中山 71 例、四会 43 例、五华 51 例），共 380 例。采集时由专人用理发剪或不锈钢剪刀将头发剪下，装入信封，每份 1 ~ 2 克，做好标记，送实验室分析。

（二）测定方法

本测定采用发射光谱溶液干渣法。取适量发样放烧杯中，用 2% ~ 3% 的洗衣粉溶液浸泡半小时，后用自来水冲洗至中性，再用去离子水冲洗 5 次，放入称量瓶内，于 70 ~ 80 ℃烘干，冷却。精密称量样品 200 ~ 300 毫克，置于小石英坩埚内，加入 5 毫升硝酸及 0.5 毫升高氯酸，盖在表面皿在电热板上加热，约经 30 分钟样品可全部消化。此时，溶液呈淡黄色，再继续加热蒸发至无烟，然后滴加 1 滴浓液盐酸和 2 滴水溶解残渣，并加入 0.5 毫升浓度 2 毫克/毫升的氟化锂溶液，在红外灯下烘干，于电炉上加热至无烟，即可用 E-53 型 3.4 米平面光栅光谱仪摄谱，每个样品平行 3 份，滴电极时标准溶液也同样处理。

本法的精密度，镉、钡、铅、锰、镍、钼、铜、锌的相对标准偏差在 5.9% ~ 12.6%，精密度较好，铬虽为 19.6%，但符合光谱定量分析要求。本法准确度，回收试验结果，除钼在 83% ~ 102% 外，其余各元素均在 93.3% ~ 105%。

实验结果

本文共检测了 380 份发样，每份发样定了 12 种元素，共取得数据 3277 个。经统计分析，得到广东省 3 个县正常人头发中微量元素含量，见表 1。

从表 1 中全距一项可见，正常人头发中微量元素含量波动较大，因此我们用中位数（P_{50}）作为微量元素含量的代表值。含量最高的为锌，其中，男 170.40（单位为微克/克，后文同），女 164.05；其次为铁，分别为 30.20 及 33.92；铜为 16.21 及 15.18；锰为 5.14 及 6.86；铅为 4.88 及 4.98；钡为 1.49 及 1.20；镍为 0.84 及 0.92；铬为 0.38 及 0.51；钴为 0.29 及 0.50；钼为 0.22 及 0.26；镉为 0.11 及 0.13；最低为铍，分别为 0。按计算所得中位数值较算术平均数低。

男性发镉含量正常值高限（P_{95}）为 0.67，女性为 0.94；铍含量男、女均为 0.018；铅分别为 13.81 及 15.51；铬为 2.53 及 1.93；铁为 135.98 及 124.33；钼为 0.75 及 0.74；钴为 0.75 及 0.92；镍为 5.62 及 5.50；锰为 15.92 及 24.26；铜为 35.04 及 35.32；锌为 432.74 及 306.03；钡为 5.61 及 10.25。

从表 1 可见，性别对头发元素含量的影响不同元素表现不一，镉、铍、铅、铬、铁、钼、锰、钡、镍及铜差别不显著，而锌含量若按 95% 正常范围计算，则男高于女，钴的含量女高于男。

表 1 广东省三个县正常人发中微量元素含量

元素	例数		全距（微克/克）	均数（微克/克）	$P_{2.5} \sim P_{97.5}$（微克/克）	P_{95}（微克/克）	P_{50}（微克/克）	P_{50}95% 可信限（微克/克）
镉	男	215	0 ~ 2.68	0.19	0 ~ 0.92	0.67	0.11	0.07 ~ 0.15
	女	165	0 ~ 10.12	0.28	0 ~ 1.34	0.94	0.13	0.02 ~ 0.24
铍	男	85	0 ~ 0.081	0.004	0 ~ 0.084	0.018	0	0.000 ~ 0.003
	女	58	0 ~ 0.139	0.005	0 ~ 0.078	0.018	0	0.000 ~ 0.003
铅	男	215	0.18 ~ 65.00	4.62	0.48 ~ 17.31	13.81	4.88	4.17 ~ 5.59
	女	165	0.32 ~ 66.60	5.59	0.51 ~ 20.08	15.51	4.98	3.00 ~ 6.96
铬	男	215	0 ~ 8.73	0.74	0.02 ~ 5.83	2.53	0.38	0.21 ~ 0.55
	女	165	0.03 ~ 20.67	0.76	0.03 ~ 2.42	1.93	0.51	0.26 ~ 0.76
铁	男	85	8.60 ~ 184.30	40.33	9.59 ~ 148.46	135.98	30.20	22.96 ~ 37.44
	女	58	4.43 ~ 377.88	47.81	8.67 ~ 152.82	124.33	33.92	28.85 ~ 38.99
钼	男	215	0 ~ 3.83	0.28	0 ~ 0.95	0.75	0.22	0.18 ~ 0.26
	女	165	0 ~ 1.67	0.30	0.04 ~ 0.92	0.74	0.26	0.22 ~ 0.30
钴	男	85	0 ~ 1.59	0.34	0 ~ 0.94	0.75	0.29	0.24 ~ 0.34
	女	58	0 ~ 1.28	0.50	0 ~ 1.11	0.92	0.50	0.43 ~ 0.57
镍	男	215	0 ~ 15.32	1.49	0.18 ~ 7.09	5.62	0.84	0.60 ~ 1.08
	女	165	0.12 ~ 19.87	1.61	0.19 ~ 7.92	5.50	0.92	0.59 ~ 1.25

续表

元素		例数	全距 （微克/克）	均数 （微克/克）	$P_{2.5} \sim P_{97.5}$ （微克/克）	P_{95} （微克/克）	P_{50} （微克/克）	P_{50}95%可信限 （微克/克）
锰	男	130	0.33 ~ 29.30	6.40	0.57 ~ 18.82	15.92	5.14	4.28 ~ 6.00
	女	107	0.44 ~ 35.30	8.84	1.19 ~ 32.23	24.26	6.86	5.43 ~ 8.29
铜	男	130	2.76 ~ 48.00	18.24	3.78 ~ 38.72	35.04	16.21	14.64 ~ 17.78
	女	107	1.60 ~ 69.93	17.23	3.20 ~ 50.61	35.32	15.18	13.13 ~ 17.23
锌	男	130	33.97 ~ 815.85	197.57	54.64 ~ 483.56	432.74	170.40	149.39 ~ 191.31
	女	107	5.66 ~ 699.30	179.44	12.04 ~ 343.21	306.03	164.05	74.93 ~ 183.17
钡	男	130	0 ~ 10.12	1.88	0 ~ 7.01	5.61	1.49	1.20 ~ 1.78
	女	107	0 ~ 23.64	3.07	0 ~ 15.80	10.25	1.20	0.48 ~ 1.92

结果讨论

根据许多报道，人头发中微量元素含量和环境接触、营养摄入、年龄、性别、头发颜色、健康状况、不同发段和采集季节、测定方法等因素有关。因此，得出正常人头发中微量元素波动范围较大。例如，Greason 用原子吸收光谱及发射光谱法分别测定居民头发中的微量元素，发现成人组（16 岁以上）镉含量为 0.76（0.08 ~ 8.73），铬 0.26（0.06 ~ 5.30），铁 22.30（3.60 ~ 177.0），铅 12.21（1.96 ~ 15.50），镍 0.74（0.0045 ~ 11.0）；而在儿童组（15 岁以下）镉为 0.80（0.14 ~ 6.90），铬 0.56（0.16 ~ 4.80），铁 20.83（2.78 ~ 152.0），铅 13.47（2.12 ~ 100），镍 0.51（0.036 ~ 11.0），其变动范围较大。

性别对人头发中微量元素含量的影响，报道很不一样。例如，Schroeder 测定了 117 名男性和 47 名女性头发中镁、锌、铜、钴、镉、铅、镍、铬含量。结果显示女性头发中镁、铜和镍的含量显著高于男性，但锌、镉、铬、铅则两性近似。Greason 的测定结果为女性头发中的微量元素含量显著高于男性，但锌、镉、铅例外。本文测定结果表明，多数元素含量男女差别不显著，仅锌男高于女，钴女高于男。

环境污染对头发中微量元素含量的影响，国内外相关报道很多。例如，Hammer 等用原子吸收光谱法对 5 个污染程度不同的城市四年级学生的头发进行测定，发现头发中砷、铅、镉含量与接触程度显著相关，但锌和铜则否。这可能由于必需元素锌和铜的代谢存在体内稳定机制。我们在广州某电镀厂（主要从事镀镍、镀铬、镀铜等作业）测定了工人头发中微量元素含量，发现该电镀厂工人头发中铬（20.14）、镍（15.91）、铜（27.24）、镉（0.72）、铅（4.83）均显著地高于未受污染的五华县农民头发中微量元素含量（铬 0.33、镍 1.13、铜 14.93、镉 0.34、铅 2.39），本文所测定的发样，均未受工业区的污染。

虽然头发中微量元素的含量受很多因素的影响，为了避免个体间的差异，应扩大样本取量，采样时，尽可能在同一季节，取同一性别年龄组，距头皮同一长度，在不污染或污染程度相同的环境下进行，处理样品及测定方法亦应相同，这样测定的结果比较可靠准确。

寺冈久之等收集了日本国内 22 个地区的理发店和 6 个地区的美容院发样数千份进行微量元素的测定，分析结果的平均值如下：镉（男 0.41、女 0.12），铍（0.01、0.01），铅（7.8、13），铬（0.79、0.65），铁（49、47），钼（0.05、0.04），钴（0.10、0.32），镍（0.5、1.6），锰（2.3、2.5），铜（17、31），锌（170、260），钡（1.5、4.3），本文测定广东省 3 个县正常人头发 380 份，锌含量最高，其次为铁、铜、锰、铅、钡等，最低为铍，这与日本人头发中微量元素含量顺序相似。从各种元素含量来看，广东省 3 个县正常人头发中的钼含量高于日本人 5 ~ 7 倍，其他元素含量两类人群相差不很大。

（原载于《现代微量元素研究》，中国环境科学出版社，1987）

广州市正常儿童头发中微量元素的含量

（1987）

李增禧[1] 梁业成[1] 盛少禹[1] 蒋礼晋[1] 周燕燕[2]

毕钻英[2] 袁展红[2] 朱富强[3] 陈志莹[3]

（1. 广东省测试分析研究所 2. 广州市妇幼保健院 3. 广州市华侨医院）

[导读] 广州市 1~7 岁儿童头发中微量元素含量存在性别差异，按男性、女性分别计算了 14 种元素的中位值及其 95% 正常范围，确立了广州地区男性、女性儿童头发中钴、铬、铜、铁、镁、锰、钼、锶、锌 9 种元素的正常下限。

近年来，通过临床观察和实验研究发现，微量元素与儿童的生长发育、防御机制、创伤愈合及某些疾病的发生发展都有密切关系。微量元素已由病因研究进入临床应用，无疑同其他许多生化指标一样，微量元素也需要有一个标准值，用来评价人群营养水平，而且不同的人群需建立各自的代表值。本文就广州地区正常儿童头发中微量元素含量进行了调查研究。

对象和方法

对象：均系汉族，共 270 例，其中，男 145 例，女 125 例，年龄 1~7 岁，受检者经详细询问、查体，凡有急慢性感染疾病者除外。

样品采集：采头部前、后、左、右、中部头发，每例采样 0.5 g，装入纸袋封好。

测定方法：将头发用洗涤剂浸泡，并分别用自来水及去离子水洗净、烘干。取 0.35 g 烘干的头发，用混合酸进行消化处理。采用 ICPQ-1012 型电感耦合高频等离子体发射光谱仪分析，计算机处理数据。

实验结果

广州市 270 例正常儿童头发中微量元素含量，见表 1 至表 3。

表 1 广州市 145 例正常男性儿童头发中微量元素含量　　　　　　单位：$\mu g/g$

元素	全距	平均值	$P_{2.5} \sim P_{97.5}$ 正常范围	P_{95} 所达的值	P_{50} 中位数	P_{50}（95%）可信限	标准偏差
Al	20.170~98.470	53.433	56.177~62.789	52.367	58.320	55.424~61.216	16.291
B	0.000~4.700	1.086	0.923~1.348	1.315	0.575	0.345~0.805	1.352
Ba	0.000~4.200	1.166	0.994~1.339	1.316	0.920	0.769~1.071	0.899
Co	0.000~0.440	0.052	0.034~0.069	0.067	0.000	0.000~0.015	0.093
Cr	0.100~1.990	0.965	0.873~1.056	1.044	0.920	0.840~1.000	0.476
Cu	0.210~19.800	9.319	8.615~10.024	9.934	7.860	7.243~8.477	3.638

续表

元素	全距	平均值	$P_{2.5} \sim P_{97.5}$ 正常范围	P_{95} 所达的值	P_{50} 中位数	P_{50}（95%）可信限	标准偏差
Fe	6.360 ~ 80.470	27.929	25.235 ~ 30.622	30.279	24.580	22.221 ~ 26.939	14.270
Mg	5.850 ~ 9.620	20.174	18.510 ~ 21.838	21.626	18.340	16.883 ~ 19.797	8.595
Mn	0.260 ~ 47.660	1.822	1.587 ~ 2.056	2.026	1.510	1.305 ~ 1.715	1.240
Mo	0.000 ~ 1.330	0.255	0.202 ~ 0.309	0.302	0.200	0.153 ~ 0.247	0.283
Pb	0.000 ~ 39.170	14.914	12.378 ~ 16.949	16.689	13.185	11.403 ~ 14.967	10.470
Sr	0.190 ~ 1.980	0.856	0.778 ~ 0.934	0.924	0.750	0.631 ~ 0.819	0.402
V	0.000 ~ 0.450	0.072	0.049 ~ 0.095	0.092	0.000	0.000 ~ 0.020	0.122
Zn	38.190 ~ 197.890	102.875	95.827 ~ 109.322	109.024	95.605	89.434 ~ 101.776	37.331

表2 广州市 125 例正常女性儿童头发中微量元素含量　　　　单位：$\mu g/g$

元素	全距	平均值	$P_{2.5} \sim P_{97.5}$ 正常范围	P_{95} 所达的值	P_{50} 中位数	P_{50}（95%）可信限	标准偏差
Al	20.200 ~ 99.690	69.277	64.958 ~ 73.537	73.041	70.480	66.694 ~ 74.266	17.451
B	0.000 ~ 4.990	1.238	0.939 ~ 1.537	1.499	0.770	0.508 ~ 1.032	1.412
Ba	0.050 ~ 4.970	1.834	1.614 ~ 2.054	2.026	1.760	1.567 ~ 1.953	1.066
Co	0.000 ~ 0.430	0.061	0.039 ~ 0.084	0.081	0.000	0.000 ~ 0.020	0.111
Cr	0.160 ~ 1.970	1.013	0.920 ~ 1.106	1.094	0.995	0.914 ~ 1.076	0.443
Cu	5.340 ~ 19.280	9.957	9.274 ~ 10.640	10.553	9.210	8.612 ~ 9.808	3.210
Fe	4.590 ~ 90.230	31.657	28.430 ~ 34.384	34.472	29.390	26.564 ~ 32.216	15.901
Mg	9.130 ~ 48.160	25.732	23.531 ~ 27.933	27.651	23.870	21.942 ~ 25.798	10.251
Mn	0.590 ~ 7.930	2.574	2.274 ~ 2.873	2.835	2.250	1.988 ~ 2.512	1.468
Mo	0.000 ~ 0.960	0.282	0.230 ~ 0.333	0.327	0.260	0.215 ~ 0.305	0.255
Pb	0.000 ~ 40.000	18.703	16.136 ~ 21.270	20.941	16.600	14.351 ~ 18.849	11.677
Sr	0.260 ~ 1.930	1.104	1.000 ~ 1.208	1.195	1.050	0.959 ~ 1.141	0.439
V	0.000 ~ 0.400	0.061	0.041 ~ 0.081	0.073	0.000	0.000 ~ 0.018	0.100
Zn	30.930 ~ 198.290	106.275	97.053 ~ 115.497	114.318	106.840	98.762 ~ 114.918	42.51

表3 广州市 270 例正常儿童头发中微量元素含量　　　　单位：$\mu g/g$

元素	全距	平均值	$P_{2.5} \sim P_{97.5}$ 正常范围	P_{95} 所达的值	P_{50} 中位数	P_{50}（95%）可信限	标准偏差
Al	20.170 ~ 99.690	63.447	60.735 ~ 66.160	65.816	63.315	60.941 ~ 65.689	17.409
B	0.000 ~ 4.990	1.155	0.959 ~ 1.352	1.327	0.610	0.438 ~ 0.782	1.379
Ba	0.000 ~ 4.970	1.476	1.331 ~ 1.620	1.602	1.250	1.124 ~ 1.376	1.033
Co	0.000 ~ 0.440	0.056	0.042 ~ 0.070	0.068	0.000	0.000 ~ 0.012	0.101
Cr	0.100 ~ 1.990	0.987	0.922 ~ 1.052	1.044	0.950	0.893 ~ 1.007	0.463
Cu	0.210 ~ 19.800	9.609	9.117 ~ 10.101	10.039	8.530	8.099 ~ 8.961	3.458
Fe	4.590 ~ 90.230	29.661	27.581 ~ 31.741	31.478	26.410	24.590 ~ 28.230	15.137

续表

元素	全距	平均值	$P_{2.5} \sim P_{97.5}$ 正常范围	P_{95} 所达的值	P_{50} 中位数	P_{50} （95%） 可信限	标准偏差
Mg	5.850 ~ 49.620	22.674	21.279 ~ 24.068	23.892	20.880	19.660 ~ 22.100	9.758
Mn	0.260 ~ 7.980	2.170	1.977 ~ 2.362	2.338	1.735	1.566 ~ 1.904	1.399
Mo	0.000 ~ 1.330	0.268	0.231 ~ 0.305	0.300	0.210	0.178 ~ 0.242	0.270
Pb	0.000 ~ 40.000	16.582	14.968 ~ 18.196	17.992	15.100	13.687 ~ 16.513	11.155
Sr	0.190 ~ 1.980	0.957	0.892 ~ 1.022	1.013	0.900	0.843 ~ 0.957	0.434
V	0.000 ~ 0.450	0.067	0.052 ~ 0.083	0.081	0.000	0.000 ~ 0.013	0.112
Zn	30.930 ~ 198.290	104.362	98.748 ~ 109.977	109.266	98.710	93.797 ~ 103.623	39.842

结果讨论

（1）关于不同地区人群头发中微量元素含量的差异：我们用天津市 1～7 岁正常儿童头发中微量元素含量作比较（表4）。儿童头发中微量元素含量由高到低的排列顺序是：锌、铁、铅、铜、锰，广州和天津两地是一致的。儿童头发中铜、锰和铅含量，广州和天津接近，但锌和铁含量，广州高于天津，说明两地营养水平有差异。

表4　广州和天津儿童头发中微量元素含量比较　　　　　　　　　单位：$\mu g / g$

元素	男　（均值）		女　（均值）	
	广州（145 例）	天津（159 例）	广州（125 例）	天津（146 例）
Cu	9.32	10.50	9.96	9.70
Fe	27.93	21.80	31.66	20.40
Mn	1.82	1.51	2.57	1.62
Pb	14.91	15.80	18.70	16.30
Zn	102.88	92.00	106.28	87.00

（2）关于性别与头发中微量元素含量的差异，我们的测试结果是：女性高于男性的元素分别有铝（70.48、58.32）（单位为 $\mu g / g$，后文同），钡（1.76、0.92），铜（9.21、7.86），铁（29.39、24.58），镁（23.87、18.34），锰（2.25、1.51），铅（16.60、13.19），锶（1.05、0.75），锌（106.84、95.61）；男性与女性接近的元素有硼（0.58、0.77），钴（0.05、0.06），铬（0.92、1.00），钼（0.20、0.26），钒（0.07、0.06）。女性头发中的铜、铁、镁、锰、铅、锌含量高于男性，这与 Greason 的测定结果一致。可见，性别差异是存在的。

（3）本研究的目的旨在确立广州地区儿童头发中微量元素的正常下限，男性儿童的正常下限是钴 0.034、铬 0.840、铜 7.243、铁 22.221、镁 16.883、锰 1.305、钼 0.153、锶 0.681、锌 89.434；女性儿童的正常下限是钴 0.061、铬 0.914、铜 8.612、铁 26.564、镁 21.942、锰 1.988、钼 0.215、锶 0.959、锌 98.762。

（原载于《现代微量元素研究》，中国环境科学出版社，1987）

儿童头发中微量元素与性别、年龄及地区性的关系

（1988）

孔聘颜[1]　戴维列[1]　钟广涛[1]　李增禧[2]

（1. 中山大学　2. 广东省测试分析研究所）

[**导读**]　多元线性逐步回归和判别分析表明，儿童头发中的 Cr、Mn、Cu、Fe、Pb、Sr、Zn 含量可以作为广东东莞市和浙江杭州市男性、女性的特征因子，改换成其他因子，会导致分类识别率的降低。这些元素的含量与性别及地区性有关。

人发微量元素含量与宿主年龄、性别及地区性有关。如人发中 Mg 含量随年龄有明显的差别[①]，Cn、Zn 的含量与性别有显著的关系，Ca、Cu、Zn、Cr、Pb、Hg、Cd、Ni、As 等元素含量都随性别、年龄而变化。本文使用华中工学院和广东省测试分析研究所的儿童头发中微量元素含量数据，用多元线性逐步回归进行了处理，并用于判别分类，结果良好。

一、多元线性逐步回归原理

人发中各微量元素含量是人体在一定状态下微量元素代谢的记录，因而各微量元素含量间可能存在着一定的关联，我们用多元线性逐步回归寻找各元素含量间的相互关系。

设人头发中 m 项微量元素的浓度为 x_1，x_2，…，x_m，任意抽取一项作为因变量 Y（$Y = X_i$，$i = 1$，2，…，m），而其余的作为自变量。多元线性回归方程为

$$Y = \beta_0 X_0 + \beta_1 X_1 + \cdots + \beta_{m-1} X_{m-1} \quad (X_0 = 1) \tag{1}$$

对于样本总数为 n 的测定结果（一般 $n \gg m$），则有 n 个方程（1）。其中，X_i（$i = 1$，2，…，$m-1$）与 Y 是已知的。而 β_0，β_1，…，β_{m-1} 是未知的，对于回归方程（1），各 Y 值的残差平方和为

$$Q = \sum_{i=1}^{m-1} \left[Y_i - (\beta_0 X_0 + \beta_1 X_1 + \cdots + \beta_{m-1} X_{m-1}) \right]^2 \tag{2}$$

而由残差平方和极小条件：$\dfrac{\partial Q}{\partial \beta_i} = 0$（$i = 0$，$1$，$2$，…，$m-1$）得到 m 个以 β_0，β_1，…，β_{m-1} 为未知数的线性方程组：

$$\beta_0 \sum X_i X_0 + \beta_1 \sum X_i X_1 + \cdots + \beta_{m-1} \sum X_i X_{m-1} = \sum X_i Y_i$$

解这个方程组，可得到对应 Q 为最小的常数 β_0，β_1，…，β_{m-1}。定义表示因变量 Y 与全体自变量的关系函数为全相关系数 R：

$$R = \sqrt{1 - Q / \sum Y^2}$$

设回归方程（1）中，另引入第 m 项因子后，其残差平方和为 Q^m，Q^{m-1} 为剔除该因子后的残差平方和。定义显著性为：

---

①　本研究得到华中工学院徐辉碧教授等指导协助。在此表示感谢。

$$F = (n - m + 1)(Q^{m-1} - Q^m)/Q^m$$

F 值的意义为，如果所指定的因素重要，则剔除后引起 Q 值的显著增加，$Q^{m-1} - Q^m$ 就大。多元线性逐步回归就是逐步引入 F 值大且大于预先给定的 F_c 水平的因素 X_i，从而找出自变量与因变量间关系较大的因素。

二、结果与讨论

我们对广东东莞市 410 例儿童人发中 Al、B、Cr、Cu、Ba、Fe、Mg、Mn、Mo、Pb、Sr、Zn 12 种元素含量及杭州市 96 例儿童人发中 Ca、Cr、Cu、Fe、Mn、Ni、Pb、Sr、Ti、Zn 10 种元素含量进行了多元线性逐步回归分析，得到各元素含量间的相关系数矩阵，见表 1 至表 4。

表 1 东莞市男性儿童头发中各元素含量间相关系数矩阵

	Al	B	Ba	Cr	Cu	Fe	Mg	Mn	Mo	Pb	Sr	Zn
Al	1.000											
B	0.220	1.000										
Ba	0.492	0.245	1.000									
Cr	0.276	0.090	0.188	1.000								
Cu	0.320	-0.071	0.073	0.036	1.000							
Fe	0.646	0.022	0.150	0.322	0.529	1.000						
Mg	0.523	0.047	0.161	0.108	0.058	0.258	1.000					
Mn	0.342	-0.001	0.236	0.136	0.274	0.335	0.151	1.000				
Mo	0.309	0.326	-0.001	0.515	0.326	0.338	0.251	0.086	1.000			
Pb	0.311	-0.031	-0.023	0.265	0.627	0.467	0.028	0.266	0.353	1.000		
Sr	0.455	0.116	0.376	0.072	0.102	0.239	0.320	0.130	0.179	0.132	1.000	
Zn	0.038	0.018	0.073	-0.063	0.299	0.172	0.484	-0.143	-0.030	-0.436	0.073	1.000

表 2 东莞市女性儿童头发中各元素含量间相关系数矩阵

	Al	B	Ba	Cr	Cu	Fe	Mg	Mn	Mo	Pb	Sr	Zn
Al	1.000											
B	0.065	1.000										
Ba	0.404	0.006	1.000									
Cr	0.162	0.064	0.133	1.000								
Cu	0.347	-0.096	0.155	0.124	1.000							
Fe	0.287	-0.039	0.083	0.136	0.429	1.000						
Mg	0.598	-0.049	0.097	-0.014	-0.047	-0.027	1.000					
Mn	0.182	0.054	0.157	0.066	0.184	0.152	0.026	1.000				
Mo	0.324	0.236	0.086	0.410	0.230	0.062	0.262	-0.003	1.000			
Pb	0.318	-0.082	0.092	0.250	0.547	-0.237	-0.084	0.147	0.361	1.000		
Sr	0.756	-0.076	0.276	-0.028	0.120	0.097	0.804	0.123	0.218	0.091	1.000	
Zn	0.173	-0.041	-0.088	-0.086	-0.208	-0.177	0.613	-0.015	0.083	-0.409	0.361	1.000

表3　杭州市女性儿童头发中各元素含量间相关系数矩阵

	Ca	Cr	Cu	Fe	Mn	Ni	Pb	Sr	Ti	Zn
Ca	1.000									
Cr	−0.195	1.000								
Cu	−0.121	−0.039	1.000							
Fe	0.313	−0.042	0.011	1.000						
Mn	0.757	−0.162	0.035	0.336	1.000					
Ni	0.359	0.137	0.186	0.218	0.488	1.000				
Pb	0.159	0.043	−0.034	−0.039	0.019	0.194	1.000			
Sr	0.865	−0.068	−0.006	0.381	0.834	0.401	−0.227	1.000		
Ti	0.405	0.345	0.117	0.010	0.414	0.524	0.126	0.499	1.000	
Zn	0.734	−0.118	0.001	0.383	0.546	0.482	0.084	0.644	0.264	1.000

表4　杭州市男性儿童头发中各元素含量间相关系数矩阵

	Ca	Cr	Cu	Fe	Mn	Ni	Pb	Sr	Ti	Zn
Ca	1.000									
Cr	0.070	1.000								
Cu	−0.168	0.095	1.000							
Fe	0.054	0.165	0.387	1.000						
Mn	0.617	−0.045	0.004	0.355	1.000					
Ni	0.025	0.123	0.268	0.435	0.338	1.000				
Pb	−0.094	−0.131	0.250	0.354	0.265	0.357	1.000			
Sr	0.257	0.097	0.011	−0.007	0.349	0.182	−0.156	1.000		
Ti	−0.197	0.438	0.123	0.332	−0.079	0.142	−0.045	0.108	1.000	
Zn	0.337	0.197	−0.109	−0.249	−0.104	−0.189	−0.174	−0.353	−0.095	1.000

　　结果表明，在东莞市儿童头发中，Al 的含量同 Ba、Fe、Mg、Sr 的含量有良好的相关性。男性儿童头发中，Al 同 Fe 的相关性最大，而女性头发中，Al 与 Sr 的相关性最大。Cu 与 Fe、Pb，Zn 与 Mg、Pb 也显示出良好的相关性。在杭州市儿童头发中，Sr、Ca、Mn 含量间有良好的相关性，女性儿童头发中表现尤为显著。并且在女性儿童头发中，Ni、Mn 分别与 Sr、Ti、Zn 显示出良好的相关性。男性儿童的 Cu 与 Fe、Cr 与 Ti 呈正相关，Sr 与 Zn 呈负相关。我们从东莞市和杭州市儿童头发中各元素含量间相关系数矩阵可看出，随地区不同，头发中微量元素含量间的相互关系有一定的差异，不同性别之间也有所不同。

　　随后，我们利用多元线性逐步回归的结果选择人发中 Cr、Cu、Fe、Mn、Pb、Sr、Zn 7 种元素含量作因子，对东莞市和杭州市儿童进行了不同类型的判别分析，结果见表5 至表7。

表5　按地区分类

杭州与东莞女性儿童分类			杭州与东莞男性儿童分类			杭州与东莞儿童（男女混合）的分类		
	例数	准确率		例数	准确率		例数	准确率
杭州女	39	89.74%	杭州男	57	96.49%	杭州	96	87.50%
东莞女	100	95.0%	东莞男	100	98.0%	东莞	200	89.5%
平均		93.52%	平均		97.45%	平均		88.85%

表6 按性别分类

东莞地区儿童男女分类			杭州地区儿童男女分类		
	例数	准确率		例数	准确率
东莞男	100	81.0%	杭州男	57	89.47%
东莞女	100	83.0%	杭州女	39	79.48%
平均		82.0%	平均		85.41%

表7 选用其他元素因子分类（东莞儿童）

因子	Al、B、Ba、Zn、Cr、Cu、Mg、Fe、Mn、Mo、Sr、Pb			Al、Cr、Cu、Fe、Mg、Zn		
		例数	准确率		例数	准确率
分类	东莞男	231	60.17%	东莞男	100	56.0%
	东莞女	179	61.21%	东莞女	100	66.0%
	平均		61.21%	平均		61.0%

三、结 论

从东莞市与杭州市儿童头发中微量元素含量按地区及性别的分类结果可看出，儿童头发中 Cr、Mn、Cu、Fe、Pb、Sr、Zn 含量可以作为其性别的特征因子，改换成其他因子，会导致分类识别率降低。换句话说，儿童头发中微量元素 Cr、Mn、Cu、Fe、Pb、Sr、Zn 的含量与性别及地区性有关。

（原载于《全国第四届微量元素与健康学术研讨会论文集》，1988）

阳江市幼儿头发中微量元素水平研究

（1999）

邓康培[1]　冯幼琪[1]　张敏华[1]　李增禧[2]　邱　霖[2]　余煜棉[2]

（1. 阳江市妇幼保健院　2. 广州市微量元素研究所）

[导读] 广东阳江市 1~7 岁幼儿头发中有益元素锌、铁、铜、钙和锰含量普遍低下，而有害元素铅则严重偏高。阳江地区和深圳地区相比，各微量元素含量存在显著差异，计算机模式识别技术可以把两地样本清楚区分，进一步说明阳江市幼儿总体微量元素水平较深圳地区差。

青少年是国家的未来，要提高全民族素质，必须从青少年抓起。儿童处在长身体、学知识的重要阶段，因此如何保证孩子们健康成长、智力得到良好培养，不仅是父母关心的事情，而且是学校、医疗保健部门、各级政府要抓好的大事。

现代科学表明，人类的生长发育、繁殖、遗传、生理上的新陈代谢均与人体中的微量元素有关。可以认为人体是由元素组成的，而人体中的微量元素必须保持平衡，如果平衡被破坏，对于儿童来说，轻则造成营养不良、身体发育欠佳、智力衰退，重则引起各种疾病。因此，了解儿童体内的微量元素水平是一个极为重要的课题。人发是人体内积累、排泄微量元素的器官之一，故对体内微量元素水平的研究可以通过发样中微量元素含量来进行。借助发样中各微量元素含量水平、异常值概率来了解儿童体内的微量元素状态。制定让儿童均衡获得所需微量元素的措施，对儿童的成长十分有利。

本文从测定的4000多例幼儿园发样中，随机选出1000例，对其锌、铁、铜、钙、锰和铅的含量进行了统计分析。研究指出，阳江市幼儿头发中的有益元素锌、铁、铜、钙和锰含量普遍偏低，而有害元素铅则严重偏高，总体微量元素水平不佳。为了更进一步阐明阳江市幼儿微量元素水平状态，本文还选取微量元素水平稍好的深圳市幼儿的发样样本进行比较研究。结果也表明，阳江地区与深圳地区幼儿头发中各微量元素含量存在着显著性差异；用计算机多因素识别法对两地区幼儿头发中的微量元素谱进行比较识别，也清楚地看到，阳江地区幼儿园和深圳地区幼儿园幼儿头发中6种元素样本点在模式空间中的聚集区域是不同的，周界是清楚的。这进一步说明了阳江市幼儿总体微量元素水平较深圳地区差。

1 对象与方法

1.1 样本采集和检测

收取4000多名阳江市1~7岁幼儿头发0.2g为测定样本，对照比较样本为广州市微量元素研究所测定的深圳地区6000多份相同年龄段幼儿的头发微量元素结果。头发经常规处理消化后，用电感耦合等离子体发射光谱仪（ICP-AES）测定其中6种元素含量。

1.2 研究统计方法

从4000多份测定结果中随机选出1000份进行统计分析，以期减少工作量。

先按传统的单因素统计法计算6种元素含量均值、标准差、百分位数含量和差异显著性检验的t值，之后利用计算机模式识别——多因素识别法研究不同地区幼儿头发中6种元素组成的微量元素谱的聚类识别情况。

2 结果与讨论

2.1 阳江市幼儿头发中微量元素含量水平及分布

为了较详细研究阳江市幼儿头发中微量元素含量水平状况，本文对随机抽取的1000个样例进行了百分位数含量计算，表1列出了各元素的百分位含量及有关参效值。对表1中数据进行分析可以了解阳江市幼儿头发中微量元素含量的总体情况。

2.1.1 各元素的平均含量和中位数 从表1可见，铜、铁、钙的平均值和中位数十分接近，表明这3种元素含量的数据基本上呈正态分布；锌、锰和铅平均值与中位数约有10%的偏差，这与其相对标准偏差较大有关。鉴于上述原因，评价阳江市幼儿头发中微量元素含量的集中趋势，用中位数较为合理。

2.1.2 中位数与正常值比较 从表1还可见，阳江市幼儿头发中的5种人体必需的有益元素锌、铁、铜、钙、锰的中位数均低于由广州市微量元素研究所提供的正常值，尤其是锌元素，偏低约30 $\mu g/g$，特别严重；而对身体有害的元素铅的中位数为11.7 $\mu g/g$，比正常参考值8.4 $\mu g/g$ 明显偏高。由此可见，阳江市幼儿的总体微量元素水平不能令人满意。

2.1.3 偏离正常含量范围的幼儿比例 虽然已经了解到阳江市幼儿头发中微量元素含量平均水平远未达到要求，但还要了解偏离正常范围的幼儿比例。本文借助各元素的百分位含量来推算含量异常比例。如表2所示，元素锌的正常值下限为85 $\mu g/g$，而表1中锌的P_{65}才达到84.4 $\mu g/g$，也就是幼儿中65%以上处于缺锌状态；同理，铁元素的正常值下限为27.7 $\mu g/g$，缺铁幼儿比例略大于25%；铜的正常值下限为9.5 $\mu g/g$，则30%的幼儿铜含量未达标准；钙的正常值下限定为560 $\mu g/g$，则缺钙幼儿约占34%；锰元素正常值下限为1.5 $\mu g/g$，幼儿发锰偏低比例为35%；对于有害元素铅，其正常值上限为12 $\mu g/g$，超标的幼儿比例大于50%。为了便于比较，本文将广州市微量元素研究所对深圳地区随机抽取的1000例幼儿发样分析统计结果列于表2。可以看出，深圳地区幼儿头发中锌、铁、铜、钙、锰和铅6种元素的偏离正常下限（或上限）比例分别为33%、29%、32%、25%、15%和39%。这说明，阳江市幼儿主要的微量元素，特别是锌和铅两元素，偏离正常值较多，不合格率在50%以上，应引起足够重视，寻找纠正微量元素不平衡的措施和方法。

表1 阳江市幼儿（1000例）发样元素百分位含量　　　　　　单位：$\mu g/g$

	正常值下限*	全距	平均值	标准偏差	$P_{2.5}$	P_5	P_{10}	P_{15}	P_{20}	P_{25}	P_{30}	P_{35}	P_{40}	P_{45}	P_{50}
Zn	85	50~191	79.9	21.4	57.6	59.3	60.9	62.0	63.2	64.1	65.2	66.4	67.6	69.6	72.8
Fe	27.7	19.5~80.2	28.9	3.9	20.9	21.9	25.5	26.7	27.2	27.6	27.9	28.2	28.5	28.8	29.0
Cu	9.5	2.3~21.8	10.5	2.34	6.6	7.2	8.0	9.0	9.2	9.3	9.5	9.6	9.8	9.9	10.1
Ca	560	409~1220	574.3	75.4	446	465	493	511	541	553	557	561	566	570	574
Mn	1.5	0.64~8.2	1.8	0.74	1.15	1.20	1.30	1.33	1.40	1.43	1.45	1.50	1.52	1.54	1.58
Pb	12	1.0~59.6	12.9	7.6	3.2	3.8	4.2	5.0	6.3	7.4	8.7	9.7	10.4	10.9	11.7

	正常值下限*	全距	平均值	标准偏差	P_{55}	P_{60}	P_{65}	P_{70}	P_{75}	P_{80}	P_{85}	P_{90}	P_{95}	$P_{97.5}$
Zn	85	50~191	79.9	21.4	76.7	81.7	84.4	87.4	90.9	94.0	98.8	107.7	121.5	137.5
Fe	27.7	19.5~80.2	28.9	3.9	29.2	29.5	29.7	30.1	30.4	31.0	31.5	32.7	34.4	35.9
Cu	9.5	2.3~21.8	10.5	2.34	10.3	10.5	10.7	10.9	11.2	11.9	13.1	13.9	14.8	16.3
Ca	560	409~1220	574.3	75.4	581	586	590	595	598	605	610	616	669	746
Mn	1.5	0.64~8.2	1.8	0.74	1.61	1.65	1.70	1.77	1.88	2.06	2.25	2.56	3.24	3.60
Pb	12	1.0~59.6	12.9	7.6	12.4	13.3	14.1	15.1	16.7	18.3	19.9	22.9	26.7	30.2

注：＊Pb为正常值上限。

表2 阳江和深圳地区幼儿发样元素含量偏离正常值范围比例　　　　　　单位：%

	Zn	Fe	Cu	Ca	Mn	Pb		Zn	Fe	Cu	Ca	Mn	Pb
阳江市	65	25	30	34	35	50	深圳地区	33	29	32	25	15	39

2.2 计算机多因素识别法对微量元素谱的研究

对微量元素的研究，传统上用单因素的统计方法，它能简单清楚说明某单个元素的问题。但由于人体中各种元素的作用非常复杂，既有相互协同，又有相互拮抗。为了研究多种微量元素相互作用的总和，近年来使用了计算机多因素识别法（即模式识别法），它能全面地反映多种元素共同作用的总和。为了更清楚地研究阳江地区幼儿头发中的微量元素状态，本文随机抽取了阳江市第一幼儿园和阳江市北山林场幼儿园、深圳市上合幼儿园各80个发样进行差异显著性检验和计算机多因素识别研究。

2.2.1 阳江市和深圳市幼儿发样微量元素差异研究

表3和表4是阳江市2家幼儿园与深圳市上合幼儿园发样中6种微量元素的含量及其差异显著性检验。可以看出，阳江市和深圳市幼儿各元素含量均有非常显著性差异（北山林场幼儿园的铜元素与深圳市幼儿园不存在显著性差异）。这可能与饮食习惯、结构和环境因素影响有关。从表中数据可以看出，阳江市幼儿微量元素总体水平差于深圳市。

表3　阳江市第一幼儿园和深圳上合幼儿园发样元素含量　　　　单位：μg/g

	Zn	Fe	Cu	Ca	Mn	Pb
阳江第一幼儿园（80例）	78.4±18.7	28.3±1.5	9.7±1.9	584.8±44.6	1.55±0.20	9.8±6.8
深圳上合幼儿园（80例）	107.0±28.4	30.8±4.9	11.8±3.5	643.2±91.9	4.02±2.38	12.7±4.6
t值	7.54	4.35	4.0	5.19	9.20	2.40
P值	<0.01	<0.01	<0.01	<0.01	<0.01	<0.01

表4　阳江市北山林场幼儿园和深圳上合幼儿园发样元素含量　　　　单位：μg/g

	Zn	Fe	Cu	Ca	Mn	Pb
阳江市北山林场（80例）	92.5±13.1	26.7±5.1	11.6±2.4	535.5±85.6	1.73±0.85	17.1±9.5
深圳市上合幼儿园（80例）	107.0±28.4	30.8±4.9	11.8±3.5	643.2±91.9	4.02±2.38	12.7±4.6
t值	4.17	5.22	0.32	7.67	8.09	3.73
P值	<0.01	<0.01	>0.05	<0.01	<0.01	<0.01

2.2.2　计算机多因素识别法对微量元素的研究　　计算机多因素识别技术，即计算机模式识别技术是研究多因素问题的强有力的工具，它是从所研究的多个因素（即本文的6种元素）组成的六维的模式空间中去研究不同类（即本文的深圳市和阳江市的幼儿群体）的样本在空间的聚集状态，进而进行分类、预报等研究。本文是利用此技术，探讨阳江市和深圳市幼儿发样微量元素谱的分类情况。因为从上面分析可知，深圳市幼儿微量元素的正常情况较阳江市的好，故利用模式识别技术将两地幼儿发样6种元素含量组成的样本点进行聚类研究。深圳上合幼儿园的样本作为第1类（代号为1），阳江市北山林场幼儿园的样本为第2类（代号为2），阳江市第一幼儿园的样本为第3类（代号为3）。图1和图2是利用模式识别技术将反映6种元素含量的样本点降维在二维平面上的主成分分析图。可以看出，深圳市样本（代号为1）与阳江市样本（代号分别为2和3），确定是聚集在不同的区域，分类是成功的，两地幼儿的样本聚集周界是清楚的。这些样本点分布图揭示，由锌、铁、铜、钙、锰和铅6种元素含量组成的微量元素谱，阳江、深圳两地是不同的。深圳幼儿的微量元素总体水平较高，而阳江市则较差。模式识别反映的结果并不是某单一元素的结果，而是锌、铁、铜、钙、锰、铅6种元素共同作用总和的结果，它既包含元素间协同作用，又包括了它们的拮抗作用，是全面反映微量元素谱的结果。

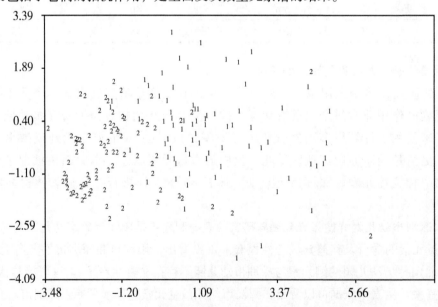

1—上合幼儿园样本；2—北山林场幼儿园样本。

图1　深圳上合幼儿园和阳江北山林场幼儿园幼儿头发中6种元素主成分分析二维样本分布图

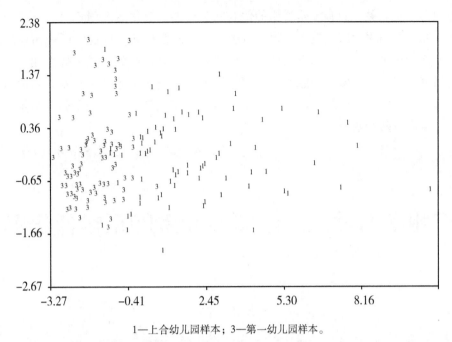

1—上合幼儿园样本；3—第一幼儿园样本。

图2　深圳上合幼儿园和阳江市第一幼儿园幼儿头发中6种元素主成分分析二维样本分布图

2.3　微量元素不平衡的危害及其原因

微量元素异常对儿童的成长危害极大。锌是人体必需元素，它是100多种酶的组成成分和激活因子，直接参与核酸和蛋白质的合成，是构成生物膜的重要成分，对维持细胞的结构和功能有着重要作用，可促进细胞分裂繁殖，促进性器官的发育。因此，人体特别是儿童缺锌会导致食欲不振、生长发育迟缓、免疫功能低下、性器官发育不良、智力低下等不良现象。铁元素是血红蛋白和含铁酶的组成成分，参与氧的运送、交换和组织呼吸的过程，具有维持机体生命活力、保持细胞正常功能的作用，也是人体极其重要的微量元素。人体缺铁会造成贫血、免疫力下降，容易患感冒，造成儿童精神不集中、理解力和记忆力偏低等症状。铜也是人体必需的微量元素，它参与造血过程，促进人体对铁的吸收、运送和利用，铜还参与多种酶的合成，促进中枢神经系统的功能和保持毛发的正常色泽和结构，所以人体缺铜会导致贫血、毛发褪色、营养不良、神经衰弱、风湿性关节炎等症状。钙是大家熟悉的一种对人体有益的元素，它是维持一切细胞功能的主要物质，构成骨骼和牙齿，是钙调素的主要成分。钙对多种酶有激活作用，参与心脏搏动、神经传导、肌肉收缩和血液凝固的调节，钙还可防止有毒离子从小肠吸收而输运到血液中等。人体缺钙容易诱发佝偻病，出现骨质疏松、腰腿酸软无力、手足麻木、肌肉痉挛等症状，会造成龋齿、白发、心肌功能下降等毛病，也会引起精神失调、记忆力下降、易于疲劳等。锰是能量蛋白质和核酸代谢中某些重要酶的组成成分和激活剂，是氧化还原和磷化等生化过程中不可缺少的因子，锰参与黏多糖、胆固醇、蛋白质、多种维生素的合成，促进骨骼形成和性腺发育，是人体必需的微量元素。人体缺锰会导致骨和软骨异常、脑机能减退、智力呆滞、神经紊乱、内耳失衡、头发脱色、高血压、脂褐斑、遗传性运动失调等症状。铅是对人体有害的元素，它可使蛋白质代谢受到破坏。人体铅的吸收增加，使中枢神经系统受损害，且引起儿茶酚胺代谢的改变。铅是一种已知的肾毒性物质，可损害肾小管，同时也是一种血压升高的因子。因此，人体铅偏高会引起智力迟钝、活动过度症状，同时造成视觉反应速度变慢及多种神经性疾病。有关微量元素异常造成的危害在许多有关微量元素科学的文献中均有报道。

造成幼儿体内微量元素不平衡的原因是多方面的，要根据实际情况进行具体分析。由于微量元素在人体内是不能产生的，只能通过吸收、积累。一般有益元素的偏低与吸收不够有关，主要是与生活习惯、饮食习惯、膳食结构有关。例如，儿童偏食、精食就容易引起有益元素的缺乏，此外还与当地的粮食、蔬菜、水果、鱼肉等品质有关。而有害元素铅的偏高除了可能因食物含铅量高外，还与空气的含铅量偏高有关，如汽车、摩托车的含铅废气过多，就会造成人体吸入铅过多。因此，环境污染造成的影响不能低估。阳江地区摩托车很多，使用含铅汽油使大气中铅含量偏高，必然造成人体含铅偏高。当然要确切了解阳江市幼儿微量元素异常率偏高的原因，必须作深入的调查研究才能下结论。目前可以在改变饮食结构和习惯上做些工作，以调整微量元素的摄入量，尽量让其达到平衡。如果幼儿微量元素含量异常严重，可遵照医生意见进行药物治疗。

（原载于《广东微量元素科学》1999 年第 8 期）

广州市育龄人发中微量元素的正常值研究

（2001）

王柏贤

（广东省计划生育科研所）

[导读] 以第 10 百分位数为正常值下限，以第 90 百分位数为正常值上限，建立了广州市育龄人发中 Cu、Zn、Fe、Ca、Pb 的正常参考值范围。

本实验测得的正常参考值具有实用价值，可供广州市育龄人在临床上应用。

随着科技的发展，微量元素与人体健康的关系越来越受到人们重视。头发中的微量元素含量比血清高；头发中的微量元素含量可以反映体内微量元素的营养代谢情况，且头发具有采样方便，易于保存和运输等优点。因此，研究头发中的微量元素是研究人体微量元素营养和人体代谢的良好途径。

作者于 1999—2000 年，随机选择广州市区 200 列健康育龄人进行头发中微量元素含量测定，对人发中 5 种微量元素的正常值制定作了较为系统的研究。

材料和方法

1. 材料

200 例受检者，男女各 100 例，均为广州城市居民（广州市出生或在本地区连续居住 3 年以上者），年龄在 25~45 岁，有正常生育史，无特殊微量元素摄入，无急慢性疾病的体检健康者。

2. 方法

用不锈钢剪刀采集枕后距头皮 1~2 cm 的头发约 0.25 g，用混合酸消化，用 PE 3300 型原子吸收光谱仪进行测定。

3. 统计方法

共测定 Ca、Fe、Cu、Zn、Pb 5 种元素，所有数据经统计分析软件 SPSS 进行统计分析。

4. 分析方法质控实验

作者以中国科学院上海原子核研究所研制的人发标准物质作质量监控，测定比较见表1。

表1　人发标准值与本法测定值比较　　　　　　　　　　　单位：μg/g

	Cu	Fe	Zn	Pb	Ca
标准值	23.0±1.4	71.2±6.6	189±8	7.2±0.7	1090±72
测定值	23.0±0.9	71.3±3.6	187±5	8.0±0.6	1050±70

结果与分析

1. 测量结果

人发微量元素含量受多种因素的影响，诸如地区差异、环境因素、健康状况、营养条件、年龄、性别等。正常人发微量元素含量在国内外文献报道不一，本实验测定结果见表2。

表2　男女成人头发中微量元素含量比较

	n	Cu	Fe	Zn	Pb	Ca
男	(100)(μg/g)	9.7±2.8	29.0±10.8	162.6±44.8	11.6±7.5	350.4±170.2
女	(100)(μg/g)	10.4±3.0	30.7±13.0	160.0±41.4	8.1±5.1	503.7±232.9
P值		>0.05	>0.05	>0.05	<0.01	<0.01

2. 人发微量元素含量与性别的关系

人体内微量元素含量存在性别差异，我们对男女头发中微量元素含量差异性进行了显著性检验，结果见表2。结果表明：Cu、Fe、Zn 性别差异无显著性（$P>0.05$），发 Pb 含量女性比男性低，差异有高度显著性（$P<0.01$），发 Ca 含量女性比男性高，差异有高度显著性（$P<0.01$），与国外文献报道一致。

3. 人发微量元素与年龄的关系

作者将200例发样分成25～35岁和36～45岁两个年龄组进行比较，结果表明：Cu、Zn 和男性发 Pb 含量年龄差别无显著性，Fe 和女性发 Pb 含量的年龄差别有显著性（$0.01<P<0.05$），发 Ca 含量的年龄差别有高度显著性（$P<0.01$）。结果见表3。

表3　不同年龄成人的微量元素含量比较

		Cu	Fe	Zn	Pb 男	Pb 女	Ca 男	Ca 女
25～35岁	n	125	119	125	82	41	50	50
	含量(μg/g)	9.9±3.0	31.8±12.4	173.1±53.3	12.1±7.9	11.8±10.9	400.7±150.4	583.1±201.9
36～45岁	n	75	71	75	18	51	50	50
	含量(μg/g)	10.5±3.5	27.3±13.6	159.2±61.2	11.2±8.0	7.4±5.3	314.0±168.2	465.7±225.3
P值		>0.05	<0.05	>0.05	>0.05	<0.05	<0.01	<0.01

4. 人发微量元素正常值的制定

头发中微量元素含量较血清中稳定，但其变化范围较大，欲将头发微量元素含量分析应用于临床，制定适当而合理的正常值是很重要的。

本实验首先按性别、年龄分组，进行显著性检验，结果如表2和表3所示。统计处理揭示：正常人发 Cu、Zn 含量在性别、年龄间的差异无显著性（$P>0.05$），因而将200例合并，进行统计学正态性 D 检验。结果表明：本组人发 Cu、Zn 含量分布呈正偏态；正常人发 Fe、Ca、Pb 在性别、年龄间的差异有显著性。分别对每组元素含量进行统计学正态性 D 检验，结果表明：本组人发 Fe、Ca、Pb 含量分布呈正偏态。

综上结果，确定正常值用百分位数法。我们取第 10 百分位数为正常值下限，第 90 百分位数为正常值上限，使发样分析数据具有最大的临床价值。Ca、Fe、Cu、Zn 4 种微量元素为人体所必需，过多或过少均会引起疾病，应制定双侧正常值。Pb 为有害元素，只在过多时会对人体产生影响，只需制定正常值上限。制定正常值见表 4。

表 4　广州市育龄成人头发中 Zn、Fe、Cu、Ca、Pb 正常参考值　　　　单位：$\mu g/g$

	Cu (200)	Fe		Zn (200)	Pb			Ca			
		25～35 岁 (118)	36～45 岁 (70)		男 (100)	女		男		女	
						25～35 岁 (41)	36～45 岁 (51)	25～35 岁 (50)	36～45 岁 (50)	25～35 岁 (50)	36～45 岁 50
含量	10.0 ± 2.8	31.4 ± 11.9	27.0 ± 12.5	166.7 ± 54.5	11.4 ± 7.0	11.8 ± 10.9	7.4 ± 5.3	400.7 ± 150.4	314.0 ± 168.2	583.1 ± 201.9	465.7 ± 225.3
P_{10}	7.3	18.7	15.0	106.7	0.0	0.0	0.0	180.7	169.5	200.3	175.2
P_{90}	13.0	49.6	47.2	257.0	23.7	33.6	13.9	870.2	834.2	1018.3	876.3

注：P_{10} 表示第 10 百分位数；P_{90} 表示第 90 百分位数。

小　结

表 4 表明广州市育龄人发 5 种微量元素的正常值范围。其中，发 Ca 含量女性显著高于男性，我们认为可能与女性雌性激素影响有关，36～45 岁年龄组发 Ca 含量比 25～35 岁年龄组低，表明年龄因素对 Ca 含量影响较大。

本实验测得的正常参考值具有实用价值，可供广州市育龄人在临床上应用。

（原载于《微量元素与健康研究》2001 年第 2 期）

东莞市正常儿童头发中微量元素含量
均值十年前后的变化

（2004）

吴秀兰　巩彦民　戴庆东　韦　凤

（广东省东莞市莞城医院）

[导读] 2003 年东莞市区幼儿园 3～7 岁正常儿童头发中有益元素锌、铁、铜、锰含量均值比 1993 年显著提高，而对人体有害的元素铅含量却显著降低。10 年内东莞市儿童健康水平有了显著提高。

随着微量元素医学的深入发展，检查人体头发和血液中的微量元素含量成为用来评价人体健康的重要指标之一。东莞市莞城医院"微量元素门诊"与广州市微量元素研究所在 10 年前，就对东莞市正常儿童头发中微量元素含量均值进行了首次探讨。10 年后，莞城医院儿科对这一课题再次进行了调查研究。

1　对象和方法

1.1　对象

东莞市城区 7 所幼儿园 3~7 岁符合以下条件自愿受检的儿童,入选条件与 1993 年相同,使其具有可比性。

(1) 经体格检查营养一般,无重要脏器病变。

(2) 身高、体质量都在均值以上。

1.2　方法

(1) 发问卷调查受检儿童的饮食习惯、易感染情况(呼吸道感染密度),做好造册登记工作,进行卫生知识讲座。

(2) 统一在上午 9—10 时,按操作常规在枕后贴着头发根部剪发 0.5 g 放入样品袋中,按运送操作常规送中国广州分析测试中心。采用电感耦合高频等离子体原子发射光谱仪检测头发中锌、铁、钙、铜、锰、铅元素含量,并严格按质控操作常规进行检测,以保证检测质量。

(3) 剪头发样品后,进行体检,用 1.9 m 标尺量身高,用杠杆磅称质量。

1.3　诊断标准

(1) 身高、质量均值以《实用儿科学》规定公式计算:质量(单位:kg) = 年龄 × 2 + 7,身高(单位:cm) = 年龄 × 5 + 80。

(2) 饮食习惯不良儿判断标准:奶类、鸡蛋、牛肉、猪肉、鱼肉、羊肉、鸡肉、鹅肉及青菜、水果等,有 3 种或 3 种以上不吃者。

1.4　统计学处理

用独立样本 t 检验,两独立样本非参数检验(Mannwhitney U 检验),卡方检验。

2　结　果

(1) 在 7 所幼儿园中,自愿受检儿童有 1125 例(称为普查儿童,占适龄儿童 95%),其中符合"正常儿童"条件者共 621 例(称正常儿童),占受检儿童 55.2%,比例与 1993 年筛选"正常儿童"相似。其中,男童 349 例,女童 272 例。621 例正常儿童及正常男、女童头发微量元素含量均值见表 1。

表 1　东莞市 1993 年和 2003 年正常儿童头发中微量元素均值比较

元素	正常儿童				男童				女童			
	1993 年 (μg/g)	2003 年 (μg/g)	t 值	P 值	1993 年 (μg/g)	2003 年 (μg/g)	t 值	P 值	1993 年 (μg/g)	2003 年 (μg/g)	t 值	P 值
锌	81.171	93.473	19.173	<0.05	82.634	93.439	12.304	<0.05	79.309	93.518	88.199	<0.05
铁	24.365	29.711	50.544	<0.05	24.245	29.642	37.875	<0.05	25.519	29.798	33.445	<0.05
钙	未检测	779.509			未检测	781.311			未检测	777.193		
铜	7.701	9.733	25.473	<0.05	7.728	9.712	18.275	<0.05	7.665	9.851	17.781	<0.05
锰	1.227	3.222	41.659	<0.05	1.205	3.206	31.341	<0.05	1.253	3.243	27.762	<0.05
铅	9.879	9.251	-6.154	<0.05	10.781	9.204	-11.370	<0.05	8.746	9.312	3.762	<0.05

注:1993 年正常儿童为 393 例,其中,男童 220 例,女童 173 例;2003 年正常儿童 621 例,其中,男童 349 例,女童 272 例。

(2) 东莞市 1993 年 393 例正常儿童与 2003 年 621 例正常儿童头发中微量元素含量均值比较,P < 0.05,有显著差异。结果见表 1。

(3) 东莞市 1993 年 393 例正常儿童与 2003 年 1125 例普查儿童头发中微量元素含量均值比较,P < 0.05,有显著差异。2003 年正常儿童与 2003 年普查儿童比较,P > 0.05,无显著差异。结果见表 2。

表2　东莞市正常儿童和普查儿童头发中微量元素含量均值比较

元素	正常儿童		普查儿童	t_1 值	P_1 值	t_2 值	P_2 值
	1993 年 ($\mu g/g$)	2003 年 ($\mu g/g$)	2003 年 ($\mu g/g$)				
锌	81.171	93.473	93.306	25.803	<0.05	-0.319	>0.05
铁	24.365	29.710	29.432	64.295	<0.05	-2.684	>0.05
钙	未检测	779.507	777.157	未检测		-0.552	>0.05
铜	7.701	9.773	9.879	36.84	<0.05	1.400	>0.05
锰	1.227	3.222	3.245	55.456	<0.05	0.045	>0.05
铅	9.879	9.251	9.222	-8.646	<0.05	-0.415	>0.05

注：1993 年正常儿童为 393 例，2003 年正常儿童为 621 例，2003 年普查儿童为 1125 例；t_1 值、P_1 值为 1993 年正常儿童和 2003 年普查儿童比较，t_2 值、P_2 值为 2003 年正常儿童和 2003 年普查儿童比较。

3　讨　论

营养是健康的物质基础，矿物质元素是人体生长发育必需的六大要素之一。锌、铁、钙、铜、锰这 5 种元素（为方便叙述，"钙"纳入微量元素一起讨论）在儿童生长发育过程中更是扮演着不可替代的角色。血清中检测出来的微量元素含量反映的是即时的微量元素水平，头发反映的是过去几星期至几个月微量元素营养状况，因而更能真实反映微量元素储存的状况。随着微量元素医学的深入发展，科普知识覆盖面越来越广，微量元素的重要性、必要性越来越被人们接受，所以通过食疗、药疗主动给儿童补充微量元素成了家长育儿的"时尚"。本次调查结果显示：

（1）2003 年正常儿童及普查儿童头发中对人体有益微量元素含量比 10 年前显著提高，而对人体有害的元素铅含量却显著下降。锌是生命的火花，与 200 余种酶活性有关，能调节能量代谢，维护免疫功能，促进组织修复和性器官正常发育；铁为血红蛋白、肌红蛋白的成分，是氧化酶类、金属酶的激活剂，促进生长发育和生殖活性；铜是氧化剂性酶类的成分，参与合成血红素所需铁的吸收和运输；锰参与酶和骨骼的形成，是许多酶的激活剂，参与蛋白质，维生素 B、C、E 的合成，促进新陈代谢。因此，这 4 种元素被称为人体有益元素。1993 年广州市微量元素研究所与莞城医院微量元素门诊联合对东莞市城区幼儿园 682 例儿童进行头发中微量元素含量普查，并从中筛选出 393 例儿童（称正常儿童），入选条件同前，占总受检人数 57.6%，意欲将这 393 例正常儿童头发中微量元素含量作为东莞市正常儿童头发中微量元素含量的正常参考值。当时，幼儿园普查的儿童均值与其相比明显低，有显著性差异。2003 年再对东莞市城区幼儿园 1125 例儿童进行普查，并参考 10 年前的"正常儿童"条件筛选出 621 例正常儿童（占总受检人数 55.2%）。意欲将这 621 例正常儿童头发中微量元素含量均值作为东莞市儿童头发中微量元素含量正常参考值。结果显示，与 1993 年正常儿童比较，2003 年正常儿童及 1125 例普查儿童头发中对人体有益元素锌、铁、铜、锰含量都比 10 年前显著提高，而对人体有害的元素铅含量却显著下降（表1）。因 10 年前未检发钙，所以无从比较。

（2）有益元素含量显著升高的原因有：① 富裕的生活，提供了坚实的物质基础。东莞市学龄前儿童头发中有益微量元素含量显著升高的首要原因是人民生活水平显著提高。据报道，2003 年东莞市市民存款是 10 年前的 10 倍，每天有 400~500 辆小轿车进入家庭。这从一个侧面反映出市民的生活已进入小康水平。富裕的生活为提高儿童的健康水平奠定了坚实的物质基础。② 反复深入的科普教育使科学育儿的理念深入民心。莞城医院近 10 年来，坚持办孕妇学校、婴儿妈妈班、幼儿妈妈班，深入到幼儿园开设卫生讲座，让家长从做准爸爸、准妈妈起，就一直接受科学育儿知识教育。培养、树立科学育儿、营养均衡的理念。经过长达 10 年之久的不懈努力，使科普知识逐渐深入民心，潜移默化在人民生活之中。③ 创造条件，使营养均衡理念得以实施。随着均衡营养知识的普及，均衡营养的理念为广大家长及幼儿教育界接受，而且被他们逐渐落实到行动中。例如，为把好营养关，不但各幼儿园都研制了营养食谱，而且营养师也逐步进入了幼儿园，因地因时制宜，安排营养食谱。为儿童广泛摄取营养、实现营养均衡创造了必需的条件和环境。

（3）有害元素铅含量下降的原因：① 人体中锌、铁、钙含量的升高，有效地抑制了铅的吸收。铅是一种具有神经毒性的重金属元素，在人体内无任何生理功能，血中其理想的含量为零。血铅水平在 $100\,\mu g/L$ 左右时，虽不足以产生特异性的临床表现，但已能对儿童的智力发育、体格生长、学习能力、听力产生不良影响。许多研究证明，由于铅和钙、铁和锌等在肠道吸收过程中享用同一部位的转运蛋白，因此，所有这些元素在肠道内的吸收过程均具有竞争性抑制作用。膳食中提高钙、铁和锌的含量可有效降低铅在肠道的吸收。由于认识和掌握了这些知识，注意补充锌、铁、钙，所以有效地减少了肠道对铅的吸收。② 环境的优化也是使铅含量减少的关键。大气中的铅可以铅尘的形式沉积于食物中，使食物的含铅量升高。含铅汽油和煤在燃烧过程中会释放出铅尘。近 10 年来，东莞市狠抓环境的优化和"三废"的处理，增加了绿化带，加强了水源保护等，都对减少儿童的铅暴露起到了关键的作用。关注儿童的健康状况，培养儿童健康良好的饮食习惯是长期、艰巨、细致的工作，给下一代创造优美的环境还有一段距离，有待政府部门、各界人士同心协力，继续努力。

本研究课题得到广州市微量元素研究所李增禧、中山大学医学院统计学教研室洪南等专家指导，特此致谢！

（原载于《广东微量元素科学》2004 年第 11 期）

广西玉林地区男性青少年头发微量元素含量与年龄的关系

（1998）

徐锡金[1]　魏博源[2]　莫世泰[2]　徐　林[2]　河聿忠[3]　林　葵[3]

（1. 广西卫生管理干部学院　2. 广西医科大学　3. 广西测试研究中心）

[导读] 广西玉林地区 7 ~ 16 岁男性青少年头发中 Cu、Ni 含量随年龄增长而增加，Fe、Ca、Co 含量随年龄增长而降低，Zn、Mg、Cr、Se 含量在 7 ~ 12 岁逐渐增加，13 ~ 16 岁时则下降。

　　观察青少年头发中元素含量变化规律，可以用来监测不同发育阶段和不同个体生长发育水平的健康和营养状况，为确立该地区青少年对不同元素的营养需求提供参考依据。

元素与体内酶、激素、细胞成分结合存在，成为人体新陈代谢不可缺少的营养素，直接影响人体的生理功能。国内外对儿童和青少年头发元素含量的研究报道较多，主要是对少年儿童进行一定范围内的普查，建立不同地区头发元素含量谱，以及对头发元素含量与少年儿童的生长发育、智力发育、营养疾病等关系的研究。对于青少年头发中元素含量与年龄的关系进行调查研究的人类学资料较为少见。本研究的目的在于通过对广西玉林地区博白、陆川两县男性青少年头发元素含量的研究，探讨其变化特征的规律，从而以科学的方法来确定不同年龄、不同生理条件下，机体对元素的营养需求量，为了解该地区青少年的身体素质与营养状况提供人类学资料。

1 材料与方法

1.1 资料来源

1996 年 9 月，随广西医科大学人体解剖学教研室人类学小组对广西玉林地区博白、陆川两县 7 ~ 16 岁在校学生体质测量调查时，采集 710 名（男 424 名，女 286 名）青少年枕部近发根处的头发，长约 1 cm，重 0.05 ~ 1 g。用清洁纸袋封好，送广西分析测试研究中心微量元素室。

1.2 研究方法

1.2.1 头发样品的测试 将头发放入 30 mL 烧杯中，加入 1 ~ 2 滴洗洁精和 5 mL 蒸馏水，摇匀，静置 1 小时，用蒸馏水清洗后，再用去离子水和亚沸水洗净。将洗净发样置于 80 ℃恒温箱烘干。准确称取 0.15 g，置于 ZFR – 微波罐中，加入 3 mL 浓硝酸、1 mL 过氧化氢后，放入微波炉内，输入加热程序，功率 8 挡，消解 12 分钟取出。待罐体冷却至室温，将试液移至 10 mL 比色管，用亚沸水加至刻度后摇匀。直接稀释后，采用国标头发样品，用日立 Z – 6000/Z – 7000 型偏振塞曼原子吸收仪分别测试各头发样品中 9 种元素（Mg、Ca、Cr、Fe、Co、Ni、Cu、Zn、Se）的含量。

1.2.2 统计分组 根据 Marvin 等和唐锡麟对男性青少年发育年龄特征的分期方法，将本研究对象分为 3 个年龄组，即 7 ~ 9 岁组（青春期前期），10 ~ 12 岁组（青春期初期），13 ~ 16 岁组（青春期）。

1.2.3 统计分析 采用《中国医学百科全书·医学统计学》第 2 版统计软件（1996），进行统计分析。

2 结 果

2.1 广西博白、陆川男性青少年头发元素的含量

如表 1 和表 2 所示，Cu、Ni 的含量随着年龄的增长而升高，Fe、Ca、Co 的含量则随年龄的增长而降低，Zn、Mg、Cr、Se 的含量在青春前期与初期，随着年龄的增长而升高，进入青春期时则下降。

表 1　广西玉林地区男性青少年头发 9 种元素的含量　　　　　单位：μg/g

		Fe	Ca	Cu	Cr	Ni	Co	Se
7 ~ 9 岁（95）	GM	30.3123	830.9129	7.7320	0.2010	0.2220	0.2953	0.4459
	SD	1.3026	1.2279	1.1288	1.1934	1.2170	1.2109	1.0940
10 ~ 12 岁（105）	GM	27.6454	822.6021	7.9300	0.2563	0.2761	0.2684	0.4477
	SD	1.2984	1.2788	1.1366	1.1641	1.1527	1.2437	1.1166
13 ~ 16 岁（224）	GM	27.3701	797.1966	7.9873	0.2404	0.3109	0.2588	0.4540
	SD	1.3573	1.2552	1.1787	1.3038	1.1614	1.2891	1.2083
总计（424）	GM	28.0704	810.9054	7.9152	0.2344	0.2799	0.2690	0.4504
	SD	1.3344	1.2555	1.1588	1.2715	1.2314	1.2685	1.1665

注：GM 几何均数；SD 标准差。

表 2　广西玉林地区男性青少年头发元素的含量　　　　　单位：μg/g

	Zn		Mg	
	AM	SD	AM	SD
7 ~ 9 岁（95）	131.8263	19.2995	32.8759	3.7783
10 ~ 12 岁（105）	132.6029	15.0703	33.4209	4.3584
13 ~ 16 岁（224）	121.8594	22.5963	33.1690	3.9375
总计（424）	126.7531	20.8505	33.1657	4.0064

注：AM 算术均数；SD 标准差。

2.2　不同发育阶段头发元素的组间比较

如表3和图1所示，Ca、Fe、Mg 在 7~9 岁组与 10~12 岁组的比较中有显著性差异；Ca、Fe、Zn、Mg 在 7~9 岁组与 13~16 岁组的比较中有显著性差异；Ca 和 Zn 在 10~12 岁组与 13~16 岁组的比较中有显著性差异。

表3　不同年龄组间均数的两两比较

	Fe	Zn	Ca	Cu	Mg	Cr	Ni	Co	Se
1 与 2	$P < 0.01$	$P < 0.01$	$P > 0.05$	$P > 0.05$	$P < 0.01$	$P > 0.05$	$P > 0.05$	$P > 0.05$	$P > 0.05$
1 与 3	$P < 0.01$	$P < 0.01$	$P > 0.05$	$P > 0.05$	$P > 0.05$	$P > 0.05$	$P > 0.05$	$P > 0.05$	$P > 0.05$
2 与 3	$P > 0.05$	$P < 0.01$	$P > 0.05$	$P > 0.05$	$P > 0.05$	$P > 0.05$	$P > 0.05$	$P > 0.05$	$P > 0.05$

注：1 表示 7~9 岁组；2 表示 10~12 岁组；3 表示 13~16 岁组。

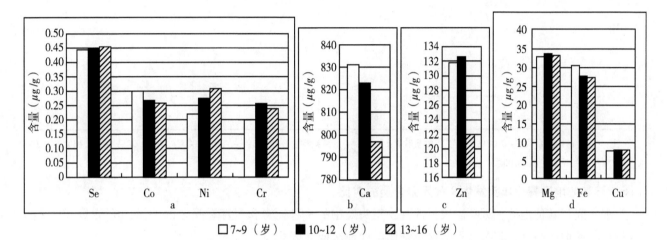

□ 7~9（岁）　■ 10~12（岁）　▨ 13~16（岁）

图1　不同发育阶段头发元素含量的比较

2.3　年龄与头发元素含量间的相关分析

从表4中可以看出，7~16 岁组，Cr、Ni 的含量与年龄呈正相关，Fe、Zn、Ca、Co 的含量与年龄呈负相关。不同发育阶段与头发元素含量的相关性表现不一，7~9 岁组，Cr 的含量与年龄呈正相关，Zn 的含量与年龄呈负相关；10~12 岁组，Cr 含量与年龄呈正相关，Ca 的含量与年龄呈负相关；13~16 岁组，Zn、Se、Mg 的含量与年龄呈负相关。

表4　广西玉林地区男性青少年年龄与头发9种元素含量的相关系数

	Fe	Zn	Ca	Cu	Mg	Cr	Ni	Co	Se
总计	-0.1372	-0.3065	-0.1156	0.0502	0.2290	0.2635	0.5965	-0.2267	-0.0150
	**	***	*			***	***	***	
7~9 岁	0.0346	-0.3563	-0.0270	-0.0994	-0.596	0.3062	0.1913	-0.0936	-0.1927
		***				**			
10~12 岁	-0.1654	-0.0284	-0.3121	-0.0966	0.1182	0.2163	0.1097	-0.2038	0.0305
			**			*		*	
13~16 岁	-0.1025	-0.3481	-0.1028	-0.1370	-0.0135	0.0420	-0.0656	-0.0843	-0.3880
	***		*		*				***

注：$***P < 0.001$；$**P < 0.01$；$*P < 0.05$。

2.4 年龄与头发中 9 种元素含量间的逐步回归分析

逐步回归分析结果显示，存在于各年龄组间方程中的元素分别为：7 ~ 9 岁组是 Zn、Ca、Cr、Ni、Se；10 ~ 12 岁组是 Ca、Mg、Cr、Co、Se；13 ~ 16 岁组是 Fe、Zn、Se；而 7 ~ 16 岁组方程中的微量元素则是 Zn、Cr、Ni、Co、Se。

2.5 7 ~ 16 岁男性青少年头发中 9 种元素含量间的单相关分析

对 7 ~ 16 岁男性青少年头发中 9 种元素含量间的单相关分析结果列于表 5。

表 5 广西玉林地区男性青少年头发中 9 种元素含量间的相关关系（7 ~ 16 岁）（$n = 424$）

	Fe	Zn	Ca	Cu	Mg	Cr	Ni	Co	Se
Zn	+++								
Ca	+++	+++							
Cu		+++	+						
Mg			++						
Cr				++	+				
Ni	-	---				+++			
Co	+++	+++	+++		++		---		
Se	+++	+++	+++	+++				+++	

注：+++ 正相关系数 $P < 0.001$；++ 正相关系数 $P < 0.01$；+ 正相关系数 $P < 0.05$；--- 负相关系数 $P < 0.001$；-- 负相关系数 $P < 0.01$；- 负相关系数；$P < 0.05$。

2.6 与其他地区青少年头发中 9 种元素含量的对比

本研究与其他地区相近年龄段男性青少年头发中的 9 种元素含量存在一定的差异，除了 Fe 和 Ca 的含量比其他地区高外，其余元素的含量都比其他地区低（表 6）。

表 6 与其他地区的男性青少年头发元素含量的对比　　　　　　　　单位：$\mu g/g$

地区	年龄段	Zn	Mg	Fe	Ca	Cu	Cr	Ni
本文	7 ~ 16 岁（424）	126.75	33.17	28.07	810.91	7.92	0.23	0.28
上海	6 ~ 15 岁（20）	161.00	—	14.30	—	11.90	1.00	0.75
南京	6 ~ 15 岁（33）	156.00	—	12.30	—	11.60	0.78	0.35
日本	1 ~ 19 岁（75）	146.80	40.00	19.70	411.60	11.50	0.22	—

3 讨 论

青少年生长发育的特征，表现为体格发育的突增现象和生殖系统逐步发育成熟并获得生殖能力等一系列复杂的生理变化过程。在青少年生长发育的不同阶段，随着年龄增加，其膳食结构发生不断改变，使通过饮食获得的，对生长发育起着至关重要作用的微量元素的需求、利用和再平衡也发生改变，从而导致机体不同组织器官中微量元素含量发生不断的变化。当然，头发中的元素含量也将发生一定的变化，并表现出自身的变化特征。

Zn 在机体生长发育中，一方面参与多种酶、核酸及蛋白质的合成，促进细胞分裂、生长和再生长，加速机体生长发育等生理、营养作用，使体内对 Zn 的需要量增加；另一方面通过影响脑垂体促性腺激素的释放，而影响男性生殖系统的发育。随着生殖系统发育的逐步成熟，使 Zn 经精液排出体外的含量增加，使体内组织器官中 Zn 的平衡不断改变。关于头发中 Zn 的含量与儿童、青少年年龄的关系，表现为出生后头发中的 Zn 含量达到最高，3 个月后急速减少（Hambjdge），10 岁前缓慢增加（Klevay），进入青春期时，出现一定的波动后逐步达到成人水平（Petering）。本研究结果表明，Zn 与 Ni 呈负相关，与 Fe、Ca、Cu、Mg、Ni、Co、Se 呈正相关；头发中 Zn 在 7～9 岁组和 10～12 岁组中，其含量逐步增加，而在 13～16 岁组中含量出现下降，并与其他两组之间存在着显著性差异。Zn 在各个发育阶段都作为主要贡献元素。说明在青少年生长发育的过程中，头发中 Zn 含量随着年龄变化而变化。

Fe 在机体中的主要生物作用是参加血红蛋白、肌红蛋白、细胞色素、细胞色素氧化酶及过氧化物酶的合成。而且 Fe 的作用受到体内 Co 含量的影响。Co 作为维生素 B_{12} 的主要成分，是红细胞和血红蛋白的生成过程中不可缺少的成分。在青少年生长发育的各个时期，由于机体发育迅速，组织器官的代谢明显增加，对氧的需求量也相应提高，促使机体产生的红细胞及血红蛋白的数量增加。随着生殖系统发育逐步成熟，对 Fe 的需求量与利用率进一步增加。机体中的这些变化，必然导致对 Co 和 Fe 的需求量和利用率上升，从而使头发中 Fe 和 Co 的含量发生不同程度的改变。本研究结果显示，头发中 Fe 与 Co 存在着密切的关系；随着年龄的增长，头发中 Fe 的含量逐步下降。在青春期前期和初期，Fe 并不作为主要贡献元素，但进入青春期则转变为主要贡献元素。表明随着年龄的增长和青春期体格的发育，头发中 Fe、Co 的含量发生相应的改变。

Cu 通过促进垂体释放生长激素和促甲状腺素直接影响青少年的生长发育。在生殖系统逐步发育过程中，Cu 的缺乏可能影响精子的产生。Cu 在代谢过程中与 Zn 之间存在着拮抗作用。8 岁以前，头发中 Cu 的含量较低，波动变化不大（Klevay）；12 岁后，男性发 Cu 含量开始逐步增加（Petering）。本研究结果显示，头发中 Cu 与 Zn 相关非常密切，Cu 的含量随着年龄的增加而相应升高，但各组间无显著性差异。逐步回归分析显示，各个年龄时期的方程中都未见有 Cu。说明头发中 Cu 的含量变化与年龄因素的关系不大。

Se 为红细胞谷胱甘肽过氧化物酶的组成成分，也是精浆中谷胱甘肽过氧物酶的重要成分及精子膜的结构成分，而且精液中 Se 的含量与精子密度呈正相关。Se 在甲状腺的代谢中通过影响甲状腺素的合成，而影响青少年的生长发育。Se 缺乏时，不仅导致附睾变性和睾丸的生长与功能障碍，还将引起严重的心脏疾病如克山病。但 Se 在体内的含量明显受摄入量的影响，随着机体的生长发育，从食物中摄入的量（只要不是食物中缺乏）随着需要量的增加而相应增加。本研究结果显示，Se 与 Fe、Zn、Ca、Cu、Co 之间存在着密切相关关系；Se 的含量表现为随着年龄的增长而升高，在生长发育的各个时期都是主要贡献因子。

Cr 参与糖类、脂肪（特别是胆固醇）及氨基酸的合成代谢。当 Cr 含量缺乏时，一方面影响胰岛素作用的发挥，使机体的糖代谢活动发生障碍，另一方面使体内甘氨酸、丝氨酸、蛋氨酸等进入心肌的速率及数量减少，从而导致生长发育停滞。头发中 Cr 的含量比较稳定，新生儿的含量通常高于儿童，3 岁前的儿童含量高于成人，3 岁时下降至成人水平；成人则随年龄的增长逐渐减少。本研究结果显示，Cr 在青春期前期和青春期初期的头发中的含量表现为略有升高，至青春期时则含量降低，但各时期之间无显著性差异。年龄越大 Cr 与各年龄组间的相关关系就越差。但单因素分析表明，Cr 与 Cu、Ni、Mg 之间存在着相关关系。

Ni 主要存在于尿素酶、氢化酶、甲基辅酶 M 还原酶、一氧化碳脱氢酶、镍血纤维蛋白溶酶中，具有刺激生血机能，促进红细胞的再生，激活精氨酶、脱氢核糖核酸酶与 DNA、RNA 结合，使 DNA 结构处于稳定状态，影响 DNA 的合成、RNA 的复制及其他蛋白的合成。由于各种食物中 Ni 的含量的丰度较高，通常情况下机体不会出现 Ni 的缺乏，因此，头发中 Ni 的含量较为稳定。本研究结果表明，Ni 的含量随着年龄的增长而升高，但在各年龄段之间没有显著性差异。

Ca 与 Mg 为心脏、神经、肌肉正常活动不可缺少的成分，也是构成骨骼和牙齿生长的主要物质。津金昌一郎报道 1～19 岁头发中 Ca、Mg 的含量，表现为随着年龄的增长而升高；而本研究结果显示，头发中 Ca 与 Mg 之间存在着非常密切的关系。Ca 的含量随着生长发育年龄的增长而下降，并且各年龄组间存在显著性差异；Mg 的含量在各年龄组间虽有波动，但没有显著性差异，这与 Richard 的描述相一致。

影响青少年头发中元素含量的因素是多方面的，除了遗传、人种、性别、年龄等因素外，还与其生活环境的水、空气、土壤及食物有着密切关系。因而，有关人发中元素含量的地区性差异的报道很不一致。本研究与有关资料部分元素含量的对比，除 Fe、Ca 的含量较高以外，其余 Cr、Cu、Ni、Zn 的含量均较低。这表明生活在广西农村地区的青少年与生活在东部大城市如上海、南京及经济发达地区如日本青少年之间，由于地域、生活水平及饮食结构的差异，导致头发中元素含量的不同。

4 小 结

本文对广西玉林地区博白、陆川两县 424 名 7～16 岁男性青少年头发中元素含量进行测试研究分析，结果发现，头发中 9 种元素含量在不同的年龄时期，出现不同的变化特征。说明观察青少年头发中元素含量的变化规律，可以用来监测不同发育阶段和不同个体生长发育水平的健康和营养状况，为确定该地区青少年对不同元素的营养需求提供参考依据。

（原载于《世界元素医学》1998 年第 4 期）

广西玉林地区女性青少年头发微量元素含量年龄特征的研究

（1999）

徐锡金[1] 霍 霞[1] 魏博源[2] 莫世泰[2]

（1. 汕头大学医学院 2. 广西医科大学）

[导读] 广西玉林地区 7～16 岁女性青少年头发中 Mg、Cr、Ni 含量随年龄的增长而升高，Zn、Ca 含量随年龄的增长而下降。逐步回归分析表明，不同发育阶段头发中的主要贡献元素不同：7～9 岁为 Zn 和 Ca，10～12 岁为 Fe、Zn、Cr，13～16 岁为 Zn 和 Cu。

　　Zn、Ca、Cr、Ni、Cu、Mg 是影响青少年生长发育的主要贡献元素，这些头发元素含量在不同发育阶段都形成了自身变化规律的特征。

微量元素是人体各种酶及活性物质代谢，维持机体平衡不可缺少的重要组分。体内的微量元素含量高低直接影响着机体发育，严重时会导致其功能障碍而引发多种疾病。正确判别机体微量元素含量的正常与否，是临床诊断和治疗的关键。然而，青少年在不同发育时期，体内不同微量元素的代谢平衡将随着机体生长发育的变化而不断形成新的平衡。研究目的：调查微量元素对广西不同地区青少年生长发育的影响；采用多级分层整群随机抽样方法抽得代表样本；在对广西玉林地区博白、陆川两县男性青少年头发中微量元素含量与年龄关系研究的基础上进一步探讨该地区女性青少年头发中 9 种微量元素含量的年龄特征。

1 材料和方法

1.1 资料来源

　　1996 年 9 月，对广西玉林地区博白、陆川两县的在校学生（7～16 岁）进行体质测量调查，采集 286 名女性青少年枕部近发根处的头发（长约 1 cm，重 0.5～1 g）。用清洁纸袋封好，送广西测试研究中心微量元素室。

1.2　研究方法

1.2.1　头发样品的测试　以国家技术监督局批准（GBW07601）的人发粉成分标准物质为样品，用日立Z-6000/Z-7000型偏振塞曼原子吸收仪分别测试各头发样品中9种微量元素的含量。

1.2.2　统计分组　依据唐锡麟对青少年发育年龄特征的分期方法，将本研究对象分为3个年龄组：7~9岁组（青春期前期），10~12岁组（青春期初期），13~16岁组（青春期）。

1.2.3　统计分析　采用《中国医学百科全书·医学统计学》第2版统计软件（1996），进行均数计算（正态分布的元素采用算术均数，偏态分布的元素采用几何均数）、正态性检验、均数比较、相关分析与逐步回归等统计分析。

2　结　果

2.1　广西玉林地区女性青少年头发微量元素含量

Mg、Ni含量随年龄增长而升高；而Ca含量却随年龄增长而下降；Fe、Zn、Cr、Se含量在7~12岁逐渐升高，13~16岁则下降（表1和表2）。

表1　广西玉林地区女性青少年头发微量元素含量　　　单位：$\mu g/g$

年龄组		Fe	Ca	Cu	Cr	Co	Se
7~9岁（71）	GM	22.6688	729.6565	7.4621	0.1886	0.2527	0.4107
	SD	1.2357	1.1638	1.1355	1.1473	1.2664	1.0900
10~12岁（80）	GM	22.9311	704.7272	7.4547	0.2503	0.2381	0.4168
	SD	1.2157	1.1250	1.1365	1.1990	1.2345	1.1010
13~16岁（135）	GM	21.8068	682.1056	7.6433	0.2298	0.2382	0.4144
	SD	1.2959	1.2025	1.2081	1.2970	1.3406	1.1896
7~16岁（286）	GM	22.3295	699.9719	7.5450	0.2241	0.2417	0.4142
	SD	1.2606	1.1759	1.1730	1.2690	1.2956	1.1460

注：GM几何均数；SD标准差。

表2　广西玉林地区女性青少年头发微量元素含量　　　单位：$\mu g/g$

年龄组	Zn		Mg		Ni	
	AM	SD	AM	SD	AM	SD
7~9岁（71）	118.3423	5.1492	31.9820	3.9515	0.2279	0.0442
10~12岁（80）	122.8788	13.8649	32.2855	3.2205	0.2756	0.0428
13~16岁（135）	116.2459	25.3306	33.2304	3.9336	0.3090	0.0418
7~16岁（286）	118.6217	21.8184	32.6562	3.7806	0.2795	0.0537

注：AM算术均数。

2.2　不同年龄组的比较

结果：7~9岁组与10~12岁组的Zn、Ca、Ni有显著性差异；7~9岁组与13~16岁组的Fe、Zn、Ca、Ni也有显著性差异。

2.3　头发微量元素含量与年龄的相关分析

7~16岁的Mg、Cr和Ni含量与年龄呈正相关，Zn和Ca呈负相关；7~9岁年龄组Fe、Ca、Cu、Se、Zn和Co含量与年龄呈负相关；10~12岁Fe和Cr呈正相关，Zn含量与年龄呈负相关；13~16岁Zn、Ca、Cu和Se含量与年龄呈负相关。

2.4 头发微量元素含量与年龄的逐步回归分析

影响整个研究对象的年龄段中主要贡献元素为 Zn、Ca、Cr 和 Ni；不同发育阶段头发中的主要贡献元素不同：7～9 岁组为 Zn 和 Ca，10～12 岁组为 Fe、Zn 和 Cr，13～16 岁组为 Zn 和 Cu（表 3）。

表 3　广西玉林地区女性青少年头发微量元素含量与年龄的逐步回归最后结果

年龄组（岁）	复相关系数	校正复相关系数	剩余标准差	方差分析						方程中的变量
				变异来源	SS	自由度	MS	F	P	
7～9	0.5802	0.5239	0.6740	回归	14.7544	6	2.4591	5.4126	0.0001	Fe, Zn*,
				剩余	47.8512	89	0.5377			Ca*, Cu,
				总变异	68.4842	95				Cr, Ni
10～12	0.5213	0.4826	0.7731	回归	16.7262	4	4.1815	6.9966	0.0001	Fe*, Zn**,
				剩余	44.8238	75	0.5977			Ca, Cr**
				总变异	61.5500	79				
13～16	0.5006	0.4831	0.8179	回归	29.3009	3	9.7670	14.6004	0.0000	Zn***,
				剩余	87.6362	131	0.6690			Cu*, Mg
				总变异	116.9335	134				
7～16	0.6483	0.6386	1.9963	回归	806.1894	6	134.3649	33.7160	0.0000	Zn*, Ca**, Cu,
				剩余	1111.8689	279	3.9852			Mg, Cr***,
				总变异	1918.0582	285				Ni***

注：***$P < 0.001$；　**$P < 0.01$；　*$P < 0.05$。

2.5 广西玉林地区 7～16 岁女性青少年头发中 9 种微量元素含量间的单相关分析（表 4）

表 4　广西玉林地区女性青少年头发中的 9 种微量元素含量间的单相关关系

	Fe	Zn	Ca	Cu	Mg	Cr	Ni	Co	Se
Zn	+++								
Ca		+++	+++						
Cu	++	+++	+++						
Mg									
Cr									
Ni		−	−			+++			
Co	+++	+++	+++	+++			−		
Se	+++	+++	+++	+++				+++	

注：+++ 正相关系数 $P < 0.001$；　++ 正相关系数 $P < 0.01$；　+ 正相关系数 $P < 0.05$；　--- 负相关系数 $P < 0.001$；　-- 负相关系数 $P < 0.01$；　- 负相关系数 $P < 0.05$。

3 结　论

女性青少年生长发育的特征除体格发育的突增现象外，还在生殖系统逐步发育成熟过程中出现月经的生理变化过程。在从初期不规则的月经周期到形成规律性的周期变化的过程中，由于月经和体格发育这两方面的改变，使得机体不同组织器官内的不同微量元素代谢也随之改变，并逐步形成新的平衡。在此过程中，作为机体排泄器官之一的头发，其中的微量元素含量也会随着机体这种特殊的生理变化出现相应的改变，从而形成女性青少年生长发育阶段头发中不同微量元素含量变化的自身特征。

津金昌一郎等（1985）在对日本 6～19 岁女性青少年头发中部分微量元素含量的研究结果表明，Zn、Pb、Ca、Mg 的含量随着年龄的增长而下降，不同年龄组头发微量元素含量也不同。Wilhelm（1991）的研究表明，头发中 Ca、Cu、Pb、Zn 的含量随着年龄的增长而下降。陈志祥等（1983）在对上海、南京等地区青少年头发微量元素含量的调查结果表明，不同地域青少年头发中微量元素含量也有显著性差异。研究结果：Mg、Ni 的含量随年龄的增长而升高，而 Ca 的含量随年龄的增长而下降；7～12 岁的 Fe、Zn、Cr、Se 含量逐渐升高，13～16 岁则下降；Mg、Cr、Ni 与年龄呈正相关，Zn、Ca 与之呈负相关；Zn、Ca、Cr、Ni、Cu、Mg 成为影响青少年生长发育的主要贡献微量元素等。这都表明青少年头发中微量元素含量在不同发育阶段形成了自身变化规律的特征。

（原载于《汕头大学医学院学报》1999 年第 2 期）

福建省居民头发 Zn、Cu、Ca、Mg、Mo、Se 水平分析

（1994）

黄文光　　吕华东　　许希珠　　陈小萍　　陈巧生

（福建省环境卫生监测站）

[导读] 以福建福安、宁德、长乐、长泰和宁化 5 个市县 500 例健康成人为基础，确定了福建省成人居民头发 Zn、Cu、Ca、Mg、Mo、Se 含量的正常值范围。与国内外其他居民头发元素正常水平相比较，福建居民发 Cu、发 Se 水平普遍偏低。

　　作为整体健康或生化矿物质平衡的指示物，头发元素分析是最方便的方法。

矿物质是人体不可缺乏的营养。作为整体健康或者生化矿物质平衡的指示物，头发元素分析是最方便的方法。许多学者认为头发元素分析是一种良好的过筛测定法，本文用原子吸收分光光度法、催化波极谱法测定了 500 多例居民头发 Zn、Cu、Ca、Mg、Mo、Se 含量水平，现分析如下。

调查对象和测定方法

近年来在福建省福安、宁德、长乐、长泰和宁化 5 个市县结合体检选择 18 岁以上无染发或 3 个月内无烫发的健康的城乡男女作为调查对象。

调查时先让受检者用海鸥洗涤剂洗发，擦干半小时后从颈部采集发样 2～3 克。分析前再用海鸥洗涤剂洗涤发样，继用自来水和去离子水冲洗，在 60 ℃下烘干备测。各元素的分析方法列于表 1。

表 1　各元素分析方法

元素	消化方法	分析方法	回收率	人发参考物分析结果
Zn	$HNO_4 - HClO_3$	SP5000FAAS	96.3%～101.7%	+2.5%
Cu	$HNO_4 - HClO_3$	/	101%～106%	-1.6%
Ca	$HNO_4 - HClO_3$	/	94.6%～104.4%	+3.8%
Mg	$HNO_4 - HClO_3$	/	93.8%～104.1%	-8.7%
Mo	干消化法	JP-2 示波极谱仪 CP	90.5%～111.0%	
Se	$HNO_4 - HClO_4$	SP5000HGAAS - FIA	99.0%～102.5%	

结果分析

各元素的测定值用作各法选择统计模型，并用加权配线法求出标准差 S。参照 Grubbs 方法把小于 $\overline{X} - 3.5S$ 或大于 $\overline{X} + 3.5S$ 的测定值定为异常值，予以删除。保留的数据重新确定统计模型。发 Zn 含量测定值呈正态分布，发 Cu、Ca、Mg、Se 含量测定值呈对数正态分布，发 Mo 含量测定值加校正值 C 后亦呈对数正态分布。根据各元素的不同分布型选用代换量，数据经转换为代换量后再进行各项统计分析。

统计结果表明，除 Cu 和 Se 外，各年龄组头发 Zn、Ca、Mg、Mo 含量水平有非常显著的差异。20～29 年龄组发 Zn、Ca、Mg 含量水平较高，从此随年龄增大而逐渐下降。发 Mo 含量与上述情况不同，20～49 岁 3 个年龄组的水平较低，50 岁以上年龄组发 Mo 含量明显升高。

未见发 Se 含量水平与性别有关。男性发 Cu、Zn、Ca、Mg 含量均明显低于女性，这与文献报道的一致。男性发 Mo 含量明显高于女性。

头发中各元素含量的相关分析结果显示，Zn 与 Ca（$r = 0.202$，$P < 0.01$）和 Mg（$r = 0.197$，$P < 0.01$）呈弱相关；Ca 与 Mg 呈密切相关（$r = 0.755$，$P < 0.0001$）；其他各元素间无明显相关。

除 Zn 外，发 Cu、Ca、Mg、Mo、Se 含量水平都显示有地区间的差别。但是在确定正常值范围内仍以 5 个市县的结果，不分性别不分年龄组作为一个总体用加权回归线分割值法确定其百分位序为 0.025、0.05、0.1、0.5、0.9、0.95、0.975 的分割值及其 95% 可信区间。表 2 中 LCL 和 UCL 分别为分割值的 95% 下限和上限，系用校正二项法求之。MID 为分割值的中值。

表 2　正常人头发元素含量加权回归线分割值分析结果

分割值	Zn（545）（μg/g）			Cu（570）（μg/g）			Ca（505）（μg/g）		
	MID	LCL	UCL	MID	LCL	UCL	MID	LCL	UCL
$X_{0.025}$	88.55	81.93	95.47	5.709	5.483	5.953	158.5	130.9	192.7
$X_{0.05}$	97.56	92.23	102.96	6.036	5.844	6.237	202.2	174.6	235.4
$X_{0.1}$	107.94	103.77	112.25	6.438	6.278	6.608	267.6	238.1	302.0
$X_{0.5}$	144.55	141.49	147.62	8.079	7.930	8.280	720.1	660.7	787.8
$X_{0.9}$	181.17	176.86	185.34	10.138	9.877	10.397	1937.3	1716.7	2178.0
$X_{0.95}$	191.55	186.15	196.73	10.812	10.464	1.169	2564.8	2203.0	2969.0
$X_{0.975}$	200.55	193.64	207.17	11.430	10.963	11.900	3271.4	2691.0	3946.4

分割值	Mg（504）（μg/g）			Mo（540）（μg/g）			Se（521）（μg/g）		
	MID	LCL	UCL	MID	LCL	UCD	MID	LCL	UCL
$X_{0.025}$	14.68	12.29	17.59	24.01	20.36	27.93	0.071	0.063	0.081
$X_{0.05}$	18.40	16.06	21.18	29.09	26.12	32.24	0.083	0.076	0.092
$X_{0.1}$	23.86	21.41	26.69	35.19	32.69	37.82	1.101	0.093	0.109
$X_{0.5}$	59.76	55.15	64.70	59.04	56.88	61.22	0.196	0.185	0.208
$X_{0.9}$	149.54	133.68	66.69	86.97	83.43	90.46	0.383	0.353	0.413
$X_{0.95}$	193.97	168.46	222.16	95.73	91.11	100.28	0.463	0.418	0.509
$X_{0.975}$	243.06	202.80	289.24	103.64	97.48	109.74	0.545	0.480	0.616

讨　论

利用头发作为人体微量元素平衡状况的指示物有许多优点。它比血液或尿更能反映机体元素的蓄积量，并具有含量高、容易保存、不易变质、输送方便等优点。头发中元素含量与许多因素有关，诸如饮食营养状况、内分泌和代谢功能、年龄、性别、健康状况和社会因素等，致使它的临床解释及人体过筛试验的应用变得更为复杂。目前，它在临床上还不能成为一种诊断的方法。关于头发元素分析的科学数据正在迅速地积累着，随着更多的科学数据的收集，它的解释特征将会发展和完善。

　　文献记载的各地居民头发元素的正常水平差异很大。与国内外人发元素水平比较，福建省发 Cu、Se 含量水平普遍偏低（表3）。50 百分位序的分割值为 8.079 $\mu g/g$ 和 0.196 $\mu g/g$。国内 22 个实验室的发 Se 含量正常值在 0.228 ~ 0.75 $\mu g/g$，国外 10 个实验室的数值在 0.64 ~ 6.4 $\mu g/g$。东北、内蒙古东四盟、山东、云南克山病病区土壤中水溶性 Se 含量在 0.0002 ~ 0.000 45 $\mu g/g$，非病区为 0.001 24 ~ 0.002 10 $\mu g/g$。云南克山病病区米 Se 水平为 0.0158 $\mu g/g$，非病区为 0.0295 $\mu g/g$。黑龙江、山东、四川、云南克山病病区儿童头发 Se 含量在 0.065 ~ 0.110 $\mu g/g$，非病区为 0.146 ~ 0.248 $\mu g/g$。谭见安在划分生态景观的 Se 界限值时表土水溶性 Se 含量在 0.003 ~ 0.006 $\mu g/g$，粮食 Se 在 0.025 ~ 0.040 $\mu g/g$，发 Se 在 0.200 ~ 0.250 $\mu g/g$ 的地区划为缺 Se 边缘区。福建省五个市县的土壤水溶性 Se 为 0.00102 $\mu g/g$，米 Se 为 0.034 $\mu g/g$，发 Se 算术平均值为 0.223 $\mu g/g$，都落后在缺 Se 边缘区的上下限之间，这 5 个市县各位于福建省之东、东北、西北和南。所以认为福建省大体上属于缺 Se 边缘区。福建省畜牧兽医所于 1982—1987 年曾对 46 个县市饲料牧草作了含 Se 量分析，也发现有 38 个县市的饲料牧草平均含 Se 量低于 0.05 $\mu g/g$ 的国际标准；在畜禽中出现缺 Se 病症，经补 Se 治疗后症状消失，这与本文人发调查分析结果相一致。

表3　福建与国内外头发元素正常值比较　　　　　　　　　　　单位：$\mu g/g$

	国内	国外	福建		国内	国外	福建
Zn	92.36 ~ 222.05 （81）	90 ~ 450 （27）	144.5	Mg	30.75 ~ 291.09 （21）	19 ~ 163 （5）	59.74
Cu	10.4 ~ 15.9 （46）	11 ~ 38 （20）	8.078	Mo	40 ~ 1378 （26）	64 ~ 205 （5）	59.04
Ca	10.32 ~ 1278.69 （5）	146 ~ 3190 （12）	720.1	Se	0.228 ~ 0.75 （22）	0.64 ~ 6.4 （10）	0.196

注：括号内为实验室数。

（原载于《微量元素与健康研究》1994 年第 2 期）

8035 名儿童头发锌铜铁钙值的调查分析

（2003）

陈　影　　王秀玲　　冯周清　　陈　雯　　陈碧珠　　黄梅芳

（福建医科大学附属第一医院）

[导读] 福建省福州地区 0 ~ 14 岁儿童发铁含量男性明显高于女性，锌、铜、铁、钙含量与儿童年龄密切相关。与国内其他地区儿童头发元素含量比较，福州地区儿童锌、铜、铁、钙营养状况仍处于一个较低水平，提高和改善这些微量元素营养状况是儿童时期主要的健康问题之一。

　　微量元素和矿物质与人类健康，特别是与儿童的生长发育有着密切的关系，是维持人体生命活动不可缺少的物质。而这些元素的不足，将引起多种疾病，严重地损害人类，尤其是儿童的健康，是一个重要的全球性的健康问题。其中，尤其以锌、铜、铁、钙与儿童关系密切。为了解近几年生活条件下福州地区儿童锌、铜、铁、钙营养状况及近几年来的变化情况，自 1992 年来，共对福州地区 8035 例 0 ~ 14 岁儿童头发中锌、铜、铁、钙含量进行测定，并调查分析儿童头发中锌、铜、铁、钙含量与儿童性别、年龄、测定季节之间的关系。

1 对象与方法

1.1 对象

选择本地区儿童 8035 例，年龄范围为生后 4 d ~ 14 岁，其中，0 ~ 1 岁 1127 例，1 ~ 3 岁 2351 例，3 ~ 7 岁 2463 例，7 ~ 14 岁 2094 例。男性 4991 例，女性 3044 例；通过询问病史、体检及相关的辅助检查，未发现慢性疾病史。

1.2 方法

用不锈钢剪刀取枕部发际离头皮 1 ~ 3 cm 的头发，每人不少于 0.5g，装入纸袋保存，应用美国制的 PE - 1100B 原子吸收分光光度计及国产空心阴极灯进行头发中锌、铜、铁、钙含量测定。仪器工作参数见表 1。

表 1 仪器工作参数

参数	锌	铜	铁	钙	参数	锌	铜	铁	钙
灯电流（mA）	7	5	15	6	空气流量（L/min）	2.5	2.5	2.5	2.5
波长（nm）	213.9	324.8	248.3	422.7	乙炔流量（L/min）	8.0	8.0	8.0	8.0
狭缝宽（nm）	0.7	0.7	0.2	0.7	测定方法	AA	AA	AA	AA

1.3 资料统计学分析

所有数据由 Epi Info 系统管理，测定结果采用 $\bar{x} \pm s$ 表示，各组之间差别采用 t 检验和方差分析。所有运算应用 Epi Info 软件包和 Multlr 软件包在 Super - 486 微机上完成。

2 结 果

2.1 福州地区儿童头发中锌、铜、铁、钙含量水平

本组资料中，福州地区儿童头发中锌、铜、铁、钙含量分别为：112.9 ± 29.7 $\mu g/g$、7.70 ± 2.46 $\mu g/g$、45.88 ± 6.75 $\mu g/g$、448.7 ± 91.0 $\mu g/g$。

2.2 不同性别儿童头发中锌、铜、铁、钙含量的差别

男性和女性儿童头发中锌、铜、铁、钙含量见表 2。从表 2 可见，除头发中铁含量男性明显高于女性，差别有显著意义外，男性和女性头发中锌、铜、钙含量均无显著差别（$P > 0.05$）。

表 2 不同性别儿童头发锌、铜、铁、钙测定结果

	锌	铁	铜	钙
男（4991）（$\mu g/g$）	112.8 ± 31.1	46.08 ± 6.80	7.67 ± 1.95	450.2 ± 80.8
女（3044）（$\mu g/g$）	113.1 ± 27.1	45.57 ± 6.66	7.74 ± 3.11	446.2 ± 80.4
t 值	3.066	10.576	0.689	4.534
P 值	> 0.05	< 0.01	> 0.05	> 0.05

2.3 儿童头发中锌、铜、铁、钙含量与儿童年龄之间的关系

各年龄组儿童头发中锌、铜、铁、钙含量测定结果见表 3。从表 3 可见，儿童头发中锌、铜、铁、钙含量与儿童年龄密切相关。随着年龄增长，儿童头发中铜、铁、钙含量逐渐升高，差异有显著意义；而头发中锌含量在各年龄组之间有显著差别，3 ~ 7 岁组发锌含量水平最低，其他 3 个年龄段则相对较高。

表3　不同年龄段儿童头发中锌、铜、铁、钙含量测定结果

年龄	锌	铁	铜	钙
0～1岁（1127）（µg/g）	115.6±30.9	45.32±6.94	7.53±3.34	429.4±72.4
1～3岁（2351）（µg/g）	113.5±37.9	45.57±6.85	7.53±2.47	429.9±71.5
3～7岁（2463）（µg/g）	110.9±17.2	45.98±6.77	7.75±1.98	453.9±85.4
7～14岁（2094）（µg/g）	113.3±29.8	46.43±6.47	7.92±2.36	474.1±88.3
F值	58.735	58.839	111.246	438.202
P值	<0.001	<0.001	<0.001	<0.001

2.4　不同季节测定儿童头发中锌、铜、铁、钙含量结果

不同季节测定儿童头发中锌、铜、铁、钙含量结果见表4。从表4可见，儿童头发中4种元素的测定结果与季节相关，发锌含量在冬季最高、夏季最低；发铁含量夏秋季节最高、春季最低；发铜含量秋春季最高、冬夏季最低；发钙含量夏季最高、春季最低。差别均有显著意义。

表4　不同季节儿童头发锌、铜、铁、钙测定结果

季节	锌	铁	铜	钙
春季（2018）（µg/g）	112.9±31.5	45.28±6.94	7.71±2.39	440.3±84.7
秋季（1545）（µg/g）	112.3±25.7	46.17±6.85	7.75±2.20	447.6±80.6
夏季（2990）（µg/g）	111.3±34.1	46.17±6.77	7.68±2.45	456.2±81.2
冬季（1482）（µg/g）	114.0±27.6	45.83±6.47	7.66±2.72	446.1±82.8
F值	36.607	40.480	7.822	15.860
P值	<0.001	<0.001	<0.05	<0.001

3　讨　论

锌、铜、铁、钙是构成机体内各种酶、激素、维生素等活性物质的重要物质，参与体内各种生化反应，具有高度的生物活性，对维护机体正常代谢及生命活动至关重要，是处于生长旺盛期儿童所不可缺少的。它们在人体内的含量与年龄、性别、生长发育的速度及自然环境、地球化学环境等因素有关。头发中锌、铜、铁、钙含量测定在反映体内这些元素营养中的作用有所侧重，是评定一个时期内这些元素营养状况和在生长发育营养监测中比较稳定的指标，对长期或慢性因素所致这些元素缺乏的诊断尤为可靠。

将本组资料测定的儿童头发中锌、铜、铁、钙含量与国内文献资料进行对比分析，发现本地区儿童头发中锌、铜、铁、钙含量低于国内其他地区儿童头发中相应微量元素的数值。提示：本地区儿童锌、铜、铁、钙营养状况仍处于一个较低水平。从本组资料显示：年龄越大，头发中铜、铁、钙含量越高，差异均有极显著意义，许多研究报道：头发中微量元素含量与年龄有关；随儿童年龄增加，头发中微量元素含量逐渐升高。这可能与婴幼儿期儿童生长发育迅速、活动量大、消耗多、食物品种较单一、所摄入的动物性食品不足有关，而随年龄增长，饮食多样化，含微量元素丰富的食物摄入量增加，因此，铜、铁、钙营养状况逐渐改善。由此可见，婴幼儿期应是防治铜、铁、钙营养不足的重点时期。有研究认为：缺锌的高峰期在幼儿期，其次是婴儿期，而随年龄增长，发锌值逐渐上升，发铜值逐渐下降。而本组资料显示，各年龄组儿童发锌含量变化很大，学龄前儿童发锌含量最低，婴儿期却较高；张俊玲也报道：北京地区儿童锌缺乏率，婴儿期为25.8%，幼儿期为31.6%，学龄前儿童为46.3%，学龄儿童达54.9%，各年龄段锌缺乏率的差异有极显著意义（P<0.01）。提示：本地区儿童锌营养不良状况相当普

通，仍处于一个较低的水平，年龄越大，锌营养不良状况越严重。这与国内许多文献报道不同，而与张俊玲报道一致。说明尽管年龄增加，饮食品种增多，若不重视培养儿童良好的饮食习惯，饮食结构不合理，含锌食品摄入量不足，再加上随年龄增长，儿童锌需要量逐渐增多，更容易发生锌营养不足。因此，应从婴儿期开始就要重视锌营养不良的防治，年龄越大，越是我们防治锌缺乏的重点。同时，本组资料中，男性发铁值明显高于女性，头发中锌、铜、铁、钙含量还与测定季节明显相关，其原因取决于不同性别、不同年龄段儿童处于生长发育的不同时期，对锌、铜、铁、钙需求量的多少和在不同季节里儿童所摄取的食物的品种及数量的多少。需求量大，从食物摄入又少，头发中相应的微量元素含量就低，反之则高。对头发中锌、铜、铁、钙的连续调查，有利于了解儿童这些元素营养状况的动态变化情况，以便及时采取有效措施，使儿童的各种元素趋于平衡，促进儿童的健康。

（原载于《实用预防医学》2003 年第 1 期）

上海和南京人发中钙和一些微量元素的初步研究

（1983）

陈志祥[1]　汪学朋[1]　于　薇[1]　黄铭新[2]　黄定九[2]　梁国荣[2]

沈吕南[2]　张君丽[2]　夏蕊娟[3]　史紫璇[3]　吴建平[3]　许国琪[4]

郝以明[4]　曹宏康[4]　贝叔英[5]　许得金[5]　方正源[5]

（1. 中国科学院上海原子核研究所　2. 上海第三人民医院　3. 上海第六人民医院
4. 上海第九人民医院　5. 南京医学院第一附属医院）

[导读] 通过测定1000多例上海和南京人头发中10种元素含量，得到了上海少儿（6～15 岁）、成人（16～64 岁）和老年人（65～92 岁），以及南京少儿（4～15 岁）和成人（16～50 岁）头发中锶、铅、锌、铜、镍、铁、锰、铬、钛、钙含量的背景值。

少儿、老年人和某些病人（如口腔病和哮喘病人）头发中钙、锰、锶、镍含量比正常成年人低，从黑发、灰白发到白灰发中的钙和锶含量逐渐降低。头发中这些元素含量与人体生长、发育、健康和衰老似有一定的联系。

人的头发是一种排泄金属废物的器官，它含的元素浓度高，取样方便，对人体没有损害，容易保存和传递，20 世纪70 年代以来被看成为一种理想的活体检查材料和环境污染指示器。现已发表了大量的研究结果，出版了专著，并召开了 2 次国际人发学术讨论会，肯定了头发作为环境污染指示器的价值，并指出它有可能成为诊断疾病的补充工具。1976 年国际原子能机构（IAEA）顾问组提出利用核技术对世界各国居民头发中微量元素进行分析，以期建立头发中微量元素含量的基线水平，作为环境调查的参考资料。目前，IAEA 的 Y. S. Ryabukhin 正在从20 多个国家的实验室收集40 多种元素的分析数据，为建立这样的数据库而努力。

本文应用同位素源激发能量色散 X 射线分析技术测定了上海和南京两地1000 多例人发样品中10 种元素的含量，并进行了统计分析。

一、材料和方法

样品是在一次理发时随机收集的短发，极少数老人是分 2 次收集的。成年组和少儿组的收集对象为一般健康人群，并剔除因所从事的职业而有明显微量元素污染可能者；而 65 岁以上的老年组则需询问病史，进行严格的体检，剔除有急慢性感染、高血压、心血管疾病、恶性肿瘤及患有各种器质性疾病患者，同时还剔除了贫血、白细胞减少或增高、慢性阻塞性肺部疾患、潜隐性肝病、肾病和检查中有阳性表现的冠状动脉粥样硬化性心脏病者，严格筛选出临床健康老人；上海口腔黏膜病和南京哮喘病患者均经体检剔除同时患有其他疾病者；南京哮喘病患者的对照组的性别、年龄都和哮喘病患者相同（系配对试验），并经较严格的体检，选择不患有明显疾病者。

采集的发样用洗衣粉洗 2 次，再用 5% 海鸥洗净剂浸泡 1 小时，并不时搅动，之后用重蒸水冲洗干净。干燥后在坩埚中精确称取 1 克于 600 ℃ 条件下灰化，制成分析试样。样品用同位素源激发 X 射线分析法测定。

同位素源激发 X 射线分析法的基本原理是：利用同位素源发出的低能光子轰击样品，使样品中待测元素电离发出特征 X 射线，然后用 Si（Li）探测器探测 X 射线的能量和强度，从而进行定性和定量分析。在本实验中采用内标法进行定量分析。

二、测　量

实验测量是在中国科学院上海原子核研究所 Si（Li）X 射线能谱仪上完成的。激发源是 100 mCi 环状^{238}Pu 源，用锡作屏蔽体，高纯铝作准直孔，Si（Li）探测器面积 30 mm^2，灵敏层厚度为 3 mm，铍窗厚 25 μm，对 5.9 KeV X 射线的分辨率（FWHM）为 180 eV，能谱分析和数据处理装置是带有在线计算机的 DIDAC - C 核数据处理系统，测得的特征 X 射线能谱由小型计算机进行在线处理，每个样品分析时间为 15~30 分钟。

三、结果和讨论

上海和南京两地人发中 10 种元素的算术平均值列于表 1 和表 2 中。因为我们已经得到上海正常成人男子和女子各 120 例样品的算术平均值之间的差异与它们的几何均值之间的差异一致，所以尽管本工作的结果不完全是正态分布，我们还是仅对算术均值进行统计分析（t 检验）。

表 1　上海居民头发中微量元素分析结果　　　　单位：μg/g

元素	性别	总平均 (6~92 岁)	老年组 (65~92 岁)	成年组 (16~64 岁)	少儿组 (6~15 岁)	口腔病患者 (10~75 岁)	白发 (65 岁以上)
Sr	男	3.09±2.76*	1.79±1.68	4.49±2.89	1.14±1.15	1.97±2.10	0.65±0.46
	女	8.30±4.07	2.61±2.79	11.6±6.52	7.88±7.12	7.50±6.87	
Pb	男	5.45±4.87	5.31±4.15	5.39±4.89	11.8±6.34	4.20±3.74	4.94±3.68
	女	4.52±4.30	5.14±4.50	4.17±2.10	9.37±9.07	3.56±4.56	
Zn	男	184±42	209±35	179±38	161±44	175±44	191±43
	女	193±48	189±40	191±47	182±68	203±50	
Cu	男	10.6±3.83	11.1±3.32	10.4±3.84	11.9±5.63	10.2±3.19	11.1±2.22
	女	12.1±5.04	11.9±3.14	11.5±5.41	15.9±8.22	12.6±4.15	
Ni	男	0.72±0.49	0.69±0.35	0.77±0.58	0.75±0.38	0.61±0.39	0.65±0.34
	女	1.19±1.12	0.81±0.44	1.51±1.31	1.07±0.76	0.98±1.10	
Fe	男	11.9±5.14	12.9±5.58	11.0±4.30	14.3±4.54	12.5±6.22	11.0±4.84
	女	13.7±7.17	11.5±5.14	14.4±7.93	18.7±9.0	12.2±4.50	
Mn	男	2.04±1.59	1.30±0.84	2.79±1.78	1.39±0.70	1.37±1.09	1.0±0.38
	女	4.66±3.99	1.66±1.61	6.78±4.19	4.83±3.84	3.44±2.79	

续表

元素	性别	总平均 (6~92 岁)	老年组 (65~92 岁)	成年组 (16~64 岁)	少儿组 (6~15 岁)	口腔病患者 (10~75 岁)	白发 (65 岁以上)
Cr	男	1.08 ± 0.90	1.40 ± 1.16	0.98 ± 0.76	1.0 ± 0.6	0.86 ± 0.65	0.94 ± 0.56
	女	0.93 ± 0.79	1.02 ± 0.90	0.89 ± 0.55	1.09 ± 1.48	0.83 ± 0.60	
Ti	男	4.41 ± 2.87	4.75 ± 3.03	4.32 ± 2.81	4.49 ± 2.62	4.11 ± 2.78	3.51 ± 1.31
	女	4.35 ± 2.93	3.75 ± 2.06	4.42 ± 2.21	6.90 ± 6.21	4.24 ± 3.18	
Ca	男	1120 ± 612	807 ± 395	1385 ± 658	660 ± 305	985 ± 474	373 ± 88
	女	1553 ± 798	770 ± 379	1970 ± 738	1504 ± 824	1515 ± 648	

注：少儿组男女均在 20 例左右，口腔病人和老年组男女均在 90~100 例，白发不分男女共 15 例，成年组一般男女均在 150 例以上，样本检出数一般略少于实际样本数；＊表示数值为算术平均值 ± 标准差。

表2　南京居民头发中微量元素分析结果
单位：μg/g

元素	性别	总平均 (4~50 岁)		成年组 (16~50 岁)		少儿组 (4~15 岁)		哮喘病患者[c]	对照组[c]
		N^a	$A \cdot M \pm S \cdot D^b$	N	$A \cdot M \pm S \cdot D$	N	$A \cdot M \pm S \cdot D$	$A \cdot M \pm S \cdot D$	$A \cdot M \pm S \cdot D$
Sr	男	155	3.80 ± 3.83	122	4.54 ± 3.95	33	1.04 ± 0.97	3.86 ± 5.63	3.56 ± 4.58
	女	100	15.2 ± 6.10	86	16.8 ± 7.33	14	5.13 ± 5.32		
Pb	男	153	6.83 ± 6.33	120	6.31 ± 6.20	33	8.69 ± 6.47	7.44 ± 7.21	5.97 ± 4.44
	女	97	6.10 ± 5.67	83	5.41 ± 4.82	14	10.2 ± 8.26		
Zn	男	155	188 ± 41	122	197 ± 39	33	156 ± 33	170 ± 44	179 ± 64
	女	100	203 ± 69	86	209 ± 62	14	165 ± 75		
Cu	男	155	12.2 ± 3.75	122	12.4 ± 4.07	33	11.6 ± 2.08	11.7 ± 2.89	12.7 ± 3.23
	女	100	14.4 ± 4.61	86	14.7 ± 4.56	14	13.2 ± 2.63		
Ni	男	155	0.50 ± 0.32	122	0.54 ± 0.32	33	0.35 ± 0.26	0.33 ± 0.28	0.52 ± 0.54
	女	100	1.01 ± 1.44	86	1.11 ± 1.52	14	0.42 ± 0.20		
Fe	男	155	10.2 ± 5.96	122	9.68 ± 6.18	33	12.3 ± 4.47	12.2 ± 5.51	10.8 ± 6.07
	女	100	10.3 ± 4.75	86	9.86 ± 4.26	14	13.0 ± 6.01		
Mn	男	155	1.44 ± 1.37	122	1.58 ± 1.47	33	0.94 ± 0.66	0.90 ± 0.72	1.53 ± 1.84
	女	100	1.88 ± 1.58	86	1.99 ± 1.64	14	1.23 ± 0.73		
Cr	男	155	1.28 ± 1.04	122	1.41 ± 1.11	33	0.78 ± 0.48	0.67 ± 1.21	0.71 ± 0.53
	女	100	1.46 ± 1.04	86	1.61 ± 1.04	14	0.56 ± 0.51		
Ti	男	155	3.12 ± 2.10	122	3.21 ± 2.20	33	2.78 ± 1.64	2.62 ± 1.63	3.55 ± 3.03
	女	100	3.97 ± 2.58	86	3.98 ± 2.32	14	3.91 ± 3.87		
Ca	男	155	1131 ± 593	122	1281 ± 572	33	575 ± 200	967 ± 643	1071 ± 856
	女	100	2263 ± 999	86	2447 ± 924	14	1135 ± 603		

注：a 被检测的样品数，个别含量大大超过平均值的样品作为例外值，未列入；b 算术平均值 ± 标准差；c 样品数各 50 例，性别不分，男女都有。

1. 上海和南京两地的比较

南京人发中锶、铅、铜、铬和钙含量显著高于上海（$P < 0.05$①），而铁和锰则相反，上海男子头发

---

① 有的结果存在极显著差异（$P < 0.001$），限于篇幅，本文只给出 $P < 0.05$ 的结果。

中的镍和钛含量高于南京男子，其他元素没有显著差异。上海人发锰含量显著偏高，比香港、东京都高，可能反映了上海地区锰的环境本底偏高。两市人发中铁含量明显比上述地区低，可能反映了铁的摄入量低或吸收差，或与动物蛋白的摄入量低有关。

2. 性别之间的比较

上海和南京两市女子头发中锶、锌、铜、镍、锰、钙和上海女子的发铁、南京女子的发钛含量显著高于男子；上海男子头发中的铅和铬含量显著高于女子。这种性别上的差异与 J. P. Creason 的结果基本一致，说明性别是造成头发中微量元素含量差异的重要因素之一。因此在微量元素研究中应将男女分开考虑。

3. 年龄组间的比较

无论男子或女子，老年组头发中的钙、锰和锶含量显著低于成年组，老年女子组头发中的镍、铁和钛含量低于成年组，老年男子组头发中的锌、铁和铬含量高于成年组。老年组发锌和发铜值与文献报道接近。

两市少儿组头发中的钙、锰和锶含量也显著低于成年组，而铅和铁则相反，南京少儿组头发中的锌含量显著低于成年组，上海少儿组发锌含量也偏低。

老年人发钙含量显著偏低反映了其体内含钙量的减少。老年人容易骨折和脱牙可能与此有关。在大多数家庭中老年人的食物与成年人没有多大差异，因此老年人体内钙含量下降的主要原因可能是吸收较差。

众所周知，钙是组成人体骨骼和牙齿不可缺少的元素，骨中钙与血中钙不断进行交换更新，人若缺钙，甲状旁腺就会分泌出较多的甲状旁腺素，促使骨盐溶解，钙离子进入血液，使血钙处于基本稳定的状态。因此，人体缺钙主要是骨骼脱钙。

少儿组的发钙含量偏低，可能由于他们处于生长发育、长骨骼生长时期，对钙的需求量较多，因此给少年儿童适当补充某些钙片之类的营养药物是必要的。而锌也是人体必需微量元素，对儿童生长发育和智力发展有极重要的作用，因此少儿组发锌含量较成年组低是否意味着少儿需要补锌是很值得探讨的一个问题。

铅是一种有毒元素、非职业铅接触者的体铅主要来自外环境，特别是汽车排放的废气中的四乙基铅。体内铅能取代钙沉积在骨骼及软组织中，特别是脑中铅会导致人体生理功能和智能下降，因此儿童发铅含量为什么比成人高，这是有待进一步研究的问题。

在我们分析的不同类型样品中，头发中钙、锰和锶含量互呈正相关。锶与钙是同一族元素，对骨骼与牙齿的钙化也是不可缺少的，它可参与钙的代谢。有人指出，饮水中锶含量低时会发生龋齿，而锰是人体必需微量元素，与钙、磷代谢有关，因此发锰含量偏低或许是发钙含量偏低的原因之一。

4. 患者组与对照组之间的比较

患口腔白斑、扁平苔藓和口腔溃疡等口腔黏膜疾病（简称口腔病）的患者与同年龄的健康对照组相比头发中钙、锰、锶和镍含量显著降低，其他元素无显著差异。

据文献报道：患杜氏综合征的妇女头发中钙、铜和锰含量低于正常值（这种病人的血钙也低）；在患精神分裂症患者的头发中钙和锰含量低于正常值；还指出苯酮尿患者发钙含量大大低于正常值。还有报道指出在芬兰某些地区，因土壤中缺乏可溶性的锰化合物，患癌的人较多，我国食管癌集中高发病区的河北、河南、山西及四川的调查资料也表明病区饮用水中缺锰。这些结果提示我们：锰和钙可能与某些疾病有关，应给予足够的重视。

在南京哮喘病患者与对照组比较中，患者的发锰和发镍含量显著低于对照组，其他元素无显著差异。另外，还有人认为，通过测定血清中的镍和锰的含量来诊断心肌梗死比用测定血清中谷草转氨酶（SGOT）更准确。因此发锰和发镍含量也许能反映人体健康状况。

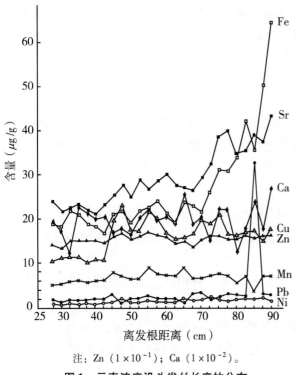

注：Zn（1×10^{-1}）；Ca（1×10^{-2}）。

图1 元素浓度沿头发丝长度的分布

总之，在本工作中发现少儿、老人和某些患者头发中钙、锰、锶和镍含量比正常成人低。

5. 老人白发与黑发元素含量的比较

将同是老年组中的 15 例白发和 15 例灰白发单独统计，结果发现钙和锰的含量是灰白发显著低于黑发，而白发又显著低于灰白发，其他元素无显著差异。由此可见，白发也许是体内缺锰的反映之一。

6. 元素沿头发丝长度的分布

将生长期约 5 年、长 62 cm 的女子（家住郊区的本所职工）长辫等分成 26 段，分段测定结果见图1。由此可见，锰、镍、铜、锌和铅含量从发根部到发梢变化不大，锶和铁则逐步升高，可升高 2~4 倍，而钙的波动较大。Valkovic 报道铅和镍等元素含量沿头发丝升高，发梢的含量最高，锌和铜则较稳定，它们的结果反映了环境污染的情况。本实验结果未见升高，这与供样者生活在清洁的环境中是一致的。发铅含量的曲线中有一点远大于平均值，这可能是一次偶然的暴露或者制样过程带进造成的玷污所致。

四、总 结

（1）人发中的元素含量与地区、性别、健康状况、发色等有一定的关系，尤其地区和性别影响更大，因此在进行分析测定时应予以考虑。

（2）人发中钙、锰、锶、镍和锌等元素与人体生长发育、衰老、健康状况似有一定的联系，它们的含量在一定程度上能反映出人体中这些元素的营养状况。

（原载于《营养学报》1983 年第 3 期）

4085 例人发钴测定的研究

——人发钴含量的生物钟现象

（1984）

陈祥友　裘家奎

（南京大学）

[**导读**] 人发中的钴含量呈现明显的性别差异和年龄变化。在 60 岁以前，女性发钴含量高于男性，60 岁以后含量降低很快，反而低于男性，出现剪刀形交叉。男、女性发钴含量都是在婴幼期最高，此后女性在 24~25 岁、男性在 31~32 岁有一高峰值，以后逐渐降低。人发钴含量的这种生物钟现象可以解释女性较男性早熟早衰，女性寿限高于男性，女性身体状况比同龄男性差等许多生理现象。

人发钴含量生物钟现象的发现，对心血管疾病的防治、抗衰老的研究，以及对人生奥秘的揭示都是重要的。

我们用 5 - Cl - PADAB - Co（Ⅱ）分光光度法，测定了 1～88 岁自述无心血管疾病的 4085 人头发中微量元素钴的含量（图 1 和表 1）。其中，男性 2334 例，女性 1751 例，共得数据 14 300 个。据我们研究发现，人发钴含量与心血管疾病呈负相关，且患者发钴含量越低其病情越重。我们剔除了有心血管疾病的 733 例（占被检总数的 17.9%），其中，男性为 435 例（占男性被检人数的 18.6%），女性为 298 例（占女性被检数的 17.0%）。对余下的 3352 例正常人发钴含量（其中，男性 1899 例，女性为 1453 例），根据男女不同性别，按年龄从 1～88 岁绘制发钴含量—年龄曲线。我们分别绘制了：①按 10 个年龄为一组进行统计列表并作图；②按 5 个年龄为一组进行统计列表并作图；③按每个年龄逐个进行统计列表并作图。我们还对被检发样中确定为非正常者按性别年龄组与正常者进行了作图比较。据我们的初步分析，观察到人发钴含量有性别区别，按平均值看女性发钴含量略高于男性，男性发钴含量为 0.192 ± 0.012 $\mu g/g$（1899 例），女性为 0.195 ± 0.016 $\mu g/g$（1453 例）。事实上，在 60 岁以前女性发钴含量高于男性，女性为 0.206 ± 0.1012 $\mu g/g$（1058 例），男性为 0.197 ± 0.013 $\mu g/g$（1444 例）。但在 60 岁以后，女性发钴含量降低很快，反而低于男性。61～88 岁的发钴含量平均值女性为 0.178 ± 0.004 $\mu g/g$（411 例），男性为 0.186 ± 0.005 $\mu g/g$（455 例），即在图上呈现剪刀形交叉。

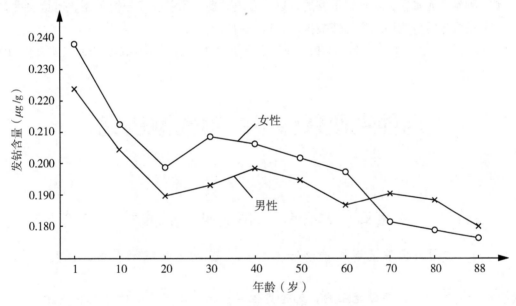

图 1　10 岁为一年龄组男女发钴含量

表 1　10 岁为一年龄组男女发钴含量　　　　　　　　　　　　　单位：$\mu g/g$

年龄组	男性发钴含量（例数）	女性发钴含量（例数）	年龄组（岁）	男性发钴含量（例数）	女性发钴含量（例数）
1 岁	0.224 ± 0.048（25）	0.238 ± 0.045（11）	41～50 岁	0.194 ± 0.035（288）	0.200 ± 0.036（182）
2～10 岁	0.205 ± 0.042（192）	0.211 ± 0.030（136）	51～60 岁	0.186 ± 0.033（273）	0.196 ± 0.033（182）
11～20 岁	0.190 ± 0.038（224）	0.198 ± 0.038（186）	61～70 岁	0.190 ± 0.033（194）	0.181 ± 0.028（170）
21～30 岁	0.193 ± 0.041（226）	0.207 ± 0.038（185）	71～80 岁	0.188 ± 0.034（167）	0.179 ± 0.028（164）
31～40 岁	0.198 ± 0.040（216）	0.025 ± 0.041（176）	81～88 岁	0.180 ± 0.030（94）	0.176 ± 0.031（77）

人类的生、老、病、死是由内因和外因决定的。就其内在因素来看是有规律的，即由"生物钟"调控。人类的生物钟在什么地方？这是科学家极力探寻的课题。根据我们分析人发钴含量与年龄的关系

（按男女性别分类）来看，有一定的规律变化，是一种生物钟现象。这种变化的规律性与临床医学、流行病学的结果吻合，与人类发育、衰老相关。并且可以解释目前临床医学，流行病学及人类衰老变化的一些现象。例如，心血管疾病发病的年龄分布及男性、女性比值；风心病青少年易患；40 岁以上成人易患冠心病，且男性高于女性。衰老有各种表现，最主要是心血管的衰老，微量元素钴与心血管的生长发育、健康状况、造血和代谢有关，因此与衰老有重要关系。根据我们的测定研究，观察到男性、女性在婴幼期发钴含量最高，女性在 24～25 岁，男性则在 31～32 岁发钴含量有一高峰值，以后逐渐降低。由此，我们认为可以解释女性较男性易早熟早衰（提前 5～6 年）的现象。女性一生的发钴含量低点在 57 岁以后出现，接着是 61 岁、65 岁、67 岁、73 岁（最低）、83～84 岁；而男性则在 10 岁、15 岁、20 岁、37 岁、41 岁（最低）、54 岁、58 岁、65 岁、69 岁、72～73 岁、83～84 岁。据此不难解释女性寿限通常大于男性的现象，但到 60 岁左右女性发钴含量急剧下降，由高于男性变为低于男性，在图上呈现剪刀交叉。我们认为由此可以解释长寿老年女性身体通常较相同年龄长寿老年男性差。这些发现与我们祖先几千年来积累的现象相一致，即按通俗说法，"男怕过 41 岁，女怕过 73 岁"，认为这是人生大"关"。我们认为这是有科学道理的，不能说是"迷信"。男女发钴含量在不同年龄的不同变化现象，可能与 DNA 的染色体不同有关。

我们认为，人发钴含量的生物钟现象的发现对心血管疾病的防治、抗衰老的研究，以及对人生奥秘的揭示都是重要的。最后要说明的是，我们的结果还是初步的，还需要进一步完善，特别要指出的是我们仅仅研究了一种生命元素钴，这是很不够的，以后必须对多种元素进行分析研究。但是，我们可以说，人发中微量元素钴含量的生物钟现象已经被揭示，这是相当重要的。

（原载于《全国第一届微量元素与健康学术讨论会论文摘要集》，1984）

几种生理条件下的锶代谢研究

（1993）

秦俊法[1]　李德义[1]　陆伟红[1]　陆　阳[1]　陆文栋[2]　何广仁[2]

（1. 中国科学院上海原子核研究所　2. 苏州医学院附属第二医院）

[导读]　在研究所涉及的年龄范围内，无论男性或女性，江苏苏州地区居民发中 Sr 含量及 Sr/Ca、Sr/Mn 含量比均有随增龄缓慢升高的趋势；无论年龄如何，女性发 Sr 含量显著高于男性，Sr/Ca、Sr/Mn 含量比也显著高于男性；女性妊娠时，发 Sr 含量显著降低。

人发中 Sr、Mn、Ca 行为的类似性，表明 Sr 也参与人体的生理功能，并受到体内平衡机制的调控。

Sr 是一个很值得重视的微量元素。1949 年，Rygh 报道饲料中 Sr 或 Ba 的不足可导致大鼠和豚鼠生长受抑，骨骼和牙齿钙化降低。1986 年，刘元芳等用淡水纤毛虫——梨形四膜虫做实验，证明 Sr 浓度在 $1.0～10.0\ \mu g/mL$ 对该细胞群体生长繁殖有促进作用。但直到今天，Sr 的必需性仍未得到证实（或否定）。20 世纪 60 年代，人们对动物中 Sr 代谢曾进行过广泛的研究。近年来，随着医学微量元素学兴起，Sr 的研究又重新受到了人们的重视。然而，人体的 Sr 代谢研究仍很少见诸报道。本文报告几种生理条件下人体 Sr 含量变化。

材料与方法

发样取自苏州地区健康居民 1265 人（男 497、女 768 人）、孕妇 1023 人。健康居民的年龄为 0～68岁，孕妇年龄 21～35 岁。发样一律由后脑枕部剪取，离头皮 2～3 cm。

样品经规范化程序清洗、干燥、称重和灰化后制成实验用靶，采用 100 毫居[238]Pu 源激发 X 射线荧光分析法（XRF）测定头发中 Sr、Mn、Ca 含量。方法的准确度用人发标准参考物质 GBW09101 核对，其测定值与标准值在误差范围内一致。

结果与讨论

Sr 的化学性质与 Ca 类似，而 Sr、Mn、Ca 间又存在显著的正相关关系，故本研究同时测定了 Sr、Mn、Ca 含量。

（一）发中 Sr 含量的年龄变化

0～10 岁健康儿童发中 Sr、Mn、Ca 含量列于表 1。可见，在这一年龄范围内，Sr、Mn、Ca 含量无显著的年龄变化。Sr/Ca 和 Sr/Mn 比值的变异系数在 20% 以内（表 2）。

表 1　0～10 岁苏州儿童发中 Sr、Mn、Ca 含量

年龄（岁）	性别	例数	Sr（$\mu g/g$）	Mn（$\mu g/g$）	Ca（$\mu g/g$）
0～1	男	65	2.59±1.19	1.92±0.81	697±201
	女	64	3.20±1.59	2.03±0.87	774±277
1～2	男	56	2.43±1.17	2.10±0.79	703±194
	女	62	3.61±2.11	2.40±0.96	846±295
2～3	男	53	2.10±1.18	2.22±1.00	680±168
	女	46	3.14±1.71	2.08±0.86	748±236
3～4	男	29	2.08±0.81	2.10±1.04	618±130
	女	15	3.06±1.81	2.07±0.65	734±225
4～5	男	38	2.19±1.25	2.29±0.96	589±138
	女	27	3.62±2.32	1.84±0.72	756±294
5～6	男	31	2.61±1.45	2.56±1.47	664±226
	女	33	3.03±2.03	1.87±0.87	692±250
6～7	男	24	2.45±1.32	2.08±0.88	718±180
	女	31	3.16±1.89	1.75±0.64	784±245
7～8	男	24	2.20±1.08	1.97±1.03	658±220
	女	15	4.80±4.26	1.95±0.92	1027±439
8～9	男	15	3.17±1.51	2.62±0.96	764±164
	女	12	2.96±1.21	2.12±0.64	765±139
9～10	男	12	2.72±1.06	1.93±0.97	765±108
	女	11	4.50±2.56	2.05±0.75	935±343

表 2　苏州儿童发中 Sr/Ca、Sr/Mn 比值

	男（347）	女（316）		男（347）	女（316）
Sr/Ca×10³	3.58±0.31	4.33±0.32	Sr/Mn	1.10±0.18	1.75±0.35

注：括号内为例数。

不同年龄段健康人发中 Sr、Mn、Ca 含量列于表 3。可以看出，在所研究的年龄范围内，发中 Sr 含量有随着年龄增加而升高的趋势。

表 3　不同年龄段健康人发中 Sr、Mn、Ca 含量

年龄（岁）	性别	例数	Sr（$\mu g/g$）	Mn（$\mu g/g$）	Ca（$\mu g/g$）
0~10	男	347	2.41 ± 1.21	2.18 ± 1.02	689 ± 222
	女	316	3.34 ± 1.94	2.04 ± 0.85	819 ± 324
11~20	男	53	2.85 ± 1.47	1.86 ± 0.91	805 ± 221
	女	50	3.91 ± 2.26	1.84 ± 0.87	859 ± 288
21~50	男	57	3.26 ± 1.75	1.76 ± 0.73	866 ± 258
	女	370	6.30 ± 4.01	2.10 ± 1.08	1212 ± 458
>51	男	40	3.51 ± 1.92	2.03 ± 1.28	856 ± 302
	女	32	6.79 ± 4.68	2.34 ± 0.85	1179 ± 568

为了估计发中 Sr/Ca、Sr/Mn 含量比的年龄变化模式，我们检验了它们（Y）与年龄（X）的数学关系：$Y = \alpha + \beta X$。所得回归参数列于表 4，表中 β 值均为正，说明 Sr 与 Ca 或 Mn 的比值随增龄而升高。

表 4　Sr/Ca、Sr/Mn 与年龄关系的回归参数

	男			女		
	α	β	γ	α	β	γ
Sr/Ca × 10³	3.342	0.010	0.989	4.058	0.031	0.993
Sr/Mn	1.274	0.010	0.775	1.738	0.026	0.906

注：γ 为相关系数。

（二）发中 Sr 含量的性别差异

为了表征 Sr 含量的性别差异，我们用参数 QR：

$$QR(A) = \frac{\overline{A}（女）}{\overline{A}（男）}$$

表示男性、女性发中元素含量或含量比的比值，其中，A 代表元素含量或元素含量比，$\overline{A}$ 代表该元素含量或元素比的平均量。

由试验可知，各年龄段健康人发中 Sr、Mn、Ca 含量，无论是 Sr 含量或 Sr 与 Ca 或 Mn 的比值均是女性高于男性。

（三）妊娠时发中 Sr 含量变化

孕妇发中 Sr、Mn、Ca 含量列于表 5。与对照组相比较，其含量均显著下降（$P < 0.001$）。其中，Sr 的含量平均下降 30%，Mn 含量平均下降 18.4%，Ca 含量平均下降 15.3%。

Sr/Ca 含量比随孕妇年龄增加而降低，从妊娠 4 个月（本研究取样时间）起，Sr/Mn 含量比的变化趋势与 Sr/Ca 含量比类似。

表 5　妊娠时发中 Sr、Mn、Ca 含量变化

妊娠月数	例数	年龄（岁）	Sr（$\mu g/g$）	Mn（$\mu g/g$）	Ca（$\mu g/g$）
4	81	26.4 ± 1.7	4.96 ± 3.62	1.80 ± 0.74	1072 ± 485
5	311	26.3 ± 2.2	4.12 ± 2.64	1.77 ± 0.81	959 ± 332
6	320	26.4 ± 2.0	3.85 ± 2.09	1.84 ± 0.88	974 ± 320

续表

妊娠月数	例数	年龄（岁）	Sr（$\mu g/g$）	Mn（$\mu g/g$）	Ca（$\mu g/g$）
7	197	26.5 ± 2.2	3.78 ± 2.20	1.82 ± 0.80	976 ± 307
8	147	26.2 ± 2.0	3.78 ± 1.84	1.88 ± 0.98	965 ± 262
9	55	25.9 ± 1.8	3.26 ± 1.65	2.17 ± 1.06	925 ± 270
10	2	23.5 ± 0.7	4.09 ± 1.20	1.82 ± 0.92	902 ± 396
平均	1023	26.3 ± 2.1	3.99 ± 2.18	1.84 ± 0.88	974 ± 339
对照组	107	28.4 ± 1.6	5.68 ± 3.56	2.25 ± 1.56	1149 ± 480

我们在研究微量元素与衰老关系时，曾观察到上海居民及 80 岁以上老年人发中 Sr、Mn、Ca 含量有类似的年龄分布模式。Sr 与 Ca 有类似的化学行为，Sr 与 Mn 之间存在正相关关系，研究生物体对 Sr—Ca 或 Sr—Mn 甄别对了解 Sr 的生理功能有重要意义。在动物试验中发现，幼年大鼠血浆、尿、骨和软组织中有最高的 Sr/Ca 含量比，其后随增龄而降低。但 Taylor 等并未观察到哺乳幼鼠对 Sr 与 Ca 的这种吸收甄别。人体中的 Sr—Ca、Sr—Mn 行为还很少有人研究过。我们用人发对 3 种生理条件（年龄、性别和妊娠）所做的研究表明：①在研究所涉及的年龄范围内，无论男性或女性，发中 Sr 含量及 Sr/Ca、Sr/Mn 含量比均有随增龄缓慢升高的趋势；②无论年龄如何，女性发中 Sr 含量显著高于男性，Sr/Ca、Sr/Mn 含量比也显著高于男性；③妊娠时发中的 Sr 含量显著降低，Sr/Ca、Sr/Mn 含量比也降低。

由此可见，人体中的 Sr 代谢与 Ca、Mn 有一定的联系，人发中 Sr、Mn、Ca 行为的类似性似乎表明，Sr 也参与人体的生理功能，并受到体内平衡机制的调控。我们将进一步研究人体病理条件下的 Sr 代谢行为及 Sr 的生理作用机制。

（原载于《微量元素科学进展》，杭州大学出版社，1993）

头发中微量元素锶与年龄关系的研究

（1994）

刘喜珍　韩　青　胡志宏　殷　峰

（大连医学院附属第一医院）

[导读] 辽宁大连人在 1~70 岁年龄范围内，男性、女性发锶含量随年龄呈正态分布，即青少年期随增龄而升高，成年期达稳定的最高峰，老年前期和老年期随增龄而降低。在 10~50 岁期间，女性发锶含量显著高于男性。

人发锶含量与年龄的关系提示，锶可能与人的内分泌系统有关。发锶含量与人体衰老及性功能是否有一定关系，有待于进一步的研究。

Marie 等的研究表明，口服小剂量的锶能增加骨的生成且不改变骨的吸收。Blakely 认为女性在妊娠和哺乳期骨锶含量升高。Pashal 分析了美国人头发中金属微量元素含量的年龄依赖性，发现在 12~14 岁以前，微量元素锶含量有随年龄的增长而升高的趋势，但是发锶含量与年龄的关系尚未见详细报道。为此，本研究针对不同年龄正常人发锶含量进行测定，并分析了发锶含量与年龄的关系。

1 材料与方法

1.1 仪器

美国 Perkin – Elmer 公司的 ICP/6500 型电感耦合等离子体光谱仪。

1.2 试剂

1.2.1 去离子水（0.055 μS） 通过 Milli – QSP 超纯水装置获得。

1.2.2 稀释液 0.2%（V/V）高纯级硝酸（北京化工厂）含 0.1%（V/V）TritonX – 100（美国 Sigma）。

1.2.3 丙酮（分析纯） 进口分装。

1.2.4 硝酸锶（光谱纯） 上海试剂一厂。

1.2.5 锶的标准液（1000 mg/L） 溶解 2.415 g 硝酸锶于 100 mL 去离子水和 10 mL 浓盐酸中，再用去离子水稀释到 1 L 即可。

1.3 样品

1.3.1 头发的预处理 自头颈背后靠近头皮的部位，用不锈钢剪刀取头发样品，并将其剪短，先后浸泡在丙酮和去离子水中 3 次，每次 5 min。然后把样品置于 50 ℃ 干燥过夜。在每个洗涤阶段样品用实验室用的混合器作 10 s 的短促摇动。

1.3.2 头发灰化 称取发样 50～100 mg 置于 450 ℃ 灰化 12 h，取出待冷却至室温后加 1.5 mL 高纯浓硝酸，200 ℃ 加热 2 h，取出冷却，以稀释液稀释至刻度（10 mL）。

1.4 方法

用美国 ICP/6500 型电感耦合等离子体光谱仪进行测定。其工作条件为等离子体氩气（99.9%），气体流量为 4.0 L/min，雾化气 1.0 L/min，辅助气 1.0 L/min，R.F. 功率为 1000 W，波长为 407.77 nm。先对锶的标准液进行测定，再测定空白对照，而后对样品进行测定。每份样品连续测定 3 次，取其平均值，CV 值不超过 2.0%。

2 结果与讨论

2.1 不同年龄组男女发锶的平均含量及比较

不同年龄组男女发锶的平均含量各不相同（表1）。统计分析结果表明，1～10 岁年龄组男 0.49 ± 0.14 μg/g，女 0.46 ± 0.16 μg/g，男女发锶含量无差别（$t = 1.66$，$P > 0.05$），随着年龄的增长男女发锶含量出现显著的差异性，男性发锶含量明显低于女性。11～20 岁，男 2.05 ± 1.13 μg/g，女 4.63 ± 2.40 μg/g，发锶含量有明显的差异（$t = 5.18$，$P < 0.001$）；21～30 岁，男 5.94 ± 2.07 μg/g，女 12.80 ± 3.47 μg/g 发锶含量有极显著性差异（$t = 10.69$，$P < 0.001$）；31～40 岁，男 5.48 ± 1.52 μg/g、女 12.39 ± 3.94 μg/g，发锶含量有明显的差异性（$t = 13.21$，$P < 0.001$）；41～50 岁，男 3.24 ± 1.57 μg/g，女 9.03 ± 2.77 μg/g，发锶含量亦有明显差异（$t = 3.50$，$P < 0.001$）；51～60 岁，男 1.47 ± 0.53 μg/g，女 1.55 ± 0.89 μg/g，发锶含量无差别（$t = 0.49$，$P > 0.50$）；61～70 岁，男 0.66 ± 0.27 μg/g，女 0.51 ± 0.33 μg/g，发锶含量无差别（$t = 0.85$，$P > 0.20$）。

表1 不同年龄组男女发锶平均含量

年龄（岁）	男性		女性		P
	例数	平均含量（μg/g）	例数	平均含量（μg/g）	
1～10	115	0.49 ± 0.14	129	0.46 ± 0.16	> 0.05
11～20	62	2.05 ± 1.13	71	4.63 ± 2.40	< 0.001
21～30	47	5.94 ± 2.07	40	12.80 ± 3.47	< 0.001
31～40	50	5.48 ± 1.52	36	12.39 ± 3.94	< 0.001

续表

年龄（岁）	男性		女性		P
	例数	平均含量（μg/g）	例数	平均含量（μg/g）	
41～50	39	3.24±1.57	31	9.03±2.77	<0.001
51～60	42	1.47±0.53	35	1.55±0.89	>0.50
61～70	36	0.66±0.27	23	0.51±0.33	>0.20

2.2　男女发锶含量与年龄的关系

利用计算机绘制的1～70岁男女发锶含量与年龄的分布图，可观察到男女发锶含量随着年龄的增长呈正态分布（表2）。在婴儿和青少年期发锶含量几乎与年龄无相关关系。当年龄增长到一定程度即达成年人时，发锶含量达到最高峰，并稳定在一定范围内，在此范围内发锶含量波动极小，这一较为稳定的发锶含量在老年前期和老年期又随着年龄的增长而降低。表明发锶含量与年龄存在着一定的相关性。男性，1～10岁年龄组，性功能还未开始发育，发锶含量与年龄的增长无明显的相关性（$r=0.1530$）；在性功能发育期即11～20岁，发锶含量伴随着年龄的增长而升高，二者呈显著的正相关（$r=0.7331$）；到性功能发育完全成熟时即21～30岁，发锶含量达到最高峰，此阶段发锶含量较稳定，上下波动极小，与年龄无明显的相关关系（$r=-0.0206$）；31～40岁，发锶含量亦无明显改变，仍处于恒定水平（$r=-0.2394$），与年龄增长无明显的相关性。在41岁以后，随着年龄的增长发锶含量不断降低，两者趋于负相关。41～50岁发锶含量与年龄的相关系数为$r=-0.4604$；51～60岁发锶含量与年龄的相关系数为$r=-0.4415$；61～70岁发锶含量与年龄的相关系数为$r=-0.2391$。对于女性，1～10岁，发锶含量亦与年龄无明显的相关性（$r=0.1411$）；到了性功能发育期即11～20岁，发锶含量与年龄呈明显的正相关关系（$r=0.8143$）；在21～30岁的年龄组，女性的性功能发育完全成熟，此时发锶含量最高（表1），并且波动范围极小，几乎恒定在同一水平，发锶含量与年龄无明显的相关性（$r=-0.2044$）；到31～40岁，性功能仍处于较旺盛期，发锶含量仍处于较恒定范围内，与年龄无明显的相关性（$r=-0.3422$）；41岁以后，随着年龄的增长性功能逐渐减退，发锶含量明显降低，两者趋于负相关关系。41～50岁发锶含量与年龄的相关系数为$r=-0.6747$；51～60岁相关系数为$r=-0.6587$；61～70岁发锶含量与年龄亦无明显相关性（$r=-0.2839$）。

表2　男女发锶含量与年龄关系

年龄（岁）	男性		女性	
	例数	r	例数	r
1～10	115	0.1530	129	0.1411
11～20	62	0.7331	78	0.8143
21～30	47	-0.0206	40	-0.2044
31～40	50	-0.2394	36	-0.3422
41～50	39	-0.4604	38	-0.6747
51～60	42	-0.4415	35	-0.6587
61～70	36	-0.2391	23	-0.2839

2.3　人体内锶的分布

人体内含锶约300 mg，不同地区有差异。本研究取样于头发，是由于生长期头发有许多微血管伸到发根中，使头发中基质细胞能与血液、淋巴液和细胞外液密切接触和渗透，所以能代表人体内蛋白质和微量元素的代谢情况。因此，近年来利用头发作为评价体内微量元素的代谢、营养状况，日益引起人们的注意。由于锶在自然界中分布广泛、含量较高及普遍存在于所有生命体内，所以人体各组织器官无不含锶。

2.4 人体内分泌系统对发锶含量的影响

人体的生长发育过程就是性成熟的过程，在此过程中内分泌系统起了重要的调节作用。有人认为衰老是由于随着年龄增长，内分泌激素分泌不足所致，特别是性激素分泌不足的直接后果。性激素是人体较为重要的一类激素。在婴儿期，性激素的分泌量是很低的，由表1及表2的结果可见，此阶段人发锶含量较低，且与年龄无明显相关性。随着青春期的到来，促性腺激素大幅度增加，本研究测定这一阶段（11~20岁）人发锶含量随着年龄的增长逐渐升高，且与年龄呈显著的正相关。到40岁以后，男女性腺功能开始逐渐减退，60岁时减退到与10岁时的性功能水平相近似。结合本研究的结果可以提示我们，人发锶含量与年龄的关系可能与人的内分泌系统有关。Furukawa等研究了经含锶无血清培养基培养出来的角化细胞的特征及实际意义。研究表明 Sr^{2+} 能代替 Ca^{2+}，Sr^{2+} 在培养角化细胞生长方面起着有丝分裂的作用，而且 Sr^{2+} 还能代替 Ca^{2+} 刺激角化细胞的增殖。人体95%的表皮细胞是由角化细胞组成的，这说明 Sr^{2+} 对人体表皮细胞的抗衰老起着一定的作用。综上所述，发锶含量与人体衰老及性功能是否有一定关系，有待于进一步的研究。

（原载于《营养学报》1994年第3期）

头发铅含量研究及其临床应用

（1993）

曾隆强[1]　张效兰[1]　庞海岩[1]　刘长福[1]
张玉华[2]　战立功[2]　黄雪梅[2]　赵学忠[2]

（1. 河南省分析测试中心　2. 郑州市儿童医院）

[导读] 河南省10个地区城乡不同生理期健康男性、女性发铅含量分布有一定的规律性：无论男女和城乡，新生儿发铅值都维持在一个几乎相同的水平，是人生发铅含量的最低水平期。幼儿期发铅含量最高，男女平均值约为新生儿的13倍。其次为婴儿期，再次为学龄前期，其发铅值也均达到较高水平。此后随增龄开始下降，到成年后较稳定。不同生理期，男女发铅值几乎无明显差异，但城乡差异较大，城市普遍高于农村。

检验发铅值，对判断是否存在过度铅接触及纠正过量铅吸收有重要意义。补充钙和锌，是治疗体铅过量的重要方法之一。

众所周知，铅污染环境，损害人体健康，直至现在，仍未得到有效控制。长期少量摄入铅，虽无明显症状，但会造成积累性损害。发现铅接触，预防铅吸收，对于保障人们健康，特别是儿童健康是很有意义的。

当前，作为判断人体铅接触或铅吸收的重要指标，常用的有血铅、发铅和齿铅。头发有其易取、易送、易存、易测等优点，本文以发铅为对象来研究和表征铅接触和铅吸收。

一、材料与分析方法

材料：取各受检对象枕后部位，距头皮1~3厘米头发，重量0.5~1克。

分析：采用电感耦合等离子体发射光谱法，仪器为 J-A 96-975，前处理和测试工作条件参阅文献，测定元素有钙、镁、铁、锌、铅等。

采用国家人发标准物质 GBW09101 为参照物，对分析过程进行质量控制。结果表明，本法分析值与国家人发标准物质值均相符，其中铅的分析值为 $7.1 \pm 0.2\ \mu g/g$，标准值为 $7.2 \pm 0.7\ \mu g/g$。

二、不同生理期健康人发铅含量的研究

取河南省 10 个地区城乡 1407 例不同生理期健康男女头发，进行了分析测试。生理期分为：1—新生儿期；2—婴儿期；3—幼儿期；4—学龄前期；5—学龄期；6—青春期；7—青年期；8—中年期；9—老年期。

测定结果见表 1。各生理期男女、城乡人群发铅含量变化曲线如图 1 和图 2 所示。

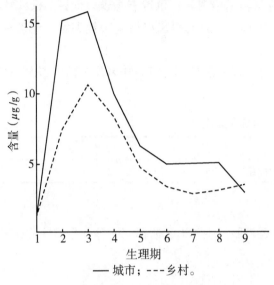

图 1　不同生理期健康人发铅含量（城市）　　　　图 2　不同生理期健康人发铅含量（男女）

表 1　不同生理期健康人发铅含量

年龄组	性别	例数	Pb（$\mu g/g$）	地区	例数	Pb（$\mu g/g$）
新生儿期	男	73	1.06 ± 1.81	城	120	1.09 ± 1.75
	女	86	1.11 ± 1.39	乡	44	1.39 ± 1.01
婴儿期	男	103	12.85 ± 7.84	城	142	15.44 ± 9.55
	女	90	12.63 ± 8.54	乡	51	6.98 ± 5.99
幼儿期	男	107	14.85 ± 9.73	城	145	15.80 ± 9.01
	女	95	13.46 ± 9.61	乡	57	10.33 ± 11.32
学龄前期	男	117	9.82 ± 8.01	城	159	10.26 ± 6.35
	女	93	10.47 ± 8.08	乡	51	8.24 ± 7.13
学龄期	男	90	6.66 ± 6.07	城	105	6.01 ± 3.79
	女	65	3.89 ± 5.05	乡	50	4.41 ± 5.45
青春期	男	46	4.06 ± 4.63	城	62	4.82 ± 3.44
	女	65	4.12 ± 3.09	乡	49	3.15 ± 4.56
青年期	男	65	4.69 ± 4.29	城	88	4.82 ± 5.34
	女	72	3.31 ± 3.80	乡	49	2.53 ± 2.32
中年期	男	65	4.31 ± 5.39	城	96	4.97 ± 5.09
	女	80	3.82 ± 2.86	乡	49	2.86 ± 3.18
老年期	男	40	2.63 ± 2.43	城	47	2.91 ± 2.49
	女	50	3.22 ± 3.12	乡	43	3.25 ± 3.05

三、发铅在临床上的应用

根据上述对不同生理期健康人群发铅含量的研究，并参照一些文献，我们认为不同生理期健康人群应有不同参考值。我们采用如下数值：婴儿、幼儿 < 24.8 μg/g；学龄前儿童 < 18.5 μg/g 作为临床诊断试行标准。高于此标准的可认为有铅吸收或过度铅接触。

在近 13 000 例门诊检查中，有 8.16% 发铅含量超过 24.8μg/g，这些病例约 70% 伴有发锌、发钙含量低于正常参考值。

多年前有人也曾应用高钙和高维生素 C 饮食有效地预防了铅中毒；也曾有报道，低钙、低锌饮食可增加机体对铅的滞留及对铅毒的易感性。据此并参照有关资料，我们提出以调整微量和宏量元素平衡和补充维生素作为治疗方案，以发铅含量作为疗效判断主要指标。

治疗对象：取发铅含量超过 24.8 μg/g 的患儿 134 例，随机分取 94 名和 40 名作为治疗组与对照组，两组基本情况见表 2。

表 2 治疗组与对照组基本情况

组别	男	女	<2 岁	2~4 岁	5~7 岁	组别	男	女	<2 岁	2~4 岁	5~7 岁
治疗组	56	38	67	22	5	对照组	23	17	27	12	1

治疗方法：

治疗组除给予富含维生素、蛋白质丰富的饮食外，还口服维生素 C、葡萄糖酸锌、葡萄糖酸钙等。

对照组服用市场上常见的几种营养饮品。

疗程：两组均为 3 个月。

治疗结果：治疗组发铅含量恢复正常 62 例，好转 16 例，总有效率 81.15%。对照组痊愈 1 例，好转 2 例，总有效率 7.5%。两组疗效差异显著。

四、讨 论

（1）不同生理期人群发铅值变化较大，无论男女和城乡，新生儿发铅值都维持在一个几乎相同的水平，没有明显差异，是人生发铅值的最低水平期。幼儿期发铅值最高，城市幼儿发铅值约为新生儿的 15 倍，农村约为 7 倍，男女平均值约为新生儿的 13 倍。其次为婴儿期，再次为学龄前期，其发铅值也均达到较高水平。此后随着年龄增长，发铅值开始下降，到成人后较稳定。

（2）从婴儿期到学龄前期，发铅值一直处于很高的水平，说明在这些生理期对铅的接触和吸收具有一定特殊性。除了有些儿童在一定场合或条件接触含铅玩具，或食入含铅品而造成铅摄入外，更重要的是自身的铅吸收功能而导致的易感性，其机制可能在于小儿的排泄、代谢功能未臻完善，胃肠道对铅的吸收率比成人更高。有资料曾估量婴幼儿和儿童肠道对铅的吸收率约为 53% 和 42%。

（3）不同生理期健康男女发铅值几乎无明显差异，说明性别对铅的吸收无明显关系。本研究结果也证实，城市人口各生理期发铅值水平普遍高于农村。临床资料也表明，发铅值超标准的患儿数量，交通密集区和市区 > 近郊 > 远郊。这与城市工业排放物及汽车尾气等环境因素的影响密切相关。

（4）本临床资料表明，发铅值水平与治疗确有对应关系，发铅值不但可以反映人体在某一时期的铅接触情况，也可以反映和表征人体内部铅含量水平。检验发铅值，对判断是否存在过度铅接触及纠正过量铅吸收有重要意义。

（5）补充宏量元素钙和微量元素锌是治疗体铅过量的重要方法之一。这与铅同钙、锌间相互作用有密切关系。有资料报道，补充高锌饲料后，雄大鼠的血铅值降低，肝、肾、肠胃铅含量降低。

（原载于《江西医学院学报》1993 年第 3 期）

儿童和老年人头发中的铅和铁含量

（1994）

秦俊法[1]　李德义[1]　陆伟红[1]　陆　阳[1]

陆文栋[2]　何广仁[2]　郑志学[3]

（1. 中国科学院上海原子核研究所　2. 苏州医学院附属第二医院
3. 上海市老年学研究所）

[导读] 上海和江苏苏州 0～10 岁儿童，不论男性或女性，头发中铁和铅含量均随增龄而降低，但 0～1 岁婴儿低于 1～2 岁幼儿。上海市 80 岁以上女性老年人头发铁和铅含量都随增龄而增加。儿童期的头发铁和铅含量平均分别比老年期高约 2 倍和 3 倍。

本研究提示，要特别警惕铅对儿童，特别是婴幼儿的危害。

微量元素与人体生长、发育和衰老的关系我们已从 Sr、Mn、Ca 等元素的有益功能方面进行过讨论，本文着重分析儿童和老年人头发中的 Pb 和 Fe 含量，以探讨儿童和老年人发 Pb 和发 Fe 含量的分布特征及其对行为和功能的可能影响。

1　实　验

在上海市区取正常儿童（0～10 岁）发样 473 份（男 305，女 168），80 岁以上正常女性老年人发样 172 份；在苏州地区取正常儿童发样 663 份（男 347，女 316）。共计取发样 1308 份（男 652，女 656）。

发样均取自后脑枕部，离头皮 1～2 cm。发样的处理及测定方法同文献，用人发标准物质 GBW09101 作质量监控。

2　结　果

2.1　儿童发中的 Pb 和 Fe 含量

上海和苏州儿童发中的 Pb 和 Fe 含量测定结果分别列于表 1 和表 2。由表可见，对于 0～10 岁儿童，不论男性或女性，发中的 Pb 和 Fe 含量均随增龄而降低（$P < 0.05$ 或 $P < 0.01$）；苏州男性的发 Pb 平均含量显著高于女性（$P < 0.01$），苏州女性的发 Fe 平均含量显著高于男性（$P < 0.01$）；上海儿童发中 Pb 和 Fe 含量无显著性别差异。

表 1　上海儿童发中的 Pb 和 Fe 含量　　　　　　单位：$\mu g/g$

年龄范围	男			女		
	Pb（n）	Fe（n）	Fe/Pb	Pb（n）	Fe（n）	Fe/Pb
~1	24.6±15.8（36）	39.7±19.5（36）	1.61	26.1±15.6（28）	47.1±20.1（28）	1.80
~2	24.7±12.2（58）	43.0±17.1（58）	1.74	25.4±13.3（31）	44.1±16.5（31）	1.74
~3	27.0±19.0（43）	36.4±13.0（42）	1.35	23.6±15.4（29）	44.6±17.8（29）	1.89
~4	18.9±9.3（44）	40.1±19.5（44）	2.12	16.6±6.8（25）	37.8±15.2（25）	2.28

续表

年龄范围	男			女		
	Pb（n）	Fe（n）	Fe/Pb	Pb（n）	Fe（n）	Fe/Pb
~5	21.4±12.3（44）	39.9±16.4（44）	1.86	10.5±7.8（16）	34.3±18.8（16）	3.27
~6	14.2±10.1（24）	28.6±17.1（24）	2.01	13.3±7.1（11）	33.0±6.8（11）	2.48
~7	13.0±14.1（20）	29.3±8.9（20）	2.25	6.7±3.3（12）	33.9±12.8（12）	5.06
~8	11.4±6.0（21）	30.1±13.5（21）	2.64	11.3±7.9（5）	33.8±26.1（5）	2.99
~9	11.1±7.6（10）	24.7±9.7（10）	2.23	6.0±6.1（6）	25.5±12.5（6）	4.25
~10	9.2±4.5（5）	33.5±15.6（5）	3.64	6.0±2.8（5）	31.6±15.1（5）	5.27
平均值	20.6±13.2（305）	37.0±16.6（305）	1.80	18.8±13.5（168）	39.3±16.4（168）	2.09

表2　苏州儿童发中的 Pb 和 Fe 含量 单位：μg/g

年龄范围	男			女		
	Pb（n）	Fe（n）	Fe/Pb	Pb（n）	Fe（n）	Fe/Pb
~1	15.6±11.2（65）	22.5±9.3（65）	1.44	16.7±14.8（64）	27.9±13.2（64）	1.67
~2	20.4±12.7（56）	24.0±9.5（56）	1.18	25.9±16.1（62）	31.4±11.5（62）	1.21
~3	23.8±20.2（53）	24.8±10.8（53）	1.04	17.5±10.8（46）	29.6±11.5（46）	1.69
~4	15.6±11.0（29）	20.7±7.3（29）	1.33	11.7±13.1（15）	16.1±5.8（15）	1.38
~5	12.3±8.4（38）	18.4±9.5（38）	1.50	4.4±2.2（27）	19.9±10.4（27）	4.52
~6	10.0±9.8（31）	21.2±11.5（31）	2.12	4.8±2.8（33）	19.4±6.7（33）	4.04
~7	8.6±5.9（24）	17.2±7.9（24）	2.00	5.0±2.6（31）	19.6±9.2（31）	3.92
~8	9.2±6.5（24）	19.2±10.2（24）	2.09	4.0±1.8（15）	16.7±6.1（15）	4.18
~9	3.8±1.7（15）	14.2±10.6（15）	3.74	3.3±1.9（12）	14.3±6.6（12）	4.33
~10	6.0±2.2（12）	12.0±8.7（12）	2.00	3.5±1.6（11）	18.3±13.0（11）	5.23
平均值	15.9±13.1（347）	21.9±10.0（347）	1.38	13.1±12.8（316）	24.6±12.0（316）	1.88

2.2　老年人发中的 Pb 和 Fe 含量

上海 80 岁以上老年女性发中 Pb 和 Fe 含量的测定结果列于表3。由表3 可以看出，80 岁以上老人发中的 Pb 和 Fe 含量均随增龄而增加（$P < 0.01$）。

表3　上海80岁以上老年女性发中的 Pb、Fe 含量 单位：μg/g

年龄	n	Pb	Fe	Fe/Pb
80~	37	3.56±2.43	8.58±4.19	2.41
83~	19	3.12±2.13	11.8±11.4	3.78
86~	11	4.45±2.15	9.40±6.60	2.11
89~	35	4.70±2.12	16.0±8.7	3.40
92~	53	4.97±3.16	17.9±8.3	3.60
95~	26	6.10±2.67	20.3±9.5	3.33
98~	5	5.09±2.71	19.3±4.5	3.79
平均值	186	4.58±2.57	14.9±7.8	3.25

3　讨　论

3.1　发中 Pb、Fe 含量随年龄的变化

发中 Pb、Fe 含量已有不少人作过测定。何金生等报道，北京 1 岁以下儿童发中 Pb 含量最高，以后随增龄而降低：到 7～14 岁时，发中 Pb 含量降到 1 岁时的 1/5。陈振捷等报道，天津学龄儿童发中 Pb、Fe 含量随增龄而降低。李翰芳等也观察到上海学龄前儿童发中 Pb、Fe 含量有与上述相类似的年龄变化。老年人发中 Pb、Fe 含量的年龄变化报道较少，但刘国柱等和潘伟文等观察到长寿老人（90 岁以上）发 Fe 含量随增龄增加。我们不仅证实了儿童发中 Pb、Fe 含量随增龄降低的事实，而且还证明了老年人（至少是女性老年人）发中 Pb、Fe 含量随增龄而增加（图1）。这表明，儿童年龄越小，发中 Pb、Fe 含量越高；老年人年龄越大，发中 Pb、Fe 含量越高。图 1 中，1 为上海（本工作）：儿童［Pb］＝29.399 － 2.320［年龄］（$r = -0.965$），儿童［Fe］＝48.398 － 2.457［年龄］（$r = -0.874$），老年［Pb］＝ －7.291 ＋0.132［年龄］（$r = 0.859$），老年［Fe］＝ －47.020 ＋0.686［年龄］（$r = 0.926$）；2 为苏州（本工作）：儿童［Pb］＝22.44 － 2.02［年龄］（$r = -0.885$），儿童［Fe］＝28.18 － 1.41［年龄］（$r = -0.898$）；3 为天津（相关文献值）：儿童［Pb］＝26.96 － 2.30［年龄］（$r = -0.979$），儿童［Fe］＝21.97 － 1.20［年龄］（$r = -0.934$）；4 为北京（相关文献值）：儿童［Pb］＝26.58 － 3.62［年龄］（$r = -0.997$）。

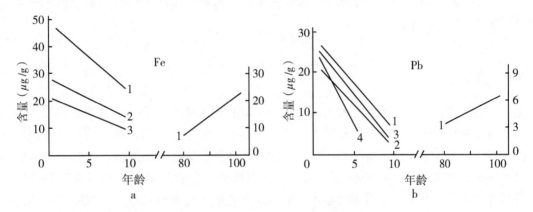

图1　儿童和老年人发中 Fe、Pb 含量随年龄的变化

3.2　低水平 Pb 中毒与行为、功能障碍

早已发现，人体内 Pb 负荷与儿童智能和行为有着密切的联系。Pihl 和 Parkes 观察到学习低能的儿童发 Pb 含量为正常儿童的 4 倍。Needleman 等对 2146 例小学 1～2 年级学生所做的调查表明，在低水平 Pb 接触的情况下，高 Pb 儿童的 11 种课堂行为评分都显著低于低 Pb 儿童，其他 58 项神经精神评估也表明高、低 Pb 儿童有显著差异。此外，低水平慢性 Pb 中毒可能也是许多疾病的重要病因因子或贡献因子。但慢性轻微 Pb 接触一般不会引起临床症状，而且随着时间的推移，Pb 中毒的临床和实验室证据也会消失，但由此造成的神经和脑损伤却是不可逆转的。因此，对于轻微的慢性 Pb 接触，特别是儿童的慢性 Pb 接触应引起特别注意。

3.3　发 Pb 和发 Fe 含量的正常范围

正常人头发中的 Pb、Fe 含量之间保持着一定的比例关系。根据我们的研究，不管年龄如何，男性发中 Fe/Pb 比值应为 2.0～3.5，女性发中的 Fe/Pb 比值应为 2.5～5.5，低于上述下限时应怀疑有 Fe 缺乏或 Pb 接触过量。由表 1 和表 2 可以推知，0～4 岁儿童的发中 Fe/Pb 比值显著低于上述正常范围，因而对低幼儿童的 Pb 接触或 Fe 供给应予以特别重视。就元素的绝对值而言，我们认为，儿童发 Pb 含量应低于 40 $\mu g/g$（成人亦然），发 Fe 含量应高于 5 $\mu g/g$。

（原载于《核技术》1994 年第 7 期）

天津市区健康人头发中微量元素分析

（1987）

孙大泽　徐适生　陈振捷　张绍先　徐力平

（天津市技术物理研究所）

[导读]　天津市 7 岁以下女孩发钙含量显著高于同龄期男孩，其他元素基本上不存在性别差异。20～40 岁阶段，女性头发钙、锰、铁、镍、硒含量十分显著地高于男性。60 岁以后人发中 9 种元素含量都不存在性别差异。成年期头发微量元素含量比较稳定，儿童生长期和 60 岁以后衰老期明显减低。0.5～1 岁儿童发铅含量最高，比成年人平均高 4 倍以上；钙、锌含量最低，钙含量仅为成年人的 1/5。

人发中钙、锰、铬、锌、硒等微量元素含量变化，能基本上反映人从出生→成人→衰老的整个生理变化。

一、引　言

地球上分布的元素主要通过饮食进入人体。它们被吸收到血液中供给各个组织的需要，参与人体的新陈代谢。人发可视作人体的一个微量元素排泄器官。由于头发生长缓慢，所以能在一定程度上反映人体较长一段时期内微量元素代谢的情况，从而可了解身体中微量元素的缺乏或过多的信息。世界卫生组织和国际原子能委员会都建议通过分析人发来标志人群微量元素的营养水平和环境污染程度。本文用 XRF 方法分析了 305 例 7 岁以下儿童和 248 例 18 岁以上成年人头发中 Ca、Cr、Mn、Fe、Ni、Cu、Zn、Pb、Se 9 种元素含量。比较了天津市区与上海和国外一些地区的分析结果，还探讨了人发中微量元素与人的生长、衰老和地质、饮食构成的关系。

二、人发样品的采集

我们收集了 300 余例新生儿至 7 岁健康儿童的发样。新生儿是经过体检、身体健康的妇女正常分娩的胎儿；其他来自天津 7 个市区的 20 个托幼园所，他们按照我国 9 市儿童、青少年体格发育标准进行体检，确认为健康的儿童。270 余例成年人发样来自天津市区的机关、学校、科研单位。60 岁以上老人的发样是从一个敬老院收集的，这些人身体健康，没有患慢性疾病。

三、人发样品的分析

供样人理发时收集 1 g 发样，清洗灰化后，用加有内标 Y 的高纯硝酸溶解，制成人发样品靶。用 12.6×10^8 Bq（34mCi）的 ^{238}Pu 平面源、80 $mm^2 \times 5$ mm 的 Si（Li）探测器（能量分辨为 190 eV）和 40 系列多道分析器组成同位素源激发 X 射线荧光分析谱仪（XRF），对人发样品靶做能谱分析，给出头发中 Ca、Cr、Mn、Fe、Ni、Cu、Zn、Pb、Se 元素的含量。

四、分析结果和讨论

天津市区健康人头发中 9 种元素含量的中位值、算术平均值和它的标准偏差列入表 1。

表1　天津市区健康人头发中微量元素含量

单位：μg/g

年龄区间(岁)	类别	例数	Ca 中位值	Ca 平均值	Cr 中位值	Cr 平均值	Mn 中位值	Mn 平均值	Fe 中位值	Fe 平均值	Ni 中位值	Ni 平均值	Cu 中位值	Cu 平均值	Zn 中位值	Zn 平均值	Pb 中位值	Pb 平均值	Se 中位值	Se 平均值
新生儿	总体	10	920	1018±291	检测极限以下		2.87	3.62±1.45	24.0	36.0±12.4	0.77	0.94±0.65	12.2	15.5±6.5	193	184±52	17.3	21.1±26.8	0.62	0.57±0.30
0.5~1.5	男	17	278	304±60	0.53	0.66±0.61	1.98	2.00±0.61	15.6	22.3±15.0	0.74	0.81±0.28	11.9	12.6±3.5	72	71±23	29.1	29.4±9.3	0.36	0.38±0.10
	女	12	361	367±84	0.58	0.71±0.41	1.86	1.80±0.34	20.0	21.6±6.1	0.82	0.88±0.30	13.0	12.5±3.0	73	71±23	25.8	26.5±7.5	0.42	0.40±0.10
	总体	29	303	330±84	0.58	0.68±0.53	1.96	1.91±0.52	19.3	21.1±11.0	0.77	0.84±0.28	12.2	12.5±3.2	73	71±23	26.1	28.2±8.6	0.39	0.30±0.10
1.6~2.9	男	42	382	386±95	0.45	0.50±0.43	1.71	1.73±0.48	18.4	21.4±9.4	0.80	0.79±0.23	11.4	11.7±2.1	88	90±25	17.5	20.2±10.7	0.27	0.26±0.10
	女	34	456	477±117	0.52	0.51±0.40	2.19	2.21±0.89	21.8	23.4±11.2	0.76	0.73±0.32	10.6	11.2±2.6	81	84±24	23.2	22.9±6.5	0.37	0.36±0.14
	总体	76	412	472±114	0.51	0.50±0.41	1.87	1.95±0.73	20.6	22.4±10.2	0.77	0.77±0.27	10.9	11.5±2.3	86	87±24	20.8	21.4±9.1	0.29	0.30±0.13
3.0~6.9	男	100	340	412±250	0.73	0.74±0.58	1.25	1.36±0.64	18.6	21.9±12.4	0.61	0.63±0.34	9.6	9.7±1.9	96	98±30	10.3	12.3±9.6	0.21	0.21±0.13
	女	100	498	637±345	0.52	0.54±0.57	1.36	1.41±0.75	16.3	19.2±10.8	0.53	0.53±0.28	8.7	9.0±1.8	92	90±28	9.2	12.7±8.7	0.31	0.30±0.15
	总体	200	431	535±321	0.62	0.64±0.58	1.33	1.39±0.70	16.8	20.5±11.7	0.58	0.58±0.32	9.1	9.3±1.9	93	93±30	10.1	12.5±9.1	0.25	0.28±0.15
0.5~6.9	男	159	350	403±205	0.58	0.67±0.55	1.52	1.51±0.65	18.3	21.8±11.9	0.71	0.69±0.32	10.1	10.5±2.4	91	92±28	12.7	15.8±9.8	0.23	0.23±0.13
	女	146	493	580±309	0.58	0.54±0.52	1.58	1.62±0.82	18.7	20.4±10.7	0.62	0.61±0.31	9.2	9.7±2.4	87	87±27	16.1	16.3±9.7	0.33	0.32±0.15
	总体	305	400	492±276	0.58	0.61±0.54	1.54	1.56±0.73	18.4	21.2±11.3	0.65	0.65±0.32	9.8	10.1±2.4	89	90±28	13.5	16.1±9.7	0.28	0.28±0.14
20~29	男	26	1038	1141±362	0.87	0.98±0.69	1.98	2.12±1.30	15.8	18.1±12.7	0.53	0.53±0.33	11.0	12.7±4.2	150	157±30	5.2	6.1±3.9	0.35	0.36±0.21
	女	38	2310	2338±910	1.45	1.92±1.45	5.80	5.78±1.80	30.9	32.2±15.1	1.35	1.55±0.85	12.5	13.2±4.2	184	190±41	4.4	4.9±3.0	0.97	1.07±0.46
	总体	64	1700	1848±945	1.20	1.52±1.27	3.40	3.13±1.60	24.4	26.0±15.7	0.90	1.09±0.78	11.8	13.0±4.2	174	177±39	4.6	5.5±3.4	0.67	0.81±0.51
30~39	男	30	988	1050±409	0.84	0.83±0.79	2.09	2.24±0.80	14.2	15.8±8.9	0.48	0.53±0.29	10.1	11.1±3.0	158	160±41	4.9	5.7±3.8	0.42	0.44±0.17
	女	49	1590	1881±821	0.66	0.77±0.69	3.28	3.69±1.80	24.0	28.9±14.4	0.74	0.82±0.43	12.4	13.6±5.9	162	170±37	5.7	6.8±4.4	0.55	0.57±0.23
	总体	79	1365	1566±801	0.78	0.79±0.73	2.67	3.13±1.60	20.1	23.6±13.8	0.67	0.69±0.45	11.8	12.6±5.1	166	166±39	5.3	6.4±4.1	0.47	0.52±0.22
40~49	男	27	856	928±328	1.20	1.23±0.82	1.87	1.89±1.20	14.4	15.2±6.1	0.65	0.68±0.30	11.8	13.2±4.9	155	160±45	4.9	6.3±4.6	0.53	0.51±0.22
	女	39	1892	2159±853	0.33	0.69±0.76	3.08	3.06±1.41	28.0	28.4±15.4	0.65	0.62±0.42	11.9	13.0±4.9	171	174±47	6.0	8.2±4.5	0.53	0.59±0.29
	总体	66	1481	1656±917	0.67	0.91±0.83	2.39	2.60±1.40	18.5	22.6±14.2	0.65	0.64±0.38	11.9	13.1±4.9	162	168±47	5.6	7.4±4.6	0.53	0.56±0.27
50~59	男	22	807	884±342	0.60	0.80±0.63	1.46	1.80±1.40	11.4	11.5±3.7	0.35	0.40±0.31	9.8	10.2±2.0	155	159±26	4.8	5.7±4.1	0.36	0.40±0.28
	女	18	1521	1695±1025	0.72	0.72±0.51	1.57	2.07±1.40	14.6	17.6±10.9	0.50	0.61±0.46	11.0	11.5±3.4	157	168±47	4.5	5.3±2.9	0.54	0.63±0.41
	总体	40	1183	1249±829	0.66	0.78±0.58	1.49	1.90±1.30	11.9	14.3±8.4	0.42	0.50±0.40	10.5	10.8±2.8	150	163±37	4.8	5.5±3.9	0.45	0.50±0.36
60岁以上	男	11	515	618±421	0.86	0.57±0.59	1.04	1.15±0.77	10.9	16.0±8.5	0.93	0.75±0.69	10.0	11.1±4.4	150	175±77	5.3	6.9±5.3	0.16	0.25±0.20
	女	6	571	790±495	0.47	0.38±0.47	1.72	1.90±1.54	18.5	22.4±15.9	0.42	0.46±0.17	9.7	9.8±1.6	114	121±24	6.9	11.9±1.3	0.23	0.26±0.20
	总体	17	531	679±441	0.64	0.50±0.50	1.23	1.41±1.12	13.5	18.4±11.7	0.64	0.65±0.57	9.8	10.6±3.6	135	156±68	5.4	8.2±7.0	0.19	0.26±0.20
20岁以上	男	116	906	970±392	0.87	0.93±0.75	1.85	1.94±1.09	14.8	15.5±8.9	0.53	0.57±0.38	10.4	11.8±3.9	156	161±42	5.0	6.1±4.1	0.39	0.41±0.23
	女	150	1590	2024±910	0.79	1.01±1.06	3.23	3.75±2.37	24.6	27.6±15.0	0.75	0.92±0.68	12.1	12.9±4.9	168	174±43	5.4	6.5±4.1	0.60	0.70±0.40
	总体	266	1388	1564±898	0.82	0.98±0.94	2.45	2.96±2.11	17.9	22.2±13.9	0.64	0.77±0.59	11.6	12.4±4.5	162	168±43	5.1	6.3±4.1	0.51	0.57±0.40

天津市区人发中微量元素含量的显著性统计检验结果列入表2。

表2 天津市区人发中微量元素含量的显著性检验（P 值）

比较类别	Ca	Cr	Mn	Fe	Ni	Cu	Zn	Pb	Se
20～29 岁男、女	<0.001	<0.005	<0.001	<0.001	<0.001	>0.5	<0.001	<0.20	<0.001
30～39 岁男、女	<0.001	>0.50	<0.001	<0.001	<0.002	<0.05	<0.50	<0.50	<0.01
40～49 岁男、女	<0.001	<0.01	<0.001	<0.001	>0.50	>0.50	<0.50	<0.10	<0.50
50～59 岁男、女	<0.005	>0.50	>0.50	<0.02	<0.10	<0.10	>0.50	>0.50	<0.05
60 岁以上男、女	<0.50	>0.50	<0.20	<0.50	<0.50	<0.50	<0.20	<0.05	>0.50
20 岁以上男、女	<0.001	>0.50	<0.50	<0.001	<0.001	<0.05	<0.02	<0.50	<0.001
20 岁以上男性 / 7 岁以下	<0.001	<0.002	<0.001	<0.001	<0.001	<0.001	<0.001	<0.001	<0.001
20 岁以上女性 / 7 岁以下	<0.001	<0.001	<0.001	<0.001	<0.001	<0.001	<0.001	<0.001	<0.001
20 岁以上总体 / 7 岁以下	<0.001	<0.001	<0.001	<0.05	<0.005	<0.001	<0.001	<0.001	<0.001

从表1和表2可以看出，7岁以下女孩的发 Ca 显著高于同龄的男孩，其他元素基本上不存在性别上的差异。对于成年人，20～40 岁时女性头发中 Ca、Mn、Fe、Ni、Se 的含量十分显著地高于男性，特别是 20～30 岁年龄组女性比男性高 1 倍以上。随着年龄的增长，有显著性差异元素的个数和差异程度都明显减少。在 60 岁以上，人发中分析的 9 个元素都不存在性别差异。

新生儿头发中多种微量元素接近，甚至超过母亲的水平，然后很快下降。在 0.5～1 岁时，Ca、Zn 含量降到人生的最低水平，特别是发 Ca 仅为成年人的 1/5。Fe、Ni、Cu 含量变化不大，Cr、Mn 含量也偏低，仅有 Pb 含量非常高，达到成年人的 4 倍以上。

随着儿童的生长发育，头发中含量偏低的元素逐渐增高，而 Pb 量却很快下降。但是，在 7 岁时 Ca、Cr、Mn、Zn、Se 仍非常显著低于成年人水平。

对于男性成年人，头发中微量元素含量经显著性检验后发现，除 60 岁年龄组外，Cr、Fe、Ni、Cu、Zn、Pb、Se 的含量基本上不随年龄变化。仅 Ca 随年龄增加有明显下降（Mn 稍有减少）。60 岁年龄组头发中大多数元素含量都明显偏低。

对于成年的女性，20～30 岁年龄组头发中 Ca、Cr、Mn、Fe、Ni、Zn、Se 的含量都明显高于其他年龄组。30～59 岁时 Ca、Cr、Mn、Fe、Ni、Cu、Zn 的变化不大。60 岁以后这些元素含量又明显下降，尤其是 Ca 减少的十分厉害，已接近同年龄组男性发 Ca 的含量。仅发 Pb 的含量与年龄无关。

上海、日本、巴基斯坦等地的人发中微量元素含量列入表3。

表3 各地健康人头发中微量元素含量 单位：$\mu g/g$

取样地区	类别	例数	Ca	Cr	Mn	Fe	Ni	Cu	Zn	Pb	Se
上海	男	120	1590±965	0.71±0.76	3.41±1.74	10.4±3.67	0.64±0.44	8.71±2.16	163±32	6.1±5.7	
	女	120	2073±762	0.51±0.44	8.10±4.0	13.4±7.47	1.53±1.41	9.68±3.70	181±38	4.3±3.2	
日本	总体	342	1150±1140	0.82±1.66	1.08±3.80	35±33		12.7±9.6	183±59		1.18±4.2
巴基斯坦	男	60		1.44±1.35	3.26±3.10	46.5±30.3		9.3±4.7	254±69		1.05±0.28
	女	45		1.39±1.18	5.9±3.7	58.9±36.3		10.2±4.9	256±87		0.98±0.30
	总体	105		1.42±1.29	4.27±3.60	51.1±33.3		9.6±4.3	255±77		1.03±0.29

天津与上海市成年人头发中微量元素含量相比：天津的发 Cr、Fe、Cu 偏高，Mn、Ni 偏低，其中女性发 Fe 高达 1 倍，而发 Mn 仅为上海的 1/2。男性的发 Ca 低于上海，统计检验有显著意义，而两地的发 Zn、Pb 十分接近。

发达国家日本居民头发中，Ca、Mn 含量明显低于天津居民，而发 Fe、Zn 偏高，特别是发 Se 要超过 1 倍，而发 Cu 和 Pb 十分接近。

不论男性还是女性，亚洲南部伊斯兰堡－拉瓦尔品第居民头发中，Mn、Fe、Zn、Se 都明显高于天津居民，而发 Cu 却明显偏低。它的发 Zn 含量是几个地区中最高的。

五、结　论

人发中 Ca、Cr、Mn、Zn、Se 等微量元素的变化与人体新陈代谢密切相关，能基本上反映人从出生→成人→衰老的整个生理变化。女性成年期头发中 Ca、Mn、Fe、Ni、Se 等元素明显高于男性，反映了生育期的需要。青年处于生理活动最旺盛的时期，头发中各种元素的含量也达到了最高值。成年期的微量元素含量比较稳定，儿童生长期和 60 岁以上的衰老期微量元素明显减少，而且个体差异很大。在这两个阶段应当注意人体生理必需元素的缺乏或平衡的破坏，它们可能是一些慢性病的病因或疾病体征的一个方面。天津市区儿童发 Pb 比成年人高几倍，而 Pb 是有害元素，影响人体神经和大脑发育。儿童发 Pb 过高可能来自大城市的环境污染，应引起我们的足够重视。

人体中微量元素与当地土壤、饮水中各种元素的含量和饮食构成密切相关。与外地相比，天津市区人发中 Mn 偏低，Cu 偏高，可能是"水土"原因。我国由于地质和饮食构成的原因，缺 Fe 性贫血比较普遍，所以发 Fe 比日本、巴基斯坦等国显著偏低。天津处于我国土壤的低 Se 地带，所以居民头发中 Se 含量低很多。我国饮食构成中肉类比重低，所以发 Zn 也较低。

0.5～7 岁儿童的体检和发样采集工作是天津市儿童保健所杨葆真等同志完成的，在此表示谢意。

（原载于《核化学与放射化学》1987 年第 3 期）

聊城市 14 岁以下儿童部分微量元素
头发含量的检测分析研究

（2004）

袁桂荣　刘　燕

（聊城市妇幼保健站）

[**导读**] 对山东聊城市区和农村两县 64 村的调查结果表明，14 岁以下儿童头发钙、铁、铜、锌、铅含量在不同地域、不同性别、不同年龄阶段之间存在显著差异。铅偏高和锌缺乏是主要问题，钙、铁两种元素也居缺乏状况，应当引起各部门的重视。另外，铁、铜过剩也是一个不容忽视的健康问题。

人发中微量元素的检测，完全可以代替血中微量元素的检测，并具有简便、低价、易接受的优点，可以作为检测微量元素的有效方法进行推广。

微量元素和矿物质与人类健康，特别是幼儿的生长发育有着密切的关系，是维持人体生命活动不可缺少的物质。而这些元素的营养不足或过高，将引起多种疾病，严重损害人类尤其是儿童的健康。随着我国计划生育工作的开展，优生优育日益引起人们的重视。研究聊城市儿童微量元素的流行病学规律，对指导我市的计划生育工作，提高人口素质有重要的现实意义。在多种微量元素中，我们重点研究了与儿童关系密切的 Ca、Fe、Cu、Pb、Zn 在体内的含量及其影响因素。2003 年 1~7 月，我们对 3075 名 14 岁以下儿童头发中 Ca、Fe、Cu、Pb、Zn 含量进行了测定，并调查分析儿童头发中各种元素含量之间及其与儿童性别、年龄、营养状况等因素之间的关系。现将结果报告如下。

资料与方法

1 研究对象

分为城市组和农村组两大组，城市组为聊城市城区，农村组随机抽取高唐、阳谷两县，在高唐、阳谷两县分别抽取了 30 个村和 34 个村，对抽取村的 14 岁以下的儿童全部进行健康体检，近半年内无服用 Ca、Fe、Zn 制剂史，其中城市组 831 人，男 430 人，女 401 人；农村组 2244 人，男 1206 人，女 1038 人。

2 方法

让每个调查对象填写《聊城市 0~4 岁儿童微量元素调查表》，对其家庭情况、身体发育、有无疾病等方面进行全面了解。用不锈钢剪刀剪取枕部发际离头皮 1~3 cm 的头发，每人不少于 0.5 g，装入纸袋保存。应用北京第二光学仪器厂生产的 WFX-1D 型原子吸收分光光度计及国产的空心阴极灯进行头发中 Ca、Fe、Cu、Pb、Zn 含量的测定，仪器工作参数见表 1。

表 1 仪器工作参数

参数	Ca	Fe	Cu	Pb	Zn
灯电流（mA）	3	3	3	3	3
波长（nm）	422.7	248.3	324.8	283.3	213.9
光谱通带（nm）	0.4	0.2	0.4	0.4	0.4
空气流量（L/min）	2.5	2.5	2.5	2.5	2.5
乙炔流量（L/min）	8.0	8.0	8.0	8.0	8.0

按《医学常用数据手册》及本仪器测定方法的标准，发中 5 种元素正常值范围分别为 Ca 350~800 $\mu g/mL$、Fe 30~60 $\mu g/mL$、Cu 8~14 $\mu g/mL$、Pb 5~20 $\mu g/mL$、Zn 100~260 $\mu g/mL$。

结 果

对 3075 例 14 岁以下健康儿童头发中 Ca、Fe、Cu、Pb、Zn 的相关性分析后发现，Pb 和 Zn 呈非常显著负相关（$P<0.01$）；Cu 和 Pb 呈非常显著正相关（$P=0.001$）（见表 2、表 3）。

表 4 表明：城市儿童与农村儿童头发中，Ca、Cu、Zn 含量差异显著（$P<0.05$），农村儿童 Ca 含量低于城市儿童，城市儿童缺 Zn 较农村儿童严重，农村儿童体内 Cu 含量明显高于城市儿童。

表 5 表明：0~7 岁组，Ca、Fe、Zn 含量明显低于 8~14 岁组（$P<0.01$），Pb 含量 0~7 岁组明显高于 8~14 岁组（$P<0.01$）。

表 6、表 7 表明：在缺乏的 Zn、Fe、Cu、Ca 等元素中，除了 Cu 的缺乏与年龄没有显著性差异外（$P>0.05$），其余 3 种都在年龄上存在显著差异（$P<0.05$）。在性别方面，Ca 缺乏女性高于男性，Fe 的缺乏男性高于女性，Cu、Zn 与性别无显著差异。

表 10 表明：微量元素缺乏的儿童易伴有不同程度的临床表现，如食欲不振、身体虚弱、头发干黄、易感冒等，但从群体上观察，对身高、体重、头围等体格发育方面无明显不良影响。

表2　儿童发中5种元素含量比较

	Ca	Fe	Cu	Pb	Zn
均值	674.1	31.82	10.90	12.71	98.00
标准差	38.32	4.124	3.200	5.342	28.03
总体均数范围	674.1±75.11	31.82±8.083	10.90±6.272	12.71±10.47	98.00±84.91

表3　3075例健康儿童头发中5种元素含量相关分析

	项目	性别	年龄	Ca	Fe	Cu	Pb	Zn
年龄	相关系数	-0.083	1	-0.003	-0.021	-0.038	-0.028	0.025
	P值	0.343		0.973	0.812	0.662	0.745	0.777
Ca	相关系数	0.014	0.003	1.000	0.098	0.135	0.288	0.927
	P值	0.875	0.973		0.260	0.120	0.001	0.150
Fe	相关系数	-0.157	-0.021	0.098	1.000	0.162	0.146	
	P值	0.516	0.812	0.260		0.061	0.092	0.090
Cu	相关系数	-0.072	-0.038	0.135	0.162	1.000	0.257	0.298
	P值	0.406	0.662	0.120	0.061		0.003	0.008
Pb	相关系数	0.039	-0.028	0.288	0.146	0.257	1.000	0.500
	P值	0.652	0.745	0.001	0.092	0.003		
Zn	相关系数	-0.123	0.025	0.150	0.090	0.008	-0.228	1.000
	P值	0.157	0.777	0.084	0.298	0.927	0.008	

表4　城区儿童及农村儿童头发中微量元素及测定结果

组别	Ca	Fe	Cu	Pb	Zn
城区 ($n=831$)	511.6±133.3	26.3±11.6	9.4±5.3	71.9±11.3	98.1±35.4
农村 ($n=2244$)	444.2±117.3	21.7±13.7	12.1±6.5	19.7±13.7	132.9±34.1
P	<0.05	>0.05	<0.05	>0.05	<0.05

表5　5种微量元素不同年龄之间的比较

元素	年龄段	n	含量	T	P
Ca	0~7岁	986	361.29±228.73	6.39	<0.01
	8~14岁	2089	474.5±278.967		
Fe	0~7岁	986	18.50±6.34	2.23	<0.05
	8~14岁	2089	29.70±9.86		
Cu	0~7岁	986	9.39±2.92	0.56	>0.05
	8~14岁	2089	9.64±2.94		
Zn	0~7岁	986	87.5±31.74	4.91	<0.01
	8~14岁	2089	115.5±40.84		
Pb	0~7岁	986	139.38±19.70	5.83	<0.01
	8~14岁	2089	201.29±41.98		

表6 4种微量元素缺乏情况

元素	n	缺乏例数		缺乏率（%）		总缺乏率
		0~7岁	8~14岁	0~7岁	8~14岁	（%）
Ca	3075	550	266	17.89	8.65	26.54
Fe	3075	142	66	4.62	2.14	6.76
Cu	3075	33	31	1.07	1.01	2.08
Zn	3075	736	458	23.93	14.89	38.83
合计	3075	798	478	25.95	15.54	41.50

表7 发锌、铁、铜、钙缺乏情况比较

性别	人数	Ca		Fe		Cu		Zn	
		缺乏人数	%	缺乏人数	%	缺乏人数	%	缺乏人数	%
男	1636	366	22.37	187	11.43	34	2.08	617	37.71
女	1439	450	31.27	21	1.46	30	2.08	577	40.10
合计	3075	816	26.54	208	6.76	64	2.08	1194	38.83

表8 发锌、铁、铜、钙偏高情况比较

性别	人数	Ca		Fe		Cu		Zn	
		偏高人数	%	偏高人数	%	偏高人数	%	偏高人数	%
男	1636	197	12.04	62	3.79	292	17.85	2	0.12
女	1439	130	9.03	578	40.17	109	7.57	2	0.14
合计	3075	327	10.63	640	20.81	401	13.04	4	0.11

表9 发中铅元素偏高状况

性别	人数	偏高人数	%
男	1639	177	10.82
女	1439	136	9.45
合计	3075	313	10.18

表10 微量元素缺乏与健康的关系

组别	n	身高矮	头围小	食欲不振	体质弱	头发干黄	易感冒
正常	150	20	11	11	12	6	15
缺乏	121	24	10	79	73	27	81
P值		>0.05	>0.05	<0.01	<0.05	<0.05	<0.01

讨 论

　　头发主要是角质化的死细胞，也有活着的生长细胞，毛囊内有脉管供给丰富的血液。头发生长并角质化，角质化的部分中止代谢。因此，头发是组织中蓄积或析出机体的微量元素记录器。

　　微量元素通过与蛋白质和其他有机基团结合，形成了酶、激素、维生素等大分子物质，发挥着重要的生理功能。例如，锌参与体内200多种酶的合成，其中以DNA和RNA聚合酶、胸腺嘧啶核苷激酶最重要，其次是碳酸酐酶，碱性磷酸酶和核酸脱氢酶等。

　　锌影响这些酶的活性，从而与人体的体格生长、智力发育、免疫防卫、创伤愈合等生理功能密切相关。锌是一种对生命攸关的元素，它直接参与核酸和蛋白质的合成，体内很多酶的组成少不了锌。有了锌，很多酶才有活性。锌能促进各种营养物质顺利代谢，分解醇类以防止肝昏迷，促进皮肤、骨骼和器官的生长发育等。人体缺锌，会引起食欲不振、味觉减退、生长发育迟缓、智力差、贫血、免疫力低下、性器官发育不良、脱皮、皮炎、伤口愈合减慢等。因此，对于缺锌的儿童要及时补充含锌的食物，如牡蛎、猪肝、鱼类、鸡蛋、绿色蔬菜等，以防止上述症状的出现。

　　铜为人体所必需，铜的主要生理功能为组成多种氧化酶的成分，如血浆铜蓝蛋白、酪氨酸酶、细胞色素氧化酶、超氧化物歧化酶、赖氨酸氧化酶、多巴胺羟化酶等，因而铜参与能量代谢，血红蛋白合成以及结缔组织的胶原合成等生化过程；铜和铜蓝蛋白具有酶的活性和氧化活性，能增强机体的防御能力。铜缺乏时，会出现贫血、毛发褪色、营养不良、神经衰弱、风湿性关节炎、皮肤弹性差等。对于缺铜的儿童要及时补充含铜的食物，如动物内脏、坚果、河虾、水果等。

　　铁在人体内是一种非常重要的微量元素。血液之所以能运载吸入的氧，主要是铁的微妙作用。铁按其功能可以分为必需和非必需两部分。非必需部分为体内的储备铁，必需部分则参与体内代谢，发挥其生理功能，合成血红蛋白，参与激素的合成或增强激素的作用，维护机体正常免疫功能，合成肌红蛋白等。铁缺乏会出现贫血、免疫力低下、对感染敏感性增高、精神不集中、理解力和记忆力不强、口腔炎等。对缺铁的儿童要多吃猪血、瘦肉、菠菜、贝类等食物。

　　钙是人体必需的宏量元素，它不仅是细胞功能的调节信使，还参与许多酶的活性调节，与镁离子、钠离子、钾离子共同维持神经和肌肉的正常兴奋性，降低毛细血管的通透性，钙构成人体骨骼和牙齿，供给离子化钙是骨质的主要矿物质成分。缺钙会引起小儿佝偻病、骨质疏松、腰腿酸软无力、手足麻木、肌肉痉挛、易激动、头痛等。由于小儿生长发育快，需钙量多，因此要及时补充钙，多吃含钙量高的食物，如贝壳类、黄豆、牛奶、坚果，防止缺钙。

　　铅是对人体有害的重金属元素，它不但广泛应用于工业、交通等许多领域，而且还存在于自然界，通过人的呼吸道、消化道进入人体后，主要以不溶解和磷酸盐形式沉淀于骨骼中。当铅浓度过高时，会影响机体的许多功能，主要损害人的造血系统、肾脏、神经系统和消化系统，导致一系列疾病，如贫血、神经炎、脑炎、动脉硬化、消化道溃疡、儿童智力低下、生长发育迟缓、丧失听觉、导致终身残疾等。尤其铅中毒所造成的损害呈不可逆性，所以更应该引起人类的重视。

　　本文分析研究了 3075 例健康儿童头发中 Zn、Fe、Cu 和 Pb 元素含量之间的相关性。根据相关性分析可以推测，微量元素 Zn 含量低时，Pb 含量可能高；当 Cu 含量高时，Pb 含量可能高；可以此类推，反之亦然。说明儿童缺锌或体内铜含量过高时容易使铅在人体内蓄积，引起铅中毒。对缺锌伴有铅中毒的儿童，适当补锌有可能降低铅含量，少吃含铜较多的食品，如小米、玉米、豆类等对缓冲铅中毒有一定的益处。

　　表 3 表明：城市儿童与农村儿童头发中 Ca、Cu、Zn 含量差异显著（$P < 0.05$），农村儿童含 Ca 量低于城市儿童，城市儿童缺 Zn 较农村儿童严重，农村儿童体内 Cu 含量明显高于城市儿童。农村儿童头发中微量元素锌的含量高于城市儿童，可能与城市儿童饮食习惯及营养概念的差异有关。城市儿童的饮食主要以精细粮食为主，喜欢喝纯净水。农村儿童则以杂粮为主。从食物的微量元素含量来看，锌的含量顺序为：干豆、乳类、硬壳类、杂粮、面粉、蛋类、大米、水果、蔬菜。精细食品的微量元素含量要比杂粮低，纯净水中的微量元素含量更少，因此导致城市儿童锌的食用减少，锌的吸收降低；另外，城市居民因注重饭菜口味过度食用味精，据报道，味精能增加人体对锌的排泄，对儿童生长发育不利。城市儿童钙含量高于农村，主要原因是城市居民对钙的营养有足够的重视。据调查，城市儿童一般在断奶后都进行不同程度的补钙，平时也比较重视对富钙食品的合理食用。而农村儿童则一般以面食和蔬菜为主，家长对有关钙的营养知识比较贫乏，导致了农村儿童发钙低于城市儿童。这也提示应加强农村营养保健

知识的宣传，推行合理的饮食。

表4可见，0~7岁组Ca、Fe、Zn含量明显低于8~14岁组（$P < 0.01$），说明学龄前儿童发育较快，营养相对不足，是补充微量元素的重点人群，同时0~7岁组Pb含量明显高于8~14岁组（$P < 0.01$），因此又是预防Pb中毒的重点人群。这说明年龄越小，对Pb的排泄越慢，越易引起Pb在身体中蓄积，另外Pb在空气中的含量多聚积在离地1米左右的距离，这也是引起7岁以下儿童Pb中毒的重要因素。

儿童体内微量元素含量受体内外多种因素影响，如饮食状况、健康状况以及体内各种微量元素之间的相互作用等。微量元素以多种形式在人体内保持着动态平衡，由于微量元素具有"双重品格"，故其在体内的代谢平衡尤为重要，为使机体能够保持正常的微量元素水平，必要时，要作适当的补充或排泄。

表5、表6表明：通过对3075名儿童微量元素分析，经统计学处理，可以认为，在缺乏的Zn、Fe、Cu、Ca等元素中，除了Cu的缺乏与性别没有显著性差异外（$P < 0.05$），其余3种都有性别显著性差异（$P > 0.05$），而与年龄关系密切相关（$P < 0.05$）（Cu除外）。进一步分析可以看出，0~7岁儿童发中各微量元素含量均明显低于8~14岁学龄儿童，这说明学龄前儿童生长发育较快，再加上膳食结构的因素，营养相对不足，致使造成各种微量元素的严重缺乏。学龄儿童由于生活习惯的改变，活动量增大，膳食结构有所改变，对各种微量元素缺乏相对较轻。总体来看，0~7岁儿童4种微量元素普遍缺乏（41.50%）。

表7、表8表明：Fe偏高方面女性多于男性（$P < 0.05$），发Pb的偏高没有性别显著性差异。

表9表明：微量元素缺乏的儿童易伴有不同程度的临床表现，如食欲不振、身体瘦弱、头发干黄、易感冒等，但从群体上观察对身高、体重、头围等发育指标无明显不良影响，但不能说明微量元素与生长发育没有关系，只是我市儿童总体上微量元素缺乏没有到影响儿童生长发育的程度。从体检结果分析，微量元素缺乏的儿童，有临床症状的概率明显高于正常儿童。因此我们认为，微量元素与儿童的健康生长发育有密切关系。应重视少年儿童营养与健康，尤其是学龄前儿童，调整合理的膳食结构，使饮食多样化，克服偏食等不良习惯，适当补充必要的微量元素，并对其发微量元素经常性的监控，以保障他们的健康成长。

人体中微量元素锌、铁、铜、钙、铅是维持生命活动的重要因素，它们对于儿童身体生长发育、智力成长影响甚为重要。微量元素不足与过剩均可导致各种疾病的发生。

本次调查结果显示，铅偏高与锌缺乏是主要问题，钙、铁两种元素也属缺乏状况，这足以引起我们的重视。锌、铁等主要从食物中吸收，通过新陈代谢中排除。现代医学研究表明，城市儿童食物中钙已不足以供给生长发育需要，大部分必须从活性钙剂中补给。而铅主要来源于汽车尾气与工业废气、家庭装饰的化学物品等。我们可以通过适量补锌、钙，抑制铅在人体的吸收，同时也起到预防铅中毒的作用。要注意环境保护，减少铅对自然界的污染。对儿童铅元素接触应予高度重视，教育小儿不要将涂有油漆的学习用品和玩具放入口中。同时对含铅高的儿童要予以防治，多吃水果和口服排铅药物，以减少铅对人体的危害。

另外，铁、铜过剩也是一个不容忽视的健康问题，现代生活控制铁、铜平衡将是一个很重要的课题。

因此，平衡膳食、平衡营养，保护环境，控制污染，维护生态平衡，维护各种微量元素含量平衡对于保护儿童健康成长具有非常重要的意义。

近10年来，随着社会的进步，许多年轻的母亲产前比较重视孕期营养，产后为了追求形体美往往不注意膳食质量，甚至故意不吃荤腥，减少进食量，使得母乳分泌不足或者质量不高，导致哺乳期的孩子得不到全面的营养。另外，对母乳哺养的孩子，家长不重视及时给孩子添加辅食，或者不能够科学合理的添加辅食，也是造成孩子营养不良的重要因素。

为尽快提高我市儿童尤其是学龄前儿童的营养状况，建议计生、卫生部门与教育、民政、妇联等多部门配合，对于全市育龄妇女进行膳食营养及保健知识的培训，把各种食物的主要营养成分，以及婴幼儿辅食添加的程序、食物种类、添加量等相关知识传授给母亲们，以有效提高全市儿童及市民的营养水平，促进我市优生优育工作再上一个新台阶。

另外，相关数据表明人发中微量元素的检测，完全可以代替血中微量元素的检测，并具有简便、低价、易接受的优点，可以作为检测微量元素的有效方法进行推广。

（原载于《首届山东省微量元素科学研究会会员代表大会暨首届学术研讨会论文汇编》，2004）

新生儿头发微量及常量元素测定

（1996）

陈建文　罗　劲　张丽萍

（包头医学院）

[导读]　内蒙古包头市新生儿男性头发铁含量显著高于女性，而女性头发镁、锶含量则显著高于男性。新生儿头发中的铁、钴、镍、锰、铬、钼、锶、钒、钙、镁含量水平较高，说明胎儿期富集了母体中对胎儿生长发育具有重要作用的多种元素。

根据本文测定结果，提出了包头地区新生儿头发中 11 种元素的正常参考值范围及铝、铅、钡、铍、镉 5 种元素的正常值上限。

微量元素对人体的作用，尤其对胎儿和新生儿生长发育的影响，已引起广泛的关注。本文用法国产 JY - 70（Ⅱ）合并型等离子体光谱仪测定了 104 名健康足月产新生儿头发中 14 种微量元素和 2 种常量元素含量，为包头地区微量元素与健康的研究，提供了新生儿头发中多种元素的基础数据。

1　对象与方法

1.1　对象

在本市居住 3 年以上，无金属作业及有害物质接触史，无慢性疾患及遗传病史，无妊娠并发症，年龄在 25～40 周岁的孕妇所产足月新生儿，出生体重在 2500 g 以上，出生后 3 天内剪取新生儿枕部头发约 0.5 g。

1.2　发样处理

用竹签剔除发样中附着的血痂、胎脂后，将发样依次浸泡在乙醚、丙酮中，各搅拌 10 min，倾去溶剂，加 1% 中性洗衣粉（上海产白猫牌）溶液，温热至 35 ℃左右，并搅拌 20 min 后，倾去洗衣粉溶液，用蒸馏水反复冲洗至无泡沫为止，再用去离子水冲洗数次，沥干水分后，室温干燥。

准确称取处理好的发样 0.2000 g，置于 100 mL 三角烧瓶中，加 4 mL 混酸（优级纯高氯酸 + 硝酸 = 1 + 4），加盖玻片静置过夜，然后移至沙浴上缓缓加热，至冒白烟时取掉玻片，继续加热至白烟逸尽为止。冷却后用去离子水溶解并转移至 10 mL 比色管，再定容成 10 mL。

1.3　元素测定

用法国产 JY - 70（Ⅱ）合并型等离子体光谱仪测定。该仪器可同时测定数十种元素，检出限为 $10^{-2} \sim 10^{-3} \ \mu g/mL$。本文测定 9 种必需微量元素 Co、Cr、Cu、Fe、Mn、Mo、Ni、Sr、V，5 种其他微量元素 Al、Ba、Be、Cd、Pb 和常量元素 Ca、Mg。各元素标准贮备液均系用光谱纯或优级纯试剂配制。

1.4 分析质量控制

采用 GBW09101 人发标准物质（中科院上海原子核研究所提供）作为标准参考物质，本法测定之结果与标准值的比较见表1。按文献方法检验，各元素测定值与标准值之间差异无显著性，表明本法是准确可靠的。用自制混合发样做精密度和加标回收试验，结果见表2。

表 1　标准发样测定结果[*]　　　　　　　　　　　　　　　　单位：$\mu g/g$

元素	Zn	Cu	Co	Cr	Mo	Mn	Ni	Fe	Sr
测定值	189.4±4.4	23.2±1.1	0.135±0.011	4.85±0.35	0.58±0.07	2.86±0.1	3.18±0.10	71.0±3.4	4.09±0.08
标准值	189.0±8.0	23.0±1.4	0.135±0.008	4.77±0.38	0.58	2.94±0.2	3.17±0.40	71.2±6.6	4.19±0.14

元素	V	Al	Ba	Be	Cd	Pb	Ca	Mg
测定值	0.068±0.007	15.0±1.0	5.23±0.47	0.023±0.003	0.112±0.012	7.3±0.2	1065±114	108±10
标准值	0.069	13.3±2.3	5.41	—	0.095±0.012	7.2±0.7	1090±72	105±6

注：*5 次测定结果。

表 2　精密度和加标回收试验结果[*]

元素	测定值范围 （$\mu g/g$）	x （$\mu g/g$）	S （$\mu g/g$）	CV （%）	加标量 （$\mu g/g$）	加标测得值 （$\mu g/g$）	回收率 （%）
Zn	355.4~361.6	357.9	2.38	1.5	200.00	565.1	103.6
Cu	15.08~16.33	15.7	0.48	3.0	10.00	26.1	103.8
Co	1.843~2.314	2.05	0.16	7.8	2.00	3.99	97.3
Cr	2.519~3.253	2.92	0.28	9.6	2.00	4.61	84.5
Mo	1.505~1.628	1.56	0.05	3.2	2.00	3.26	85.0
Mn	1.572~1.950	1.74	0.14	8.0	2.00	3.89	107.5
Ni	3.494~3.806	3.64	0.12	3.3	2.00	5.65	100.5
Fe	50.72~61.55	55.9	3.6	6.5	50.00	110.5	109.2
Sr	8.820~10.400	9.38	0.62	6.6	5.00	14.36	99.6
V	1.105~1.303	1.213	0.078	6.4	1.00	2.091	87.8
Al	41.34~53.99	48.1	4.7	9.8	50.00	99.38	102.6
Ba	4.796~5.902	5.29	0.42	7.9	5.00	10.32	100.6
Be	0.1464~0.1866	0.168	0.014	8.5	0.500	0.702	106.8
Cd	0.8845~1.1320	1.012	0.107	10.6	1.000	1.929	91.7
Pb	15.18~17.61	16.10	0.9	5.6	10.00	24.44	83.4
Ca	1239~1539	1364	128	9.4	500.00	1881	103.4
Mg	297.4~316.3	309.6	6.6	2.1	200.00	529.4	109.9

注：*各为 6 次测定均值。

2　结果与讨论

2.1　测定结果

本组 104 名（男、女各 52 名）新生儿发中 16 种元素测定值的频数分布均呈正偏态，经对数转换后，呈正态或近正态。新生儿发中微量及常量元素的测定结果见表3。由于人体生物材料中元素本底水平存在较大的地区性差异，故建议以本文测定的各必需微量元素及常量元素的第 2.5 百分位数值作为本地区的正常参考值下限，第97.5百分位数值为其上限；以其他各微量元素的第95百分位数值为正常参考值上限。

表3 新生儿发中微量及常量元素含量 单位：μg/g

元素	全距	几何均数	中位数	95%正常值范围
Cu（103）*	6.17~11.68	8.47	8.38	6.49~11.20
Co（102）	0.056~2.050	0.522	0.568	0.102~2.201
Cr（102）	0.906~4.841	1.938	1.851	0.978~4.178
Mo（100）	0.599~2.852	1.306	1.343	0.658~2.501
Mn（99）	0.573~8.362	1.723	1.746	0.626~5.349
Ni（101）	0.193~5.852	1.227	1.473	0.206~4.411
Fe（100）	22.23~490.10	75.97	65.10	24.16~359.50
Sr（104）	7.45~26.00	13.18	13.03	8.73~21.65
V（104）	0.001~2.617	0.344	0.446	0.022~1.876
Al（100）	12.29~80.54	23.90	22.82	57.77
Ba（103）	1.62~12.16	4.77	4.75	8.20
Be（103）	0.0038~0.1274	0.042	0.045	0.105
Cd（104）	0.161~1.836	0.589	0.619	1.268
Pb（104）	0.323~19.359	4.07	4.38	12.94
Ca（100）	805.8~3746.5	2071.2	2108.0	1069.3~3596.0
Mg（104）	241.9~848.6	441.8	425.7	262.3~748.0

注：*括号内数字为样本数。

2.2 讨论

（1）对各元素的中位数值进行 u 检验，比较性别间差异，结果见表4。新生儿男性发 Fe 显著高于女性（$P<0.01$），而女性发 Mg 显著高于男性（$P<0.01$），女性发 Sr 亦高于男性（$P<0.05$），其他各元素性别间无差异或差异不显著。

表4 不同性别新生儿发中元素 单位：μg/g

元素	Cu	Co	Cr	Mn	Mo	Fe	Ni	Sr
男	8.43	0.590	1.895	1.940	1.294	79.05	1.406	11.52
	(51)*	(51)	(51)	(49)	(51)	(50)	(52)	(52)
女	8.31	0.500	1.833	1.514	1.380	57.94	1.176	15.01
	(52)	(51)	(51)	(50)	(52)	(50)	(49)	(52)
u 值	0.5213	1.7710	0.5012	1.6796	1.0357	2.8745	1.0978	2.313
P	>0.10	>0.05	>0.10	>0.10	>0.05	<0.01	>0.05	<0.05
元素	V	Al	Ba	Be	Cd	Pb	Ca	Mg
男	0.494	25.46	4.39	0.043	0.619	4.40	2128.0	396.6
	(52)	(49)	(52)	(51)	(52)	(52)	(49)	(52)
女	0.427	22.22	5.26	0.046	0.557	4.10	1830.0	479.3
	(52)	(51)	(51)	(52)	(52)	(52)	(51)	(52)
u 值	0.8510	1.6187	1.9230	0.6667	1.2698	0.4437	1.9130	3.608
P	>0.10	>0.10	>0.05	>0.10	>0.05	>0.10	>0.05	<0.01

注：*括号内数字为样本数。

（2）Fe、Cu、Zn、Mn、Mo、Co 等必需微量元素形成的酶，均有促进生长发育的作用，缺乏这些元素中任何一种，都可引起生长发育停滞。本组新生儿发中 Fe、Co、Ni、Mn、Sr、V 及 Ca、Mg 等元素的含量水平较高，说明胎儿期富集了母体的多种微量及常量元素，提示这些元素对胎儿生长发育具有重要作用，与文献报道一致。

（3）国内外有关新生儿发中微量及常量元素含量的报道，多数为 Zn、Cu、Ca、Mg 等少数元素，且出入颇大，除可能与地区和测定方法不同有关外，尚受人为因素的影响。本文测定的元素种类多，测定过程中采取了有效的质量控制措施，数据可信，结果具有可比性。

（4）由于微量元素间存在着协同或拮抗作用，因而在研究微量元素与健康和疾病的关系时，只测定少数几种元素是不够的，特别是在研究微量元素与一些危害严重或原因不明的病如肿瘤、心血管疾患、遗传病及地方病的关系时，应对一份试样同时检测多种微量元素及某些常量元素。本文采用的等离子体发射光谱法能够满足这一需要，是较为理想的方法之一。

（原载于《广东微量元素科学》1996 年第 10 期）

山西省太原地区健康老年人常量及微量元素水平研究

（2002）

孙建成[1]　张化仁[2]　黄文传[2]　王世民[3]　侯振民[4]

（1. 山西省卫生厅　2. 山西省疾病预防控制中心　3. 山西省中医学院
4. 山西省中医药研究院）

[导读] 山西太原地区 60~80 岁健康老人发中钒、硼、铁、钼、钛、铅、铍、硅含量显著高于 20~40 岁青年人，而锶、铬、钙、镁含量则显著低于青年人。老年男性发钴、镍含量明显高于青年男性，老年女性发镓、银、锰、镍含量明显低于青年女性。

研究老年人发中微量元素及常量元素蓄积水平，对研究人体微量元素组成分布、研究微量元素生理需要量、制定人体生物材料中微量元素参照值及作为健康评价、疾病诊断与治疗均有重要的现实指导意义。

本研究确认了太原地区老年人和成年人头发中钙、镁、锶、锌等 24 种元素的正常值。

微量元素在临床医学和预防医学中的重要作用及其取得的社会效益，已引起人们的广泛关注。在人体内含量的高低与人体的健康状况、疾病的产生和病理过程的密切程度越来越被人们重视。微量元素的缺乏，可以引起某些疾病，过高可对人体产生毒性作用，同时还可间接反映环境污染的程度。了解微量元素在人体内的含量，从而预防和控制某些疾病发生，对疾病的早期诊断、治疗有着重要意义。

对象和方法

1　对象

采集太原地区健康老年人人发为样本。年龄 60~80 岁，男性平均年龄 68.5 岁，女性平均年龄 66.8 岁，男 150 名，女 86 名。同时采集健康成年人（20~40 岁）男女各 100 名之人发作为对照，男性平均年龄 29.4 岁，女性平均年龄 29 岁。

2 方法

用十二烷基磺酸钠将人发洗涤、烘干、硝化、制备水溶液，采用电感耦合等离子体发射光谱法对其样本进行测定 24 种常量及微量元素，使用由美国 SPSS 公司研制的科研通用电脑软件，对 20 余种元素的含量进行卫生学统计。

3 结果

3.1 见表 1（24 种元素统计结果）。

3.2 必需微量元素在不同年龄、不同性别的健康人发中含量比较，见表 2~表 5。

3.3 有害元素在不同年龄、不同性别的健康人发中含量测定结果比较，见表 6~表 9。

表 1 健康成年与老年人群发中 24 种微量元素测定结果　　　　单位：$\mu g/g$

元素	n	年龄	性别	均值	标准误	标准差	t	P
Cu	91	成年人	男	7.9975	0.172	1.640	4.10	<0.05
	138	老年人	男	7.1630	0.109	1.279		
	97	成年人	女	7.6715	0.134	1.317	1.17	>0.05
	79	老年人	女	7.4411	0.144	1.281		
Zn	93	成年人	男	102.11	1.929	18.601	-0.13	>0.05
	149	老年人	男	102.5	2.590	31.614		
	89	成年人	女	108.7	2.148	20.265	-0.44	>0.02
	81	老年人	女	110.4	3.186	28.672		
Cd	59	成年人	男	0.0440	0.004	0.028	-4.29	<0.05
	68	老年人	男	0.0766	0.007	0.055		
	65	成年人	女	0.0908	0.009	0.074	3.34	<0.05
	25	老年人	女	0.0477	0.009	0.045		
Co	60	成年人	男	0.0330	0.003	0.025	-2.35	<0.05
	17	老年人	男	0.0571	0.010	0.040		
	86	成年人	女	0.0939	0.006	0.53	0.22	>0.05
	30	老年人	女	0.0914	0.011	0.060		
V	61	成年人	男	0.0191	0.002	0.015	-13.06	<0.05
	139	老年人	男	0.0774	0.004	0.048		
	87	成年人	女	0.0790	0.004	0.039	-4.81	<0.05
	83	老年人	女	0.1316	0.010	0.092		
Sr	96	成年人	男	4.2724	0.272	2.660	10.91	<0.05
	126	老年人	男	1.2568	0.052	0.588		
	96	成年人	女	14.677	0.483	4.728	13.02	<0.05
	85	老年人	女	5.4538	0.520	4.790		
Ga	75	成年人	男	0.1849	0.016	0.138	0.21	>0.05
	76	老年人	男	0.1809	0.010	0.090		
	99	成年人	女	0.6776	0.026	0.259	6.95	<0.05
	46	老年人	女	0.3535	0.039	0.266		
Al	89	成年人	男	4.9298	0.310	2.926	-3.38	<0.05
	74	老年人	男	6.9018	0.495	4.255		
	89	成年人	女	9.9397	0.362	3.417	0.05	>0.05
	59	老年人	女	9.8968	0.817	6.272		

续表

元素	n	年龄	性别	均值	标准误	标准差	t	P
Cr	95	成年人	男	8.3324	0.196	1.911	5.68	<0.05
	149	老年人	男	6.1643	0.328	4.001		
	101	成年人	女	6.5288	0.302	3.032	4.94	<0.05
	82	老年人	女	4.1084	0.386	3.499		
B	84	成年人	男	0.8717	0.079	0.720	−8.11	<0.05
	138	老年人	男	1.7247	0.067	0.783		
	88	成年人	女	1.0236	0.061	0.577	−9.61	<0.05
	75	老年人	女	1.9180	0.070	0.610		
Pb	85	成年人	男	2.4885	0.132	1.213	−4.45	<0.05
	132	老年人	男	3.4033	0.158	1.817		
	96	成年人	女	3.0571	0.160	1.517	−1.64	>0.05
	68	老年人	女	3.4703	0.195	1.609		
Be	69	成年人	男	0.0007	0.000	0.000	−18.78	<0.05
	90	老年人	男	0.0037	0.000	0.000		
	96	成年人	女	0.0021	0.000	0.001	−7.38	<0.05
	40	老年人	女	0.0238	0.000	0.001		
Mn	86	成年人	男	0.4975	0.025	0.233	−1.46	>0.05
	136	老年人	男	0.5497	0.026	0.298		
	88	成年人	女	1.0061	0.057	0.530	5.75	<0.05
	66	老年人	女	0.6042	0.041	0.334		
Ca	87	成年人	男	994.83	50.433	470.408	9.75	<0.05
	78	老年人	男	436.69	27.122	239.532		
	88	成年人	女	1916.8	24.955	234.099	10.03	<0.05
	76	老年人	女	1031.9	84.602	737.546		
Ag	59	成年人	男	0.0204	0.002	0.017	−1.28	>0.05
	81	老年人	男	0.0236	0.001	0.013		
	84	成年人	女	0.0535	0.003	0.025	9.03	<0.05
	42	老年人	女	0.0247	0.002	0.011		
Ti	62	成年人	男	0.2844	0.024	0.789	−27.76	<0.05
	135	老年人	男	2.3014	0.069	0.797		
	88	成年人	女	0.9328	0.072	0.677	−7.69	<0.05
	78	老年人	女	1.8607	0.097	0.854		
Ni	69	成年人	男	0.1375	0.010	0.085	−5.82	<0.05
	58	老年人	男	0.2705	0.020	0.156		
	35	成年人	女	0.4705	0.060	0.362	4.17	<0.05
	54	老年人	女	0.2038	0.019	0.139		
Fe	89	成年人	男	11.867	0.396	3.740	−14.19	<0.05
	127	老年人	男	25.754	0.805	10.087		
	93	成年人	女	13.225	0.597	5.760	−7.87	<0.05
	72	老年人	女	22.656	1.040	8.823		
Si	93	成年人	男	1.3772	0.084	0.813	−7.90	<0.05
	41	老年人	男	8.3588	0.879	5.631		
	95	成年人	女	3.0875	0.107	1.048	−6.72	<0.05
	31	老年人	女	11.3474	1.224	6.818		

续表

元素	n	年龄	性别	均值	标准误	标准差	t	P
Mo	76	成年人	男	0.1160	0.010	0.084	-6.83	<0.05
	84	老年人	男	0.3584	0.034	0.313		
	57	成年人	女	0.1584	0.010	0.073	-6.49	<0.05
	64	老年人	女	0.4138	0.038	0.3065		
Mg	94	成年人	男	118.67	6.258	60.671	10.41	<0.05
	136	老年人	男	49.523	2.218	25.863		
	37	成年人	女	363.11	11.712	71.239	13.07	<0.05
	82	老年人	女	133.29	13.114	118.751		
Ba	87	成年人	男	1.5222	0.073	0.681	10.86	<0.05
	132	老年人	男	0.6134	0.041	0.471		
	99	成年人	女	3.5419	0.301	2.991	8.37	<0.05
	72	老年人	女	0.9308	0.084	0.711		
As	71	老年人	男	0.3554	0.0520	0.4378		
	26	老年人	女	0.2937	0.0220	0.1122		
Se	72	老年人	男	0.5246	0.0732	0.6214		
	26	老年人	女	0.1700	0.0576	0.2938		

表 2　健康老年与青年男性必需微量元素比较　　　　　单位：$\mu g/g$

元素	组别		元素	组别	
	青年组（n=65）	老年组（n=50）		青年组（n=65）	老年组（n=50）
Cu	7.9975±1.640（91）	7.1630±1.279（138）*	B	0.8717±0.720（84）	1.724±0.783（138）*
Zn	102.11±18.601（93）	102.5±31.614（149）	Mn	0.4975±0.233（86）	0.5497±0.298（136）*
Co	0.03330±0.025（60）	0.0571±0.040（17）*	Ca	994.63±470.408（87）	436.69±239.532（78）*
V	0.0191±0.015（61）	0.0774±0.048（138）*	Ni	0.1375±0.085（69）	0.2705±0.156（58）*
Sr	4.2724±2.660（96）	1.258±0.588（126）*	Fe	11.867±3.740（89）	25.754±10.087（127）*
Ga	0.1849±0.138（75）	0.1809±0.090（76）*	Mo	0.1160±0.084（76）	0.3584±0.313（84）*
Cr	8.3324±1.911（95）	6.1643±4.001（149）*	Mg	118.67±60.671（94）	49.523±25.863（136）*

注：与青年组比较 * $P<0.05$；"（　）"内数据为例数，以下同。

表 3　健康老年与青年女性必需微量元素比较　　　　　单位：$\mu g/g$

元素	组别		元素	组别	
	青年组（n=70）	老年组（n=64）		青年组（n=70）	老年组（n=64）
Cu	7.6715±1.374（97）	7.4411±1.281（79）	B	1.0236±0.577（88）	1.9180±0.610（75）*
Zn	108.7±20.265（89）	110.4±28.672（81）	Mn	1.0061±0.530（88）	0.6042±0.334（66）*
Co	0.0939±0.053（86）	0.0914±0.060（30）	Ca	1916.8±234.099（88）	1030.9±737.546（76）*
V	0.0790±0.039（87）	0.1316±0.092（83）*	Ni	0.4705±0.362（35）	0.2038±0.139（54）*
Sr	14.677±4.728（96）	5.4538±4.790（85）*	Fe	13.225±5.760（93）	22.656±8.823（72）*
Ga	0.6776±0.259（99）	0.3535±0.266（46）*	Mo	0.1584±0.073（57）	0.4138±0.306（64）*
Cr	6.5288±3.032（101）	4.108±3.499（82）*	Mg	363.11±71.239（37）	133.29±118.751（82）*

注：与青年组比较 * $P<0.05$。

表4　健康老年男女性之间微量元素比较　　　　单位：$\mu g/g$

元素	组别		元素	组别	
	男性组（$n=50$）	女性组（$n=64$）		男性组（$n=50$）	女性组（$n=64$）
Cu	7.1630±1.279（138）	7.4411±1.28（79）	B	1.7247±0.783（138）	1.9180±0.610（75）*
Zn	102.5±31.614（149）	110.4±28.672（81）*	Mn	0.5497±0.298（136）	0.6042±0.334（66）*
Co	0.0571±0.040（17）	0.0914±0.060（30）*	Ca	436.69±239.532（78）	1031.9±737.546（76）*
V	0.0774±0.048（139）	0.1316±0.092（83）*	Ni	0.2705±0.156（58）	0.2038±0.139（54）*
Sr	1.2568±0.588（126）	5.4538±4.790（85）*	Fe	25.754±10.087（127）	22.656±8.823（72）*
Ga	0.1809±0.090（76）	0.3538±0.266（46）*	Mo	0.3584±0.313（84）	0.4138±0.305（64）*
Cr	6.1643±4.001（149）	4.1084±3.499（82）*	Mg	49.523±75.863（136）	133.29±118.751（82）*

注：与男性组比较 *$P<0.05$。

表5　青年男女性之间必需微量元素比较　　　　单位：$\mu g/g$

元素	组别		元素	组别	
	男性组（$n=65$）	女性组（$n=70$）		男性组（$n=65$）	女性组（$n=70$）
Cu	7.9975±1.640（91）	7.6715±1.317（97）*	B	0.8717±0.720（84）	1.0236±0.577（88）*
Zn	102.1±18.60（93）	108.7±20.265（89）*	Mn	0.4975±0.233（86）	1.0061±0.530（88）*
Co	0.0330±0.029（60）	0.0939±0.053（86）*	Ca	994.83±470.408（87）	1916.8±234.099（88）*
V	0.0191±0.015（61）	0.0790±0.039（87）*	Ni	0.1375±0.085（69）	0.4705±0.362（35）*
Sr	4.2724±2.660（96）	14.677±4.728（96）*	Fe	11.867±3.740（89）	13.225±5.760（93）*
Ga	0.1849±0.138（75）	0.6776±0.259（99）*	Mo	0.1160±0.084（76）	0.1584±0.073（57）*
Cr	8.3324±1.911（95）	6.5288±3.032（101）*	Mg	118.67±60.671（94）	363.11±71.239（37）*

注：与男性组比较 *$P<0.05$。

表6　老年与青年男性有害微量元素含量比较　　　　单位：$\mu g/g$

组别	微量元素		
	Cd	Pb	Be
青年组（65）	0.0440±0.028（59）	2.4885±1.213（85）	0.0007±0.000（69）
老年组（50）	0.0766±0.055（68）*	3.4033±1.817（132）*	0.0037±0.001（90）*

注：与青年组比较 *$P<0.05$。

表7　老年与青年女性有害微量元素含量比较　　　　单位：$\mu g/g$

组别	微量元素		
	Cd	Pb	Be
青年组（70）	0.0918±0.074（65）	3.0571±1.571（96）	0.0021±0.001（96）
老年组（64）	0.0477±0.045（25）*	3.4703±1.609（68）	0.0238±0.001（40）*

注：与青年组比较 *$P<0.05$。

表8　老年男女性之间有害微量元素含量比较　　　　单位：$\mu g/g$

组别	微量元素			
	Cd	Pb	Be	As
男性组（50）	0.0766±0.055（68）	3.4033±1.817（132）	0.0037±0.001（90）	0.3554±0.4378（71）
女性组（64）	0.0477±0.045（25）*	3.4703±1.609（68）	0.0238±0.001（40）*	0.2937±0.1122（26）*

注：与男性组比较 *$P<0.05$。

表9 青年男女性之间有害微量元素含量比较 单位：$\mu g/g$

组别	微量元素		
	Cd	Pb	Be
男性组 (65)	0.0440±0.028 (59)	2.4885±1.213 (85)	0.0007±0.000 (69)
女性组 (70)	0.0905±0.074 (65)*	3.0571±1.571 (96)*	0.0021±0.001 (96)*

注：与男性组比较 $*P < 0.05$。

讨 论

1. 研究结果表明：健康老年男女人发中微量元素 V、B、Fe、Mo、Mg 含量均显著高于青年男女人发之含量（$P < 0.05$）；且老年女性高之幅度也较老年男性为高，而 Sr、Cr、Ca、Mg 之含量则老年男女均显著低于青年男女（$P < 0.05$）；Co、Mn、Ni 之含量老年男性明显高于青年男性（$P < 0.05$），而在老年女性中 Ga、Mn、Ni 含量明显低于青年女性（$P < 0.05$）；另外，老年与青年男性间之 Zn、Ga 及老年、青年女性间之 Cu、Zn、Co 之含量均未见明显差异。

2. 人发中 Ti、Si 不管是男性还是女性，其含量老年人显著高于青年人（$P < 0.05$），研究发现在青年和老年组中 Al、Si、Ba 之含量女性明显高于男性（$P < 0.05$）。

3. 有害微量元素测定表明：无论男性还是女性，其 Pb、Be 之含量青年组显著低于老年组（$P < 0.05$），而 Cd 在男性为老年人高于青年人（$P < 0.05$），以女性为青年人高于老年人（$P < 0.05$）。另外，在老年人群中 Cd、As 含量男性高于女性（$P < 0.05$），Pb 则无显著差异，而在青年人群中 Cd、Pb、Be 含量女性明显高于男性（$P < 0.05$）。

总之，太原地区健康老年人群发中必需、无害和有害三大类微量元素的含量有一定规律性，这对于研究人体微量元素组成分布，研究微量元素生理需要量，制定人体生物材料中微量元素含量的参照值及作为健康评价和疾病诊断与治疗均有重要的现实指导意义。

（原载于《微量元素与健康研究》2002 年第 4 期）

云南省多民族老年人头发中元素
上限值与相关因素分析

（2001）

李　燕[1]　郭子宏[2]　胡世云[1]　刘凤英[1]　刘锦桃[1]　王　亮[3]　尹家元[3]

（1. 云南省妇幼保健院　2. 昆明医学院第二附属医院　3. 云南大学）

[导读] 云南省卫生厅组织协作组对 18 个区（县）、14 个民族 60 岁以上老人进行了综合调查，确定了各年龄组男、女性头发钙、锰、锌、铜、铝、锶含量及锌/铜比值的平均值。

云南省 60 岁以上老年人发中钙、锶、锰、锌、铜、铝含量均随增龄而降低，从建立的线性回归方程可随年龄估计头发中的铜、锶含量或锌/铜比值，通过方程了解老年人的元素平衡关系。

用头发来测定老年人微量元素含量，优点很多，受试者无痛苦，乐于接受。

随着微量元素分析技术的进步，人们对微量元素与健康、衰老的认识已逐渐明了，特别是分析仪器的灵敏度和精密度的不断提高，认识也逐步深入。为探讨云南各民族 Ca、Mn、Zn、Cu、Al、Sr 等元素含量与老年人的年龄关系以及各种元素在体内的相互关系。云南省卫生厅、省老龄委、省民委、省计生委等政府部门共同领导，组成协作组对云南省各民族 60 岁以上老年人进行了综合调查。现将头发中 Ca、Mn、Zn、Cu、Al、Sr 的含量测定作一报道。

对象和方法

1 资料来源

取自 1999 年云南省长寿地区老年人口综合调查研究资料之微量元素测定部分。

2 对象和方法

2.1 选点及对象

以第四次人口普查资料为依据，对百岁老人所占比例在十万分之一以上的 18 个（区）县采用多点典型抽样，共调查 60 岁以上老年人 6477 人，取其发样 1237 人份，其中汉族 380 人、13 种民族共计 857 人；男性 329 人、女性 908 人，检测其头发中 Ca、Mn、Zn、Cu、Al、Sr 的含量。

2.2 方法

2.2.1 头发取样方法　用不锈钢剪子剪取受试者后发际距头皮 1～2 cm 处头发 1～2 g，置于干净的发袋内。

2.2.2 实验方法　高频电感耦合等离子体发射光谱法，实验仪器为 ICP－AES（日本岛津公司 1000－Ⅱ），试剂均为优级纯，标准发样为中国科学院上海原子核研究所生产的国家一级标准物质（GBW09101）。

2.3 统计学处理

采用 SPSS 8.0 for Windows 统计软件包，进行数据处理和统计分析，建立直线方程和多元线性回归方程，据此对各元素进行逆估计，求出各元素的上限值。

结 果

1 头发中 6 种元素含量与年龄的关系（表 1）

2 年龄与各元素的相关性（表 2）

2.1 根据上述有相关性的元素建立直线回归方程

年龄（X）与铜（Y）的直线回归方程：$\hat{Y} = 55.76 - 0.584x$

年龄（X）与锶（Y）的直线回归方程：$\hat{Y} = 41.598 - 0.497x$

年龄（X）与锌/铜（Y）的直线回归方程：$\hat{Y} = 27.34 - 0.513x$

表 1　云南省老年人头发中 6 种元素总体平均值　　　　单位：$\mu g/g$

	n	Min	Max	Mean	Std.		n	Min	Max	Mean	Std.
Ca	1237	161.53	993.18	449.78	174.23	Al	1237	3.87	57.72	24.39	8.06
Mn	1237	0.00	20.74	4.37	3.37	Sr	1237	0.00	9.83	2.88	2.00
Zn	1237	70.71	208.80	122.93	25.64	Zn/Cu	1237	4.24	27.04	12.63	3.27
Cu	1237	4.37	22.34	10.25	2.98	年龄	1237	60.00	114.00	77.91	11.23

表 2　年龄与各元素简单相关关系

	r	p		r	p
年龄与钙	− 0.064	< 0.05	年龄与铝	− 0.023	> 0.05
年龄与锰	− 0.029	> 0.05	年龄与锶	− 0.089	< 0.01
年龄与锌	− 0.015	> 0.05	年龄与锌/铜	0.149	< 0.01
年龄与铜	− 0.155	< 0.01			

2.2　年龄与各元素多元线性回归方程及相关系数（表3）

经过筛选后能进入多元线性回归的有 Zn（X_1）、Cu（X_2）、Sr（X_3）与 Y（年龄）的关系。其方程：

$\hat{Y} = 69.55 - 10.45X_1 + 1.92X_2 + 0.17X_3$。

直线方程与多元线性回归方程结果完全一致，前者用锌/铜比值，后者用铜元素，说明用直线方程可以随年龄估计老年人发铜、锶及锌/铜比值。

表 3　年龄与各元素偏相关系数

	Ca	Mn	Zn	Cu	Al	Sr
r	− 0.082	− 0.035	− 0.011	− 0.160	− 0.024	− 0.089

3　头发中6种元素含量的相互关系（表4）

根据表4结果筛选出下列有意义的直线方程：

锰（X）与钙（Y）的直线方程：$\hat{Y} = 423.29 + 6.06x$

铜（X）与钙（Y）的直线方程：$\hat{Y} = 394.38 + 5.4x$

锶（X）与钙（Y）的直线方程：$\hat{Y} = 400.93 + 16.92x$

锶（X）与锰（Y）的直线方程：$\hat{Y} = 3.62 + 0.26x$

铝（X）与钙（Y）的直线方程：$\hat{Y} = 427.58 + 0.791x$

利用上述直线回归方程进行逆估计得出锰、铜、锶、铝的上限值：锰 24.47 $\mu g/g$；铜 29.62 $\mu g/g$；锶 9.29 ~ 11.84 $\mu g/g$；铝 203.3 $\mu g/g$。

云南省男、女老年人不同年龄组头发微量元素含量见表5及表6。

表 4　各元素的简单相关系数

元素	r	P	元素	r	P
Ca – Mn	0.154	< 0.01	Mn – Zn	0.058	< 0.05
Ca – Zn	0.084	< 0.001	Mn – Cu	− 0.015	> 0.05
Ca – Cu	0.119	< 0.01	Mn – Al	0.043	> 0.05
Ca – Al	0.072	< 0.05	Mn – Sr	0.155	< 0.01
Ca – Sr	0.225	< 0.01	Zn – Cu	0.459	< 0.01
Zn – Al	0.004	> 0.05	Zn – Sr	0.079	< 0.01
Cu – Al	0.071	< 0.05	Cu – Sr	0.114	< 0.01
Sr – Al	0.099	< 0.05			

表5　云南省男性老年人不同年龄组头发微量元素含量　　　　单位：$\mu g/g$

年龄组	人数	钙	锰	锌	铜	铝	锶	锌/铜
60 ~	103	416.5 ± 166.0	3.7 ± 3.3	121.7 ± 25.7	10.4 ± 3.5	25.5 ± 9.0	2.8 ± 2.0	12.4 ± 3.0
70 ~	102	422.4 ± 155.6	3.9 ± 3.1	129.1 ± 24.7	10.3 ± 2.7	25.4 ± 8.9	2.8 ± 1.7	13.1 ± 3.3
80 ~	95	375.7 ± 141.1	4.6 ± 3.6	125.0 ± 27.0	10.4 ± 3.1	25.7 ± 8.5	2.8 ± 2.1	12.6 ± 3.3
90 ~	26	427.0 ± 139.2	3.0 ± 2.4	127.3 ± 23.4	10.0 ± 2.9	23.9 ± 8.9	3.1 ± 2.1	13.5 ± 3.4
≥100	3	444.8 ± 91.4	4.7 ± 3.5	139.0 ± 28.6	8.4 ± 1.7	25.7 ± 5.5	3.0 ± 3.7	17.7 ± 7.6
平均	329	407.6 ± 153.9	4.0 ± 3.3	125.6 ± 26.0	10.3 ± 3.1	25.4 ± 8.7	2.8 ± 2.0	12.8 ± 3.3

表6　云南省女性老年人不同年龄组头发微量元素含量　　　　单位：$\mu g/g$

年龄组	人数	钙	锰	锌	铜	铝	锶	锌/铜
60 ~	203	477.9 ± 170.9	4.6 ± 3.5	123.6 ± 27.4	10.9 ± 3.3	24.4 ± 8.2	3.2 ± 2.1	11.9 ± 3.2
70 ~	251	484.9 ± 182.9	4.6 ± 3.3	121.3 ± 24.0	10.3 ± 2.9	23.7 ± 7.3	3.0 ± 2.0	12.4 ± 3.2
80 ~	258	465.1 ± 184.2	4.5 ± 3.4	122.4 ± 25.6	10.2 ± 2.8	23.6 ± 7.6	2.9 ± 2.1	12.5 ± 3.3
90 ~	137	415.3 ± 157.1	4.6 ± 3.7	122.9 ± 23.9	9.7 ± 2.6	24.5 ± 8.0	2.3 ± 1.5	13.2 ± 3.2
≥100	59	451.8 ± 192.0	3.2 ± 2.8	115.7 ± 28.0	8.5 ± 1.8	24.6 ± 8.0	2.5 ± 1.9	13.9 ± 3.1
平均	908	465.1 ± 178.7	4.5 ± 3.4	122.0 ± 25.5	10.2 ± 2.0	24.0 ± 7.7	2.9 ± 2.0	12.6 ± 3.2

讨　论

1　上限值的探讨

本次调查测得的结果表明，发钙值、锌值低于国内其他资料，发锰、铜介于国内现有资料之间，发铝高于国内报道，但与国外文献报道接近，但均未见上限值的报道。发锶的报道较少，其他元素各地研究对象不一样，可比性小。但与参考值对照基本在其范围内。

从上述相关系数表可以看出：6种元素与年龄均呈负相关，即随年龄的增加而减少。发铜、锶、锌/铜比值与年龄有非常显著的差异（$P < 0.001$）。发钙与年龄有显著性差异。发钙是宏量元素，很少有报道钙中毒者，而其他元素存在限量的问题，如锰、铜、锶、铝等微量元素，有其毒性的一面，应有一个上限值。从不同的方程中计算出各种元素的上限值，与其参考值比较一致者只有发锶，其他元素均超出参考值，特别是发铝，超出8.3倍。铝对神经系统的毒性损害可能与阿尔茨海默病的发病有关。元素之间相互作用关系较大，不溶性铝化物很少发生急性毒性作用。可溶性铝化物有毒，基于铝的生物学作用及人体与铝接触机会增多，据有关部门检测各种橘子水时指出，酸性饮料罐头食品能释放出更多的铝离子，这可能成为铝污染的隐潜来源。国内学者初步建议的饮水铝卫生标准的最高允许浓度为$200 \mu g/L$。本次检测结果表明，我省铝值偏高，应引起有关部门的重视。

2　6种元素相关与回归分析

各元素之间在人体内有协同和拮抗作用，对人体有利亦有弊。过高或过低均有害于健康。各种元素在体内是一个非常复杂的过程，它们之间关系如何才能达到平衡。为此我们对两个变量间相互关联的密切程度与方向作了相关分析，同时对两个变量的依存关系作了回归分析。结果发现：发钙与发锰、锌、铜、铝、锶等元素间存在着明显的正相关关系，其相关程度有非常显著意义，均为$P < 0.01$。进一步用多元线性回归作了分析，目的是用于预测和预报，即用较易测量的自变量 X 来推算难以测量的应变量 Y 的值。比如，钙代谢在血压稳定中起重要作用，但在多大程度上它促使血压升高，在何种情况下它又能预防和治疗高血压。引进多元线性回归筛选了 Zn、Sr、Cu 3个元素进入了方程，通过方程来了解它们之

间的平衡关系。

3　老年人头发微量元素测定的意义

用头发来测定老年人微量元素含量的优点很多：①头发含量能反映体内含量，测定的含量稳定，能较真实地反映体内营养状态。②头发提供简便、节约，可化验多种元素，可多次化验，易存储运输。③受试者无痛苦，乐于接受。很多元素与心血管疾病有关，如钙、锰、锶。同时钙、锰、铝、锶与骨折（骨质疏松）有关。这些疾病都是老年人的常见病、多发病。通过检测头发中微量元素的含量，进行适当增减，使其达到动态平衡，合理的治疗疾病和科学的保健。

（原载于《微量元素与健康研究》2001年第3期）

人发中微量元素参考值及其相关因素的研究

（1995）

李玉琴[1]　高振宗[1]　陈松旺[2]

（1. 陕西师范大学　2. 西安医科大学第二临床医院）

[导读]　对不同年龄、不同性别人发中微量元素含量进行了对比分析，提出了陕西省西安市75岁以下健康人头发中锌、铁、铜、锰、铅、镉、铬、镍、钼、硒、钴11种元素的参考值范围，包括 $P_{2.5} \sim P_{97.5}$ 百分位数值、算术平均值和中位值。

从人发微量元素与环境微量元素含量分布的类似性来看，人体微量元素含量参考值范围的确定应按不同省、市、地区分别进行。

微量元素与人体健康和疾病的关系十分密切，随着现代医学科学和检测技术的迅猛发展，微量元素与生命起源、生长发育、地方病等的关系已越来越引起科学界的关注。由于头发取样容易、保存方便、微量元素含量比血液高，所以它已作为一种理想的活体组织检查材料和环境生物指示性样品，广泛应用于医学、营养学和环境科学等方面。人发中微量元素含量的参考值范围国内外已有不少的报道，但西安市健康人头发中多种微量元素含量的参考值未见报道。本文提出了西安市人发中11种微量元素含量的参考值范围。

1　实验方法

1.1　研究对象及样品的采集

本文研究对象是居住西安市2年以上，没有金属元素接触史，年龄在75岁以下的男女健康人。样品是在理发时随机收集。采集的发样用2%的海鸥洗发膏浸泡后，用自来水及蒸馏水洗涤，再用二次亚沸蒸馏水冲洗3次，60℃干燥，用 HNO_3、H_2O_2 消化后直接分析测定。

1.2　分析测定方法

采用石墨炉原子吸收法（WFX－1F$_2$型原子吸收分光光度计），在测定样品前，对各元素的测定方法均作灵敏度、准确度、重现性、基体改进剂等方面的试验，经过严格的条件选择，确定最佳测定条件（具体方法另文表述）。该法不经分离，用样品消化液直接测定。

2 结果与讨论

西安市 214 例健康人头发中 11 种微量元素含量的参考值范围、算术平均值、中位值和标准偏差列于表 1。由测定结果看出，健康人头发中微量元素含量波动较大，即个体之间的差异大。我们确定包括 95% 健康人的界值为参考值范围，以百分位数 $P_{2.5} \sim P_{97.5}$ 的值表示。其中，含量最高的为 Zn，其次为 Fe、Cu、Pb、Mn、Cr、Ni、Se、Cd、Co 和 Mo。

表 1　西安市健康人头发中 11 种微量元素含量　　　　单位：$\mu g/g$

元素	类别	例数	全距	均值 ($\overline{X}$)	正常值范围 $P_{2.5} \sim P_{97.5}$	P_{50}	标准差 (s)
Zn	男	135	68.19 ~ 277.20	137.54	73.52 ~ 207.97	135.57	37.93
	女	79	61.28 ~ 309.65	152.74	68.59 ~ 299.42	135.68	54.72
	总数	214	61.28 ~ 309.65	143.15	73.52 ~ 258.60	135.57	45.34
Fe	男	135	6.90 ~ 72.18	33.25	8.91 ~ 66.25	31.91	14.17
	女	79	3.15 ~ 114.10	34.91	9.65 ~ 73.50	31.74	18.40
	总数	214	3.15 ~ 114.10	33.87	9.64 ~ 69.33	31.74	15.84
Cu	男	135	3.65 ~ 75.31	17.50	6.56 ~ 55.20	14.30	10.91
	女	79	5.81 ~ 26.61	13.84	7.01 ~ 24.75	13.81	4.33
	总数	214	3.65 ~ 75.31	16.15	7.01 ~ 33.48	13.97	9.22
Mn	男	135	0.464 ~ 17.37	3.41	0.577 ~ 9.09	2.66	2.51
	女	79	0.382 ~ 7.44	2.26	0.389 ~ 5.62	1.86	1.50
	总数	214	0.382 ~ 17.37	2.98	0.458 ~ 8.39	2.34	2.26
Pb	男	132	0.111 ~ 24.48	4.71	0.243 ~ 17.39	3.01	4.49
	女	76	0.137 ~ 43.18	5.27	0.194 ~ 23.91	2.36	7.75
	总数	208	0.111 ~ 43.18	4.91	0.243 ~ 18.80	2.88	5.88
Cd	男	135	0.0587 ~ 6.55	0.604	0.0750 ~ 1.565	0.486	0.64
	女	79	0.051 ~ 46.19	1.605	0.053 ~ 2.72	0.246	5.18
	总数	214	0.051 ~ 46.19	0.774	0.071 ~ 1.96	0.241	3.18
Cr	男	133	0.128 ~ 5.28	1.19	0.149 ~ 4.52	0.750	1.12
	女	79	0.013 ~ 6.67	1.74	0.071 ~ 6.14	1.08	1.63
	总数	212	0.013 ~ 6.67	1.396	0.140 ~ 4.72	0.831	1.36
Ni	男	135	0.124 ~ 5.86	1.45	0.281 ~ 4.30	1.17	1.10
	女	78	0.275 ~ 8.13	1.26	0.331 ~ 3.25	0.981	1.61
	总数	213	0.124 ~ 8.13	1.38	0.299 ~ 4.30	1.10	1.09
Mo	男	135	0.010 ~ 0.639	0.144	0.014 ~ 0.421	0.116	0.096
	女	79	0.012 ~ 0.611	0.170	0.012 ~ 0.492	0.138	0.13
	总数	214	0.010 ~ 0.639	0.154	0.014 ~ 0.470	0.126	0.11
Se	男	135	0.228 ~ 4.043	1.454	0.347 ~ 3.462	0.259	0.40
	女	78	0.460 ~ 3.702	1.255	0.475 ~ 2.89	0.198	0.15
	总数	213	0.228 ~ 4.043	1.381	0.427 ~ 3.027	0.252	0.343
Co	男	117	0.092 ~ 2.924	0.419	0.117 ~ 1.32	0.259	0.40
	女	60	0.098 ~ 0.927	0.258	0.111 ~ 0.693	0.198	0.15
	总数	177	0.092 ~ 2.924	0.364	0.111 ~ 1.22	0.252	0.343

2.1 人发微量元素含量与性别的关系

不同性别健康人头发中微量元素比较列于表2。性别对人发中微量元素含量的影响报道不一。本文测定检验结果表明、Fe、Pb、Cd、Ni、Mo 和 Se 等元素男女差别不显著，而 Zn 和 Cr 女性高于男性，Cu、Mn、Co 则男性高于女性，可见性别对人发微量元素含量的影响，不同元素表现不一。

表2 西安市不同性别健康人头发中微量元素含量比较　　单位：μg/g

元素	性别	例数	平均值±标差 ($\bar{X} \pm s$)	t 检验 P（$\alpha = 0.05$）
Zn	男	135	137.54 ± 37.93	<0.05
	女	79	152.74 ± 54.72	
Fe	男	135	33.25 ± 14.17	>0.05
	女	79	34.91 ± 18.40	
Cu	男	135	17.50 ± 10.91	<0.05
	女	79	13.84 ± 4.33	
Mn	男	135	3.41 ± 2.51	<0.05
	女	79	2.26 ± 1.50	
Pb	男	132	4.71 ± 4.49	>0.05
	女	76	5.27 ± 7.75	
Cd	男	135	0.604 ± 0.635	>0.05
	女	79	1.065 ± 5.178	
Cr	男	133	1.189 ± 1.12	<0.05
	女	79	1.745 ± 1.63	
Ni	男	135	1.45 ± 1.10	>0.05
	女	78	1.26 ± 1.61	
Mo	男	135	0.144 ± 0.96	>0.05
	女	79	$0.170 + 0.13$	
Se	男	135	1.454 ± 0.80	>0.05
	女	78	1.255 ± 0.61	
Co	男	117	0.419 ± 0.40	<0.05
	女	60	0.258 ± 0.15	

2.2 人发微量元素含量与年龄的关系

人发微量元素含量与年龄的关系文献报道较多，且各有差异。我们将214例发样分为少儿组（14岁以下），中青组（15~55岁），老年组（56岁以上）3个组进行比较检验。结果发现，中青组 Fe 含量与少儿组、老年组有显著差异，且低于其他两组；少儿组 Mn、Mo 的含量与中青组、老年组有显著差异，且低于其他两组；少儿组 Pb、Cr 含量与中青组、老年组有显著差异，且高于其他两组；其余 Zn、Cd、Ni、Se、Co、Cu 等元素含量各年龄组之间无显著差异。由此可知，人发中微量元素含量随年龄增长有些元素含量有显著变化，而有些元素则变化不显著。

2.3 人发中微量元素之间的相互关系

人发中微量元素之间的相互关系，经单因素相关分析结果（表3）表明，Zn 分别与 Fe、Cr、Se 及 Co 呈正相关，而与 Cd 呈负相关；Fe 分别与 Pb、Cr、Co 呈正相关；Cu 分别与 Cr、Co 呈负相关，而与 Mn 呈正相关；Mn 分别与 Ni、Se 呈正相关，而与 Cr 呈负相关；Pb、Cr 与 Co 呈正相关；Co 与 Mo 呈负相关；Se 与 Co 呈负相关。由此看出，人发中微量元素之间有一定的相关性，提示了微量元素之间的相互制约与相关，其作用机制尚待进一步探讨。

表3　人发中微量元素之间单因素相关系数

元素	Zn	Fe	Cu	Mn	Pb	Cd	Cr	Ni	Mo	Se	Co
Zn		0.165*	0.023	0.076	−0.040	−0.128*	0.141*	0.024	0.103	0.135*	0.147*
Fe			−0.111	−0.049	0.157*	0.020	0.197*	−0.016	0.002	−0.055	0.318*
Cu				0.141*	0.037	−0.022	−0.179*	0.009	0.034	−0.028	−0.181*
Mn					−0.069	−0.015	−0.233*	0.153*	0.083	0.342*	−0.057
Pb						0.058	0.039	0.089	−0.032	0.073	0.164*
Cd							−0.052	−0.044	−0.007	−0.078	−0.047
Cr								−0.108	−0.050	−0.007	0.389*
Ni									−0.075	0.108	−0.047
Mo										−0.068	−0.357*
Se											−0.375*
Co											

注：* 相关系数 $P < 0.05$（$\alpha = 0.05$）。

2.4　人发与环境（土壤、粮食、饮水）中微量元素含量的关系

西安市人发中微量元素含量与坶土小麦、关中盆地土壤、西安饮水中微量元素含量的比较见表4。可以看出，人发与环境中微量元素含量分布状况类似。例如，人发中 Cr < Mn < Fe，土壤、小麦、饮水中亦有类似的趋向；人发和土壤、小麦中都是 Co < Ni < Cu < Zn；人发和土壤、小麦、饮水中都是 Pb > Cd。这就说明人体中微量元素含量分布与所处的自然环境有密切的关系，但也有不一致的情况，如人发中 Se > Mo，而环境中则相反等，这可能是由于环境污染所致。

2.5　西安市与国内外部分地区人发中微量元素含量的比较

表5为西安市与国内外部分地区人发中微量元素含量值的比较。由表5看出，西安市人发中微量元素含量与文献报道的参考值比较，Cu、Mn、Cd、Cr、Mo 比较接近；Zn、Pb 含量较低；Fe、Ni、Se、Co 较高。较为突出的是 Zn 元素的含量明显低于国内外各地。各地区人体微量元素含量的差异说明了不同地区不同自然环境对人体微量元素的影响。

表4　人发与环境（土壤、小麦、饮水）中微量元素含量比较　　　　单位：$\mu g/g$

元素	西安市人发	陕西坶土小麦	关中盆地土壤	西安饮水
Zn	143.15	21.16	66.0	0.0434
Fe	33.87	56.4	347.6	0.300
Cu	16.15	7.00	23.5	0.0041
Mn	2.98	41.4	619	0.100
Pb	4.91	1.16	17.0	0.005
Cd	0.774	0.05	0.115	0.0001
Cr	1.396	0.175	66.2	0.015
Ni	1.381	0.92	30.1	0.006
Se	1.381	0.018	0.133	0.004
Mo	0.154	0.71	0.520	0.010
Co	0.364		10.2	

表5　西安市与国内外部分地区人发中微量元素含量比较　　　　单位：μg/g

地区	性别	Zn	Fe	Cu	Mn	Pb	Cd	Cr	Ni	Mo	Se	Co
西安	男	137.54	33.25	17.50	3.41	4.71	0.604	1.19	1.45	0.144	1.45	0.419
	女	152.74	34.91	13.84	2.26	5.27	1.065	1.74	1.26	0.170	1.26	0.258
	总	143.15	33.87	16.15	2.98	4.91	0.774	1.40	1.38	0.154	1.38	0.364
文献参考值		197±129	15.2±2.4	18.0~25.4	2.3（男）2.5（女）	7.8（男）19（女）	0.25~7.42	0.17±2.3	0.24~0.82	0.06~1.84	0.44	0.01~0.5
上海	男	163	10.4	8.71	3.41	6.11		0.71	0.64			
	女	181	13.4	9.68	8.14	4.27		0.51	1.53			
南京	男	188	10.2	12.2	1.44	6.83		1.28	0.50			
	女	203	10.3	14.4	1.88	6.10		1.46	1.10			
广东	男	197.57	40.33	18.24	6.4	4.62	0.19	0.74	1.49	0.28		0.34
	女	179.44	47.81	17.23	8.84	5.59	0.28	0.76	1.61	0.30		0.50
天津		168	22.2	12.4	2.96	6.3		0.93	0.57		0.41	
湖南		185.39	20.32	10.12	4.41			1.08	0.70		0.67	
日本	男	170	49	17	2.3	7.8	0.41	0.79	0.5	0.05		0.10
	女	260	47	31	2.5	13	0.12	0.65	1.6	0.04		0.32
巴基斯坦		255±77	51.1±33.3	9.6±4.8	4.27±3.6			1.42±1.29			1.03±0.29	
美国			13.6	108	7.32		0.97				21.7	

3　结　论

对西安市214例健康人头发中微量元素含量参考值范围的研究结果表明，人发中微量元素含量波动性大，即个体差异较大，受性别、年龄的影响，各元素之间亦有一定的相关性。所以在研究参考值范围时必须考虑到这些因素，取样时注意性别、年龄的结构，取样量要大，并尽可能在同一季节、距头皮同一距离相同环境下进行。人发中微量元素含量因地区不同有显著差别，这说明了人体内微量元素含量的分布依赖于人们生存的自然环境。所以人体微量元素含量参考值范围的确定应按不同国家，不同省、市、地区分别进行。这样才能指导人们根据本地区的实际情况研究微量元素与人体健康的关系。

（原载于《陕西师大学报（自然科学版）》1995年第1期）

武汉地区不同年龄段人发微量元素正常参考值的确立

（2002）

马　威[1]　薛　莎[1]　吴文莉[1]　刘　毅[1]　任　易[2]

（1. 武汉市中西医结合医院　2. 武汉市结核病防治所）

[导读] 以居住于武汉市内1年以上的汉族、身体健康的城市居民头发为研究对象，用最优分割

法分别将男、女一生分为几个年龄阶段。百分位均值表明，不同性别人发中9种元素含量随增龄变化的规律基本一致。

仅仅用一个从整个年龄段的微量元素含量数据得到的正常参考值范围，来描述人发中的微量元素状态，将会误导临床诊断。用不同年龄段人发微量元素含量正常参考值代替基于总体（指人的一生）的正常值，可减少漏诊或误诊，为临床正确衡量体内微量元素分布状态提供一个较为客观的参考标准。

人发微量元素是衡量人体营养状况和微量元素代谢水平的常用指标，同时，国际原子能机构将人发确定为环境污染的监测器。人发微量元素的含量水平不仅存在地区、民族等差异，而且存在性别、年龄差异。因此需要建立不同年龄段的发微量元素正常值，以指导临床工作。我们由专人负责收集1996年2月至1999年11月来我院体检健康者（汉族，居住武汉城区1年以上）枕部头发1 g，干灰化后，以ICP法检测Zn、Cu、Fe、Sr、Ca、Mg、Mn、Pb等元素，以光度法检测P元素。结果见表1和表2。

表1　男性不同年龄段发微量元素组中值　　　　　　　　　单位：$\mu g/g$

组	年龄段	Cu	Zn	Mn	Sr	Pb	Ca	Mg	Fe	P
1	1～4	16.80	82.0	1.685	1.240	14.05	587.0	68.45	22.30	128.0
2	5～10	15.40	75.0	1.410	0.950	17.30	429.0	50.00	20.30	119.0
3	11～15	13.95	98.0	1.010	1.000	11.55	440.0	55.50	16.65	121.0
4	16～22	13.90	130.0	0.745	1.000	7.01	581.5	64.80	13.15	141.5
5	23～37	13.00	137.5	0.745	1.740	3.25	969.0	89.05	11.15	157.0
6	38～55	13.65	146.5	0.910	1.600	4.02	965.0	98.20	11.85	160.5
7	56～58	12.10	143.0	0.910	1.570	4.80	794.0	93.20	11.50	151.0
8	59～67	11.80	148.0	0.820	1.570	5.29	728.0	83.50	12.30	154.0
9	≥68	11.80	150.0	0.700	1.000	3.60	656.0	78.00	10.30	159.0

表2　女性不同年龄段发微量元素组中值　　　　　　　　　单位：$\mu g/g$

组	年龄段	Cu	Zn	Mn	Sr	Pb	Ca	Mg	Fe	P
1	1～3	16.350	86.0	1.670	1.355	18.10	476.0	59.75	23.00	120.0
2	4～8	16.750	65.0	1.465	1.000	16.30	440.5	54.70	21.80	114.0
3	9～13	14.400	85.0	1.210	1.300	11.70	593.0	65.00	20.10	124.0
4	14～19	16.600	124.0	1.000	1.870	6.21	958.0	87.90	15.00	130.0
5	20～38	14.750	139.0	1.160	3.960	3.14	1767.5	148.00	15.25	144.0
6	39～54	14.600	151.5	1.095	3.615	2.75	1693.0	149.50	13.30	137.0
7	55～62	13.450	134.0	0.930	2.725	6.09	1306.0	136.00	13.40	130.3
8	≥63	14.452	148.0	1.175	1.873	6.57	1191.0	112.26	16.40	145.0

本文选定居住于武汉市内1年以上的汉族、身体健康的城市居民头发为研究对象，用最优分割法分别将男女一生分为几个年龄段，用百分位均值法。结果表明不同性别的人发中9种微量元素的含量随年龄增大而变化的规律基本一致，表现在Cu、Mn、Fe均是随年龄的增加，含量逐渐降低，而Zn则相反；Ca、Mg、Sr随年龄的增加则其含量由低→高→低；Pb的含量则是由高→低→高。并且，Ca、Mg、Sr、Pb在不同年龄组中的含量极值均出现在第5组或第6组。从元素含量绝对值来看（表2），Ca元素含量的极大值和极小值相差1倍多，而铅的含量则相差8倍。

　　所以，仅仅用一个从整个年龄段的微量元素含量数据得到的正常参考值范围，来描述人发中的微量元素状态，将会误导临床诊断。有必要用不同年龄段的人发微量元素含量正常参考值代替现有的、基于总体（指人的一生）的正常值，用来监测不同年龄阶段和不同个体生长发育水平的健康和营养状况，为确定不同年龄阶段的人群对不同元素的营养需求提供参考依据，从而减少漏诊或误诊，也为临床正确衡量不同性别、年龄患者体内微量元素分布状况提供了一个较为客观的参考标准。

（原载于《中国公共卫生》2002 年第 1 期）

1800 名婴幼儿头发中铜、锌、铁、钙、镁含量探讨

（2004）

张裕曾[1] 唐志宏[2] 刘 芸[1] 王怀记[1] 陈建荣[2]

张裕英[2] 马春玲[2] 韩桂英[2] 王 珏[1] 王宝峰[1]

（1. 华中科技大学同济医学院 2. 武汉市新洲区红十字会医院）

[导读] 在所调查的湖北省武汉市某区 1800 名 3 岁以下婴幼儿中，有 95% 的人其头发元素含量分布在以下剂量范围：铜—4 ~ 11 $\mu g/g$，锌—80 ~ 120 $\mu g/g$，铁—30 ~ 40 $\mu g/g$，钙—200 ~ 500 $\mu g/g$，镁—20 ~ 40 $\mu g/g$。0 ~ 3 个月婴儿发中铜、锌、铁、钙、镁含量均处于一个较高水平，之后铁、钙、镁含量随年龄增大呈下降趋势。对婴幼儿应加强微量元素的营养补充。

　　铜、锌、铁、钙、镁是人体内具有金属元素特性的必需微量、常量元素，是构成机体内各种酶、激素、维生素等活性物质的核心成分，对维护机体正常代谢及生命活动至关重要，是处于生长旺盛期小儿不可缺少的微量、常量元素。铜缺乏可以造成贫血，中性白细胞减少，生长迟缓，情绪激动；锌缺乏可以造成生长迟缓，少年期性不发育，特发性低味觉，对婴幼儿的身心发育造成不良影响；铁缺乏可以造成贫血，容易疲劳；钙缺乏将直接影响骨骼、牙齿发育不正常，可以导致骨质疏松，骨质软化症，软骨病等疾病的发生；镁缺乏将会抑制多种酶的活性，导致神经异常兴奋性，破坏核酸结构的稳定性，影响体内蛋白质的合成、肌肉收缩及体温调节。人头发中各元素的含量能表示一定时期体内各元素水平。为了探讨武汉市某区 0 ~ 3 岁婴幼儿头发中铜、锌、铁、钙、镁含量的正常范围及本地区婴幼儿铜、锌、铁、钙、镁缺乏的特点，提高临床婴幼儿保健水平，我们测定了 1800 名婴幼儿头发中铜、锌、铁、钙、镁的含量，并进行了统计学分析。

材料与方法

1 研究对象

　　武汉市某区 1800 名婴幼儿，其中男 1070 名，女 730 名；年龄：0 ~ 3 岁。通过询问病史、体检及相关的辅助检查，未发现慢性疾病史。用剪刀取枕部头发，每人不少于 0.5 g，装入纸袋编号保存。

2 仪器与试剂

　　SpectrAA -40 原子吸收分光光度仪，铜、锌、铁、钙、镁空心阴极灯（美国瓦里安公司），电热板；铜、锌、铁、钙、镁标准溶液（GBWE）100 mg/L，硝酸（GR），高氯酸（GR），氯化锶溶液 2.5 g/L。实验用水为重蒸馏水。

3 测定方法

3.1 样品前处理

将送检样品转入干净的 50 ~ 100 mL 烧杯用洗洁精和自来水洗涤后，用重蒸水反复洗涤 3 次，沥干水分，置 80 ℃干燥 4 h。在天平上精确称取 0.1 ~ 0.3 g 发样于 100 mL 锥形瓶中，加入 2 mL 硝酸、0.5 mL 高氯酸，置（200 ± 10）℃消化至近干。取下冷却，用水溶解残渣，转入 10 mL 比色管并定容至 10 mL 用以测定铜、铁。取此待测液 0.5 mL 于另一 10 mL 比色管，加入 2.5 g/L 氯化锶溶液定容至 5 mL，用以测定钙、锌、镁。

3.2 仪器工作条件

仪器工作条件见表 1。

表 1　仪器工作条件

元素	灯电流（mA）	波长（nm）	光谱通带（nm）	火焰
Cu	4	324.8	0.5	空气 – 乙炔（贫焰）
Zn	5	213.9	1.0	空气 – 乙炔（贫焰）
Fe	5	248.3	0.2	空气 – 乙炔（贫焰）
Ca	10	422.7	0.5	空气 – 乙炔（富焰）
Mg	4	285.2	0.5	空气 – 乙炔（贫焰）

3.3 标准曲线的绘制和样品测定

取 100 mL 容量瓶 10 只，分别取 100 mg/L 铜、铁、锌、钙、镁标准溶液配制成锌、铜 0.00 mg/L、0.10 mg/L、0.20 mg/L、0.40 mg/L、0.60 mg/L，铁、钙 0.00 mg/L、0.25 mg/L、0.50 mg/L、1.00 mg/L、2.00 mg/L，镁 0.05 mg/L、0.10 mg/L、0.20 mg/L、0.40 mg/L 的标准系列溶液（锌、钙、镁用 2.5 g/L 氯化锶溶液配制），按仪器工作条件用火焰原子吸收光谱法测定吸光值、绘制标准曲线，并以此测得样品中铜、锌、铁、钙、镁浓度值。根据样品重量、稀释倍数，测得的浓度值计算样品中铜、锌、铁、钙、镁的含量。

结　果

1　婴幼儿头发中微量元素含量的分布情况（见图 1）

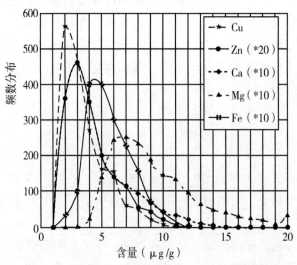

图 1　武汉某区 0 ~ 3 岁儿童头发中 Cu、Zn、Ca、Mg、Fe 含量分布

2　婴幼儿头发中微量元素含量不同性别之间比较

经统计学处理：除 Cu（$P < 0.05$）外，其余微量元素含量不同性别间差异无显著性（$P > 0.05$）（见表 2）。

表 2　0 ~ 3 岁婴幼儿 5 种微量元素的性别比较 单位：$\mu g/g$

性别	n	Cu	Zn	Ca	Mg	Fe
男	1070	10.37 ± 5.58	105.79 ± 41.76	428.93 ± 310.28	38.37 ± 22.77	38.02 ± 23.93
女	730	10.91 ± 5.25	105.30 ± 66.77	440.34 ± 308.05	35.36 ± 22.11	38.37 ± 22.77

3　婴幼儿头发中微量元素含量不同年龄之间比较

表 3 为不同年龄组婴幼儿头发中铜、锌、铁、钙、镁的含量，0 ~ 3 个月婴幼儿头发铜、锌、铁、钙、镁含量均处于一个较高水平，且随着年龄的增长其含量均呈下降趋势。经统计学分析，与 0 ~ 3 个月组相比较：发铜各年龄组含量均无显著性差异（$P > 0.05$）；发锌除 3 ~ 6 个月和 24 ~ 36 个月无显著性差异（$P > 0.05$）外，其余组别差异均有较强显著性（$P < 0.01$）；其他微量元素 3 ~ 6 个月年龄组铁含量有显著性差异（$P < 0.05$），其余年龄组的含量差异均有较强显著性（$P < 0.01$）。

表 3　5 种微量元素不同年龄间比较 单位：$\mu g/g$

年龄组	n	Cu	Zn	Ca	Mg	Fe
0 ~ 3 个月	739	11.18 ± 5.67	118.54 ± 56.87	640.17 ± 336.71	43.91 ± 22.54	42.14 ± 26.3
3 ~ 6 个月	89	10.01 ± 4.73	105.57 ± 38.76	420.84 ± 247.98*	32.90 ± 15.77*	38.75 ± 2.52**
6 ~ 12 个月	537	9.90 ± 4.89	85.83 ± 53.99*	297.37 ± 167.43*	26.05 ± 18.80*	35.59 ± 21.92*
12 ~ 18 个月	167	10.32 ± 3.98	89.60 ± 35.44*	261.68 ± 197.74*	22.95 ± 17.94*	33.45 ± 16.69*
18 ~ 24 个月	127	10.61 ± 4.71	93.54 ± 34.76*	246.74 ± 164.19*	23.37 ± 16.74*	35.37 ± 18.92*
24 ~ 36 个月	141	10.79 ± 8.02	104.68 ± 55.77	249.23 ± 133.03*	22.73 ± 11.96*	34.85 ± 19.41*

注：* 与 0 ~ 3 个月组比较 $P < 0.01$；** 与 0 ~ 3 个月组比较 $P < 0.05$。

讨　论

1. 从分布图上可以看出：婴幼儿头发中微量元素的含量呈偏态分布，这与北京等地的结果一致。在所调查的婴幼儿中有 95% 的人的微量元素含量分布在以下剂量范围：Cu—4 ~ 11 $\mu g/g$；Zn—80 ~ 120 $\mu g/g$；Ca—200 ~ 500 $\mu g/g$；Mg—20 ~ 40 $\mu g/g$；Fe—30 ~ 40 $\mu g/g$。此范围能否作为该地区 0 ~ 3 岁婴幼儿头发中 5 种元素的正常值有待于进一步探讨。

2. 由表 2 可以看出，0 ~ 3 岁婴幼儿头发中铜元素的含量男女总体水平间差异具有显著性意义（$P < 0.05$），女性高于男性，这与张文汉所报道的结果一致；女性婴幼儿发中钙、铁含量略高于男性，而锌与镁的含量却略低于男性，但经统计学分析，无显著性意义（$P > 0.05$），因而性别对发中微量元素含量的影响很小。

3. 多数文献认为，缺锌的高峰年龄在幼儿期，其次是婴儿期，而随着年龄增长，饮食多样化，含锌食物的摄入量增加，因此发锌值随年龄增长而提高，与本组资料结果相符。如表 3 所示，婴儿发锌值先下降，6 ~ 12 个月至最低，12 ~ 36 个月略有上升。0 ~ 3 个月的婴幼儿由于刚刚脱离母体，其锌含量较少受到环境因素的影响，故发锌值一般处于正常水平。在 3 ~ 12 个月的婴幼儿中，由于膳食结构、先天原因或肠道吸收不良、对锌的需要量增加及丢失增多等多种因素的影响，导致婴幼儿锌含量大幅度下降，从而出现锌的缺乏。随年龄的增加，12 ~ 36 个月婴幼儿中锌的含量逐渐回升，这可能与采取了调整膳食结构、及时添加辅助食品、纠正小儿及母亲不良的饮食习惯及对婴幼儿进行健康教育等措施有关，但总体含量仍处于较低水平。因此，从婴幼儿开始，我们就应该加强锌缺乏的防治。对于缺锌严重的婴幼儿可以用富锌食品和锌制剂来补充。

4. 表 3 所明,婴幼儿发中钙含量是呈现递减趋势的。0~3 个月时发钙含量处于较高水平,但随年龄的增大而逐渐下降,至 12~36 个月后达到最低。0~3 个月的婴幼儿体内钙的含量主要来自于母体,所以总体处于一个较高水平;随年龄的增长,婴幼儿对钙的需求增加而补充不足或维生素 D 缺乏,就出现了钙元素的缺乏。婴幼儿生长发育迅速,尤其是婴儿期,因此此时幼儿容易出现钙元素的缺乏。本资料表明,对于 3 个月至 3 岁的男性婴幼儿,我们应该注意钙的补充。提倡母乳喂养(由母体补钙,为了保证母乳喂养效益,母亲须在哺乳期间补充钙剂),也可多喝牛奶,对于早产儿、低体重儿、体弱多病儿、人工喂养不合理儿、低钙抽搐症及佝偻病患儿甚至断乳健康儿均应适量补充钙剂,并要长期坚持。

5. 本资料还表明,3 个月后婴幼儿较 0~3 个月组铜、铁、镁含量也有减少,但都在正常范围内。镁含量的水平是伴随钙含量的水平变化而变化的。因此,对 3 个月后婴幼儿铜、铁、镁元素含量的总体进行调控即可。因此对于少数铜、铁、镁含量缺乏的婴幼儿,则应进行针对性补充。

本实验对婴幼儿的营养状况调查的结果,有利于婴幼儿营养的改善。尤其近几年来,我国社会经济状况发生了显著的变化,人民生活水平明显提高,有报道,头发中铜、锌、铁、钙、镁等微量元素含量与家庭经济水平及动物性食物摄入量密切相关。因此,对于婴儿的微量元素缺乏,可能与本地区小儿饮食习惯、营养结构仍不合理,铜、锌、铁、钙、镁等摄入量不足有关,故应加强婴幼儿微量元素特别是锌、钙等元素的营养补充。

(原载于《微量元素与健康研究》2004 年第 6 期)

立德粉作业工人微量元素的临床研究

(1993)

王　莹　徐和平　金永才　胡汉昌　金雯蓉　邵志兰

(上海市化工职业病防治所)

[导读] 上海某化工厂立德粉作业工人发中铜、锌、铁、镉含量均显著高于无化学物接触的对照组,而血清中仅有铁含量显著降低,尿中仅有镉含量显著升高。

头发不失为一种非损伤性容易被工人群众所接受的检查方法,把头发作为临床生物样品监测的一种筛选方法具有一定的实用性和可行性。

随着现代医学科学、分子生物学和检测技术的发展,微量元素的生物学效应,微量元素与生病起源、遗传、出生缺陷、生长发育、地方病、公害病、职业病等的关系,已引起人们的关注,但生产环境中职业危害对人体微量元素的影响报道较少,为此我们选择了上海京华化工厂接触立德粉(俗称"锌钡白",其主要组成为钡、镉、锌)在临床上无职业中毒征象的"健康"人作为观察组,同厂不接触毒物的行政后勤人员作为对照组,通过流行病学的调查方法和原子吸收光谱法测定接触组与对照组人员的头发、血液、尿液等生物样品及空气中各有关微量元素的监测,以探讨各作业人员在临床上尚未出现中毒征象前体内微量元素的变化能否作为早期职业危害的指标,以防治因体内微量元素不平衡而导致与职业有关的各种疾病,同时拟探讨头发、血液、尿液 3 种生物样品之间的相关性以及寻找一种检测人体微量元素简便易行的生物监测指标。

钡、锌、镉过量吸入对个人引起的危害已众所周知，但长期微量吸入的职业危害及其对生理功能的影响需进一步探索，为此我们对上海京华化工厂立德粉生产中接触钡、镉、锌等金属元素作业工人的血清、头发、尿中的微量元素铜、锌、铁、钙、锌/铜比值进行了检测，以探讨生产环境中的职业危害对人体微量元素的影响。

材料与方法

选择了立德粉作业工人 41 名为接触组，该厂行政、后勤、食堂等无化学物接触的 28 名职工为对照组，两组情况基本相似，接触组平均年龄为 35.3 岁，对照组为 33.42 岁，前者工龄 1 ~ 33 年，平均 9.1 年，后者工龄为 2 ~ 18 年，平均 6.29 年。两组人员中文化程度、烟酒嗜好、生活习惯等无显著差异。

（一）生物样品采集及测定方法

分别对接触组及对照组同时进行了血液、头发及尿样的搜集。血采用于前臂处酒精消毒后抽取静脉血 3 mL，静置离心后吸取上层血清 1.5 mL 置无菌干燥聚乙烯塑料管中备用。头发采样用洁净不锈钢剪于后枕部离头皮约 1 ~ 3 cm 处剪取头发约 0.5 g 均匀混合，送检。尿样采集取洁净干燥聚乙烯塑料瓶收集尿液 200 mL 备用，所有用具均经过严格处理。

1. 样品处理

（1）发样：取 0.5 g 左右发样剪成 5 mm 左右长短，用白猫牌洗衣粉浸泡过夜，然后用热水和自来水冲洗多次，用去离子水浸泡，再用无水乙醇浸泡脱脂后，在 100 ℃ 烘箱内烘干 2 小时冷却至室温。

用 5 mL 混酸（$HNO_3 : HClO_4 = 4 : 1$）在烧杯内将发样浸泡过夜，在低温下蒸干，用 2 mL 1 : 1 硝酸淋洗烧杯，用 1% HNO_3 溶液在 10 mL 容量瓶内定量，用火焰法测定 Cu、Fe、Cd、Zn，测定 Zn 从 10 mL 容量瓶内吸 1 ~ 25 mL 容量瓶定容后测定。

（2）血清：用 1% HNO_3 对血清进行稀释后，直接用火焰法测定 Cu、Fe、Cd、Zn，测 Cd 时对读数进行扩展，可得到满意效果。

（3）尿样：将尿样进行酸化（2 mL 尿液 + 0.1 mL 浓硫酸）后直接进行 Cu、Zn、Fe、Cd 测试。

2. 测定方法

发样、血清、尿样均用原子吸收光谱分光光度仪测定。

（二）环境测定方法

对现场及周围环境进行 ZnO、Fe、CdO、Cu 4 种化学物的分析，其测定方法 ZnO、CdO 按车间空气监测检验方法，Fe、Cu 则参照上述方法，测定仪器选用 P - E3030B 型原子吸收光谱分光光度仪监测（仪器测定条件同上），选点按化工健康监护技术规定（试行）选定。

测定结果与讨论

（一）监测情况

立德粉生产过程中主要产生氧化锌、氧化镉及氧化铜等金属烟雾，此外，尚含有铅、铝、钡、钙、镁、硒等杂质，我们仅监测了锌、镉、铜、铁 4 种元素。车间空气中有害物质浓度，氧化锌除窑下工段超标 1 倍外，余均在正常范围内，氧化镉、铜均符合国家卫生标准，铁未检出，见表 1。

表 1　车间空气监测结果　　　　　　　　　　　　　　单位：mg/m³

监测地点	监测点数	测定结果			
		ZnO	CdO	Fe	Cu
一车间硫酸粗制小组	4	0.29	0.006	未检出	0.004
锌钡白沉淀小组	2	0.25	0.002	未检出	0.007

续表

监测地点	监测点数	测定结果			
		ZnO	CdO	Fe	Cu
二车间间接法氧化锌（窑上）	2	0.56	0.003	未检出	0.002
二车间间接法氧化锌（窑下）	3	11.1	0.003	未检出	0.006
厂区环境对照	4	0.30	0.006	未检出	0.002

（二）临床检查

受检者均进行了体格检查及病史询问，无神经衰弱、呼吸道刺激症状等内科疾患，实验室经血常规、肝、肾功能及心电图检查均属正常范围，两组间无差异。虽然接触组长期低浓度接触了锌钡白，但无铸造热发生，亦无镉毒性所致的肾损害，亦可能与车间中毒物浓度低有关。文献报道空气中氧化镉大于15 mg/m³可产生铸造热，而该车间氧化锌最高为11.1 mg/m³，氧化镉浓度为0.002~0.006 mg/m³，没超过国家容许浓度（0.1 mg/m³），因此没有出现肾小管性蛋白尿、贫血及骨痛病。符合剂量与效应的关系。

（三）人体锌、镉、铜、铁微量元素测定

接触组及对照组的头发、血清、尿微量元素测定结果见表2。

表2 微量元素测定结果

人数	平均工龄	平均年龄	发（μg/g）					血清 μg/dl					尿 μg/dl				
			Cu	Zn	Fe	Cd	Zn/Cu	Cu	Zn	Fe	Cd	Zn/Cu	Cu	Zn	Fe	Cd	Zn/Cu
对照组 27	6.29	23.42	8.6	184.52	44.09	0.93	21.45	0.98	1.47	15.1	0.058	1.5	0.07	0.803	0.141	0.0073	11.47
接触组 41	8.91	35.45	11.41***	313.06***	75.96***	4.36*	27.49	1.02	1.296	2.0**	0.065	1.27	0.075	0.88	0.145	0.021***	11.73

注：*$P<0.05$；**$P<0.01$；***$P<0.001$。

与对照组相比接触组发 Cu、Zn、Fe 和 Cd 均高，除 Cd 为显著差异（$P<0.05$），余者全达极显著水平（$P<0.001$）。尿除 Cd 极显著高于对照组，而血清 Fe 则低（$P<0.001$）。

头发中许多元素比血液或尿液更能反映体内矿物贮存，血液只代表抽取那段时刻的存在情况，尿液代表清除，而不代表贮存，头发不失为一种非损伤性容易被工人群众所接受的一种检查方法，我们认为只要样品处理符合要求，把头发作为临床生物样品监测的一种筛选方法是具有一定的实用性和可行性。

文献报道，动物和人体试验表明，锌/铜＞10时，可引起营养障碍。产生高脂血症，易发生冠心病，但未指出以何种生物样本为准，而本课题接触组和对照组其血清锌/铜均＜10，但头发和尿的锌/铜均＞10，根据我们临床检查结果，两组受检者均未见高脂血症及冠心病，故其锌/铜比值应以血液为准。

接触组工人体内微量元素含量与岗位工龄密切相关（见表3）。

表3 接触组工人体内微量元素含量与岗位工龄的相关关系

组别	例数	元素	相关因素	相关关系	P值
接触组	41	Cu	岗位工龄—头发	0.462	$P<0.001$
		Cd	岗位工龄—头发	0.351	$P<0.005$
		Cd	岗位工龄—血清	-0.392	$P<0.005$
		Zn	岗位工龄—尿液	-0.309	$P<0.005$
		Cd	岗位工龄—尿液	0.410	$P<0.001$

微量元素镉在头发、血清、尿液中测定结果虽然均在正常范围内，但其含量增高与岗位工龄之间均有显著的意义，即作业工龄越长，在体内蓄积的镉越多。目前该厂作业工人虽无慢性镉中毒存在，但应防止其镉过多而引起职业危害。根据我们临床研究结果，发现血清和尿锌随着工龄增加而降低。这一现象较为复杂，其因素可能是随着工龄增长而年龄增高所产生低锌是生理现象，也可能由于锌钡白中含铜、镉等金属杂质越多，而多种金属元素抑制和干扰了锌的吸收及摄取，尚值得进一步探索。

目前立德粉作业工人虽无贫血现象及慢性镉中毒存在，但其血镉已超过 WHO（1980）提出的正常值（$< 5\ \mu g/L$），其发镉、尿镉接触组明显高于对照组，这一现象提示我们要加强对作业工人的卫生宣教，劝导戒烟，加强营养，注意个人卫生及车间内应加强局部通风排尘，防止锌钡白粉尘吸入及摄入。

（原载于《微量元素科学进展》，杭州大学出版社，1993）

职业铅接触者血铅、发铅、尿铅相关性的研究

（1997）

乔文建　王智芳

（同济医科大学）

[导读] 电池工、排字工等职业性铅接触者血铅、发铅、尿铅水平均与非接触对照者有高度显著的差异。铅接触工人的发铅、尿铅均与血铅呈很好的正相关，发铅还与染色体畸变率呈正相关，但尿铅与染色体畸变率相关性较差。故发铅除了可指示人体铅负荷以外，尚可在一定程度上指示染色体畸变情况，加之头发取材容易，微量元素含量较血液为高，又属无创伤检测，发铅作为铅接触工人的活体检查材料，有其特殊的意义。

血铅是衡量体内铅负荷量的较好参数，国外已普遍用作铅接触的健康监护指标，并作为确定其他生物监测指标限值的基准。尿铅是国内普遍用作职业铅接触的健康监护指标。发铅由于含量远较血铅高，且具有其特殊的生理意义，又系无伤检测，具有潜在的广泛应用前景。本文通过研究血铅与发铅、尿铅的相关关系，探讨其在职业性铅接触工人健康监护中的意义。

材料和方法

以 32 名铅蓄电池制造工人（电池工），年龄 18 ~ 53 岁（$\bar{X} \pm SD = 35.7 \pm 11.3$ 岁）；接触年限 1 ~ 32 年（$\bar{X} \pm SD = 11.9 \pm 10.3$ 年）和 36 名印刷厂排字工人（排字工），年龄 17 ~ 60 岁（$\bar{X} \pm SD = 32.4 \pm 12.7$ 岁），接触年限 1 ~ 40 年（$\bar{X} \pm SD = 12.3 \pm 11.6$ 年）为接触组。对照组 20 名，年龄 17 ~ 50 岁（$\bar{X} \pm SD = 32.6 \pm 10.4$ 岁），无铅及其他职业危害接触史，健康状况良好。

用高压湿法消化、新极谱溶出伏安法分别测定血铅（PbB）和发铅（PbH），用热消化二硫腙比色法测定尿铅（PbU）。对铅接触组和对照组血铅、发铅、尿铅检测结果，分别进行方差分析，并对铅接触组的血铅/发铅，血铅/尿铅分别进行相关与回归分析。

结　果

1　血铅、发铅、尿铅分析结果

接触组 32 名电池工，36 名排字工及 20 名对照的 PbB、PbH、PbU 的均值（$\overline{X} \pm s$）列于表 1。进行方差分析，血铅、发铅、尿铅在三组之间均有高度显著性差异。

表 1　血铅、发铅、尿铅的均值

	电池工（$n = 32$）$\overline{X} \pm s$	排字工（$n = 36$）$\overline{X} \pm s$	对照组（$n = 20$）$\overline{X} \pm s$	F	P
PbB（μmol/L）	2.69 ± 1.67	1.82 ± 1.09	0.81 ± 0.32	11.66	< 0.01
PbH（μmol/kg）	811.7 ± 820.9	229.7 ± 240.8	22.2 ± 18.8	16.30	< 0.01
PbU（μmol/L）	0.569 ± 0.193	0.352 ± 0.150	0.097 ± 0.072	50.84	< 0.01

2　接触组血铅、发铅、尿铅相关关系分析

接触组工人的血铅、发铅、尿铅测定结果列于表 2。1~32 号为电池工；33~68 号为排字工。

分别对电池工、排字工及整个铅接触组（电池工 + 排字工）的血铅/发铅、血铅/尿铅进行相关和回归分析（表 3），可见不同种类的铅接触工人的血铅/发铅、血铅/尿铅均呈高度显著性相关。

表 2　铅接触组的血铅、发铅、尿铅

序号	血铅	发铅	尿铅	序号	血铅	发铅	尿铅
1	2.59	1212.8	0.603	35	1.65	126.4	0.338
2	1.51	457.5	0.386	36	1.00	91.7	0.193
3	2.36	558.4	0.845	37	1.38	120.7	0.241
4	1.41	171.8	0.579	38	2.19	246.1	0.434
5	1.21	444.5	0.724	39	0.97	94.1	0.145
6	1.20	82.0	0.338	40	1.81	109.1	0.386
7	0.89	230.7	0.241	41	1.11	185.3	0.193
8	1.69	92.2	0.483	42	0.82	67.6	0.386
9	2.24	56.9	0.603	43	1.28	123.1	0.241
10	2.68	413.6	0.724	44	1.81	162.2	0.386
11	3.66	1873.9	0.603	45	1.54	149.6	0.290
12	2.94	722.9	0.845	46	3.74	310.8	0.386
13	3.71	2030.3	0.603	47	0.60	55.6	0.386
14	2.71	1472.4	0.290	48	5.31	510.6	0.603
15	1.89	346.0	0.603	49	1.52	106.2	0.290
16	9.75	1485.4	0.965	50	1.29	41.5	0.241
17	1.21	316.1	0.290	51	0.72	125.0	0.483
18	1.28	292.9	0.724	52	2.15	181.0	0.386
19	5.27	3221.8	0.603	53	3.28	409.2	0.241
20	2.60	619.2	0.845	54	1.16	239.4	0.193
21	4.06	2918.3	0.483	55	2.12	121.6	0.386

续表

序号	血铅	发铅	尿铅	序号	血铅	发铅	尿铅
22	2.83	67.6	0.386	56	2.24	372.6	0.483
23	1.84	281.4	0.483	57	1.28	272.7	0.241
24	2.61	242.3	0.724	58	1.05	27.0	0.193
25	3.92	536.2	0.845	59	0.64	264.9	0.338
26	2.47	829.1	0.724	60	0.74	258.7	0.603
27	1.77	225.9	0.386	61	3.49	1421.7	0.386
28	24.2	1222.4	0.483	62	2.30	67.6	0.845
29	4.77	1682.3	0.603	63	1.77	364.8	0.338
30	2.43	487.4	0.531	64	3.72	506.7	0.483
31	1.41	1291.4	0.338	65	1.45	285.7	0.241
32	2.68	90.2	0.338	66	3.93	249.5	0.603
33	1.37	190.6	0.241	67	1.16	304.5	0.193
34	0.99	21.7	0.193	68	2.05	84.5	0.386

注：表中 1~32 号为电池工，33~68 号为排字工；血铅、尿铅单位为 $\mu mol/L$，发铅单位为 $\mu mol/kg$。

表3　铅接触组血铅/发铅、血铅/尿铅相关分析

x/y	电池工 ($n=32$)			排字工 ($n=36$)			电池工+排字工 ($n=68$)		
	r	回归方程	P	r	回归方程	P	r	回归方程	P
PbB/PbH	0.583	$y=42.03+286.0x$	<0.0005	0.552	$y=7.19+122.0x$	<0.0005	0.604	$y=-104.5+272.7x$	<0.0005
PbB/PbU	0.486	$y=0.419+0.0559x$	<0.0025	0.478	$y=0.230+0.0659x$	0.0025	0.548	$y=0.282+0.0767x$	<0.0005

讨　论

由表3可以看出，铅接触工人血铅/发铅、血铅/尿铅均呈高度显著性正相关。有人报道血铅与全血锌原卟啉（ZPP）、红细胞游离原卟啉（FEP）等亦呈很好的正相关。我们在近期的研究中还发现，铅接触工人的血铅与染色体畸变率呈高度显著性正相关（$r=0.422$，$P<0.01$），证明血铅是衡量体内铅负荷和提示染色体畸变的较好指标。

头发的发根由基质细胞组成，基质细胞不断分化，分化后向上延伸，经过角质化区而逐渐角质化，露出头皮后，形成丝状的头发。基质细胞的分裂成长，需要充分的营养物质供应，因此它们是身体代谢系统的组成部分，因而可以反映身体微量元素的代谢情况。由表3可以看出，铅接触工人的发铅与血铅呈很好的正相关（$r=0.604$，$P<0.0005$），铅接触工人的发铅还与染色体畸变率呈正相关（$r=0.370$，$P<0.025$），尿铅虽与血铅也有较好的相关（$r=0.548$，$P<0.0005$），但与染色体畸变率相关性较差（$r=0.152$，$0.05<P<0.25$），故发铅除了可指示人体铅负荷以外，尚可在一定程度上指示染色体畸变情况，加之头发取材容易，样品运输和保存方便，微量元素含量较血液高，又属无创伤检测，故发铅作为铅接触工人的活体检查材料，有其特殊的意义。

（原载于《铅污染的危害与防治研究》，香港新闻出版社，1997）

发铅作为职业性铅接触生物检测指标的研究

（1997）

郗书元　　高凤山　　付兴华　　赵　龙　　张鹏武　　王泽春　　王丽君

（长春市卫生防疫站）

[**导读**] 吉林通化接铅作业人员发、血、尿中铅含量均明显高于非接铅人群。由发、血、尿模糊统计概念模型图可见，接铅作业人员发铅含量与非接铅作业人员发铅含量差异的显著程度明显高于血铅和尿铅，说明发铅作为铅中毒生物检测指标比血、尿敏感。

发铅测定不但方便检验人员，亦方便受检者，为探讨发铅作为铅接触生物检测指标的意义，我们对发铅进行了研究。

材料与方法

1　调查对象

选择通化冶炼厂、通化蓄电池厂及 15 家印刷厂的部分作业人员为接铅人群；选择通化郊外驻军、宾馆服务员、百货公司售货员及部分机关干部为非接铅正常人群（对照组），年龄 18 ~ 60 岁。

在劳动卫生职业病学调查符合条件的人群（1800）中进行随机采样（953 人，男 512 人，女 441 人），其中接铅作业人员 567 人（男 301，女 266 人），非接铅正常人群 386 人（男 211 人，女 175 人）。

2　生物材料的采集

方法：采取同步对照采样，即每一受检者同时采取发、血、尿，同时检验分析。

发的采集方法：从枕部距头发根部处剪下发样，从根部截取 2 厘米左右，用小药口袋装起，与登记处统一编号。

血样的采集方法：用洁净注射器，抽取静脉血 1 毫升，放入刚称量完的 50 毫升三角烧瓶中（该容器经无铅处理并干燥），再称量，记重。

尿样的采集方法：用一次性经无铅处理过的尿杯，收集约 10 毫升晨尿，用刻度吸管吸取 2 毫升尿液，放入经无铅处理过的 50 毫升三角烧瓶中。

3　实验室分析

发样的前处理：将发样用 5% 海鸥洗发膏浸泡 0.5 小时，用蒸馏水洗涤 3 次，95% 乙醇洗涤 2 次，高纯水洗涤 3 次，将洗涤的发样置于干净培养皿中，放入烘箱于 80℃ 烘 1 小时，再移到干燥器中。称取 10 毫克左右发样，置于 50 毫升烧瓶中，加入 5 毫升硝酸，于电炉上小火加热，直至烧杯中残留少许残液时停止加热，冷却后加 0.5 毫升高氯酸，加热，蒸干，冷却成白色或淡黄色晶体，加入高纯水使其溶解，并定容 10 毫升。

血样的前处理：抽取 1 毫升静脉血，放入干净并经无铅处理的 50 毫升三角烧瓶中，放入血前后各称重一次，记下重量后，加入 5 毫升硝酸，剩下少许残液时加入 0.5 毫升高氯酸，加热蒸干，用高纯水溶解残渣，并定容 10 毫升。

尿样的前处理：由经过无铅处理的洁净的一次性尿杯中，取 2 毫升尿液放入经无铅处理的洁净的 50 毫升三角烧瓶中，加入 2 毫升浓硝酸，小火加热至干，冷却后加 0.5 毫升高氯酸加热蒸干，用高纯水溶解并定容 10 毫升。

在日立 Z-8000 原子吸收光谱仪上，用无火焰原子吸收光谱法对 2859 人（份）发、血、尿铅含量定量分析。

用二硫腙法、电位溶出法、无火焰原子吸收光谱法对 108 人发铅进行分析比较。

结果分析

（1）接铅作业人员发、血、尿中含铅量明显高于非接铅人群发、血、尿中含铅量，说明人发、血、尿含铅量与人同环境中铅接触量呈正相关。由发、血、尿 Fuzzy 统计概念模型图可见，接铅作业人员发铅含量同非接铅作业人员发铅含量差异的显著程度明显高于血铅和尿铅，说明发铅作为铅中毒生物检测指标比血、尿敏感。

（2）发、血、尿含铅量正常人 95% 上限值分别为：发铅 0.15 μmol/g，血铅 0.840 μmol/L，尿铅 0.24 μmol/L。

（3）发、血、尿铅含量正常人群几何平均值为：发铅 0.038 μmol/g，血铅 0.214 μmol/L，尿铅 0.0999 μmol/L。

（4）发、血、尿正常人群与接铅作业人员铅含量临界值为：发铅 0.12 μmol/g，血铅 0.356 μmol/L，尿铅 0.19 μmol/L。

（5）在发铅含量检测方面，经分析比较，二硫腙法、电位溶出法与无火焰原子吸收光谱法间无差异（$P > 0.5$），故在尚无原子吸收光谱仪器的职防机构可以用上述方法开展发铅的普查及监护工作。

（原载于《铅污染的危害与防治研究》，香港新闻出版社，1997）

中国居民的头发铅、镉、砷、汞正常值上限

（2004）

秦俊法

（中国科学院上海应用物理研究所）

[**导读**] 根据普适性和实用性的原则，采用标准实验室测定的已有数据进行统计处理，并参照国外文献值及国际临床实验室资料作适当修正，提出了适用于中国居民的头发铅、镉、砷、汞正常值上限，供流行病学调查或疾病筛查时参考。

铅、镉、砷和汞是一类在低剂量时可能对人有益，但职业暴露或长期低水平接触又具潜在毒性的元素。前者被称为超微量元素（Nielsen F H，1998），后者也被发现以硫化物形态存在时可增加抗体滴度和脾脏重量，并能降低鼠伤寒沙门氏菌感染的死亡率（Nomiyama K，1992）。由于人体对这些元素的需要量（如果需要的话）很低（表1），它们在自然界的广泛存在及其开发应用，一般说来，给人类带来的主要影响是对健康的危害。在重金属的潜在毒性分类中，汞、镉、铅被划为第 I 类（毒性大）第 1、2、4 位有害元素（王连生，1994），砷污染亦已成为我国某些地区的环境灾难（Guo Huaming，2003）。因此，

采取必要措施，对这些元素的人体负荷及健康效应实行监测、筛选和诊断就是十分必要的了。

表1　铅、镉、砷、汞的可能生理作用及人的每日需要量

元素	必需性证据	可能的生理作用	每日需要量（$m/\mu g$）
Pb	2 种实验动物出现缺乏症状	促进铁的吸收和利用	30
Cd	缺乏时抑制 2 种实验动物生长	金属硫蛋白的代谢和利用	<5
As	4 种实验动物出现缺乏症状	蛋氨酸代谢；基因表达调节	15~25
Hg		免疫功能	

1　制定正常值上限的必要性

现在提出制定头发铅、镉、砷、汞安全界限（正常值上限）问题主要基于下述考虑。

1.1　广泛的毒性效应

尽管在动物模型、体外试验和流行病学调查中发现所涉元素具有某种或某些必需功能或有益作用，但在职业病和地方病调查中，已发现这些元素有广泛的毒性效应（表2），典型的例子如智力低下（铅、镉）、痛痛病（镉）、乌脚病（砷）和水俣病（汞）。动物实验和体外试验表明，有些元素还具有遗传毒性和致畸、致癌性，长期以来动物实验一直无法证实的砷致癌问题，最近新疆疾病预防控制中心终于获得突破，在 18 只摄砷小白鼠的 87 只后代子鼠中，约有 23% 的摄砷后代发生了肿瘤，而摄砷亲代及对照组均未出现肿瘤（王连方，2003）。

表2　铅、镉、砷、汞的毒性效应

元素	损害部位或毒性反应
Pb	神经系统，造血系统，泌尿系统，心血管系统，生殖系统，骨骼系统，内分泌系统，免疫系统，胃肠道
Cd	肾脏毒性，骨毒性，生殖毒性，呼吸系统毒性，肝脏毒性，神经毒性，致癌性
As	周围血管病，皮肤病，癌症，神经障碍，视听觉障碍，肝大，贫血，生殖和泌尿系统障碍，致突变性和致畸胎
Hg	神经毒性，肾、肝毒性，遗传毒性，致畸性，心血管病变，生殖系统障碍

1.2　摄入量超标

在最近一次完成的我国 4 个不同膳食类型地区 12 类食物 42 种元素浓度测定和成年男子摄入量的评估中，发现某些食物类中铅、镉、汞浓度全国均值比过去有所升高，已达到或超过规定的限值，如奶类中的铅达限值的 6.5 倍；谷类中的汞达 2.7 倍，汞超标的还有薯类和蔬菜类；水果类中的镉也超过了现行限值。我国参考人铅和镉的平均日摄入量已超过世界卫生组织（WHO）规定的每日容许摄入量，汞也已达规定值的 80%，表明这些元素的膳食污染应引起重视。按食物元素浓度和消耗量计算的我国成年男子的铅、镉、砷、汞摄入量（表3）也都超过了最新国际估算值或建议修改值（Iyengar G V，1998），镉和汞超 2.5 倍，铅超过 4.2 倍（诸洪达，2000）。

表3　中国成年男子膳食摄入量与最新国际估算值的比较

元素	m（$\mu g/d$）		m（A）/m（B）
	我国平均估算值，A	最新国际估算值，B	
Pb	392.0	50~100	5.23
Cd	75.6	15~25	3.78
As	138.0	50~100	1.84
Hg	34.5	10	3.45

1.3 体负荷呈上升趋势

在1981—1998年，曾组织全国26个省和直辖市开展多次成人血中铅、镉浓度的调查，以省会城市、直辖市和县镇为调查点，监测对象为不吸烟、无职业性铅接触的女性成人，其中1988年以前为中学教师，1988年以后为服务行业从业人员。结果发现，我国不吸烟女性成人血铅几何平均值从1988年的60μg/L上升到1998年的78μg/L（表4），上升了30%，各省会城市的血铅水平均呈上升趋势。虽然从1981年以来，我国工业废水中有害金属的排放量已大为降低（表5），但20世纪80年代我国在国际上处于较低水平的血铅浓度，现在已属相对较高水平（图1）。我国城市居民的总体血镉水平虽处于基本稳定状态（表4），但1998年的几何均值比1988年亦升高了22%，20世纪80年代在国际上属中等偏高水平，现在仍属中等偏高水平（郑星泉，2001）。各城镇间的血铅和血镉水平也有极大的差异，在所查城镇中，最大值和最小值之间，血铅和血镉均值分别相差1.1倍和4.7倍（表6）。

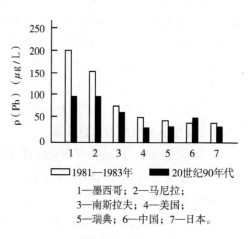

1—墨西哥；2—马尼拉；
3—南斯拉夫；4—美国；
5—瑞典；6—中国；7—日本。

图1 近20年内的国际血铅水平变化

表4 1981—1998年中国成年女子血中铅、镉水平

年份	ρ (μg/L)		年份	ρ (μg/L)	
	Pb	Cd		Pb	Cd
1981	56	0.80	1991	68	0.75
1983	60	0.76	1994	73	—
1985	66	0.88	1998	78	0.89
1988	60	0.73			

表5 中国工业废水中有害物质排放量

年份	m/t				年份	m/t			
	Pb	Cd	As	Hg		Pb	Cd	As	Hg
1981	3005.98	235.60	1199.67	62.19	1991	1055.20	144.39	1060.22	23.42
1983	2118.55	160.10	1326.50	42.03	1994	1180.03	161.62	1037.69	12.38
1985	1825.22	183.70	1119.12	32.84	1998	1063.78	158.16	844.14	12.19
1988	1141.28	181.87	1542.97	35.70	2000*	1668	270	1376	26

注：*国务院1996年9月3日批准的《"九五"期间全国主要污染物排放总量》。

表6 1998年中国城镇居民血中铅、镉水平比较

城镇	ρ (μg/L)		城镇	ρ (μg/L)	
	Pb	Cd		Pb	Cd
沈阳	97.3	1.18	韶关	85.0	1.78
西安	90.7	0.74	凤鸣镇	83.9	—
广州	88.8	1.06	崇州	74.4	0.50
成都	82.6	0.56	泾干镇	63.6	—
南京	72.7	0.91	东山镇	61.7	0.86
北京	71.6	0.85	泾阳	—	0.40
上海	48.4	0.94	彭山	—	0.31
宽甸	103.1	1.36			

关于砷和汞，虽然没有找到体负荷的直接资料，但据 Guo（2003）对山西省山阴县的调查，在测量的 30 个地区的管井水样品中，竟有 50% 的地区超过饮水砷浓度的最大允许限（50 $\mu g/L$），约有 50 000 人正在饮用砷浓度高达 1932 $\mu g/L$ 的地下水。砷污染已成为中国面临的环境灾难。从燃煤排放到大气中的汞能直接或间接地危害人体健康。中国是产煤大国，也是煤的主要消费国。燃煤将大量的汞排放到空气中，从 1978 年到 1995 年，汞的累计排放量达 2500 t，平均每年增加 5%，预计 2000 年的汞排放量可达 273 t（Zhang，2002）。监测和控制汞对人的危害亦已成为中国面临的重要任务。

1.4 慢性中毒现象普遍且严重

20 世纪 50 年代，我国职业性慢性铅中毒、汞中毒的患病率曾高达 15%～30%，急慢性金属中毒的防治一度成为当时我国职业病专业队伍最主要的工作内容。其后，我国政府采取了许多防治措施并加强了对金属中毒的研究工作，至 70 年代中后期，完成了职业性慢性铅、汞、锰中毒国家诊断标准的制定，并由卫生部颁布执行。至 21 世纪初，除上述几种常见金属的诊断标准得到进一步修订外，还制定了镉、砷、铊、铍、钡、钒和有机锡、羰基镍等金属中毒的国家诊断标准，作为"法定"的职业病诊断标准。但 20 世纪 80 年代进行的全国性调查表明，铅、汞等金属的慢性中毒患病率仍维持在 10% 以上（赵金垣，2002），现在也还仍处于较高水平。我国儿童铅中毒的流行率甚至高达 50% 左右（沈晓明，1996；秦俊法，2002）。

除职业性金属中毒之外，环境污染领域内的金属中毒现象也相当普遍，其中有不少是既往工作中未曾注意或发现的，如台湾、贵州、山西、内蒙古、新疆等地因饮水砷含量过高而引起的地方性砷中毒；由牙齿填料银汞合金、鱼类累积的甲基汞和儿童疫苗中的乙基汞化合物 3 种现代形式的汞引起的慢性汞中毒等（Noydberg C，2003）。最近在江西大余（Cai，1995）和浙江温州（Nordberg G，2002）进行的流行病学调查表明，一般人群中的低剂量镉累积就可出现肾功能异常和骨矿密度降低；吴思英（2003）对福建镉污染地区 6 个自然村进行的 5 年死亡情况回顾调查表明，污染区恶性肿瘤、呼吸系统疾病、消化系统疾病及新生儿病的标准化死亡率均高于非污染区。

1.5 头发是人群监测和个体筛选的最佳选择

1986 年，世界卫生组织总部总结和出版的有关毒物评价的国际研讨会文件中，血液、尿和头发均被推荐为铅、镉、砷、汞监测可以选用的生物标记物（陈清，1989），我国目前制定的几种重金属中毒国家诊断标准主要以血、尿元素浓度为基准。

重金属在体内的累积与其在体内的生物半减期有关，蓄积性强的元素对机体产生危害的可能性更大。典型的有害重金属（如铅、镉、砷、汞）都是具有较长生物半减期的强蓄积性元素（表 7）。头发与血液或尿液是代表不同时间尺度和不同内容的生物指示器，头发反映身体环境暴露和内部组织长时期内的平均水平，而血、尿仅反映取样时短期内的身体状况，利用血样或尿样作新生儿流行病学调查更不实际（Frery N，1993；秦俊法，2002）。对于间断性暴露和长期暴露监测、大规模流行病学调查、疾病筛选，头发分析均优于血液和尿液分析（陈祥友，2000；秦俊法，2003）。头发还可用于回顾性调查和分析，而血和尿均不可能。

表 7　铅、镉、砷、汞的生物半减期

元素	生物半减期（d）		元素	生物半减期（d）	
	动物	人		动物	人
Pb	1460	365×4	Cd	200	365×20
As	280		Hg	16	76

2　头发正常值上限的确定

2.1　原则与方法

头发正常值上限的确定拟按以下原则进行：①普适性。即应适用于不同性别、年龄、地区的职业人员和一般居民。②实用性。即利用已有数据进行分析综合，并参照国内及国际临床实验室资料作适当修正。

依据上述原则，首先要选择合适可靠的测定数据。这些数据必须是在严格质量控制条件下，由有经验的专业人员用最好的分析方法在清洁可靠的实验室中分析取得的。其次要对数据按一定的原则进行统计处理。采用的方法是将各实验数据（平均值）视作一组等精度测量值，在舍弃最大值和最小值后计算总平均值 $\bar{x}$ 和标准偏差 s。为与国际临床实验室标准相比较，亦按 $\bar{x}+1s$ 确定正常值上限。

2.2　界限的确定

由中国科学院地理研究所牵头于 1987—1988 年对全国 15 个省、自治区 217 个采样点进行了生态化学地理专题研究，各省、自治区按克山病病区和非病区共采集头发样品 2134 份（表8），采集对象的年龄为 7 岁以上儿童及成年人。专题组采取了严格的质量控制措施，参加单位经过 3 次考核合格后方进行正式样品测定。各实验室在测量过程中还要求进行内部质量控制。规定铅、镉含量用电感耦合等离子体发射光谱法测定，砷含量采用原子荧光光度计（氢化法）或离子选择电极法测定。头发铅、镉、砷正常值上限就采用这批数据（谭见安，1996）确定（表9）。头发汞正常值上限采用陈清（1989）编纂的数据确定（表10），包括 14 个省、市共 6161 份头发样品。

对铅、镉、砷数据舍弃含最大值和最小值的省份数据后计算平均值和标准差。对汞数据，仅采用以算术均数给出的值，舍弃最大值和最小值后计算平均值和标准差。最后得到按 $\bar{x}+1s$ 计算的正常值上限（表9和表10），称为估算值。

表8　头发样品采样点的地理分布

地区	采样点数	头发份数	地区	采样点数	头发份数
黑龙江	25	250	吉林	18	180
辽宁	12	110	内蒙古	7	70
河北	15	132	山西	17	170
陕西	24	107	甘肃	28	263
四川	21	213	云南	15	130
河南	6	63	山东	10	160
贵州	4	40	湖北	3	26
西藏	12	220	合计	217	2134

表9　中国居民的头发铅、镉、砷含量

地区	ω（$\mu g/g$）		
	Pb	Cd	As
黑龙江	6.50，6.47	0.19，0.22	0.54，0.49
吉林	14.00，10.00	0.17，0.12	0.82，0.81
辽宁	3.90，3.36	0.12，0.13	0.68，1.07
河北	4.24，7.00	0.09，0.26	0.38，0.63
山西	7.10，10.89	0.27，0.33	0.42，0.65
山东	11.10，13.20	0.53，0.25	0.42，0.53

续表

地区	ω (μg/g)		
	Pb	Cd	As
陕西	4.79, 5.44	0.07, 0.06	—
甘肃	3.97, 4.57	0.35, 0.15	0.60, 1.38
河南	6.42, 8.43	0.55, 0.40	0.59, 0.72
湖北	3.41, 13.09	0.73, 1.37	0.61, 1.19
四川	5.56, 6.24	0.29, 0.23	1.84, 1.50
云南	4.62, 7.05	0.02, 0.15	0.80, 0.40
内蒙古	2.68, 3.14	0.37, 0.44	0.23, 0.13
西藏	14.20, 15.20	0.17, 0.17	1.42, 0.94
贵州		0.45, 0.17	
平均	7.14±3.25	0.25±0.14	0.73±0.30
$\bar{x}+1s$	10.39	0.40	1.03

表 10 中国居民的头发汞含量

地区	例数	ω（Hg）（μg/g）	地区	例数	ω（Hg）（μg/g）
长春市	920	0.75	吉林市	458	1.24
北京市	684	0.42	石河子市	305	0.45
长沙市	105	1.96	成都市	238	1.42
上海市	938	1.48	舟山市	126	1.51
杭州市	500	1.58	太原市	667	1.15
韶关、肇庆市	170	1.32	广东省不同人群	359	1.29
苏州市	578	1.45	合肥市	113	0.95
平均	6161	1.22±0.34	$\bar{x}+1s$		1.56

3 与文献值的比较

3.1 与国内文献值的比较

依上节所述方法，采用王夔（1998）主编的全国高技术重点图书《生命科学中的微量元素分析与数据手册》中提供的资料，计算了中国居民头发铅、镉、砷、汞平均值和正常值上限（文献值）（表 11 至表 14）。与表 9 和表 10 数据相比较，两者是相当一致的。为此，作者建议，中国居民的头发铅、镉、砷、汞正常值（ω）上限可分别暂定为 10.0 μg/g、0.5 μg/g、1.0 μg/g 和 1.5 μg/g。

表 11 中国居民的头发铅含量文献值

报告者（年）	地区	观察对象	总例数	ω（Pb）（μg/g）
陈志祥（1983）	上海	6~9 岁，男、女性	530	11.8, 9.4, 5.4, 4.2, 5.3, 5.1
	南京	4~50 岁，男、女性	250	8.7, 10.2, 6.3, 5.4
曾绍娟（1985）	哈尔滨	男、女性	90	13.3, 6.5
阎广文（1987）	合肥	儿童和成人，男、女性	144	9.8, 9.3
张建国（1988）	上海	新生儿、孕妇	490	3.7, 2.9, 2.0, 1.8

续表

报告者（年）	地区	观察对象	总例数	ω（Pb）（μg/g）
李翰芳（1988）	上海	新生儿、儿童、产妇	725	1.6，1.5，11.8，11.5，8.6，5.7，5.1，2.8，2.3
雷启萱（1989）	柳州	新生儿、产妇	142	13.1，11.6，9.6
谭寿英（1989）	广州	中老年，男、女性	95	2.6，2.3
平均			2466	6.6±3.6
$\bar{x}+1s$				10.2

表12　中国居民的头发镉含量文献值

报告者（年）	地区	观察对象	总例数	ω（Cd）（μg/g）
曾绍娟（1985）	哈尔滨	男、女性	90	0.13，0.13
柯长茂（1985）	贵州	男、女性	85	0.12，0.17
朱高章（1986）	广西	不同年龄	131	0.47，0.15，0.22，0.28，0.33，0.34，0.56，0.38，0.24
	广西巴马	长寿老人	248	0.37，1.23，0.67
	广州		34	0.16
	广东五华、四会		54	0.46，0.18
韩珊瑞（1988）	武汉	学龄儿童，男、女性	210	0.22，0.19
潘伟文（1987）	沈阳	长寿老人，男、女性	31	0.12，0.16
赵利民（1993）	天津	育龄妇、孕妇	76	0.05，0.05，0.048
平均			959	0.29±0.24
$\bar{x}+1s$				0.53

表13　中国居民的头发砷含量文献值

报告者（年）	地区	观察对象	总例数	ω（As）（μg/g）
曾绍娟（1985）	哈尔滨	男、女性	90	1.17，1.10
刘国柱（1987）	上海	60岁以上	52	0.55，0.73，0.61
吴传业（1990）	湖南	成人	34	0.53
周瑞华（1990）	恩施	低、中、高硒区成人	29	0.46，0.45，1.06
何广传（1992）	个旧	正常人群	106	1.30
卢志坚（1993）	韶关	20~40岁，男、女性	200	0.12，0.12
平均			511	0.68±0.34
$\bar{x}+1s$				1.02

表14　中国居民的头发汞含量文献值

报告者（年）	地区	观察对象	总例数	ω（Hg）（μg/g）
曾绍娟（1985）	哈尔滨	男、女性	90	6.10，1.50
刘国柱（1987）	上海	60岁以上老年人	55	1.95，1.18，1.16
冯完勋（1988）	山东南四湖区	渔民、农民	193	1.04，0.18

续表

报告者（年）	地区	观察对象	总例数	ω (Hg) (μg/g)
周瑞华（1990）	恩施	低、中、高硒区居民	33	0.20, 0.13, 0.13
王喜生（1993）	吉林省	松花江沿江居民	80	0.47, 0.65, 0.46, 0.35
平均			451	0.77 ± 0.59
$\bar{x}+1s$				1.36

3.2 与国际文献值的比较

许多国家的临床实验室公布了头发元素的正常参考值。美国 Doctor's Data 公司（1991）提供的铅、镉、砷、汞数据按 $\bar{x}+1s$ 确定。巴西 Pontifical catholic 大学实验室（1998）的数据按几何均数 $M+1s$ 确定。英国居民的正常值上限（1985）按90%位数确定。法国的一家临床实验室及美国的另外4家临床实验室的数据亦以类似的方式确定（Miekeley N, 1998）。

中国居民头发铅、镉、砷、汞正常值上限建议值与上述实验室限值的比较列于表15中。

表15 中国居民头发铅、镉、砷、汞正常值上限建议值与国际临床实验室标准的比较

国家		ω (μg/g)			
		Pb	Cd	As	Hg
中国	估算值	10.39	0.39	1.03	1.56
	文献值	10.15	0.53	1.33	1.36
	建议值	10.0	0.5	1.0	1.5
美国	DDC*	10.0	1.0	7.0	1.5
	A	10.0	0.8	10.0	1.2
	B	10.0	1.0	2.0	2.0
	C	20.0	1.0	2.0	3.0
	D	10.0	0.8	10.0	1.2
法国		6.0	1.0	7.0	—
英国		12.0	0.8	—	5.0
巴西		9.3	0.3	0.15	2.3

注：* DDC——Doctor's Data 公司。

从表15可以看出，中国居民头发铅限值与国际几家临床实验室的限值非常一致，以 10 μg/g 作为发铅正常值上限得到的儿童铅中毒流行率也与以 100 μg/L 作限值的血铅标准得到的结果相近（秦俊法，2002）。中国居民头发砷限值比美国和法、英实验室标准低，但比巴西值高。巴西人 Miekeley（1998）认为，应用过去公布的正常参考值时必须十分谨慎，有些限值需要根据最新技术产生的数据加以修订，作者按 ICP – MS 的测定结果将发砷参考值修正为 0.15 μg/g。匈牙利国家卫生研究所以发砷 1.0 μg/g 作为对贝凯什州饮水高砷地区进行危险性评估的标准（Bozsai G, 1992），孟加拉国和尼泊尔也以发砷 1.0 μg/g 作为砷中毒危险水平（Shrestha R R, 2003）。中国居民的发汞限值与美国临床实验室标准基本一致。发镉的限值比美、英、法值低，但又略高于巴西的修订值。

（原载于《广东微量元素科学》，2004年第4期）

甘肃省健康人群头发、血清、末梢血中
微量元素含量的研究报告

（2006）

梁东东　余晓青　赵桂贞　刘大学　李守唐

（兰州医学微量元素研究所）

[**导读**] 通过对甘肃省不同地区、不同年龄、不同性别、不同职业、不同民族共 22 785 名健康人历时 8 年的检测，提出了甘肃省居民头发中 12 种元素的正常值范围。不同时间（间隔 6 年）在同一实验条件下对同一发样进行监测的结果表明，各元素测定值随时间变化不明显。

　　大样本取量和统一的实验方法，头发在环境监测和评定人体微量元素的营养状况时，应该是一个可以被广泛应用的较满意的活体标本。

随着微量元素研究的发展，微量元素对机体的重要性已被肯定。笔者历时 8 年时间，采用原子吸收光谱分析法，对甘肃省 22 785 名健康人头发、血清及末梢血中 10 种微量元素和 2 种宏量元素进行了分析测定。

1　研究对象

本课题根据甘肃省行政区域划分，随机整群抽取在甘肃省内生活 2 年以上，近 2 个月内无急慢性疾病，并排除皮肤病，遗传性疾病，孕、产妇及口服微量元素制剂者，头发测定时剔除烫染发者，新生儿和 2 岁以内儿童父母均系满足上述条件者，经体查心、肺、肝、脾、胃、血压无异常，三大常规检验，肝功化验（包括三系统检验），胸透及 B 超检查均正常者。儿童除以上检查外，选择身高、体重等发育指标符合国家颁发城乡正常儿童发育指标者，共计 22 785 人。因本研究样本大、延续时间较长，为确保检测值的稳定性和准确性，我们每年度均对已检测过的地区对象抽样复查，做回顾性监测。实验方法已在技术报告中阐述，本文侧重测定结果分析。

2　测定结果

笔者检测人群年龄为从新生儿（出生 12 小时者）至 60 岁以上老年人，其中男性 10 967 人，女性 11 818人，男女人数比约为 1 : 1。由于样本大，总体工作结果基本是正态分布的，故统计学处理按正态分布方法进行处理，并进行差异性和相关性检验。

2.1　头发、血清、末梢血中微量元素含量正常范围

头发、血清、末梢血中微量元素正常范围见表 1 至表 3。

表1　甘肃省健康人头发微量元素含量正常范围　　　　　　　　　　　　　单位：$\mu g/g$

元素	全距	$M \pm s$	变异系数	双侧95%范围 $M \pm 1.96s$
Ca	480 ~ 3200	1598.43 ± 545.17	0.34	530 ~ 2667
Mg	40 ~ 175	109.65 ± 24.33	0.22	61.96 ~ 157.34
Cu	7.83 ~ 32.40	16.94 ± 4.22	0.25	8.67 ~ 25.21
Zu	96.40 ~ 270.54	171.78 ± 35.46	0.22	101.44 ~ 241.28
Fe	13.35 ~ 69.72	33.98 ± 9.99	0.29	14.39 ~ 53.56
Cr	0.41 ~ 4.21	1.83 ± 0.58	0.32	0.69 ~ 2.97
Ni	0.90 ~ 8.70	4.46 ± 1.68	0.38	1.37 ~ 7.95
Sr	4.04 ~ 12.17	8.03 ± 1.94	0.24	4.23 ~ 11.83
Mn	0.44 ~ 3.75	1.87 ± 0.65	0.35	0.60 ~ 3.14
Pb	4.26 ~ 11.83	7.69 ± 1.02	0.13	5.57 ~ 9.73
As	0.13 ~ 3.24	1.22 ± 0.44	0.36	0.36 ~ 2.09
Se	0.18 ~ 0.94	0.49 ± 0.09	0.18	0.31 ~ 0.67

表2　甘肃省健康人血清微量元素含量正常范围

元素	全距	$M \pm s$	变异系数	双侧95%范围 $M \pm 1.96s$
Ca	90.38 ~ 159.74	122.66 ± 13.33	0.11	96.53 ~ 149.32
	2.26 ~ 3.99	3.06 ± 0.333		2.411 ~ 3.73
Mg	14.24 ~ 31.59	24.73 ± 2.89	0.12	19.06 ~ 30.37
	0.586 ~ 1.299	1.017 ± 0.119		0.784 ~ 1.250
Cu	0.73 ~ 1.87	1.23 ± 0.19	0.15	0.86 ~ 1.60
	0.001 ~ 0.029	0.019 ± 0.003		0.014 ~ 0.025
Zu	0.86 ~ 1.84	1.25 ± 0.14	0.11	0.98 ~ 1.67
	0.013 ~ 0.028	0.019 ± 0.002		0.015 ~ 0.026
Fe	0.79 ~ 1.91	1.37 ± 0.25	0.18	0.87 ~ 1.74
	0.014 ~ 0.034	0.024 ± 0.004		0.016 ~ 0.013
Cr*	8.84 ~ 20.49	13.22 ± 2.01	0.15	9.28 ~ 17.16
	0.17 ~ 0.39	0.25 ± 0.039		0.178 ~ 0.330
Ni*	9.67 ~ 58.84	35.68 ± 11.38	0.32	11.38 ~ 57.98
	0.165 ~ 1.00	0.607 ± 0.194		0.194 ~ 0.988
Sr*	10.72 ~ 78.26	39.26 ± 14.27	0.36	11.29 ~ 67.22
	0.122 ~ 0.893	0.448 ± 0.163		0.129 ~ 0.767
Mn*	8.94 ~ 29.57	18.35 ± 4.71	0.27	9.11 ~ 27.58
	0.163 ~ 0.538	0.334 ± 0.085		0.166 ~ 0.502
Pb*	44.24 ~ 158.49	103.73 ± 23.88	0.23	62.92 ~ 156.53
	0.214 ~ 0.765	0.500 ± 0.12		0.304 ~ 0.755
As*	18.85 ~ 40.03	26.14 ± 3.15	0.30	19.97 ~ 32.31
	0.252 ~ 0.534	0.349 ± 0.042		0.267 ~ 0.432
Se*	33.89 ~ 104.82	69.68 ± 17.1	0.24	37.40 ~ 103.13
	0.429 ~ 1.328	0.882 ± 0.217		0.474 ~ 1.306

注：上行单位 $\mu g/mL$，下行单位 $\mu mol/mL$；* 上行单位 ng/mL，下行单位 $nmol/mL$。

表3　甘肃省健康人末梢血中微量元素含量正常范围

元素	全距	$M \pm s$	变异系数	双侧95%范围 $M \pm 1.96s$
Ca	55.24 ~ 81.09	68.69 ± 5.42	0.08	58.07 ~ 79.31
	1.380 ~ 2.025	1.720 ± 0.135		1.450 ~ 1.980
Mg	27.00 ~ 46.33	35.84 ± 3.51	0.19	28.97 ~ 42.72
	1.110 ~ 1.906	1.474 ± 0.144		1.192 ~ 1.757
Cu	0.54 ~ 1.59	1.06 ± 0.22	0.20	0.63 ~ 1.49
	0.008 ~ 0.025	0.017 ± 0.044		0.010 ~ 0.023
Zn	4.73 ~ 10.84	7.48 ± 1.27	0.17	5.00 ~ 10.00
	0.072 ~ 0.166	0.114 ± 0.019		0.076 ~ 0.153
Fe	300 ~ 530	437 ± 44.39	0.10	350 ~ 524
	5.372 ~ 9.490	7.825 ± 0.785		6.267 ~ 9.383
Mn*	3.84 ~ 7.07	5.13 ± 0.61	0.12	3.93 ~ 6.32
	0.030 ~ 0.129	0.093 ± 0.011		0.071 ~ 0.115
Pb*	52.19 ~ 152.47	83.24 ± 13.88	0.17	56.54 ~ 138.86
	0.252 ~ 0.736	0.401 ± 0.067		0.273 ~ 0.670
Se	61.89 ~ 144.23	103.35 ± 16.89	0.16	70.25 ~ 136.35
	0.784 ~ 1.83	1.309 ± 0.214		0.889 ~ 1.727

注：上行单位 μg/mL，下行单位 μmol/mL；＊上行单位 ng/mL，下行单位 nmol/mL。

2.2　头发、血清、末梢血中微量元素含量与其性别和年龄的关系

头发、血清、末梢血中微量元素含量与性别和年龄的关系见表4和表5。

14岁以前头发、血液中微量元素含量与性别关系不大，14岁以后女性头发、血清中Cu显著高于男性，Fe、Pb显著低于男性，55岁以后其差异不再显著。而发As显著高于男性。45岁以后同一年龄级内女性头发、血液中Ca、Mg元素及头发中Sr元素均高于男性，其他元素与性别关系无显著性差异。

从表5中可以看出，头发与血液中微量元素随年龄改变的变化规律是一致的。在新生儿期间头发、血液Ca、Mg、Zn、Fe、Sr、Mn、Se元素含量偏高。0~6岁年龄段的头发、血液Cu、Pb元素值偏高。0~15岁年龄段Ca、Mg、Cu、Zn、Fe元素含量明显下降，而Pb元素含量上升。16~45岁年龄段，不论男性、女性头发、血液中10种微量元素与2种宏量元素含量水平明显升高。然后随着年龄的增长Ca、Mg、Cu、Zn、Cr、Mn、As、Se元素含量明显下降，而Fe、Cu含量明显上升。

表4　头发、血清、末梢血微量元素含量与其性别的关系

元素	样本、单位	性别	年龄段	$M \pm s$	U值	P值
Ca	发，μmol/g	男 n = 2976 女 n = 2845	>45岁	32.81 ± 4.70	10.78	P < 0.001
	血清，μmol/mL	男 女	>45岁	2.93 ± 0.21 2.96 ± 0.22	4.51	P < 0.001
Mg	发，μmol/g	男 女	>45岁	4.24 ± 0.42 4.28 ± 0.48	3.03	P < 0.001
	血清，μmol/mL	男 女	>45岁	0.956 ± 0.079 0.963 ± 0.077	2.54	P < 0.005

续表

元素	样本、单位	性别	年龄段	$M \pm s$	U 值	P 值
Sr	发，μmol/g	男	>45 岁	89.36 ± 18.85	2.07	$P < 0.005$
		女		90.60 ± 18.49		
Cu	血清，μmol/L	男	14~55 岁	19.19 ± 2.68	4.54	$P < 0.001$
		女		19.51 ± 2.99		
	末梢血，μmol/L	男	14~55 岁	16.52 ± 2.04	6.71	$P < 0.001$
		女		16.84 ± 2.04		
Fe	血清，μmol/L	男	14~55 岁	24.17 ± 4.12	5.26	$P < 0.001$
		女		23.46 ± 4.12		
Pb	血清，μmol/L	男	14~55 岁	0.502 ± 0.108	3.56	$P < 0.001$
		女		0.490 ± 0.099		
	末梢血，μmol/L	男	14~55 岁	0.41 ± 0.058	5.50	$P < 0.001$
		女		0.40 ± 0.064		

2.3 头发、血清、末梢血中微量元素之间的相互关系

头发、血清、末梢血中各微量元素之间的相关系数见表6。

以单因素相关分析结果表明，发锌与发锰、发铜、发镍、血清锌、末梢血锌，发铜与发铁、血清铜、末梢血铜，发锶与发钙，发铁与发硒呈正相关。发锌与发硒、发铅呈负相关。末梢血锌与镁、铁呈正相关；末梢血中铁与铜、锌呈正相关，与钙呈负相关。血清中铁与锰、镁、铬、铜、钙呈正相关。

表5 头发、血清微量元素含量与年龄的关系

元素	样本	($n = 2848$) 新生儿	($n = 3792$) 0~6 岁组	($n = 2795$) 7~14 岁组	($n = 3063$) 15~22 岁组	($n = 5700$) 23~45 岁组	($n = 2811$) 46~60 岁组	($n = 1776$) 60 岁以上组
Ca	发	1294.63 ± 394.98	887.44 ± 357.24	1278.54 ± 537.69	1496.32 ± 596.54	1644.29 ± 641.83	1377.86 ± 532.47	1165.93 ± 381.22
	血清	110.42 ± 8.44	103.15 ± 13.37	109.85 ± 11.42	119.27 ± 21.04	122.37 ± 18.54	121.03 ± 21.39	108.65 ± 12.38
Mg	发	116.33 ± 25.26	94.87 ± 15.69	102.29 ± 18.41	109.83 ± 23.34	110.26 ± 24.37	108.52 ± 21.09	104.68 ± 17.38
	血清	23.46 ± 3.37	20.85 ± 4.06	23.52 ± 5.18	24.43 ± 4.29	24.86 ± 4.72	23.94 ± 5.71	22.57 ± 7.23
Zn	发	189.34 ± 24.35	117.58 ± 19.58	120.64 ± 17.22	147.38 ± 32.16	183.89 ± 34.22	169.094 ± 23.37	164.37 ± 25.66
	血清	1.43 ± 0.25	1.09 ± 0.17	1.24 ± 0.26	1.38 ± 0.25	1.49 ± 0.34	1.45 ± 0.26	1.31 ± 0.19
Cu	发	10.24 ± 2.18	16.89 ± 4.64	15.42 ± 3.94	15.65 ± 4.34	16.29 ± 4.78	17.96 ± 6.38	19.34 ± 8.16
	血清	1.03 ± 0.19	1.24 ± 0.16	1.23 ± 0.14	1.23 ± 0.19	1.23 ± 0.19	1.24 ± 0.11	1.24 ± 0.12
Fe	发	29.64 ± 9.35	19.85 ± 4.47	25.43 ± 6.92	26.45 ± 12.50	26.97 ± 13.58	27.14 ± 14.03	27.85 ± 12.52
	血清	1.40 ± 0.24	1.23 ± 0.76	1.30 ± 0.58	1.32 ± 0.61	1.34 ± 0.69	1.37 ± 0.72	1.36 ± 0.64
Cr*	发		1.54 ± 0.62	1.62 ± 0.87	1.86 ± 1.05	1.82 ± 0.95	1.51 ± 0.84	1.42 ± 0.67
	血清		14.03 ± 3.72	13.95 ± 3.67	13.84 ± 3.26	13.91 ± 3.32	11.55 ± 2.46	10.98 ± 1.45
Sr*	发	8.37 ± 1.25	6.81 ± 1.57	7.22 ± 1.65	8.03 ± 1.72	8.03 ± 1.96	7.47 ± 1.72	7.24 ± 1.66
	血清		随着年龄变化	无显著变化				
Pb*	发		8.83 ± 1.96	8.45 ± 1.84	7.71 ± 1.09	7.69 ± 1.14	7.70 ± 1.02	7.71 ± 1.03
	血清		随着年龄变化	无显著变化				
Se*	血清	79.18 ± 24.16	77.85 ± 32.17	73.23 ± 29.59	71.96 ± 31.03	69.88 ± 33.16	72.39 ± 34.06	75.84 ± 34.25

注：单位：头发 μg/g；血清 μg/mL，* ng/g（mL）。

表 6 头发、血清、末梢血微量元素含量之间的相关性

变量	X1	X2	X3	X4	X5	X6	X7	X8	X9	X10	X11	X12	X13	X14	X15	X16	X17	X18	X19	X20	X21
X1＝发锌		0.107	0.043	-0.04	-0.025	-0.182	-0.142	0.115	0.184	0.211	0.138	0.061	0.043	0.038	0.029	0.047	0.125	0.011	-0.036	0.048	-0.052
X2＝发铜			0.133	0.057	0.048	0.027	0.036	0.044	0.06	0.057	0.092	-0.033	0.026	0.034	0.011	0.029	0.017	0.187	0.044	-0.035	0.028
X3＝发铁				0.011	0.025	0.038	0.139	0.055	0.031	-0.019	0.026	0.034	0.022	0.011	0.036	0.024	0.027	-0.011	0.019	0.031	0.022
X4＝发钙					0.099	-0.058	0.041	0.023	0.015	-0.054	-0.031	-0.015	0.024	0.063	0.044	-0.038	0.043	0.028	0.035	-0.029	0.047
X5＝发锶						0.048	0.027	0.016	0.028	0.031	0.052	0.017	-0.026	0.041	-0.028	0.017	0.035	0.043	0.015	0.028	0.057
X6＝发铝							0.016	0.028	-0.034	0.052	-0.037	0.024	0.043	0.022	0.017	0.025	0.024	0.019	-0.021	-0.033	0.044
X7＝发硒								0.012	0.011	0.023	0.036	0.017	-0.015	-0.009	-0.012	0.011	0.014	0.022	0.013	-0.011	0.013
X7＝发镍									0.009	0.024	0.031	0.011	0.024	0.043	0.025	0.019	0.017	-0.032	0.016	0.019	0.027
X9＝发锰										0.048	0.025	0.019	0.033	0.042	-0.053	0.025	-0.021	-0.017	0.028	-0.031	0.024
X10＝血清锌											0.061	0.052	0.043	0.028	0.031	0.016	0.014	0.023	-0.027	0.011	0.043
X11＝血清铜												0.115	0.047	0.021	0.034	0.025	0.029	-0.048	0.037	0.041	0.034
X12＝血清铁													0.131	0.106	0.128	0.294	0.048	0.042	0.024	0.031	0.029
X13＝血清镁														0.011	0.012	0.024	-0.018	0.051	0.031	0.0254	-0.017
X14＝血清钙															0.024	0.013	0.041	0.022	0.018	-0.009	0.014
X15＝血清铬																-0.011	0.012	0.034	0.016	0.014	0.025
X16＝血清锰																	-0.018	0.023	0.021	0.106	0.112
X17＝末梢血锌																		0.053	0.048	0.134	0.0113
X18＝末梢血铜																			0.029	0.103	0.014
X19＝末梢血钙																				-0.125	0.027
X20＝末梢血铁																					0.016

2.4 甘肃省内不同地区头发、血清中微量元素含量的比较

不同地区头发、血清中微量元素含量比较见表7。

表7 甘肃省不同地区头发、血清中微量元素含量比较 单位：发 $\mu g/g$；血 $\mu g/mL$

元素	样本	兰州地区 n=500	定西地区 n=500	平凉地区 n=500	甘南地区 n=500	陇南地区 n=500	河西地区 n=500
Ca	发	1411.84±521.63	1028.87±315.24	1194.45	1154.83±496.52	1096.73±429.15	1273.50±398.52
	血清	121.34±28.16	108.43±22.76	109.14±21.05	109.85±19.64	111.54±22.39	118.47±27.96
Mg	发	111.43±38.52	101.24±28.30	106.44±27.24	108.37±38.17	104.66±30.45	107.23±29.54
	血清	26.52±5.68	22.34±4.97	23.85±4.96	23.76±4.83	24.01±6.83	25.84±6.14
Cu	发	15.23±3.85	13.89±3.22	14.96±4.05	15.11±3.94	15.98±4.74	15.82±4.63
	血清	1.27±0.14	1.19±0.18	1.16±0.18	1.19±0.14	1.18±0.13	1.19±0.15
Zn	发	159.24±63.15	149.87±52.63	149.05±41.43	134.28±47.83	189.28±39.25	172.24±28.16
	血清	1.18±0.16	1.14±0.28	1.23±0.31	1.15±0.24	1.49±0.33	1.38±0.24
Fe	发	29.45±9.38	25.89±10.27	26.84±9.23	30.11±11.64	31.13±10.84	37.24±9.64
	血清	1.29±0.23	1.29±0.25	1.31±0.27	1.38±0.25	1.32±0.34	1.43±0.37
Cr*	发	0.94±0.36	0.92±0.48	0.96±0.53	0.94±0.42	0.95±0.47	0.97±0.58
	血清	13.05±1.94	13.13±2.01	13.24±1.96	13.58±1.87	13.29±2.01	13.74±2.39
Ni*	发	5.03±1.47	4.92±1.69	4.35±1.57	4.22±1.64	4.95±1.83	6.61±2.03
	血清	33.17±11.52	32.28±13.16	32.54±11.18	34.47±12.28	35.29±14.76	37.03±11.94
Sr*	发	9.41±1.13	7.83±1.96	8.01±2.04	8.79±1.78	7.94±1.89	9.37±2.05
	血清	40.05±12.93	33.12±10.66	33.87±12.54	34.25±13.38	36.92±14.98	38.47±13.78
Mn*	发	2.11±0.72	1.18±0.64	1.94±0.79	1.88±0.74	1.96±0.74	1.23±0.54
	血清	18.24±4.25	18.37±4.29	18.43±0.01	18.11±4.29	18.54±5.08	18.94±5.28
Pb*	发	8.84±1.18	8.27±1.25	7.96±1.03	7.83±1.14	8.54±1.07	8.33±1.12
	血清	88.24±15.96	87.18±13.25	85.96±13.74	88.18±14.33	92.14±15.38	90.34±14.25
As*	发	1.24±0.34	1.23±0.47	1.21±0.45	1.24±0.43	1.91±0.42	1.22±0.58
	血清	25.87±3.22	26.45±3.18	26.03±3.49	26.85±3.24	28.29±4.47	26.11±4.84
Se*	发	0.52±0.10	0.49±0.11	0.22±0.09	0.21±0.07	0.24±0.08	0.58±0.13
	血清	70.13±20.05	63.48±17.16	51.28±13.54	60.18±14.28	57.24±13.12	63.95±18.29

注：＊ng/g 或 ng/mL。

头发中微量元素含量除 Cu、As、Cr 地区性差异不显著外，其他元素均有显著性差异。血清中 10 种微量元素和 2 种宏量元素均有显著性差异。其中比较有代表性的元素如 Ca、Mg、Sr、Cu 含量以兰州地区最高，Ni、Fe、Cr 含量河西地区最高，Mn 含量定西地区最低。Pb、Zn、Ag 元素含量陇南地区最高，Se 元素含量平凉、甘南、陇南地区最低。定西地区除 Se、Mn 外，所有元素含量都比较低。

2.5 甘肃省不同民族、不同职业人群头发、血清中微量元素含量的比较

甘肃省不同民族、不同职业人群头发、血清中微量元素含量的比较见表8。

从表8可以看出，藏族、回族头发，血清中 Ca、Mg、Zn、Fe、Cr、Sr 元素显著高于汉族。藏族头发中 Zn、Fe、Cu、Cr、Pb 元素显著高于回族，而血清中这5种含量值又显著低于回族，并且 Mn、Se 元素水平低于回族也低于汉族。而汉族头发 Pb、As、Ni 元素显著高于回族和藏族。

工人头发中 Pb、As、Mn、Ni、Cu、Cr、Sr 元素显著高于农民、学生、解放军、教师。教师头发中 Zn、Ca、Mg、Cr 元素显著低于工人、农民、解放军。学生头发中 Zn、Fe、Cu、Ca、Mg 元素显著低于工

人、解放军、农民。血清中,解放军 Ca、Mg、Cu、Zn、Fe、Cr、Ni、Sr、Mn、Se 等人体必需元素均显著高于工人、农民、教师和学生。农民血清中 Zn、Cu、Fe、Cr、Mn 元素显著高于农民、教师、学生。教师和学生血清中 Ca、Zn、Cu、Fe、Se 元素含量值均为最低。

表8　甘肃省不同民族、不同职业人群头发、血清微量元素含量比较

单位:人发 $\mu g/g$;血清 $\mu g/mL$

元素		汉族	回族	藏族	工人	农民	学生	教师
Ca	人发	1594.29±521.344	1398.16±593.24	1599.27±526.54	1598.27±517.43	1597.44±512.25	1592.48±528.98	1591.4±519.88
	血清	108.84±22.33	109.76±21.58	118.25±23.16	108.94±20.69	108.96±29.94	109.11±21.03	1091.37±22.04
Mg	人发	104.29±26.44	105.43±25.94	105.83±27.88	104.52±25.94	107.11±26.33	104.29±21.4	105.24±21.18
	血清	27.49±5.778	27.25±5.64	27.54±6.04	27.05±6.11	27.48±5.27	27.74±5.44	27.02±6.84
Cu	人发	13.94±2.93	14.23±3.49	15.94±3.06	15.47±3.18	14.32±2.84	13.85±2.89	13.11±2.09
	血清	1.21±0.16	1.22±0.14	1.08±0.12	1.19±0.13	1.27±0.16	1.15±0.15	1.12±0.11
Zn	人发	163.29±34.84	179.28±35.12	186.94±33.29	174.28±35.27	171.49±31.53	168.45±32.28	164.92±31.43
	血清	1.25±0.19	127±0.94	1.21±0.13	1.23±0.14	1.27±0.18	1.21±0.24	1.19±0.15
Fe	人发	26.85±10.38	27.98±9.47	28.42±11.54	26.84±9.13	24.33±8.92	24.35±10.16	24.11±9.27
	血清	1.28±0.21	1.36±0.27	1.31±0.24	1.29±0.23	1.29±0.22	1.29±0.19	1.22±0.16
Cr	人发	0.81±0.21	0.84±0.21	0.95±0.49	0.98±0.38	0.94±0.34	0.81±0.25	0.84±0.29
	血清	11.15±1.99	11.23±1.87	10.94±1.92	12.25±1.94	11.32±1.93	11.27±1.74	11.23±1.24
Ni	人发	5.31±1.94	4.63±1.55	4.92±1.53	5.45±1.16	4.94±1.67	33.87±10.96	4.45±1.16
	血清	34.16±10.94	32.48±11.15	31.29±10.87	35.86±11.38	33.25±10.43	31.19±11.38	32.25±11.09
Mn	人发	1.69±0.54	1.71±0.62	1.67±0.59	2.95±0.27	1.89±0.19	1.99±0.13	1.84±0.21
	血清	18.21±4.03	18.69±4.93	18.04±3.27	18.34±3.63	18.92±2.59	17.68±3.86	18.03±3.45
Pb	人发	7.89±0.98	7.20±1.14	7.14±1.04	8.11±0.96	7.25±1.24	7.63±1.18	7.711±1.05
	血清							
Se	人发	0.49±0.07	0.51±0.09	0.43±0.07				
	血清	68.74±19.38	66.14±18.25	54.92±13.24	63.87±15.42	66.19±13.84	60.22±11.89	60.43±12.07
As	人发	1.27±0.09	1.16±0.07	1.17±0.09	2.19±0.69	1.38±0.53	0.75±0.27	0.45±0.19
	血清							

2.6　回顾性监测

表9为不同时间头发、血清微量元素测定值,表10为同一发样不同时间测定值。

同一人群在实验条件和身体状况相同情况下,不同时间测定微量元素含量值无明显差异,头发、血清中微量元素含量随时间变化不明显。

表9　不同时间头发、血清微量元素测定值

单位:发 $\mu g/g$;血 $\mu g/mL$

元素	样本	1998年	1999年	2000年	2001年	2002年	2003年	2004年
Ca	人发	1439.25±438.25	1441.37±439.63	1445.46±441.23	1451.12±440.23	1438.16±439.25	1439.67±438.54	1441.22±440.03
	血清	109.84±22.39	108.93±22.05	109.37±22.14	109.87±21.98	109.75±23.16	109.36±22.14	109.87±22.45
Mg	人发	104.34±24.48	104.87±23.59	104.28±22.96	1,04.38±23.33	104.45±24.06	104.73±24.25	105.02±24.71
	血清	28.13±5.79	28.24±5.24	28.64±6.03	28.96±5.71	28.45±5.74	28.34±5.43	28.47±5.66

续表

元素	样本	1998 年	1999 年	2000 年	2001 年	2002 年	2003 年	2004 年
Cu	人发	13.22 ± 2.83	13.29 ± 2.86	13.45 ± 2.75	13.35 ± 2.84	13.24 ± 2.87	13.22 ± 2.94	13.26 ± 2.85
	血清	1.19 ± 0.13	1.20 ± 0.14	1.19 ± 0.14	1.19 ± 0.13	1.19 ± 0.13	1.19 ± 0.13	1.20 ± 0.14
Zn	人发		172.93 ± 35.24					173.06 ± 35.43
	血清		1.23 ± 0.17					1.23 ± 0.17
Fe	人发			27.75 ± 9.45				27.74 ± 10.22
	血清			1.29 ± 0.21				1.29 ± 0.21
Cr	人发	0.93 ± 0.42						0.92 ± 0.41
	血清	11.94 ± 1.86						11.91 ± 1.84
Ni	人发				5.24 ± 1.48			5.27 ± 1.50
	血清				32.16 ± 11.93			32.18 ± 11.93
Sr	人发				8.85 ± 2.04			8.87 ± 2.06
	血清				33.29 ± 12.78			33.25 ± 12.64

注：无数据部分均为无明显变化。

1998 年留取的发样，分别在 2000 年、2004 年重新制备，重新测定，在实验条件相同情况下，测定值无明显差异。

表 10　同一发样不同时间测定值　　　　　　单位：μg/g

元素	1999 年	2001 年	2003 年	2004 年	元素	1999 年	2001 年	2003 年	2004 年
Ca	1721.39	1723.54	1736.69	1724.56	Mg	89.74	93.05	90.74	92.28
Cu	12.46	12.94	12.08	13.15	Zn	175.36	172.18	178.94	175.93
Fe	33.89	33.96	33.22	33.84	Cr	1.48	1.33	1.36	1.39
Ni	7.09	7.38	7.24	7.15	Sr	10.47	10.22	10.84	10.65
Mn	1.18	1.26	1.14	1.19	Pb	6.31	6.25	6.29	6.22
As	0.45	0.42			Se	0.42	0.44		

3　讨　论

本文表明任何一种生物材料都不能完全展示体内多种微量元素的分布状况和含量水平。人发是人体微量元素的排泄器官之一，其含量反映相当长时间内元素的积累状况，但不反映采集时的机体状况，而血清、末梢血中的含量则代表近期内（包括交检时）元素的代谢情况。

虽然目前对头发中微量元素含量值测定的争议很多，但多是文献报道，测定例数都不多，方法也各异。由于微量元素对毛发具有特殊的亲和力，能与毛发中角蛋白的巯基牢固结合，使元素蓄积在头发中，这些元素一旦沉积在头发中，就不易再重新吸收，因此头发中微量元素含量能够间接地反映人体微量元素摄入量、代谢情况及在机体内的含量。然而，由于头发中微量元素分内源和外源两类，影响头发微量元素测定值的因素就很多。因此讨论头发测定值是否可靠必须通过大样本统一的实验方法来验证。笔者通过对甘肃省 22 785 例健康人头发中微量元素含量测定表明：大样本取量和统一的实验方法，可以使分析误差减少到最低限度，因而头发在环境监测和评定人体微量元素的营养状况时，应该是一个可以被广泛应用的较满意的活体标本。

血清中微量元素浓度受自身机制调节比较稳定，且受外界污染情况甚少，是代表性较强的常用生物样本之一，但是对于如 Mg、Pb、Sr 等元素并不一定反映其身体中的含量。在空腹状态下血清中微量元素浓度对指示人体微量元素的水平意义较大。笔者实验发现，同一元素在末梢血和血清中有着相同的变化规律和作用，故在儿童中选用取耳血测定几种必需的微量元素可以减少取样造成的痛苦。

人体微量元素含量受方方面面的影响，各地区正常值差异很大，就以我们研究结果表明，本省内不同地区差异都比较显著，可见全国或不同国家结果更是可能悬殊。以外省、外国的正常值来衡量甘肃异常值，显然是不科学的，所得结论也是不可靠的，故建立本省、本地区微量元素正常范围对深入研究微量元素与健康的关系意义重大。

笔者发现新生儿微量元素含量水平都很高，随着年龄增大，必需元素水平逐渐下降，而有害元素 Pb 含量逐渐升高，说明生长发育需要微量元素，而后天母乳或牛乳及其他饮食的摄入不足以满足生长发育的需要，而有害的 Pb 元素随着生长发育过程中钙、锌含量的不足而增加吸收。在此阶段合理喂养和通过适量补充钙和锌是不容忽视的。青壮年时期是人生鼎盛时期，微量元素水平均较高，而后随年龄增长各必需元素或升高或降低可能是生理因素所致，因而提示我们中年后期和老年前期应注重保健、营养、锻炼、延迟衰老，注意有病早治、无病早防。

笔者比较了甘肃 5 个地区微量元素含量差异显著，可能就是因地理环境所致。平凉、甘南、陇南是全国的低硒地区，人体 Se 元素水平也低。河西地区 Fe、Cr、Ni 含量可能与该地区的矿产分布有关。据笔者另一项研究也证明河西地区胃癌、白血病发病率也较高。

不同民族人群体内微量元素含量的差异，多是由于饮食方式和生活习惯不同而致。而工人头发中 Pb、As、Mn、Ni、Cu、Cr、Sr 元素含量偏高，而血液中不高，可能是由于污染引起。本文还表明学生和教师体内微量元素含量水平低下，结合其临床身体素质水平也较低下，是和他们的工作、学习劳累，生活水平偏低直接有关。

4　总　结

（1）人发、血清、末梢血中微量元素含量与地区、年龄、生活习性、生活水平有一定的关系。

（2）同时测定人发、血清、末梢血中微量元素含量，在一定程度能反映出人体中这些元素的一定营养状况。

（3）建立微量元素正常范围必须在样本足够大量（最理想的是多个实验共同协作来完成），实验方法可靠时经统计学处理才有意义，企图以个体样本或小样本的测定结果来表明是不可行的。

（原载于《世界元素医学》2006 年第 3 期）

中国微量元素科学研究会标准：
中国头发元素正常参考值范围

（2005，2007）

（中国微量元素科学研究会）

[导读] 头发和血液微量元素检测应用日渐广泛，而目前国家尚未制定具体检测方法的标准和正常参考值。为了指导科研和检验应用，中国微量元素科学研究会分别于 2005 年 8 月 15 日和 2007 年 8 月 18 日分批发布了相关测定方法标准和某些元素的正常参考值范围，其中中国居民头发共列出成人 20 种元素、儿童 18 种元素的平均值和正常参考范围。

H/ZWYH 03—2005 中国居民成人头发 13 种元素正常参考值范围　　　　单位：$\mu g/g$

元素		平均值	正常参考值范围
Ca	（男）	980 ± 350	600 ~ 1600
	（女）	1200 ± 420	710 ~ 2000
Mg	（男）	80 ± 35	50 ~ 130
	（女）	105 ± 45	65 ~ 160
Cu		11.30 ± 3.10	7.0 ~ 16.0
Zn		165 ± 32	120 ~ 210
Fe		25 ± 12	10 ~ 40
Mn	（男）	2.0 ± 1.0	1.2 ~ 2.8
	（女）	2.7 ± 1.0	1.5 ~ 4.0
Co		0.24 ± 0.09	0.12 ~ 0.36
Sr	（男）	3.8 ± 1.1	2.3 ~ 5.2
	（女）	6.2 ± 1.9	3.8 ~ 8.6
Se		0.40 ± 0.15	0.2 ~ 0.6
Pb		6.6 ± 3.6	< 10
Cd		0.29 ± 0.24	< 0.6
As		0.68 ± 0.34	< 1.1
Hg		0.77 ± 0.59	< 1.5

附加说明：

本标准主要起草人：陈祥友、张宏绪（执笔）、秦俊法（执笔）、梁东东、王广仪、李增禧

本标准起草单位：中国微量元素科学研究会检验专业委员会

起草日期：2004 年 12 月 28 日

（原载于《世界元素医学》2007 年第 3 期）

H/ZWYH 04—2005 中国居民儿童头发 13 种元素正常参考值范围　　　　单位：$\mu g/g$

元素	平均值	正常参考值范围	元素	平均值	正常参考值范围
Ca	650 ± 210	380 ~ 920	Mg	55 ± 27	30 ~ 90
Cu	11.0 ± 3.5	8.0 ~ 16.0	Zn	130 ± 30	90 ~ 170
Fe	32 ± 13	18 ~ 50	Mn	2.4 ± 1.3	0.7 ~ 2.0
Co	0.23 ± 0.07	0.15 ~ 0.30	Sr	3.2 ± 2.0	0.6 ~ 4.0
Se	0.25 ± 0.07	0.16 ~ 0.34	Pb	7.1 ± 3.2	< 10
Cd	0.25 ± 0.14	< 0.5	As	0.73 ± 0.30	< 1.1
Hg	0.35 ± 0.21	< 0.7			

附加说明：

本标准主要起草人：陈祥友、张宏绪（执笔）、秦俊法（执笔）、梁东东、王广仪、李增禧

本标准起草单位：中国微量元素科学研究会检验专业委员会

起草日期：2004 年 12 月 28 日

（原载于《世界元素医学》2005 年第 3 期）

H/ZWYH 01—2007 中国居民成人头发 7 种元素正常参考值范围 单位：μg/g

元素	平均值	正常参考值范围	元素	平均值	正常参考值范围
Cr	1.21±0.63	0.30～2.00	Ni	0.67±0.32	0.30～1.10
Mo	0.15±0.05	0.10～0.55	V	0.075±0.036	0.03～0.13
Al	12.9±7.0	<22.0	Nb	0.19±0.08	0.10～0.30
Ge	0.32±0.18	0.08～0.55			

附加说明：

本标准主要起草人：陈祥友、张宏绪（执笔）、秦俊法（执笔）、梁东东、王广仪、李增禧

本标准起草单位：中国微量元素科学研究会检验专业委员会

起草日期：2007 年 5 月 28 日

（原载于《世界元素医学》2007 年第 3 期）

H/ZWYH 02—2007 中国居民儿童头发 5 种元素正常参考值范围 单位：μg/g

元素	平均值	正常参考范围	元素	平均值	正常参考范围
Cr	0.45±0.21	0.18～0.72	Ni	0.49±0.23	0.20～0.80
Mo	0.067±0.034	0.023～0.150	V	0.23±0.13	0.06～0.40
Al	46.2±21.1	<73			

附加说明：

本标准主要起草人：陈祥友、张宏绪（执笔）、秦俊法（执笔）、梁东东、王广仪、李增禧

本标准起草单位：中国微量元素科学研究会检验专业委员会

起草日期：2007 年 5 月 28 日

（原载于《世界元素医学》2007 年第 3 期）

兰州地区驻军基层人员头发内十种元素含量的测定分析

（1989）

梁东东[1] 余晓青[2]

（1. 兰州军区卫生学校化学教研室 2. 甘肃省军区门诊部内科）

微量元素在人体生命活动中具有重要意义，已经发现铁、锰、锌、铜、铬等元素是维持人体正常生命活动所必需的元素。这些元素在人体的含量与它们在自然界的存在（土壤、水、空气、食物）有关。人发是人体微量元素的排泄器官之一。人发中微量元素的含量可反映在头发生长时期元素的摄入量和代谢情况，间接地反映微量元素在身体中的含量。在部队有关营养素供给标准中，微量元素供给标准尚未见到。为了观察我区基层部队指战员在微量元素需要方面的状况。1987 年 3—9 月，我们用原子吸收光谱法对兰州市驻军 113 例人员头发中钙、镁、铜、锌、铁、铬、镍、锶、锰、铅 10 种元素进行了测定。

材料与方法

（一）对象

居住兰州市 2 年以上普通连队干部、战士和我校学员队学员共 113 例，其中，男性 68 例，女性 45 例，年龄 18～45 岁。经统一体查排除内脏疾患、皮肤病、近视眼等急慢性疾病及烫发、染发者。

（二）仪器和试剂

① 主要测试仪器系日本 HITACHL180－80 型原子吸收分光光度计。② 标准液按原子吸收光谱分析法要求配制。③ 消化液：硝酸、高氯酸均为优级纯（天津化学试剂三厂 1985 年产品）。④ 高纯盐酸（天津化学试剂三厂 1985 年产品）。⑤ 镧溶液（光谱纯配制）。

（三）样品分析

① 采样：113 例受检查者根枕部和两侧颈部靠头皮近处的头发 3 克左右。② 洗涤：将采集的头发剪成 1 厘米左右的段短，每份头发用 1% 白猫洗洁精在 50 ℃ 左右搅拌洗涤半小时后，用蒸馏水洗涤多次，沥干水分后置烘箱中在 40 ℃ 烘干待测。③ 消化：准确称取干燥发样 0.500 克，放入石英烧杯中，用硝酸－高氯酸消化液湿法消化（具体方法从略）。④ 测定：每份发样平行称取 2～3 份，消化处理后进行测定。钙、镁、铜、锌、铁 5 种元素用火焰法测定，铬、镍、锶、锰、铅用无火焰法（石墨炉法）进行测定。

（四）测定方法质量评价试验

本测定对同一样品中的 10 种元素分别进行各 9 次的重复测定，变异系数分别为：Ca 1.67%，Mg 0.298%，Cu 3.85%，Zn 1.70%，Fe 3.26%，Cr 4.25%，Ni 3.08%，Sr 3.70%，Mn 2.57%，Pb 4.4%。另外，加入接近样品含量的标准溶液测定回收率分别为 Ca 94.3%，Mg 93.7%，Cu 95%，Zn 95.6%，Fe 92%，Cr 94%，Ni 94.4%，Sr 95%，Mn 97%，Pb 96.8%。原子吸收光谱法要求同一样品重复测定变异系数在 7% 以内，样品回收率测定误差不可超过 10%。本仪器规定测定回收率在 92%～102%，通过方法质量评价试验表明：我们采用该方法测定的 113 例人发中 10 种元素，精密度高、准确性强、结果可靠。

测定结果（表1）

表1　兰州地区驻军基层人员头发内元素含量

测定元素	男性组		女性组		u 值	p 值
	含量范围（$\mu g/g$）	中位数（$\mu g/g$）	含量范围（$\mu g/g$）	中位数（$\mu g/g$）		
Ca	730.0～4592	1517	927.0～4430	2140	2.79	< 0.01
Mg	49.00～166.0	85.50	50.60～179.0	111.0	2.85	< 0.01
Zn	130.0～263.0	189.5	115.0～263.0	205.0	2.21	< 0.05
Fe	14.50～45.60	24.15	11.36～40.25	19.95	2.84	< 0.01
Sr	3.50～14.50	7.2	3.90～13.86	9.80	2.52	< 0.05
Cu	6.60～17.4	10.01	7.10～15.00	11.10	1.21	> 0.05
Ni	1.25～8.32	3.80	1.98～9.80	3.81	0.30	> 0.05
Cr	1.09～4.90	3.48	1.00～5.07	3.48	0.89	> 0.05
Mn	0.432～1.947	0.800	3.396～1.800	0.732	1.24	> 0.05
Pb	2.30～9.42	6.16	2.52～8.94	5.92	1.04	> 0.05

讨　论

（一）国内外文献虽有很多报告正常人发微量元素含量数值，但结果不一致，差别比较大。可能是由于各个报告所据条件不同，故难以进行比较。本测定发现兰州地区驻军基层单位 18～35 岁青中年组发中钙、镁、锌、镍等含量比国内有关文献报道略高，而锰的含量略低。

（二）兰州市地下水总硬度为 250，明显高于全国其他地区。同时，甘肃省地下矿藏丰富，许多矿藏含量都居全国前列，如镍、锌、铜、铬等。据有关报道，黄土中锰的含量很低。本测定发现人发中无机元素含量的高低与地质地貌及食物中这类元素含量多少有一定的关系。

（三）部队伙食标准比较高，特别是 1985 年全军后勤工作会议提出的"斤半加四两"的要求后，这些基层部队在每天每人 1 斤半粮食的基础上，积极争取达到平均每人每天 1 斤半蔬菜、1 两肉、1 两鱼禽蛋、1 两豆制品和 1 两植物油的供应。膳食调配合理，受检查身体十分健康，元素水平相应也高。此测定证明，微量元素与营养健康关系密切，也证明了"斤半加四两"的提法是科学的。按此方法调配基层的膳食供应，不仅可达到已知的各种营养素的供给标准，也可满足人体对必需微量元素的要求。

（四）113 例受检查者按性别分类，经统计学处理发现，钙、镁、锶、锌 4 种元素女性显著高于男性（$P < 0.05 \sim 0.01$），而铁则女性显著低于男性（$P < 0.01$）。我们认为，此差异主要因其生理不同所致。如锌与男性生殖机能有密切关系，而女性铁低则因月经丢失造成。

本测定在兰州大学化学系孙敏副教授，赵曦白高级实验师指导下完成。统计学处理由兰州军区卫生学校化学教研室马修贵同志协助完成，特此表示感谢。

（原载于《解放军预防医学杂志》1989 年第 2 期）

第四章　头发元素与儿童生长发育

微量元素对人体生长，特别是儿童期生长发育起着举足轻重的作用。

妊娠妇女的微量元素状况涉及母、胎两个方面，除维持母体健康外，还要供给乳房、子宫、胎盘及胎儿，并为分娩和授乳做一定的贮备，如果母体微量元素营养不足或有害元素负荷过多，不仅危及母体本身的健康，而且会影响胎儿发育，甚至可能出现流产、胎儿畸形或婴幼儿智力障碍。建立孕期头发微量元素正常参考值可以作为指导孕妇营养的科学依据。

新生儿头发元素含量一般均高于孕妇孕晚期头发含量，而与孕中期含量相近，说明铁、铜、镍、钴、锌、锰、钙、锶、镁等元素对胎儿生长发育有重要作用。广西南宁地区的研究表明，孕妇头发中的铁、锰、锌、铜、钙、镁含量与胎儿体重、股骨长、双顶径的关系十分密切，胎儿头发元素含量与新生儿的体重、身长和头围的关系更为显著。

预防出生缺陷是我国国家重点基础研究项目，并被列入"十五"国家科技攻关计划项目。现已发现，新生儿畸形与头发中多种元素不平衡有关。贵州安顺地区畸形新生儿和正常新生儿头发有 19 种元素含量存在显著差异。钼、锌低和镍高可能是影响我国出生缺陷高发区山西吕梁地区神经管畸形发生的重要因素，锶、钾、铜、锡、镁、硒、铁、钙含量偏低和钒偏高可能与钼、锌、镍等共同起到协同致病的作用。我国南、北、城、乡出生缺陷高低发区孕妇头发微量元素含量明显不同，其中发锌含量在不同地区间的分布与神经管畸形分布一致，提示缺锌确实与新生儿出生缺陷有关。

儿童身高、体重与其发中微量元素存在多元相关关系。儿童头发中的微量元素不仅可以作为儿童生长发育的指示器，也与多种机能和形态指标有关。头发中铝、碘、铬、钒含量高可能是体内脂肪蓄积的危险因子，而锰、铬含量升高预示有发生中心型肥胖的危险。机关幼儿园儿童头发中铅、铜、铝含量均与心率、血压有关。

头发元素测定对智力落后的病因研究是重要的，对诊断弱智儿童和发现超智儿童也具有现实的意义。湖南缺碘区与非缺碘区儿童的智商—微量元素分布模式明显不同。福建地方性甲状腺肿流行区儿童的智力发育迟缓，缺碘不是唯一病因，是多种元素共同作用的结果。陕西秦巴山区农村低智儿童的形成不能忽视有微量元素的参与，而且不同地区对低智的主要贡献元素各不相同。吉林长春的研究表明，利用头发中的锌、铜、铝、锰含量建立的判别函数，可较为方便可靠地判定儿童的智力水平。陕西西安的研究证明，锂、铬、钼、锌、铝、铅等 13 种元素是影响智商的重要因素，用这些元素建立的判别方程对弱智小学生和正常智力小学生的判别符合率达98%，对弱智儿童适当补充锂、锌、铜、铁和限制铬、钼、铝、铅、钡的摄入会有益于智力的改善。

中国儿童的微量元素缺乏相当普遍。据 1995—2002 年发表的 56 篇文献报道，中国 17 个省市、33 个城市 14 岁以下儿童锌、钙、铁、铜缺乏率平均分别达47.4%、31.4%、27.1%和30.8%，儿童的某些临床症状也与头发微量元素水平密切相关。福州地区的调查表明，自 1992 年以来，儿童锌、钙缺乏率虽逐渐下降，但仍处于较高水平，铁缺乏率甚至有升高的趋势。广州的调查也表明，广州市区儿童锌、铁、铜、锰、钙缺乏相当普遍，而铅超标相当严重。微量元素营养不良仍是目前小儿时期主要的健康问题之一。锌是儿童微量元素营养最具代表性的元素，研究表明，发锌含量能反映儿童的锌营养状况，可以作为评价儿童锌营养状况的简便指标。但临床缺锌症状可能是多种元素综合效应的反应，临床治疗缺锌不可单纯补锌而忽视其他元素的补给。根据儿童锌缺乏的普遍性和严重性，我国首次提出了缺锌的命名原则、诊断指标、诊断标准和疗效的评价标准。

微量元素与妊娠关系的研究

（1988）

张建国[1]　李翰芳[1]　王　琼[1]　范鸿生[1]　庄依亮[2]

（1. 上海医科大学核医学研究所　2. 上海医科大学妇产科医院）

[导读] 上海孕妇的头发铜、铁、锰、锶含量随孕期的推进而降低，而新生儿的头发元素含量都不低。为使母体不致因保证胎儿需求而发展为疾病，加强孕妇围产期的微量元素营养实属必要。

本文报道用 X 荧光分析法对不同时期妊娠妇女、初生儿的头发及胎盘中微量元素含量变化的相互关系进行分析，为优生优育工作提供科学依据。

材料和方法

1. 病例选择：正常足月分娩产妇 110 例（其中初产妇 107 例，经产妇 3 例），年龄在 22 ~ 28 岁，于怀孕的早、中、晚期分别剪取发样，并在其分娩后取胎盘组织及新生儿头发样品。另取健康同年龄组非孕妇女 50 例的头发样品，这些妇女近 3 个月没有服用避孕药，无肝胆疾病，无职业性金属元素接触史，营养水平中等。

2. 方法：以不锈钢剪刀在受验者贴近后枕部发根处剪发，取距头皮 2 cm 内发样 1 ~ 2 g，初生儿头发于枕部、顶部取全长头发 1 g。胎盘取靠近中央部一小叶。采集的发样用 7% 的白猫洗涤剂浸泡 1 小时，然后多次搅拌洗涤，用自来水冲洗，重复 2 次，再用蒸馏水、去离子水冲洗干净。置 80 ℃烘箱烘干，准确称取 0.5 g 发样，置于坩埚中，用马福炉 200 ℃ 2 小时炭化，600 ℃ 6 小时灰化。然后以含内标钇（Y）的 4 NHNO$_3$ 150 μL 溶解后，在 8 μm 厚的聚酯薄膜上制成直径为 1 cm 大小的薄层样品。用美国 Canberra 公司制造的多道能谱分析仪测量 Mn、Zn、Cu、Fe、Pb、Sr 等元素。激发源是进口的 100（mCi）^{238}Pu 环状放射源。每只样品的测量时间为 30 分钟。以 $Cx = \dfrac{Nx}{Ny} \cdot \dfrac{Cy}{\eta\ (x \cdot y)}$ 公式计算微量元素的含量。

结　果

从表 1 中各组数据比较表明：

1. Mn：未孕妇女及胎盘与其余各组之间有非常显著性差异。未孕妇女 Mn 的平均值明显高于其余各组，而胎盘的 Mn 值则明显低于其余各组。孕妇早、中、晚期锰值呈下降趋势，而且差别有显著意义。初生儿发锰值与中、晚孕妇女的接近，但较孕早期锰值明显低下。

2. Fe：未孕妇女头发及胎盘组织内的铁明显高于各组，差别都具有非常显著性。孕妇早、中、晚期发铁值逐渐下降，下降差别有显著性。初生儿发铁值接近妊娠早期，但明显高于中、晚孕期。

3. Zn：未孕妇女与怀孕妇女各期的发锌值都比较接近，差别无显著意义。胎盘的锌值明显低于各组，但初生儿的发锌值却明显高于其余各组，差别均有非常显著性。

表1　健康未孕妇女（50例）孕妇、初生儿头发、胎盘（110例）微量元素测定　　　单位：$\mu g/g$

分组	未孕（1）	孕　妇			初生儿（5）	胎盘（6）
		5~12周（2）	13~28周（3）	29~40周（4）		
Mn	4.35 ± 3.81	3.17 ± 2.06	2.56 ± 2.02	1.89 ± 1.17	2.17 ± 2.05	0.4 ± 0.03
Fe	28.06 ± 16.10	20.09 ± 13.92	13.09 ± 9.25	10.53 ± 9.45	18.03 ± 11.03	38.28 ± 15.33
Cu	14.46 ± 8.5	17.34 ± 6.2	10.5 ± 6.05	9.89 ± 5.01	6.52 ± 4.12	7.99 ± 5.21
Zn	205.67 ± 67.8	190.98 ± 53.30	199.42 ± 53.49	214.57 ± 58.32	297.16 ± 86.50	10.09 ± 3.05
Pb	3.67 ± 3.5	2.9 ± 2.13	2.03 ± 1.36	2.05 ± 1.11	1.79 ± 1.41	2.61 ± 1.87
Sr	4.81 ± 3.81	3.21 ± 2.05	3.41 ± 3.03	1.92 ± 1.03	3.75 ± 2.36	0.93 ± 0.56

4. Cu：未孕及早孕妇女的发铜值明显高于各组（$P < 0.01$）。怀孕各期发铜值逐渐下降，中、晚孕期发铜值变化不大（$P > 0.05$）；胎盘铜值高于初生儿头发（$P < 0.05$），两组的值均明显低于其余各组（$P < 0.01$）。

5. Pb：未孕妇女的发铅值明显高于其余各组（$P < 0.01$）。中、晚孕期发铅值接近（$P > 0.05$），都明显低于早孕与未孕妇女（$P < 0.01$）。初生儿发铅值低于孕妇各期、胎盘及未孕妇女，其中与早孕及胎盘之间的差别有显著性。

6. Sr：未孕妇女的发锶值明显高于其余各组。孕妇早中期、初生儿的发锶值接近，均较孕晚期和胎盘值高（$P < 0.05$ 或 $P < 0.01$）。胎盘的锶值明显低于各组（$P < 0.01$）。

讨　论

1. 本文旨在了解孕妇妊娠期间微量元素的动态变化，以头发为标本进行多元素的含量测定，但为了探索，顺便也测定了初生儿的头发甚至胎盘组织的微量元素，其中特别是胎盘组织，它与毛发组织无论从生发学或组织学角度观察，二者的结构和功能差别都很大，因此可比性差，所测数据参考价值究竟有多大，有待更多地积累资料才能得出结论。

2. 由于锌与很多酶、核酸和蛋白质的合成密切相关，因而孕妇和胎儿的锌的需求量大。一般认为，随着孕期的发展，孕妇的锌水平是逐渐降低的。但本文所见孕妇发锌水平不仅未出现下降趋势，甚至到怀孕后期反而较前二期高（$P > 0.05$），如联系到初生儿发锌值特别高，似乎可想象为孕妇加强锌的吸收利用，并以主动运输机制，通过胎盘将体内锌最大限度地供给胎儿。

孕妇的发铜、发铁、发锰、发锶都随孕期的推进而下降，而初生儿的诸元素都不低，可推测为：母体为保证胎儿的需求而自身做出牺牲。因此为不使母体不致因牺牲过分而发展为疾病（如缺铁性贫血），加强围产期的微量元素营养，实属必要。

值得指出的是初生儿发铅量，此量虽低于孕妇，但说明在胎儿期铅已开始有了积聚。铅被认为是有害元素，对孕妇，尤其是胎儿均有毒害。如何防止孕妇免受铅的污染，保证胎儿正常发育，产出健壮的新生儿，值得全社会重视。

（原载于《微量元素》1988 年第 2 期）

钙、微量元素与妊娠关系的初步研究

（1993）

秦俊法[1] 李德义[1] 陆伟红[1] 陆 阳[1] 陆文栋[2] 何广仁[2]

（1. 中国科学院上海原子核研究所 2. 苏州医学院附属第二医院）

[导读] 江苏苏州地区妊娠妇女发中锶、锰、钙含量变化极为显著，与同龄期非孕妇女比较，降低幅度在 20% 以上。头发中锌、铜、铁含量也有不同程度的降低，特别是在妊娠晚期。

　　我国虽已对增加孕妇钙、铁、锌、碘供给量作了规定，但尚未提到锰、铜、锶等元素，今后应加强对这方面的研究。

　　妊娠妇女的微量元素状况涉及母、胎两个方面，除维持母体健康以外，还要供给乳房、子宫、胎盘及胎儿发育，并为分娩和哺乳作一定的贮备。如果母体微量元素供给不足，不仅危及本身健康，而且会影响胎儿发育，甚至可能出现畸形或智力障碍。因而妊娠期的微量元素监测已引起许多人的关注。本文报道对 1023 例孕妇发中微量元素的观察结果。由于 Ca 对孕妇营养也极为重要，本文也列出了对钙的观察结果。

1 实 验

1.1 研究对象

　　1023 例妊娠 12 ~ 40 周的孕妇均系苏州医学院附属第一人民医院门诊产前检查者，年龄 21 ~ 35 岁，各例均从后脑枕部采集离头皮 1 ~ 2 cm 发样进行微量元素分析测定。另采集 370 例 21 ~ 50 岁育龄非孕妇女发样进行比较。

　　孕妇和非孕妇的分组情况见表 1 和表 2，孕妇以怀孕月数分组，非孕妇以年龄分组。

表 1 孕妇分组

分组	怀孕月数	例数	平均年龄	分组	怀孕月数	例数	平均年龄
1	4	81	26.36 ± 1.72	5	8	147	26.22 ± 1.95
2	5	311	26.34 ± 2.17	6	9	55	25.85 ± 1.77
3	6	230	26.37 ± 2.01	7	10	2	23.50 ± 0.71
4	7	197	26.51 ± 2.23				

表 2 非孕妇分组

分组	年龄范围	例数	平均年龄	分组	年龄范围	例数	平均年龄
A	21 ~ 30	107	28.40 ± 1.63	C	41 ~ 50	83	44.32 ± 2.14
B	31 ~ 40	180	35.59 ± 2.79	D	21 ~ 50	370	35.47 ± 2.72

1.2 样品处理

　　采集的头发样品经拣去可见夹杂物后，用洗衣粉、洗涤剂处理，然后按相关文献方法制成实验用靶。

1.3 测定方法

采用^{238}Pu源激发X荧光分析法（XRF）测定头发中的Ca及Sr、Pb、Zn、Cu、Ni、Fe、Mn、Cr、Ti 9种微量元素的含量，实验装置及测量方法同相关文献。

1.4 质量控制

采用人发标准参考物质GBW09101作为本法的标样，测定结果列于表3。

表3　标样 GBW09101 测定结果　　　　　　　　　　　单位：$\mu g \cdot g^{-1}$

	Sr	Pb	Zn	Cu	Ni	Fe	Mn	Cr	Ca
测定值	5.16	7.26	186	20.0	3.58	100.3	2.37	6.56	995
	±0.95	±0.68	±16	±1.4	±0.69	±13.9	±1.00	±0.98	±170
标准值	4.18	7.2	189	23.0	3.17	71.2	2.94	4.77	1090

2　结　果

2.1 育龄非孕妇女发中Ca及微量元素的含量

370例苏州地区育龄非孕妇女发中元素含量的测定结果列于表4。由于各年龄组间各元素的含量差异并不显著（$p > 0.05$），故D组似可作为苏州地区育龄非孕妇女的发中元素平均参考值。

表4　苏州地区育龄非孕妇女发中的元素含量　　　　　　单位：$\mu g \cdot g^{-1}$

分组	Sr	Pb	Zn	Cu	Ni	Fe	Mn	Cr	Ti	Ca
A	5.68	2.90	162.8	12.2	1.21	11.1	2.25	2.79	4.92	1149
	±3.56	±1.39	±37.1	±4.4	±0.61	±6.5	±1.56	±1.55	±2.44	±380
B	6.24	3.15	160.1	13.3	1.31	13.0	1.95	2.76	4.85	1179
	±3.97	±1.64	±37.0	±5.4	±0.65	±7.9	±0.81	±1.26	±2.02	±435
C	7.24	3.41	149.8	12.5	1.30	19.3	2.22	2.61	4.66	1365
	±4.66	±1.53	±32.3	±4.8	±0.80	±22.0	±1.04	±1.13	±1.94	±435
D	6.30	3.14	158.6	12.8	1.28	13.9	2.10	2.74	4.83	1212
	±4.01	±1.54	±36.0	±5.0	±0.7	±10.7	±1.08	±1.31	±2.12	±458

2.2 孕妇发中Ca及微量元素的含量

1023例苏州地区孕妇发中元素含量的测定结果列于表5。由于各组孕妇的平均年龄与非孕妇A组最为接近（见表1和表2），故表5中仅列出各组孕妇元素值与A组相应元素的比较结果。

表5　苏州地区孕妇发中的元素含量　　　　　　　　　　单位：$\mu g \cdot g^{-1}$

分组	Sr	Pb	Zn	Cu	Ni	Fe	Mn	Cr	Ti	Ca
1	4.96	2.99	155.8	12.7	1.15	8.80	1.80*	2.97	4.84	1072
	±3.62	±1.63	±39.0	±5.0	±0.52	±6.07	±0.74	±1.36	±2.05	±485
2	4.12***	2.90	157.1	12.2	1.28	11.4	1.77***	2.83	5.07	959***
	±2.64	±1.39	±34.4	±4.6	±0.61	±13.0	±0.81	±1.46	±2.65	±332
3	3.85***	3.40*	158.8	11.5	1.25	9.72	1.84***	2.77	5.32	974***
	±2.09	±2.35	±38.9	±3.6	±0.66	±6.58	±0.88	±1.41	±5.77	±320
4	3.78***	3.26	156.9	11.6	1.23	10.5	1.82**	2.69	4.32*	976***
	±2.20	±1.96	±40.1	±3.7	±0.61	±6.92	±0.80	±1.39	±1.89	±307

续表

分组	Sr	Pb	Zn	Cu	Ni	Fe	Mn	Cr	Ti	Ca
5	3.78***	3.16	154.3	12.1	1.33	9.32*	1.88*	2.78	4.74	965***
	±1.84	±1.65	±35.3	±4.5	±0.62	±5.25	±0.98	±1.35	±2.17	±262
6	3.26***	3.32	147.8*	10.7*	1.50*	9.15	2.17	3.32	5.20	925***
	±1.65	±1.72	±38.8	±3.1	±0.85	±5.26	±1.06	±1.96	±2.17	±270
7	4.09	5.70***	139.7	10.6	1.21	3.05	1.82	3.67	3.84	902
	±1.24	±0.83	±18.2	±4.5	±0.68	±3.92	+0.92	±0.48	±1.15	±396

注：与 A 组比较：$*p<0.05$；$**\ p<0.01$；$***\ p<0.001$。

由表 5 可见，妊娠期妇女发中 Sr、Mn、Ca 含量变化极为显著（$p<0.001$），与同龄期非孕妇女比较，孕期组降低 20% 以上。Zn、Cu、Fe 含量也有不同程度的降低，特别是在妊娠晚期。图 1 为孕妇发中 Sr、Mn、Ca 含量随妊娠进展的变化。

3 讨 论

（1）许多人观察到，妇女在妊娠时期体内的微量元素含量会发生很大变化。一般情况是：血浆（血清）中 Cu 含量随妊娠进展而增加；血清 Fe 含量在妊娠早期（妊娠期前 3 个月）增加，中、晚期降低；血清 Zn 含量在妊娠晚期（妊娠最后 3 个月）降低，在妊娠早期和中期报道不一。在头发分析中，赵利民等观察到随妊娠进展发 Ca 含量显著降低；张建国等观察到孕妇发 Mn、Sr、Fe、Pb 含量显著降低，发 Cu 含量在妊娠中、晚期降低。本研究结果中，发 Mn、Sr，Fe、Cu 含量变化与相关文献报道一致。

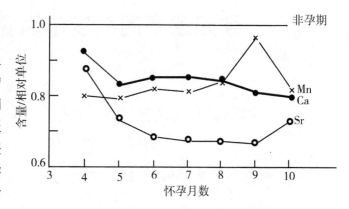

图 1 孕妇发中 Sr、Mn、Ca 含量随妊娠进展的变化

而发 Ca 含量变化趋势与相关文献报道一致。妊娠期发中 Sr、Mn、Ca 含量变化比较见图 2，妊娠晚期血清 Zn 含量变化见图 3。从图 2、图 3 可见，妇女妊娠时可发生 Zn、Mn、Sr、Fe、Cu 和 Ca 元素的营养性缺乏。

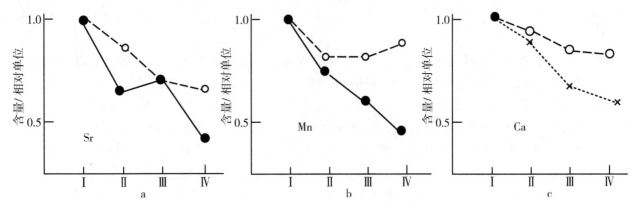

○本研究结果；●相关文献[1]；×相关文献[2]。I 未孕；Ⅱ 怀孕早期；Ⅲ 怀孕中期；Ⅳ 怀孕晚期。

图 2 妊娠期发中 Sr、Mn、Ca 的含量变化

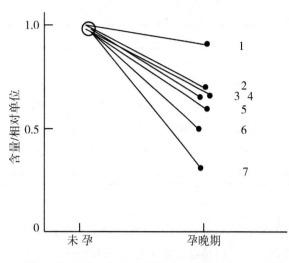

1. 天津 2. 黎巴嫩 3. 爱尔兰 4. 美国 5. 土耳其 6. 南宁 7. 广州

图 3　妊娠晚期血清 Zn 含量变化

（2）妊娠时微量元素供给不足会导致胎儿宫内发育迟缓、胎儿畸形、羊膜早破及损害母体健康。例如，缺 Zn 可导致胚胎神经管发育缺陷（如无脑儿、脑积水）、胎儿出生时体重降低、行为异常等；缺 Zn 和 Cu 时易发生羊膜早破，导致流产、早产及胎儿出生后发育不良；妊娠期和哺乳期 Fe 供给不足，婴儿和母亲容易贫血；Mn、Sr、Ca 缺乏也可导致胎儿神经管疾患。因而，在妇女怀孕期适当增加上述元素的供给量是十分必要的。我国在 1988 年 10 月修订的"推荐的每月膳食中营养素供给量"中虽已对增加孕妇 Ca、Fe、Zn、I 供给量作了规定，但尚未提到 Mn、Cu、Sr 等元素，因而今后应加强对这方面的研究。

（原载于《核技术》，1993 年第 2 期）

孕妇围产期头发中微量元素的动态测定

（1994）

黄衍信[1]　罗建慧[1]　何聿忠[1]　林　葵[1]　罗　平[1]　吴应荣[2]

巢志瑜[2]　洪　蓉[2]　肖延安[2]　李启金[3]

（1. 广西分析测试中心　2. 中科院高能物理研究所　3. 广西医科大学附属医院）

[导读] 本文测定了广西南宁地区围产期孕妇头发中 8 种与胎儿发育有密切关系的元素含量，总结出正常孕妇头发铁、锌、铜、钙、镁、锰、铅、硒在不同怀孕期的含量变化范围。

孕妇头发元素测定与 B 超及胎儿监护仪观察相结合，将对提高围产期质量、保证胎儿正常发育有积极指导作用，对优生优育、提高人口素质有着深远的意义。

1　前　言

头发是人体微量元素排泄途径之一，由于其中微量元素含量较稳定，可反映出一定时期元素的摄入和代谢情况。微量元素与人类的繁衍有着密切关系，围产期微量元素缺乏可致流产、早产、胎儿宫内发育迟缓、死胎、畸胎等。据有关资料介绍和观察统计，人的头发一般每月长 8 mm 左右，因此，我们可以采用原子吸收光谱法测定孕妇怀孕前后在不同时期头发中微量元素含量变化的数值。自 1991—1992 年，测定了广西南宁地区围产期孕妇 160 例头发中与胎儿发育有着密切关系的 Fe、zn、cu、Ca、Mg、Mn、Pb、Se 8 种微量元素含量，总结出这些元素在正常孕妇怀孕期的变化范围。结合 B 超及胎儿监护仪在临床上对胎儿的观察，这无疑将对提高围产期质量，保证胎儿正常发育在临床上有积极的指导作用，对优生优育、提高人口素质有着深远的意义。

2　实验部分

2.1　头发采集

用不锈钢剪刀在产妇枕部靠近头皮处剪下一撮头发，将发根对齐后，从根部开始依次剪下每段长为 8 mm 的头发共 12 次（即每 4 周取 1 个样）。这就可以对产妇从怀孕前 8 周至分娩期间头发中微量元素进行分段测量。

2.2　仪器

日立 Z – 6000/7000 型偏振塞曼原子吸收分光光度计及 HFS – 2 型氢化物发生装置；Fe、Zn、Cu、Mg、Mn、Se、Pb 空心阴极灯。

2.3　试剂

（1）浓硝酸（GR）

（2）过氧化氢（AR）

（3）浓盐酸

（4）氧化镧：将 58.65 g 氧化镧（La_2O_3）（AR）溶解在 250 mL 盐酸中。缓慢加酸，直到试剂完全溶解，然后用水稀释到 1000 mL。

（5）硼氢化钾溶液（10 g/L）：称取 10.0 g 硼氢化钾（AR）和 1.0 g 氢氧化钠（AR）溶于水中，过滤后，稀释到 1000 mL。

（6）盐酸：（3 + 7）

（7）所用水为亚沸蒸馏水

（8）Fe、Zn、Ca、Cu、Mg、Se、Pb 标准贮备液按原子吸收分光光度法常规配制，浓度均为 1 mg/mL。用时再稀释配成所需标准系列溶液。

2.4　头发样品制备

把头发置于 100 mL 干净的玻璃烧杯中，用 1% 白猫牌洗洁精浸洗，然后用去离子水和亚沸水清洗干净，放入 80 ℃ 烘箱干燥。

将烘干后的头发置于 10 mL 刻度石英试管准确称重（约 0.05 g），加入 1.0 mL 浓硝酸，然后加热消化，恒温在 140 ℃，消化至溶液呈淡黄色，稍冷后，加 0.5 mL H_2O_2，继续消化至溶液清亮，用亚沸水定容至 3.0 mL 待测；同时做试剂空白。

3　分析结果

3.1　本文所测 160 例广西南宁地区孕妇怀孕期头发中 8 种微量元素含量变化范围如表 1 所示。

表 1　孕妇怀孕期头发中 8 种微量元素含量变化范围

怀孕时间（周）	Fe 均值（µg/g）	Fe 范围（µg/g）	Zn 均值（µg/g）	Zn 范围（µg/g）	怀孕时间（周）	Fe 均值（µg/g）	Fe 范围（µg/g）	Zn 均值（µg/g）	Zn 范围（µg/g）
0 ~ 4	17.6 ~ 47.8	26.2	91 ~ 187	159	21 ~ 24	24.6 ~ 48.8	28.6	121 ~ 218	163
5 ~ 8	19.8 ~ 49.5	28.4	95 ~ 183	162	25 ~ 28	22.3 ~ 49.2	26.7	117 ~ 227	161
9 ~ 12	21.0 ~ 47.5	31.5	108 ~ 224	164	29 ~ 32	21.4 ~ 48.6	27.8	108 ~ 206	162
13 ~ 16	23.1 ~ 48.7	33.2	129 ~ 238	167	33 ~ 36	21.1 ~ 47.8	28.9	103 ~ 205	157
17 ~ 20	24.8 ~ 50.3	30.9	124 ~ 221	166	37 ~ 40	19.6 ~ 48.3	30.2	98 ~ 211	151

续表

怀孕时间（周）	Ca 均值 ($\mu g/g$)	Ca 范围 ($\mu g/g$)	Cu 均值 ($\mu g/g$)	Cu 范围 ($\mu g/g$)	怀孕时间（周）	Ca 均值 ($\mu g/g$)	Ca 范围 ($\mu g/g$)	Cu 均值 ($\mu g/g$)	Cu 范围 ($\mu g/g$)
0~4	750~2072	1120	6.08~14.5	9.05	21~24	637~1712	958	6.71~14.2	9.69
5~8	781~2030	1072	6.13~14.8	9.16	25~28	650~1779	962	6.57~14.8	9.85
9~12	765~1975	1035	6.12~15.0	9.29	29~32	618~1423	986	6.31~15.4	9.73
13~16	684~1939	972	6.25~14.6	9.36	33~36	604~1216	948	6.41~15.7	9.65
17~20	700~1780	963	6.17~14.9	9.51	37~40	613~1194	916	6.90~15.0	9.58

怀孕时间（周）	Mg 均值 ($\mu g/g$)	Mg 范围 ($\mu g/g$)	Se 均值 ($\mu g/g$)	Se 范围 ($\mu g/g$)	怀孕时间（周）	Mg 均值 ($\mu g/g$)	Mg 范围 ($\mu g/g$)	Se 均值 ($\mu g/g$)	Se 范围 ($\mu g/g$)
0~4	28~42	33	0.570~0.972	0.771	21~24	35~49	38	0.678~1.14	0.866
5~8	25~45	38	0.654~0.965	0.765	25~28	31~51	39	0.687~1.08	0.857
9~12	29~48	42	0.668~0.982	0.782	29~32	38~53	42	0.693~1.27	0.920
13~16	30~51	39	0.659~0.992	0.793	33~36	40~54	46	0.684~1.06	0.903
17~20	33~45	37	0.661~9.987	0.787	37~40	39~55	48	0.752~1.23	0.918

怀孕时间（周）	Mn 均值 ($\mu g/g$)	Mn 范围 ($\mu g/g$)	Pb 均值 ($\mu g/g$)	Pb 范围 ($\mu g/g$)	怀孕时间（周）	Mn 均值 ($\mu g/g$)	Mn 范围 ($\mu g/g$)	Pb 均值 ($\mu g/g$)	Pb 范围 ($\mu g/g$)
0~4	2.85~6.37	2.10	1.97~4.02	6.11	21~24	3.26~6.62	2.32	2.07~4.11	5.75
5~8	2.71~6.24	2.14	2.02~4.08	6.15	25~28	3.31~6.75	2.54	2.24~4.25	6.34
9~12	2.96~6.45	2.21	2.08~4.13	6.19	29~32	3.45~6.82	2.70	2.26~4.22	6.49
13~16	3.14~6.73	2.30	2.01~4.03	6.08	33~36	3.47~7.37	2.84	2.29~4.28	6.55
17~20	3.08~6.54	2.35	2.12~4.15	6.25	37~40	3.49~7.41	3.06	2.31~4.36	6.95

3.2 用本法测定人发标准物质，结果如表 2 所示。

表 2 本法测定人发标准结果

元素	标准值 ($\mu g/g$)	本法测得值 ($\mu g/g$)	元素	标准值 ($\mu g/g$)	本法测得值 ($\mu g/g$)
Fe	71.2±6.6	75.0±4.8	Mg	105±6	102±5
Zn	189±8	193±6	Se	2.94±0.20	2.85±0.18
Ca	1090±72	1109±34	Mn	0.58±0.05	0.61±0.03
Cu	23.0±1.4	21.4±1.1	Pb	7.2±0.7	6.8±0.5

注：人发标准物质由中国科学院上海原子核研究所提供。

（原载于《江西医药》1994 年增刊）

天津市区健康孕妇及新生儿头发血清元素含量研究

（1994）

孙大泽[1] 张绍先[1] 郑珍吉[1] 刘 强[1] 胡占山[1]

朱楣光[2] 刘润环[2] 姚连芝[2] 唐志明[2]

（1. 天津市技术物理研究所 2. 天津市中心妇产医院）

[导读] 天津妇女在怀孕中、晚期头发中钙、铁、锌含量明显下降，发铜含量也明显偏低，说明孕妇体内的存贮处于紧张状态。

为了临床诊断的需要，以中、晚期孕妇含量统计分布的第 10 百分位数作为孕妇钙、铁、铜、锌、锶或镁缺乏（不足）的临界值。对新生儿也按上述原则处理。

妇女妊娠后，需要多种营养素支持体内胎儿生长发育。在怀孕中期以后，需求量明显增加。一般，多注意蛋白质的供给，对于维生素特别是矿物元素常常被忽略，而使摄入量低于需要，造成孕妇矿物元素营养不足。我们分析了 79 例健康育龄妇女和 139 例健康孕妇头发、血清中 Ca、Fe、Zn、Cu、Sr、Mg 含量；104 例新生儿头发和脐带血清中上述元素含量。发现其血清中 Ca、Fe、Zn、Cu 相近，而中晚期孕妇头发中 Ca、Fe、Zn、Cu 明显下降。这预示体内 Ca、Fe 等元素存贮不足，孕期膳食中供给量偏低是其重要原因。

1 样品的采集和营养调查

1.1 健康妇女体检标准

1.1.1 健康妇女 育龄妇女，门诊体检无内外科慢性疾病，肝肾功能正常，血常规正常，无在污染环境中作业史，无特殊饮食嗜好。

1.1.2 健康孕妇 除上述指标外，孕妇外观营养状况良好，腹内胎儿发育正常，无妊娠性疾病。

1.2 发样的采集

采样对象应无染发史，且在 3 个月内未烫过头发。用不锈钢剪刀从枕部剪取 0.5 g 左右发样（长发应贴头皮剪下，仅留距发根 3 cm 内发段）。

新生儿发样量应在 0.05 g 以上，且注意头发中杂质的清除。

1.3 血样的采集

用一次性取血针管从空腹妇女静脉抽取 5 mL 以上血液。胎儿娩出后剪断脐带，马上用严格清洗的塑料试管接取中段脐带血 5 mL。

取血后静置 1~2 h，用离水机分离出血清 3 mL，为了避免溶血的干扰，凡测得血清 Fe 大于 3.0 $\mu g/mL$ 的数据一律舍弃。

1.4 健康孕妇营养调查

我们调查了妊娠 20 周左右的 32 例健康孕妇膳食情况，每人统计了 3 天早、中、晚餐的品种、数量及饮食情况，算出每天平均营养素供给量（表1）。

表1　孕妇每日膳食中营养素

	热量（卡）	蛋白质（mg）	Ca（mg）	Fe（mg）	Zn（mg）
天津市区孕妇	2044±268	71±19	592±310	27.8±15.9	17.8±2.5
1990年中国营养学会推荐标准	2300	80	1000	28	20

2　样品的分析

2.1　发样分析：同位素源激发X射线荧光分析方法

用 $2.3×10^9$ Bq 的 ^{238} Pu 面源照射待分析样品靶，用 80 mm×5 mm 的 Si（Li）探测器（能量分 γ 190 eV）接收样品产生的特征 X 射线。它产生的电信号经放大后送到 S-35$^+$ 多道分析器进行能谱分析。可得到头发中 Ca、Fe、Cu、Zn、Sr 元素含量。检测过程中用 CBW09101 人发一级标准物质进行分析质量监控。

2.2　血样分析

使用日本岛津 AA-630-01 火焰原子吸收光谱仪，对血清样品稀释后按常规方法分析 Ca、Fe、Cu、Zn、Mg 元素含量。

3　分析结果及讨论

3.1　孕妇年龄分布及分娩情况

表2、表3 给出了健康妇女和早、中、晚孕妇的年龄分布及新生儿娩出情况，可以看出孕妇和育龄妇女年龄分布相近，均值都有偏高的趋势。孕妇产程适中，出血量正常，新生儿体重也处于正常范围。

表2　健康妇女和孕妇年龄及孕周分布

	头发			血清		
	例数	年龄（岁）	孕周（W）	例数	年龄（岁）	孕周（W）
健康妇女	73	30.6±7.1		79	30.6±7.1	
早孕	17	29.9±4.7	9.8±1.6	35	29.2+4.1	10
中孕	41	30.0±4.3	19.8±3.6	70	28.1±4.5	20.3±2.3
晚孕	54	29.3±4.0	31.0+2.5	34	29.6±5.9	30±3.1

表3　孕妇分娩情况

类别	例数	结果	类别	例数	结果
年龄（岁）	95	26.8±4.0	新生儿体重（g）	96	3287±321
分娩孕周（w）	93	39.3±1.2	临产时血色素（g/mg）	95	12.5±1.7
阴道分娩总产栏（h）	96	10.0±4.7	出血量（mL）	95	200~300

3.2　妇女头发和血清中矿物元素含量

对头发和血清中分析结果做正态分布检验，给出了各分组的算术均值和标准偏差（做了例数不等和方差不齐的校正）。以育龄妇女为比较基准，对孕妇、新生儿检测结果做了 t 检验。表4 给出了育龄妇女和早、中、晚期孕妇及新生儿发、血清中 Ca、Fe、Cu、Zn、Sr 的含量及 t 检验结果。

从表4 可以看出：孕妇头发中 Ca、Fe、Cu、Zn 含量明显低于育龄妇女（t 检验为 $P≤0.05$~0.001），其中 Ca、Cu、Fe 降低较多，Zn 次之，Sr 变化很小。另外 Ca、Fe 在孕程中、晚期比早期下降更明显。

表4　健康育龄妇女、孕妇、新生儿的头发、血清中矿物元素含量

分类	头发（μg/g）					
	例数	Ca	Fe	Cu	Zn	Sr
健康育龄妇女	73	1589±314	18.6±6.0	10.0±2.1	158±3.0	5.5±3.4
早孕	17	1286±717**	17.3±4.4	7.9±1.4***	138±28*	7.8±3.2*
中孕	41	913±324***	14.2±6.5***	8.2±2.5***	131±27**	5.5±2.8
晚孕	54	940+347***	15.3±7.9**	8.1±2.3***	134±29*	6.1±1.6
新生儿	104	1527±522	20.1±7.0	11.8±3.5	180±38	12.2±4.4***

分类	血清（μg/mL）					
	例数	Ca	Fe	Cu	Zn	Mg
健康育龄妇女	79	105±13	1.60±0.52	1.02±0.17	1.00±0.12	23.1±2.8
早孕	35	107±13	1.64±0.03	1.360±0.38***	1.02±0.26	21.7±2.7*
中孕	70	110±12	1.63±0.44	1.79±0.54***	1.11±0.42*	21.2±2.7***
晚孕	34	87±16***	1.85±0.49*	1.01±0.18	1.00±0.14	20.2±4.4***
新生儿	104	106+15	2.26±2.20	0.53+0.50	0.96±0.40	22.6±11.0

注：以育龄妇女为基准的 t 检验，$*P \leqslant 0.05$，$**P \leqslant 0.01$，$***P \leqslant 0.001$。

孕妇血清中 Ca、Fe、Zn 含量与育龄妇女相比变化不大，随孕程增加稍有上升。早、中期孕妇的 Cu 明显高于育龄妇女（$P \leqslant 0.001$），孕妇血清 Mg 又明显偏低，且随孕期增加而下降。

妊娠是一个特殊的生理过程，矿物元素是胎儿生长发育所必需的。检测结果显示，孕妇为保证对胎儿的供应，维持了血清中 Ca、Fe、Zn 的正常水平，且随着孕程增加而上升。这说明健康孕妇体内多数元素能基本满足胎儿需要。血清 Cu 的上升是妊娠生理需要；但血清 Mg 在中、晚孕期明显下降，提示可能存在孕妇缺 Mg 现象。

Ca 对维持细胞代谢有重要作用，体内有甲状旁腺等复杂的调节系统，缺乏时可动员骨钙向血中溶出，以保证血清 Ca 不变。晚孕时血钙明显下降预示体内可能存在 Ca 的明显缺乏，此时正是胎儿体重增长的关键时期，应引起我们的特殊注意。

头发是矿物元素的排泄（存贮）器官，孕妇 Ca、Fe、Zn 明显下降，在妊娠晚期随着胎儿需求量的增加，下降更明显。说明体内的存贮处于紧张状态。表1显示孕妇膳食中 Ca 的供给量远低于标准，Zn 的供给也偏低，Fe 虽然接近，但我国以植物性食物为主，其中 Fe 的吸收率要低于动物性食物，蔬菜中草酸还会影响 Fe 的吸收。所以，膳食供给量不足是造成孕期头发中 Ca、Fe、Zn、Cu 下降的重要原因。

综合孕妇发血中矿物元素变化，预示在妊娠中、晚期，体内存在着 Ca、Fe 供应紧张或不足，特别是 Ca 更严重一些。

3.3　新生儿体内矿物元素

新生儿头发和胎盘中 Ca、Fe、Zn、Sr、Mg 的含量都明显高于孕妇，而接近（或高于）育龄妇女。表3的数据显示孕妇分娩出血正常，新生儿体重近标准值。这说明胎儿矿物元素的供应水平是正常的。胎儿在发育后期肝中要存贮大量的 Cu，以供出生后合成铜蓝蛋白的需要，孕妇发 Cu 偏低（$P \leqslant 0.001$），晚期血清 Cu 下降，脐带血 Cu 也很低（$P \leqslant 0.001$），对新生儿体内 Cu 的状况需要做进一步研究。

3.4 孕妇和新生儿矿物元素缺乏（不足）的临界值

中晚期孕妇头发中 Ca、Fe、Zn 等元素含量明显偏低，不仅低于育龄妇女也低于早孕期。临床发现此阶段孕妇易出现体内矿物元素的进一步下降，且有缺乏的临床症状。为了临床诊断的需要，结合检测数据的统计分布情况。在头发中，以中、晚孕期含量统计分布的第 10 百分位数作为缺乏（不足）的临界值；血清中以早、中、晚孕期统计分布的第 10 百分位数为主，参照算术均值的标准偏差，作为缺乏（不足）的临界值；对于新生儿也按上述原则处理。其结果显示在表 5、表 6 中。这些临界值与国内推荐的一些数值接近。

表5 孕妇矿物元素缺乏（不足）的临界值

类别	Ca	Fe	Cu	Zn	Sr	Mg
头发（$\mu g/g$）	750	10	6.0	100	2.7	
血清（$\mu g/mL$）	90	1.20	0.80	0.75		16.5

表6 新生儿矿物元素缺乏（不足）的临界值

类别	Ca	Fe	Cu	Zn	Sr	Mg
头发（$\mu g/g$）	1000	11	7.5	110	6.0	
血清（$\mu g/mL$）	90	1.70	0.30	0.70		17.0

4 结 论

孕妇及新生儿血清中 Ca、Fe、Zn 含量都接近或稍高于育龄妇女，说明母体供给胎儿的矿物元素能基本满足生长的需要。在怀孕中、晚期头发中 Ca、Fe、Zn 明显下降，特别是晚孕组血清 Ca 偏低，预示体内 Ca 的贮存不足。这与临床上中、晚期孕妇 Ca、Fe 缺乏的发病率达 50% 相符合，膳食供给量不足是其重要原因。Ca 的不足常会引起产后乳 Ca 下降，导致新生儿缺 Ca；这些妇女绝经期以后骨质疏松症发病率明显上升。所以妊娠中、晚期应加强 Ca、Fe 的补充。孕妇发 Cu 和脐带血 Cu 明显偏低，血清 Mg 下降，应做进一步研究。

（原载于《江西医药》，1994 年增刊）

妊娠期人体必需元素与胎儿发育的动态监测

（1996）

李启金[1] 韦业平[1] 王小华[1] 黄衍信[2] 何聿忠[2] 罗建慧[2] 林 葵[2]
罗 平[2] 吴应荣[3] 巢志瑜[3] 洪蓉[3] 潘巨祥[3]

（1. 广西医科大学第一附属医院 2. 广西分析测试研究中心
3. 中科院高能物理研究所）

[**导读**] 广西南宁孕妇头发中铁、锰、锌、铜、钙、镁含量与胎儿体重、股骨长、双顶径的关系非常显著，胎儿头发元素与体重、身长、头围也有十分密切的关系。本研究所得出的妊娠各期母发及胎发 8 种元素正常参考值，可作为指导孕妇营养的科学依据。对元素含量偏低的孕妇，

及时指导孕妇进食含该元素丰富的食物，结果低体重儿的发生率明显降低。

人体必需元素在体内参与许多酶的组成及激活，以维持人体正常的生物学作用，与人类繁衍及围产儿发育有着密切的关系。为了提高围产期质量，我们于 1991 年 4 月至 1993 年 12 月在广西医科大学一附院门诊定期产前检查并在本院分娩的 163 例健康孕妇进行指全血、脐血、母发及胎发进行微量元素 Fe、Zn、Mn、Cu、Se、Pb 及常量元素 Ca、Mg 的含量进行动态监测，并用 B 超同步监测胎儿发育，现报告如下。

1　资料与方法

1.1　临床资料

1991 年 4 月至 1993 年 12 月在广西医科大学一附院产科门诊建卡的健康孕妇，于妊娠 12~14 周、27~29 周、37~39 周分别采指血，分娩时留脐血、胎发及产妇枕部头发进行微量元素 Fe、Zn、Mn、Cu、Pb、Se 及常量元素 Ca、Mg 含量的测定，共观察 163 例。

1.2　样本采集

血样本采集：由专人用消毒针头从指尖刺入深约 0.2 cm，抹去第一滴血，然后用预先处理好的 0.1 mL 刻度吸管，准确吸取 0.1 mL 血，立即放入已预先加有 1.0 mL 稀释剂的聚乙烯塑料管加盖后放冰箱内待检测。脐血取 1 mL 放入同样的塑料管（加抗凝剂）中待检测。

头发标本采集：由专人用不锈钢手术剪从产妇枕部近头发根处剪下约 20 根头发，并做好发根、发尾标记，用清洁纸袋封好送检，用同样方法取胎发约 0.5 g 送检。

1.3　测试方法

血液测试：血液标本送广西分析测试中心，用日立 Z-6000/Z-7000 型偏振塞曼原子吸收仪，将全血微量送样测定，精密度完全符合分析要求。

头发测试：头发标本送中国科学院高能所北京同步辐射科学中心，将头发标本置于 100 mL 干净的玻璃烧杯中，用 1% 洗洁精清洗后，再用离子水和亚沸水清洗干净，放入 80℃ 烘箱干燥，然后用同步辐射激光 X 射线荧光法对整根头发（每 4 周头发长 8 mm 为一数据）的 8 种元素含量进行分析。

1.4　胎儿监测

由专人用日本产 B 超仪及胎儿电子监护仪，监测胎儿生长发育及宫内情况。

1.5　统计分析

将所得数据输入计算机，进行一系列数理统计分析。

2　结果与讨论

监测及分析结果见表 1 至表 6。

表 1　妊娠各期母血及脐血 8 种元素参考值

元素	12~14 周	27~29 周	37~39 周	脐血
Fe（铁）*	367.19 ± 49.25	345.24 ± 42.68	347.42 ± 39.56	369.80 ± 88.44
Zn（锌）	3.59 ± 0.60	3.68 ± 0.61	3.73 ± 0.62	2.79 ± 0.74
Ca（钙）	58.41 ± 6.50	59.89 ± 7.90	58.38 ± 6.34	61.31 ± 11.42
Cu（铜）**	0.99 ± 0.26	1.07 ± 0.36	1.07 ± 0.26	0.57 ± 0.20
Mg（镁）*	31.27 ± 4.66	29.61 ± 4.90	29.72 ± 4.70	30.92 ± 6.59
Mn（锰）	32.08 ± 7.72	29.88 ± 8.50	30.61 ± 8.68	31.20 ± 11.58

续表

元素	12～14 周	27～29 周	37～39 周	脐血
Se（硒）*	76.07±13.40	70.80±13.77	71.46±12.44	59.05±13.81
Pb（铅）*	137.04±29.87	132.46±27.09	127.39±30.83	58.59±12.68

注：*孕早期高于中晚期（$P<0.05～0.01$）；**孕中晚期高于早期（$P<0.05$）。Mn、Se、Pb 单位为 mg/mL，其余单位为 μg/mL。

表2　妊娠各期母发及胎发8种元素参考值　　　　单位：μg/g

孕周	Fe	Zn	Ca	Cu	Mg	Mn	Se	Pb
0～4	25.84±7.90	138.5±29.5	954.0±367.1	9.50±2.42	38.55±8.72	2.05±1.01	0.76±0.17	5.75±1.60
5～8	26.18±7.16	139.8±29.5	957.9±352.6	9.55±2.32	38.99±8.36	2.02±1.00	0.77±0.17	5.76±1.51
9～12	25.92±6.91	140.4±32.1	968.5±349.6	9.52±2.38	39.45±8.18	2.05±0.94	0.77±0.18	5.78±1.51
13～16	25.32±7.10	145.2±30.7	972.8±355.8	9.57±2.35	39.79±8.11	2.04±0.95	0.78±0.17	5.82±1.49
17～20	23.71±6.60	146.6±32.3	955.4±351.4	9.59±2.40	39.64±8.04	2.08±0.98	0.79±0.17	5.93±1.55
21～24	23.03±6.71	145.4±31.7	943.0±349.6	9.63±2.42	38.70±7.75	2.12±0.96	0.78±0.15	6.03±1.56
25～28	23.88±7.01	145.5±33.9	952.3±349.6	9.68±2.35	39.00±7.48	2.12±0.93	0.79±0.17	6.11±1.60
29～32	24.93±6.94	144.0±32.4	968.4±343.2	9.72±2.35	40.56±7.42	2.13±0.97	0.78±0.17	6.12±1.57
33～36	25.51±6.87	141.1±32.2	972.3±340.8	9.77±2.32	40.40±7.41	2.17±0.96	0.76±0.16	6.13±1.59
37～40	26.43±7.41	140.4±32.6	969.0±334.2	9.70±2.32	39.70±7.08	2.23±1.00	0.77±0.15	6.25±1.55
胎发	41.07±13.58	202.1±44.7	1625.6±558.8	7.14±1.42	63.50±16.55	1.23±0.42	0.45±0.07	2.43±0.86

表3　正常体重儿的B超监测值　　　　单位：cm

组别	孕周		
	14 周	28 周	38 周
双顶径	2.19±0.60	6.32±1.21	9.02±0.34
肱骨长	1.21±0.30	4.44±0.38	5.94±0.59
股骨长	1.35±0.31	4.99±0.37	6.88±0.30

表4　孕妇血7种必需元素回归结果

孕周	因变量	复相关系数	P 值	孕周	因变量	复相关系数	P 值
12～14 周	体重	0.898	0.00	37～39 周	体重	0.537	0.00
	股骨长	0.726	0.00		股骨长	0.489	0.00
	双顶径	0.891	0.00		双顶径	0.523	0.00
27～29 周	体重	0.812	0.00	脐血	身高	0.722	0.00
	股骨长	0.715	0.00		体重	0.775	0.00
	双顶径	0.754	0.00		双顶径	0.558	0.00

表5　母血对胎儿产生影响的7种人体必需元素

孕周	对象	元素						
14 周	体重	Se	Mg	Cu	Zn	Fe	Mn	Ca
	股骨长	Zn	Ca	Mg	Fe	Cu	Se	Mn
	双顶径	Mg	Se	Zn	Mn	Fe	Ca	Cu

续表

孕周	对象	元素						
28 周	体重	Fe	Se	Cu	Zn	Mn	Mg	Ca
	股骨长	Se	Mn	Fe	Cu	Zn	Mg	Ca
	双顶径	Cu	Ca	Mn	Se	Fe	Zn	Mg
38 周	体重	Fe	Ca	Se	Mn	Mg	Zn	Cu
	股骨长	Se	Mn	Cu	Zn	Fe	Ca	Mg
	双顶径	Fe	Mn	Cu	Zn	Mg	Ca	Se
新生儿	体重	Se	Cu	Mn	Fe	Ca	Mg	Zn
	身长	Se	Mn	Mg	Fe	Ca	Cu	Zn
	头围	Se	Ca	Cu	Mn	Mg	Fe	Zn

表6　孕妇头发7种必需元素回归结果

孕周	因变量	复相关系数	P 值	孕　周	因变量	复相关系数	P 值
12～14 周	体重	0.919	0.006	37～39 周	体重	0.611	0.003
	股骨长	0.874	0.039		股骨长	0.523	0.047
	双顶径	0.935	0.003		双顶径	0.546	0.025
27～29 周	体重	0.741	0.00	胎儿头发	体重	0.763	0.000
	股骨长	0.767	0.00		身长	0.686	0.000
	双顶径	0.755	0.00		头围	0.621	0.000

由表1至表6可以得出以下研究结果。

（1）孕妇在不同孕周指全血、头发8种元素含量的参考值及其波动趋势随胎儿发育的需要有不同程度的波动，指全血 Fe、Mg、Se、Pb 含量在妊娠 12～14 周高于妊娠 27～29、37～39 周，Cu 在妊娠27～29、37～39 周高于妊娠 12～14 周，Zn、Mn、Ca 在妊娠各期差异无显著性。

研究发现妊娠各期指全血与母发8种元素各自有不同的含量及波动趋势，两者均无明显关系，与国外报道相同。

研究结果可作为本地区孕妇营养状况的评价依据，以利于平衡膳食，有利于胎儿健康成长。

（2）胎儿生长发育所需的元素是由母体通过胎盘供给的。研究发现脐血中 Fe、Ca、Se、Pb 与母血呈正相关（$P < 0.01$），Fe、Ca 能主动通过胎盘屏障，而不按浓度梯度差运转。McFee 指出为保障胎儿的需求，孕妇可极度贫血。WHO 指出孕妇应进食含铁丰富的食物。

（3）研究发现，孕妇指全血、头发中人体必需微量元素 Fe、Mn、Zn、Cu 及必需常量元素 Ca、Mg 含量与胎儿体重、股骨长、双顶径的关系非常显著：$r = 0.523～0.935$，$P < 0.05～0.01$。

本研究所得出的正常参考值可作为指导孕妇营养的科学依据，当体内某种必需元素偏低时，及时指导孕妇进食含该元素丰富的食物，平衡膳食，以保障胎儿的发育。为此我们同时设立了饮食治疗组，观察了2257例孕妇，对元素偏低的孕妇，按设计好的食谱进行饮食指导，鼓励多进食含该元素丰富的食物。观察结果饮食治疗组比非治疗组的低体重儿发生率明显降低（$P < 0.05$）。我们认为根据不同孕周、孕妇营养的需求，平衡膳食，科学地指导孕妇营养，降低 IUGR 的发生率，对优生、优育、提高民族素质，有着深远的意义。

（4）Pb 蓄积中毒，影响人体健康和智力发育等。而近期国内外报道，Pb 可能成为必需元素。在本研究提供的参考值范围内，临床上没有发现胎儿及新生儿有发育异常症状。

（原载于《中华微量元素科学》1996 年第 1 期）

正常妊娠孕妇及其新生儿头发和血清微量元素和常量元素测定

（1989）

庄依亮[1]　刘玉秀[2]　邵玉芬[2]　张建国[2]　黄宗枝[3]　钱水根[1]　张振钧[1]

（1. 上海医科大学妇产科医院　2. 上海医科大学　3. 中国科学院上海原子核研究所）

[导读] 上海新生儿头发中铁、锌、铜、钙、镍、锰、锶、钴含量均高于孕妇孕晚期头发元素，而与孕中期含量相接近（铜、锰未达孕中期水平），说明这些元素对胎儿生长发育有重要作用。根据这些元素的测定值，制定了孕妇孕中期、孕晚期及新生儿的正常值范围。

微量元素与常量元素的测定，对孕妇保健有指导意义。为胎儿宫内生长发育的需要，孕妇应进食富含铁、铜、锌、钙的食物。

胎儿宫内生长发育不仅与孕母膳食营养、环境、胎盘血流量等有关，同时与机体内微量元素有关。本院于 1986 年 12 月至 1987 年 12 月对 252 例正常妊娠孕妇及其新生儿进行了头发和血清 9 种微量元素与常量元素测定。

材料和方法

对象 选择对象居住在本市 1 年以上、非有毒物质职业也无接触史、足月、无妊娠并发症、新生儿存活、新生儿出生体重达 2 500 g 以上的 252 例孕妇及其新生儿进行分析。孕妇年龄范围为 22 ~ 36 岁，平均 27 岁。初产妇 246 例，经产妇 6 例。新生儿出生体重范围在 2 570 ~ 4 300 g，平均 3298 g。出生 1 min Apgar 评分，8 ~ 10 分有 240 例，4 ~ 7 分有 8 例，0 ~ 3 分有 4 例，所有轻重度窒息新生儿经处理后复苏良好。252 例孕妇在孕中期取发样及血清标本各 248 例，孕晚期发样及血清标本各 132 例。新生儿取发样 252 例，血清标本 44 例。

头发测定 孕妇于枕部至发根取发，长 2 cm，量 1 ~ 2 g；新生儿尽量从后枕部剪发，取发样约 0.5 g。头发用 5% 海鸥牌洗涤剂浸泡 20 min，玻璃棒搅拌 10 min，自来水冲洗干净，重复 2 次，然后用蒸馏水冲洗 3 次，去离子水冲洗 3 次，沥干水分。头发经精确称重后灰化。样品用同位素源激发 X 射线分析法测定。测量仪器用美国 Canberra 公司的 Si（Li）X 射线能谱仪。每只样品测量时间为 30 min。目前该仪器仅能测出 9 种元素。

血清测定 每天上午 9 时，孕妇自肘静脉取血 5 mL；新生儿自股静脉取血 2 mL。待血液凝结退缩后，离心 15 min（3000 r/min）。分离的血清存放于聚乙烯试管中，并保存于 -20 ℃ 的冰箱内，待测试。测试分析：吸取一定量血清，用超工艺纯硝酸 - 优质纯高氯酸（5∶1）低温消化定容。使用 Apple - IIPlus 微机控制的 IOAP - 9000 型直读等离子体光谱仪测量（J - Adivision USA）。样本重复测定 2 ~ 3 次。该仪器可同时测出 20 余种元素，选出与头发相对应的 9 种元素作为对照。

正常值统计处理

1. 采用"正态分布方法"，正态性检验为接受正态分布假设，说明标本测值呈正态分布，如新生儿、孕妇孕中期血钙等。

2. 正态性检验结果拒绝正态分布假设，将原始数据进行 3 种方式转换，设原数据为 x。①对数转换 $y = \ln x$；②平方根转换 $y = \sqrt{x}$；③倒数转换 $y\frac{1}{x}$。选正态性检验结果最好的一种，即矩法，偏态系数最接近 0 值为准。

3. 计算出 y 值的平均数 $\bar{y}$ 及标准差 $s(y)$。

4. y 值的 95% 正常值范围为 $\bar{y} \pm 1.96s(y)$。

5. 将 $[\bar{y} - 1.96s(y)] \sim [\bar{y} + 1.96s(y)]$ 两个上下限，转回原单位，得 x（下限）、x（上限）。

6. 新生儿及孕妇 9 种元素平均含量（转换值转回原单位），因转换值接近正态分布，其平均值接近中位数，因此表 1 至表 6 所排列次序相当于按中位数大小排列为序。

7. 新生儿头发、血清中 9 种元素含量与孕妇头发、血清中含量的比较，采用非参数统计的符号秩和方法进行检验。

结 果

孕妇孕中期血钙、新生儿血钙接近正态分布。孕妇孕晚期血钙，呈明显正偏态。

铅呈正偏态分布，对数转换后接近正态（除孕妇孕中期头发铅外）。

大多数微量元素呈正偏态分布，对数转换后接近正态。有些元素偏态系数稍小，用平方根转换即呈正态。个别元素（新生儿血清铜，孕妇孕晚期血清钙）偏态系数较大，倒数转换后呈正态（表 1 至表 6）。

表 1 248 例孕妇孕中期头发常量元素与微量元素测定

	钙	锌	铁	铜	锰	锶	钴	镍	铅
转换方式	ln	ln	ln	ln	$\sqrt{}$	$\sqrt{}$	ln	ln	$\sqrt{}$
$\bar{y} \pm s$	1.709	0.798	0.499	0.403	0.270	0.182	-0.058	-0.062	0.074
	±0.149	±0.052	±0.105	±0.085	±0.101	±0.076	±0.155	±0.135	±0.024
正常值范围	86.030	14.401	0.920	0.709	0.029	0.009	0.020	0.250	0.016
	~743.001	~54.819	~9.145	~5.888	~1.050	~0.967	~0.724	~0.558	~0.298
$\bar{y}$ 转回原单位值	229.23	28.091	2.900	2.043	0.400	0.291	0.120	0.119	0.112
何种平均	几何	几何	几何	几何	*	*	几何	几何	*

注：头发元素单位为 μmol/g；*无特殊名称。

表 2 248 例孕妇孕中期血清常量元素和微量元素测定

	钙	铁	铜	锌	镍	锰	铅	锶	钴
转换方式	无	ln	ln	$\sqrt{}$	ln	ln	ln	ln	ln
$\bar{y} \pm s$	2.372	10.331	8.027	13.689	-36.638	-53.092	-11.800	-38.173	-69.620
	±0.430	±7.395	±3.321	±2.065	±10.219	±9.319	±2.572	±4.542	±14.593
正常值范围	1.530	13.913	17.330	6.072	0.613	0.364	0.150	0.183	0.051
	~3.214	~70.227	~39.633	~20.527	~6.421	~2.694	~1.192	~0.867	~1.510
$\bar{y}$ 转回原单位值	2.297	31.246	26.207	12.251	1.976	0.983	0.415	0.399	0.289
何种平均	算术	几何	几何	*	几何	几何	几何	几何	几何

注：血清元素单位钙为 mmol/L，余 8 种均为 μmol/L；*无特殊名称。

表3　132例孕妇孕晚期头发常量元素与微量元素测定

	钙	锌	铁	铜	锰	锶	镍	钴	铅
转换方式	ln	ln	ln	ln	ln	$\sqrt{\ }$	ln	ln	ln
$\bar{y} \pm s$	1.532	0.695	0.414	0.242	0.034	0.151	-0.129	-0.151	0.017
	±0.117	±0.066	±0.085	±0.108	0.125	±0.054	±0.143	±0.161	±0.030
正常值范围	46.642	6.183	0，713	0.190	0.057	0.018	0.015	0.011	0.020
	~294.388	~33.232	~4.589	~2.812	~0.845	~0.574	~0.422	~0.446	~0.228
$\bar{y}$转回原单位值	117.177	14.335	1.808	0.732	0.220	0.198	0.080	0.069	0.068
何种平均	几何	几何	几何	几何	几何	*	几何	几何	几何

注：头发元素单位为μmol/g；*无特殊名称。

表4　132例孕妇孕晚期血清常量元素与微量元素测定

	钙	铜	铁	锌	镍	锰	锶	铅	钴
转换方式	倒数	$\sqrt{\ }$	ln	ln	ln	ln	ln	ln	ln
$\bar{y} \pm s$	0.0002	22.193	7.950	-3.926	-40.470	-55.750	-34.978	-12.784	-76.984
	±0.00003	±3.479	±7.073	±3.007	±10.765	±9.246	±6.322	±3.909	±14.033
正常值范围	2.272	15.331	12.874	8.048	0.460	0.309	0.183	0.072	0.034
	~3.537	~54.051	~60.540	~17.395	~5.468	~2.312	~1.575	~1.670	~0.850
$\bar{y}$转回原单位值	2.766	31.732	27.916	11.838	1.584	0.855	0.536	0.343	0.187
何种平均	调和	*	几何	几何	几何	几何	几何	几何	几何

注：血清元素单位钙为mmol/L，余8种均为μmol/L；*无特殊名称。

表5　252例新生儿头发常量元素与微量元素测定

	钙	锌	铁	铜	锰	锶	钴	镍	铅
转换方式	ln	ln	ln	ln	ln	$\sqrt{\ }$	ln	ln	ln
$\bar{y} \pm s$	1.698	0.788	0.481	0.284	0.071	0.172	-0.013	-0.086	0.026
	±0.138	±0.089	±0.105	±0.084	±0.155	±0.054	±0.145	±0.156	±0.036
正常值范围	76.702	8.507	0.833	0.335	0.050	0.040	0.029	0.017	0.019
	~678.211	~82.313	~8.316	~2.751	~1.436	~0.672	~0.845	~0.619	~0.364
$\bar{y}$转回原单位值	228.084	26.454	2.631	0.961	0.269	0.260	0.156	0.103	0.083
何种平均	几何	几何	几何	几何	几何	*	几何	几何	几何

注：头发元素单位为μmol/g；*无特殊名称。

表6　44例新生儿血清常量元素与微量元素测定

	钙	铁	锌	铜	镍	锰	锶	铅	钴
转换方式	无	$\sqrt{\ }$	ln	倒数	ln	ln	ln	ln	ln
$\bar{y} \pm s$	2.672	41.291	2.203	30.347	-36.894	-51.636	-37.580	-12.330	-76.967
	±0.352	±51.713	±6.026	±8.138	±13.609	±7.426	±2.899	±4.691	±20.718
正常值范围	1.983	5.730	8.152	5.352	0.409	0.546	0.263	0.053	0.017
	~3.361	~293.193	~38.238	~17.204	~9.351	~2.366	~0.696	~2.519	~1.985
$\bar{y}$转回原单位值	2.672	94.902	17.589	8.027	1.959	1.074	0.422	0.376	0.187
何种平均	算术	*	几何	调和	几何	几何	几何	几何	几何

注：血清元素单位钙为mmol/L，余8种均为μmol/L；*无特殊名称。

新生儿头发和血清的 9 种元素含量与孕妇相比，发现新生儿头发中所有元素（除铅外）均高于孕妇孕晚期头发含量而接近于孕中期含量（铜、锰未超过孕中期的水平）。新生儿血清中铁、锌含量高于孕妇，铜低于孕妇。发现镍略高于孕妇孕晚期、锶略低于孕晚期（表 7）。

表 7　新生儿头发、血清与孕妇孕中、晚期头发、血清 9 种元素比较

		钙	铁	锌	铜	镍	锰	锶	钴	铅
头发	新生儿：孕中期	▽	—	—	▼	—	▼	—	—	—
	新生儿：孕晚期	▲	▲	▲	▲	△	△	▲	▲	—
血清	新生儿：孕中期	▲	▲	▲	▼	—	—	—	—	—
	新生儿：孕晚期	—	▲	▲	▼	△	—	▽	—	—

注：▽，△ <0.05；▼，▲ <0.01；△，▲表示新生儿该元素含量大于孕母；▽，▼表示新生儿该元素含量小于孕母。

讨　论

近年来，微量元素对人体的作用，尤其对胎儿和新生儿生长发育的作用，已引起广泛的关注。本文通过正常妊娠孕妇头发、新生儿头发，孕妇血清及新生儿血清的微量元素和常量元素测定，提出正常孕妇与新生儿 9 种元素含量的正常值范围，为孕妇、新生儿微量元素研究做了基础工作。

微量元素在人体中参与许多功能，其中主要是参与许多酶的组成与激活，但其作用又是相当复杂的，微量元素之间能够互相影响，起拮抗或起协同作用，微量元素含量不足或过多对机体均可引起不良影响和作用。

本组 9 种测定元素中，铁、锌、铜、锰、钴、锶、镍 7 种微量元素为体内必需之微量元素，尤其铁、锌、铜 3 种对人体更为重要。铁为血红蛋白、肌红蛋白等的组成成分，缺铁会造成血红蛋白缺少性贫血，引起母亲和胎儿的慢性缺氧，导致胎儿生长发育障碍。本组头发与血清测定中，孕晚期铁含量较孕中期低，但新生儿铁含量明显高于孕母。随着妊娠进展，胎儿需铁量的增加，无论母体铁贮存多少，均要满足婴儿的需要，因此为保障胎儿的生长发育，可导致孕妇极度贫血，在孕期应适量增加铁的摄入量。锌对蛋白质和核酸的合成有关，缺锌会影响细胞分裂、生长和再生，导致胎儿宫内生长发育迟缓和胎儿畸形。本组孕晚期发锌较孕中期发锌明显下降，血清锌在孕中、晚期虽无明显变动，但锌通过胎盘转运，供应胎儿生长发育的需要，故新生儿发锌与血清锌高于孕妇，符合文献报道。铜为许多金属酶的组成成分，与胶原及弹性蛋白合成有关。本组新生儿血清铜明显低于母血，这是由于血清铜中的 95% 与 α-球蛋白结合的铜蓝蛋白不能通过胎盘屏障，也由于胎儿肝脏合成铜蓝蛋白的能力低，故造成新生儿血铜值低。但本组新生儿发铜值比孕母孕中期发铜值低、比孕母孕晚期发铜值高。

重金属铅为毒性元素，能通过胎盘引起胎儿中枢神经系统的有害影响，故本组新生儿发铅与血清铅含量都不高于孕妇。

本组新生儿头发中钙、镍、锰、锶、钴的含量都较孕母孕晚期含量高，说明这些元素对胎儿生长发育有重要作用，但新生儿血清锶较孕母孕晚期低，其机理尚有待进一步阐明。

微量元素与常量元素的测定对孕期保健有指导意义，为胎儿宫内生长发育的需要，孕妇应合理摄取营养，不能偏食，应进食富含铁、锌、铜、钙的食物，如鱼、蛋、瘦肉、动物肝、肾及牡蛎、豆制品、海带、紫菜等。孕期应避免接触含铅的有毒物质和工种。

本文承公共卫生学院统计学教研室张照寰教授指导，特此致谢。

（原载于《上海医科大学学报》1989 年第 1 期）

产妇毛发、静脉血及胎儿脐血微量元素相关性研究

（2005）

张　卫[1]　任爱国[1]　杨　孜[2]　裴丽君[1]　郝　玲[1]　解　清[3]

江元慧[2]　魏　瑗[2]　李　竹[1]

（1. 北京大学生育健康研究所　2. 北京大学第三医院

3. 北京大学公共卫生学院）

[导读] 北京正常产妇头发中 14 种微量元素含量均显著高于静脉血和脐血，这些元素包括必需微量元素锌、铜、铬、锰、钴、钼，毒性元素铅、砷、镉、汞，以及稀土元素镧、镨、钕、钇，其含量平均是静脉血的 26 倍，是脐血的 31.7 倍。

毛发中微量元素的检测稳定性和准确性要显著高于血液样品，检测不同时间段内所生长出的毛发可用以评估该时间段内机体的微量元素平均负荷水平。

胚胎发育过程是组织细胞迅速不断地扩增和分化的过程，在此过程中胎儿需要不断地从母体摄取各种营养素，其中包括各种必需微量元素。与此同时，铅、汞、镉、砷等环境污染物也会经胎盘屏障进入到胎儿体内。为评价母体和胎儿各种矿物元素的营养状况，探讨毛发、静脉血及胎儿脐血作为不同的生物样品，在评估母体和胎儿微量元素负荷水平中的作用，我们对毛发、静脉血和胎儿脐血进行微量元素的测定，以期发现其中的规律性。

对象与方法

（一）对象

研究对象来自北京大学第三医院 2004 年 1—6 月产科病房待产的 60 名产妇及分娩的 60 名新生儿。产妇入选条件，无重大器官系统疾病，近 3 个月内无染发烫发史，近 1 周内无微量元素营养药物使用史，新生儿经检查无重大出生缺陷。

（二）方法

1. 样品采集：征得产妇或家属同意后，在产妇进行常规住院检查时留取 3 mL 静脉血，待胎儿娩出时留取 3 mL 脐血，置于微量元素测定专用真空采血管中，低温保存。在产妇枕部紧贴头皮处用干净的医用不锈钢剪刀剪取直径≥3 mm 的头发一束，标明远端和近端，记录产妇姓名和住院号后装入带有标签的干净自封袋中。

2. 调查问卷：问卷与样品采集同时进行，问卷内容主要包括产妇年龄、身高、体重等一般情况；洗发频度，怀孕期间是否染烫发，锌、铁等微量元素营养药物使用情况等影响发样元素含量因素；胎儿出生体重、身长、头围、阿氏评分等新生儿指标，对属于被调查者口头回答的问题由经过培训的专职医护人员当面提问，测量指标随着医院正常检查进行。

3. 发样洗涤和测定：发样收集完成后在实验室对每个样品进行核查，发现有染烫发的给予剔除。洗涤前从近头皮端开始量取 3 cm 长的一段毛发作为测定样品，并进一步剪成 0.5 ~ 1.0 cm 长的小段。洗涤

程序是 5% Triton TX – 100 溶液浸泡 15 mim，15 M 超纯水冲洗至无泡沫，18 M 超纯水冲洗 3 次，丙酮浸泡 10 min，18 M 超纯水冲洗 3 次，丙酮浸泡 10 min，抽干，最后放在不锈钢烤箱中 75℃ 烘干 3 h。分析时取 75 mg 毛发加 1∶5 mL 硝酸于 10 mL 超纯石英消化罐中冷消化 12 h，然后添加 0.5 mL 过氧化氢于德国 Berghof 公司生产的 MWS – 2 型程序控制微波消化炉中消化。消化程序为 150 ℃ 850 W 10 min，190 ℃ 900 W 15 min，100 ℃ 400 W 10 min。微量元素测定主要采用美国 PE 公司 ELAN DRC Ⅱ 型 ICP 质谱仪，主要设置参数为雾化气流量 0.9 L/min，辅助气流量 1.8 L/min，等离子气流量 15 L/min，透镜电压：自动，检测器电压：模拟模式，－1781.25 V，脉冲模式，900 V。

4. 实验室质量控制：样品正式测定前及测定的过程中多次使用国家标准物质，优化实验室测定条件，待标准物质测定结果与标准值一致并且稳定后，方可进行实际样品测定。为监控实验室测定的重现性，样品测定过程中抽取部分样品平均分成 2 个独立编码样品，盲法插入到测定序列中，以监督平行样的一致性。

5. 统计学处理：以 Epi info 2002 建立数据库，并进行逻辑检错，资料分析采用 SPSS 11.5 统计分析软件，每个元素测定值在进行分析前均经过对数转换，然后进行直线相关和偏相关分析；毛发、静脉血及脐血间的差异性比较，采用秩和检验方法。

结 果

（一）基本情况

产妇平均年龄 30.03 岁，最小 20 岁，最大 42 岁，平均孕期 275 d，最短孕期 247 d，最长 317 d。其中男婴 35 例，女婴 25 例，60 个新生儿平均体重 3255.5 g，平均身长 49.9 cm。

（二）毛发、静脉血和脐血元素含量比较

14 种元素中，毛发与静脉血相比，汞的差别最大，发汞几何均数为 363.002 ng/g，是静脉血汞 3.419 ng/g 的 106 倍，镧的差别较小，发镧含量（1.388 ng/g）是血液镧含量的 2.5 倍。毛发中 14 种微量元素含量平均是静脉血的 26 倍，且均有显著性差异（$P < 0.001$）。毛发与脐血相比，锌在二者间差别最大（127 倍），镧的差异最小（2.6 倍）。毛发中 14 种微量元素含量平均是脐血的 31.7 倍。母体静脉血和胎儿脐血相比，铜、铅、锌、钴、镉的含量高于脐血，锰、砷、钼的含量低于脐血，差异有显著性（$P < 0.01$），见表 1。

表 1 孕妇毛发、静脉血及脐血间各元素含量比较

元素	几何均数（ng/g）			毛发与静脉血		毛发与脐血		静脉血与脐血	
	毛发	静脉血	脐血	Z 值	P 值	Z 值	P 值	Z 值	P 值
铬	3855.333	642.833	651.000	6.735	0.000	6.736	0.000	0.232	0.824
锰	334.746	35.860	62.089	6.679	0.000	6.483	0.000	5.874	0.000
铜	11 379.333	1461.167	581.833	6.735	0.000	6.736	0.000	6.729	0.000
铅	579.828	50.089	45.839	6.542	0.000	6.608	0.000	2.641	0.008
锌	209 081.000	5480.862	1642.167	6.623	0.000	6.735	0.000	6.623	0.000
钴	25.105	0.927	0.827	6.672	0.000	6.735	0.000	2.483	0.011
砷	67.095	1.422	2.757	6.566	0.000	6.679	0.000	4.608	0.000
钇	1.689	0.403	0.430	6.672	0.000	6.653	0.000	0.827	0.412
钼	53.224	0.659	0.736	6.680	0.000	6.623	0.000	2.959	0.003
镉	13.044	0.831	0.407	6.623	0.000	6.680	0.000	5.280	0.000
镧	1.388	0.543	0.541	5.774	0.000	5.702	0.000	0.627	0.539

续表

元素	几何均数（ng/g）			毛发与静脉血		毛发与脐血		静脉血与脐血	
	毛发	静脉血	脐血	Z 值	P 值	Z 值	P 值	Z 值	P 值
镨	0.330	0.094	0.096	5.879	0.000	6.008	0.000	0.155	0.880
钕	3.184	0.306	0.334	5.969	0.000	6.221	0.000	0.844	0.404
汞	363.002	3.419	3.820	6.623	0.000	6.623	0.000	0.719	0.470

（三）相关分析结果

1. 直线相关分析：毛发和静脉血、毛发和脐血、静脉血和脐血间的积差相关分析结果，发锰与静脉血锰、发镉与静脉血镉呈现显著性正相关；发铅与脐血铅、发汞与脐血汞呈现显著的正相关，镉在发和脐血间接近相关的显著性标准（$P = 0.077$）；静脉血和脐血间积差相关分析发现，除铬、铜、镉外，多数元素静脉血与胎儿脐血间呈现显著的正相关关系，见表 2。

表 2　毛发、静脉血及脐血间 14 种微量元素直线相关分析结果（取对数后）

元素	毛发和静脉血		毛发和脐血		静脉血和脐血	
	r	P 值	r	P 值	r	P 值
铬	-0.086	0.512	0.041	0.754	0.117	0.373
锰	0.384	0.003	-0.018	0.892	0.288	0.026
铜	0.164	0.209	0.053	0.686	0.159	0.224
铅	0.239	0.073	0.329	0.012	0.621	0.000
锌	-0.006	0.963	0.168	0.198	0.292	0.026
钴	0.059	0.656	-0.001	0.996	0.477	0.000
砷	-0.003	0.983	-0.131	0.322	0.485	0.000
钇	-0.094	0.476	-0.023	0.861	0.543	0.000
钼	-0.046	0.728	-0.073	0.587	0.420	0.001
镉	0.349	0.007	0.232	0.007	-0.033	0.799
镧	-0.202	0.125	-0.218	0.097	0.320	0.014
镨	-0.169	0.221	-0.086	0.532	0.265	0.046
钕	-0.213	0.117	0.001	0.995	0.258	0.050
汞	0.187	0.162	0.339	0.010	0.332	0.013

2. 偏相关分析：锰、镉毛发与母血间，毛发铅、汞与脐血间的相关性依然存在，在毛发铅与母血间的相关性检验更接近于显著性的标准（$P = 0.057$），见表 3。

表 3　毛发、静脉血及脐血间偏相关分析结果

元素	毛发和母血		毛发和脐血		元素	毛发和母血		毛发和脐血	
	r	P 值	r	P 值		r	P 值	r	P 值
铬	-0.091	0.492	0.001	0.994	钇	-0.092	0.495	-0.028	0.835
锰	0.385	0.003	-0.013	0.918	钼	0.003	0.982	0.068	0.613
铜	0.175	0.183	0.069	0.603	镉	0.349	0.008	0.232	0.081
铅	0.255	0.057	0.336	0.011	镧	-0.204	0.127	-0.238	0.074
锌	-0.002	0.984	0.142	0.290	镨	-0.164	0.243	-0.032	0.817
钴	0.059	0.659	0.073	0.583	钕	-0.203	0.145	0.005	0.971
砷	-0.031	0.821	-0.141	0.301	汞	0.189	0.170	0.330	0.015

讨 论

微量元素是指那些体内含量小于体重的 0.01% 的矿物元素，本研究中涉及的微量元素包括 3 个类别，锌、锰、铜、铬、钴、钼等为必需微量元素，铅、砷、镉、汞有毒金属和类金属元素，以及镧、镨、钕和钇为稀土元素。铅是有毒金属元素之一，机体铅来源于各种环境污染。对于胚胎期的胎儿，体内铅的唯一来源只能是母体，本研究中发现母体血铅显著高于脐血，脐血铅含量约占母体血含量的 90%，相关性分析结果显示母体静脉血铅和胎儿脐血铅呈显著正相关（$r = 0.621$，$P < 0.001$），表明铅是顺浓度梯度通过胎盘屏障进入胎儿体内，且铅由母体进入胎儿一定程度上受到胎盘屏障的影响，不是一个简单扩散的过程，这和国外相关的报道比较接近。

砷对生物体内巯基酶有较强的亲和力，砷自母体经胎盘屏障进入胎儿体内的机制还不十分明确。本研究中发现脐血中的砷含量显著高于母血，而且二者间存在显著的正相关，砷这种逆浓度梯度由母体经胎盘屏障进入胎儿体内的过程可能是一个主动转运的过程，它使得母体孕期砷暴露会加剧砷对胎儿的危害。和砷相比母血镉虽然是胎儿脐血镉含量的 2 倍多，然而母血和胎儿脐血间未见镉含量的显著相关，说明胎盘屏障对胎儿的保护性作用。

汞有高度的脂溶性，比较容易穿过胎盘屏障，对胎儿产生毒害作用。本研究发现母体静脉血和胎儿脐血汞含量接近，且差异无显著性，相关分析也呈现出显著的正相关，表明母体汞的暴露会直接影响到胎儿，胎盘屏障对汞的阻滞作用较小。

锌是 6 个必需微量元素中容易缺乏的微量元素之一。实验表明，动物胚胎期锌缺乏可导致胎儿宫内发育迟缓甚至畸形。Kantola 等人认为，锌可以作为判断胎盘功能的正相生化指标，甚至可作为胎盘功能酶增加的一种主要标志。本研究结果发现，母血锌含量显著高于脐血锌，二者存在一定的线性相关关系，母体锌缺乏会直接影响胎儿，对母体锌的检测可间接反映胎儿的锌营养状况。

我国是稀土大国，稀土在许多工农业生产中有着广泛应用，探讨稀土元素在母体和胎儿间的相关关系，有利于进一步研究稀土对胚胎发育的影响。母血和脐血相比，稀土在二者间的含量水平差异无显著性，相关分析发现镧、镨、钕及钇 4 个稀土元素母血和胎儿脐血间显著相关，表明稀土元素可顺利通过胚胎屏障进入到胎儿体内。有关稀土元素对胚胎发育影响的报道比较少见，因此有必要进一步对此进行深入的研究。

和静脉血及脐血相比，产妇毛发中的 14 种微量元素含量均显著高于前二者，特别是铅、砷、汞、镉有毒重金属元素，发中的含量分别是静脉血的 11 倍、47 倍、106 倍和 15 倍，由于毛发中的元素不同于血液，不可能与其他组织间动态交换，一旦自毛发根部进入毛发组织，就不可能再返回到周围的毛细血管中，因此毛发是机体向体外排出有毒元素的一种渠道。本研究中毛发取自发根部 3 cm 长的一段毛发，按照平均每月大约 1 cm 的生长速度，该长度的毛发代表了母体近 3 个月来机体的平均接触水平。正因为如此，反映采血时短时间内机体中微量元素负荷水平的血液元素含量，和反映 3 个月的平均元素含量间出现统计学相关的可能性比较小。如果机体在一个较长的时期内某种微量元素接触水平是稳定的，并且所采集的血液样品在同一时期内也未出现明显的波动，毛发和血液间的相关关系才可能表现出来。由于毛发中的元素均较血液样品高出许多倍，毛发中微量元素的检测稳定性和准确性要显著高于血液样品，检测不同时间段内所生长出的毛发可用以评估该时间段内机体的微量元素平均负荷水平。

（原载于《中国生育健康杂志》2005 年第 4 期）

人发多种元素含量与优生

（1995）

王惠英[1]　夏　阳[1]　曾隆强[2]　庞海岩[2]　刘长福[2]

（1. 河南省计划生育科研所　2. 河南省化学研究所）

[**导读**] 河南郑州有流产史和分娩过神经管缺陷儿的妇女，其头发钙、镁、锌含量显著低于非孕正常妇女；有畸胎史妇女的发钙含量显著低于正常组。有流产史、畸胎史和神经管缺陷史的妇女，头发铜/锌比值均高于正常组，差异有显著意义。

一些宏量元素和微量元素不仅对人的生长发育是必需的，而且也与胎儿的生长发育密切相关。为了解某些元素与胎儿质量的关系，我们对 75 例有流产史、畸胎史妇女头发中 7 种元素的含量进行了测定并和非孕正常妇女进行对照分析，现将结果报道如下。

材料和方法

1. 病例选择

对来我所优生咨询者，凡有流产畸胎史的妇女均进行多元素含量测定，共 75 人，有流产史 29 人，畸胎史 46 人，其中神经管缺陷者 24 人。

2. 对照组

无任何疾病育龄非孕妇女，为正常对照组 42 人。

3. 取材

以不锈钢剪刀取受试者枕部发际处，距头皮 3 cm 以内发样，装入洁净纸袋保存。

4. 试验方法

发样 1.0 g 左右，采用 1% 海鸥牌洗涤剂浸泡 15 min，多次搅拌，用自来水冲洗至无泡沫，再用蒸馏水和去离子水洗净，于 65℃ 的干燥箱烘干备用。

称样 0.5 g 用混合液（$HNO_3 : HClO_4 = 4 : 1$）消化，定容 5 mL，采用 J - A975 电感耦合高频等离子体发射光谱进行测定。

结果分析

非孕正常妇女和流产史、畸胎史妇女头发中 7 种元素的测定结果及其显著性检验见表 1 至表 3。

1. 非孕正常妇女与流产史妇女头发中 7 种元素的比较

表 1

元素	非孕正常妇女组			有流产史妇女组			显著性检验	
	例数	均值	标准差	例数	均值	标准差	t	P
Ca	42	1176.82	804.09	29	642.66	318.85	3.375	<0.01
Mg	42	200.68	146.17	29	109.87	59.68	3.17	<0.01

续表

元素	非孕正常妇女组			有流产史妇女组			显著性检验	
	例数	均值	标准差	例数	均值	标准差	t	P
Fe	42	14.90	6.68	29	17.16	7.97	1.29	>0.05
Zn	42	152.53	20.15	29	136.48	24.91	2.99	<0.01
Mn	42	0.79	0.54	29	0.758	0.36	0.02	>0.05
Cu	42	8.40	1.58	29	8.83	2.50	1.79	>0.05
P	42	124.02	13.28	28	115.17	13.97	2.63	<0.01
Cu/Zn	42	0.055	0.012	29	0.063	0.024	2.5	<0.05

从表 1 中可以看出流产史组：发 Ca、Mg、Zn、P 含量均低于正常组，两组均值差异有非常显著意义。Cu/Zn 比值高于正常组，差异有显著意义。

2. 非孕正常妇女与有畸胎史妇女头发中 7 种元素的比较

表 2

元素	非孕正常妇女组			有畸胎史妇女组			显著性检验	
	例数	均值	标准差	例数	均值	标准差	t	P
Ca	42	1176.82	804.09	22	767.05	387.88	2.23	<0.05
Mg	42	200.68	146.17	22	143.85	97.15	1.65	>0.05
Fe	42	14.90	6.68	22	14.05	7.51	0.47	>0.05
Zn	42	152.53	20.15	22	144.28	30.03	1.32	>0.05
Mn	42	0.79	0.54	22	0.71	0.61	0.57	>0.05
Cu	42	8.40	1.58	22	8.85	1.86	1.04	>0.05
P	42	124.02	13.28	22	122.85	11.81	0.35	>0.05
Cu/Zn	42	0.055	0.012	22	0.064	0.022	2.14	<0.05

从表 2 中看出有畸胎儿史的妇女：发 Ca 的含量显著低于正常组，有显著性意义，Cu/Zn 比值高于正常组，差异也有显著意义。

3. 非孕正常妇女与有神经管缺陷史妇女头发中 7 种元素比较

表 3

元素	非孕正常妇女组			有神经管缺陷史的妇女组			显著性检验	
	例数	均值	标准差	例数	均值	标准差	t	P
Ca	42	1176.82	804.09	24	788.29	430.79	2.17	<0.05
Mg	42	200.63	146.17	24	120.61	82.86	2.48	<0.05
Fe	42	14.90	0.68	24	16.33	6.16	0.86	>0.05
Zn	42	152.53	20.15	24	133.39	28.80	3.20	<0.01
Mn	42	0.79	0.54	24	0.75	0.58	0.30	>0.05
Cu	42	8.40	1.58	24	8.22	1.41	0.48	>0.05
P	42	124.02	13.28	24	122.00	19.65	0.50	>0.05
Cu/Zn	42	0.055	0.012	24	0.063	0.014	2.49	<0.05

从表3看出神经管缺陷组：Ca、Mg、Zn 含量均明显低于正常组，两组均值比较，差异有显著意义，特别是发 Zn 含量两组均值比较，差异有非常显著意义（$P < 0.01$），Cu/Zn 比值高于正常组，差异有显著意义。

讨 论

1. 某些宏量和微量元素是维持人体正常生命活动所必需的，这些元素的缺乏或过量均会对人产生不良影响

Ca、Mg、P 属宏量元素，与人体生长发育特别是维持神经系统的正常生理功能有极为密切的关系。Zn、Cu、Fe、Mn 属微量元素，它们对胚胎发育十分密切，动物实验证明缺乏或过多均能影响胚胎及胎儿的正常分化和发育导致先天性畸形。

Fe、Cu、Zn、Mn 形成的酶及碘形成的甲状腺素均有促进生长发育的作用，缺乏这些元素或其中一种均可影响生长发育。补充这些元素均可刺激生长发育恢复正常状态。

2. 头发中 Zn、Cu 值与流产

鉴于染色体异常是流产的主要原因之一，本组 29 例均经染色体检查删除此因素，流产与 Zn、Cu 之关系：曾有人报道指出孕早期 Zn 低者，流产率增加。本文流产史组 Zn 值与对照组有明显差异，有统计学意义（$P < 0.01$）。Cu/Zn 比值高于对照组，提示体内存在低 Zn 状态与文献报道相符。这可能与 Zn 在细胞分裂、核酸代谢、酶系功能及免疫机制方面起重要作用有关。

3. 头发中 Zn、Cu 值与畸形

Zn 是目前研究较多的微量元素，人体内碳酸酐酶等100多种含 Zn 酶，DNA 和 RNA 聚合酶的合成需要 Zn 参与，从而 Zn 直接影响核酸和蛋白质合成，异常时可诱发染色体畸变。

Zn 又是神经生长因子蛋白的成分之一，与神经嵴分化有关，缺 Zn 的脑组织 DNA 合成受累更显著。

本文所述46例畸胎史有24例为神经管缺陷（占52%），提示胚胎早期神经管形成与发育是需要微量元素 Zn 的。

Sever 曾报道世界一些缺 Zn 地区孕妇分娩婴儿中发生先天性畸形（如中枢神经系统）较普遍。由于 Zn 的生化作用，缺 Zn 时各种依赖 Zn 的酶活性受影响，尤其是妊娠早期胚胎对各种理化因素非常敏感，以致细胞分裂、生长及再生受影响。也有人认为系间接促使本来处于微弱活力的致畸因素而发生作用。

4. Cu/Zn 比值临床意义

在体内 Cu/Zn 浓度处于相对平衡状态，动物试验发现给予富 Zn 食物或药物时，可拮抗 Cu 的吸收而使 Cu 及 Cu/Zn 比下降。

不少报道指出 Zn 值不是体内含量的灵敏指标，而 Cu/Zn 比值较 Zn 更能反映体内 Zn 的营养状态。

5. 对元素含量低者从饮食方面补充已有明显效果

近年来研究提出 Zn 与某些维生素和叶酸代谢吸收有关，维生素 A 及叶酸缺乏时可致胎儿畸形，我们对有畸胎史者，特别是对分娩过神经管缺陷儿的妇女从孕前或怀孕开始，着重各种营养物质的摄入，避免精制食品，从饮食方面补充也可防止由于药物以及经化学合成物质对胚胎的影响。

（原载于《中华微量元素科学》1995年第1期）

新生儿畸形与元素关系的探讨

（1986）

苟普仁[1]　李淑英[1]　万启碧[1]　韩克全[1]　肖序芳[1]

赵砚卿[2]　赵国俊[2]　孙用钧[2]

（1. 贵州省安顺地区医院　2. 中国原子能科学研究院）

[导读] 贵州安顺地区新生畸形儿头发锌含量不能用中子活化法检出，而正常新生儿的发锌检出率为28%，证实缺锌是致畸的一个因素。畸形儿头发碘、溴、锰、钠、钒、氯、铝含量显著高于正常新生儿，其中脑膨出儿头发碘、锰、钒含量比躯干四肢畸形儿、颜面五官畸形儿更高，提示新生儿畸形的发生，可能与微量元素有关。

刚出生3天内的胎发，既受外界影响因素极小，又较胎儿、胎盘血液更能反映正常和畸形胎儿整个微量元素变化情况。

新生儿出生缺陷发生率及其原因的研究，是当代优生优育科研的重大课题，卫生部现已列为"七五"攻关项目。元素与人类生长、发育、健康和疾病有着密切的关系。为了探索新生儿畸形的发生与元素尤其是微量元素的关系，我们用中子活化法（NAA）对100例正常儿，29例畸形儿和1例重度畸形儿的母亲头发12种元素进行测定，结果发现正常与畸形两组间，有显著差异，现报告于后。

一、材料、方法及原理

1. 材料：取自1984年3月至1986年6月，身体健康孕妇，在安顺地区医院娩出3天内正常新生儿男、女各50例，畸形儿29例，颞枕部发样50 mg待测。

由于刚出生的新生儿头发上附着较多的血液、羊水和胎脂，故剪取前必须用中性软皂和清水多次洗净，待干后，剪下放入干净纸袋内封存送检。

2. 方法：原子能科学研究院在收到发样后，按IAEA程序再次进行清洗、烘干，准确取样，置于经处理的聚乙烯袋内，热封口，同时配制高纯的标准溶液，定量吸取，滴在多层滤纸上，烘干装入聚乙烯口袋内，用堆旁的快速辐射装置，送入原子反应堆中子照射，以Cl作监测器，监测照射过程中中子通量变化，待辐射样品冷却后，用美国Canberra公司出产的Cu探测器，S-40多道分析仪和PDP11/34计算机系统进行测量。为了保证结果准确，送检发样部分作了复测，结果相同。

3. 原理：被测发样，放入原子反应堆内，受到中子轰击，样品中稳定的同位素发生核反应，变为放射同位素，放射性同位素衰变时，就会发出特征性的γ射线，用γ射线探测器，测定其能量和强度，便可实现元素的定性和定量分析。

二、结　果

结果如表1至表4所示。

表1　正常新生儿发微量元素浓度　　　　　　　　　　　　单位：$\mu g/g$

元素	例数	范围		中位值	算术平均值及标准偏差 $\overline{X} \pm Sx$		几何平均值及标准差 $\overline{X}^s \div Sx$	
		Xmin	Xmax		$\overline{X}$	Sx	$\overline{X}$	Sx
I	91	0.0423	6.88	1.57	1.82	1.53	1.25	2.60
Br	93	0.337	3.90	0.880	0.935	0.371	0.876	1.43
Mg		17.3	461	236	248	84	230	1.55
Mn	71	0.0318	2.67	0.373	0.761	0.759	0.467	2.78
Cu	98	2.54	13.1	6.13	6.37	1.55	6.20	1.26
Na	98	3.12	267	49.5	58.5	44.7	43.2	2.34
V	78	0.110	2.03	0.502	0.593	0.363	0.507	1.75
Cl	97	30.9	1140	152	207	179	160	2.01
Al	90	0.209	29.3	5.45	7.06	6.16	4.60	2.82
Ca%	99	0.00248	0.842	0.128	0.153	0.128	0.126	1.94
S%	99	0.292	9.78	4.27	4.12	3.89	3.89	1.47
Zn	28	139.9	654.7	198	219.8	95.4	207	1.38

表2　畸形儿头发微量元素浓度　　　　　　　　　　　　　单位：$\mu g/g$

元素	例数	范围		中位值	算术平均值及标准偏差 $\overline{X} \pm Sx$		几何平均值及标准差 $\overline{X}^s \div Sx$	
		Xmin	Xmax		$\overline{X}$	Sx	$\overline{X}$	Sx
I	25	0.876	20.0	4.04	7.15	6.57	4.41	2.89
Br	21	0.339	8.12	1.23	1.78	1.71	1.33	2.10
Mg	28	95.4	1741	258	335	308	272	1.81
Mn	27	0.136	6.58	1.32	2.12	2.09	1.21	3.20
Cu	26	3.48	16.1	6.94	7.54	3.43	7.75	1.55
Na	27	21.8	760	123	209	194	151	2.21
V	15	0.142	6.30	1.72	1.94	1.78	1.15	3.22
Cl	29	209	3969	1035	1198	905	904	2.21
Al	25	2.50	65.3	9.13	16.6	15.9	11.2	2.48
Ca%	29	0.0626	0.273	0.124	0.130	0.050	0.122	1.43
S%	28	6.09	6.09	4.12	4.00	0.99	3.97	1.45

表3　不同类型畸形头发微量元素浓度　　　　　　　　　　单位：$\mu g/g$

类别	元素	数例	范围		平均值及标准偏差 $\overline{X} \pm Sx$	
			Xmin	Xmax	$\overline{X}$	Sx
A	I	10	0.876	19.0	8.43	7.28
	Br	6	0.575	3.10	1.58	0.98
	Mg	12	118	1741	398	450
	Mn	12	0.409	11.1	3.76	3.08
	Cu	10	4.25	13.0	8.85	3.17
	Na	12	21.8	570	163	148
	V	7	0.142	6.30	2.21	2.29
	Cl	12	302	3969	1392	1076

续表

类别	元素	数例	范围		平均值及标准偏差 $\overline{X} \pm Sx$	
			$X\min$	$X\max$	$\overline{X}$	Sx
A	Al	10	3.00	65.3	16.9	18.7
	Ca%	12	0.0626	0.273	0.138	0.064
	S%	12	3.02	6.09	4.16	0.89
B	I	5	3.47	9.55	6.38	2.56
	Br	6	0.339	3.06	1.40	1.14
	Mg	6	129	387	244	90
	Mn	6	0.193	5.95	1.82	2.08
	Gu	7	4.78	16.1	8.90	3.87
	Na	6	50.3	706	180	258
	V	4	1.12	4.41	2.16	1.53
	Cl	7	225	3045	1356	966
	Al	7	2.76	36.7	21.2	11.8
	Ca%	7	0.0991	0.183	0.122	0.030
	S%	6	1.01	5.19	3.66	1.51
C	I	10	1.25	20.0	6.26	7.48
	Br	9	0.428	8.12	2.16	2.37
	Mg	10	95.4	549	313	144
	Mn	10	0.136	6.01	1.23	1.37
	Cu	9	3.48	7.80	5.91	1.77
	Na	9	53.8	664	290	199
	V	4	0.544	2.64	1.24	0.96
	Cl	10	209	1765	856	560
	Al	8	2.50	51.2	12.2	15.9
	Ca%	10	0.0777	0.205	0.124	0.044
	S%	10	3.11	4.87	4.02	0.76

表4　安顺地区，不同性别正常新生儿头发微量元素浓度　　　　单位：$\mu g/g$

类别	元素	数例	范围		平均值及标准偏差 $\overline{X} \pm Sx$	
			$X\min$	$X\max$	$\overline{X}$	Sx
男性	I	46	0.201	5.01	1.56	1.20
	Br	42	0.549	3.09	0.996	0.447
	Mg	49	1.73	461	245	90
	Mn	33	0.0744	2.67	0.772	0.754
	Cu	47	2.54	12.4	6.44	1.65
	Na	47	3.12	276	58.2	50.9
	V	40	0.171	1.90	0.581	0.361
	Cl	46	30.9	719	186	133
	Al	43	0.255	26.9	8.53	6.75
	Ca%	48	0.00245	0.698	0.148	0.111
	S%	48	0.292	9.78	4.10	1.27

续表

类别	元素	数例	范围		平均值及标准偏差 $\overline{X} \pm Sx$	
			Xmin	Xmax	$\overline{X}$	Sx
女	I	45	0.0423	6.82	2.09	1.78
	Br	51	0.337	1.54	0.886	0.289
	Mg	51	121	456	250	80
	Mn	38	0.0318	2.59	0.752	0.773
	Cu	51	3.52	13.1	6.29	1.46
	Na	51	4.36	156	58.8	38.8
性	V	36	0.110	1.32	0.606	0.368
	Cl	51	35.9	1140	226	205
	Al	47	0.209	29.3	5.70	5.30
	Ca%	51	0.0630	0.842	0.159	0.144
	S%	51	1.85	4.84	4.14	0.57

三、讨 论

1. 关于实验方法和材料的选取问题：NAA 是一精确度好、灵敏度高的先进检测方法，迄今为止国内尚未见到用此法，对新生儿畸形进行研究的报道。为了使本项研究结果更为准确、可靠，我们进行了科研横向联系，共同商定，选用此法。由于刚生出 3 天内的胎发，既受外界影响因素极小，又较胎儿、胎盘血液（分娩时的胎儿血液微量元素含量，只代表分娩时的水平，而此时畸形早已形成，故不能说明畸形发生当时的微量元素情况）更能反映正常和畸形胎儿整个微量元素含量变化，从而可更客观、科学地验证这个问题，再因人发便于放入原子能反应堆照射，其微量元素含量，比尿液、血清高 10 倍以上，因此决定取新生儿头发作为实验材料。

2. 关于几种人体必需微量元素的生理作用与本组正常和畸形儿结果差异的分析讨论：

（1）Zn：文献认为，它与 20 多种酶，包括乳酸脱氢酶、胰肽酶、碳酸酐酶、乙醇脱氢酶、肝谷氨酸酶、羟基肽酸 DNA 聚合酶和碱性磷酸酶等的形成有密切关系。Zn 又是合成 RNA 和蛋白所必需的元素，如 Zn 缺乏，可影响人体生长，使性成熟迟缓及导致侏儒综合征。Zn 还能使 70 岁以上老人的 T 淋巴细胞显著增加，有效地改善老年人的免疫能力，间接地防止老化。新近还认为，Zn 作为辅酶基或酶的激活剂与 100 多种酶的活性有关，Zn 的缺乏可成为很多疾病的病因或促发因素。文献报道颅内肿瘤病人锌降低。严重缺锌甚至只是血清缺锌的孕妇，易使胎儿神经发育不全，眼、头部及骨关节发生畸形。动物试验证明，母鼠严重缺锌，可致 90% 的幼鼠先天性畸形。本组结果正常有 28 例，测到 Zn（占 28%），而 29 例畸形儿，无一例测到，进一步证实了有关文献报道，缺 Zn 是致畸的一个因素，从而为临床指导孕妇在胎儿生长发育期适当增吃含 Zn 丰富的食物，以减少和防止胎儿畸形的发生提供了实验依据。

（2）Cu：是构成细胞色素氧化酶的重要物质，至少与 11 种氧化酶有关，也参与磷脂及铜兰蛋白酶、酪氨酸酶、抗坏血酸氧化酶、单胺氧化酶和赖氨酸氧化酶等合成，因此对合成胶原和弹性蛋白也是必需的。

动物缺 Cu，可表现中枢神经系统发育异常，大脑空洞、大脑发育不良及弥漫性对称性大脑变性。Cu 增高可见运动神经元疾病，在一定条件下可诱发动物恶性肿瘤。

（3）Mn：对维护线粒体的功能是重要的，它与部分酶的形成有关，或作为一种必需的辅助因子如精氨酸酶和丙酮酸氧化酶等。据报道，它对中枢神经系统有明显的作用，若 Mn 缺乏可发生显著的智力低下。实验表明，动物母体缺 Mn 可导致子代骨发育不良、畸形，同时也是对维持动物正常生殖机能所必需，如 Mn 缺乏，使性激素合成降低。但 Mn 缺乏具有致敏原作用，可使蛋白质变性，改变生物胶体的吸附特性，影响神经介质代谢，故 Mn 过高可导致单胺类介质尤其是 5 – HT 代谢异常，而引起一系列神经系统症状，出现运动神经元疾病。

（4）I 是人类必需的元素，缺乏成人可致地甲病，儿童可成克汀病；Al 与阿尔茨海默病有关，近年来发现，铝具有神经毒性，可能是阿尔茨海默病的病因；Br 是否是人类所必需的元素，目前尚在研究中。

（5）将正常儿（表 1）与畸形儿（表 2）头发元素浓度比较发现，Zn 正常组检出率为 28%，畸形组无一例测到；S 在两组的浓度接近；Ca 正常组稍高于畸形组；其余 I、Br、Mg、Mn、Cu、Na、V 和 Al 等元素畸形组则高于正常组，经 t 检验，I、Br、Mn、Na、V、Cl 和 Al 元素两组均值有显著性差异（$P <$ 0.05 或 <0.01）。

按畸形不同程度（表 3A 为脑膨出、无脑儿等重度畸形；B 为躯干四肢畸形；C 为颜面五官畸形），分别与正常儿比较，仅 B 组中 Mg、C 组中 Cu 低于正常儿，其余元素仍与整个畸形和正常儿比较结果相同。

再将 A、B、C 三类畸形相互进行对比发现 A 类畸形中的 I、Mn、V 比 B 和 C 类高，这可能预示着几个元素浓度的增高，在重度畸形中，致畸作用较大。

（6）为了观察畸形胎儿与其母头发元素含量的关系，我们在重度畸形中，抽样检查了 1 例脑膨出畸形儿及其母头发元素浓度，结果如下（单位：ppm）：

类别	I	Br	Mg	Mn	Cu	Na	V	Cl	Al	Ca%	S%
脑膨出畸形儿	16.9	0.575	253	2.41	7.12	77.5	0.756	433	8.85	0.136	4.53
脑膨出儿母亲	14.7	0.657	522	7.01	117	85.8	5.84	740	42.7	0.214	3.26

从以上结果看，除 I、S 外，其余元素母均高于子，从而提示，由于母体内元素增高，才使子过度吸收了某些元素，胎发中相应元素的含量也才会增高，初步说明母与子头发所元素浓度是正向相关的。

四、结束语

本文报告了用中子活化法对 100 例正常儿、29 例畸形儿和 1 例重度畸形儿的产妇，12 种元素进行测定，初步发现正常与畸形组有显著差异，提示新生儿畸形的发生，可能与元素尤其是微量元素有关。本实验检测样本虽已达到一定数量，可做一定的统计学处理，但还是觉得少了些，尚需进一步深入研究。

（原载于《微量元素》1986 年第 4 期）

新生儿畸形与元素关系的研究

（1989）

苟普仁[1] 赵砚卿[2] 赵国俊[2] 孙用钧[2]

（1. 贵州省安顺地区医院 2. 中国原子能科学研究院）

[导读] 在前阶段研究的基础上，又用中子活化法对安顺地区 93 例正常儿和 40 例畸形儿进行了 26 种头发元素含量测定，比较发现，正常儿和畸形儿有 17 种元素含量存在非常显著的差异，另 2 种元素也有显著差异。因此，新生儿畸形涉及多种微量元素不平衡，为指导临床，尚需进一步做主成分分析，找出关键元素。

新生儿出生缺陷发生率及其原因的研究，是当代优生优育科研的重大课题，卫生部现已列为"七五"

攻关项目。无机元素与人类生长、发育、健康和疾病有着密切的关系。为了深入探索这个问题，我们在前一、二阶段研究的基础上，进行了第三阶段研究：用中子活化法（NAA）的长照射，对 93 例正常儿、40 例畸形儿头发 26 种无机元素进行测定，结果进一步发现正常与畸形两组间，Zn 等 17 种元素有非常显著的差异，现报告于后。

一、材料、方法与原理

1. 材料：取自 1984 年 3 月至 1987 年 9 月、身体健康孕妇（除去近亲结婚等），在安顺地区医院娩出 3 天内的正常新生儿 93 例、畸形儿 40 例枕部头发各 50 mg 待测。

由于刚出生的新生儿头发上附着较多的血液、羊水和胎脂，故剪取前必须用中性软皂和清水多次洗净，待干后，剪下放入干净纸袋内封存送检。

2. 方法：委托原子能科学研究院在收到发样后，按 IAEA 程序再次进行清洗、烘干、准确取样，置于经处理的聚乙烯袋内，热封口，同时配制高纯度的标准溶液，定量吸取，滴在多层滤纸上，烘干后装入聚乙烯口袋内，用堆旁的快速辐射装置，送入原子反应堆，中子照射 8～16 小时，以 Cl 作监测器，监测照射过程中中子通量变化，待辐射样品冷却 4 及 15 天后，用美国 Canberra 公司出产的 Li 探测器，S-40 多道分析仪和 PDP11/34 电子计算机系统，各测量一次，每个样品测定时间为 2000～4000 s，中子通量 Φn 为 $(2 \times 10^{13} \sim 5 \times 10^{13})$ n/cm^2·sec。

二、结　果

结果（表 1）所测正常儿及畸形儿 26 种元素中有 17 种有极显著差异，包括碘、锌、硒、锰等重要必需微量元素，因此畸形儿的畸形从微量元素方面涉及甚广，说明是多因素的。为指导临床，尚需进一步做主成分分析，找出关键元素。

表 1　正常与畸形儿头发 26 种元素中子活化法检测结果分析表

元素	正常儿					畸形儿					P
	N	算术值 $X \pm s$		几何值 $X^x \div s$		N	算术值 $X \pm s$		几何值 $X^x \div s$		
		X	s	X	s		X	s	X	s	
Sm	81	0.209	0.198	0.158	0.205	38	0.682	0.114	0.376	0.267	$P < 0.01$
Mo	92	0.468	0.282	0.399	0.175	30	0.437	0.277	0.370	0.183	$P > 0.05$
Au	62	0.113	0.388	0.438	0.308	38	0.621	0.193	0.196	0.337	$P < 0.01$
La	87	0.178	0.210	0.138	0.189	34	0.798	0.127	0.405	0.295	$P < 0.01$
As	92	0.723	0.380	0.634	0.134	33	0.289	0.326	0.197	0.223	$P < 0.01$
Sb	93	0.119	0.182	0.768	0.217	39	0.243	0.354	0.130	0.298	$P < 0.01$
K	66	0.529	0.541	0.428	0.181	36	0.114	0.761	0.899	0.209	$P < 0.01$
Se	93	0.803	0.192	0.777	0.132	40	0.136	0.598	0.125	0.155	$P < 0.01$
Hg	93	0.110	0.101	0.830	0.202	40	0.249	0.739	0.137	0.195	$P > 0.05$
Cr	56	0.444	0.559	0.304	0.223	38	0.132	0.206	0.658	0.300	$P < 0.01$
Sc	78	0.667	0.224	0.373	0.201	39	0.359	0.145	0.868	0.325	$P > 0.05$
Fe	93	0.267	0.144	0.239	0.158	39	0.460	0.265	0.423	0.265	$P < 0.05$
Zn	93	0.204	0.403	0.198	0.205	40	0.184	0.251	0.181	0.127	$P < 0.01$
Co	93	0.277	0.179	0.212	0.232	35	0.619	0.363	0.379	0.580	$P > 0.05$
Ce	13	0.246	0.114	0.222	0.162	11	0.153	0.108	0.124	0.195	$P < 0.05$

续表

元素	正常儿					畸形儿					P
	N	算术值 $X \pm s$		几何值 $X^x \div s$		N	算术值 $X \pm s$		几何值 $X^x \div s$		
		X	s	X	s		X	s	X	s	
I	87	0.240	0.392	0.132	0.294	36	0.150	0.324	0.566	0.380	$P < 0.01$
Br	87	0.939	0.384	0.876	0.145	32	0.209	0.341	0.126	0.246	$P < 0.01$
Mg	93	0.247	0.892	0.209	0.300	39	0.397	0.477	0.292	0.201	$P < 0.01$
Mn	79	0.165	0.246	0.693	0.375	38	0.269	0.270	0.150	0.334	$P < 0.01$
Cu	91	0.638	0.156	0.621	0.126	37	0.709	0.306	0.648	0.153	$P > 0.05$
V	75	0.639	0.626	0.512	0.185	27	0.169	0.317	0.355	0.809	$P < 0.01$
Na	92	0.609	0.450	0.457	0.231	40	0.212	0.266	0.108	0.329	$P < 0.01$
Cl	92	0.238	0.304	0.168	0.215	40	0.990	0.851	0.520	0.113	$P < 0.01$
Al	90	0.121	0.292	0.568	0.329	36	0.480	0.877	0.194	0.344	$P < 0.01$
Ca	92	0.158	0.132	0.129	0.198	38	0.117	0.489	0.109	0.149	$P > 0.05$
S%	92	0.413	0.990	0.395	0.144	39	0.379	0.979	0.365	0.136	$P > 0.05$

（原载于《微量元素》1989 年第 2 期）

习惯性流产与孕妇头发和血清中微量元素的关系

（2000）

郭立宇　龙泽阳

（湖南省人民医院）

[导读] 湖南长沙习惯性流产孕妇发中锰、锌、硒含量极明显低于健康对照组，发铜、铁含量显著低于健康对照组。

微量元素的代谢紊乱或分布异常可能是引起习惯性流产的一个重要因素。

习惯性流产是指自然流产连续发生 3 次或 3 次以上者，其原因十分复杂。早期习惯性流产常为黄体功能不足、甲状腺功能低下、染色体异常等所引起。晚期习惯性流产常见的原因为宫颈口松弛、子宫畸形、子宫肌瘤等。但近年来国内外学者研究表明，微量元素与生殖生理和胚胎发育的关系极为密切。作者自 1989 年以来，以妇科门诊收治的有习惯性流产史孕妇 32 例的头发和血清中的 Cu、Fe、Mn、Zn、Se 5 种元素含量进行了测定，初步研究了习惯性流产与微量元素之间的关系。现报告如下。

材料与方法

1　研究对象

习惯性流产妇女 32 例（排除因器质性病变、内分泌、感染、遗传、免疫、男方精子等因素引起的流产病例），年龄 26～35 岁。其中早期流产（＜12 周）26 例，晚期流产（12～17 周）6 例。流产 3 次者 12 例，4 次者 14 例，4 次以上者 6 例。对照组为已妊娠 13～18 周的孕妇（经追踪为足月正常分娩者）32

例,年龄为 23~28 岁。

2 样品采集

习惯性流产病例为流产后 1~3 d 清晨和对照组孕妇 13~18 周任一天早晨均为空腹采静脉血 3 mL,分离血清,待测。采血同时在枕后剪头发 1 g。

3 毛发处理

取 1 g 发放入烧杯中,加洗涤剂用双蒸水反复冲洗干净,在 110 ℃ 条件烘箱内烘干研末,用光学分析天平准确称取 0.1 g,放入消化管内,再加入适量 HNO_3:$HClO_4$(5∶1)的混酸,在红外线、消化炉上加热溶解冒白烟,冷却后,定容上机检测,血清直接定容检测。

4 测定专法

用 WFX - Ⅱ 型原子吸收分光光度计(北二光生产)测定 Cu、Fe、Mn、Zn 4 种元素石墨炉法;Se 采用催化极谱仪法。

5 数据处理

实验结果数据,应用微机统计、t 检验、相关分析。

结 果

1 流产组与对照组发中微量元素测定值(见表 1)

2 流产组与对照组血清中微量元素测定值(见表 2)

表 1 和表 2 结果表明:流产组发中 Cu、Fe 明显低于健康对照组($P<0.05$),差异显著,而 Mn、Zn、Se 3 种元素则极明显低于对照组($P<0.01$),差异非常显著;两组血清中 5 种微量元素比较健康组 Mn、Zn、Se 亦极明显高于流产组($P<0.01$),有非常显著差异,其他两种元素 Cu、Fe 的含量则无明显差异($P>0.05$)。

表 1 流产组与对照组发中 Cu、Fe、Mn、Zn、Se 含量($\bar{x}\pm s$)

组别	n	Cu(mg/kg)	Fe(mg/kg)	Mn(μg/kg)	Zn(mg/kg)	Se(μg/kg)
流产组	32	12.31±2.54	28.92±4.32	34.28±3.16	117.25±38.28	0.216±0.03
对照组	32	13.84±2.67	32.09±4.76	68.91±4.27	178.52±42.31	0.431±0.05
t		2.35	2.79	36.88	6.07	6.02
P		<0.05	<0.05	<0.01	<0.01	<0.01

表 2 流产组与对照组血清中 Cu、Fe、Mn、Zn、Se 含量($\bar{x}\pm s$)

组别	n	Cu(mg/L)	Fe(mg/L)	Mn(μg/L)	Zn(mg/L)	Se(μg/L)
流产组	32	1.19±0.15	1.32±0.27	3.86±0.72	0.93±0.14	2.69±0.80
对照组	32	1.32±0.38	1.46±0.41	5.94±0.83	1.58±0.23	3.98±0.68
t		1.69	1.63	10.66	13.69	6.98
P		>0.05	>0.05	<0.01	<0.01	<0.01

讨 论

微量元素对人体的细胞代谢、生物合成及生理功能起着重要的作用。据报道微量元素还参与子宫内膜酶的构成,激活其激素的生物学作用,而内膜酶和辅酶与受精卵植入及植入后内膜的生长发育关系密切。本实验分析了原因不明习惯性流产和对照组健康孕妇头发和血清中微量元素含量的关系。

1　Mn 与生殖生理

Mn 参与体内氧化还原过程、组织呼吸、骨的形成，影响生长、生殖、血液形成和内分泌器官的功能。动物试验表明，缺锰时，牛表现发情周期不规则、受胎率低，胎儿吸收或流产。据宁夏医学院附属医院徐仙等（1997）报道，Mn 在卵泡中期最低，排卵日和黄体中期呈渐高趋势，黄体期血清锰增加可促进 E_2、P 合成，有助于黄体的形成与维持，也就有助于胎儿正常发育。

2　Zn 与生殖生理

Zn 在体内代谢过程中同样具有十分重要的作用。缺锌可使动物与人类的性腺成熟期推迟，成年动物可发生性腺萎缩及纤维化，第二性征发育不全。现在科学家还发现人的胎儿大小与羊水中锌的浓度呈正相关。

3　Se 与生殖生理

微量元素硒的作用，当动物缺硒时，统称动物的硒–维生素 E 缺乏综合征，表现为肝坏死、生殖机能障碍。缺硒在人类是否与不明原因的习惯性流产有关，未见报道。而本研究的结果可以说明，对照组健康孕妇无论是发中还是血清中 Se 的含量均比习惯性流产组高。

至于 Cu、Fe 两种元素在发与血清中与健康组比较尽管含量不一致，即发中有差异、血清中无差异，但与习惯性流产关系不甚密切。综上所述，孕妇体内 Mn、Zn、Se 的含量变化可能影响着内分泌激素的生成、分泌及子宫容受性，可能与流产密切相关。我们认为微量元素的代谢紊乱（缺乏或过多）或分布异常可能是引起习惯性流产原因的一个重要因素。有关微量元素的研究和探讨有助于妇产科学的发展。

（原载于《微量元素与健康研究》2000 年第 1 期）

出生缺陷与孕妇毛发微量元素含量研究

（2005）

张　卫[1]　　任爱国[1]　　裴丽君[1]　　郝　玲[1]　　欧阳荔[2]

钟新艳[3]　　孟祥芳[3]　　章斐然[4]　　周林籽[5]　　李　竹[1]

（1. 北京大学生育健康研究所　2. 北京大学公共卫生学院　3. 山西省太原市妇幼保健院
4. 江苏省无锡市妇幼保健院　5. 山西省平定县妇幼保健院）

[导读]　我国以神经管畸形为代表的出生缺陷的分布呈现北方高于南方、农村高于城市、北方城乡差异尤其显著的态势。出生缺陷高低发区孕妇头发微量元素含量分布明显不同；南方发锌、锰高于北方，发钼与发锌、锰相反；乡村发铬低于城市，发铬高于城市；北方乡村发铬高于城市，发锰、铜、锌、钴低于城市。

发锌在不同地区间的分布与神经管畸形分布一致，提示锌等微量元素可能与神经管畸形有关。

中美出生缺陷监测合作研究项目表明，以神经管畸形为代表的出生缺陷发生率存在明显的南北及城乡间差异，由膳食不同而导致的叶酸缺乏是地区间差异的主要原因之一，膳食结构的差异是否同时影响了孕妇不同微量元素摄入水平，进而协同其他已知危险因素促进了出生缺陷地区分布的不同，值得深入探讨。本报告作为微量元素与出生缺陷关系系列研究的一个组成部分，从生态学角度探讨微量元素的地区分布和出生缺陷地区分布的关系。

1 对象与方法

1.1 研究对象

研究对象来源于中美出生缺陷监测网络中的无锡、无锡新区、太原市及山西平定县 4 个项目地区，分别代表南方城市、南方乡村、北方城市和北方乡村。对象入选条件为：近 3 年内无铜、锌、铁、锰、铅等元素职业接触史。近 3 个月内无染发、烫发史，无服用激素类药物史，无急慢性感染及心、肝、脾、肺、肾、胃肠道等重大器官系统疾病，孕期在前 3 个月的正常妊娠孕妇。

1.2 研究方法

为保证各采样点在采样时间上具有可比性，各地区毛发样品平均分在 3 个月内采集，每月采集设计总样本量的 1/3，不同地区间样品募集同月开始同月结束。毛发采集于早孕妇女正常健康检查时。同时就孕妇的年龄、洗发频率、户口所在地、饮食生活习惯等进行问卷调查。

毛发样品洗涤处理参考国际原子能机构和美国环保署推荐的方法，并做适当调整，基本程序是 0.5%（V/V）Triton TX － 100 初洗、丙酮—水—丙酮洗涤、75℃于不锈钢烤箱中烘干恒重 3 h。样品消化采用德国 Berghof 公司生产的 MWS － 2 型程序控制微波消化炉，10 mL 超纯石英消化罐密闭消化。微量元素测定采用美国 PE 公司 ELAN DRC Ⅱ 型 ICP － MS 质谱仪。测定过程使用毛发标准物质 GBM09101、双盲平行样等质控措施。

1.3 统计分析

统计学资料用 Epi info 2002 建立数据库，并进行逻辑检错，以 SPSS 11.5 统计软件进行统计分析。从调查资料中抽取 5% 左右研究对象进行 2 次复查，以保证调查资料的可靠性。

2 结果

2.1 基本情况

共调查 369 例早期妊娠妇女，其中南方乡村孕妇 87 例，南方城市孕妇 97 例，北方乡村孕妇 94 例，北方城市孕妇 91 例；4 个地区孕妇平均年龄分别为 24.9 岁、25.9 岁、28.8 岁和 27.5 岁，平均怀孕天数分别为 69.1 d、72.2 d、60.5 d 和 71.1 d。

2.2 单因素 t 检验结果

表 1 显示，南方地区和北方地区间元素锰、锌、钼比较差异有统计学意义，南方孕妇发锰、发锌含量高于北方孕妇，北方发钼高于南方；南北间发铬、发铜、发钴差异无统计学意义。

城市孕妇发中微量元素铬低于乡村孕妇，发锌则高于乡村孕妇；城乡间孕妇毛发锰、铜、钴和钼含量差异无统计学意义；南方城乡间孕妇毛发微量元素含量只有元素锰差异有统计学意义，而在北方地区的城市间，城市孕妇发中锰、铜、锌、钴的含量显著高于乡村孕妇，铬含量乡村略高于城市。

表 1 不同地区间孕妇毛发微量元素含量比较 t 检验结果（$G \pm s$）

地区	Cr（$\mu g/g$）	Mn（$\mu g/g$）	Cu（$\mu g/g$）	Zn（$\mu g/g$）	Co（ng/g）	Mo（ng/g）
南方	3.25 ± 1.37	0.52 ± 3.39	9.47 ± 1.53	219.66 ± 1.31	12.99 ± 2.37	47.95 ± 1.32
北方	3.25 ± 1.36	0.32 ± 2.51	9.20 ± 1.21	197.70 ± 1.23	11.26 ± 2.19	51.65 ± 1.26
P 值	0.976	0.000	0.399	0.000	0.097	0.005
乡村	3.40 ± 1.38	0.43 ± 3.39	9.14 ± 1.39	201.28 ± 1.25	11.22 ± 2.29	48.68 ± 1.32
城市	3.12 ± 1.34	0.38 ± 2.67	9.53 ± 1.39	215.40 ± 1.30	12.99 ± 2.27	50.86 ± 1.26
P 值	0.006	0.324	0.219	0.008	0.087	0.103

地区	Cr（μg/g）	Mn（μg/g）	Cu（μg/g）	Zn（μg/g）	Co（ng/g）	Mo（ng/g）
南方乡村	3.32±1.37	0.71±3.53	9.53±1.56	218.62±1.26	13.25±2.36	46.57±1.34
南方城市	3.20±1.38	0.39±3.04	9.42±1.52	220.60±1.35	12.76±2.39	49.24±1.29
P值	0.450	0.001	0.854	0.823	0.767	0.173
北方乡村	3.48±1.38	0.27±2.65	8.79±1.16	186.46±1.20	9.61±2.16	50.72±1.29
北方城市	3.02±1.30	0.38±2.28	9.65±1.23	210.01±1.24	13.25±2.15	52.62±1.23
P值	0.002	0.012	0.001	0.000	0.005	0.281

2.3　多因素回归分析结果

为排除不同地区间孕妇怀孕天数、年龄、洗发间隔等可能带来的混杂影响，在 t 检验的基础上，以毛发各元素含量的对数值为因变量，地区、怀孕天数、年龄、洗发间隔等作为自变量进行多元回归分析。多元回归分析模型中自变量赋值规律：南方为 1，北方为 0；乡村为 1，城市为 0；洗发间隔为近期内平均洗发的间隔天数，饮酒和被动吸烟有为 1，无为 0。由于毛发中微量元素为正偏态分布，因此多元回归分析时将各元素进行对数转换，以符合资料分析的条件要求。

2.3.1　南方和北方孕妇毛发微量元素含量多元回归分析结果

在综合考虑了南北两方孕妇怀孕天数、年龄、洗发间隔、被动吸烟及饮酒习惯后，南北两方地区变量是影响孕妇发锰、发锌和发钼的因素。由于模型中南方赋值为 1，北方为 0，锌和锰的偏回归系数为正值，说明南方锌和锰高于北方；钼在多因素模型中偏回归系数为负值，意味着钼和锌锰相反，南方低于北方，这与单因素 t 检验结果一致，见表 2。

表2　南北方孕妇毛发微量元素多元回归分析结果（标化偏回归系数 β）

变量	Log（Cr）	Log（Mn）	Log（Cu）	Log（Zn）	Log（Co）	Log（Mo）
南方北方	ns	0.126	ns	−0.135	ns	−0.126
怀孕天数	ns	ns	ns	ns	ns	ns
年龄	ns	−0.213	ns	ns	ns	ns
洗发间隔	ns	ns	ns	−0.229	−0.181	0.127
被动吸烟	ns	0.170	ns	ns	ns	ns
饮酒习惯	ns	ns	0.169	ns	ns	ns

注：表中数值为标化偏回归系数 t 检验 $P<0.05$ 者，ns 为偏回归系数差异无统计学意义。

2.3.2　城乡间多元回归分析结果

城市包括南方城市和北方城市，乡村为南北两方乡村的合计。资料表明城乡变量是影响孕妇发锌和发铬的因素，乡村孕妇发锌低于城市孕妇发锌，城市孕妇发铬则低于乡村孕妇发铬；城乡因素不是锰、铜、钴、钼的影响因素，与单因素 t 检验结果比较一致，见表 3。

表3　城乡间孕妇毛发微量元素多元回归分析结果（标化偏回归系数 β）

变量	Log（Cr）	Log（Mn）	Log（Cu）	Log（Zn）	Log（Co）	Log（Mo）
城乡	0.166	ns	ns	−0.127	ns	ns
怀孕天数	ns	ns	ns	ns	ns	ns
年龄	ns	−0.213	ns	ns	ns	ns
洗发间隔	ns	ns	ns	−0.229	−0.181	0.127
被动吸烟	ns	0.170	ns	ns	ns	ns
饮酒习惯	ns	ns	0.169	ns	ns	ns

注：表中数值为标化偏回归系数 t 检验 $P<0.05$ 者，ns 为偏回归系数差异无统计学意义。

2.3.3 南方地区城乡间孕妇毛发微量元素含量比较

在南方地区内，多元回归分析显示：城乡变量不再是发锌的显著性影响变量，即发锌在南方城乡间差异无统计学意义。除锰与城乡变量有关外，其他元素多元回归分析模型中也未见与城乡有关，与 t 检验结果也一致，见表4。

表4 南方城乡间孕妇毛发微量元素多元回归分析结果（标化偏回归系数 β）

变量	Log（Cr）	Log（Mn）	Log（Cu）	Log（Zn）	Log（Co）	Log（Mo）
城乡	ns	0.292	ns	ns	ns	ns
怀孕天数	ns	ns	ns	ns	ns	ns
年龄	ns	ns	ns	ns	ns	ns
洗发间隔	ns	−0.164	ns	−0.311	−0.260	ns
被动吸烟	ns	0.173	ns	ns	ns	ns
饮酒习惯	ns	ns	0.164	ns	ns	ns

注：表中数值为标化偏回归系数 t 检验 $P<0.05$ 者，ns 为偏回归系数差异无统计学意义。

2.3.4 北方城乡间孕妇毛发各种微量元素含量比较

北方城乡孕妇毛发中铬、锰、铜、锌、钴的含量有显著不同，除铬的含量显示出乡村高于城市外，锰、铜、锌、钴的含量均为北方城市高于北方乡村，见表5。

表5 北方城乡间孕妇毛发微量元素多元回归分析结果（标化偏回归系数 β）

变量	Log（Cr）	Log（Mn）	Log（Cu）	Log（Zn）	Log（Co）	Log（Mo）
城乡	0.275	−0.148	−0.177	−0.242	0.187	ns
怀孕天数	ns	ns	0.183	ns	ns	ns
年龄	ns	−0.240	ns	−0.156	−0.202	ns
洗发间隔	ns	ns	ns	ns	ns	0.281
被动吸烟	ns	ns	ns	ns	ns	ns
饮酒习惯	ns	ns	0.148	ns	ns	ns

注：表中数值为标化偏回归系数 t 检验 P 值 <0.05 者，ns 为偏回归系数差异无统计学意义。

2.4 不同地区间肉类食物摄入频率比较

南方孕妇肉类食物的摄入频率为4.68 次/周，北方孕妇为2.50 次/周，两者差异有统计学意义（$P<0.001$）；城市和乡村孕妇相比，城市为4.09 次/周，乡村为3.07 次/周，差异也有统计学意义；城乡间的差异主要表现在北方地区，而南方地区城乡间肉类食品的摄入频率差异无统计学意义（$P=0.896$），见表6。

表6 南北及城乡不同地区间孕妇肉类食物摄入频率比较 单位：次/周

地区	$\bar{x}$	S	t	v	P 值
南方	4.679	2.379	8.179	363	0.000
北方	2.497	2.709			
城市	4.090	2.218	0.130	182	0.896
乡村	3.073	2.705			
南方城市	4.701	2.218	0.130	182	0.896
南方乡村	4.655	2.560			
北方城市	3.439	3.095	5.010	179	0.000
北方乡村	1.544	1.824			

3　讨　论

在我国无论是以医院为基础的出生缺陷监测，还是中美以人群为基础的出生缺陷监测结果，均发现以神经管畸形为代表的出生缺陷的分布呈现出北方高于南方、农村高于城市、北方城乡差别尤其显著的态势。尤其是城市低乡村高的分布规律，很难用环境污染来解释，因为众所周知的现实情况是城市空气污染显著高于农村。

对比城乡及南北间各种可能的影响因素，一个值得注意的方面是南北以及城乡不同地区间膳食结构的差别。本项研究发现，南方与北方相比动物性食品的摄入频率较高，而且这种差异也显著存在于城乡间，尤其是北方的城乡间。动物性食品摄入频率的地区差异与不同地区间孕妇毛发锌的水平一致，即南方高于北方，城市高于乡村，北方城乡差别更加显著，而南方城乡差别不显著。动物性食品除提供机体丰富的优质蛋白质外，还为机体提供丰富的必需微量元素，动物性食品中锌元素的含量较高，而且有很好的生物利用率。

除了饮食差异，天然本底在不同地区间也可存在显著不同，无论是微量元素天然本底的地区间差异，还是生活饮食习惯的地区间差异，都可能成为不同地区间孕妇毛发微量元素分布差异的原因，如果其中的差异涉及一些对胚胎发育有影响的微量元素，极有可能成为出生缺陷的地区差别之一。

（本研究样品采集和调查过程中得到出生缺陷监测项目点无锡、太原和山西平定妇幼保健院所的大力支持，对他们的积极协助表示谢意！）

（原载于《中国公共卫生》2005 年第 10 期）

汞砷等元素在多指（趾）畸形发生中的作用

（2005）

张　卫[1]　任爱国[1]　裴丽君[1]　郝　玲[1]　刘雅琼[2]
屈　煜[3]　史亚芬[4]　蔡莉娟[5]　刘玉红[6]　李　竹[1]

（1. 北京大学生育健康研究所　2. 北京大学公共卫生学院　3. 浙江省宁波市妇幼保健院　4. 浙江省鄞州区妇幼保健院　5. 江苏省昆山市妇幼保健院　6. 河北省乐亭县妇幼保健院）

[导读] 对浙江宁波和鄞州、江苏昆山、河北乐亭募集的 86 例多指（趾）畸形儿产妇早孕阶段头发中汞、铅、砷、镉含量做了 1:1 配对病理对照研究，COX 比例风险模型分析证明，孕期工作环境、饮食情况与胎儿多指（趾）畸形有关，孕早期的汞环境暴露可能是多指（趾）畸形的危险因素之一。

　　毛发作为国际原子能机构和美国环保署推荐的环境重金属暴露的评价指标，有其应用的科学依据。

多指（趾）畸形是一种较为常见的出生缺陷，由于其缺陷表型易于诊断，对新生儿的生理健康无显著影响，所以对其影响因素的研究较少。但是，作为一种先天畸形，毕竟对儿童成长、生活、学习和心理造成不同程度的影响。探讨其流行病学病因仍有一定的公共卫生意义。我们在进行微量元素与多种出生缺陷关系的研究过程中，选择出多指（趾）畸形作为一个专题进行分析，以期从环境有毒重金属暴露的角度，探讨多指（趾）畸形遗传因素以外的危险因素。

对象与方法

（一）对象

2003年10月至2004年7月，"中美预防出生缺陷和残疾合作项目"监测系统中出生的所有类型的非综合征型多指（趾）畸形病例，经"知情同意"后，共募集到的86例多指（趾）畸形病例。对照组按1:1个体匹配的方法，选择1例与病例同地区、同一民族、胎儿出生日期相差不超过1个月，产妇年龄相差3岁以内，经检查无出生缺陷的正常产妇。

（二）方法

1. 调查问卷：调查孕期前3个月影响出生缺陷发生的各种环境暴露因素。其中包括各类食物摄入频率、药物使用情况、孕期患病情况、有害因素接触情况、被动吸烟和饮酒情况、孕周、月经和生育情况、出生缺陷家族史和丈夫健康情况等。现场调查开始前按照南北两个地区统一组织调查员的专题培训。

2. 发样采集：每个产妇经知情同意后，以清洁的医用不锈钢剪刀，在产妇枕部紧贴头皮处剪取直径不小于3 mm的一束头发，以细线在剪端固定，并标明远端和近端，记录采样时间和末次月经日期，装入带有标签的清洁自封袋中。为检测出生缺陷胚胎发育期间的孕妇毛发中微量元素含量，要求所采集的毛发需有足够长度，毛发过短或怀孕期间至采样时有染发、烫发等毛发处理的产妇，不能作为研究对象。

3. 发样洗涤和测定：毛发样品由各项目点邮寄到北京大学医学部实验室后，经核实末次月经日期和毛发采集日期，按照平均每月1 cm左右的生长速度，计算出早孕期毛发的位置，剪取该段毛发作为实验室测定的样品。毛发洗涤按照改进的国际原子能机构和美国环保署推荐的方法，以5% TritonTX－100为去污剂，按丙酮—水—丙酮的洗涤程序进行。洗涤后的发样放在不锈钢烤箱中75℃烘干3 h，取75 mg毛发、1.5 mL硝酸于10 mL超纯石英消化罐中冷消化12 h，然后添加0.5 mL过氧化氢程序控制微波消化炉于德国Berghof公司生产的MWS－2型中消化。消化程度为150 ℃ 850 W 10 min，190 ℃ 900 W 15 min，100 ℃ 400 W 10 min。微量元素测定采用美国PE公司ELAN DRC Ⅱ型ICP质谱仪，主要设置参数为雾化气流量0.9 L/min，辅助气流量1.8 L/min，等离子气流量15.0 L/min。透镜电压为自动式。检测器电压为模拟模式，－1781.25 V，脉冲模式，900 V。

4. 质量控制措施：培训调查员，编制现场调查及采样操作手册，监督现场调查员按照现场操作手册进行调查和采样。研究负责人适时组织抽查、复查，并进行问卷一致性检验，在所有调查对象中随机抽取21名被调查对象以同样的调查表进行2次调查。本次调查资料与出生缺陷监测数据中相同项目进行Kappa一致性检验。实验室质量控制措施主要包括：实验仪器设备的优化和标化；发样标准物质的测定；平行盲样的引入，抽取部分毛发样品，在实验室分析测定的第一个环节前，平均分为2个独立样品，盲法插入到测定样品序列中。

5. 统计学处理：数据录入使用Epidata 3.0并进行逻辑检错，数据分析软件使用SPSS 11.5，以该软件生存分析模块中COX比例风险模型，进行1:1配比的条件Logistic回归分析。对38个变量进行分析，变量有赋值为1，无为0；主要食物的摄入频率赋值，每周大于6次为1，每周4~6次为2，每周1~3次为3，每周不到1次为4；燃料类型等分类变量引入亚变量；洗发间隔天数、产前检查次数等视为连续型变量直接引入模型分析。

结　果

（一）基本情况

共募集到86对多指（趾）畸形病例和对照，病例中单胎为95.3%（82/86），双胎为4.7%（4/86）；男婴65.1%（56/86），女婴34.9%（30/86），首次怀孕者为38.1%（33/86）。病例平均年龄26.8岁，对照平均年龄26.7岁，2组年龄比较，差异无显著性（$P > 0.05$）。

（二）质量控制分析

1. 毛发标准物质测定：质量控制毛发标准物质为 GBW09101，毛发标准物质测定条件与实际发样测定条件完全相同。标准物质测定所测4个元素基本在标准物质所标定的范围内，见表1。

表 1　标准物质实际测量值与标准值比较　　　　　　单位：$\mu g/g$

元素	标准值	测定值		元素	标准值	测定值	
		均数	标准差			均数	标准差
As	0.520～0.660	0.616	0.031	Hg	1.950～2.370	2.081	0.077
Cd	0.083～0.107	0.085	0.004	Pb	6.500～7.900	7.595	0.099

2. 问卷信度：Kappa 值等于1的项目占52.6%（20/38），Kappa 值等于7的项目占76.3%（29/38），最小值在0.4以上，见表2。

表 2　问卷信度 Kappa 一致性检验结果（$n = 21$）

变量	Kappa	变量	Kappa	变量	Kappa	变量	Kappa
产妇		腌制品摄入频率	0.720	噪声	1.000	死胎死产次数	1.000
文化程度	0.930	饮茶习惯	1.000	其他有害因素	1.770	生育畸形史	1.000
从事化工职业	1.000	做饭习惯	0.870	吸烟	1.000	家族史	1.000
平均洗发间隔	0.860*	服用叶酸	0.810	被动吸烟	0.610	丈夫	
肉鱼摄入频率	0.790	孕期用药	0.530	饮酒	1.000	民族	1.000
蛋类摄入频率	0.620	孕期发热	1.000	分娩胎数	1.000	年龄	1.000
奶类摄入频率	0.640	孕期贫血	1.000	胎儿性别	1.000	职业	1.000
豆制品摄入频率	0.470	妊娠剧吐	1.000	产前检查次数	0.890*	文化程度	1.000
蔬菜摄入频率	1.000	接触农药	1.000	不孕治疗史	0.620	饮酒	0.780
水果摄入频率	0.560	接触油漆	1.000	自然流产次数	0.680	抽烟	0.660

注：＊连续变量及等级变量以2次调查的相关系数表示。

3. 毛发平行样测定结果：4种元素2次测定的相关系数和回归系数接近，见表3。

表 3　毛发平行样品相关和回归分析结果

元素	例数	相关系数	回归系数	t 值	P 值	元素	例数	相关系数	回归系数	t 值	P 值
As	59	0.995	0.931	75.873	<0.001	Hg	58	0.991	0.989	56.587	<0.001
Cd	59	0.989	0.989	51.318	<0.001	Pb	59	0.988	1.056	49.027	<0.001

（三）单因素分析结果

1. 调查变量单因素分析：孕妇从事化工职业工作、水果类食物摄入频率、腌制品摄入频率及孕期用药为4个有显著性意义的变量，见表4。

表 4　单因素分析中有显著性的调查变量

变量	回归系数	SE	x^2 值	P 值	OR 值
从事化工职业	2.303	1.049	4.820	0.028	10.000
水果摄入少	0.533	0.258	4.270	0.039	1.704
腌制品摄入多	-0.331	0.171	3.734	0.053	0.718
孕期用药	1.099	0.471	5.431	0.020	3.000

2. 2 组毛发微量元素比较：元素 Pb、As、Cd 对照组与病例组比较，差异无显著性（$P>0.05$）；病例组的发 Hg 含量高于对照组，差异有显著性（$P<0.05$），见表5。

表5 病例组和对照组各元素配对 t 检验结果 （$n=86$）

元素	病例组（$\bar{x}\pm s$）	对照组（$\bar{x}\pm s$）	t 值	P 值
pb（$\mu g/g$）	4.664±19.275	2.854±3.955	−0.853	>0.05
As（ng/g）	157.039±126.091	130.013±109.700	−1.594	>0.05
Cd（ng/g）	100.813±358.243	75.993±130.026	−0.592	>0.05
Hg（$\mu g/g$）	1.223±1.187	0.888±0.475	−2.736	<0.05

（四）多因素分析结果

将从事化工职业、水果摄入少、腌制品摄入多、孕期用药、洗发间隔及毛发 Pb、Cd、As、Hg 元素含量同时引入配对资料的 COX 比例风险模型，利用该模型进行配对资料的条件 Logistic 回归分析，结果显示，孕期从事化工行业、膳食中水果类摄入频率较低及发汞含量与多指畸形有关，是多指畸形的3个环境危险因素，见表6。

表6 多指（趾）畸形多因素逐步回归分析结果

变量	回归系数	SE	x^2 值	P 值	OR 值
从事化工职业	2.302	1.055	4.760	0.029	9.995
水果摄入少	0.638	0.290	4.816	0.028	1.892
汞（$\mu g/g$）	0.668	0.292	5.214	0.022	1.950

讨 论

多指（趾）畸形是最常见的先天性肢体异常，其中遗传因素是最为主要的发病原因，过去人们通过连锁分析等遗传学分析方法，将候选基因定位于染色体的特定区带，以期进行更详细的定位克隆，尽管如此，许多疾病的发生都不是单独的一个方面的原因，即使是遗传因素所导致的疾病的发生也会有环境因素的诱因，本研究表明，多指（趾）畸形与环境因素有关。

汞是自然界广泛存在的重金属元素，汞的急性和慢性中毒已多见报道，其中的典型事例是由于甲基汞中毒而导致的水俣病。汞对神经系统、肾脏及肝脏均有毒性作用，由于汞具有很好的脂溶性，可以透过胎盘屏障影响胎儿正常发育，动物实验发现，分别给胚胎发育期的大鼠0.2、0.4、0.8、1.6及3.2 mg/kg不同的染毒剂量，大鼠胚胎畸形的发生率依次显著增加，呈现出明显的剂量反应关系。

汞致机体损伤的机制涉及机体代谢的许多环节，汞易与含巯基的蛋白质及酶类结合，导致体内 ATP 酶、碱性磷酸酶、细胞色素氧化酶、琥珀酸脱氢酶、乳酸脱氢酶等数10种酶的失活或功能紊乱，从而造成细胞损伤。

汞可以通过与 DNA、RNA 等遗传物质中的氨基、羟基、磷酸基等基团结合，破坏遗传物质结构的完整性，甚至产生 DNA 断裂和突变。汞的毒性作用的一个重要方面与汞所致的氧化损伤有关。因此有人提出应用维生素 C 等抗氧化物质可能拮抗汞所致机体损伤。维生素 C 作为一种水溶性的维生素，是一种很好的细胞内外化学反应的还原剂，也是一个良好的电子供体，具有较强的抗氧化作用。它是细胞内重要的活性氧清除剂之一，可很快地与·O_2、H_2O_2 及·OH 作用，生成半脱氢抗坏血酸，清除或减少这些自由基以防止细胞发生氧化损伤。另外，维生素 C 可使氧化型谷胱甘肽还原成谷胱甘肽，后者可与汞等重金属离子结合以拮抗汞等重金属对巯基酶的抑制作用，间接地影响重金属的毒性作用。本研究表明，汞与多指（趾）畸形的发生有关，进一步证明了汞对人类胚胎发育的致畸作用；水果中的柑橘、柠檬、青枣、山楂、猕猴桃等是人们日常获取维生素 C 的良好来源。多因素分析中水果类摄入频率进入最终的分析模型中，是否由于水果中维生素 C 等营养素对汞的毒性的拮抗作用，还有待于深入探讨。

毛发作为国际原子能机构和美国环保署推荐的环境重金属暴露的评价指标，有其应用的科学依据。首先，毛发样品采集方便，不需要特殊的运送和保存条件。其次，毛发不会受到机体短期内饮食、酸碱平衡等因素的影响。最后，由于毛发中微量元素含量一般比血液等机体其他测量样品高出许多倍，因此具有较好的检测稳定性和灵敏度。毛发测定的另外一个显著的特点，是可以分别测定毛发不同时段的元素含量，进而估计不同时期内机体的暴露水平。本研究中，毛发微量元素测定均取自出生缺陷胚胎发生的关键阶段，即早孕期的毛发，它体现了流行病学病因研究的原则，即暴露在先，结果在后。

微量元素实验室测定的准确性和可靠程度，既取决于所作用的仪器设备、检测方法，同时还与实验室质量控制有关。本研究中采用目前微量元素测定领域中较为先进的样品消化和检测设备，多次重复使用毛发标准物质、盲法插入平行样品等质控措施，反映重复测量平行样重现性的最好的指标为变异系数，但对于每个样品只有一个平行样的情况，不适合计算 2 个数值的变异系数。从理论上推测，如果一组成对平行样前后 2 次测定的结果一致，该组成对的平行样进行直线相关回归分析，应得到相关和回归系数均近似于 1，回归直线为一条经过坐标零点的直线，4 种元素 2 次测定的相关系数均为接近于 1 的数值，回归分析也发现回归系数近似为 1，回归直线经过坐标原点，见表 3。这表明本研究实验室测定的可靠性，且具有很好的重现性。"中美预防出生缺陷和残疾合作项目"监测系统及严格的现场调查、复查、核查环节，问卷信度 Kappa 一致性检验结果显示问卷具有很高的信度，也保证现场调查样品采集的可靠性。本研究发现的汞与多指（趾）畸形的关联，还值得深入探讨。

致谢：感谢"中美预防出生缺陷和残疾"各个项目县市在样品采集、调查问卷工作中给予的鼎力支持和协助，在此表示衷心的感谢！

（原载于《中国生育健康杂志》2005 年第 1 期）

出生缺陷高发区人发元素含量分析研究

（2006）

何艳微 张科利 王 龙 冷 剑

（北京师范大学）

[导读] 我国出生缺陷高发区山西吕梁地区神经管畸形儿童发中钼、锌含量显著偏低，镍含量偏高。钼、锌低和镍高可能是影响出生缺陷发生的重要因素。此外，锶、钾、铜、锡、镁、硒、铁、钙等含量偏低及钒含量偏高可能与钼、锌、镍等共同起到协同致病的作用。

出生缺陷高发区人发元素分析，可为出生缺陷的干预和治疗提供理论依据。

人口和环境是当代世界的重大问题，人口素质已成为国家综合国力的重要内容，而新生儿的身体素质是人口素质的基础。我国新生儿出生缺陷总发生率为 9.962/‰，位居世界第 1 位，而山西省新生儿出生缺陷高达 189.86/万，其中，神经管畸形发生率为 10.227/‰，位居全国之首。随着社会经济的发展和人民生活水平的提高，对新生儿出生缺陷的控制已迫在眉睫。已有研究表明，很多疾病的发生与微量元素的失调有关，微量元素在维持人体正常功能方面具有极为重要的作用。由于人发中微量元素的含量，能够反映过去一段时间内人体的营养和代谢状况，且便于采集，因而被广泛应用于病因探索研究中。因此，本文以新生儿出生缺陷率高的山西省为研究区，重点对出生缺陷高发区的吕梁地区进行调查，采集中阳、交口两县的正常儿童和神经管畸形儿童的头发样后，对发中的 16 种元素进行检测、对比和分析，以期寻找新生儿神经管畸形高发的病因，从而寻找出生缺陷高发区的环境特征异常因子和疾病敏感元素，建立异常因子和敏感元素与出生缺陷发生率之间的定量关系。其结果不仅可以为环境与健康的相关性研究提供科学的基础资料，还有助于新生儿出生缺陷的病理分析研究，为新生儿出生缺陷的防治提供科学依据。

1 材料与方法

1.1 对象

出生缺陷发生率高达 7.7% 和 9.2% 的山西省中阳县和交口县有出生缺陷的儿童 52 名，用于对照的同地区健康儿童 21 名。

1.2 方法

1.2.1 样品采集 用不锈钢剪刀取枕部距离发根 1.0~2.0 cm 处的头发约 0.5 g，装入编号的密封袋中，备用。

1.2.2 发样处理 将头发用洗涤剂浸泡并搅拌约 30 min，再用自来水冲洗至无泡沫，然后用蒸馏水冲洗 3 遍，放到烘箱中烘干（温度 70~80℃）。称 0.1 g 头发样品，放入烧杯中，加 1 mL 硝酸和 1 mL 过氧化氢（双氧水），放置过夜，再置于电热板上加热消化，后定容至 10 mL，待测。

1.2.3 发样测定 消化定容后的样品用 ICP - 电感耦合等离子发射光谱仪测定 As、Sn、Se、Mo、Zn、Sr、Fe、Ca、Pb、Ni、Mg、V、Cu、Al、Na、K 16 种元素含量。

1.2.4 数据处理 将有缺陷和对照组发样测定的元素含量输入计算机，建立两组 SPSS 数据库。采用 SPSS 10.0 进行非参数检验和逐步回归分析。

2 结果与分析

2.1 非参数检验结果

从表 1 可知，患者与健康人头发样品相比，含量偏低的元素有 Sn、As、Se、Mo、Zn、Sr、Pb、Fe、Mg、Ca、Cu、Al、Na、K，含量偏高的元素有 Ni、V。其中 Se、Mo、Zn、Sr、Fe、Mg、V、Ca 差异显著（$P < 0.05$），患者发中 V 含量显著偏高，其他元素显著偏低。

表 1 非参数检验结果

	Sn	As	Se	Mo	Zn	Sr	Pb	Ni	Fe	Mg	V	Ca	Cu	Al	Na	K
秩均值 1	29.60	31.48	28.92	28.58	29.02	28.12	29.71	31.73	29.1	28.98	35.21	28.75	30.79	30.50	30.98	31.12
秩均值 2	41.40	31.60	44.90	46.70	44.40	49.10	40.80	30.30	44.00	44.60	12.20	45.80	35.20	36.70	34.20	33.50
双侧近似 P 值	0.055	0.985	0.010	0.001	0.014	8E-04	0.075	0.818	0.017	0.012	2E-04	0.006	0.479	0.320	0.605	0.702

注：1—患者；2—健康人。

2.2 多元线性回归分析结果

由于微量元素对人体的影响非常复杂，不仅单个元素会对人体产生影响，元素之间也存在着拮抗作用或协同作用，影响机体的生理平衡。由于各个元素的致病作用不尽相同，为了进一步分析微量元素对病情的影响程度，有必要再引入回归分析，选出对病情影响显著的元素，剔除影响不明显的元素。

为了方便回归分析，设对象为因变量，患者 $y_1 = 1$，健康人 $y_2 = -1$；16 种元素为自变量 x_n，进行多元逐步回归分析。分析结果有 3 个元素进入回归方程，分别是 Mo、Ni、Zn。得到的标准回归方程为：
$$y = 1.290 - 0.612x_{Mo} + 0.344x_{Ni} - 0.259x_{Zn}。$$

　　说明 Mo、Ni、Zn 3 种元素对病情有显著影响。在此基础上，分别以 Mo、Ni、Zn 3 种元素含量为因变量，其他 15 种元素为自变量进行逐步回归分析，寻找与 3 种元素有协同或拮抗关系的元素，结果见表 2。

表 2　多元线性回归分析结果

变量	常量	Mo	Sr	K	Cu	V	Sn	Zn	Ni	Mg	因变量
5	−0.128		0.67		0.37		0.27	0.21		−0.40	Mo
模型 4	−1.60			0.38	0.43	0.33		0.32			Ni
4	153.141	0.27				−0.40	−0.30		0.30		Zn

注：16 种元素中有 3 种元素未进入表中三方程中的任何一个，故未在表 2 中列出。

　　从表 2 可见，以 Mo 为因变量进行回归分析，进入回归方程的元素有 Sr、Cu、Mg、Sn、Zn；以 Ni 为因变量进行回归分析，进入回归方程的元素有 K、Cu、V、Zn；以 Zn 为因变量进行回归分析，进入回归方程的元素有 Mo、V、Sn、Ni。据此可以说明，上述进入回归方程的元素分别与设定为因变量的元素之间有协同或拮抗的关系。

3　讨　论

　　微量元素对人体健康的影响十分复杂，既有直接影响，又有元素之间的拮抗及协同作用影响人体对微量元素的吸收。Mo 缺乏时，可致心肌缺氧、坏死。先天性 Mo 缺乏症患儿都有明显的神经症状，智力发育迟缓。Zn 是维持大脑正常功能所必需的微量元素，缺 Zn 则使儿童脑功能异常、精神改变、生长发育减慢及智能发育落后，甚至发生先天性畸形。Sr 是骨骼和牙齿的组成成分，缺 Sr 易患骨骼和牙齿的疾病。人体缺 Cu 可导致脱发症及白化病；在人体胚胎发育过程中，Cu 缺乏会对中枢神经系统造成损害；有报道认为缺 Cu 可导致机体脑组织萎缩、灰质与白质退变、神经元减少；婴儿的 Cu 缺乏则引起中枢神经系统的广泛损害。Mg 缺乏时，容易引起肌肉痉挛，使人做出古怪的动作。缺 Se 可以引起心血管疾病、大骨节病、肿瘤等地方病。

　　此外，Mo 与 Cu 有明显的拮抗作用，Mo 含量过高影响铜的吸收；Mo 还参与 Fe 的代谢，缺 Mo 可导致缺 Fe；而 Fe 与 Cu 之间又有协同作用，Cu 不足可影响 Fe 的吸收；Mo 与 Se 有平衡作用，Se 不足将使 Mo 酶活性降低；Mo 与 Zn、Mn、Co 等元素也可以相互拮抗，Zn、Mn、Co 等元素过多将会抑制、干扰人对 Mo 的吸收。可见，人体内许多元素含量必须达到合理的比例才有益健康。

　　在研究区患者体内，Mo、Zn、Sr、Cu、Se、Mg、Ca、K 等元素均低于正常人，这种生理状况很可能是元素之间发生相互协同或拮抗作用的结果。结果还表明，患者体内 Mo、Zn 含量显著偏低，Ni 含量偏高，可推测 Mo、Zn 低和 Ni 高与病情有关，这可能是影响出生缺陷发生的重要因素。此外，Sr、K、Cu、Sn、Mg、Se、Fe、Ca 等含量偏低及 V 含量偏高可能与 Mo、Zn、Ni 等共同起到协同致病的作用。

　　造成神经管畸形儿童头发中微量元素含量发生异常的原因极大可能是因为环境因素。近代胚胎学家认为，环境因素中甚至低水平的有害物质就能够干扰胚胎的发育分化，致使新生儿先天畸形。葛晓立等对北京市房山区的神经管畸形进行了研究，发现高锂低锌、硒的地球化学环境是诱发胎儿神经管畸形的重要因素。关于地球化学环境中微量元素含量与人体健康的关系已有许多研究，为出生缺陷防治提供了重要的科学依据。因此，对于山西省出生缺陷的防治不仅需要研究出生缺陷者体内的微量元素含量异常，还需要进一步研究微量元素含量异常与地球化学环境之间的关系，以期寻找出生缺陷者的致畸环境因子。

（原载于《广东微量元素科学》2006 年第 8 期）

人发中微量元素含量可作为儿童生长发育的指示器

（1990）

秦俊法　李民乾　华芝芬　芮静宜　徐耀良

（中国科学院上海原子核研究所）

[导读] 上海 1~10 岁儿童体重增长率与发中锶、锌、铜含量密切相关，而身高增长率则与发中锌、铜、锰含量有关。

发中微量元素含量能正确反映儿童生长的状况，可用它作为儿童生长发育的指示器。

头发矿物分析已被广泛用来评价儿童营养状况及健康水平，但发中元素含量能否反映体内状况尚有争论。我们试图从儿童发中微量元素含量的年龄分布规律，即从发育学的角度探讨头发分析的意义。

实　验

从上海市门诊儿童中随机选取 1~10 岁儿童 473 例（男 305 例，女 168 例）作发中微量元素测定。发样一律取自后脑枕部。试样经前处理后用干法灰化制成实验用靶，然后用同位素源激发 X 荧光分析法测定元素含量。

结　果

1. 发中微量元素含量的性别差异

表 1 为上海市 1~10 岁男、女性儿童发中微量元素全龄段平均值的比较。由表 1 可见，男、女性儿童全龄段平均值除 Sr、Ca 稍有差异（$P < 0.05$）外，其余元素无显著意义。

2. 发中微量元素年龄平均值与全龄平均值的比较：各年龄段平均值与全龄段平均值（男女混合）列于表 2。由表 2 可见，许多元素的年龄平均值与全龄平均值之间存在显著差异。因此，在应用头发分析作微量元素与儿童健康关系的研究时，必须严格按年龄配对。

3. 发中微量元素含量的年龄依赖关系：发中许多微量元素的含量均与年龄有关，表 3 为各元素与年龄关系的单元回归方程。由表 3 可见，在婴幼时期（学龄前儿童）几乎所有元素的含量均与年龄呈负相关关系。对学龄期儿童，发 Zn 和 Ca 含量与年龄呈正相关关系。

讨　论

1. 儿童的生长发育有着一定的规律性。根据上海市 1965 年调查，学龄前儿童（1~5 岁）体重增加率逐年降低，身高增加相对较高；学龄期儿童（6~12 岁）体重增加率逐步加快，而身高的增加则减慢（见图 1 中的 a）。我们的研究结果表明，儿童发中 Zn、Ca 含量的年龄分布与体重年增长曲线一致，而 Cu、Fe、pb 含量的年龄分布则与身高增长曲线类似。图 1 为儿童发中 Zn、Cu 含量的年龄分布与体重、身高曲线的比较。进一步的研究指出，体重增加率（*WR*）与发中 Sr、Zn、Cu 含量密切相关，其回归方程为：

$$WR = -0.6696 + 0.1850Sr + 0.0325Zn + 0.0258Cu_o$$

身高增加率（HR）则与发中 Zn、Cu、Mn 含量有关，其回归方程为：

$$HR = -7.3060 + 0.0775Zn + 0.7112Cu - 1.9896Mn_o$$

根据发中微量元素含量计算的体重、身高增加与调查值的比较，计算值与调查值的最大误差为 6.4%。在这些微量元素中，Zn 与体重增加关系最密切，Cu 对身高增加最重要，二者相关系数分别为 0.976 和 0.903，$P < 0.001$。这些事实与微量元素 Zn、Cu、Sr、Mn 在能量代谢、造血功能、骨骼发育和脑发育中的作用是一致的。由此可见，发中微量元素含量能正确反映儿童生长的状况，可用它作为儿童生长发育的指示器。

表 1　上海市门诊儿童发中微量元素含量的性别差异　　　　　　　单位：$\mu g/g$

性别	年龄（岁）	例数	Sr	Pb	Zn	Cu	Ni	Fe	Mn	Ca
男	1~10	305	2.19±2.06	20.6±13.2	125.2±52.8	16.2±5.2	1.52±1.10	37.0±16.6	2.75±1.58	567±203
女	1~10	168	2.69±2.46	18.8±13.5	127.2±64.6	15.6±4.9	1.39±0.83	39.3±16.4	2.53±1.23	621±240
t			2.35△	1.45	0.35	1.10	1.29	1.49	1.52	2.57△

注：△$P < 0.05$。

表 2　上海市 473 例门诊儿童发中微量元素含量　　　　　　　单位：$\mu g/g$

性别	年龄（岁）	例数	Sr	Pb	Zn	Cu	Ni	Fe	Mn	Ca
男+女	1	64	2.51±1.95	24.4±13.8**	137.3±55.2	18.5±5.6***	1.52±0.83	43.0±20.0*	2.64±1.13	619±169
	2	89	3.16±2.93**	25.0±12.5***	130.1±67.4	18.5±6.0***	1.47±0.79	43.4±16.7**	2.98±1.46	591±184
	3	72	2.30±2.12	25.6±17.6**	119.1±55.3	17.1±5.6	1.91±1.54	39.8±15.6	3.15±2.23*	619±296
	4	69	1.72±1.75*	18.1±8.5	107.1±50.2**	16.0±4.6	1.13±0.58	38.5±16.8	2.48±1.33	550±198
	5	60	1.86±1.35	19.3±13.0	113.5±49.6	14.9±4.7	1.52±1.00	38.4±17.1	2.53±1.40	491±203**
	6	35	2.54±2.51	13.9±9.2**	112.8±4.40	12.6±3.3***	1.14±0.74	28.6±12.6**	2.32±1.27	570±196
	7	32	2.26±1.75	11.9±10.0**	126.1±46.0	13.8±4.0*	1.31±0.76	31.1±10.6*	2.77±1.87	615±213
	8	26	1.78±1.10	11.4±6.3**	149.3±55.9*	13.4±2.0**	1.28±0.85	28.9±12.7**	2.51±1.43	637±210
	9	16	2.19±1.61	9.2±7.3**	170.6±44.2**	12.8±2.2*	1.07±0.36	25.0±10.4**	2.35±1.89	679±272
	10	10	1.94±1.75	7.6±3.9**	171.4±48.3**	13.0±3.5	1.11±0.61	32.5±14.5	2.83±1.11	701±443
男+女	1~10	473	2.34±2.16	19.9±13.2	125.7±56.3	16.0±5.1	1.48±1.03	37.9±16.8	2.69±1.49	585±213

注：与全龄段平均值比较：* $P < 0.05$；** $P < 0.01$；*** $P < 0.001$。

表3　发中元素的含量年龄依赖关系

元素	年龄段（岁）	回归方程	相关系数	显著性
Sr	1 ~ 10	年龄 = 13.361 - 3.531Sr	-0.511	$P < 0.05$
Pb	1 ~ 10	年龄 = 12.671 ± 0.431Pb	-0.965	$P < 0.05$
Zn	1 ~ 5	年龄 = 12.271 - 0.118Zn	-0.9911	$P < 0.05$
	6 ~ 10	年龄 = -0.588 + 0.0586Zn	0.937	$P < 0.01$
Cu	1 ~ 10	年龄 = 23.640 - 1.205Cu	-0.923	$P < 0.01$
Ni	1 ~ 10	年龄 = 21.019 - 11.876Ni	-0.706	$P < 0.05$
Fe	1 ~ 10	年龄 = 19.698 + 0.407Fe	-0.874	$P < 0.05$
Mn	1 ~ 10	年龄 = 15.929 - 3.927Mn	-0.353	
Ca	1 ~ 5	年龄 = 17.442 - 0.0252Ca	-0.864	$P < 0.05$
	6 ~ 10	年龄 = 11.375 + 0.0303Ca	0.993	$P < 0.01$

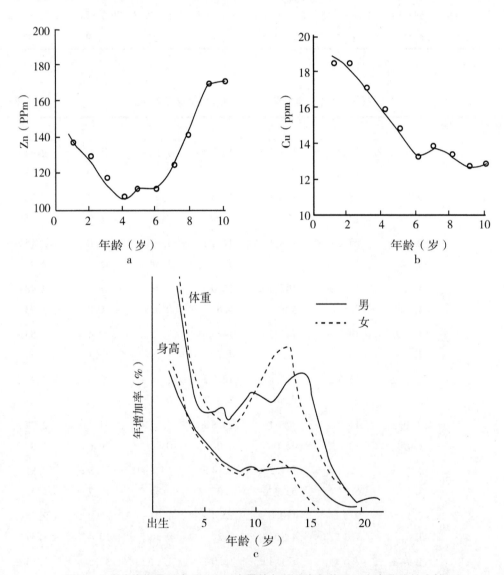

图1　儿童发中微量元素 Zn、Cu 含量的年龄分布与体重、身高曲线的比较

2. 有人指出，婴儿出生时体内有 55 mg 锌，亦即每公斤体重有 16 mg 锌，成年人每公斤体重为 32 mg 锌。如果所有的饮食锌都结合于组织中，那么用乳喂养的婴儿，体锌浓度将迅速上升到成人值。发锌浓度的降低必然是由于锌的缺乏。本研究观察到，学龄前儿童发锌浓度逐年下降，4 岁时比 1 岁时下降了

1/4。从5岁开始虽逐渐回升，但到七八岁时才恢复到1岁时的水平。可见，大多数儿童有缺锌现象，故易患各种缺锌症。本研究还表明，儿童时期，特别是学龄前期，钙、铜、铁的供给也是不足的。从生理上讲，学龄前期是生长发育的旺盛时期，其特点是由身体的迅速生长转到神经精神的迅速发育。到五六岁时，乳牙已长，全脑的重量和头围大小已接近成人，因此，为保证儿童的身体和智力的健康发育，我们应高度重视儿童，特别是学龄前儿童的微量营养素的供给问题。

（鲍锦荥、章家鼎两位同志参加本文工作。）

（原载于《微量元素》1990年第2期）

幼儿身高、体重和头发、血液锌铅含量关系的研究

（2001）

范娟萍[1]　吴勤辉[1]　宋晓莉[1]　李　丽[1]　胡波瑛[2]　范若霞[2]　李增禧[3]
梁业成[3]　余煜棉[4]　董奋强[4]　刘春英[4]

（1. 浙江省海宁市妇幼保健院　2. 浙江省宁波市江东区妇幼保健院
3. 中国广州分析测试中心　4. 广东工业大学）

[导读]　浙江海宁、宁波地区散居的3~4岁健康入托幼儿，其发锌含量与身高、体重呈正相关，发铅含量与身高、体重呈负相关。

人们已经充分认识到体内微量元素平衡与健康的关系。尤其关注微量元素的失衡对幼儿和青少年生长发育的影响。头发和血液已常用作推断体内微量元素含量高低的检测样本。而锌和铅分别是与人体健康有极为密切关系的两种有益和有害的元素。本文通过对151例（男79例，女72例）健康幼儿的身高、体重和头发、血液中的锌、铅含量的同步检测，着重研究了锌和铅元素含量对身高、体重的影响，发锌和血锌与幼儿的身高、体重多数呈正相关，而发铅的浓度则与幼儿的身高、体重呈负相关，但血铅与身高、体重的关系较为复杂，多数是非线性关系的二次函数。本文的讨论进一步证实锌和铅两元素分别作为有益、有害元素对幼儿的身体发育施加影响。因此维护体内微量元素的平衡对幼儿的健康成长极为重要。

1　对象与方法

1.1　检测对象

随机抽取浙江省海宁、宁波地区散居的3~4岁健康入托幼儿151例的头发和全血为样本，测量这些样本的锌和铅含量，同时从入托登记资料中摘录幼儿的身高和体重，将上述4种指标作为研究对象。

1.2　样本采集和检测

1.2.1　发样的采集和检测　剪取检测对象枕部头发0.1 g左右，按常规方法清洗干净，烘干后称重，用混合酸湿法消化处理，制成测试液，供原子吸收分光光度计测定其锌、铅含量。

1.2.2　血样的采集和制备　清晨、空腹采集1 mL静脉血，加入100 U肝素抗凝剂于塑料瓶中摇均匀；用微量取样器抽取100 μL血样于装有100 μL 0.5 mol/L HNO_3溶液的洁净锥形聚乙烯小管中，再加入100 μL 30% H_2O_2溶液摇匀，盖好盖子。放置过夜，缓慢消化，次日充分混匀后用原子吸收分光光度计测定血中的锌和铅含量。

1. 2. 3 仪 器 PE – Zeeman/3030 型原子吸收分光光度计；HGA600 型石墨炉原子化器。用 FAAS 法测样液中锌，用 GFAAS 法测样液中铅。

2 结果与讨论

2.1 元素含量、身高、体重的测量值及其性别差异

分别测定了 151 例幼儿样本的头发和血液中的锌含量，同步记录了被检查者的身高和体重。表 1 是测量值的统计结果和男女性别间差异 t 检验值。可以看出 6 个指标中，除了身高不存在性别差异外，血铅含量的性别差异已经接近显著性（置信度为 90%），体重、血锌、发锌与发铅均存在显著的性别差异。所以本文在下面研究中均考虑不同性别的情况。

表 1　不同性别幼儿的身高、体重和锌、铅含量（$\overline{x} \pm \mathrm{SD}$）及其 t 检验

参量	体重（G）	身高（H）	头发（$\mu g/g$）		全血（$\mu g/dL$）	
	kg	cm	Pb	Zn	Pb	Zn
男性（79 例）	15.2 ±2.1	98.0 ±4.0	11.1 ±5.3	97.8 ±31.6	10.7 ±3.5	91.4 ±19.5
女性（72 例）	14.4 ±1.8	98.0 ±4.0	12.7 ±4.5	77.3 ±24.4	11.7 ±3.1	85.0 ±17.2
t	2.37	1.32	2.02	4.44	1.72	2.37
P	<0.05	>0.05	<0.05	<0.01	<0.01	<0.05

注：$t_{0.05,150} = 1.97$；$t_{0.01,150} = 2.62$。

2.2 元素含量、身高、体重的百分位数分布

为了更清楚地了解 3 ~4 岁幼儿身高、体重和锌、铅含量的分布情况，本文计算了不同性别和不分性别时体重、身高和锌、铅含量 6 种指标的百分位数值。表 2 至表 4 是统计结果。由表中可知，除身高指标其全距值变化不大外，其余 5 种指标最小值与最大值间相差在 1 倍以上，同时各指标偏差 s 值也较大，所以确定正常值范围宜用 P_5 ~ P_{95}，甚至可以考虑用 P_{10} ~ P_{90} 也可以；由表中还看出，各指标的平均值 $\overline{x}$ 和中位数 P_{50} 值都比较接近，说明所采集的数据近似符合正态分布。表 3、表 4 为不同性别的结果。比较表明，除身高指标外，男女性别间有差异，这与表 1 的 t 检验结果一致。

表 2　不分性别幼儿的身高、体重、锌铅含量的百分位数值

参量		$\overline{x}$	s	全距	P_5	P_{10}	P_{50}	P_{90}	P_{95}	P_5 ~ P_{95}
人发（$\mu g/g$）	Pb	11.85	4.97	1.4 ~25.6	5.04	5.74	12.0	18.4	20.6	5.04 ~20.6
	Zn	88.01	30.1	21.6 ~166	46.2	54.1	82.7	134.0	144.8	46.2 ~144.8
全血（$\mu g/dL$）	Pb	11.17	3.35	3.0 ~17.6	6.06	6.90	11.3	15.5	16.9	6.06 ~16.9
	Zn	88.34	18.7	47.8 ~157.8	60.8	63.84	87.2	112.6	119.7	60.9 ~119.7
体重（kg）		14.82	1.97	11.0 ~24.5	12.0	12.5	14.5	17.0	18.4	12.0 ~18.4
身高（cm）		98.01	3.96	88.5 ~108	91.3	93.5	98.0	103.5	105.0	91.3 ~105.0

表 3　男性幼儿身高、体重、锌铅含量的百分位数值

参量		$\overline{x}$	s	全距	P_5	P_{10}	P_{50}	P_{90}	P_{95}	P_5 ~ P_{95}
人发（$\mu g/g$）	Pb	11.08	5.28	4.1 ~25.6	4.8	5.2	9.7	18.4	21.1	4.8 ~21.1
	Zn	97.81	31.6	21.6 ~160.8	48.9	61.4	96.5	142.9	152.0	48.9 ~152.0
全血（$\mu g/dL$）	Pb	10.72	3.54	3.0 ~17.6	4.70	6.70	11.30	15.5	16.9	4.70 ~16.9
	Zn	91.4	19.5	47.8 ~157.8	60.8	64.0	89.2	116.4	122.6	60.8 ~122.6
体重（kg）		15.17	2.06	12.0 ~24.5	12.5	13.0	15.0	17.0	19.5	12.5 ~19.5
身高（cm）		98.41	3.87	88.5 ~108.0	92.0	93.5	98.0	104.0	105.5	92.0 ~105.5

表4 女性幼儿身高、体重、锌铅含量的百分位数值

参量		$\bar{x}$	s	全距	P_5	P_{10}	P_{50}	P_{90}	P_{95}	$P_5 \sim P_{95}$
人发（$\mu g/g$）	Pb	12.7	4.50	5.4 ~ 22.4	5.9	6.8	13.3	18.7	20.6	5.9 ~ 20.6
	Zn	77.3	24.4	23.6 ~ 166.0	43.6	49.4	72.6	105.5	124.8	43.6 ~ 124.8
全血（$\mu g/dL$）	Pb	11.66	3.06	4.7 ~ 17.6	6.90	7.73	11.35	15.64	17.07	6.90 ~ 17.07
	Zn	84.99	17.25	51.6 ~ 121.2	57.9	62.3	83.4	108.5	117.6	57.9 ~ 117.6
体重（kg）		14.42	1.81	11.0 ~ 19.5	11.5	12.0	14.2	17.0	18.0	11.5 ~ 18.0
身高（cm）		97.6	4.05	89.0 ~ 106.5	90.3	92.7	97.5	103.3	104.5	90.3 ~ 104.5

2.3 因素间相关系数

本文所研究的6种指标中，除身高以外，多数均存在着性别差异，所以研究元素含量、身高、体重等各因素的线性相关性时，应考虑到性别的影响。表5至表7是不同性别或不分性别时各因素间的相关系数。从表中可以看出如下规律：①发铅与血铅呈正相关，且有显著性；②发铅与身高、体重多数也呈负相关，而血铅与身高、体重的关系一般不是线性关系（相关系数值较小）；③铅和锌含量呈负相关，且多具显著性，这种负相关性无论单独在头发中或单独全血中均成立，而且在头发与全血两类样品之间也同样适用；④发锌与血锌间呈正相关；⑤发锌含量与身高、体重的关系较为复杂，既有线性也有非线性关系，而血锌与身高、体重的关系则呈正相关，且多数接近显著性相关。从上述分析可知，正常的锌元素含量对幼儿的身高增长、体重增加有着密切关系，而铅元素含量的偏高，则不利于幼儿身高、体重的增加，不利于幼儿的发育生长。

表5 不分性别幼儿各因素间的相关系数（$n = 151$）

因素		因素					
		头发		全血		体重	身高
		Pb	Zn	Pb	Zn	G	H
头发	Pb	1.00	− 0.682	0.569	− 0.194	− 0.095	0.089
	Zn		1.00	− 0.444	0.183	0.006	0.073
全血	Pb			1.00	− 0.297	0.006	0.044
	Zn				1.00	0.160	0.183
体重	G					1.00	0.691
身高	H						1.00

注：$r_{0.05,149} = 0.159$。

表6 男性幼儿各因素间的相关系数（$n = 79$）

因素		因素					
		头发		全血		体重	身高
		Pb	Zn	Pb	Zn	G	H
头发	Pb	1.00	− 0.644	0.594	− 0.133	− 0.052	0.011
	Zn		1.00	− 0.417	0.095	− 0.040	− 0.042
全血	Pb			1.00	− 0.276	0.034	0.013
	Zn				1.00	0.086	0.169
体重	G					1.00	0.688
身高	H						1.00

注：$r_{0.05,77} = 0.222$。

表7　女性幼儿各因素间的相关系数（$n=72$）

因素		因素					
		头发		全血		体重	身高
		Pb	Zn	Pb	Zn	G	H
头发	Pb	1.00	−0.729	0.506	−0.225	−0.086	−0.178
	Zn		1.00	−0.444	0.199	0.065	0.151
全血	Pb			1.00	−0.285	0.033	0.118
	Zn				1.00	0.197	0.169
体重	G					1.00	0.690
身高	H						1.00

注：$r_{0.05,70}=0.232$。

2.4　头发和全血的锌铅含量与身高体重的关系

上面已经从相关系数的角度讨论了锌、铅含量对幼儿身高、体重的影响。这里进一步用线性和非线性回归技术，求出身高、体重和头发、全血中锌、铅含量间的数学关系式。表8至表11是发铅、发锌、血铅、血锌含量与体重间的数学关系式。由表8可知，发铅含量与身高间的关系为非线性二次函数的关系；表9表明，发锌含量与身高、体重多数呈正相关，但男性的发锌与身高、体重为非线性的二次函数关系；表10列出了血铅含量与身高、体重的非线性关系；而从表11的结果可以看出，血锌含量与身高、体重均呈正相关，且多数有或接近显著的相关性，总而言之，锌元素含量与身高、体重的正相关性，铅元素含量与身高、体重的负相关性和上述相关系数的讨论是一致的。

表8　身高、体重与发铅含量 C_{Pb} 的数学关系

名称		回归方程	相关系数	说明
体重 (G)	男性（79例）	$G=15.4-0.0202C_{Pb}$	−0.052	负相关，未达显著性
	女性（72例）	$G=14.9-0.0345C_{Pb}$	−0.086	同上
	不分性别（15例）	$G=15.3-0.0376C_{Pb}$	−0.095	同上
体重 (H)	男性（79例）	$H=99.9-0.31C_{Pb}+0.012C_{Pb}^2$		非线性关系
	女性（72例）	$H=99.59-0.016C_{Pb}$	−0.178	负相关，接近显著性
	不分性别（15例）	$H=98.85-0.071C_{Pb}$	−0.089	负相关，未达显著性

表9　身高、体重与发锌含量 C_{Zn} 间的数学关系

名称		回归方程	相关系数	说明
体重 (G)	男性（79例）	$G=14.5+0.019C_{Zn}-0.0001C_{Zn}^2$		非线性二次函数
	女性（72例）	$G=14.1+0.0048C_{Zn}$	0.065	正相关，未达显著性
	不分性别（15例）	$G=14.4+0.0043C_{Zn}$	0.066	同上
体重 (H)	男性（79例）	$H=96.4+0.052C_{Zn}-0.00018C_{Zn}^2$		非线性二次函数
	女性（72例）	$H=95.6+0.025C_{Zn}$	0.151	正相关，接近显著性
	不分性别（15例）	$H=97.2+0.0097C_{Zn}$	0.073	正相关，未达显著性

表 10　身高、体重与全血铅含量间的数学关系

名称		回归方程	相关系数	说明
体重 （G）	男性（79 例）	$G = 17.2 - 0.044 C_{Pb} + 0.022 C_{Pb}^2$		非线性二次函数
	女性（72 例）	$G = 11.5 + 0.51 C_{Pb} - 0.021 C_{Pb}^2$		同上
	不分性别（15 例）	$G = 15.9 - 0.24 C_{Pb} + 0.011 C_{Pb}^2$		同上
身高 （H）	男性（79 例）	$H = 94.4 + 0.40 C_{Pb} - 0.010 C_{Pb}^2$		同上
	女性（72 例）	$H = 95.8 + 0.54 C_{Pb} - 0.023 C_{Pb}^2$		同上
	不分性别（15 例）	$H = 96.9 + 0.17 C_{Pb} - 0.0051 C_{Pb}^2$		同上

表 11　身高、体重与全血锌含量间的数学关系

名称		回归方程	相关系数	说明
体重 （G）	男性（79 例）	$G = 14.34 + 0.009 C_{Zn}$	0.086	正相关，未达显著性
	女性（72 例）	$G = 12.76 + 0.021 C_{Zn}$	0.197	正相关，接近显著性
	不分性别（15 例）	$G = 13.32 + 0.017 C_{Zn}$	0.160	正相关，具有显著性
体重 （H）	男性（79 例）	$H = 95.4 + 0.034 C_{Zn}$	0.169	同上
	女性（72 例）	$H = 94.19 + 0.040 C_{Zn}$	0.169	同上
	不分性别（15 例）	$H = 94.57 + 0.039 C_{Zn}$	0.183	正相关，具有显著性

3　结　语

　　本文从数学上系统研究了幼儿头发、血液中的锌、铅含量及其身高、体重间的关系。所得出的发铅与血铅、发锌与血锌的含量呈正相关，而铅与锌含量呈负相关的结论，对微量元素科学的研究有所帮助。而文中论证的幼儿的身高、体重与锌含量呈正相关，与铅含量呈负相关的结论，对适当增加幼儿体内锌含量和降低铅含量的论点是有力的证明。

（原载于《广东微量元素科学》2001 年第 10 期）

多元逐步回归法判别头发中 6 种微量元素与儿童身高的关系

（2003）

于占洋[1]　侯　哲[2]　李增禧[3]

（1. 中山大学医药有限公司　2. 武警广东总队医院　3. 中国广州分析测试中心）

[导读]　多元逐步回归分析发现，影响广州幼儿园女性儿童身高较明显的微量元素是锌和铅，影响男性儿童身高较明显的元素是锌、铅、锰。头发中锌含量与男女性儿童的身高呈非常显著的相关，铅含量与男女性儿童身高呈非常显著的负相关，锰含量仅与男性儿童身高呈负相关。

　　微量元素与儿童的健康关系日益受到人们的重视。目前，认为对儿童健康有影响而研究最多的是

Zn、Fe、Cu、Mn、Ca、Pb 等元素。测定体内元素含量的常用标本有血液、头发等。头发作为微量元素含量测定的标本其优点是经济、方便、快捷、无痛苦等。为了探讨儿童身高与体内微量元素的相关性，我们测定了 3564 名儿童头发中 Zn、Fe、Cu、Mn、Ca、Pb 等元素。结果发现，其中 Zn、Pb 和 Mn 对儿童身高的影响较为明显，且男女不同。现将结果报告如下。

1 资料和方法

1.1 研究对象

幼儿园健康儿童共 3564 名，其中男性儿童 1950 名，女性儿童 1614 名。年龄（5.004 ± 1.196）岁。

1.2 检测方法

用不锈钢剪刀取儿童后枕部头发约 150 mg。将头发用洗涤剂浸泡，并用自来水及去离子水洗净、烘干。精密称取一定量烘干后的头发，用混合酸进行消化处理，再用电感耦合等离子体发射光谱仪（ICP - AES）测定各元素含量。

1.3 统计方法

儿童头发中 6 种元素含量及身高数据用 SPSS 软件进行多元逐步回归分析。

2 结 果

由表 1 可以看出，男女儿童身高及头发中 6 种元素的含量均有非常显著的差异（$P < 0.01$）。男性儿童身高及头发中 6 种元素的含量均显著高于女性儿童。然而，本次研究的男女儿童头发中铅含量均偏高。刘建国等报告男女多动症患儿头发中铅的含量分别为（14.62 ± 5.14）$\mu g/g$ 和（13.15 ± 4.25）$\mu g/g$，而相应的正常儿童头发中铅含量则为（7.86 ± 4.81）$\mu g/g$。

表 1 男女儿童身高及 6 种元素含量 　　　　　单位：$\mu g/g$

项目	男（$n=1950$）	女（$n=1614$）	项目	男（$n=1950$）	女（$n=1614$）
身高（cm）	107.309 ± 8.412	106.765 ± 8.853	Ca	513.012 ± 97.603	505.594 ± 89.283
Zn	83.365 ± 18.380	81.620 ± 18.811	Mn	1.855 ± 0.939	1.749 ± 0.761
Fe	30.132 ± 5.233	29.930 ± 5.524	Pb	13.599 ± 7.734	107.309 ± 8.412
Cu	10.164 ± 2.458	9.980 ± 2.216			

相关分析表明，身高与女性儿童头发 Zn 含量呈非常显著的正相关，而与 Cu 和 Pb 则呈非常显著的负相关。经多元回归分析，能进入回归方程的元素只有 Zn 和 Pb。女童身高与这 2 种微量元素的回归方程为：女童身高（cm）= 103.893 + 0.017 × Zn − 0.247 × Pb。方程中的 Zn、Pb 指儿童头发中的锌、铅含量。

身高与男性儿童头发 Zn 呈非常显著的正相关，而与 Cu、Mn 和 Pb 则呈非常显著的负相关。但在男童身高与这 4 种微量元素的回归方程中，只有 Zn、Pb、Mn 这 3 种微量元素进入回归方程。男童身高与这 3 种微量元素的回归方程为：男童身高（cm）= 105.654 + 0.058 × Zn − 0.170 × Pb − 0.477 × Mn。方程中的 Zn、Pb、Mn 指儿童头发中的锌、铅、锰含量。

3 讨 论

通过对儿童身高与头发中 6 种元素含量的逐步回归分析可以发现，与男性儿童身高有关的微量元素仅有 Zn、Mn、Pb，与女性儿童身高有关的微量元素仅有 Zn 和 Pb。同时还发现，头发中 Zn 含量与男女儿童的身高呈非常显著的正相关，而与 Pb 则呈显著的负相关；Mn 仅与男性儿童身高呈负相关。

Pb 中毒除了会影响儿童身高外，还会影响儿童的智力。《新英格兰医学期刊》报告表明，儿童在中度铅中毒后，即使立即接受治疗，用药物将铅从血液中排除，他们脑子仍将受到持续的损伤。这一研究结果表明防止铅中毒造成永久性脑损伤的唯一途径是预防铅中毒的发生。轻度或中度铅中毒造成的损伤比较难以觉察。在美国6岁以下的儿童中，每20个中就有1个患有轻度或中度的铅中毒。甚至在铅中毒发生多年以后，仍存在注意力持续时间短、抽象思维能力和推理能力较弱的现象。

预防铅中毒首先是控制大气铅污染，其次是控制家庭环境的铅污染。美国国家环境健康科学研究所与4个城市中经常治疗铅中毒的医学中心进行双盲实验，共找到了780名2岁的铅中毒儿童，其中75%是非洲裔美国儿童，住房里脱落的含铅油漆的灰尘是他们铅中毒的主要原因，治疗办法就是将周围含铅物质都去掉，同时利用Pb与Zn在体内呈负相关关系，补充含Zn制剂或富Zn食品，提高体内的Zn含量，减少体内对Pb的蓄积。

（原载于《武警医学》2003年第3期）

广西侗族男性青少年头发5种元素含量与身高体重关系

（2003）

邓琼英[1] 魏博源[1] 徐 林[1] 龚继春[1] 周丽宁[1] 邓祥发[1] 徐锡金[2]

（1. 广西医科大学 2. 汕头大学医学院）

[导读] 广西三江县7～16岁侗族男性青少年身高、体重均与头发中锌和钙含量呈显著负相关关系，这与广西玉林地区青少年的研究报道相一致。

青少年在发育过程中，随着肌肉和骨骼的迅速增长，机体对所摄取的锌和钙的利用率也增高，以致在头发中排泄减少。

随着微量元素与人体健康关系研究的深入发展，已有大量的研究报道表明微量元素与人体的生长发育密切相关。但多见对儿童和婴幼儿的研究，有关头发微量元素含量与青少年生长发育的关系，特别是对广西少数民族青少年头发微量元素含量与生长发育的关系研究，报道尚不多见。本研究的目的，在于通过对广西三江县侗族男性青少年头发5种元素含量和身高、体重的测量和研究，进一步探讨少数民族青少年发中有关元素含量与身高、体重的关系。

1 材料与方法

1.1 研究对象和样本采集

于1999年9月随机选取广西三江县7～16岁在校侗族男性中小学生共450人作为本文研究对象。体格测量方法采用邵象清《人体测量手册》一书中所介绍的活体测量方法；头发样品是用不锈钢手术剪在枕部近发根处剪取，长约1 cm，重0.5～1 g，用清洁纸袋封好备检。

1.2 研究方法

（1）发样的测试：将头发放入30 mL烧杯中，加入1～2滴洗洁精和5 mL蒸馏水摇匀。静置1 h，用蒸馏水洗净后，再用去离子水和亚离子水洗净。将洗净发样置于80 ℃恒温箱烘干。准确称取0.15 g，置于ZFR－1型微波罐中，加入3 mL浓硝酸，1 mL过氧化氢，将罐盖拧紧，均匀地置放在微波炉的内转盘上。输入加热程序，消解 12 min 取出。待罐体冷至室温，将试液移至 10 mL 比色管，用亚离子水加至刻度后摇匀。直接或稀释后用日立 Z－6000/Z－7000 型偏振塞曼原子吸收仪测定元素的含量。

（2）数据处理：将测量所得的数据在计算机上建立数据库，采用 SPSS 统计软件进行统计分析。

2 结果与讨论

2.1 广西三江县侗族男性青少年身高、体重及头发中 5 种元素含量结果

由表 1 可见，青少年头发中的钙和铜含量在 7～10 岁时随年龄增长逐渐升高，到 10 岁时达最高峰，11～16 岁时随年龄增长反而逐渐下降，这可能是 11 岁后出现了身高、体重发育的突增期，钙和铜在体内的利用增高，在头发中的排泄就相应减少。

表 1 各年龄组男性青少年身高、体重及头发中 5 种元素含量（均值 ± 标准差）（$N = 450$）

年龄（岁）	n	身高（mm）	体重（kg）	元素含量（$\mu g/g$）				
				Fe	Zn	Ca	Cu	Mg
7	46	1134.46 ± 44.57	19.04 ± 1.86	25.91 ± 9.13	104.84 ± 25.46	704.13 ± 157.13	7.92 ± 2.30	33.25 ± 5.40
8	42	1162.98 ± 47.67	20.38 ± 1.83	28.49 ± 6.89	130.62 ± 32.03	732.64 ± 182.65	7.79 ± 1.65	34.59 ± 4.50
9	45	1229.89 ± 62.67	23.02 ± 3.47	25.71 ± 7.01	115.03 ± 21.92	766.72 ± 184.90	8.03 ± 1.51	33.09 ± 5.60
10	44	1255.23 ± 46.18	24.19 ± 2.41	26.84 ± 6.04	115.68 ± 24.04	788.56 ± 181.45	9.02 ± 2.06	32.58 ± 5.00
11	45	1322.16 ± 55.33	27.92 ± 3.70	22.58 ± 5.39	116.45 ± 25.80	782.30 ± 166.42	8.51 ± 1.65	33.20 ± 5.60
12	47	1367.45 ± 59.24	29.96 ± 4.40	25.70 ± 6.17	115.26 ± 24.29	773.40 ± 133.86	8.72 ± 1.50	32.26 ± 4.80
13	50	1433.82 ± 78.01	35.54 ± 5.94	25.49 ± 4.68	113.07 ± 23.66	719.59 ± 175.25	7.66 ± 1.02	32.09 ± 5.40
14	46	1509.30 ± 72.81	40.84 ± 6.61	26.16 ± 7.94	109.67 ± 23.71	695.94 ± 164.02	7.77 ± 1.88	33.08 ± 5.70
15	42	1573.86 ± 51.74	45.67 ± 4.53	24.17 ± 8.52	102.77 ± 23.97	705.99 ± 157.70	7.98 ± 2.17	33.86 ± 6.60
16	43	1607.35 ± 53.95	49.95 ± 4.46	25.38 ± 9.87	112.63 ± 29.43	680.72 ± 141.22	7.64 ± 1.98	34.78 ± 6.20

2.2 广西三江县侗族男性青少年身高、体重与各元素间的相关关系

由表 2 可见，三江县侗族男性青少年身高与头发中的 Zn 和 Ca 呈负相关关系（相关系数分别为 -0.112 和 -0.102，$P < 0.05$），而与 Fe、Cu、Mg 没有相关关系（$P > 0.05$）；体重与头发中的 Zn 和 Ca 亦呈负相关关系（相关系数均为 -0.109，$P < 0.05$），而头发中的 Fe、Cu、Mg 则与体重指标没有相关关系（$P < 0.05$）。结果说明，Zn 和 Ca 与三江县侗族男性青少年的生长发育有着密切的关系。

众所周知，Zn 具有多种生物学作用，它是许多酶、核酸、蛋白质及性激素构成不可缺少的微量元素，它对青少年的性发育和身心发育都起着重要的生理作用；而 Ca 在人体内主要存在于骨骼和牙齿，以离子的形式参与各种生理功能和代谢过程，是骨骼发育必不可少的重要元素。青少年时期是一个人生长发育的关键时期，在这一时期，机体对各种营养素的需求迅速增多，Zn 和 Ca 作为机体所必需的元素，在青少年生长发育时期起着重要的作用。广西侗族男性青少年身高、体重与头发中的 Zn 和 Ca 呈负相关关系，表明了在身体增高、增重的发育过程中，由于肌肉和骨骼的迅速增长，机体对所摄取的 Zn 和 Ca 的利用率也增高，以致 Zn 和 Ca 在头发中的排泄减少，这结果与玉林地区青少年身高、体重与头发中元素含量相关关系的研究报道相一致。

表 2 广西三江县侗族男性青少年身高、体重与各元素间的相关关系矩阵

参数	身高	体重	Fe	Zn	Ca	Cu	Mg
身高	1.000	0.958	-0.077	-0.112	-0.102	-0.059	0.019
		0.000	0.103	0.017	0.030	0.212	0.688

续表

参数	身高	体重	Fe	Zn	Ca	Cu	Mg
体重	0.958	1.000	-0.079	-0.109	-0.109	-0.068	0.027
	0.000		0.096	0.021	0.021	0.152	0.569
Fe	-0.077	-0.079	1.000	0.134	0.077	0.065	0.155
	0.103	0.096		0.004	0.104	0.169	0.001
Zn	-0.112	-0.109	0.134	1.000	0.127	0.095	0.127
	0.017 *	0.021 *	0.004 **		0.007	0.044	0.007
Ca	-0.102	-0.109	0.077	0.127	1.000	0.208	0.127
	0.030 *	0.021 *	0.104	0.007 **		0.000	0.007
Cu	-0.059	-0.068	0.065	0.095	0.208	1.000	0.062
	0.212	0.152	0.169	0.044 *	0.000		0.191
Mg	0.019	0.027	0.155	0.127	0.127	0.062	1.000
	0.688	0.569	0.001 **	0.007 **	0.007	0.191	

注：对每一参数，上行是相关系数，下行是相应的检验概率（即 P 值）。* $P<0.05$，** $P<0.01$。

此外，三江县侗族人的饮食很有地方特色，他们好吃腌肉、腌鱼和生鱼片，每餐必有酸荞头、酸姜等小菜，喝的是富含矿物质的天然泉水。因此，侗族男性青少年身高、体重与头发中 Zn 和 Ca 含量所呈现的负相关关系及其头发中的 5 种元素含量，是否与他们的饮食结构有关，具有地域性差异或特点，还有待于进一步的比较研究。

（原载于《广东微量元素科学》2003 年第 2 期）

济南历下区正常与肥胖儿童发中微量元素含量研究

（2003）

毕振旺[1]　张亨菊[2]　管晓丽[2]

（1. 山东省疾病预防控制中心　2. 山东大学公共卫生学院）

[导读] 山东济南肥胖儿童（11～14 岁）发中铝、铬、锰、钒含量显著高于正常体重儿童，这些元素均与多种形态指标存在显著相关关系。头发碘含量也与肱三头肌皮下脂肪厚度及体脂百分比呈正相关，与体密度呈负相关。提示铝、碘、钒、铬可能是体内脂肪蓄积的危险因子，而铬和锰含量的升高则预示有发生中心型肥胖的可能。

微量元素（trace element，TE）是生命活动中不可缺少的物质，参与体内多种代谢过程，与人体的呼吸、消化、心血管、血液、神经、免疫等诸系统疾病有密切关系，对于正处在身心发育重要阶段的青春期儿童具有特殊的意义。本研究欲了解单纯性肥胖儿童体内部分微量元素水平是否有异于正常体重儿童，探索微量元素对儿童生长发育的作用及其对儿童健康的影响。

1 对象与方法

1.1 对象

在济南市历下区 7 所普通中小学选取 60 名单纯性肥胖儿童（经鉴别诊断排除病理性肥胖）作为肥胖组，实足年龄在 11～14 岁，其中 11 岁组 12 人，12 岁、13 岁、14 岁组均为 16 人，男女各半，肥胖度均在中度以上（按 WHO 推荐标准：≥130% 身高标准体重，均值为 149.27%±11.01%）；以年龄、性别、班级、家庭社会经济状况等为参考因素，按照成组匹配的原则，选取 60 名身高标准体重在 90%～110%（均值为 94.16%±7.16%）的正常体重儿童作为对照组。

1.2 测量方法

1.2.1 形态指标 分别测量 60 名儿童的各项生长发育指标，包括身高、体重、皮褶厚度（肩胛下和肱三头肌）、胸围、腰围、臀围、腰臀比、体重指数（BMI）、体密度和体脂百分比（均由日本长岭晋吉公式计算）。

1.2.2 发中微量元素的含量

1.2.2.1 收集发样 在儿童枕后部距头皮约 1 cm 处，用不锈钢剪刀剪取头发 1～2 g，放入专用纸袋，留待测量。

1.2.2.2 实验室测量 由山东省地质科学实验研究院中心实验室协助，以堆中子活化分析法测量两组儿童头发中铝（Al）、铬（Cr）、铜（Cu）、碘（I）、锰（Mn）、钒（V）、锌（Zn）的含量（mg/kg）。（1）包装材料：选取聚乙烯薄膜和聚乙烯样品盒，用 1+1 硝酸浸泡 24 h 以上，再用去离子水冲洗干净，晾干；（2）样品：将待测发样用丙酮浸泡 15 min，用去离子水冲洗 6～8 遍，自然晾干，称取 100 mg 处理好的样品，用去污后的聚乙烯薄膜包装成 1 cm×1 cm 大小的待测靶样，热封制；（3）标准：采用国家一级标准物质 GWB-09101 人发标准物质，包装成 1 cm×1 cm 大小的标准靶样；（4）照射测量：将待测靶样和标准靶样装入样品盒，封好，用快速传输装置送入微堆照射孔道进行测量；（5）结果处理：将测量所得的 γ 能谱用 IEA/SPAN 中子活化分析软件（中国原子能科学研究院王理玉研究员设计）作数据分析处理，计算出各微量元素的含量。

1.3 主要仪器设备

身高坐高计，杠杆式体重计，皮尺，皮褶厚度计。MNSR-C 型微型核反应堆（中国原子能科学研究院生产），同轴高纯锗 N 型探测器（LINC 公司生产），TENELEC PCA-Ⅱ微机 8192 道 γ 能谱仪。

1.4 质量控制

对所有调查测量人员进行培训，使其能够准确掌握各项生长发育指标的测量标准和方法；单纯性肥胖的鉴别诊断由专人负责按统一标准进行；所有仪器在每次使用前均进行灵敏度和准确度的校准。

1.5 数据的整理和统计分析

将所有数据输入微机，建成数据库文件，应用 SAS 统计软件进行统计分析。

2 结 果

2.1 儿童发中微量元素含量

2.1.1 肥胖组与对照组发中微量元素含量比较 肥胖组儿童各微量元素含量的均值均较对照组高，其中 Al、Mn、V、Cr 的差异有显著性，见表 1。男童发中微量元素含量在两组间差异均无显著性，而肥胖女童的 Al、Cu、V、Mn 含量显著高于正常体重女童，见表 2。

表1 肥胖组与对照组儿童发中微量元素含量比较 　　　单位：mg·kg⁻¹

组别	Al	Cr	Cu	I	Mn	V	Zn
肥胖组	19.04±5.65	0.88±0.57	9.32±1.72	0.47±0.65	0.46±0.19	0.034±0.015	177.60±63.52
对照组	15.79±3.47	0.62±0.33	8.78±2.27	0.29±0.45	0.35±0.14	0.028±0.009	167.40±24.22
t 值	2.69	2.24	1.04	1.21	2.66	2.07	0.82
P 值	0.0099	0.0301	0.3024	0.2305	0.0100	0.0440	0.4164

表2 肥胖组与对照组女童发中部分微量元素含量比较 　　单位：mg·kg⁻¹

组别	Al	Cu	Mn	V
肥胖女童	18.02±4.22	9.77±1.88	0.42±0.15	0.035±0.013
对照女童	14.94±3.09	8.42±1.16	0.29±0.08	0.026±0.007
t 值	2.28	2.37	2.99	2.40
P 值	0.0303	0.0251	0.0069	0.0258

2.1.2 不同性别儿童发中微量元素含量 男童发中 Cr、Mn 含量高于女童，Zn 含量则比女童低，其余各元素含量差异无显著性，见表3。

表3 不同性别儿童发中微量元素含量比较 　　　单位：mg·kg⁻¹

组别	Al	Cr	Cu	I	Mn	V	Zn
男童	18.35±5.65	0.89±0.58	9.01±2.33	0.39±0.45	0.45±0.20	0.03±0.01	155.93±27.05
女童	16.48±3.96	0.60±0.28	9.10±1.68	0.37±0.66	0.36±0.14	0.03±0.01	189.07±58.10
t 值	1.48	2.24	-0.17	0.18	2.29	0.32	-2.83
P 值	0.1446	0.0109	0.8637	0.8612	0.0264	0.7518	0.0070

2.1.3 不同年龄组儿童发中微量元素含量 只有11岁组 Mn 含量显著高于13岁、14岁组，其余各微量元素在各年龄组间差异均无显著性；但 Cr、Mn、V 3种元素的含量有随年龄增长而逐渐降低的趋势，见表4。

表4 不同年龄组儿童发中铬、锰、钒含量比较 　　　单位：mg·kg⁻¹

年龄（岁）	Cr	Mn	V	年龄（岁）	Cr	Mn	V
11	0.95±0.57	0.52±0.21	0.03±0.02	13	0.67±0.39	0.40±0.17	0.03±0.01
12	0.83±0.57	0.43±0.18	0.03±0.01	14	0.60±0.32	0.30±0.09	0.03±0.01

2.2 儿童发中微量元素含量与形态指标的相关性分析

微量元素与多种形态指标之间存在相关关系，尤以 Al、Mn、V、Cr 的相关范围广泛，见表5。此外，碘与肱三头肌皮褶厚度和体密度也有显著相关。

表5 部分形态指标与微量元素间的 Pearson 相关系数

变量	Al		Mn		V		Cr	
	r 值	P 值	r 值	P 值	r 值	P 值	r 值	P 值
腰臀比	0.4357	0.001	0.4254	0.001	0.2568	0.048	0.5097	0.000
腰围	0.3613	0.005	0.2746	0.033	0.2849	0.027	0.3592	0.005
肩胛下皮褶厚度	0.3725	0.003	0.2943	0.023	0.3429	0.007	0.3478	0.006

变量	Al		Mn		V		Cr	
	r 值	P 值	r 值	P 值	r 值	P 值	r 值	P 值
肱三头肌皮褶厚度	0.3054	0.018	—	—	0.3339	0.009	0.3375	0.008
体密度	-0.3327	0.009	-0.2707	0.037	-0.3493	0.006	-0.3190	0.013
体脂百分比	0.3446	0.007	0.2608	0.039	0.3364	0.009	0.3160	0.014

3 讨 论

单纯性肥胖是由于体内脂肪的过量蓄积，常使儿童机体处于超负荷状态，引起形态机能发生改变，而这些有异于大多数正常体重儿童的改变又可对肥胖儿童的心理健康产生作用，因此肥胖对儿童身心发育的影响是多方面的。

本调查显示，肥胖儿童发中微量元素含量有普遍增高的趋势，与 Yakinci 等的报道一致。但对不同性别分类后，男童各微量元素含量在两组之间差异无显著性，而肥胖女童发中 Al、Cu、V、Mn 的含量显著高于对照女童，提示肥胖对女童体内微量元素含量的影响可能较为明显。有动物实验表明，Zn 可降低遗传性肥胖大鼠肝脏 5'-脱碘酶活性，使甲状腺激素水平降低，能量消耗减少；同时使二磷酸鸟苷（GDP）与线粒体的连接能力减弱，棕色脂肪组织产热减少，从而与肥胖的发生有关。但在 Singh 等的研究中，肥胖儿童体内 Zn、Mg 含量低于正常体重儿童。血浆 Zn/胰岛素、Mg/胰岛素的比值与体脂百分比负相关，Zn、Mg 缺乏是高体脂百分比的危险因子。

不同年龄组儿童体内微量元素含量差异均无显著性，只有 Mn 含量在 11 岁组高于 13 岁、14 岁组。但部分微量元素（Cr、Mn、V）显示出随年龄增加而逐渐减少的趋势。儿童青少年在进入青春期后，生长发育突增开始，对各种营养素、微量元素和维生素等的需要量大大增加。如果不能及时给予补充，较易出现营养物质缺乏的状况，其中尤以微量元素（如 Zn、Fe、Cr、I 等）的缺乏最为普遍，从而对儿童青少年的健康产生危害。因此，对于进入生长发育突增阶段的儿童，应注意适当调整其膳食结构增加各种营养素（特别是微量元素）的摄入，以维持机体的代谢平衡和正常生理功能。

不同性别儿童体内部分微量元素含量略有差异，女童体内 Zn 含量略高于男童，而 Mn、Cr 的含量较低。这种性别上的差异可能是由于不同性别在不同生长发育时期对各微量元素的需要量不同；同时，青春发育期男女间各种激素分泌水平不同，对不同元素的吸收、运输、代谢及排泄过程不同，从而使各微量元素在体内的蓄积水平有所差别。

儿童体内微量元素含量与各种形态指标有相关关系。对各微量元素与形态指标进行线性相关及偏相关分析发现，Al、I 与肱三头肌皮下脂肪厚度及体脂百分比正相关，Al、Cr 与腰围正相关，I、V、Cr 与体密度负相关，Mn、Cr 与腰臀比正相关。提示 Al、I、V、Cr 可能是体内脂肪蓄积的危险因子，而 Mn、Cr 含量的升高则预示有发生中心型肥胖的可能。齐可民等的研究结果显示，微量元素稳态失调在单纯性肥胖儿童的脂质和脂蛋白代谢紊乱的发生中可能起着一定作用。这说明微量元素与儿童单纯性肥胖之间存在着一定的关系。微量元素与人体内多种生物学作用有关，I 作为甲状腺激素的合成原料对能量代谢有重要的调节作用；Mn 可以促进体内脂肪的氧化作用，加速胆固醇的合成；Cr 能使甘油催化酶活性降低，使血中脂肪和类脂质含量增加。这些因素都可能对儿童期单纯性肥胖的发生产生影响。

（原载于《中国学校卫生》2003 年第 2 期）

3~6岁儿童头发中6种元素与机能和
形态的多元线性回归分析

（2005）

仇赛云　李　燕　刘锦桃

（云南省妇幼保健院）

[导读] 云南2市和2县工业区和城区机关幼儿园儿童发中锌被引入心率、身高、体重的方程中，铜被引入心率、收缩压的方程中，铅被引入心率、收缩压的方程中，锰被引入身高、体重的方程中，铝被引入心率、收缩压、身高、体重的方程中。亦即头发铅、铜、铝含量均与心率、血压有关，头发锌、铝、锰含量均与身高、体重有关。

　　头发微量元素含量及其相互关系能正确反映生长发育状况，可用它作为影响儿童生长发育的评价指标和筛查诊断的参考指标，为预防儿童高血压、生长发育迟缓的可能因素提供信息。

　　微量元素和矿物质是酶、激素、维生素等活性物质的重要组成成分，在人体的生长、发育、疾病、衰老等方面起着非常重要的作用。随着微量元素分析技术的不断进步，人们对微量元素与健康研究的逐步深入，发现微量元素与儿童的生长发育有着密切的联系。为探讨3~6岁儿童发中钙、锌、铜、铅、锰、铝等元素与心率、血压、身高、体重等机能、形态的关系，做了如下分析。

对象和方法

1　对　象

　　采用整群典型抽样，选择了2市和2县，工业区和城区机关幼儿园各半共12个幼儿园为调查对象。

2　方　法

　　对每个儿童由家长或医生填写调查表，测儿童身高、体重、心率、血压等。

　　血压测量：统一使用上式水银柱血压计，袖带宽度为上臂长的2/3，钟形听诊器，儿童取坐位，测量右上臂血压，收缩压取Korotkoff第一相，舒张压取第四相。

　　心率（脉率）测量：使用仪器为三针台钟或跑表，测量前需进行校正，每分钟误差不得超过0.2 s，计数每分钟的心率（脉率）。身高、体重按全国统一调查方法。

　　发铅标本采集、测定：取受检儿童枕部发根处1~2 g头发于清洁专用袋中；由云南大学化学实验室用ICP - AES检测（日本岛津公司1000 - Ⅱ）。

　　统计分析：采用SPSS 10.0 for windows软件，做多元线性回归分析。

结　果

　　共测3~6岁1526名（其中男童548名，女童978名）儿童发钙、锌、铜、铅、锰、铝。各年龄组儿童6种元素均值见表1。

　　各年龄组机能和形态指标的均值见表2。

6 种元素的含量—年龄相关系数（r）见表 3。

6 种元素的含量与机能、形态指标的关系见表 4。

影响机能和形态的微量元素见表 5。

各元素对机能、形态的影响贡献大小见表 6。

各元素之间关系见表 7。

普通回归方程为：

$$Y_{SBP} = 93.9 + 0.001X_1 - 0.0003X_2 - 0.126X_3 + 0.15X_4 + 0.075X_5 + 0.134X_6$$

$$Y_{DBP} = 63.0 + 0.0004X_1 + 0.0033X_2 - 0.016lX_3 - 0.026X_4 + 0.039X_5 - 0.026X_6$$

$$Y_{身高} = 106.1 + 0.001X_1 + 0.044X_2 - 0.0047X_3 - 0.0035X_4 - 0.332X_5 - 0.498X_6$$

$$Y_{体重} = 16.2 + 0.0004X_1 + 0.0137X_2 - 0.0149X_3 + 0.0111X_4 - 0.092X_5 - 0.113X_6$$

逐步回归方程为：

$$Y_{心率} = 97.1 + 0.279X_3 - 0.118X_4 - 0.179X_6 - 0.014X_2$$

$$Y_{SBP} = 94.23 + 0.155X_4 - 0.112X_3 + 0.170X_6$$

$$Y_{身高} = 105.87 + 0.045X_2 - 0.484X_6 - 0.014X_5$$

$$Y_{体重} = 16.18 + 0.0145X_2 - 0.107X_6 - 0.085X_5$$

表 1   分年龄组头发 6 种元素含量   单位：$\mu g/g$

年龄（岁）	n	钙	锌	铜	铅	锰	铝
3	342	414.0 ± 224.7	69.9 ± 30.9	9.8 ± 4.5	6.2 ± 5.1	3.7 ± 2.8	7.1 ± 2.8
4	557	424.8 ± 133.8	74.2 ± 32.6	9.5 ± 4.2	6.2 ± 5.1	3.5 ± 2.5	7.0 ± 2.9
5	730	445.2 ± 248.4	84.2 ± 37.0	9.4 ± 4.6	6.9 ± 5.2	3.1 ± 2.4	6.7 ± 2.9
6	570	515.1 ± 262.7	89.7 ± 40.2	9.3 ± 4.3	6.4 ± 5.3	3.6 ± 2.7	9 ± 3.1
合计	2105	453.5 ± 248.0	80.8 ± 36.7	9.5 ± 4.4	6.5 ± 5.2	3.4 ± 2.6	7.1 ± 3.0
方差齐性检验		$P = 0.000$	$P = 0.000$	$P = 0.462$	$P = 0.099$	$P = 0.000$	$P = 0.136$
F 值		17.9	31.2	1.3	3.4	7.4	7.7
P 值		0.000	0.000	0.266	0.017	0.000	0.000

表 2   机能和形态各指标均值

年龄（岁）	n	心率	收缩压	舒张压	身高	体重
3	3807	99.4 ± 10.0	94.6 ± 8.3	61.9 ± 7.4	94.4 ± 5.6	13.7 ± 1.8
4	4164	97.1 ± 10.3	94.9 ± 8.3	62.1 ± 7.5	101.5 ± 5.5	15.4 ± 2.0
5	4242	92.9 ± 9.9	95.4 ± 8.4	62.7 ± 7.8	107.5 ± 5.8	17.1 ± 2.5
6	3655	92.4 ± 9.7	96.1 ± 8.4	63.7 ± 8.1	112.2 ± 6.2	18.7 ± 2.8
合计	15878	96.2 ± 10.2	95.2 ± 8.3	62.6 ± 7.7	103.8 ± 8.7	16.2 ± 3.0

表 3   儿童头发 6 种元素含量——年龄相关系数及方程（R）

元素	年龄（岁）	回归方程	相关系数	元素	年龄（岁）	回归方程	相关系数
钙（X_1）	3 ~ 6	年龄 = 377.3 + 22.8Ca	0.098**	铅（X_4）	3 ~ 6	年龄 = 5.84 + 0.08Pb	0.016
锌（X_2）	3 ~ 6	年龄 = 48.0 + 6.73Zn	0.188**	锰（X_5）	3 ~ 6	年龄 = 4.48 - 0.165Mn	0.051*
铜（X_3）	3 ~ 6	年龄 = 10.49 - 0.137Cu	0.028	铝（X_6）	3 ~ 6	年龄 = 6.95_ 0.17Al	0.061*

注：** $P < 0.01$；* $P < 0.05$。

表4 头发6种元素的含量与机能、形态的相关系数（r）

元素	心率	收缩压	舒张压	身高	体重	元素	心率	收缩压	舒张压	身高	体重
钙（X_1）	0.021	0.041	0.019	0.016	0.039	铅（X_4）	0.053*	0.09**	-0.015	0.018	0.042
锌（X_2）	-0.038	0.013	0.017	0.191**	0.190**	锰（X_5）	-0.008	0.048*	0.018	-0.152**	-0.119**
铜（X_3）	0.127**	-0.057*	-0.006	0.002	0.007	铝（X_6）	0.055*	0.061**	-0.004	0.188**	-0.130

注：**$P<0.01$；*$P<0.05$。

表5 6种头发元素与机能、形态之间标准回归系数（Beta）

指标	引入回归方程的元素	R	R^2	F	P	指标	引入回归方程的元素	R	R^2	F	P
心率	发铜、铅、铝、锌	0.165	0.027	7.07	0.000	身高	发锌、铝、锰	0.300	0.09	24.92	0.000
收缩压	发铅、铜、铝	0.136	0.019	4.78	0.000	体重	发锌、铝、锰	0.257	0.066	17.81	0.000
舒张压	6种元素均被剔出方程	0.035	0.001	0.30	0.935						

表6 6种发头元素与机能、形态之间标准回归系数（Bata）

元素	心率	收缩压	舒张压	身高	体重	元素	心率	收缩压	舒张压	身高	体重
钙（X_1）	0.035	0.013	0.028	0.032	0.034	铅（X_4）	-0.062*	-0.018	-0.002	0.095**	0.021
锌（X_2）	-0.063*	0.016	0.193**	-0.001	0.184**	锰（X_5）	-0.011	0.017	-0.131**	0.030	-0.111**
铜（X_3）	0.138**	-0.011	-0.008	-0.077**	-0.028	铝（X_6）	-0.052*	-0.010	-0.173**	0.048	-0.120**

注：**$P<0.01$；*$P<0.05$。

表7 6种头发元素之间相互关系（r）

因子	钙	锌	铜	铅	锰	铝	因子	钙	锌	铜	铅	锰	铝
年龄	0.098**	0.188**	-0.028	0.016	-0.051*	0.061*	铜				0.121**	0.57*	0.006
钙		0.372**	0.228**	0.08**	0.301**	0.223**	铅					0.036	0.009
锌			0.165**	0.144**	0.030	0.023	锰						0.191**

讨 论

1 6种元素的平均值水平

本次调查从表1可见6种元素正常值与国内报道不尽相同，发钙低于广东阳江、安徽合肥，高于天津；发锌低于上述地区及福州地区；发铜低于上述地区；发锰高于广东阳江、天津、上海等地；发铅低于广东阳江、天津、上海等地；钙、锌、铜、铅、锰均低于深圳。

从表7可见发钙与其他元素相互之间均存在正相关系，并且均有非常显著意义，提出钙与锌、铜、铅、铝、锰有协同作用。

2 头发6种元素与机能、形态的关系

从表5可见钙被剔出所有方程，6种元素在舒张压方程中均被剔出，本结果提示发钙对心率、血压、体重、身高的预示作用不明显。发钙、锌、铜、铅、锰、铝与舒张压的关系不明显。

锌被列入心率、身高、体重等回归方程中，显示锌主要影响肌肉和骨骼的发育。从表4可知锌与心率呈现负相关，提示发锌含量高、心率减慢，因心率与年龄呈负相关有关，心率随年龄增长而减慢。锌与年龄呈正相关，锌与身高、体重呈正相关，随着锌的含量增加，身高、体重亦增加，与专业知识和生长发育规律相吻合。

铜被引入心率、收缩压等方程，显示铜对机能发育有影响，铜与心率呈正相关，与收缩压呈负相关，表明铜过高会使心率加快，血压降低。

铅被引入心率、收缩压等回归方程，显示铅对机能发育有影响。铅与心率呈负相关，与收缩压呈正相关，表明铅含量高、心率减慢、收缩压增高。铅是一种已经被证明具有毒性的环境污染物，室内装修日益普遍，各种含铅油漆、涂料等装饰材料的应用，使儿童接触铅的机会增加，另外，儿童接触含铅的油漆玩具、文具、吮吸手指、食用爆米花、马路边玩耍及污染铅尘后未洗手直接进食等因素也可增加铅接触，因此，加强环境保护，注意儿童的个人卫生，预防原发高血压，从儿童时期抓起，这也是重要措施和对策之一。

锰被引入身高、体重等回归方程，锰是许多重要酶的组分，这些酶的功能不仅涉及能量产生，骨和软骨的形成、蛋白质和脂肪代谢、含锰的超氧化物歧化酶在保护细胞膜不受自由基损伤方面也起着重要作用，据推测它对机体生长发育有综合影响。本组资料的结果是锰与身高、体重呈负相关，锰过量会使身高、体重受影响。

铝被引入心率、收缩压、身高、体重等回归方程，铝与心率、身高、体重呈现负相关，与收缩压呈正相关，提示铝对体格发育和机能发育均有影响。有人认为25年后，癌症和动脉粥样硬化等疾病基本被控制后，铝中毒可能是人类中主要的疾病之一。铝可干扰人体的正常生理过程而引起各种疾病。铝在生活中被广泛使用，含铝食盐和调味品、某些制酸剂和胃溃疡药、铝锅烤制的酸性或碱性食品、用明矾清洁的自来水、铝箔、香烟、着色剂、食品中的膨松剂、杀虫剂残留物、污染的空气和酸雨等都是人体的铝暴露来源，头发铝含量升高是明显铝暴露和可能铝中毒的指示器。

综上所述，发铅、铜、铝均与心率、血压有关；发锌、铝、锰均与身高、体重有关，由此可见，上述6种头发微量元素含量及其相关关系能正确反映生长发育状况，可用它作为影响儿童生长发育的评价指标和筛查诊断的参考指标。为预防儿童高血压、生长发育迟缓的可能因素提供信息。

（原载于《微量元素与健康研究》2005年第4期）

孕妇毛发矿物质水平与新生儿毛发矿物质水平及体质发育的相关性

（2006）

吉红霞[1]　孔繁增[2]　王　健[2]　李　莉[1]　王建悦[1]　侯雅雄[2]

（1. 张家口市妇幼保健院　2. 河北北方学院）

[导读] 河北张家口孕妇发中锌、铁、钙含量与新生儿头发中的各该元素均呈显著正相关关系，与新生儿体重、身长、头围和胸围等发育指标亦呈正相关。

孕期妇女锌、铁、钙元素水平的变化，可以影响新生儿的体质发育，孕妇应该注意适时补充锌、铁和钙元素。

胎儿生长发育过程中需要不断的从母体中摄取营养，有研究表明，毛发中微量元素含量可以反映机体既往一定时期内的平均暴露水平；孕妇体内微量元素水平会直接影响胎儿体内微量元素的水平；胎儿的体质发育与羊水中的锌浓度呈正相关；甚至认为微量元素与胚胎发育有极为密切的关系。本课题在对本地区妊娠妇女人群矿物质水平调查的基础上，进一步分析母体矿物质水平与子代生长发育的关系。

对象与方法

（一）对象

2005 年 1 月 27 日至 4 月 12 日在本市妇幼保健院产科病房所有住院分娩孕妇，符合下列条件者作为观察对象入选：（1）本市常住人口；（2）无心肝肾等重要脏器病症，无消化功能障碍和代谢性疾病；（3）近半年内未染发烫发；（4）怀孕后未服用过影响微量元素代谢吸收的药物；（5）怀孕期间未患有影响胎儿生长发育的疾病及营养不良；（6）孕龄为 38～41 周。从上述人群中抽取 56 例作为观察样本，剔除资料不全者 6 名，50 名新生儿的配对资料进入统计分析。样本中产妇平均年龄 27.86 岁，平均孕期 276.81 d。

（二）方法

1. 资料收集：所有孕妇毛发样本的采集工作、流行病学资料收集工作均在分娩前完成，新生儿毛发样本的采集工作在出生后 3 d 内完成，发育指标测量数据在新生儿出生后 1 h 内测量收集完成。

2. 毛发样本采集及检验：孕妇毛发样本采集化验方法见相关文献。检测仪器为山东通信仪器厂生产的 MP－2 溶出微量元素分析仪。为更好地反映临产期矿物质水平，采集毛发样本时于枕后部贴近皮肤剪取，弃去发梢大部截取近发根部 3 cm 内毛发样本 1 g。新生儿毛发在枕后较大面积全部剃取使其凑足所需重量。待毛发样本全部收集后，在实验室集中进行前期处理。发样依次经自来水漂洗 3 次，分析纯乙醇浸泡 1 h，1% 中性洗涤剂浸泡 3 min，自来水洗涤 3 次，2 次去离子水洗涤 2 次，120 ℃下烘烤 90 min 备用。称量 0.1 g 毛发，加入 3∶1 混合酸 5 mL（浓硝酸、高氯酸），电热板加热消化。采用微量元素分析仪检测毛发样本中锌、铁、铜、铅、钙、镁等元素的含量。

3. 统计学处理：将实验室检测数据和发育指标的测量数据进行整理，共取得 50 对 100 份有效数据。在 Excel 下建立数据库用 SPSS 10.0 统计软件进行统计处理。新生儿生长发育指标，出生体重（g）、头围（cm）、身长（cm）与孕妇毛发样本、新生儿毛发样本中矿物质检测数据整理为配对分组，对如上 2 组的多个变量的资料进行多元回归分析，同时进行孕妇、新生儿毛发样本中各个元素之间的双变量相关分析。

结　果

（一）新生儿发育状况

本次调查所得 50 名新生儿身高、体重、头围和胸围 4 项生长发育指标均在正常范围，见表 1。

表 1　50 名新生儿生长发育指标的平均水平

生长发育指标	均数（$\bar{x}$）	标准差（s）	生长发育指标	均数（$\bar{x}$）	标准差（s）
身长（cm）	49.36	1.773	头围（cm）	34.16	1.173
体重（g）	3267.35	347.061	胸围（cm）	33.10	3.792

（二）孕妇与新生儿毛发矿物质的平均水平及相关性

50 对孕妇与新生儿的毛发样本中矿物质水平，见表 2。母婴间毛发中矿物质相关分析表明，锌、铁、钙有较好的正向相关一致性，即新生儿毛发样本中的锌、铁、钙 3 种矿物质水平随孕妇毛发样本中这 3 种元素的含量升高而升高，但是铜、铅元素则没有表现出这种相关一致性，见表 2。

表2　孕妇与新生儿毛发矿物质的平均水平及相关性　　　　　单位：$\mu g/g$

项目	例数	锌	铁	钙	铜	镁	铅
孕妇组	50	116.74 ± 8.49	17.28 ± 3.60	156.26 ± 5.64	17.22 ± 1.88	35.82 ± 3.20	24.72 ± 3.18
新生儿组	50	103.02 ± 2.66	7.66 ± 1.82	146.28 ± 2.64	11.96 ± 0.85	22.31 ± 1.98	6.84 ± 2.01
相关系数（r）		0.713	0.471	0.461	0.21	0.310	0.011
P 值		0.001	0.01	0.001	0.068	0.028	0.939

（三）孕妇毛发矿物质水平与新生儿发育指标的相关性分析

将各个矿物质作为自变量、各个发育指标作为因变量进行每一种矿物质与每一项发育指标的相关分析，结果表明孕妇发样中的锌、铁、钙3种元素与新生儿的体重、身长、头围、胸围4项发育指标均有一定程度的正相关，即新生儿的各项发育指标随孕妇毛发样本中锌、铁、钙各元素含量的增加而增加，见表3。

表3　孕妇毛发矿物质水平与新生儿各发育指标间相关性分析

发育指标	元素	相关系数（r）	P 值	发育指标	元素	相关系数（r）	P 值
体重	Zn	0.299	0.041	头围	Zn	0.586	0.012
	Fe	0.343	0.016		Fe	0.381	0.026
	Ca	0.333	0.019		Ca	0.304	0.033
身长	Zn	0.298	0.045	胸围	Zn	0.305	0.037
	Fe	0.307	0.032		Fe	0.301	0.035
	Ca	0.285	0.048		Ca	0.455	0.018

讨　论

今天我国已经步入小康社会，严重营养缺乏所造成的胎儿发育不良问题已经退后到次要位置。从微量元素营养的角度、从边缘性营养缺乏可能造成的影响去探讨调查人群母婴营养问题，也许更有利于新的社会经济形势下的健康教育和健康促进工作，因此我们应该将探索的眼光也随之转移到这方面来。

我们知道，刚刚出生的新生儿体重可反应宫内胎儿的营养状况，胎儿期的营养状况可以影响胎儿的生长发育指标。新生儿的身长表示宫内胎儿全身生长的速度和水平，提示骨骼的生长及尺度的增加，是反映宫内胎儿个体发育状况和营养水平的一个稳定指标。新生儿头围表示头颅及脑的大小，与脑的发育密切相关。胎儿时期神经系统发育最早，尤其是脑的发育最为迅速，刚出生后的新生儿头围对评价宫内体格发育具有特殊的意义。考察怀孕妇女各种元素对如上新生儿发育指标的影响，找出内在规律，对于指导妇幼保健实际工作中有关健康教育和健康促进的卫生、营养知识的宣传普及具有重要的现实意义。

本课题在怀孕妇女发样中各元素与新生儿单项发育指标的相关性分析中我们看到，体重、身长、头围、胸围与铁、钙、锌等元素之间存在有相互依存的正相关性，同时在孕妇毛发样本与新生儿发样本中锌、铁、钙3种元素之间也有着明显的正相关，这使我们可以认为怀孕妇女体内钙、铁、锌等元素的充足对于怀孕期间宫内胎儿的生长发育应该有一定的促进作用。因此，孕期适时补充微量元素，充分满足孕妇的营养需求才能保障宫内胎儿的正常生长发育。

（原载于《中国生育健康杂志》2006年第4期）

360 例智力发育迟滞儿童的智商与某些微量元素关系的探讨

（1987）

岳仲彦　曹淑章　宋乃华

（天津市立第一医院）

[**导读**] 天津地区 1~8 岁智力低下儿童锌、钙、锶含量显著低于正常儿童。随着智商的降低，发锌含量明显降低，而发铅含量明显增加。边缘型、轻度型和中度型智力落后儿童头发锰、铜、铁含量也显著低于对照组。

　　由于边缘型和轻度型智力发育迟滞儿童的智力可经过教育训练，这为以后开展对智力发育迟滞儿童的治疗提供了一定的参考价值。

近 20 多年来微量元素的研究发展迅速，为防治疾病开创了新的途径，多年来研究认为微量元素对维持中枢神经系统的构造及生理功能具有重要意义。

加拿大的 Robent 曾通过分析头发内微量元素的含量来确定儿童的智力。据蒙特利尔研究报道，他们通过头发内微量元素的分析，能将 31 名智力缺陷儿童与 22 名正常儿重区别开来，其准确率竟达 98%。

为此我院自 1985 年 3 月至 1987 年 7 月将天津地区（包括市、郊区），来我院智力低下门诊就诊者 350 例，其中经智商测定，并查头发、钙、锰、铁、铜、锌、铅、锶等微量元素做一分析。

材料和方法

（一）智力发育迟缓的原因是多种多样的，本组年龄最小者 1 岁，最大者 8 岁，来我院智力低下门诊检查除一般查体和必需的化验外，并做智力测查，智测方法大部分为斯坦佛—比内法，小部分用韦氏法测定，标准为美国精神病学会（Dsm Ⅱ）和世界卫生组织（IGD$_3$）的分类办法（G. Davison，1974）。

本组病例中经智力测查为：

边缘的智力落后 165 例；

轻度的智力落后 66 例；

中度的智力落后 91 例；

严重的智力落后 28 例。

（二）发样的收集和实验方法：

发样的收集和处理按相关文献的方法，每个发样由天津技术物理所用同位素源激发 X 射线荧光分析法，利用内标法，采用薄靶做定量分析。

结果和讨论（表1）

表1　360例智力发育迟滞儿童不同类型（智商）的微量元素与对照组的关系　　　单位：$\mu g/g$

分类	微量元素						
	钙	锰	铁	铜	锌	铅	锶
边缘型	253.764	1.244	13.756	7.772	77.551	13.437	1.78
轻度型	272.33	1.121	12.133	7.562	80.91	12.567	1.441
中度型	243.385	1.211	14.074	8.711	71.335	15.678	2.254
严重型	275.68	1.745	18.826	10.229	59.363	19.05	1.506
对照组	400	1.54	18.4	9.8	89	13.5	8.7

多数材料证明，锌、铜、铁、锰、铅都明显影响儿童的智力，特别是锌缺乏，原因是这些微量元素与人体多种酶的合成有密切的关系，如缺乏或含量减少就会影响大脑中一些重要酶的活动，使得结构发生改变，影响儿童智力的发育。

本组360例智力发育迟滞儿童锌都明显低于对照组，随着智力低下，锌明显降低，经统计学处理有明显差异，$P < 0.01$。

锰、铜、铁在边缘型、轻度型、中度型较对照组低，经统计学处理与对照组有明显的差异，$P < 0.01$。

钙、锶都偏低，各型与对照组有显著差异，经统计学处理 $P < 0.01$。

本组病例铅较对照组高，且随着智商的降低，铅含量明显增加。

智力发育迟滞是多种因素造成的，同时也影响小儿智力发育，微量元素的改变只能说明智低儿童的一方面因素。值得深思的是，边缘型、轻型智力发育迟滞儿童各项微量元素都明显低于对照组，此两组病例占总病例的大多数（近2/3），因为这两组患儿经过教育是可训练的，这为以后开展对智力发育迟滞儿童的治疗提供了一定的参考价值。

（原载于《天津市第二届微量元素与健康学术讨论会论文汇编》，1987）

300例缺碘区与非缺碘区侗族儿童头发微量元素含量与智力关系的初步探讨

（1987）

李以暖　　薛俊源　　李高辉　　马才镇

（湖南有色地质防治医院）

[导读] 湖南西部缺碘区5～10岁侗族儿童头发锌、锰、钴、锶和钒含量明显低于相邻的非缺碘区同龄儿童，而头发铜、镍、钛、钡含量则明显高于非缺碘区。将这些儿童按智商高低分成5组，各组之间发锌含量未见明显差异，但发钴含量随智商增大而升高，特别是智力低下组，发钴比优智组低4倍；发镍随智商增大而降低，低智组比优智组高近7倍。

头发测定结果反映了缺碘区与非缺碘区的微量元素差异，可能提示了某些微量元素与智力水平的关系。

我们对缺碘区和非缺碘区各 150 名的 5～10 岁侗族儿童头发中 10 种微量元素及智商进行了测定，对结果进行了讨论。

一、对象和方法

选择湖南西部，经流行病学调查确认地甲病与地克病流行区的新晃县；与相邻的非流行区芷江县为采样点。根据年龄、性别 1∶1 的配对，健康组删除有心、肝、脾、肺、肾等疾患的儿童，各取 150 例。采用国际通用的 DDST 法测定智商。

使用美国 S pectraspan Ⅲ A 型直流等离子体—中阶梯光栅直读光谱仪（DCP）。

用商业部食品研究所提供的猪肝标样作为仪器质量控制。

二、分析结果

150 名缺碘区和 150 名非缺碘区侗族儿童头发中 10 种微量元素含量除 Pb 外均有高度显著差异。

把 300 名儿童按智商高低分为 5 组。各组之间发 Zn 未见明显差异；发 Co 随智商增大而升高，特别是智力低下组，发 Co 比优智组低 4 倍；发 Ni 随智商的增大而降低，低智组比优智组高近 7 倍。

另外，缺碘区与对照区智商分布存在高度差异。应用逐步回归分析可得到：

智商（IQ） $= 81.68533 + 1.4991 \times Co - 5.186l \times Ni$。

三、讨 论

碘是人类发现的第二个必需微量元素，具有重要的生理功能，缺碘会引起地方性甲状腺肿及克汀病的发病机理，迄今仍是一个没有很好解决的问题。如克汀病的智能低下、聋哑、运动神经障碍为主要表现，何以缺碘会造成这样广泛的脑发育障碍？国内外近年开始用微量元素治疗各种智力障碍的患者，收到良好效果，因此微量元素研究在地甲病和地克病的防治中引起了重视。

从本文两个相邻的缺碘区与非缺碘区的人发微量元素含量测定可看出，缺碘区发 Zn、Mn、Co、Sr 和 V 明显低于非缺碘区（$P < 0.01$），而 Cu、Ni、Ti 和 Ba 明显地高于非缺碘区。而且智商水平非缺碘区明显高于缺碘区，两区地理上相邻，民族相同，山区文化教育水准相近，为何儿童智力相差明显？除碘缺乏的重要因素外，从本文的结果可以看出，缺碘区可能由于它的特殊地理环境造成了元素的迁移、流失或富集，从而造成了人体内碘以外的其他元素的缺乏，过量或平衡失调，使儿童表现出智力发育障碍。

微量元素 Co 是人体必需微量元素之一，早在 1879 年 Azary 已指出钴对造血的良好效能，钴能影响蛋白质、氨基酸辅酶及蛋白质的合成。补充钴、铜、锰可加速生长发育、增强体质，同时钴可改善锌的生物活性，增加锌的吸收率。微量元素 Ni 属于第四周期里的元素，具有刺激造血机能的作用，能促进红细胞的再生。已有研究指出 Ni 在试管中可以激活精氨酸酶、羟化酶和胰蛋白酶，并且在某些条件下能够抑制酸性磷酸酶的活性。还有人发现 Ni 在一些组织中与 RNA 紧密结合在一起，并稳定核酸的结构，并认为 Ni 对于维持膜的结构和功能起着广泛的作用。因此 Ni 的水平降低就有可能引起机体代谢上的变化，从而导致某些重要器官功能的障碍。本文测定发 Ni 结果与西安崔氏报道完全一致，至于高 Co 低 Ni 在缺碘区对儿童的智力水平发生影响，是微量元素 Co、Ni 单独起作用还是通过加剧缺碘效应，有待于进一步探讨。

地甲病和地克病与微量元素关系密切，目前对 Mn 的说法不一，有的认为低 Mn 可加重地甲病的发生；另一意见认为高 Mn 可致地甲病，本文结果缺碘区发 Mn 低于非缺碘区。

我们认为本文测定结果代表了两组人群的微量元素营养摄取状态，反映了缺碘区与非缺碘区微量元素的差异，可能提示了某些微量元素与智力水平的关系。

（原载《天津市第二届微量元素与健康学术讨论会论文汇编》，1987）

微量元素与幼儿智力

（1987）

易紫兰　　陆晓华　　沈祥娣　　孙大海

（华中工学院）

[导读] 主成分分析表明，影响武汉地区 3 ~ 5 岁幼儿智力的微量元素，主要有锌、铜，其他还有镉、铬、铅，再次之是镁、锰。用 5 ~ 7 种头发元素进行模式识别分析，对次正常智力儿童的判别符合率达 80%，取应试儿童头发进行微量元素含量测定，运用既定最佳模式判别即可知该儿童的智力状况。

测试所得头发元素背景数据，可为武汉地区幼儿教育、健康、营养调剂提供科学依据，也可为我国制定人才培养规划提供参考。

1985 年初，我们开始进行多种微量元素与幼儿智力的研究工作，经过选点、取样，测量幼儿智商与幼儿头发中多种微量元素，并运用主成分分析、模式识别多因子判别分析，探求微量元素与幼儿智力的关系。此外测试所得的大量数据可为武汉地区幼儿智力、微量元素状况积累背景值，这些基础工作，可以为幼儿教育、健康、营养调剂提供科学依据，也可以为我国制定人才培养规划提供参考。

材料与方法

本文采取幼儿发样，清洁处理后湿法消化，用示波极谱催化波法测定 Se 的含量，其他如 Mn、Pb、Cd、Cr、Zn、Cu 等均用原子吸收分光度法测定。

从 1985 年初至今共取了两批样品，对 3 ~ 5 岁幼儿 106 名分别进行了智力测验和 9 种微量元素的测定，现分 3 个部分叙述如下：

1. 选点、取样、测定幼儿头发中的微量元素：

1985 年 5 月确定了 2 个试验点，一是华中工学院幼儿园中（四）班 34 名幼儿，另一个是武汉市江岸区黎黄陂路幼儿园小（二）班 28 名幼儿，此为第一批参加试验幼儿共 62 名。1986 年 10 月又对华中工学院幼儿园中（四）班的 44 名幼儿取样试验。前后两批参试儿童共 106 名，两批都测定了多种微量元素，其中有 8 种是相同的，不同的是第一批测了 Pb，而第二批没有测 Pb 而是测了 Fe，具体测量数据见表 1 和表 2。

表 1　1985 年 5 月第一批试样微量元素测定值（62 名）　　　　单位：$\mu g/g$

元素	Se	Mn	Pb	Cd	Zn	Cu	Ca	Mg	Cr
平均值	0.56	22.9	0.71	0.18	139.1	7.38	435.7	56.7	0.98

表 2　1986 年 10 月第二批试样中微量元素测定值（44 名）　　　　单位：$\mu g/g$

元素	Se	Mn	Fe	Cd	Zn	Cu	Ca	Mg	Cr
平均值	0.23	1.37	68.2	0.45	138.7	6.3	293.2	38.2	1.54

从表1、表2中可看出两批发样中微量元素的测定值 Zn、Cu、Mg、Ca、Cd、Cr 都是相近的，但 Se 和 Mn 有差距，即第二批发样中的 Se、Mn 均低于第一批的含量，因为第二批发样消化过程中温度偏高，使 Se 和 Mn 有可能有些挥发损失，另外所用仪器不同，第一批试样测 Se 是用的 JP－1 型示波极谱仪；用无焰原子吸收分光光度法测的 Mn；第二批试样采用 JP－2 型示波极谱仪导数波测的 Se；用火焰原子吸收分光光度法测 Mn。我们认为第一批样品和第二批样品中个别元素测定值虽有差别，但同一批样品的测定条件是一致的，同一批试样的测定值作相对比较进行判别分类仍是可行的。

2. 幼儿智力测量与分类：

应用北京大学吴天敏教授所编的《中国比内测验指导书》第三次修订本所列的施测方法，主试人经过熟悉和充分准备，对受试幼儿 106 名逐个单独进行测验，记录测验情况和测验日期，计算受试儿童的实足年龄和智商（IQ），根据智商将受试儿童分为三类，智商在 110 以上者为优秀智力；智商在 90～110 者为正常智力；智商在 75～90 者为次正常智力。在受试的 106 名儿童中未发现极超常儿童和弱智儿童。在智力分类中也参考了幼儿园教师对受试儿童长期观察了解的智力状况的记录、家访谈话评语等资料。

现将两批受试儿童的智力分类列入表3。

表3　两批受试儿童的智力分类情况

批号	智力分类			
	优秀智力者	正常智力者	次正常智力者	回判检验
第一批受试幼儿 62 名	9 名	41 名	5 名	7 名
第二批受试幼儿 44 名	8 名	21 名	5 名	10 名

将每一批受试儿童样品中 9 种微量元素的测定值按智力分类列入表4和表5。

从表4、表5可以看到微量元素与幼儿智力的关系很难从某一个元素含量的高低直接指示出来，因为人体内各种元素的存在量及其相互作用受很多因素的影响，有的相长，有的相互抑制，即所谓的拮抗效应，总之是很复杂的，所以不可能仅考虑某一元素对幼儿智力的影响，应考虑多因素的作用，但要找出其中起主要作用的一些元素，于是我们运用自编程序在 IBM 计算机上进行了主成分分析（程序名是：Principal Component Analysis），结果发现这 9 种微量元素中影响最大者为 Zn、Cu，其次还有 Cd、Cr、Pb，再次之是 Mg、Mn，于是我们将这 9 种元素按不同的组合方式在 Apple Ⅱ 微处理上对上述 106 例微量元素数据及智力分类，分批地进行了模式识别多元判别分析。

表4　1985 年 5 月第一批 62 名幼儿头发中微量元素测定值分类平均值　　　　单位：$\mu g/g$

类别	元素								
	Se	Mn	Pb	Cd	Zn	Cu	Ca	Mg	Cr
第一类	0.54	25.4	0.73	0.18	109.3	7.77	385.7	65.9	1.09
第二类	0.56	22.7	0.71	0.19	153.7	7.35	459.5	60.6	0.98
第三类	0.45	20.6	0.58	0.12	116.5	7.0	368.4	34.4	0.66

表5　1986 年 10 月第二批 44 名幼儿头发中微量元素测定值分类平均值　　　　单位：$\mu g/g$

类别	元素								
	Se	Mn	Fe	Cd	Zn	Cu	Ca	Mg	Cr
第一类	0.21	0.98	42.2	0.35	132.6	8.96	183.8	28.6	1.25
第二类	0.23	1.53	57.4	0.46	134.9	9.46	305.7	45.6	1.65
第三类	0.25	1.5	118.2	0.48	153.9	10.3	363.2	56.9	1.45

3. 计算机模式识别多元判别分析：

采用的模式识别程序是"PROGRAM OF ANALYSIS OF DECISJON"，将所得多种微量元素的测定数据输入该程序的数据区，进行识别处理即可得每个受试儿童的智力判别分类，这种结果可与原来测验的智商分类情况进行对照，同时随机抽样数个进行回判检验。

下面将两批试样各元素的4种组合方式排列如下：

第一批试样：

第一种：9个元素：Se、Mn、Pb、Cd、Cu、Zn、Ca、Mg、Cr

第二种：7个元素：Se、Mn、Pb、Cd、Cu、Zn、Cr

第三种：5个元素：Se、Cd、Cu、Zn、Cr

第四种：3个元素及锌铜比：Se、Cd、Cr、Zn/Cu 比

第二批试样：

第一种：9个元素：Se、Mn、Cd、Cu、Zn、Ca、Mg、Cr、Fe

第二种：7个元素：Se、Mn、Cd、Cu、Zn、Cr、Fe

第三种：5个元素：Se、Cd、Cu、Zn、Cr

第四种：3个元素及锌铜比：Se、Cd、Cr、Zn/Cu 比

将上述不同元素组合方式的数据分别输入计算机模式识别多元判别程序，其所得的判别结果与智力测验的分类结果进行对照，其符合率列入表6。

表6　计算机判别分类与智力测验分类结果的符合率

组合方式	第一批（1986年5月）			第二批（1986年10月）		
	第一类	第二类	第三类	第一类	第二类	第三类
9个元素	55.5	56.1	80	87.5	57.1	40
7个元素	33.3	5.61	80	87.5	57.1	80
5个元素	88.9	46.3	80	75	47.6	80
3个元素和锌铜比	44.4	31.1	80	50	36	20

抽样回判检验的结果：第一批的符合率为71%。第二批的符合率为80%。

结果与讨论

1. 本文通过以上三方面的工作，从表6所列数据和抽样回判检验的符合率可以看出幼儿智力与幼儿头发中的多种微量元素的含量是有一定关系的。第一批62名受试儿童发样中微量元素测定结果不论用哪种组合方式，对次正常智力儿童（即第三类）的判别都比较接近智力测验的结果，即有80%的符合率。当然这种符合率也受智育分类的影响，因为在智力测验时，幼儿的情绪、临场发挥，环境，对主试人提问方式、态度的适应等都有关系，所以处于某类边沿者很有可能误判。

2. 从表6还可看出第一批试样用5元素的组合方式进行模式识别判别分析结果与智力测验分类结果符合率较高；第二批试样系用7个元素组合进行模式识别判别分析较好；这与应用主成分分析程序所得结果是相吻合的，从这里可以看得出一个初步结论：即研究幼儿智力与微量元素的关系进行模式识别多元判别分析至少要有5个至7个微量元素，主要应有 Zn、Cu，其次还应有 Cd、Pb、Cr、Fe、Mn 等，少于5个元素的判别效果都很差。

3. 幼儿头发中微量元素的含量受环境因素的影响很明显。在第一批62名受试儿童中有34名是华中工学院幼儿园的，幼儿园在华中工学院院内，环境优美、安静，附近较少有汽车往来，家属区亦如此。另28名儿童是地处武汉闹市区的黎黄陂路幼儿园的，幼儿园门前就是汽车频繁过往的马路，这些幼儿也

居住在闹市区，他们头发中的含 Pb 量明显高于华中工学院幼儿园的受试儿童。华中工学院幼儿园受试儿童头发中含 Pb 量的均值是 0.54 $\mu g/g$，而武汉市黎黄陂路幼儿园的受试儿童头发中含 Pb 量均值是 0.93 $\mu g/g$，这显然与他们长年生活在闹市区汽车所排废气中的铅污染是有直接关系的。

4. 在以上研究工作的基础上，对受试儿童可进行观察，或再次测定他们头发中的微量元素含量进行判别处理和对比，可检验研究方法和结果，以求进一步完善和优选出最佳模式和判别方法，扩大应用范围。这样我们就只需取应试儿童的发样进行微量元素的测定，运用既定最佳模式判别即可知儿童的智力状况，这样工作可积累大量背景值，或存入有关数据库，可以为制定教育方案、人才规划或人才预测提供科学的依据。

（原载于《微量元素》1987 年第 4 期）

缺碘地区侗族儿童智商与其头发中 10 种微量元素的关系探讨

（1990）

郭绥衡[1]　刘　玄[2]　彭鸣辉[3]　杨佐寿[3]　陶　践[1]

（1. 湖南省卫生防疫站　2. 湖南省新晃侗族自治县卫生防疫站
3. 湖南省芷江侗族自治县卫生防疫站）

[导读] 湖南缺碘地区新晃侗族自治县与非缺碘地区芷江侗族自治县 5～10 岁侗族儿童发中微量元素的相关关系，以及智商与微量元素的关系各不相同。缺碘地区儿童智商与发中锶、钡、铅、锌含量关系密切，非缺碘地区儿童智商与发中钒、镍、钴含量关系最为密切。

许多学者研究发现某些元素过多或过少与一些疾病的发生有一定的关系。近几年来，随着测试手段日趋先进，分析方法也由单因素发展到多因素，可能更确切的反映 TE 与健康的关系。但是，缺碘地区儿童头发多种 TE 之间的关系及其与 IQ 的关系如何？此类报道较少。作者于 1987 年 3—4 月对湘西新晃、芷江两个侗族自治县的 230 名 5～10 岁侗族儿童进行了研究分析。

材料与方法

新晃、芷江位于湖南西部，东经 109～110°，北纬 27～28°，属山区，海拔 1000 m 左右。武陵山、苗岭延伸其境，山高谷深。年降雨量 1100 mm 左右。选择 5 个缺碘地区乡为研究地区，其饮用水碘含量平均为 2.30 $\mu g/L$，碘盐防治前地甲病患病率为 3.77%～8.23%，居民尿碘平均 <50 $\mu g/g$ Cr。选择与碘地区的地理状况和居民文化、经济状况相同的 5 个非缺碘地区乡为对照区，其饮用水碘平均含量为 13.60 $\mu g/L$，甲肿率均 <3.0%，碘含量 >100 $\mu g/g$ Cr。两地区各抽查 115 名 5～10 岁健康侗族儿童作为研究对象，其性别、年龄按 1∶1 配对。男性 58 对，女性 57 对。他们均为采用补碘措施前出生，无明显的急慢性疾病的症状，也无使用 TE 药品治疗史。其居住附近均无工厂企业排放的"三废"污染。

用《中国比内量表》由专人测 IQ，每人采集头皮 1～2 cm 的枕部头发 1～2 g，经常规处理后由专业人员用美国 Spectraspan Ⅲ 型直流离子体—中阶梯光栅直读光谱仪测定头发中 Zn、Cu、Mn、Co、Ni、Sr、

Ti、Pb、Ba、V 的含量。以商业部食品研究所提供的猪肝标准样作为质控标准样。全部数据用电子计算机处理。

结 果

缺碘地区与对照地区儿童的 IQ、年龄和 10 种 TE 含量的均数和标准差见表 1。两地的群体水平比较表明，前者的 IQ、Zn、Mn、Co、Sr、V 低于后者，而 Cu、Ni、Ti、Ba 高于后者，仅年龄和 Pb 差别无统计学意义（$P > 0.05$）。

表 1 缺碘地区与对照地区各 115 名 5~10 岁儿童的 12 项指标的比较

		IQ	年龄	Zn	Mn	Co	Cu	Ni	Sr	Ti	Pb	Ba	V
缺碘区	$\overline{X}$	75.6	7.5	103.6	3.2	0.5	7.8	0.8	0.3	0.8	8.7	1.5	1.0
	S	7.9	1.9	22.8	3.1	0.7	1.0	0.3	0.2	0.7	2.8	1.1	0.9
对照区	$\overline{X}$	82.8	7.5	112.2	4.6	2.3	7.2	0.7	0.5	0.3	8.6	1.2	1.6
	S	11.9	1.9	28.7	3.6	1.4	1.2	0.4	0.2	0.6	2.8	0.7	0.8
	U	5.41	0	2.52	3.16	12.33	4.46	2.14	7.53	8.48	0.27	2.47	4.73
	P	<0.01		<0.05	<0.01	<0.01	<0.01	<0.05	<0.01	<0.01	<0.05	<0.05	<0.01

注：TE 的单位 mg/kg。

两地儿童的性别（男 =1，女 =2）、年龄和 10 种 TE 含量之间的 66 个相关系数（表 2）表明，缺碘地区有 16 个（24.24%）、对照区有 31 个（46.97%）相关系数有统计学意义（$P < 0.05$ 或 $P < 0.01$）。前者性别与 V，Zn 与 Mn、Pb、Ba 呈负相关，其余 12 个均为正相关；后者除性别与 Zn 呈负相关外，其余 30 个均为正相关。经配对统计分析，差别有显著性（表 3）。

表 2 缺碘地区与对照地区各 115 例儿童 12 项指标的 66 个相关系数比较

对照地区	缺碘地区											
	性别	年龄	Zn	Mn	Co	Cu	Ni	Sr	Ti	Pb	Ba	V
性别		0.004	0.062	0.176	-0.070	0.071	-0.079	0.234#	0.114	0.264*	0.244*	-0.193#
年龄	0.004		-0.008	0.008	-0.173	-0.001	0.109	-0.028	0.101	0.066	0.021	0.035
Zn	-0.239*	-0.055		-0.211#	0.099	0.098	-0.001	-0.021	-0.109	-0.305*	-0.198#	-0.049
Mn	0.175	0.124	-0.063		0.077	0.035	0.132	0.494*	-0.145	0.292*	0.581*	0.046
Co	0.003	0.081	0.090	0.670*		-0.022	0.301*	0.164	-0.093	0.023	-0.070	0.369*
Cu	-0.138	-0.082	0.389*	0.247*	0.192#		-0.028	0.102	-0.021	0.353*	0.066	0.017
Ni	-0.013	0.073	0.103	0.769*	0.731*	0.288*		-0.005	0.138	0.107	0.057	0.203#
Si	0.125	0.164	0.078	0.554*	0.191#	0.260*	0.419*		0.024	0.165	0.738*	0.138
Ti	0.068	0.044	0.064	0.183	0.230#	0.038	0.163	0.159		0.035	0.034	0.087
Pb	0.323*	0.091	0.005	0.534*	0.600*	0.093	0.418*	0.274*	0.152		0.229#	0.094
Ba	0.158	0.071	0.145	0.730*	0.548*	0.389*	0.713*	0.567*	0.254*	0.504*		0.007
V	0.001	0.059	0.166	0.442*	0.618*	0.213#	0.472*	0.055	-0.019	0.467*	0.397*	

注：*$P < 0.01$；#$P < 0.05$。

表 3　缺碘地区与非缺碘地区 66 对相关系数的异同情况

		缺碘地区		
		相同	不同	合计
对照地区	相同	8	22	30
	不同	8	28	36
	合计	16	50	66

注：$X^2 = 5.633$；$P < 0.025$。

经逐步回归分析 IQ 与 10 种 TE 和性别、年龄 12 个自变量的关系，剔除 $F \leqslant 0.4$ 的自变量，缺碘地区选出了 5 个自变量与 IQ 关系最密切，得一标准回归方程：

$$\hat{y}_1' = -0.283 \times Sr + 0.231 \times Ba + 0.191 \times Pb - 0.187 \times 年龄 + 0.177 \times Zn$$

此方程 $F = 3.21$，$F0.01\ (5109) = 3.20$，$P < 0.01$，方程 $\alpha = 0.01$ 水平上显著。

对照区选出了 4 个自变量与 IQ 关系最密切，得另一标准回归方程：

$$\hat{y}_2' = -0.408 \times 年龄 + 0.171 \times V - 0.147 \times Ni - 0.142 \times Co$$

此方程 $F = 9.68$，$F0.01\ (4110) = 3.51$，$P < 0.01$，回归在 $\alpha = 0.01$ 水平上显著。

讨　论

本文研究了两个不同地区儿童的 IQ 和 10 种 TE 含量，从群体水平看，缺碘地区 IQ 低，Zn、Mn、Co、Sr、V 也低于对照地区，而 Cu、Ni、Ti、Ba 高于对照地区。进一步分析性别、年龄、10 种 TE 之间的关系，表明缺碘地区与对照地区也不相同。反映了不同地区人群不仅 TE 含量不同，TE 之间的关系也可能不相同。这可能是两地的土壤、水、食物中 TE 的种类和数量不同所致。本结果提示在研究 TE 与疾病的关系时，如被研究者系来自同一地区，比较的意义可能更大些。

用逐步回归分析儿童 IQ 与其性别、年龄和 10 种 TE 的关系，其密切程度由大到小缺碘地区是 Sr > Ba > Pb > 年龄 > Zn；对照地区为年龄 > V > Ni > Co。值得注意的是两地都引入了年龄这一因素，且呈反比。这可能与自 1978 年以来逐步推行一对夫妇只生一个孩子的计划生育政策，使家长们对孩子的营养和早期教育逐渐重视和加强有关。两地的回归方程中，被引入的 TE 无一相同，这与不同的自然环境导致不同地区人群头发中各种 TE 之间的关系不同有关。说明 TE 对儿童智力发育的影响是个十分复杂的问题。缺碘地区与非缺碘地区智力低下的病因是否由上述几种 TE 多寡所致，需进行更多的流行病学调查和实验动物研究来证实。

（原载于《中国地方病学杂志》1990 年第 4 期）

地甲肿流行区智力低下儿童头发中 14 种元素分析

（1993）

陈志辉[1]　游在森[1]　于凌志[1]　王木华[1]　涂清华[1]　俞建明[1]　林洪[2]

（1. 福建省地方病防治研究所　2. 福建省测试技术研究所）

[导读] 福建福州郊县地甲肿流行区智力低下儿童发中锌、钙、镍、铅、铬含量明显低于非病区健康对照组，而铁、锰、铝含量则明显高于对照组，说明地甲肿流行区儿童智力发育落后可能

还与锌、钙、镍3种元素的缺乏和铁、锰2种元素过高有关，碘缺乏不是唯一的病因。

地甲肿流行区学龄儿童中存在相当数量的以轻度智力发育落后为主要特征的亚克汀病患者已渐引起人们的重视，目前多认为，此现象主要与碘缺乏有关。然而一些学者提出，碘缺乏并不是产生地甲肿、地克病及智力低下唯一的病因，可能还有其他微量元素的作用。为了探讨地甲肿流行区儿童智力发育水平与各种元素的关系，我们选择易于采集、保存且又能客观反映人体内一段时期元素代谢状况的头发作为衡量对象，以揭示各种常量、微量元素对智力发育的作用。现将结果报告如下。

1 材料与方法

1.1 调查对象

选择地甲肿严重流行的福州市郊县——永泰县富泉乡作为本次调查的观察点，当地病区地甲肿患病率20.83%，7~14岁学生肿大率83.45%。采集该乡中心小学63名学生的发样，男30名，女33名，其中智力低下患儿41名。

1.2 方法

1.2.1 智力测验及智商分级 智力测验采用吴天敏修订的《中国比内测验》（1981年，第三版）；智商分级参照国内外一般规定，以IQ≤69为智力低下。

1.2.2 发样的制备及洗涤 采集儿童后枕部及两鬓根部的头发，然后剪成0.2~0.3 cm碎段，充分混匀，备用。实验时，上述发样先用丙酮浸泡，电动振荡15分钟，弃液，蒸馏水冲洗，然后用洗洁精溶液振荡洗涤15分钟，弃液，蒸馏水冲洗，洗洁精溶液重复处理一遍，蒸馏水洗至无泡沫，去离子水淋洗10次，90 ℃烘干。

测定时，取0.2 g发样于30 mL石英烧杯中，加入3 mL HNO_3 - $HClO_4$混合酸（5∶1）放置1~2 h后，加热至消化完全，蒸发至约0.2 mL，加入少许5%HCl，加热以溶解盐类，冷却后移入10 mL容量瓶中，以5%HCl定容。

1.2.3 测定元素及检测方法 用ICP - AES法测定发中Zn、Pb、Fe、Cu、Mn、Ca、Mg、Al、Sr、Ni、Cr、Sn 12种常、微量元素含量，用荧光光度法测定发中Se含量，用酸式消化法测定发碘含量。

2 结果与分析

地甲肿流行区智力低下患儿头发中14种元素含量结果见表1。

表1 地甲肿流行区智力低下儿童发中14种元素含量　　　　单位：mg/g

	IQ≤69	非病区参考对照值	P		IQ≤69	非病区参考对照值	P
Zn	123.86±23.09（41）	164.9±36.6（40）	<0.01	Al	36.72±16.43（41）	14.90±9.06（40）	<0.01
Pb	8.25±3.10（41）	11.26±6.62（40）	<0.01	Sr	1.82±1.61（41）	1.75±2.27（40）	>0.05
Fe	27.09±11.93（41）	16.29±7.19（40）	<0.01	Ni	0.74±0.42（40）	3.50±2.46（40）	<0.01
Cu	8.27±5.63（41）	9.56±1.67（40）	>0.05	Cr	1.08±0.47（41）	2.40±1.62（40）	<0.01
Mn	8.51±8.52（41）	1.28±1.42（40）	<0.01	Sn	2.43±1.05（40）		
Ca	192.71±149.72（40）	466.1±176.5（40）	<0.01	I	0.90±0.66（38）		
Mg	43.36±46.10（41）	32.28±19.18（40）	>0.05	Se	5.98±2.09（31）		

注：1.（　）内为例数。2. 非病区参考对照值系根据福建省测试技术研究所杨慧辉等报道的福州市40名小学生头发微量元素值。

将此结果与非病区健康对照组比较，经统计学处理，显示地甲肿流行区智力低下患儿头发中的某些元素如Zn、Pb、Ca、Ni、Cr明显低于非病区健康对照组（$P < 0.01$），而另一些元素如Fe、Mn、Al则地

甲肿流行区智力低下患儿则明显高于非病区健康对照组。国内汪坤等报道地克病患者 Mn 显著高于正常对照组，而 Zn、Ca 则显著低于正常对照组；刘玄等人报道地克病患者发 Mn 高，发 Ni、Pb 低，与当地健康对照组比较有显著意义；郁金声等报道地克病患者 Zn、Ca 低，而 Fe、Mn 高于对照组。本文结果与国内各地报道有类似之处。

Zn 是人体必需的微量元素之一，它具有重要的生理功能和营养作用，决定并影响着 80 多种酶的活性，人体缺 Zn 时可出现酶活性降低，垂体促性腺激素、促生长激素分泌减少，导致生长发育障碍，免疫功能失调；Zn 在体内另一重要功能是参与核酸及蛋白质的合成，Zn 缺乏会影响脑的正常发育。从各地报道来看，地克病患者普遍存在着 Zn 缺乏现象，因而 Zn 缺乏对克汀病及亚克汀病的发生是一个不容忽视的因素。体内 Ni 缺乏时可导致某些器官功能障碍和动物生长缓慢。崔学良认为，与智力低下关系极为密切的因素是发 Ni、发 Mn 高。

近来研究表明，Mn 含量增多不仅发生蛋白变性，并能抑制酪氨酸羟化酶和多巴脱羧酶的活性，使苯丙氨酸转化成酪氨酸和多巴，进而形成多巴胺，5 - 羟色氨酸转变成 5 - 羟色胺生化过程受到阻抑，影响神经介质的代谢。孔祥瑞认为，高 Mn 既能刺激垂体分泌过多的 TSH，又能直接作用于甲状腺，降低其摄碘，减弱合成甲状腺激素的能力。体内 Fe 过量时，可损害肝脏、脑垂体、肾脏和甲状腺的机能。Fe 对甲状腺机能的影响主要是通过抑制甲状腺对碘的浓缩，使甲状腺不能利用碘，并可减少 TSH 的分泌，进而影响甲状腺激素的合成，Fe 还可抑制甲状腺的氧化过程。

地甲肿流行区 63 名儿童 14 种元素按性别比较（表2），结果显示，男性组 Fe、Al 含量明显低于女性组，而 Mn、Ca、Mg、Sr、Cr 则明显高于女性组。

将 63 例病区儿童的 IQ 与 14 种元素的测定结果输入电子计算机，运用 Systat 统计软件包进行逐步回归分析，结果在 0.15～0.3 水平上，都仅有微量元素 Ni 选入，这进一步说明 IQ 与微量元素 Ni 的关系极为密切。

表2　地甲肿病区男女儿童头发中14种元素含量的比较　　　单位：mg/g

	男		女		P
	例数	$\overline{X} \pm s$	例数	$\overline{X} \pm s$	
I	30	0.83 ± 0.69	28	0.83 ± 0.45	>0.05
Se	23	6.34 ± 2.23	27	5.80 ± 1.89	>0.05
Zn	30	124.50 ± 26.03	33	117.95 ± 25.39	>0.05
Pb	30	8.14 ± 4.36	33	9.49 ± 5.28	>0.05
Fe	30	37.72 ± 38.98	33	21.86 ± 8.28	<0.05
Cu	30	8.52 ± 6.47	33	7.56 ± 1.48	>0.05
Mn	30	3.84 ± 2.84	33	11.04 ± 8.94	<0.01
Ca	29	113.84 ± 65.45	31	266.18 ± 188.87	<0.01
Mg	30	19.30 ± 8.19	33	83.78 ± 68.07	<0.01
Al	30	46.61 ± 20.68	33	30.39 ± 13.41	<0.01
Sr	30	0.85 ± 0.34	33	2.60 ± 2.03	<0.01
Ni	29	1.31 ± 2.85	32	0.73 ± 0.55	>0.05
Cr	30	0.91 ± 0.28	32	1.25 ± 0.65	<0.01
Sn	28	2.15 ± 0.66	33	2.69 ± 1.31	>0.05

我们进一步用放射免疫分析方法测定了智力低下儿童血清中 T_3、T_4、TSH 及 rT_3 的含量，并将结果与我们以往在非病区的测定结果做比较，发现智力低下患儿 T_4 明显低于非病区儿童（$P < 0.01$）。另外，

IQ 与 TSH 相关系数为 −0.291（$P < 0.05$），说明智力发育与甲状腺机能有关。

总之，本文研究结果提示，地甲肿流行区导致儿童智力发育落后的因素除了以往报道的碘缺乏所致的甲低症影响外，还可能与 Zn、Ca、Ni 3 种元素的缺乏及 Fe、Mn 2 种元素过高直接作用于脑发育过程和/或这些元素通过影响甲状腺机能而间接影响智力发育有关，这也说明地甲肿流行区智力低下的发生，碘缺乏不是唯一的病因，而是多种元素作用的结果。

（原载于《环境与健康杂志》1993 年第 3 期）

陕西秦巴山区轻度智低儿童与微量元素的关系

（1994）

刘树强　　房志宇　　陈质庵

（西安医科大学附属第一医院）

[导读] 陕西秦岭、巴山地区原是地方性克汀病流行区，补碘后智力低下儿童仍然很多。头发和尿液微量元素计标机全因素回归分析表明，高锰、高铝可能是柞水县智低儿童的一种致病原因，紫阳县智低儿童机体内环境以高氟为主，安康县智低儿童则以低锌、高锰为特征。

陕西南部秦岭、巴山地区，原是地方性克汀病（地克病）流行区，从 1965 年连续投放碘盐后，地汀病的发生，虽已基本上得到了控制，但智能低下儿童仍然很多。为了寻找新的防治措施，我们从地学生态环境出发，抽查分析了该地农村轻度智低患儿低智同微量元素的关系。

对　象

选取秦岭、巴山深层腹地和两山之间的原地克病区域柞水、紫阳、安康县（市）农村系统补碘后出生的轻度智低患儿及正常儿童，作为实验组和对照组观测对象，经韦氏儿童智力量表，日本 S－M 社会生活能力量表测量，IQ 在 50~69、75~109，SQ 为 8、9~10（表 1），详细询问查体，无其他重要异常发现。

表 1　实验组和对照组状况

地区	实验组								对照组							
	男				女				男				女			
	人数	年龄（岁）	IQ	SQ	人数	年龄（岁）	IQ	SQ	人数	年龄（岁）	IQ	SQ	人数	年龄（岁）	IQ	SQ
柞水	15	6~16	50~69	8	33	6~16	50~69	8	16	6~16	75~109	9~10	32	6~16	76~99	9~10
紫阳	12	7~13	51~69	8	11	7~13	50~69	8	9	7~13	75~98	9~10	8	7~13	76~103	9~10
安康	26	8~14	50~69	8	9	8~14	50~69	8	18	8~14	78~100	9~10	13	8~14	75~102	9~10

方　法

所用发样全都采自枕部，除去 5 cm 之外的发梢，经常规洗净干燥后备用，柞水、安康还经消化，分别用日本岛津株式会社 ICPQ－1000 型等离子体光亮计，澳大利亚 Vazin 公司 40 型原子吸收分光光度计检测发 Mg、V、Fe、Ni、Zn、Cr、Ti、Co、Cd、Al、Sr、Li、Mo、Mn、Cu 和 Mn、Fe、Cu、Zn、Pb 的含量，每份头发均作平行样品，取其均值；紫阳再经喷碳，采用荷兰菲利浦 PSEM - 500X 型扫描电镜通过能谱扫描观察，计算机对 Mn、Fe、Co、Cu、Zn、Sr 分析定量，每根发样测试 6 点，求出均数，又搜集24 小时加防腐剂混合尿液，以国产 PE - Ⅱ型氟电极测定尿 F。最后把各地对智能有影响的元素因素分别引入方程，计算机做多值回归判断。

结 果

头发、尿中微量元素含量如表 2 所示，计算机全因素回归分析找出对低智贡献较大的元素（表 3）。

表 2 实验组和对照组头发、尿中微量元素含量 单位：ppm

| 元素 | 柞水 | | 紫阳 | | 安康 | |
| | 实验组 | 对照组 | 实验组 | 对照组 | 实验组 | 对照组 |
	$\bar{X} \pm s$（48人）	$\bar{X} \pm s$（48人）	$\bar{X} \pm s$（23人）	$\bar{X} \pm s$（17人）	$\bar{X} \pm s$（35人）	$\bar{X} \pm s$（31人）
Mg	99.67 ± 75.79	72.78 ± 41.41				
V	0.23 ± 0.15	0.17 ± 0.02				
Cr	1.60 ± 0.30	1.57 ± 0.34				
Mo	0.97 ± 0.56	1.25 ± 0.85				
Mn	9.45 ± 5.86	5.16 ± 2.44**	2.98 ± 1.44	1.37 ± 0.64**	1.97 ± 1.22	1.26 ± 0.58**
Fe	35.02 ± 12.78	31.31 ± 8.92	19.63 ± 7.21	20.01 ± 6.90	13.59 ± 6.42	13.94 ± 5.88**
Co	0.54 ± 0.25	0.43 ± 0.22	0.51 ± 0.21	0.37 ± 0.20		
Ni	0.57 ± 0.41	0.99 ± 0.64**				
Cu	7.93 ± 1.10	7.69 ± 0.58	5.41 ± 1.01	5.37 ± 0.81	1.38 ± 0.25	1.58 ± 0.25**
Zn	132.14 ± 23.71	123.21 ± 24.13	54.21 ± 11.70	48.37 ± 13.65	11.21 ± 3.05	16.24 ± 5.01**
Ti	1.63 ± 0.96	1.29 ± 0.45				
Cd	0.25 ± 0.17	0.17 ± 0.14				
Al	52.92 ± 17.77	43.36 ± 14.75*				
Sr	4.66 ± 3.25	3.66 ± 2.00	4.32 ± 3.21	3.41 ± 1.92		
Li	0.22 ± 0.33	0.11 ± 0.01				
F			4.40 ± 1.59	2.63 ± 0.74*		
Pb					0.86 ± 0.43	0.62 ± 0.36**

注：*$P < 0.05$；**$P < 0.01$。

表 3 对低智有较大贡献的微量元素

柞水	紫阳	安康
高 Mn、低 Ni、高 Al	高 F、高 Mn	低 Zn、高 Mn

讨 论

许多实验结果和临床资料表明，适量的微量元素是人和动物中枢神经系统正常发育与功能维持的重要营养物质，当它们不足或过剩超出了机体调节的安全范围，便产生疾病。

高 Mn 影响神经系统递质的合成与释放，选择性的破坏神经细胞突触的传递作用，同时通过抑制脑组织和其他器官中许多酶（如腺嘌呤核苷酸脱氨酶、鸟嘌呤脱氨酶等）的活性，干预能量、核酸代谢，引起单胺类递质减少，胆碱能神经亢进，从而使中枢神经功能紊乱，甚至变性。高 F 不仅阻碍 2 - 酮戊二酸脱氢酶、胆碱酯酶等的效能，使机体物质能量转化受阻，胆碱能神经不能发挥正常作用，还抑制核苷酸、核酸的合成，此外大量透过细胞膜与蛋白质结合变性，毒害神经组织，以上变异都会干扰破坏神经系统的生理活动。Zn 是核糖核酸和脱氧核糖核酸聚合酶、胸腺嘧啶核苷酸激酶等多种酶的辅助成分，许多与核酸、糖类、脂肪蛋白质合成代谢密切相关的酶，都是含 Zn 酶，Zn 维持着这些酶的活力，在缺 Zn 情况下，细胞的分裂、整合、遗传信息的表达，均受到不良影响，脑组织发育异常，出现精神神经症状和中枢神经系统畸形。据临床医生报道，Al 在脑组织内大量沉积，也常有智能行为障碍产生。Ni 是很多酶的激活源，参与多种蛋白质的组成，但低 Ni 如何损害机体，尚不清楚。

我们从实验室检查发现，柞水县智低患儿，颅骨 X 光片经过数学处理显示，颅腔较小，大脑发育不良；脑电谱阵图各区 θ 与 δ 波能量百分含有率增高，α 能量含有率减低，和 Mn、Al 慢性中毒职业病患者脑电图呈现的病理征象相似，提示高 Mn、高 Al，可能是柞水智低儿童的一种致病原因。紫阳县智低儿童，机体内环境以高 F 为主，脑电地形图的中央、顶、左颞及右枕区 θ 波能量百分含有率增高，脑组织受损范围比柞水局限，同时其外周血液淋巴细胞染色体畸变率及姊妹互换率升高，有害突变基因增多，智低产生机遇加大，这都可能是高 F 作用的结果。我们还参考了该山区长安县地克病儿童的脑电图，高 θ 波或 θ 节律增多，有病理性的尖波；与其他地区地克病、地方性亚临床克汀病（亚地克病）的脑电图基本一致，但用我们做过的脑电谱阵图重复检查对照，各区 α 波百分含有率偏高，δ 波含有率反而较低，与本文所述智低儿童的脑电谱阵图不同。以此推论，柞水、紫阳和安康供碘盐后低智儿童的病因，和地克病、亚地克病不同。

综合上述我们认为，陕南秦巴山区农村智低儿童的形成，不能忽视有常量的微量元素参与。

人体微量元素的丰缺，取决于食物和用水中的含量，与周围环境密切相关。秦巴山区地表风化显著，大量的 F 高品位岩层中迁出，Mn、Al 被水解沉淀富集，I、Zn 经常被溶滤贫化，水文地球化学条件，发生了恶性变迁，长期自耕自食的当地人群，自然要饱受高 Mn、高 F、高 Al 和低 Zn 等的危害。这一山区面积广阔，地质构成复杂，今后在努力发展经济、提高文化教育、注意补碘的同时，摸清各地微量元素含有分布的背景和变化规律，查明主要作物的摄取能力，改良用水，每个小的区域，多种植有利于各自群体微量元素保持平衡的作物，提倡与外地交换食品，对提高整个陕南秦巴山区农村儿童的体质，降低智低儿童的发病率，会有良好的作用。

（原载于《微量元素与健康研究》1994 年第 2 期）

儿童智力与头发中微量元素锌、铜、铝、锰的关系

（1994）

马成林[1]　邹尔新[1]　高晓伟[1]　焦玉红[2]

（1. 解放军农牧大学　2. 长春市卫生宣教所）

[导读] 头发中锌、铜、铝、锰的含量与儿童的智力水平密切相关，对吉林长春地区弱智、正常、超常三组 6~15 岁儿童所做的显著性检验结果，表明头发中锌、铜、铝、锰含量可作为判定儿童智力水平的指标。

测定头发中上述 4 种元素含量，分别代入三类判别函数中，比较哪个函数值大，即判定该

儿童属于哪一类。这种方法对早期诊断弱智儿童和发现超智儿童具有现实意义。

儿童的智力发育与体内微量元素的含量密切相关。加拿大 Rooert 通过分析头发中微量元素的含量来确定儿童的智力，能将智力有缺陷的儿童与正常儿童区别开来，准确率达 98%。

缺锌除阻碍儿童的生长发育外，还可引起儿童智力发育不良；调查表明，患神经系统疾病的人锌含量均低于正常人，先天愚型（Down 氏综合征）患者都缺锌。缺铜亦会引起儿童智力低下，可引起大脑皮质萎缩、神经元减少、星状神经胶质增生等为特征的 Menke 氏综合征；铝含量过多也将影响智力，Crapper（1973）指出，铝中毒所致阿尔茨海默病及神经障碍系脑内铝含量增加而引起；其后 Alfrey、Ward 等均证明，血液透析时导致的脑内铝含量增加，可出现痴呆及精神紊乱等症状。锰含量过多也干扰智力的发育。

本文选择了弱智儿童 138 例、正常儿童 26 例、超常儿童 26 例，分别测定头发中 Zn、Cu、Al、Mn 4 种微量元素的含量，并进行了分析比较和统计学处理，探讨了智力与微量元素的关系，并给出了诊断智力水平的判别函数式。

材料与方法

1. 发样来源：取弱智、正常、超常儿童（均为 6～15 岁在校学生）头发，每例 0.5～1.0 g，发样不分性别均取颞部发际根部处。正常与超常儿童的发样取自既往史无患神经系统脑病的健康儿童；弱智儿童发样均来自第三次修订的《中国比纳测验方法》筛选出来的低智儿童。分为弱智组、正常组和超常组进行微量元素测定。

2. 样品处理：发样用 0.3% 的 Triton X-100 浸泡并搅拌 10 min，再用去离子水洗涤 3 次后，干燥，称取 0.250 g 左右，加 1:1 硝酸 6 mL，于电热板上消化 30 min，消化液用去离子水定容至 50 mL，用于测定 Zn、Cu 和 Mn；吸取定溶液 25.00 mL，加硝酸钾溶液（10 mg/mL）5mL，定容至 50 mL（测 Al 用）。

3. 微量元素测定方法：使用 IL-Video 22 型原子吸收分光光度计（美国实验仪器公司生产），采用火焰原子化法测定上述 4 种元素的含量。仪器工作条件见表 1（Zn 用氘灯扣除背景吸收）。

表 1　原子吸收光谱仪测定 Zn、Cu、Al、Mn 的工作条件

工作条件	Zn	Cu	Al	Mn
吸收线波长（nm）	213.9	324.7	309.3	279.5
灯电流（mA）	3	5	8	5
狭缝宽度（μm）	320	320	320	160
火焰类型	空气/乙炔	空气/乙炔	空气/乙炔	空气/乙炔
燃助比	5:15	4:16	12.5:8	4:16

结　果

1. 弱智、正常、超常儿童头发中锌、铜、铝、锰的含量见表 2。

表 2　3 组儿童头发中 Zn、Cu、Al、Mn 的平均含量　　　　　单位：mg/kg

组别	例数	Zn $\overline{X}$ + SE	Cu $\overline{X} \pm$ SE	Al $\overline{X} \pm$ SE	Mn $\overline{X} \pm$ SE
弱智组	138	104.5 ± 2.4	8.56 ± 0.10	36.36 ± 0.55	3.87 ± 0.09
正常组	36	121.3 ± 4.9	11.54 ± 0.49	30.91 ± 0.59	3.64 ± 0.14
超常级	26	130.8 ± 6.2	14.67 ± 0.51	29.82 ± 0.50	3.41 ± 0.11

2. 对弱智、正常、超常 3 组做多元正态总体差异的显著性检验。

由于 3 个智力水平组中每个儿童均测定了头发中 Zn、Cu、Al、Mn 含量，故 3 组间的比较可归结为 3 个四元正态总体差异的显著性检验问题。采用 Wilks Λ 统计量及近似的 F 检验，对所编有关多元统计分析程序进行计算机处理，结果 3 组间相差极显著，$P < 0.01$。

进一步做两两比较，结果为每两组间均相差极显著，$P < 0.01$。

上述结果说明头发中 Zn、Cu、Al、Mn 含量对区别 3 个智力水平是有意义的。在此基础上经 t 检验，比较得出不同智力水平的儿童头发中 4 种微量元素的含量有如下规律：

Zn：弱智 < 正常 < 超常；

Cu：弱智 < 正常 < 超常；

Al：弱智 > 正常 > 超常；

Mn：弱智 > 正常 > 超常。

3. 利用样本建立判别函数，以区分儿童的智力水平。

应用 Bayes 逐步判别方法，采用等先验概率，在不同 F 值下，由计算机筛选变量，分别建立了弱智、正常、超常的 3 类判别函数（式中 Y_1 代表弱智，Y_2 代表正常，Y_3 代表超常，X_1：Cu，X_2：Zn，X_3：Al，X_4：Mn，含量：mg/kg）。

$$Y_1 = -38.1407 + 2.2986X_1 + 0.1208X_2 + 1.1597X_3 - 0.1564X_4$$

$$Y_2 = -42.478 + 3.171X_1 + 0.1324X_2 + 0.9471X_3 + 0.2306X_4$$

$$Y_3 = -54.0838 + 4.1002X_1 + 0.1383X_2 + 0.9391X_3 - 0.0724X_4$$

判别效果经 F 检验极显著，$P < 0.01$。样本回代符合率为 168/200 = 84%。

讨 论

1. 本文对 200 例儿童（弱智 138 例、正常 36 例、超常 26 例）头发中 4 种微量元素含量进行了调查，结果表明头发中 Zn、Cu、Al、Mn 的含量与儿童的智力水平密切相关（见表 2）。对弱智、正常、超常 3 组所做的显著性检验结果，3 组间和两两间均相差极显著（$P < 0.01$），表明头发中 Zn、Cu、Al、Mn 的含量可作为判定儿童智力水平的指标。利用本文所得判别函数进行鉴别，较为方便可靠。对于待测儿童，测定出头发中 4 种元素含量后，分别代入 3 组判别函数中，计算出 3 个函数值，比较哪个函数值大，即判定该儿童属于哪一类，这一结果对早期诊断弱智儿童和发现智力超常儿童具有现实意义。上述判别函数还可在实际应用中不断修正，进一步提高判别符合率。

2. 锌是人体内一种重要的微量元素，对儿童的生长和智力发育均起重要作用。中国儿童发锌含量的正常值为 110.7 ~ 152.0 mg/kg（北京市儿保所提供）。本次调查结果，超常组（平均 130.8 mg/kg）和正常组（平均 121.3 mg/kg）均在此正常值范围内，而弱智组（平均 104.5 mg/kg）明显低于正常值。从而得出结论，智力低下患者发锌含量或体内锌含量偏低。

3. 据报道，人体发铜含量的正常值为 9.5 ~ 23.0 mg/kg。本次调查结果，超常组（平均 14.67 mg/kg）和正常组（平均 11.54 mg/kg）均在正常值范围内，而弱智组儿童的发铜含量（平均 8.56 mg/kg）低于此范围的下限。因此，智力低下患者头发中铜含量偏低。

4. 关于头发中 Al、Mn 含量的水平，弱智组（平均 36.36 mg/kg、3.869 mg/kg）要比正常组（平均 30.91 mg/kg、3.636 mg/kg）和超常组（平均 29.82 mg/kg、3.414 mg/kg）显著偏高。上述表明，儿童或孕妇随食品摄入过多的铝和锰，则对儿童本身或下一代儿童的智力发育产生不良影响。同时也提示我们，须考虑目前广泛使用的铝制品炊餐具所产生的影响。

（原载于《微量元素与健康研究》1994 年第 2 期）

多元线性回归法对弱智儿童头发中微量元素的研究

（1998）

张小燕[1]　　杨德玉[1]　　曹瑞军[2]

（1. 西北大学　2. 西安交通大学）

[导读] 陕西地区智力低下儿童头发中有 8 种元素含量高于正常儿童，13 种元素含量低于正常儿童。从多元线性回归分析结果可推论，铝、钡、铬、镁、钼、铅含量高和铜、铁、锂、锌含量低均与智力低下有关。因此，对智力低下儿童适当补充铜、铁、锂、锌和限制铬、钼、铝、铅、钡的摄入有益于智力的改善。

测定头发中 13 种元素含量，代入建立的回归判别方程，对 68 名弱智小学生和 180 名正常智力小学生进行回判，符合率达 98%。

1　前　言

大脑是由神经细胞聚集而成的。神经细胞中含有丰富的矿物质微量元素和常量元素，它们对神经细胞的情报传递起着重要作用。

本文对陕西地区 68 名弱智小学生及对照组 180 名正常智力小学生进行了头发中微量元素的测定。选择的智力低下儿童对象有明显外观异常，如耳壳薄、断纹掌、皮肤纹理异常、两眼距增宽、发低、头颅大小和形状异常、方厚舌头、呆眼神等。经韦克斯勒法智测分组为：智商≤34 者 16 人，重度精神发育迟滞——痴愚，占研究对象的 23.5%；智商 35~49 者 17 人，属中度精神发育迟滞——痴愚，占研究对象的 25.0%；智商 50~75 者 35 人，属轻度精神发育迟滞——愚鲁，占研究对象的 51.5%。这些智力低下儿童头发微量元素测定结果见表 1。另外选择正常小学生 180 名作为对照组，对照组成员均为学习成绩良好，智商≥85，没有外观异常，谈吐流畅，行为灵活者。其头发中微量元素测定结果见表 2。以上 248 名学生的头发均从其枕部接近头皮处剪取约 2 cm 长，重约 2 g，经洗涤、酸硝化、定容后进行仪器测定，测定元素 21 种，测定方法为原子吸收分光光度法和电感耦合等离子体发射光谱法。

2　实验部分

通过表 1 和表 2 结果比较对照可看出，智力低下儿童头发中高于正常儿童的元素有 8 种：铝、钡、铬、镁、锶、钼、钾、铅；而低于正常儿童的元素有 13 种：铋、镉、钴、铜、铁、锂、锰、镍、磷、锑、硒、钒、锌，正常儿童头发中有较高的镉、镍、硒、钒、锂 5 种元素，而弱智儿童则低得多，甚至未检测出。

表 1　智力低下儿童头发中微量元素的含量　　　　单位：$\mu g/g$

元素	Al	Ba	Bi	Cd	Co	Cr	Cu	Fe	K	Li	Mg
测定结果	37.9 ±24.0	184.5 ±101.2	0.8 ±0.5	0.1 ±0.1	0.3 ±0.2	27.6 ±11.7	5.9 ±2.8	17.3 ±11.3	43.5 ±40.7	0.13 ±0.2	43.6 ±25.1
P 值	<0.01	<0.01	<0.01	<0.01	<0.01	<0.01	<0.01	<0.01	<0.01	<0.01	<0.01

续表

元素	Mn	Mo	Ni	P	Pb	Sb	Se	Sr	V	Zn
测定结果	0.9 ±0.5	0.2 ±0.1	0.2 ±0.1	144.2 ±76.7	8.3 ±2.4	1.9 ±1.4	0.1 ±0.1	5.0 ±5.0	未检出	48.6 ±16.1
P 值	<0.01	<0.01	<0.01	<0.01	<0.01	<0.01	<0.01	<0.01	<0.01	<0.01

表2　常智儿童头发中微量元素的含量　　　　　　　单位：$\mu g/g$

元素	Al	Ba	Bi	Cd	Co	Cr	Cu	Fe	K	Li	Mg
测定结果	13.3 ±2.3	2.4 ±0.2	2.3 ±1.5	0.6 ±0.4	0.5 ±0.2	1.2 ±0.4	9.1 ±1.2	49.3 ±5.1	43.1 ±16.1	0.9 ±0.5	35.7 ±11.6
P 值	<0.01	<0.01	<0.01	<0.01	<0.01	<0.01	<0.01	<0.01	<0.01	<0.01	<0.01

元素	Mn	Mo	Ni	P	Pb	Sb	Se	Sr	V	Zn
测定结果	0.9 ±0.7	0.1 ±0.0	1.1 ±0.2	321.9 ±125.5	2.8 ±1.5	2.8 ±1.3	1.9 ±0.9	3.9 ±2.0	0.7 ±0.4	118.6 ±46.2
P 值	<0.01	<0.01	<0.01	<0.01	<0.01	<0.01	<0.01	<0.01	<0.01	<0.01

3　结果与讨论

微量元素对人体的作用是一个复杂的反应过程，大多数之间既相互依赖又相互排斥，为了探索元素之间的主次关系、元素对机体影响的主次关系，本文对以上21种元素进行了多元线性回归分析。多元线性回归方程能反映出各因素间交互影响，可以突出某种因素，同时也能删掉影响不明显的因素，设回归分析中被回归的变量为智力低下儿童 $Y_1 = 1$，正常儿童 $Y_2 = 0$，影响 Y_1、Y_2 的其他变量为21种微量元素，即自变量 $= x_n$，$n = 1 \sim 21$，得标准回归方程为：$Y = -0.43Li + 0.42Cr + 0.30Mo - 0.16Zn + 0.14Al + 0.13Pb - 0.12Ba - 0.11Mg - 0.10Sb - 0.09Cu - 0.06Fe - 0.05Mn + 0.04K$。从标准回归系数可以看出：锂＞铬＞钼＞锌＞铝＞铅＞钡＞铁＞锑＞铜＞镁＞锰＞钾，这个序列可以说明两个意义：第一，标准回归系数越大的微量元素（自变量）其影响机体（因变量）越大；第二，从该序列和表1—2可推论，铝、钡、铬、镁、钼、铅含量高和铜、铁、锂、锌含量低均与智力低下有关。因此，对智力低下儿童适当补充锂、锌、铜、铁和限制铬、钼、铝、铅、钡的摄入有益于智力的改善。

再进行偏回归方程及一般判别方程的计算，还可得出：$Y = (Y_1 + Y_2)/2 = (0 + 1)/2 = 0.5$，即当 $Y > 0.5$ 时，判别为智力低下；$Y < 0.5$ 时，判别为正常。将本文248名研究对象代入一般回归判别方程，用 Y 值进行判别，符合率达98%。

另外，从本次头发微量元素的研究也可看出，弱智儿童头发中微量元素与常智儿童微量元素有明显差别，这是否是因为智力低下与常智儿童体内酶的活性有所不同而导致微量元素代谢不同，尚待研究证实。

（原载于《光谱实验室》1998年第4期）

儿童智商与发中钙锌铁铅含量的关系

（2003）

史力田　唐玄乐

（哈尔滨医科大学）

[**导读**] 黑龙江哈尔滨市 8～11 岁儿童发中铅含量与儿童智商呈显著性负相关，而发中钙、锌、铁含量与儿童智商呈显著性正相关。

为了解微量元素含量与儿童智商（IQ）的关系，我们对哈尔滨市 8～11 岁儿童头发中的锌、铁、钙、铅的含量进行了调查，同时用 WISC-CR 智力量表法对儿童进行了智商测量。

1　对象与方法

1.1　研究对象

考虑到影响儿童智力的因素较多，儿童年龄较大易增加混杂因素，年龄较小又影响与调查员的配合，故选 8～11 岁的学龄儿童作为研究对象。采取分层整群抽样的统计学方法。选取两所学校的二、三、四年级各 1 个班的全体学生进行测试并采样。班级抽样随机进行，共 308 人，其中男 152 人，女 156 人。

1.2　儿童智商测量

采用 WISC-CR 智力量表法对所选学生进行语言和操作能力的测试，内容包括常识、算术、词汇、理解、类同、填图、排列、积木、拼图和译码。得出相应的操作和语言 IQ 值，以及总 IQ 值。

1.3　微量元素含量测定

用不锈钢剪刀取枕部距发根 0.5～1 cm 处发样约 0.5 g，用中性洗涤剂洗涤，自来水冲洗后，蒸馏水冲洗自然晾干。准确称取 0.15～0.20 g 样品，混酸消化至无色液体，移入 25 mL 比色管中并用蒸馏水定容至 25 mL 待测。采用日立 180-80 型原子吸收分光光度仪，火焰原子吸收法测定头发中微量元素含量。国家一级标准物质人发（09101）作质控。

1.4　统计分析

用 SPSS10.0 软件进行方差分析、相关分析等统计分析。

2　结　果

2.1　儿童智商分布

根据所测定的儿童智商情况参考韦氏智力量表对智商的评价方案，将实测智商分为 3 个水平：<90（智商中下），90～110（智商中等），>110（智商中上），其分布符合正态分布（$P>0.05$），见表 1。

表1　308 名儿童智商分布

IQ 值	人数	构成比（%）	IQ 值	人数	构成比（%）
<90	54	17.5	>110	57	18.5
90～110	197	64.0	合计	308	100.0

2.2 不同水平 IQ 值儿童发中锌、铁、钙、铅含量

以 IQ 值为 90～110 的儿童发中锌、铁、钙、铅元素含量为对照组。方差分析显示 IQ > 110 的儿童发中钙、锌、铁元素水平显著高于对照组（$P < 0.01$），而发中铅水平显著低于对照组（$P < 0.01$）。IQ 值 <90 的儿童发中钙、锌、铁元素水平显著低于对照组（$P < 0.01$），而发中铅水平显著高于对照组（$P < 0.01$），见表 2。

表 2　不同 IQ 值儿童发中锌、铁、钙、铅含量　　　　　　　　　　单位：$\mu g/g$

IQ 值	样本数	钙	锌	铁	铅
<90	54	459.21 ± 47.25 **	97.27 ± 9.80 **	14.61 ± 2.36 **	50.70 ± 15.86 **
90～110	197	1279.07 ± 71.05	181.23 ± 16.11	26.25 ± 6.14	30.94 ± 6.93
>110	57	2264.40 ± 59.33 **	278.96 ± 78.15 **	37.22 ± 7.67 **	14.33 ± 7.18 **

注：** 与 90～110 组比较，$P < 0.01$。

2.3 儿童 IQ 值与发中锌、铁、钙、铅含量相关分析

经相关关系分析，儿童发中铅含量与儿童智商呈显著性负相关（$r = -0.637$，$P < 0.01$），而发中钙、锌、铁含量与儿童智商呈显著性正相关（$r_{Ca} = 0.593$，$r_{Zn} = 0.384$，$r_{Fe} = 0.449$，P 值均 <0.01）。

3 讨论

调查结果显示：儿童 IQ 值和发中锌、铁、钙、铅元素含量性别差异无显著性（$P > 0.05$）。IQ 值 > 110 的儿童发中锌、铁、钙元素含量显著高于其他两组儿童；而 IQ 值 > 110 的儿童发中铅水平显著低于其他两组发铅水平。

目前，关于微量元素的失衡而阻碍智力的正常发育及增减膳食中某些微量元素以促进智力提高的研究，已得到国内外学者的普遍关注并在逐渐深入。儿童智力的发展取决于神经系统的正常发育，而由于神经系统的发育极为迅速，3 岁时神经细胞已基本分化完成，8 岁时接近成人，一旦生长关键期过去，身体的发育及智力的发展就很难改变了。锌是碳酸酐酶、胸腺嘧啶核苷激酶、DNA、RNA 和聚合酶等的主要成分，与 80 多种酶的活性有关，在组织呼吸机能与体内生化反应中，有极其重要的作用。此外，锌对神经递质的作用也受到重视。研究发现，低锌能引起一系列代谢紊乱及病理改变，特别是对儿童的智能发育有影响，并且显示出与智商呈正相关关系。缺锌时因甘氨酸及脯氨酸合成胶质障碍使骨骼中的胶原纤维形成不良，同时因含锌的碱性磷酸酶活力降低，引起钙沉积于骨质，造骨障碍形成，骨骼生长延迟，使生长发育受到严重影响。铁是构成血红蛋白、细胞色素的主要成分，主要参与机体内部氧和二氧化碳的输送和组织呼吸。营养性缺铁时，会造成缺铁性贫血，免疫功能低下，尤其会影响儿童的生长发育和智力发育。本文提示：发中锌、铁、钙元素与儿童智商呈显著性正相关（$P < 0.01$）。铅是一种不可降解的环境污染物，可长期蓄积，能通过食物链、土壤空气进入人体，累及神经系统，导致四肢神经麻痹，永久性脑损伤。对造血、消化、心血管等系统都有损伤，对人体各种组织均有毒害。儿童对铅污染比成人敏感。钙与铅在代谢过程中有密切关系。饮食中的钙可抑制铅的吸收。高血铅儿童的膳食钙摄入量明显较低。国外研究发现 2926 名 1～11 岁的儿童膳食钙摄入量与其血铅呈负相关。本文提示：铅与儿童智商呈显著性负相关（$P < 0.01$）。处于生长旺盛时期的学龄儿童，微量元素对维持其正常的生理需要具有极为重要的作用，它和其他营养物质同等重要。另外，由于智商除与环境因素有关外，尚受其他多种因素影响，如父母文化程度家庭经济水平等，所以有待于进一步做多因素的调查研究与分析。

（原载于《环境与健康杂志》2003 年第 2 期）

发中锌含量评价儿童锌营养状况

（1984）

殷泰安[1]　李丽祥[1]　陈学存[1]　何金生[2]　马秋燕[2]　韩志民[2]

（1. 中国预防医学中心卫生研究所　2. 北京市东城区儿童保健所）

[导读]　北京地区有缺锌症状儿童发锌含量明显低于健康儿童。按每日每公斤体重补充 3~5 毫克硫酸锌 1~4 个月后，发锌含量明显升高，缺锌症状明显改善或消失。

发锌含量能反映儿童的锌营养状况，可以作为评价儿童锌营养状况的简便指标。

微量元素锌是人体重要的营养元素之一，在体内具有重要的生理功能及营养作用。1961 年 Prasad 首先在伊朗乡村中发现贫血、肝脾肿大、身材矮小、性机能减退的人体缺锌症，用锌治疗后，获得显著效果。随后的一二十年来，锌营养状况与某些疾病关系的研究日益引起人们的关注。本文试图以头发中锌的含量评价儿童锌的营养状况。

头发是微量元素的排泄器官之一，其含量能反映个人较长时间内元素的体内积累状况及水平。分析头发元素较分析血液元素的优点在于采集容易、无痛苦或创伤、携带方便和便于贮存；同时，头发的元素含量比血清高几倍、几十倍，甚至几百倍，便于分析。然而，并不是所有元素在头发中的含量都能同样有效地反映其体内水平。头发的锌含量能否反映机体锌的状况，尚有争论，多数持赞同观点，少数则反对。从相关文献报告来看，各作者所采用的测试方法并不一致，对影响测定结果的重要因素如采样、洗涤、干燥、灰化及仪器的类型和灵敏度等，各作者并没有取得统一，因此，得出不同的结论是可以理解的。

为了用头发锌含量作为评价儿童锌营养状况的一种指标，我们首先建立了测定方法，并进行了如下工作：①测定健康儿童发锌正常值，并与有锌缺乏症状儿童的发锌含量进行比较；②观察有缺锌症状儿童补充锌前后发锌含量与症状的变化；③测定儿童身高、体重与发锌的相关性；④研究同一受试者发锌与血浆锌含量的相关性。

一、方　法

（一）受试对象

1. 健康儿童：选择北京东城区某些托儿所及散居儿童，挑选出身高和体重均符合"九市儿童青少年体格发育标准"，并经临床检查确认无锌缺乏症状者共 94 名。

2. 患有锌缺乏症状儿童：患儿均选自北京东城区儿童保健所门诊，其中有：

（1）生长迟缓儿童：来门诊主诉身材矮小并伴有厌食、反复感染等症状，经测量凡身高及体重低于"九市儿童青少年体格发育标准" 2 个标准差者为本组实验对象，共 75 名。

（2）患异食癖儿童：临床表现为有吃泥土、炉渣、纸等非食物性异物的嗜好，并伴有食欲低下；部分患有偏食、发育较差、舌的菌状乳头萎缩等。本组儿童共 47 名。

（3）厌食儿童：厌食是指较长期的食欲减退或消失。该组大部分患儿已有一年以上的厌食历史，饭量明显减少，半数以上患儿每餐不足 1 两，对甜、咸味的感觉减弱。本组儿童共 91 名。

3. 用以测定发锌含量与身高、体重相关性的受试者，为来门诊就诊的学龄前儿童，不分年龄、性别，其中资料完整者共 160 例。

4. 研究发锌含量与血浆锌含量相关性的受试者，均为来门诊就诊的儿童，不分年龄、性别共 339 例。

（二）样品的收集与处理

1. 头发样品：采集受试者从后颈部开始至两侧鬓角部分的一段头发，距头皮 1 ~ 2 cm。头发样品以 1% 海鸥牌洗涤剂浸泡 10 ~ 20 分钟后，用蒸馏水充分洗净，再用去离子水清洗三次，沥干后，在 60 ~ 70 ℃ 条件下烘干，贮放在干燥器中备用。

2. 血浆样品：为减少污染，所用取血器具必须经酸浸泡，用蒸馏水及去离子水充分淋洗。血样经草酸钾抗凝后，离心沉淀，分离出血浆备用。

（三）锌含量的测定

头发样品及血浆样品经灰化后，将其溶解并定容到一定体积，用 Perkin-Elmer403 型原子吸收分光光度计测定锌的吸收值，根据标准曲线及稀释倍数计算样品中锌的含量。

（四）制剂

本研究所用的硫酸锌制剂系由北京市营养补剂厂生产。

二、结　果

（一）健康儿童与有缺锌症状儿童发锌含量的比较

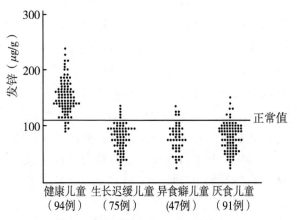

图1　健康儿童与有缺锌症状儿童发锌（μg/g）分布

94 例健康儿童和 213 例有缺锌症状儿童发锌含量的测定结果分别为 152.9 ± 32.0 μg/g 和 81.0 ± 27.5 μg/g，经 t 测验两组差别非常显著（$P < 0.001$）。患有生长迟缓（75 例）、异食癖（47 例）及厌食（91 例）三组儿童平均发锌含量分别为 82.4 ± 29.5 μg/g、78.1 ± 25.7 μg/g 及 82.0 ± 27.9 μg/g。经方差分析，三组间无明显差异（$F = 0.306$，$P = 0.74$）。

约 10% 的健康儿童与有缺锌症状儿童发锌值在 90 ~ 180 μg/g 范围出现交叉，但发锌值越高的样品来自缺锌症状儿童的频数越低（图1）。

（二）健康儿童发锌正常值

对 94 例健康儿童和 213 例有缺锌症状儿童的发锌含量，以 K 值（容许因子）计算所得发锌的正常值（下限）为 110.7 μg/g（采用可信度为 0.95，$P = 75\%$ 时的 K 值计算，$\bar{X} - KSD =$ 正常值下限）。因此，我们初步建议，发锌含量 110 μg/g 可作为评定北京地区儿童锌营养状况的正常值下限。

（三）补充硫酸锌（$ZnSO_4 \cdot 7H_2O$）前后发锌含量与症状的变化

对生长迟缓、异食癖及厌食儿童按每日每公斤体重补充硫酸锌 3 ~ 5 毫克（约相当于元素锌 0.6 ~ 1.0 毫克），平均持续 1 ~ 4 个月。补锌前后发锌含量及症状变化见表1。

表1 有缺锌症状儿童补充锌前后发锌含量与症状变化

病种	补锌前			补锌后			P 值
	例数	症状	发锌含量（$\mu g/g$）	例数	症状	发锌含量（$\mu g/g$）	
生长迟缓*	75	身材矮小并伴有异食癖及厌食症。身高平均月增长 0.28 ±0.09 cm	82.4 ±29.5	38	异食癖和厌食症状基本消失。身高平均月增长数为 0.85 ±0.30 cm	120.2 ±37.9	<0.001
异食癖	47	吃土，吃炉渣等非食物性异物，并伴有食欲低下，舌菌状乳头萎缩等	78.1 ±25.7	21	所有症状基本消失，食欲增加	123.9 ±39.9	<0.001
厌食	91	食欲减退，饭量明显减少，味觉减退	82.0 ±27.9	54	症状基本消失，食欲明显增加	120.2 ±31.3	<0.001

注：* 患儿服锌前后身高系 20 例患者的平均值。

由表1可见，用锌治疗后，三组有缺锌症状的患儿，其症状均得到明显改善或消失，发锌值也有显著的增加。有生长迟缓、异食癖及厌食症状的三组患儿，发锌值分别由补充前的 82.4 ±29.5 $\mu g/g$、78.1 ±25.7 $\mu g/g$ 及 82.0 ±27.9 $\mu g/g$ 增加到 120.2 ±37.9 $\mu g/g$、123.9 ±39.9 $\mu g/g$ 及 120.2 ±31.3 $\mu g/g$。补锌后的发锌值均已达到暂定的正常值。经 t 测验，三组前后差别十分显著（$P < 0.001$）。生长迟缓儿童的平均身高月增长值，由补充前的 0.28 ±0.09 厘米上升到 0.85 ±0.30 厘米，两者差别非常显著（$P < 0.001$）。

（四）儿童发锌含量与身高、体重的相关性

测定了 160 例学龄前儿童发锌含量与身高、体重的关系，并以同一儿童的发锌含量与身高，发锌含量与体重进行了相关分析，结果表明，发锌含量与身高呈非常明显相关（$r = 0.259$，$P < 0.01$）；发锌含量与体重也有明显相关（$r = 0.181$，$P < 0.05$）。

（五）发锌与血浆锌的相关性

测定了 339 例儿童发锌与血浆锌的含量，平均值分别为 121.9 ±43.9 $\mu g/g$ 和 87.7 ±33.4 微克/百毫升。经相关分析，发锌与血浆锌含量两者不相关（$r = 0.023$，$P > 0.05$）。

三、讨论

用头发中锌含量来评价机体锌摄入水平屡有报道。任颂光等证实，发锌含量与家庭经济水平及动物性食物摄入量有密切关系，家庭经济水平高、动物性食物摄入量多的儿童，发锌一般较高，反之则低。Strain 等用口服硫酸锌治疗一组"埃及侏儒病"患者后，发锌含量由治疗前的 54.1 ±5.5 $\mu g/g$ 上升到治疗后的 121.1 ±4.8 $\mu g/g$，超过了正常埃及人平均发锌值（103.4 ±4.4 $\mu g/g$），同时锌的缺乏症状也得到明显改善。本研究中，患有生长迟缓、异食癖及厌食症的三组儿童的发锌值分别由治疗前的 82.4 ±29.5 $\mu g/g$、78.1 ±25.7 $\mu g/g$ 及 82.0 ±27.9 $\mu g/g$ 上升到治疗后的 120.2 ±37.9 $\mu g/g$、123.9 ±39.9 $\mu g/g$ 及 120.2 ±31.3 $\mu g/g$，超过了正常值下限（110.7 $\mu g/g$），同时症状也明显改善或消失，与相关文献报道相符。这说明发锌含量能反映机体的锌营养状况，在评定人群锌的营养状况及防治工作中具有一定价值。

有资料证实，补锌后可加速儿童的生长发育。本研究也发现生长迟缓的儿童在补充锌以后身高的增长速度明显高于治疗前。同时，儿童发锌含量与身高、体重间呈明显正相关，进一步证明锌对促进儿童的生长发育的重要性。其原因是缺锌会影响核酸（RNA 及 DNA）的合成及转录，从而影响蛋白质的合成，缺锌还会导致与生长发育有直接关联的胶原组织和角蛋白合成减少，并影响细胞的分裂、生长及再生。

本文报告的发锌含量与血浆锌含量之间不相关（$r=0.023$，$P>0.05$），与 McBean 等的结果是一致的。血浆锌含量易受近日内饮食的影响，同时昼夜结果也不同。Dawson 等测定了 20 名健康受试者当日上午 9 时和下午 2 时的血浆锌含量，结果差别较大，分别为 97（83～132）微克/百毫升和 82（66～91）微克/百毫升。另外，在疾病的发生、发展、痊愈或复发过程中，血浆（血清）锌含量常常发生明显变化。因此，单靠血浆（血清）锌的含量来衡量人体的锌营养状况不一定可靠。由于血浆（血清）锌含量较发锌含量低 100 倍左右，故须靠静脉抽血才能获得足够量的血清，加之采血、运送及贮藏中等的不便，故在儿童营养研究及人群调查中不易推广。

头发中微量元素锌含量可提供过去某一时期内机体的锌代谢情况。但是，其含量可受多种因素的影响，故在测定时应谨慎从事，特别是在取样、洗涤、干燥、灰化等环节中尤须小心。本研究中发现健康儿童与缺锌儿童发锌值间约有 10% 的样品出现交叉，容易引起漏诊或误诊。所以我们认为发锌含量更适用于评价群体的锌营养状况。

四、小　结

（一）94 例健康儿童及 213 例有缺锌症状儿童发锌的测定值分别为 $152.9\pm32.0\ \mu g/g$ 及 $81.0\pm27.5\ \mu g/g$，二者差别非常显著（$P<0.001$）。

（二）北京地区儿童发锌正常值（下限）可初步定为 $110.7\ \mu g/g$。

（三）对患有生长迟缓、异食癖及厌食症三组缺锌儿童，按每日每公斤体重补充硫酸锌（$ZnSO_4\cdot7H_2O$）$3\sim5\ mg$，共 $1\sim4$ 个月以后，发锌含量明显升高，且缺锌症状也明显改善或消失。

（四）160 例学龄前儿童发锌含量与身高、体重呈明显相关。

（五）339 例儿童血浆锌与发锌含量不相关。

（六）发锌含量能反映儿童的锌营养状况，可以作为评价儿童锌营养状况的简便指标。

（富振英同志帮助统计，特此致谢。）

（原载于《卫生研究》1984 年第 4 期）

缺锌和缺锌综合症的诊断指标与诊断标准

——兼论血清和头发锌的诊断价值

（1990）

孔祥瑞

（上海第二医科大学附属宝钢医院）

[导读] 提出了人体缺锌的命名原则、诊断指标、诊断标准和应用诊断指标须注意的事项。

头发锌能反映不同时期锌的营养状态，还可反映元素的积累代谢过程，不失为一种无损伤、方便、易大批进行的有用筛选指标，对慢性缺锌的诊断有参考价值。血清锌能反映锌的近期动态变化，有一定的优点及诊断参考价值，但并非是很灵敏的指标，在很多情况下，往往不能反映体内锌的真实营养状态。

有人偏爱血清锌而否定头发锌的诊断价值是片面和不可取的。

近十年，不论国外还是国内，有关锌的分子、亚分子生物学、基础和临床医学等领域的研究，进展十分迅速，硕果累累，并在很多方面有所突破。至目前为止，据作者粗略统计，发表的论文不下13 000余篇，已知锌与200多种酶的活性有关，单中国就建立了近400处缺锌专科门诊，已诊治70多万病人，医疗、学术、经济及社会效益十分显著。然而，由于缺锌的症状和体征特异性较低，一些判断锌营养状态的常用检测指标多有局限性，又加上各医疗卫生单位的仪器设备有限，不能进行全面分析测定，特别是一些非医疗部门对诊断指标认识的片面性。以致，目前临床诊疗及研究方面均存在着某些混乱现象。往往单凭头发、血清、全血、指甲等指标中的某一项一次分析的结果作为确诊依据，不做全面了解，忽略临床表现，就下结论，通常不能真实地反映人体锌的营养状态、病理变化过程及程度。由于受仪器性能、分析方法、环境地理条件、人体机能状态及整个代谢环节（如摄入量、吸收率、运输、贮存、排泄等）的影响，每一种生化指标，都有其应用价值上的优缺点及局限性。只有进行全面检查后，再进行综合分析，才能获得符合实际的诊断。尽管作者多次在全国、国际会议、20多次培训班上，以及国内外和我们发表的论文中，再三强调综合分析诊断缺锌的重要性，血清、头发分析各有优缺点及局限性。然而由于上述种种因素的影响，至今仍有非医学人员妄论诊断治疗单凭一项指标一次分析结果而下诊断的不正常现象。更有甚者出于偏见，研究头发锌的人称此指标如何可靠，而测血清的人则讲血清锌何等准确，武断否定头发分析结果的可用性，故意贬低头发分析的意义，均直接影响对锌的研究、诊断的准确性、临床诊疗及病人的保健。

为此，除按规定非医学人员不得参与诊断及治疗等医学活动外，在医疗实践中研究和制定一个较完善的缺锌诊断标准，确定缺锌的含义已迫在眉睫。对当前及今后均有重要的科研及临床意义。

鉴于目前国内外尚未制定明确的缺锌诊断标准，根据30年来对锌代谢及临床的研究、分析和观察，参考近10年国内外最新研究进展，结合我们长期开展锌专家门诊的经验，作者以各种实验及临床指标对诊断缺锌的贡献情况为基础，提出缺锌综合征及缺锌的概念及诊断标准，供各界参考及临床应用。

一、缺锌综合征及缺锌的诊断指标

（一）主要指标

1. 放射性同位素（^{65}Zn、^{69}Zn）示踪检查结果：^{65}Zn 周转率增加，血清^{65}Zn 清除率加速，血浆^{65}Zn 峰值低，能与^{65}Zn 交换的贮存锌量减少，尿和粪便内排泄的^{65}Zn 量减少，体内滞留的^{65}Zn 过多。

2. 白细胞锌含量低于各年龄组的正常下限。

3. DNA、RNA 聚合酶活性降低。

4. 肠原性肢体皮炎（AE）。

5. 乙醇脱氢酶或乳酸脱氢酶活性减弱。

6. 碳酸酐酶或胸腺嘧啶核苷激酶活性降低。

7. 肝脏锌低于正常各年龄组下限。

8. 中性白细胞内碱性磷酸酶活性降低。

（二）重要实验指标

1. 锌的摄入量低于正常各年龄组的推荐量。

2. 血清锌低于各年龄组正常下限。

3. 头发锌低于各年龄组正常下限。

4. 指甲锌低于各年龄组正常下限。

5. 尿锌低于各年龄组正常下限。

6. 精液含锌量低于正常组下限。

7. 全血锌低于健康对照组正常下限。

8. 皮肤锌低于各年龄组正常下限。

9. 注射^{65}S—胱氨酸尿内排泄量比正常人增多。

10. 红细胞锌低于各年龄组正常下限。

11. 血清碱性磷酸酶的活性降低。

12. 血浆视黄醛结合蛋白（RBP）显著降低。

13. 排除其他疾病的血氨增高。

（三）重要临床指标

1. 营养性或原因不明的厌食及生长发育迟缓。

2. 营养性或原因不明的反复感染，免疫功能减退。

3. 异食癖。

4. 复发性口腔溃疡。

5. 长期或反复腹泻。

6. 原因不明的性及性征发育不良。

7. 溃疡，创伤愈合不良。

8. TPN 二周后出现皮肤湿疹样病变。

9. 中医虚症，特别是肾虚。

10. 服用 D-青霉胺、EDTA、四环素、肾上腺皮质激素，出现缺锌症状。

11. 痤疮、慢性湿疹。

12. 精子少，畸形多，活动力差的不育者。

13. 味觉迟钝（甜＜6级，酸＜3级，苦＜3级，咸＜2级，方可认定），地图舌，舌乳头扁平，萎缩、苍白。

14. 酗酒及分娩畸形胎儿的母亲。

15. 偏食。

16. 肝硬化，肾病综合征，肾移植，尿毒症阳痿，抗维生素 A 夜盲症，烧伤，创伤，长期透析疗法者。

（四）重要治疗学指标

补锌后出现营养、生理及医疗效应。

（五）一般指标

1. 所在地区土壤和食品内含锌量低于一般区域。

2. 外周血（指血、耳血）锌低于健康对照组正常下限。

3. 唾液锌低于健康对照组下限。

4. 粪锌低于健康对照组正常下限。

（六）参考指标

1. 人工喂养，低出生体重婴儿，早期断母乳婴儿，营养不良、虚弱、消瘦、盗汗，原因不明的婴儿吵闹、多动，注意力不集中，学习成绩不稳定、忽高忽低，头发稀、黄、细、易脱落。

2. 早衰、老年人免疫功能减退，性功能过早减退，阳痿。

3. 妊娠期妇女，患癌肿、白血病、动脉硬化等疾病。

二、缺锌综合征和缺锌的诊断及诊断标准

（一）关于不同缺锌状态的命名

由于国内外对缺锌症和缺锌程度的命名，定义及区分标准，尚无明确规定，以至目前缺锌状态的命

名繁多，既不统一，概念也不清楚，诊断、研究结论及学术用语也较混乱；有缺锌、边缘性缺锌、相对性缺锌、营养性缺锌、营养性侏儒、伊朗乡村病、锌缺症等。因此统一和稳定缺锌学术用语、制定一个相对准确的区分标准，不论是对当前的基础研究，还是临床诊断、治疗、预防和保健均十分重要和急需。对今后的发展也有重大意义。

为此，作者提出二级二名命名法及其定义的建议：

1. 缺锌综合征的定义：缺锌后出现一系列生化紊乱，代谢障碍及临床表现者，称缺锌综合征。缺锌时，尽管也出现典型变化（如含锌酶活性降低，示踪研究显示锌代谢异常，体内含锌总量、各组织和体液内锌含量降低等），但大部分病理变化及临床表现缺乏特异性，并非缺锌所特有。而且，缺锌在不同病人，由于影响的代谢环节、程度、器官和组织不一，可以出现不同的临床表现；而且由于因果关系错综复杂，故不分原因结果，凡缺锌出现形态学病理变化及临床表现者，称为缺锌综合征，主要用于临床诊疗实践中。这比定名缺锌症或缺锌病更为符合实际。

2. 缺锌的定义：主要指仅有生化及代谢指标的改变，并未出现形态学病理变化、临床症状及体征者，均只能称为缺锌，主要用于群体普查，预防及保健研究的实践中。

为便于名词统一，概念清楚，减少重复，建议在医疗、保健及科研实践中，在书写论文及编著书籍时不再应用"营养性缺锌""营养性侏儒""伊朗乡村病""边缘性缺锌""缺锌症"等诸多名称，以免引起不必要的混乱。

今后，凡生化指标低于健康对照组正常下限，符合本文所拟诊断指标标准，而无临床表现者，可称缺锌；生化指标低于健康对照组正常下限，并有临床症状及体征，符合本文所拟诊断指标标准者，可下缺锌综合征诊断。

（二）关于判定缺锌标准

1. 任何一项主要指标。

2. 任何一项重要实验指标加任何一项一般指标。

3. 任何一项重要实验指标加治疗学指标。

4. 任何二项重要实验指标。

5. 任何一项一般指标加治疗学指标。

（三）关于诊断缺锌综合症的标准

1. 任何一项或一项以上的重要临床指标加任何一项主要指标。

2. 任何一项重要临床指标加任何二项重要实验指标。

3. 任何一项重要临床指标加任何一项重要生化指标加治疗学指标。

4. 任何一项重要临床指标加任何一项重要实验指标加任何一项一般指标。

5. 任何一项重要临床指标加二项或二项以上一般指标。

（四）参考指标

仅提供背景资料，供诊断过程中参考，不具有独立诊断价值，须结合主要和重要指标才有诊断参考意义。

不符合上述标准，则不可下独立的诊断结论，只能写"可能缺锌"。

三、应用诊断指标须注意的事项

（一）应根据每一位病人及被检测者的具体情况，既要注意患者的病史资料，更要观察缺锌的临床表现，结合各种化验和分析指标，进行系统、全面的综合分析后再下诊断结论。不可片面强调某一因素作用，忽略其他指标的诊断意义。

（二）应实事求是地评价每一个分析和实验指标，不可加上主观因素，尤其对目前应用很广的血清和头发锌的检测价值应予以科学的评价，不以个人的偏爱及习惯评价各种方法的意义及优缺点。

头发锌不但有采样方便，长期保存，无痛苦，便于转运，多次分析，能反映不同时期锌的营养状态等优点，还可反映元素的积累代谢过程。因此，尽管受个体差异、采样部位、头发生长速度、环境污染、预处理方法等因素的影响。但是，国内外及我们的大量工作都证明头发锌仍不失为一种无损伤、方便、易大批进行的有用筛选指标。对慢性缺锌的诊断有参考价值。

血清锌尽管能反映锌的近期动态变化，有一定的优点及诊断参考价值。但是根据国内外大量研究及我们的经验，作者（1956 年、1978 年—1931 年）就指出，血清锌也受昼夜、方法、个人体质、性别、年龄、地理环境、营养、机体状态及每个代谢环节的影响，并非是很灵敏的指标。在很多情况下，往往不能反映体内锌的真实营养状态。故有人偏爱血清锌而否定头发锌的诊断价值是片面和不可取的。我本人有三项血清锌研究，恰巧都是在认定血清锌"十分可靠"，而否定头发锌应用价值者在同一实验室、用同一台仪器、由同一人操作、于同一实验条件下测定的。这三项结果也证明，血清锌对慢性及长期因素造成的缺锌，不如发锌可靠。

（三）说明血清锌并非十分灵敏的例证很多

1. 应激状态（急性心肌梗死、外科手术、急性传染病等），时辰的变化（下午、夜间），进餐与否，均可使血清锌降低，此时只是机体对锌进行了重新分布而已，并非体内缺锌，不可以此时血清锌降低而诊断缺锌。这是血清锌不可靠的例证之一。

2. 痤疮：国内外进行大量研究揭示，青春期蛋白合成代谢旺盛、性功能迅速发育、需锌量增加；人工缺锌模型可引起痤疮，补锌疗效迅速；临床补锌 95% 的病人出现明显营养及医疗效能等，均证明患者缺锌，然而其血清锌与正常健康对照组相比，并无统计学差异（$P > 0.05$）；而测定患者的头发锌明显降低，与正常对照组相比，差异显著（$P < 0.05$）。

3. 头发内的含锌量比血清高 200 多倍，就相同容量或重量内的测定准确性而言，血清肯定是比头发差。正因为如此，国际原子能组织（IAEA）、美国环保局（EPA）、联合国全球环境监测系统（GEMS）都将头发微量元素分析作为生物监测的重要指示器。著名微量元素和心血管疾病专家 Klevay 和美国预防医学科学院副主席 Granton 等都认为头发分析有一定临床参考意义，批评了对头发分析的不正确观点。

4. 很多研究还证明，轻度及很多慢性疾病引起的缺锌，血清锌往往显示不出来。因为在亿万年的进化过程中，机体对重要的必需微量元素均有精密的调控机制，可通过增加吸收率，动员锌池和贮存库释放锌入血，减少排泄等环节，使血清锌保持相对稳定。而头发是终末排泄器官，锌一旦进入其内，与角质蛋白结合后，影响血清锌的一切环节对其均无能为力。

5. 作者总结了国内 500 篇研究，发现各报告间头发锌的总平均值 123.97 ± 35.77（62.98 ~ 191.21）$\mu g/g$，血清锌的总平均值为 120.39 ± 31.41（77 ~ 166 ± 0.26）$\mu g/dL$，两个指标的波动范围和标准差十分相近，并无大的差异。

国内外数百个实验室的大量研究证明，血清锌对近期（数小时至数天）锌的动态较为灵敏，而对长期或慢性因素引起的缺锌则不如头发锌可靠。故不可片面强调某一方法，而否定另一方法，应利用各方法的优点，同时测定，取长补短，尤其是要结合临床表现及补锌效应进行分析，才能反映锌的真实状态，对确定诊断及病人更为有益。作者认为同时测定头发、血清、尿锌已能反映锌的营养状态。

如果说 Darrett 是由于采样和样品均匀性有缺陷，使分析结果差异较大而否定头发锌的诊断参考价值还可谅解的话，国内的少数人，自己未做锌的研究工作，仅根据实验条件并不好的某人经验，就公开在小报上否定数百个实验室（其中有数十个具有极先进设备的高级实验室）和四百多微量元素专家和专科门诊、对全国 20 多省市 60 多万人分析验证得出的中国儿童缺锌相当普遍的结果，就欠科学了。

（原载于《微量元素》1991 年增刊）

缺锌综合症及缺锌诊断原则（草案）

（全国锌与健康研讨会·1990 年 10 月·长沙）

一、指 标

（一）重要临床指标

1. 肠原性肢体皮炎（AE）。

2. 营养性或原因不明的厌食及生长发育迟缓。

3. 长期或反复感染。

4. 异食癖。

5. 复发性口腔溃疡。

6. 青少年原因不明的性及性征发育不良。

7. 皮肤溃疡、创伤愈合不良。

8. TPN 二周后出现皮肤湿疹样改变。

9. 痤疮、慢性湿疹。

10. 成年人精子少、畸形多、活动力差的不育者。

11. 味觉迟钝（甜 <6 级，酸 <3 级，苦 <3 级，咸 <2 级，方可认定），地图舌、舌乳头扁平、萎缩、苍白。

（二）重要治疗学指标

补锌后出现营养、生理及治疗效应。

（三）主要实验指标

1. 放射性同位素（^{65}Zn、^{69}Zn）示踪检查结果：^{65}Zn 周转率增加，血清 ^{65}Zn 清除率加速，血浆 ^{65}Zn 峰值低，能与 ^{65}Zn 交换的储存锌量减少，尿和粪便内排泄的 ^{65}Zn 量减少，体内滞留的 ^{65}Zn 过多。

2. 白细胞锌含量低于各年龄组正常下限。

3. DNA、RNA 聚合酶活性降低。

4. 碳酸酐酶或胸腺嘧啶核苷激酶活性降低。

5. 肝脏锌低于各年龄组正常下限。

6. 中性白细胞内碱性磷酸酶活性降低。

（四）重要实验指标

1. 锌的摄入量低于正常各年龄组的推荐量。

2. 血清锌低于各年龄组正常下限。

3. 头发锌低于各年龄组正常下限。

4. 成年人精液含量低于各年龄组正常下限。

5. 全血锌低于健康对照组正常下限。

6. 皮肤锌低于各年龄组正常下限。

7. 红细胞锌低于各年龄组正常下限。

8. 尿锌低于各年龄组正常下限。

9. 注射 ^{35}S—胱氨酸尿内排泄量比正常人增多。

（五）一般指标

1. 所在地区土壤和食品内含锌量低于一般区域。

2. 外周血（指血、耳血）锌低于健康对照组正常下限。

3. 唾液锌低于健康对照组下限。

4. 指甲锌低于各年龄组正常下限。

5. 血清碱性磷酸酶的活性降低。

6. 血浆视黄醛结合蛋白（RBP）显著降低。

（六）参考指标

1. 酗酒及分娩畸形胎儿的母亲。

2. 挑食、偏食。

3. 营养不良或早期断母乳婴儿。

4. 妊娠哺乳期妇女。

5. 服用 D-青霉胺、EDTA、四环素、肾上腺皮质激素出现缺锌症状或体征。

6. 肝硬化、烧伤创伤、肾病综合征或长期透析疗法等疾病，出现缺锌症状或体征者。

7. 人工喂养或低出生体重婴儿。

二、关于判断缺锌的原则

1. 任何一项主要实验指标。

2. 任何一项重要实验指标加任何一项一般指标。

3. 任何一项重要实验指标加治疗学指标。

4. 任何二项重要实验指标。

5. 任何一项一般指标加治疗学指标。

三、关于诊断缺锌综合征的原则

1. 任何一项或一项以上的重要临床指标加任何一项主要实验指标。

2. 任何一项重要临床指标加任何二项重要实验指标。

3. 任何一项重要临床指标加任何一项重要实验指标加治疗学指标。

4. 任何一项重要临床指标加任何一项重要实验指标加任何一项一般指标。

5. 任何一项重要临床指标加二项或二项以上一般指标加治疗学指标。

缺锌综合症疗效标准（草案）

（全国锌与健康研讨会·1990 年 10 月·长沙）

一、痊 愈

1. 任何一项或一项以上的重要临床指标加任何一项主要实验指标达正常范围。

2. 任何一项重要临床指标加任何一项或一项以上重要实验指标达正常范围。

3. 任何一项重要临床指标加二项或二项以上一般指标达正常范围。

二、显 效

1. 任何一项或一项以上的重要临床指标达正常范围，任何一项缺锌的主要实验指标明显改善，或重要临床指标有明显改善，主要实验指标达正常范围。

2. 任何一项重要临床指标达正常范围，任何一项或一项以上重要实验指标明显改善，或重要临床指标明显改善，重要实验指标达正常范围。

3. 任何一项重要临床指标达正常范围，二项或二项以上的一般指标明显改善，或重要临床指标明显改善，二项或二项以上的一般指标达正常范围。

三、好　转

1. 任何一项或一项以上的重要临床指标无变化，任何一项主要实验指标有改善，或重要临床指标有改善，主要实验指标无变化。

2. 任何一项重要临床指标无变化，任何一项或一项以上重要实验指标有改善，或重要临床指标有改善，重要实验指标无变化。

3. 任何一项重要临床指标无变化，二项或二项以上的一般指标有改善，或重要临床指标有改善，二项或二项以上一般指标无变化。

四、无　效

重要临床指标加主要实验指标或重要实验指标或二项以上的（包括二项）一般指标均无变化。

（原载于《全国锌与健康研讨会论文集》，1990）

缺 Zn 症患儿微量元素水平的样本特征分析及其临床补 Zn 治疗的评价

（1994）

仲仁山

（镇江医学院）

[导读]　缺 Zn 症患儿体内缺锌是病因的主要方面，但往往同时伴有其他元素水平偏低现象，头发铁、镁、钙水平偏低也会引起临床缺 Zn 症状的种种表现。统计分析表明，江苏省镇江市需要补 Zn 的缺 Zn 症状患儿有 97% 的病例同时需要补 Fe，100% 患者需要补 Mg，23% 患者需要补 Ca。具有临床缺 Zn 症状、体内并不缺 Zn 的患者（占总病例的 25%），37 例中有 33 例需要考虑补 Fe，15 例需要补 Mg。

临床缺 Zn 症状可能是多种元素综合效应的反应，临床治疗切不可单纯注重补 Zn 而忽略其他元素的补给。

儿童体内缺 Zn 是儿童生长发育过程中的常见现象。长期缺 Zn 或水平偏低将引起食欲不振、厌食、生长矮小、营养不良、智力减退及免疫功能低下等临床症状。因此，在诊断具有上述临床症状的缺 Zn 患儿时，体内 Zn 水平检测成为主要手段，补 Zn 成为临床重要的治疗措施。但笔者多年检测表明：具有上述临床症状的患儿体内缺 Zn 或 Zn 值偏低者约占 70%，30% 的患儿体内并不缺 Zn，甚至 Zn 值偏高，女性患儿尤为突出。补 Zn 治疗具有一定疗效，但奏效显著者不多。头发是人体内微量元素水平的指示器，为此笔者测定了 150 例缺 Zn 症患儿及 20 例健康儿发样中的 Zn、Ca、Mg、Fe 四种微量元素水平,采用主成分分析法,将高维空间中的样本点映射到低维空间中来观察,研究分析其样本特征,探索临床缺 Zn 症状与 Zn 及其他微量元素水平的关系,评价目前的临床补 Zn 治疗措施,现报告如下。

1 材料和方法

1.1 仪器

WFX-100 型原子吸收分光光度计,IBM-PC/AT 及 Apple 型计算机。

1.2 样本来源

镇江市有关医院儿科门诊。

1.3 样本处理

按常规湿法消化(消化液为 $HClO_4 + HNO_3 = 1 + 3$)。

1.4 元素值测定

火焰原子吸收分光光度法。

1.5 数据处理

主成分分析法。

2 结 果

2.1 主成分分析法基本统计量

将测试数据经对数 – 中心化处理后,由协方差阵求解主成分,结果见表 1。

表 1 特征值及其对应的特征向量

	ε_1	ε_2	ε_3		ε_1	ε_2	ε_3
x_1(Zn)	– 0.6201	– 0.6022	– 0.0839	x_4(Fe)	0.7697	– 0.3930	0.0727
x_2(Ca)	– 0.1515	0.4742	0.7046	特征值(γ)	0.0636	0.048	0.0192
x_3(Mg)	0.0018	0.5080	– 0.7009	累计方差(%)	48.62	85.32	100.00

由表 1 可见,建立两个主成分累计方差贡献率达 85.32% ,符合主成分分析要求。

主成分 $Z_1 = -0.6201 \log x_1 - 0.1515 \log x_2 + 0.0018 \log x_3 + 0.7697 \log x_4$,突出反映了 Zn、Fe 的作用。

主成分 $Z_2 = -0.6022 \log x_1 + 0.4742 \log x_2 + 0.5080 \log x_3 - 0.3930 \log x_4$,突出反映了 Zn、Mg 的作用,当然 Ca、Fe 的作用尤其是 Ca 的作用也不可忽视。

2.2 样本散点图

将每个样本的元素测定值代入上述的主成分 Z_1 及 Z_2,以 Z_1 为横坐标,Z_2 为纵坐标绘制样本散点图,见图 1。由图 1 可见,150 例病例(或样本)分布在象限(1)内 4 例,象限(2)内 116 例,象限(3)内 30 例。

2.3 象限内样本均值显著性检验

2.3.1 均值及标准差 见表 2。

表 2 均值及标准差

元素	2(N=116)		3(N=30)		1(N=4)	
	均值	标准差	均值	标准差	均值	标准差
Zn	85.30	40.07	92.24	48.16	33.49	12.23
Ca	307.83	218.24	148.42	62.83	152.89	18.15
Mg	44.50	22.29	20.07	12.64	27.33	79
Fe	30.66	12.46	32.04	12.34	57.08	7.3

2.3.2　样本均值显著性检验　见表3。

表3　样本均值显著性检验

	Zn	Ca	Mg	Fe
正常值	175.25	258.51	57.47	46.71
象限（1）	$^{\triangle}t = 6.13^{**}$	/	$t = 2.35^{*}$	$^{\triangle}t = 3.36^{**}$
象限（2）	$t = 5.35^{**}$	$^{\triangle}t = 2.76^{*}$	$^{\triangle}t = 5.97^{**}$	$^{\triangle}t = 2.84^{*}$
象限（3）	$^{\triangle}t = 9.45^{**}$	$^{\triangle}t = 2.66^{*}$	$^{\triangle}t = 4.2^{**}$	$^{\triangle}$/

表中 t 值为各象限内的元素均值与正常值的检验值，正常值为健康儿童的发样测定值（ $N = 20$ ），"△"示为采用"校正 t 检验方法"确定其显著性，"/"示为检验结果无显著性。

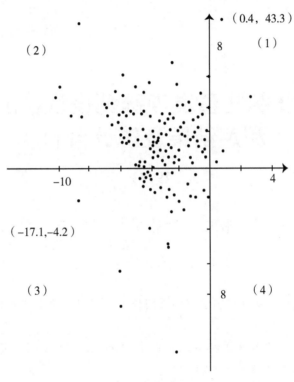

图1　样本散点图

3　讨　论

3.1　原始数据"对数－中心化"变换的意义

用传统的"线性组合"为主成分，由相关矩阵求解主成分需建立三个主成分，给样本特征分析带来难度。采用"非线性组合"为主成分，由协方差阵求解主成分只需建立两个主成分就能符合主成分分析要求，而且便于样本特征分析。因此，本文先将数据经"对数－中心化"变换后，再由协方差阵求解主成分。

3.2　主成分的意义及作用

前文已述及主成分 Z_1 突出反映了 Zn、Fe 的作用， Z_2 突出反映了 Zn、Mg 的作用，而 Z_1 及 Z_2 的 Zn 的组合系数分别为 -0.6201 及 -0.6022 ，数值基本相同。决定 Z_1 及 Z_2 值大小基本上应由 Fe 值及 Mg 值来决定。因此，Fe、Mg 元素水平可视为缺 Zn 症患儿的重要样本特征。

3.3　病例特征分析及临床补 Zn 治疗评价

如表2、表3所示：象限（2）内的病例伴有 Fe、Mg 元素水平偏低，占病例数77%；象限（3）内病例伴有 Fe、Ca、Mg 水平偏低，占病例数的 20%；象限（1）内病例伴有 Ca、Mg 元素水平偏低，占病例数的 3%，为少数病例。从统计学角度出发，补 Zn 治疗的同时需考虑补 Fe 者 146 例，占病例数的 97%，需补 Mg 者为 100%；需补 Ca 者 34 例，占病例数的 23%。这进一步证明 Fe、Mg 元素水平是缺 Zn 症患儿的重要样本特征。提示在诊治时，不仅要考虑 Zn 值指标进行补 Zn 治疗，还要考虑患儿体内其他元素水平的具体情况，恰当地补给其他元素，治疗效果才会显著。

本文分析的具有临床缺 Zn 症状但体内并不缺 Zn 者 37 例，占病例数的 25%。其中需要考虑补 Fe 者 33 例，占病例数的 89%；需补 Mg 者 15 例，占病例数的 40%；需补 Cu 者 5 例，占病例数的 13.5%。可见 Fe、Ca、Mg 元素水平尤其是 Fe、Mg 元素水平偏低也会引起临床缺 Zn 症状的种种表现。提示临床缺 Zn 症状可能是多种元素综合效应的反应，临床治疗切不可单纯注重补 Zn 而忽视其他元素的补给。

上述 37 例中，女性 26 例，占病例数的 70%；男性 11 例，占病例数的 30%。因此，在诊断女性缺 Zn 补 Zn 时，尤应持慎重态度。

（原载于《广东微量元素科学》1994 年第 6 期

700 例儿童发中锌钙镁铁铜的测定结果及统计分析

（1997）

张完白　王彤文　李赛君　邵可声　曾立民

（北京大学）

[导读] 北京大学校园内 6 周岁以前儿童缺锌比例较大，尤以小于 4 岁的更为严重，所占比例为 65% ~ 86%。

发锌含量与发钙、发镁含量呈正相关，不缺锌儿童的发钙和发镁含量也高于缺锌组。这提示，对缺锌儿童单纯补锌的方法并不有利。

锌、钙、镁、铜、铁 5 种元素有的是人体必需的宏量元素，有的是微量元素，它们在人们的生化、生理过程中以大分子结构存在，是人体生长、发育所必不可少的。200 多种含锌酶作用于人体的重要代谢过程，很多研究表明缺锌会阻碍人及哺乳动物的生长发育，但过量也可能有致癌性。铜作为人体多种酶的组分广泛存在于红细胞、血液组织、线粒体及肝脏中，微量铜可提高白细胞的噬菌和抗病毒感染能力，尤其可对流感有防护作用。此外，它还有减少皮肤色素沉着和保护动脉管壁弹性的作用。苏联科学家曾报道，铜、锌比例适当对人体身高有促长作用，缺铜会产生贫血、冠心病及影响对铁的利用，对糖尿病诱因的最新研究结果表明缺铜可以产生糖尿病。铁是人体必需微量元素中含量最高的一种，约占人体总量的 0.006%，主要分布在红细胞中，可参与胰腺 β 细胞表面特殊蛋白质的合成，且有促进胰岛素合成和降低血糖的功能，铁不仅是人体血液中交换传输氧气所需，而且是许多氧化还原体系不可缺少的元素。但过多的铁会有血色沉着症。吸入铁粉还会致癌。钙是动物骨骼及牙齿的主要构成物质，可以是某些酶的激活剂，可把凝血酶原激活为凝血酶，是创口血液正常凝固不可缺少的。镁除参加骨骼构成外，也是多种酶的激活剂。所以，有必要对人体的必需元素的含量进行分析。

头发作为测定某些金属元素的依据已为许多科学工作者所肯定，研究者不仅分析过某些元素与头发颜色的关系，还曾以头发元素分析结果用作诊断某些疾病的依据。它有许多优点，如稳定、便于保存、浓度比血液或其他体液大、样本收集容易、取样方便无痛苦等。但由于它生长慢（2 岁以内为 0.2 mm/d，童年时代约为 0.9 mm/d），所以其缺点是不如血液反应快，但作为参考物是有意义的，本文采用原子吸收法测定了 700 名北京大学校园内学龄前儿童发中锌、钙、镁、铜、铁的含量，并做了统计分析，现报道如下。

1　材料与方法

取学龄前儿童干净的枕部头发，洗净后经 HNO_3-H_2O_2 湿法消化，用日立 180-80 原子吸收分光光度计进行测定。

2　结果与讨论

2.1　结果

以公认的发 Zn 数据小于 115 $\mu g/g$ 为缺 Zn 的标准进行分类统计，见表1～表3。

表1表明：①北大学龄前儿童缺 Zn 比例高，703 例中 448 例缺 Zn，占64%。②按年龄分段统计则随年龄增加缺锌比例降低，4 岁后缺 Zn 比例 <50%；但也约占 1/3。③男女缺 Zn 比例没有明显差异。从上述结果可见，在 4 周岁以前家长必须注意为孩子补充必需基本元素的摄入，但希望以平衡饮食的方式来解决，最好不要随便补充单种必需元素。

表1　703 例儿童年龄分布及缺 Zn 比例

年龄组（岁）	0.4～6	0.4～1	1～2	2～3	3～4	4～5	5～6
人数(男)（例）	703（383）	99（85）	161（85）	85（43）	115（72）	138（76）	105（65）
缺 Zn 人数(男)（例）	448（227）	72（31）	124（63）	73（38）	75（43）	68（30）	36（22）
缺 Zn 比例(男)（%）	64（59）	73（74）	77（74）	86（88）	65（60）	49（39）	34（34）

表2　缺 Zn 儿童发中 Zn、Ca、Mg、Cu、Fe 均值　　　　单位：$\mu g/g$

儿童组（岁）0～6		0～1	男（31）	女（41）	1～2	男（63）	女（61）	2～3	男（38）	女（35）
总数	448	72			124			73		
Zn	77.3	77.3	79.7	75.5	70.6	71.9	69.3	71.9	72.4	71.4
Ca	394.7	434.7	408.5	454.5	366.5	360.6	372.5	402.5	303.2	510.4
Mg	37.6	48.5	55.1	43.5	41.0	42.1	39.9	39.4	36.6	42.4
Fe	36.7	38.3	40.3	36.9	37.8	32.8	43.0	35.2	37.3	32.9
Cu	10.4	11.5	11.8	11.4	11.7	11.6	11.8	11.9	12.9	10.9

儿童组（岁）		3～4	男（43）	女（32）	4～5	男（30）	女（38）	5～6	男（22）	女（14）
总数		75			68			36		
Zn		80.9	80.5	81.6	84.9	88.5	82.1	89.3	88	91.7
Ca		399.0	389.4	412	388.0	349.9	418.7	399.8	367.9	450
Mg		29.1	27.5	31.3	32.1	29.1	34.4	28.4	22.9	37.0
Fe		47.5	60.7	29.8	26.4	27.7	25.4	29.9	31.7	27.7
Cu		9.6	10.3	8.6	8.5	8.6	8.5	5.6	5.8	5.3

从表2可见：①缺 Zn 儿童的 Zn、Mg、Cu、Fe 在男、女童中差别不大。②缺 Zn 儿童的发 Ca 含量男女儿童间有差别，一般讲女童的发 Ca 含量高于男童。③缺 Zn 比例随年龄增大而降低，Cu 的含量当年龄

增加时变小。

从表 3 可见：①各年龄段男女儿童的 Zn、Mg、Cu、Fe 差别不大。②Ca 有显著差别，一般讲女童高于男童。③不缺 Zn 儿童发 Ca、发 Mg 含量高于缺 Zn 组，分别高出 28% 和 24%，Cu 随年龄增加而变小，但不如缺 Zn 组明显。

表 3　不缺 Zn 儿童发中 Zn、Ca、Mg、Cu、Fe 均值　　　　单位：$\mu g/g$

儿童组（岁）0~6		0~1			1~2			2~3		
总数	255	27	男（11）	女（16）	37	男（22）	女（15）	12	男（5）	女（7）
Zn	145.9	143.7	144.9	142.9	139.1	135.9	143.8	160.7	143.7	172.8
Ca	547.9	590.8	608.2	578.9	399.4	387.5	417.0	466.0	425.2	495.1
Mg	49.3	71.0	57.7	80.1	46.9	49.9	42.6	66.0	59.5	70.6
Fe	33.97	27.2	22.4	30.4	28.9	32.7	23.2	40.2	45.7	36.3
Cu	9.3	10.4	9.9	10.6	11.5	11.1	11.9	12.1	16.8	8.8

儿童组（岁）		3~4			4~5			5~6		
总数		40	男（29）	女（11）	70	男（46）	女（24）	69	男（43）	女（26）
Zn		141.5	136.5	154.5	141.6	144.4	136.2	154.6	156.8	150.1
Ca		552.4	546.5	567.9	583.6	562.7	623.7	586.0	508.8	713.7
Mg		43.7	43.2	45.0	46.3	44.0	50.7	45.4	38.0	57.6
Fe		33.3	36.0	263.0	42.3	50.1	27.4	30.2	32.9	25.8
Cu		9.6	9.8	9.0	10.4	11.3	8.7	5.8	5.1	7.1

2.2　五种元素相关关系分析

用逐步回归法分别对缺 Zn 和不缺 Zn 的儿童的发中 5 种元素进行相关分析，回归是在置信水平 α 取 0.01 和 0.05 下进行，并给出 F 检验的数据。各元素进入回归方程的 F 值既表明该元素进入回归方程的次序也表明它的重要性。

性别是一项定性数据，用（0，1）赋值法进行定量化，男取 0，而女取 1，参加回归分析的变量为性别、年龄、Zn、Ca、Mg、Fe、Cu 共 7 个。

2.2.1　缺 Zn 儿童的统计结果

（1）Zn 与其他元素

$$y_{Zn1} = 62.60 + 3.021x_{年龄} + 0.156x_{Ca}$$

F　　　　　　　　20.2　　　　12.0

$F = 15.7$，$F_{0.01(2.455)} = 4.65$

$R = 0.267$，$R_{0.01(2.445)} = 0.143$

$$y_{Zn2} = 66.22 + 2.84x_{年龄} - 0.520x_{Cu} + 0.0131x_{Ca} + 0.0884x_{Mg}$$

F　　　　　　　　15.72　　　6.53　　　　7.79　　　　3.54

$F = 10.4$，$F_{0.05(4.443)} = 2.39$

$R = 0.257$，$R_{0.05(4.443)} = 0.146$

回归方程说明：Zn 与年龄有关，随着年龄变大缺 Zn 变小。Zn 与 Ca、Mg 正相关，欲增加 Zn 值，补 Zn 同时增加 Ca 的摄入。方程中 Cu 的系数为负，意味着，缺 Zn 儿童的 Zn/Cu 比可能失调，Cu 增加时 Zn 更缺。

（2）Ca 与其他元素

$$y_{Ca1} = 194.9 + 1.38x_{Zn} + 2.43x_{Mg}$$

F　　　　　　　　9.10　　　　35.8

$F = 23.7$，$F_{0.003(2.445)} = 5.89$

$R = 0.31$，$R_{0.003(2.445)} = 0.161$

$y_{Ca2} = 159.8 + 64.44x_{性别} + 1.448x_{Zn} + 2.43x_{Mg}$

$F = 19.1$，$F_{0.01(3.444)} = 2.63$

$R = 0.338$，$R_{0.01(2.444)} = 0.132$

$\alpha = 0.003$，回归方程高度可靠，表明增加 Ca 可以有助于 Zn、Mg 的摄入。另外，Ca 与性别有关，缺 Zn 儿童中女童 Ca 高，而男童 Ca 低。

（3）Mg 与其他元素

$y_{Mg1} = 37.02 - 3.97x_{年龄} + 0.0298x_{Ca}$

F　　　　　　　　30.8　　　38.5

$F = 35.5$，$F_{0.01(2.225)} = 4.65$

$R = 0.37$，$R_{0.01(2.445)} = 0.143$

$y_{Mg2} = 23.54 - 3.71x_{年龄} + 0.0996x_{Zn} + 0.0282x_{Ca} + 0.546x_{Cu}$

F　　　　　　　24.26　　3.94　　　34.1　　　6.38

$F_{0.01(3.444)} = 2.63$

$F = 20.4$，$F_{0.05(4.443)} = 2.39$

$R = 0.39$，$R_{0.05(4.443)} = 0.146$

从回归方程可见，Mg 有助于 Ca、Cu 及 Zn 的摄入，随年龄增加，Mg 值降低。

（4）Cu 与其他元素

$y_{Cu1} = 13.31 - 1.03x_{年龄}$

$F = 43.4$，$F_{0.01(1.446)} = 6.67$

$R = 0.298$，$R_{0.01(1.445)} = 0.121$

$y_{Cu2} = 13.99 - 0.841x_{年龄} - 0.0283x_{Zn} + 0.0258x_{Mg}$

$F = 18.7$，$F_{0.05(3.444)} = 2.63$

$R = 0.335$，$R_{0.05(3.444)} = 0.132$

从回归方程可见，Cu 随年龄增长与 Zn 负相关，与 Mg 正相关。

（5）Fe 与其他元素

可以置信的回归方程没有得到，说明 Fe 与其他四种元素关系不大。

2.2.2　对不缺 Zn 儿童的统计分析结果

（1）Zn 与其他元素

$y_{Zn1} = 120.9 + 2.66x_{年龄} + 0.296x_{Mg}$

F　　　　　　　　4.01　　　11.5

$F = 6.51$，$F_{0.05(2.252)} = 3.05$

$R = 0.222$，$R_{0.05(2.252)} = 0.134$

Zn 与 Mg 为正相关，值得注意的是与缺 Zn 儿童的回归方程不同，Ca 未进入，因而缺 Zn 儿童与 Ca 关系更大些。

（2）Ca 与其他元素

$y_{Ca} = 124.7 + 39.4x_{年龄} + 5.47x_{Mg}$

F　　　　　　　　42.8　　　190

$F = 101$，$F_{0.01(2.252)} = 4.59$

$R = 0.666$，$R_{0.01(2.252)} = 0.188$

$\alpha = 0.05$ 时，回归方程相同。

由回归方程可见，Mg 与 Ca 有很好相关关系。

（3）Mg 与其他元素

$$y_{Mg} = 14.4 - 5.22x_{年龄} + 0.091x_{Zn} + 0.077x_{Ca}$$

$$F \qquad\qquad 55.3 \qquad 7.5 \qquad 180$$

$F = 76.2$，$F_{0.01(3.251)} = 3.79$

$R = 0.690$，$R_{0.01(3.251)} = 0.208$

$\alpha = 0.05$ 时，回归方程相同。

随年龄增加，Mg 值降低，Mg 与 Ca 很好相关，Mg 有助于 Zn 的增加。

（4）Cu 与其他元素

$$y_{Cu} = 13.21 - 1.01x_{年龄}$$

$F = 13.7$，$F_{0.05(1.253)} = 3.91$

$R = 0.227$，$R_{0.05(1.253)} = 0.123$

由回归方程可见，Cu 与年龄负相关，不缺 Zn 儿童组中的 Cu 和其他元素关系不大。

（5）Fe 与其他元素

可置信的相关关系未找到。

对比缺 Zn 与不缺 Zn 的回归方程可见，它们主要差别在缺 Zn 儿童的含 Ca 量低，尤其是男童，另外缺 Zn 儿童 Zn/Cu 的比值较低。绝大部分的回归方程中，性别这一变量并未进入，表明这些元素与性别无关，男、女差别不大。回归分析的结果和按年龄分段的统计平均结果完全一致。

3 结论及建议

（1）6 周岁以前儿童缺 Zn 比例较大，尤以小于 4 岁的更为严重，所占比例为 65% ~ 86%。回归分析发现，不缺 Zn 儿童组 Cu 元素被排除在回归方程之外，而缺 Zn 儿童组 Cu 元素进入了回归方程，不缺 Zn 儿童发中 Zn/Cu = 15.7，与相关文献基本一致，而缺 Zn 儿童此比值为 7.4，两者差 1 倍以上。这表明缺 Zn 儿童的 Zn/Cu 失调。

（2）单纯补 Zn 对提高发 Zn 值不利，从回归方程可见，Zn 和 Ca 关系大，而 Ca 与 Mg 又是很好正相关，不缺锌组的儿童 Ca 明显高于缺锌组，表明缺锌者同时也缺钙。作者认为可采用多种元素配合补充的方式，北大学龄前儿童采用葡萄糖酸锌单一补充方式，结果 72 人中只有 22 人升至正常值，仅占 31%。建议对小于 4 周岁的儿童适当增加 Zn 和 Ca 的摄入。

（3）按国际建议的需要量改善饮食，4 种元素摄入量的参考数据，见表 4。

表 4 建议各元素日摄入量   单位：mg/d

年龄组（岁）	Ca	Fe	Zn	Cu	年龄组（岁）	Ca	Fe	Zn	Cu
6 ~ 11（月）	400	6	4	0.3	>18	700	9	9.5	1.1
1 ~ 3	400	4	4	0.4	女童 11 ~ 14	800	18 ~ 22	9	0.8
4 ~ 6	450	4	6	0.6	15 ~ 17	800	17 ~ 21	7	1.0
>10	550	6	7	0.7	>18	700	8 ~ 20	7	1.1
男童 11 ~ 14	1000	10	9	0.8	怀孕期	700	适当补充	7	1.1
15 ~ 17	1000	13	9	1.0	哺乳期	1200	10	12	1.35

致谢：本工作得到北大校医保健科及北大幼儿园的大力支持，特致以感谢。

（原载于《广东微量元素科学》1997 年第 11 期）

人发微量元素测定在儿科的应用价值

（1999）

周国珠

（江苏省昆山市第一人民医院）

[**导读**] 江苏省昆山市 14 岁以下儿童临床诊断为呼吸道感染的患者 70% 低锌，厌食患儿低锌者占 73%，20 例多汗症患者有 19 例低锌，佝偻病患者发钙含量下降者占 56%，惊厥患者 75% 低钙，7 例早产儿发铜含量均在正常值以下。这表明头发微量元素测定结果是正确可靠的。

头发检测易为儿童及家长接受，结合其他实验室检查和临床观察，头发元素分析可成为儿科临床医学中的诊断工具。

我院儿科在 1998 年对门诊及住院患儿随机进行头发采样，做人发微量元素测定，共采集标本 713 例。通过测定报告与临床疾病的关系比例，认为头发中的微量元素与体内微量元素贮存相关，对评价儿童的微量元素缺乏或过量有一定的意义。现总结如下。

1　材料与方法

1.1　采集标本

发样采自紧贴头皮的头发，并在颈、枕部多处采样混合，约 0.6 g。

1.2　人发元素分析

1.2.1　应用美国制的 PE-1100B 原子吸收分光光度计及国产的空心阴极灯。

1.2.2　仪器工作参数见表 1。

表 1　仪器工作参数

参数名称 \ 元素	Cu	Zn	Fe	Ca	Mg	参数名称 \ 元素	Cu	Zn	Fe	Ca	Mg
灯电流（MA）	5	7	15	6	6	空气流量（L/min）	2.5	2.5	2.5	2.5	2.5
波长（nm）	324.8	213.9	248.3	422.7	285.2	乙炔流量（L/min）	8.0	8.0	8.0	8.0	8.0
狭缝宽（nm）	0.7	0.7	0.2	0.7	0.7	测量方法	AA	AA	AA-BG	AA	AA

1.2.3　分析方法　将人发样品置于 50 ml 烧杯中，洗涤后用去离子水漂洗 5 次，置烘箱中烘干。称取 0.5 g 发样（准确到 0.0002 g）于 50 mL 烧杯中，加 15 mL HNO_3 置通风柜中浸泡 2 h 或过夜，加 0.5 mL $HClO_4$ 将烧杯置电热板上加热消解，蒸发至冒烟，用少量水冲洗杯壁（必要时补加少量 HNO_3），继续加热消解至试液清亮浅黄色，加热蒸发至近干，放冷。准确加入 5 mL 5% HCl 提取，摇匀。按仪器工作参数同标准液一起测量吸光度。计算 Cu、Zn、Fe 含量。准确分取 1 mL 上述测定液于 5 mL 比色管中，用 5% 锶盐稀释到 5 mL，同标准一起测量 Ca、Mg 吸光度，计算其含量。人发中 Pb 的测定方法，用石墨炉原子吸收法，应用美国制的 PE-1100B 原子吸收分光光度计，HGA-700 石墨炉原子化器，AS-70 石墨炉自

动加料器，Pb 空心阴极灯，计算其含量。

1.3 临床资料

被采样的 713 例儿童，年龄从出生 3 天至 14 岁，男性 344 例，女性 369 例。被临床诊断为儿童下列疾病（见表2）。元素测定结果见表2。

2 讨 论

微量元素是体内代谢不可缺少的必需物质。当机体缺乏锌元素时，可表现免疫功能减退、免疫器官萎缩、抵抗力降低、增加对感染的易感性。还可妨碍核酸及蛋白质的合成，使细胞转换率很高的味蕾结构易于受损，口腔黏膜上皮和角化不全，半衰期缩短，易于脱落，阻塞无乳头中的味蕾小孔，使食物难以接触味蕾，不易刺激味觉，影响食欲造成厌食或偏食、异食癖。本实验中共有呼吸道感染包括哮喘、支气管炎、肺炎及反复上呼吸道感染患儿共 259 例，人发微量元素测定结果（表2）：低锌者 129 例，占70%；厌食患儿 187 例，低锌者 137 例，占 73%。可见人发测定结果与相关文献报道相符合。

表2 各元素测定结果及参考值　　　　　　单位：μg/g

病名	例数	正常	参考值20~80 Fe↓	参考值110~250 Zn↓	参考值8~25 Cu↓	参考值500~1600 Ca↓	参考值30~400 Mg↓	参考值<20 Pb↓
儿童哮喘	43	4	2	33	2	17		
腹泻病	41	17		10	5	8		
佝偻病	57	8		34	17	32		2
惊厥	8			5	2	6	1	3
多汗症	20			19	6	10	2	3
反复上感	55	8	12	41	18	25		6
支气管炎	20	3		14	4	9		
肺炎	141	28	8	90	35	53		7
厌食	187	18	8	137	47	94	1	7
新生儿	15	8			7			

长期多汗的患者，使锌伴随汗液丢失过多，机体内锌含量下降。本实验有 20 例患儿因长期多汗来就医，头发微量元素测定竟有 19 例呈低锌值，这也提示头发微量元素测定的可靠性。

本实验中临床疑为佝偻病各期的儿童 57 例及发生惊厥 8 例，经人发测定表现钙值下降低于正常的前者占 56%，后者占 75%。结果与临床诊断的符合率达一半以上。提示头发元素分析可成为微量元素监测的筛选方法。

已有报道足月新生儿体内铜的总量约 20 mg，约 1/2 是在妊娠后期 3 个月从母体获得的，我科共检测 15 例新生儿，其中 7 例早产儿，结果 7 例早产儿的铜值全为正常值以下，其余 8 例足月新生儿呈现正常。此测定结果表明人发分析方法铜的测定结果是正确可靠的。

在 1998 年年底，有 41 例患儿突然高热、呕吐腹泻水样便伴不同程度的脱水而诊断为腹泻病收住病房。这组患儿发病急骤、病程短、平均 2.5 天症状消失。在他们病程高峰时进行头发采样做微量元素测定，结果 17 例是正常的，仅有 10 例锌值稍有下降，8 例钙值下降。可见头发元素分析只能反映过去几个星期至几个月中体内微量元素营养状况和代谢变化，不能表示现时变化，因而能更真实地反映微量元素的贮存。

本实验中有 6 例儿童因头发枯黄并脱发要求做人发分析，结果 5 例锌值低于正常，这与相关文献报道一致。

综上所述，头发检测易为儿童及家长接受，用良好的检测方法和严格的质量控制，进行头发分析，结合其他实验室检查和临床观察，头发分析可成为儿科临床医学中的诊断工具。

（原载于《微量元素健康研究》1999 年第 4 期）

福州地区小儿发中 4 种元素缺乏的特点分析

（2001）

陈　影　冯周清　王秀玲　俞小春　黄梅芳　陈碧珠

（福建医科大学附属第一医院）

[导读] 福建福州地区 0～14 岁小儿锌缺乏率为 55.9%，钙缺乏率为 30.4%，铁缺乏率和铜缺乏率分别为 16.7% 和 0.4%。随年龄增长，锌缺乏率逐渐升高，钙缺乏率逐渐下降。自 1992 年以来，锌、钙缺乏率有逐渐下降趋势，但仍维持在一个较高水平；铁缺乏率变化不明显，近两年来有升高趋势。

测定头发中锌、铜、铁、钙含量可以反映机体内这些微量元素和矿物质在过去数周及至数月中的营养状况和代谢变化，对长期或慢性因素引起的这些元素缺乏的临床诊断尤为可靠。

微量元素营养不良仍是目前小儿时期最主要的健康问题之一，应采用合理措施，调整膳食，进行防治。

微量元素和矿物质是维持人体生命活动不可缺少的物质。缺乏微量元素和矿物质将引起多种疾病，其中，尤其以锌、铁、钙、铜与小儿关系密切。为了探讨本地区小儿锌、铜、铁、钙缺乏的特点，提高临床儿童保健水平，自 1992 年开始，我们测定了 8035 例小儿头发中锌、铜、铁、钙含量，现报告如下。

1　对象与方法

1.1　对象

选择本地区小儿 8035 例，年龄范围为生后 4 天～14 岁，其中 0～1 岁 1127 例，1～3 岁 2351 例，3～7 岁 2463 例，7～14 岁 2094 例。男性 4991 例，女性 3044 例；通过询问病史、体检及相关的辅助检查，未发现慢性疾病史。

1.2　方法

用不锈钢剪刀取枕部发际离头发 1～3 cm 的头发，每人不少于 0.5 g 装入纸袋保存，应用美国制的 PE-1100B 原子吸收分光光度计及国产的空心阴极灯进行头发中锌、铜、铁、钙含量测定。仪器工作参数见表 1。按《医学常用数据手册》及本仪器测定方法的标准，发中 4 种元素正常值范围分别为：发锌 110～180 $\mu g/g$，发铜 5～15 $\mu g/g$，发铁 40～60 $\mu g/g$，发钙 400～1000 $\mu g/g$。低于以上标准的下限定为微量元素缺乏。

表1　仪器工作参数

参数	Zn	Cu	Fe	Ca	参数	Zn	Cu	Fe	Ca
灯电流（MA）	7	5	15	6	空气流量（L/min）	2.5	2.5	2.5	2.5
波长（nm）	213.9	324.8	248.3	422.7	乙炔流量（L/min）	8.0	8.0	8.0	8.0
狭缝宽（nm）	0.7	0.7	0.2	0.7	测定方法	AA	AA	AA	AA

1.3　资料统计学分析

所有数据由 Epi Info 系统管理，测定结果采用 $\bar{x} \pm s$ 表示，率的显著性检验采用卡方检验，危险因素分析采用 Mantel-Haenszel 卡方检验。所有运算应用 Epi Info 软件包和 Multlr 软件包在 Super- 486 微机上完成。

2　结　果

2.1　锌、铜、铁、钙测定结果及总缺乏率

8035 例小儿头发中锌、铜、铁、钙含量和锌、铜、铁、钙的缺乏率见表2。从表2可见，本地区小儿锌缺乏率最高，达 55.9%，其次为钙缺乏、铁缺乏，分别为 30.4%，16.7%，而铜缺乏率最低，仅为 0.4%。

表2　小儿微量元素的均值及缺乏率　　　　　　　　　单位：$\mu g/g$

元素	$\bar{x} \pm s$	缺乏人数	缺乏率（%）	元素	$\bar{x} \pm s$	缺乏人数	缺乏率（%）
Zn	112.9 ± 29.7	3543	55.9	Fe	448.7 ± 91.0	1338	16.7
Cu	45.88 ± 6.75	29	0.4	Ca	7.70 ± 2.46	2440	30.4

2.2　男女性别小儿锌、铁、钙缺乏率的比较

男性和女性小儿头发中锌、铁、钙缺乏率的比较结果见表3。从表3可见，男性小儿锌缺乏率明显高于女性小儿，差别有显著意义。而男女小儿铁缺乏率、钙缺乏率之间均无显著差异，$P > 0.05$。

表3　不同性别小儿微量元素缺乏例数及缺乏率

性别	n	锌缺乏例数（%）	铁缺乏例数（%）	钙缺乏例数（%）
男	4991	2270（45.48）	619（16.37）	1510（30.26）
女	3044	1273（41.82）	521（17.12）	930（30.55）
x^2		10.28	0.76	0.08
P		<0.05	>0.05	>0.05

2.3　各年龄段小儿锌、铁、钙缺乏率

各年龄段小儿锌、铁、钙缺乏率之间的差异见表4。从表4可见，随年龄增长，本地区小儿锌缺乏率逐渐升高，钙缺乏率则逐渐下降，经统计学处理，其差异均有统计学意义，P 均 <0.001。随着年龄增长，小儿铁缺乏率亦逐渐下降，经统计学分析，无显著差别。

2.4　每年本地区小儿锌、铁、钙缺乏率的变化

1992—2000 年本地区小儿锌、铁、钙缺乏率的变化见表5。从表5可见，自从 1992 年以来，福州地区小儿锌缺乏率、钙缺乏率逐渐下降，经统计学处理，其差异有显著意义。而铁缺乏率在不同年度有显著差异，近两年来有升高趋势，其差别亦有统计学意义。

2.5　不同月份测定小儿锌、铁、钙缺乏率的差别

1—12 月测定本地区小儿锌、铁、钙含量，其缺乏率的差别见表6。从表6可见，在不同月份里，本地区小儿锌、铁、钙缺乏率之间有明显差别，经统计学处理均有显著意义。

表4 不同年龄段小儿微量元素缺乏例数及缺乏率

年龄	n	锌缺乏例数（%）	铁缺乏例数（%）	钙缺乏例数（%）
0 ~	3478	1218（35.02）	619（17.80）	1332（38.30）
3 ~	1911	929（48.61）	314（16.43）	558（29.20）
6 ~	1417	746（52.65）	223（15.74）	311（21.95）
9 ~	872	457（52.41）	130（14.91）	173（19.84）
12 ~ 14	357	193（54.06）	52（14.57）	66（18.49）
x^2		212.88	7.24	221.72
P		<0.001	>0.05	<0.001

表5 不同年度小儿微量元素缺乏例数及缺乏率

年度	n	锌缺乏例数（%）	铁缺乏例数（%）	钙缺乏例数（%）
1992 ~	438	337（76.94）	85（19.41）	218（49.77）
1993 ~	1310	726（55.42）	244（18.63）	617（47.10）
1994 ~	727	328（45.12）	82（11.28）	196（29.96）
1995 ~	566	264（46.64）	103（18.20）	155（27.39）
1996 ~	724	305（42.13）	108（14.92）	201（27.76）
1997 ~	997	352（35.31）	117（11.74）	281（28.19）
1998 ~	994	367（36.92）	164（16.50）	239（24.04）
1999 ~	1105	412（37.29）	229（20.72）	310（28.05）
2000 ~	1174	452（38.50）	206（17.55）	223（19.00）
x^2		350.50	55.07	335.81
P		<0.001	<0.001	<0.001

表6 不同月份小儿微量元素缺乏例数及缺乏率

月份	n	锌缺乏例数（%）	铁缺乏例数（%）	钙缺乏例数（%）
1	475	211（44.42）	81（17.05）	178（37.47）
2	336	141（41.96）	58（17.26）	94（27.98）
3	647	298（46.06）	135（20.87）	274（42.35）
4	627	237（37.80）	108（17.23）	186（43.56）
5	744	318（42.74）	147（19.76）	212（28.50）
6	561	234（41.71）	100（17.83）	149（26.56）
7	877	373（42.53）	136（15.51）	266（30.33）
8	890	387（43.48）	112（12.58）	252（28.32）
9	662	256（38.67）	98（14.80）	174（26.28）
10	617	245（39.71）	96（15.56）	160（25.93）
11	928	507（54.63）	159（17.74）	314（33.84）
12	671	336（50.08）	108（16.10）	181（26.97）
x^2		78.84	28.21	83.07
P		<0.001	<0.001	<0.001

3 讨 论

头发是人体的终末排泄器官，测定头发中锌、铜、铁、钙含量可以反映机体内这些微量元素和矿物质在过去数周及至数月中的营养状况和代谢变化，因此，对长期或慢性因素引起的这些元素缺乏的临床诊断尤为可靠。国内研究报道：中国小儿缺锌或锌营养不足率为 28.98% ~ 81.37%，缺铁性贫血及铁缺乏症的患病率为 11.43% ~ 72.1%。张俊玲等报道：北京地区婴儿、幼儿及学龄前儿童头发中锌、铁、钙的缺乏率分别为 25.8% ~ 53.8%，18.1% ~ 22.0%，41.0% ~ 60.5%。本组资料中，本地区小儿锌缺乏症发病率最高，达 55.9%，其次为钙缺乏（30.4%），铁缺乏（16.7%），铜缺乏率最低，仅为 0.4%。提示：小儿微量元素和矿物质的营养状况与地理环境、生活环境和方式等因素密切相关。本地区小儿锌、铁、钙的营养状况与国内许多城市相似，仍处于一个较低水平，而以锌营养不良尤其突出。应合理调整膳食，改变不良的生活习惯和饮食习惯，促进微量元素和矿物质的吸收。

许多研究认为：小儿头发中的微量元素含量与小儿年龄有关，婴幼儿期小儿生长发育迅速、活动量大、消耗多及食物品种较单一，所摄入的动物性食物不足，因此，容易发生微量元素营养不良；而随着年龄增大，饮食多样化，含微量元素丰富的食品摄入增多，因此，小儿头发中的微量元素含量逐渐增高。本组资料中，小儿钙缺乏率随年龄增长而逐渐下降，与相关文献报道相一致。但是，本实验中，本地区小儿锌缺乏率却随着年龄增长而逐渐升高，铁缺乏率在各年龄组之间差别不显著，提示：尽管随着年龄增加，饮食品种增多，若不重视培养小儿良好的饮食习惯，饮食结构不合理，含锌、铁食品摄入量不足，再加上随年龄增长，小儿锌、铁需要量逐渐增多，更容易发生锌、铁营养不良。因此，相对本地区小儿而言，婴幼儿期应是防治小儿钙营养不良的重点，而在婴幼儿期就要开始重视小儿锌、铁营养，年龄越大，越是防治锌、铁营养不良的重点。本实验中，本地区小儿锌、铁、钙缺乏率还与小儿性别、测定月份相关，其原因取决于不同性别、不同年龄段小儿处于生长发育的不同时期，对锌、铜、铁及钙需要量的多少与在不同季节里小儿所摄取的食物的品种及数量的多少有关。需求量大，从食物摄入又少，头发中相应的微量元素含量就低，反之则高。

对头发锌、铁、钙缺乏率的连续调查，有利于了解儿童这些元素营养状况的动态变化情况，以便及时采取有效措施，使儿童的各种元素趋于平衡，促进儿童的健康。本组资料对 1992—2000 年本地区小儿发中的锌、铁、钙缺乏率进行了调查分析，发现：尽管本地区小儿锌缺乏率和钙缺乏率随年代的发展逐渐下降，但仍维持在一个较高水平波动；铁缺乏率变化不明显，近两年来有升高趋势。这可能是由于尽管目前中国人民生活水平日益提高，食品、营养品种类繁多，但本地区小儿锌、铁、钙的营养状况改善仍不显著；微量元素营养不良仍是目前小儿时期主要的健康问题之一。

（原载于《微量元素与健康研究》2001 年第 4 期）

1007 例 2~4 个月婴儿头发微量元素测定和相关性分析

（2003）

邝浩斌[1]　　张丽好[2]

（1. 广州市胸科医院　　2. 广州市结核病防治所）

[导读] 广州市 2~4 个月婴儿低锌、低铜、高铅比较明显，低钙、低锰情况略小。男女间低锌无显著差异，但女婴更容易出现低铜、低钙，男婴的高铅比女婴严重。微量元素铁的情况有点特别，20.2% 男婴低铁，无高铁情况；女婴则相反，28.8% 女婴高铁，而无低铁情况。

　　2~4 个月的婴儿与其他年龄段的婴幼儿不同，是生长发育的最快阶段，营养要素需求特别多，母婴均应注意均衡饮食。

人体微量元素是指占人体重万分之一的化学元素总称，可分为 3 类：①人体必需的微量元素，如锌（Zn）、铁（Fe）、铜（Cu）、锰（Mn）等；②已测量到但未明确是否有生理作用的微量元素，如砷；③有害的微量元素，如铅（Pb）等。微量元素虽然极少，但却有特殊功能，其缺乏或过剩都可使人体内稳态平衡紊乱，甚至发生疾病。为探讨初生婴儿体内的微量元素状态，对 1007 例 2~4 个月婴儿头发微量元素进行测定和相关性分析，现报道如下。

1　材料与方法

1.1　对象

广州市出生的 2~4 个月健康婴儿 1007 例，男婴 535 例（53.1%），女婴 472 例（46.9%）。

1.2　样品采集和测定方法

由专人用不锈钢剪刀取婴儿头后枕部头发 0.5~1.0 g，用专用袋包装好，集中送广州市微量元素研究所，使用电感耦合高频等离子体发射光谱法测定 Zn、Fe、Cu、Ca、Mn、Pb 6 种元素的含量。正常值由广州市微量元素研究所提供。

1.3　数据处理

所有数据在计算机上用 SPSS 统计软件包进行处理。

2　结果

2.1　正态分布性检验

除钙元素呈正态分布外，其他元素呈非正态分布，各元素的分布如表 1。

表 1　Zn、Fe、Cu、Ca、Mn、Pb 6 种元素的含量的分布情况　　　　单位：$\mu g/g$

性别		Zn	Fe	Cu	Ca	Mn	Pb
男婴	例数	535	535	535	535	535	535
	中位数	96.30	29.50	10.10	764.60	3.40	9.02

续表

性别		Zn	Fe	Cu	Ca	Mn	Pb
女婴	最小值	70. 10	19. 50	5. 70	488. 20	1. 70	3. 00
	最大值	138. 40	36. 20	14. 70	1104. 30	7. 30	14. 49
	例数	472	472	472	472	472	472
	中位数	98. 10	29. 95	9. 66	757. 60	3. 70	8. 40
	最小值	70. 20	23. 20	6. 70	500. 20	1. 40	3. 00
	最大值	137. 50	36. 70	14. 70	1082. 20	7. 00	14. 40

2.2 男女婴微量元素异常情况比较

根据广州市微量元素研究所提供的微量元素正常值，界定男女婴儿微量元素的含量异常情况，结果如表 2。

表 2 男女婴 Zn、Fe、Cu、Ca、Mn、Pb 6 种元素异常情况比较

性别		Zn		Fe		Cu		Ca		Mn		Pb	
		高	低	高	低	高	低	高	低	高	低	高	低
男	例数	10	181	0	108	32	107	10	61	0	42	191	0
	比例（%）	1. 3	33. 8	0	20. 2	6. 0	20. 0	1. 9	11. 4	0	7. 9	35. 7	0
女	例数	4	167	136	0	1	136	0	86	0	25	116	1
	比例（%）	0. 08	35. 4	28. 8	0	0. 2	28. 8	0	18. 2	0	5. 3	24. 6	0. 2
	P 值*	0. 167	0. 606			0	0. 001		0. 002		0. 105	0	

注：* x^2 检验。

结果显示，男女婴低 Zn、低 Cu、高 Pb 比较明显，低 Ca、低 Mn 情况略少；而微量元素 Fe 有点特别，20.2% 男婴低 Fe，没有高 Fe 情况，而 28.8% 女婴高 Fe，没有低 Fe 情况；男女婴儿间低 Zn 比较差异无显著性；低 Cu、低 Ca、低 Mn 和高 Pb 存在差异，显著性非常明显。也就是说在低 Cu、低 Ca、低 Mn 方面女婴比男婴更容易出现，男婴的高 Pb 情况比女婴严重。

2.3 相关性分析

因除 Ca 元素外，其他的元素测量值呈非正态分布，采用 Speraman 等级相关分析系统对 Zn、Fe、Cu、Ca、Mn、Pb 6 种元素各组间进行相关性分析，见表 3。

结果显示，Fe 与 Zn、Cu 与 Ca、Mn 与 Zn 呈正相关，Pb 与其他微量元素不存在相关性。

表 3 各微量元素间的 Speraman 相关性分析

元素		Zn	Fe	Cu	Ca	Mn	Pb
Zn	相关系数	1. 000	0. 091	0. 002	0. 024	0. 076	− 0. 051
	P 值	—	0. 004	0. 961	0. 440	0. 015	0. 104
	n	1007	1007	1007	1007	1007	1007
Fe	相关系数	0. 091	1. 000	0. 048	0. 039	− 0. 025	− 0. 016
	P 值	0. 004	—	0. 125	0. 211	0. 434	0. 608
	n	1007	1007	1007	1007	1007	1007
Cu	相关系数	− 0. 002	0. 048	1. 000	0. 114	0. 020	0. 051
	P 值	0. 961	0. 125	—	0. 000	0. 524	0. 109
	n	1007	1007	1007	1007	1007	1007

续表

元素		Zn	Fe	Cu	Ca	Mn	Pb
Ca	相关系数	0.024	0.039	0.114	1.000	0.013	-0.004
	P 值	0.440	0.211	0.000	—	0.672	0.895
	n	1007	1007	1007	1007	1007	1007
Mn	相关系数	0.076	-0.025	0.020	0.013	1.000	-0.012
	P 值	0.015	0.434	0.524	0.672	—	0.696
	n	1007	1007	1007	1007	1007	1007
Pb	相关系数	-0.051	-0.016	0.051	-0.004	-0.012	1.000
	P 值	0.104	0.608	0.109	0.895	0.696	
	n	1007	1007	1007	1007	1007	1007

3　讨　论

本组数据有以下特点：

（1）男女婴儿的 Zn、Fe、Cu、Ca、Mn、Pb 各元素的分布很不均匀，除 Ca 外其他呈非正态分布，无性别的差异，最大值与最小值相差 2～5 倍。

（2）男女婴儿微量元素以低 Zn 最为明显，分别是 33.8% 和 35.4%，无性别的差异；其次是低 Cu、低 Ca、低 Mn，存在性别的差异；高 Pb 男女分别是 35.7% 和 24.6%，有性别的差异。

（3）Fe 含量，20.2% 男婴出现低 Fe，无高 Fe 情况；女婴则相反，28.8% 的高 Fe，而无低 Fe 情况。

（4）在 Fe 与 Zn、Cu 与 Ca、Ma 与 Zn 之间有正相关性，两者存在互为消长的关系；Pb 与各微量元素间无相关性。

不同于蔡妙玲报道的 0～2 岁婴幼儿发 Pb 量与性别无相关性，也不同于吴东升等报道的 Pb 与 Zn、Cu、Ca、Mn 有相关性，与戴文秀报道的 Zn、Cu、Ca、Fe 异常值无性别差异也不同，本组资料提示，低 Cu、低 Ca、低 Mn 方面女婴比男婴更容易出现，男婴的高 Pb 情况比女婴严重，揭示 2～4 个月的婴儿与其他年龄段的婴幼儿不同，是生长发育最快的阶段，营养要素需求特别多，而主要来源靠在胎儿期从母体中和出生后通过哺乳获取，与其他婴幼儿从多种食物获取营养的方式不同，偏食的母亲其婴儿微量元素缺乏也多见。另外 2～4 个月的婴儿从母体获取的营养要素渐渐消退，消化系统开始发育，在这个阶段是否存在通过某种因素的调控，造成微量元素含量性别上的差异，需要进一步的研究，虽然 2～4 个月的婴儿几乎不暴露在铅下，但分别有 35.7% 和 24.6% 的超高，可能与母亲铅暴露有关，提醒怀孕妇女应避免铅暴露，环境部门注意治理环境。Fe 含量，20.2% 男婴低 Fe，没有高 Fe 情况，28.8% 女婴高 Fe，没有低 Fe 情况；尚不清楚是 2～4 个月男女婴儿性别本身的差异，还是正常范围设定的原因，需要进一步研究。

微量元素在人体发挥重要的作用，如锌参与 200 多种酶的合成，直接影响智力和体格的发育；铁参与血红蛋白及其他铁质化合物的合成，缺乏时会引起小细胞性贫血；铜、锰的缺乏会引起神经系统和内分泌系统的疾病等。因而哺乳期的婴儿母亲要注意饮食的均衡，同时逐渐根据需要添加辅食。铅是具有神经毒性的重金属，会影响婴幼儿的智力、神经系统、血管系统等，所以母婴应尽量避免铅暴露。

（原载于《广东微量元素科学》2003 年第 2 期）

广州市儿童头发微量元素水平及其临床相关性分析

（2004）

刘秀香[1]　肖　昕[1]　张金萍[2]　蒋建伟[3]

（1. 暨南大学附属第一医院　2. 上海复旦大学儿童医院　3. 暨南大学医学院）

[导读] 广州市 2~7 岁儿童锌、铁、铜、锰、钙缺乏相当普遍，而铅元素超标严重。某些临床症状和生活习惯与这些元素的缺乏或超标有显著的相关性。

头发检测容易被受检查者及家长接受，可以作为临床判断机体微量元素水平的一种辅助途径。通过定期检测头发中的元素水平，可达到防病治病的目的。

金属元素与人类健康有密切关系，特别是对于正处于成长阶段的儿童，影响其免疫系统、消化系统、神经系统、生长发育及智力发育等许多方面，应引起家长及儿科工作人员的注意。作者对广州市的白云、荔湾、越秀、东山、海珠和黄埔 6 个区的儿童的头发金属元素随机抽查，以了解基本状况及其与某些临床症状、不良习惯的相关性。

1　对象与方法

（1）对象：随机抽查广州市 6 个区的 355 例儿童的头发微量元素的水平。儿童年龄在 2.2~7.0 岁，其中女童 172 例，男童 183 例。

（2）方法：用北京分析仪器厂 GFU-202C 型原子吸收分光光度仪，采用火焰原子吸收分光光度法测定。头发金属元素正常参考值来自广州市卫生防疫站，低于正常参考值下限值 10 个百分点以下为轻度缺乏，低于下限值 10 个百分点以上的为中、重度缺乏；比正常参考值上限值高 10 个百分点以内即为轻度超标，超过 10 个百分点以上为中重度超标。采用问卷调查方式获取所需资料。

（3）统计学处理：用 SPSS 10.0 统计软件包。采用相关性分析（各种微量元素之间及各元素与贫血、体重指数下降用 Pearson 相关；余用等级相关分析），两两比较用 t 检验。所有数值用 $\bar{x} \pm s$ 表示。

2　结　果

（1）广州市儿童头发微量元素基本情况：调查了 172 例女童和 183 例男童头发某些金属元素的水平，发现有普遍的 Zn、Fe、Cu、Ca、Mn 的缺乏和 Pb 的超标。女童的 Fe 缺乏率较低，Zn 与 Mn 呈正相关（$r = 0.158$，$P = 0.038$）；Ca 与 Mn 呈正相关（$r = 0.159$，$P = 0.037$）；Zn 与 Pb 呈负相关（$r = -0.143$，$P = 0.045$）。男童 Zn 与 Ca 呈正相关（$r = 0.370$，$P = 0.000$）；Ca 与 Mn 呈正相关（$r = 0.477$，$P = 0.000$）；Zn 与 Pb 呈负相关（$r = -0.123$，$P = 0.048$），结果见表 1，表 2。男童与女童头发中只有 Fe 元素具有性别差异，结果见表 3。

表1　广州市儿童头发微量元素缺乏状况

微量元素	性别	正常参考值（μg/g）	轻度缺乏			中重度缺乏			总缺乏率（%）
			例数	均值（μg/g）	%	例数	均值（μg/g）	%	
Zn	女	112.30~135.30	80	100.36±17.25	46.51	65	79.32±12.35	37.79	84.30
	男	110.00~133.80	96	96.07±16.30	52.46	48	76.68±15.63	26.23	78.69
Fe	女	27.25~31.45	29	26.22±4.25	16.86	0	—	—	16.86
	男	26.05~38.40	114	29.65±4.95	62.30	44	27.60±0.85	24.04	86.34
Cu	女	11.70~14.65	60	10.24±5.15	34.88	21	7.28±3.26	12.20	47.08
	男	11.85~13.25	45	9.81±5.86	24.59	23	7.64±4.32	12.57	37.16
Ca	女	885.40~1128.20	133	763.27±106.30	77.32	16	595.15±96.60	9.30	86.63
	男	813.20~1103.50	118	730.70±102.36	64.48	10	498.29±102.40	5.46	69.95
Mn	女	4.12~8.13	137	2.96±1.23	79.65	12	1.96±1.21	6.98	86.63
	男	3.88~8.54	134	2.88±2.15	73.22	10	1.96±1.85	5.46	78.69

表2　广州市儿童发铅超标情况

性别	正常参考值（μg/g）	轻度超标			中重度超标			总超标率（%）
		例数	均值（μg/g）	%	例数	均值（μg/g）	%	
男	2.11~7.35	69	8.81±4.02	37.70	64	11.98±4.98	34.97	72.68
女	3.02~7.82	71	9.29±4.26	41.28	43	13.80±4.25	25.00	66.28

表3　男童与女童头发微量元素的比较　　　　　　　　　　单位：μg/g

性别	Zn	Fe	Cu	Ca	Mn	Pb
男	95.90±15.96	32.91±5.69	9.93±6.35	763.65±112.20	3.14±2.35	9.15±4.17
女	95.75±16.05	30.77±5.96	10.83±5.56	769.35±108.20	3.27±3.16	9.47±4.27
P值	>0.05	<0.05	>0.05	>0.05	>0.05	>0.05

（2）微量元素分析：比较172例女童和183例男童头发中各微量元素水平与临床表现和生活习惯的相关性，发现某些临床症状和生活习惯与这些微量元素的缺乏或超标有显著的相关性，见表4。

表4　儿童头发中各种微量元素水平与临床表现、生活习惯的相关性分析及其对应人数

临床表现与生活习惯	Zn			Fe			Cu			Ca			Mn			Pb		
	正常	轻度	中重度	正常	轻度	中重度	正常	轻度	中重度	正常	轻度	中重度	正常	轻度	中重度	正常	轻度	中重度
体重指数降低	30	60	51*	59	50	30*	28	74	50*	28	91	20*	30	80	20	48	90*	77*
注意力差多动	49	90*	80*	42	45	34*	36	42	81*	39	79	21*	37	70	19*	51	89*	70*
贫血	43	59	71	51	58*	34*	37	51	68*	35	70	15	32	67	14	33	61	61*
口腔溃疡	34	65*	80*	32	37	21	34	39	39	31	59	12	33	51	10	39	62	54
多汗	38	42	85*	38	42	10	39	41	49	39	80*	26*	35	54	8	38	59	40
反复感染	39	86	90*	58	55*	34*	42	51	61*	39	65	20*	38	86	20	95	75	89*
不良习惯	49	75	69	45	39	21	48	54	54	45	65	12	40	69	10	60	90*	80*
爱吃零食	40	106*	100*	25	85*	38*	45	80*	85	21	200*	21*	21	210*	22*	32	130*	96*

注：表中数值是指不同元素水平下有相应临床表现的人数。*相关性分析 P<0.05。不良习惯：咬铅笔头，饭前不洗手，喜欢吃膨化食物，喜欢在公路上玩，用化妆物品，吸烟等。反复感染：呼吸道，消化道，皮肤反复感染；体重指数<18.5 kg/m² 为低下。

3 讨 论

微量元素指占人体体重万分之一以下的元素。微量元素虽然含量较少，但在维护生命健康的整体平衡中具十分重要的作用。调查显示广州市儿童微量元素 Zn、Fe、Cu、Mn、Ca 普遍缺乏，而 Pb 元素超标严重。同时发现 Zn、Ca、Mn 呈正相关，Pb 和 Zn 有明显的负相关性，提示某些金属元素的吸收存在协同或拮抗作用。表 4 中提示吃零食现象与各金属元素缺乏或超标都有显著相关性，表明金属元素缺乏的主要原因可能是儿童饮食结构的不合理造成的。营养学者也认为儿童饮食最主要是平衡饮食。这就提醒幼儿家长在平时饮食中注意各个营养要素的合理搭配以确保儿童的营养健康；表 4 中也提示儿童的一些反复性呼吸道感染、慢性腹泻等疾病也妨碍儿童微量元素的吸收。

在儿童重度缺乏的元素中，比较突出的是锌，女童中占 37.7%，男童中占 26.3%。元素锌与较低的体重指数、多动、多汗、反复的口腔溃疡、感染都有显著相关性。锌参与体内 100 多种酶代谢，其在体内含量紊乱时，可造成明显病理、生理改变。缺锌除可影响食欲，降低免疫力，引起 DNA、RNA 聚合酶缺乏，影响细胞分裂增殖，还可使神经末梢发育不完善而影响信息传导，引起烦躁、多动等表现。还有学者发现缺锌可引起智商降低。锌缺乏的主要原因是摄入不足，应让儿童多摄入一些含锌丰富的食物，如瘦肉、动物的肝脏及海产品，纠正儿童吃素食的习惯。

铁缺乏引起缺铁性贫血，导致生长发育迟缓、骨骼异常、免疫异常、防御功能减退、智力低下，对儿童智力行为异常的影响是长期的。相关研究中也证明了以上几点。本调查发现男童缺铁现象比女童严重，考虑可能是由于女童的铁的正常范围较低的原因。应在平时生活中纠正不合理饮食，多给儿童食入富铁食物如猪肝、瘦肉等；同时，补铁时要注意铁、锌的比率，有人发现铁锌比值 >2:1 时会限制铁的吸收。

调查发现钙和铜、锰以轻度缺乏为主，可能与家长的补充意识有关系。研究中发现钙和铜可引起生长发育迟缓。3 种元素缺乏与反复感染、多动都有显著相关性，而缺铜与贫血有相关性，多汗与低钙有相关性。铜缺乏可使生长发育停滞，产生贫血，影响脑内多巴胺的代谢而形成多动。锰可减少肝脏内脂肪含量，促第二信使形成，激活多糖聚合酶和半乳糖聚合酶，对骨髓造血有促进作用。

儿童中毒性元素铅含量超标比较严重，可能与广州重工业发展及汽车尾气污染有直接关系，在相关性研究中发现 2/3 的儿童有可导致铅摄入过多的习惯，如玩玩具后不洗手便吃东西、咬铅笔头、吃膨化食物过多等。铅与生长发育、多动、烦躁、反复感染及贫血都有显著的相关性。铅通过抑制血浆超氧化物歧化酶（SOD）活性，降低自由基清除率，损伤脑内星形细胞间接破坏血脑屏障的完整性，从而引起神经毒性；抑制骨髓中未成熟红细胞内血红蛋白合成，出现贫血；还有免疫毒性，使 CD4 细胞的绝对量下降，CD4/CD8 比例降低，从而增加对细菌病毒的易感性。调查中发现锌与铅有显著负相关，锌可拮抗铅引起的 ALA 脱水酶抑制作用。亦有研究认为机体在缺锌、缺钙情况下，能增加机体对铅的吸收率，建议患儿家长注意平衡饮食，并尽量减少儿童接触和摄入铅的机会，发现铅超标应该及时给予排铅药物。

微量元素对儿童的成长起着重要的作用，头发是机体金属排泄的重要器官之一，头发每月的生长速度是 1 cm，因此它可以反映人体一个时期微量元素的摄入和代谢情况，而且它是一种无创伤性的检查，容易被检查者及家长接受，近几年有较多这方面的报道。它可以作为临床判断机体微量元素水平的一种辅助途径。通过定期检测头发中的元素水平，了解其体内的水平，达到防病治病的目的。

（原载于《中国地方病学杂志》2004 年第 6 期）

第五章　头发元素与健康长寿

　　健康长寿是世人追求的共同目标。中国长寿人口和百岁老人分布呈现明显的地域差异，这表明长寿与自然环境、饮食习惯和地球化学因素密切相关，其中最重要的联系纽带就是微量元素和矿物质。

　　对辽宁、吉林、广西、广东、湖北、新疆、云南、上海、北京等地百岁老人进行的分析结果表明，百岁老人头发元素有与一般老年人不同的自身特征，但不同地区既有共性，又有差别。例如，广西巴马百岁老人具有高锰低铜特征；沈阳健康长寿老人还有高铬低镉和高铁的特征；湖北百岁老人相对高锰高硒和低镉；新疆和田地区百岁老人高钙高镁高锶高铁；北京长寿老人男性低铬、女性低锌低锰低钙高铅，其共同特征是低镉；上海长寿老人高锰、高铁、高铬、高钛、低铜。新疆90岁以上长寿老人头发中铁、铜、锰含量有随年龄增长而下降的趋势；沈阳94～97岁长寿老人发中锰、铁、铬、锶含量均随年龄增长显著增加；北京地区90～100岁长寿老人头发中大多数元素含量仍维持在老年前期水平；云南澜沧地区长寿老人头发中9种元素含量与普通老年人相近，锰、钼、锗含量明显高于普通老年人。主成分分析表明，头发锌、铜含量对上海、广西、湖北三个地区的长寿影响最为显著，维持高浓度正常水平铬含量和保持适当的铜／锌比值是长寿的重要因素。

　　从对湖北百岁老人聚居地区土壤、饮水、大米、小麦、黄豆及百岁老人血液、头发的分析结果，对云南云龙白族长寿地区岩石、土壤、饮水、粮食、蔬菜、猪肉、果类及长寿老人头发的分析结果，以及对新疆、广西等长寿地区的综合分析结果中，人们发现在长寿地区外环境中和长寿老人体内有一个有利于健康长寿的"优越的微量元素谱"。湖北省老年医学研究所根据长寿地区的微量元素特征，配制了8类复合微量元素进行动物试验，结果发现，各组复合微量元素在不同程度上均可降低实验大鼠的血清过氧化脂质水平及心、脑、肝组织中脂褐质含量，有些微量元素组合还可明显提高红细胞超氧化物歧化酶活性或有效地改善大鼠体内的胆固醇代谢。这些均对延长大鼠寿命有一定的影响，但并不是必需微量元素的任意组合都能发挥最佳作用的，只有长寿地区的"微量元素谱"（钼、锰、硒、氟、锶、锌）才能使实验动物活到最长的寿命。例如，使真核细胞四膜虫平均寿命从60～90天延长到246天，使果蝇最高寿命从56天延长到81天（雄性）或从64天延长到92天（雌性），使小鼠平均寿命由376±136天延长到483±167天，最高寿命由597天延长到851天。

　　长寿老人头发微量元素含量与血脂、血清蛋白水平之间有着一定的联系，测定了头发中的微量元素，就可根据已经建立的回归方程方便地推算出受检者的血脂、血清蛋白大致水平。

　　在各地的长寿老人和百岁老人中，女性的比例远高于男性（少数地区例外）。头发元素分析发现，不管地区与年龄如何，发中锶、锰、钙含量一般总是女性高于男性，而铅含量一般总是男性高于女性。前3种元素可能与女性生理的某些特殊功能有关，它们在女性健康长寿的作用值得进一步研究观察。

微量元素与健康长寿

——附 **31** 例长寿老人头发微量元素含量分析

（1985）

陈家驹　　刘林生　　刘启民　　张爱如

（沈阳市第四医院）

[**导读**] 从对健在长寿老人和死亡长寿老人的头发元素含量比较中可以看出，辽宁沈阳健在长寿老人（93～107岁）具有高锰低铜、高铬低镉和高铁的特征。死亡老人头发锌、硒含量较高。

目前，微量元素（Trace element）已被各界认识、研究，并应用于各个方面。尤其近10年来关于微量元素对人的生命，特别对防衰、防老、延长寿命等方面，国外报道较多，但是以微量元素作为健康长寿的隐蔽因素加以探讨的文献报告尚少。我们对31例长寿老人（其中在一年内先后死亡8例）的头发做了微量元素含量测定分析，并对生存与死亡老人头发微量元素含量均值关系略加探讨。

一、资料来源

本文资料来源于我们随访观察五年的沈阳市内5区100例长寿老人中31例的头发样品，年龄与性别见表1。

表 1　生存与死亡长寿老人年龄、性别表

性别 ＼ 年龄（岁）		93	94	95	96	97	99	107	合计
生存老人	男	1	1	3					5
	女	5	4	2	2	4		1	18
死亡老人	男		1	1			1		3
	女	1	2	1			1		5
	合计	7	8	7	2	4	2	1	31

二、制样、测定方法和仪器见另文

三、31 例长寿老人头发微量元素均值见表 2

表 2　生存与死亡长寿老人头发微量元素均值

	镉	铜	铬	锂	锌	铁	锰	镍	锶	硒
生存老人（$\mu g/g$）	0.1265	8.7996	0.7269	1.0851	120.2738	26.913	16.1024	0.3266	6.7157	0.4066
死亡老人（$\mu g/g$）	0.2160	1.7199	0.1738	0.8402	228.2244	20.0589	3.7700	0.6355	4.1410	0.6841
t	0.0860	0.9133	1.0051	0.5965	1.3888	0.4234	0.8626	1.3050	0.7864	1.2653
p	>0.05	>0.05	>0.05	>0.05	>0.05	>0.05	>0.05	>0.05	>0.05	>0.05

四、讨　论

到目前为止已发现有 14 种微量元素对人体是必需的，但直接、间接地引起老年病的微量元素已发现了许多，已知其中锰、锌、铁、铜、铬、硒、镉等元素都在不同程度上与高血压、动脉硬化、冠心病、糖尿病及癌症的发病机理有关。

表中结果所示，大部分符合目前国内外学者关于微量元素对长寿的评价论点。

1. 长寿必需高锰低铜

从表中看出，健在长寿老人头发锰含量均值为 16.1024 $\mu g/g$、死亡例为 3.7700 $\mu g/g$，死亡例的发中含量明显低于现生存老人的发中锰含量。中国广西巴马长寿区长寿老人的发中锰含量高于普通人。且也高于非长寿区老人的头发锰含量。另外，美国 Oreason、日本寺冈久之亦有类似的报告。锰是人体必需的微量元素，WHO 认为锰是对老年人心血管有益的必需微量元素。锰是人体多种酶的激活剂，它对血糖、血脂和血压等均有保持胆固醇的正常代谢作用。所以锰有降低老年人心血管病的发病率，有长寿之功。锰多含在谷物、核桃和茶叶中，而铜的含量则与锰的含量相反，如健在长寿老人（发铜 8.7994 $\mu g/g$）比死亡的长寿老人（发铜 11.9197 $\mu g/g$）发铜的含量低。曾有报道，铜有诱发动脉硬化的作用，Punser 曾报道芬兰东部地区比西南部地区冠心病发病率高达 2 倍之多，只因水中铜含量高所致。同时也发现心肌梗死患者的血铜也较高。铜除对心血管有影响外，尚能通过影响胶原纤维使细胞活性降低，从而加速了细胞的老化与死亡。所以高锰低铜与长寿的关系还有待于深入研究和进一步探讨。

2. 关于铁和长寿的关系

本文中健在长寿老人头发铁含量均值为 26.5131 $\mu g/g$，死亡例铁含量均值为 20.4589 $\mu g/g$，可见健在长寿老人的头发中铁含量高于死亡例。随着年势之增高，各种代谢均趋于缓慢，各种金属酶的摄入亦有改变，铁元素又补充不上而易继发贫血，从而给长寿带来了极大的危害：如与铁代谢有关的免疫功能亦随之低下，增加了感染的机会，加速了体内各种细胞的老化和衰老的到来，甚至导致死亡。本文 8 例死亡的长寿老人均有不同程度的贫血和程度不等的感染，可能是导致他们死亡的因素。

3. 铬和镉与长寿的关系

本文中健在长寿老人头发铬均值为 0.7269 $\mu g/g$，死亡的长寿老人头发铬均值为 0.1733 $\mu g/g$，健在长寿老人头发铬均值高于死亡例。健在长寿老人头发镉含量均值为 0.1265 $\mu g/g$，死亡的长寿老人发镉含量均值为 0.2160 $\mu g/g$，可见健在长寿老人头发镉含量均值比死亡的长寿老人低，上述两种微量元素在人发中的含量结果证实了美国科学家提出的"如果人体内镉与铅少，铬高可活到 110 岁"的论点。铬元素以有活性的三价铁形式存在于人体内，参与胆固醇在体内的代谢，保持胆固醇的正常代谢，使之不积存在血管壁上面，从而减少了老年人动脉变厚、变硬，乃至冠心病的发生。铬还有激活胰岛素活性的作用，当铬缺乏时会使胰岛素活性降低，出现血糖增高，产生糖尿病。如果适当提高体内铬元素，则可能预防这些老年病的发生。铬随年龄增长其排泄变慢，如果不是大量吃糖，铬元素不会大量从体内排出而造成低铬，因为大量糖可使血铬排出体外。近年来老年人有吃甜食的习惯，所以相对地在老年人中糖尿病的发生也有所增多。铬元素一般存在于酵母及牡蛎体内。本文 8 例死亡的长寿老人头发铬含量均低于健在长寿老人头发铬含量，而镉则相反。镉在体内是癌发病的主要有关的元素，亦是高血压病主要发病因素之一，这一点早已被各国科学家所公认。

4. 关于头发锌、硒、锂、锶

本文中健在长寿老人头发锌含量均值为 120.2733 $\mu g/g$，死亡长寿老人头发锌含量均值为 278.2244 $\mu g/g$，结果健在长寿老人头发锌含量均值低于死亡例。健在长寿老人头发硒含量均值为 0.4499 $\mu g/g$，死亡例头发硒含量均值为 0.6841 $\mu g/g$，结果健在长寿老人头发硒含量低于死亡例含量均值。这两项均值结果与某些报道相似。有人报道锌与硒元素为生长发育等生命过程中十分有益的微量元素，缺少可致癌，增高则可抑癌，有的报道则相反，即缺少可抑癌，增高则可致癌。

关于长寿老人头发微量元素锌、硒、锂、锶等微量元素对健康、长寿的影响及各地域长寿老人的常数值，尚需广泛深入研究探讨，尤其对长寿老人的需要量和有害量更要进一步研究。

（原载于《哈尔滨医药》1985 年第 2 期）

微量元素与寿命关系的探讨

（1986）

朱高章　曾育生

（广东省老年医学研究所）

[**导读**]　广西巴马长寿地区不同年龄、不同性别人发锰含量均明显高于广东非长寿地区，人发铜含量则是长寿地区明显低于非长寿地区。长寿地区和非长寿地区长寿老人的高锰低铜特征非常明显。

许多学者指出，某些地区居民的健康长寿可能与环境有关。广西巴马瑶族自治县是中国长寿地区之一，我们曾对该地区居民的饮食、劳动、精神、生活习惯等与长寿关系进行了综合性的调查分析。本文重点比较长寿地区与非长寿地区人发中微量元素之含量。

一、长寿地区特点

判定长寿地区的标准，国际上尚无统一规定。一般以每十万人口中百岁老人数为依据。百岁以上老人在 10 人/10 万以上者为长寿地区；1 人/10 万以下者为非长寿地区。巴马瑶族自治县（以下简称巴马县）1959 年人口调查百岁老人为 11 人/10 万，1979 年为 13.09 人/10 万，1982 年为 20.8 人/10 万。因此，巴马县是全国公认的长寿地区，其地理环境、老人死亡率、发病率有显著特点。

（一）巴马县的地理环境

巴马县大概位于北纬 23°56′~24°12′，东经 107°11′~107°35′15″，山脉属都阳山脉系统，为峰丛洼地岩类型，海拔高度在 435~698 米。

从暴露的地壳岩层分析，地质形成于志留纪至三叠纪之间，比较新近，其代表地质为石炭系（下统、中统、上统）、二叠系和三叠系，岩石主要为基性岩、酸性岩和脉岩。基性岩中含有铜、铝、锌、钴、镍、钼、铬、镱、镉、锡、铍、锂、钇等微量元素。

饮用水有泉水、井水、河水、溪水、雨积水等。其中软水占 53.57%。粮食作物主要是玉米、黄豆、饭豆、绿豆、猫豆、冬豆及高粱、小米、荞麦、红薯、木薯和南瓜等。油类作物为火麻仁、花生、芝麻、油菜等。热能和蛋白质基本能满足供给。

（二）老人死亡率、人口主要死因及老年病患病率

1. 老年人死亡率及人口主要死因

根据 1980 年调查，65 岁年龄组死亡率为 31.63%，75 岁组为 56.38%，全人口主要死亡率见表 1。循环系统疾病及恶性肿瘤分别为死因的第 4 位和第 7 位。

表1　广西巴马县人口主要死因

疾　病	死亡率（1/10 万）	疾病	死亡率（1/10 万）	疾病	死亡率（1/10 万）
传染病	729.2	循环系统疾病	80.1	恶性肿瘤	29.7
呼吸系统疾病	160.4	意外死亡	55.5		
消化系统疾病	139.0	泌尿系统疾病	35.4		

2. 老年人 3 种常见老年病患病率

60 岁以上老年常见病的发病率，根据多次抽样调查均较低。西山区厚福乡 60 岁老人及巴马全县 90 岁老人的 3 种常见老年病患病率调查结果见表 2。

表2　3 种老年病患病率

疾病名称	老年病患病率（%）		疾病名称	老年病患病率（%）	
	西山区厚福乡 60 岁以上老人	巴马全县 90 岁以上老人		西山区厚福乡 60 岁以上老人	巴马全县 90 岁以上老人
高血压	1.3	13	慢　支	15.7	22
冠心病	0	8			

非长寿地区我们以广州市为大城市代表，五华县为山区代表，四会县为平原区代表。对广州作了较详细调查，以比较山区和大城市基本流行病差别。

广州市百岁老人数为 0.75 人/10 万，与巴马县比较相差 10 余倍。老年人死亡率和全人口主要死因，以东山区为代表，65 岁组死亡率为 262%，75 岁组的死亡率为 632%，与巴马县相差大约 10 倍。循环系统疾病和恶性肿瘤占死因的第 1 位和第 2 位（表 3）。

表3　广州市东山区人口主要死因统计

疾病	死亡率（1/10 万）	疾病	死亡率（1/10 万）	疾病	死亡率（1/10 万）
循环系统疾病	126.4	消化系统疾病	29.6	其他疾症	16.0
恶性肿瘤	108.1	意外死亡	28.6	传染病	42
呼吸系统疾病	99.2	结核病	19.6		

我们曾对大学干部、敬老院及广州市的长寿老人做了大量调查。从调查的结果可以看出，长寿地区的主要特点是百岁老人比例多，老年人伤亡率和老年病患病率较低（表 4 和表 5）。

表4　广州市某敬老院、中山大学教工 3 种老年病患病率

高血压（%）		冠心病（%）		慢　支（%）	
敬老院	中山大学	敬老院	中山大学	敬老院	中山大学
32.85	32.85	19.91	38.50	23.80	15.71

表5　广州市百岁以上长寿老人 3 种老年病患病率

疾　病	患病率（%）	疾　病	患病率（%）	疾　病	患病率（%）
高血压	55.77	冠心病	29.00	慢　支	21.15

（三）长寿与非长寿地区人发微量元素含量比较

人发收集及分析方法由同一单位，用同一方法进行。

1. 长寿地区不同年龄健康人发微量元素含量比较见表6

表6 广西不同年龄组人发中微量元素含量　　　　　　　单位：$\mu g/g$

年龄组（岁）	n	铜	锌	锰	镉	镍	铬
<10	36	7.42 ± 1.4	226.37 ± 46.44	31.53 ± 18.48	0.47 ± 0.35 ($n=34$)	1.34 ± 1.30 ($n=35$)	0.52 ± 0.34 ($n=33$)
10 ~	16	6.32 ± 1.48	161.68 ± 60.93	26.82 ± 17.72	0.15 ± 0.49 (10)	0.63 ± 0.29 (9)	0.35 ± 0.07 (5)
20 ~	19	8.22 ± 4.55	163.61 ± 41.36	14.48 ± 7.78	0.22 ± 0.13 (16)	1.38 ± 0.92 (17)	0.20 ± 0.07 (12)
30 ~	22	7.43 ± 0.97	156.53 ± 26.75	25.69 ± 16.67	0.28 ± 0.15 (17)	1.79 ± 1.21 (19)	0.065 ± 0.07 (8)
40 ~	19	6.84 ± 1.73	156.93 ± 19.97	25.93 ± 14.19	0.33 ± 0.20 (17)	1.65 ± 0.99 (16)	0.38 ± 0.86 (17)
50 ~	14	7.65 ± 1.49	184.36 ± 25.83	24.28 ± 13.33	0.34 ± 0.26 (8)	1.37 ± 1.12 (9)	1.01 ± 1.27 (4)
60 ~	11	7.27 ± 0.96	168.5 ± 26.04	15.95 ± 10.03	0.56 ± 0.44 (11)	1.45 ± 0.55 (11)	0.13 ± 0.14
70 ~	10	7.88 ± 1.12	185.3 ± 23.39	17.52 ± 9.79	0.38 ± 0.26 (10)	1.17 ± 0.75 (9)	0.63 ± 0.72
80 ~	8	7.45 ± 0.7	180.78 ± 18.85	20.03 ± 10.15	0.24 ± 0.12 (8)	0.82 ± 0.51 (6)	0.40 ± 0.51
统计学处理		rs = 0.32 $P>0.05$	rs = 0.2 $P>0.05$	rs = −0.57 $P>0.05$	rs = −0.13 $P>0.05$	rs = −0.07 $P>0.05$	rs = 0.2 $P>0.05$

　　Schroeder 报告发达国家中人体内微量元素含量随年龄增加而降低，镉则相反，随年龄增加而增加。在发展中国家则没有这种现象。笔者认为，资本主义国家心血管发病率与微量元素不平衡有关。如果控制人体中微量元素含量，人类可能健康地活到 90～110 岁。

　　我们曾对巴马县长寿老人最多的东山区不同年龄健康男性人发中微量元素进行了调查。该区属泻岩地带，没有矿山、工厂、少施化肥，交通不便，与外界往来少，全部为瑶族。本次用等级相关法分析了各年龄组健康男性头发中 6 种微量元素的含量（表6）。其结果没有显著性差异，与美国 Creason（1975）所调查的不同年龄男性头发微量元素含量一般稳定的报道一致。

2. 长寿地区与非长寿地区不同人群人发微量元素比较

　　本组长寿地区人发取自巴马县长寿老人最多的东山区、凤凰区及巴马长寿老人；非长寿地区人发取自中山大学 50～59 岁教工（Ⅰ组）和 60～69 岁教工（Ⅱ组），广州市的长寿老人以及五华县（山区）和四会县（平原地区），其结果见表7。

表7 长寿地区与非长寿地区人发微量元素含量　　　　　　　单位：$\mu g/g$

	采样地点	样品数	铜	锌	锰	镉	镍	铬
长寿地区	巴马东山	155	7.39 ± 1.60	170 ± 32.1	22.47 ± 13.13	0.37 ± 0.23	1.18 ± 0.85	0.42 ± 0.45
	巴马凤凰	40	8.75 ± 2.34	190 ± 38.39	12.58 ± 11.48	0.12 ± 0.07	1.23 ± 0.86	0.36 ± 0.15
	巴马长寿老人	53	6.90 ± 2.38	189.08 ± 40.5	20.61 ± 17.92	0.25 ± 0.34	0.67 ± 0.40	0.16 ± 0.18

续表

采样地点		样品数	铜	锌	锰	镉	镍	铬
非长寿地区	广州市 I	22	32.01 ± 28.0	245.20 ± 174.95	3.54 ± 3.57	—	2.97 ± 6.47	1.47 ± 0.01
	广州市 II	18	52.84 ± 16.6	333.8 ± 128.41	3.31 ± 1.78	—	1.78 ± 0.06	0.34 ± 0.39
	广州长寿老人	34	9.67 ± 2.31	204.34 ± 58.94	2.23 ± 0.84	0.16 ± 0.09	0.98 ± 0.71	0.48 ± 0.15
	五华县	25	15.13 ± 8.63	222.05 ± 104.95	8.02 ± 5.12	0.46 ± 0.54	1.58 ± 1.90	0.34 ± 0.39
	四会县	29	18.16 ± 7.3	104.8 ± 85	11.85 ± 8.5	0.18 ± 0.70	2.00 ± 1.39	0.23 ± 0.43
美国	Creason (1975)		18.25	108.54	0.95	0.76	0.74	0.62
日本	寺冈久之 (1976)		男 17 ± 4	170 ± 29	2.3 ± 1.7	0.4 ± 1.6	0.5 ± 0.21	0.9 ± 0.32
			女 31 ± 13	260 ± 49	2.5 ± 1.1	1.2 ± 1.3	1.6 ± 0.41	0.6 ± 0.10

从我们调查的资料中发现，长寿地区不同年龄组、不同地区人发中锰的含量均明显地高于非长寿地区；铜的含量则长寿地区明显低于非长寿地区这一规律。长寿地区人发锰的均值为：12.85 ± 11.48，20.61 ± 17.92，22.47 ± 13.13，以长寿区和长寿老人为最高；非长寿地区锰的均值为：2.23 ± 0.84，3.31 ± 1.78，3.54 ± 3.75，8.02 ± 5.12，11.58 ± 8.5。而且，山区 > 农村 > 城市，有规律地逐渐减少。人发中铜含量则长寿地区的均值为：6.90 ± 2.38，7.39 ± 1.60，8.57 ± 2.34，非长寿地区为：9.67 ± 2.31，15.13 ± 8.63，18.16 ± 7.3，32.07 ± 28.0，52.84 ± 16.6，经统计学处理有非常显著的差异（$P < 0.01$），其他 4 种微量元素则没有见到规律性的变化，其测得值均波动于国内外文献所报道的正常人含量值范围内。

二、讨论与小结

长寿与健康是受多种因素影响的。

我们发现：人发锰在长寿地区居民中含量很高，不但明显高于非长寿地区的城市、山区、农村，也比国外正常人发锰含量高得多。巴马长寿区人发锰含量为 22.47 ± 5.12 $\mu g/g$，美国 Creasen（1975）报告纽约市正常人锰含量是 0.95 $\mu g/g$，日本寺冈久之（1976）报告东京正常人锰含量是男性 2.3 ± 1.7 $\mu g/g$，女性 2.3 ± 1.1 $\mu g/g$，相差 10 多倍，已知锰为人体必需元素，是多种酶的激活剂。我们正在进一步探索食物中锰与发锰含量关系及锰对人体健康的影响。

人发铜含量，长寿地区最低。铜能诱发实验性动脉硬化。Punsav 报告芬兰东部地区比西南地区冠心病高达 2 倍，他们调查 9 种微量元素，发现高发病区水中铜含量较高、铜是胶原纤维合成所必需的。动物衰老体内胶原纤维交联链随着年龄增加而增加，阻碍了细胞活动，出现了所谓细胞内的"冻结区代谢"，可使细胞衰老死亡。降低人体铜含量使胶原纤维变老速度降低，可能延迟衰老。因此，究竟铜与寿命、疾病的关系如何，也需进一步研究。

（原载于《微量元素》1986 年第 2 期）

长寿老人头发中微量元素的分析研究

（1987）

潘伟文[1]　张月娥[1]　杨玉杰[1]　刘林生[2]

（1. 辽宁省环保所　2. 沈阳市第四医院）

[导读] 辽宁沈阳健康长寿老人男女性头发中有不同的元素相关关系。例如，铬与镉、锌与镍、铬与锶对男性呈负相关，对女性呈正相关；锰与铁对女性呈正相关，对男性无显著相关性。对男女性均呈显著正相关的，仅有镉与锶。94～97岁，发中锰、铁、铬、锶含量均随年龄增长而显著增加。高铁、高锰、高铬、高锶是否与健康长寿有关，有待进一步探讨。

本文采集沈阳市内5个区31名健康老人（年龄93～107岁）的头发，用原子吸收法测定了其中9种微量元素的含量。根据分析结果，讨论了长寿老人头发中这些微量元素的分布类型，不同性别间含量的差别，以及各种元素间的相互关系。

发样从头部不同部位靠根部剪取，混匀，经中性洗衣粉温液浸泡、搅拌后，用蒸馏水、去离子水反复冲净，再经无水乙醇、乙醚浸泡吸干后，恒温80℃烘干备用。

取适量样品用硝酸、过氧化氢消解，温度保持在160～180℃，直至溶液澄清，定容待测。

本实验采用日本岛津AA-blos原子吸收分光光度计，GFA-3型石墨炉电源，用火焰原子吸收法测定铁和锌，用石墨炉原子吸收法测定锰、铜、铬、镍、镉、锶和硒。用氘灯扣除背景，用基体改进剂和扣除空白方法消除基体干扰。

选取硝酸镍作为硒的基体改进剂，硝酸镁和磷酸二氢铵作为镉的基体改进剂，并分别通过实验确定了相应的基体改进剂的最佳用量。

分析方法的回收率为88.9%～120%，精确度为0.94%～13.8%。

表1　长寿老人头发中9种微量元素含量　　　　单位：$\mu g/g$

元素	性别	例数	波动范围	中位数	算术均值±标准差	几何均值$\overset{\times}{\div}$标准差
	混合	31	0.34～33.26	1.96	5.39±7.42	2.57 $\overset{\times}{\div}$ 3.43
Mn	男	8	0.67～4.99	1.46	2.03±1.70	1.55 $\overset{\times}{\div}$ 2.17
	女	23	0.34～33.26	2.90	6.57±8.30	3.07 $\overset{\times}{\div}$ 3.78
	混合	31	2.62～16.04	7.19	7.99±3.25	8.09 $\overset{\times}{\div}$ 1.76
Cu	男	8	5.24～12.60	7.15	7.75±2.29	7.49 $\overset{\times}{\div}$ 1.31
	女	23	2.62～16.04	8.07	8.08±3.60	8.30 $\overset{\times}{\div}$ 1.89
	混合	31	0.0024～1.15	0.057	0.15±0.26	0.042 $\overset{\times}{\div}$ 6.19
Cd	男	8	0.0032～0.39	0.064	0.12±0.15	0.034 $\overset{\times}{\div}$ 7.33
	女	23	0.0024～1.15	0.057	0.16±0.28	0.045 $\overset{\times}{\div}$ 6.06

元素	性别	例数	波动范围	中位数	算术均值 ± 标准差	几何均值 $\overset{\times}{\div}$ 标准差
Zn	混合	31	106.7 ~ 535.4	185.5	238.1 ± 112.7	200.0 $\overset{\times}{\div}$ 1.84
	男	8	167.0 ~ 448.0	194.4	240.3 ± 95.08	227.0 $\overset{\times}{\div}$ 1.41
	女	23	106.7 ~ 535.4	186.0	237.3 ± 120.6	192.0 $\overset{\times}{\div}$ 1.98
Fe	混合	31	4.54 ~ 38.34	12.99	15.94 ± 9.12	16.70 $\overset{\times}{\div}$ 2.09
	男	8	4.54 ~ 31.59	13.96	15.07 ± 8.55	13.00 $\overset{\times}{\div}$ 1.84
	女	23	6.78 ~ 38.34	12.99	16.29 ± 9.53	16.40 $\overset{\times}{\div}$ 2.18
Cr	混合	31	0.01 ~ 7.09	0.10	0.54 ± 1.35	0.12 $\overset{\times}{\div}$ 4.61
	男	8	0.023 ~ 0.70	0.08	0.24 ± 0.31	0.11 $\overset{\times}{\div}$ 3.67
	女	23	0.01 ~ 7.09	0.16	0.55 ± 1.47	0.13 $\overset{\times}{\div}$ 5.09
Ni	混合	31	0.023 ~ 3.22	0.27	0.41 ± 0.58	0.24 $\overset{\times}{\div}$ 2.79
	男	8	0.023 ~ 0.72	0.12	0.25 ± 0.28	0.14 $\overset{\times}{\div}$ 3.41
	女	23	0.063 ~ 3.22	0.28	0.46 ± 0.65	0.29 $\overset{\times}{\div}$ 2.44
Se	混合	31	0.055 ~ 1.96	0.25	0.48 ± 0.54	0.28 $\overset{\times}{\div}$ 2.77
	男	8	0.055 ~ 0.99	0.22	0.30 ± 0.31	0.20 $\overset{\times}{\div}$ 2.73
	女	23	0.09 ~ 1.96	0.25	0.54 ± 0.59	0.32 $\overset{\times}{\div}$ 2.76
Sr	混合	31	0.21 ~ 40.19	2.51	5.64 ± 8.08	2.50 $\overset{\times}{\div}$ 3.67
	男	8	0.31 ~ 10.05	1.82	2.95 ± 3.17	1.88 $\overset{\times}{\div}$ 2.83
	女	23	0.21 ~ 40.19	3.21	6.66 ± 9.01	3.05 $\overset{\times}{\div}$ 3.97

表1说明了长寿老人头发中9种微量元素的分析结果,其中包括含量波动范围、中位值、算术平均值、几何平均值及相应的标准差。

以元素的含量为横坐标,以累积频率的百分数为纵坐标,在正态概率纸或对数正态概率纸上作图,近似成直线者则分别属于正态分布或对数正态分布。从测定的9种元素看出,铜、铁、锌属于正态分布;锰、铬、镍、硒、锶属于对数正态分布;镉则不属于上述任何一种,可能与沈阳地区受镉污染严重有关。

表2 长寿老人头发中各元素间的相关系数

元素	性别	Mn	Cu	Cd	Zn	Fe	Cr	Ni	Se	Sr
Mn	混合				0.92					
	男							-0.44	0.70	
	女				0.94					
Cu	混合				0.47			0.70		
	男						0.61			
	女				0.52			0.74		
Cd	混合						0.67			0.51
	男				0.53	-0.69	-0.56	0.50		0.81
	女						0.74			0.49
Zn	混合									
	男					0.41		-0.46		0.75
	女							0.47		

续表

元素	性别	Mn	Cu	Cd	Zn	Fe	Cr	Ni	Se	Sr
	混合									
Fe	男							0.74		-0.44
	女									
	混合									0.72
Cr	男								-0.42	-0.49
	女									0.81
	混合									
Ni	男									-0.43
	女									
	混合									
Se	男									0.41
	女									
	混合									
Sr	男									
	女									

表3 不同年龄（94～97岁）长寿老人头发中元素含量　　　　　　单位：$\mu g/g$

元素\含量\年龄	94		95		96		97	
	例数	含量	例数	含量	例数	含量	例数	含量
Mn	8	1.938	7	4.722	2	8.611	4	28.860
Cu	8	11.688	7	12.503	2	9.300	4	9.230
Cd	8	0.036	7	0.049	2	0.129	4	0.370
Zn	8	178.563	7	229.284	2	182.660	4	223.534
Fe	8	13.368	7	29.422	2	30.970	4	66.931
Cr	7	0.0869	7	0.401	2	0.785	4	2.626
Ni	8	0.456	7	0.810	2	0.243	4	0.203
Se	8	0.1606	7	0.328	2	0.265	4	0.959
Sr	8	2.947	7	3.518	2	11.328	4	15.073

为了了解长寿老人头发中各元素间的相互关系（表2），计算了头发中9种微量元素的相关系数。结果表明，长寿老人男性头发中，锰与硒、铜与铬、镉与锌、镉与镍、镉与锶、锌与铁、锌与锶、铁与镍、硒与锶呈正相关。而锰与镍、镉与铁、镉与铬、锌与镍、铁与锶、铬与硒、铬与锶、镍与锶呈负相关。在女性头发中，锰与铁、铜与锌、铜与镍、镉与铬、镉与锶、锌与镍、铁与镍、铬与锶呈正相关。没有出现负相关。

比较了94～97岁长寿老人头发中微量元素与年龄的关系（表3），看到锰、铁、铬、锶随年龄的增长而显著增加，最高含量超出总体均值许多倍。铁、锰、铬、锶含量高是否与健康长寿有关，有待进一步探讨。

（原载于《环境与健康杂志》1987年第4期）

上海市长寿老人的头发微量元素谱特征

（1987）

秦俊法[1]　汪勇先[1]　徐耀良[1]　李民乾[1]　吴士明[1]

颜烈宝[1]　陆蓓莲[1]　郑志学[2]　曹余德[2]

（1. 中国科学院上海原子核研究所　2. 华东医院）

[导读] 上海市 90 岁以上长寿老人发中铁、锶、锰、钙含量女性显著高于男性，而镍、铁含量则是女性显著低于男性。与一般老年人相比，长寿老人发中微量元素具有高锰、高铁、高铬、高钛和低铜的特征。锶、铁、锰、铬、钙等元素在抗衰老中可能具有某些重要作用。

微量元素与人体健康和疾病有着密切的联系，特别是一些必需微量元素，它们通过参与酶、激素、蛋白质、核酸等的合成及代谢功能，对人体的生长、发育、衰老、死亡起着至关重要的作用。近年来，微量元素对人类寿命的影响已引起人们的注意。头发是一种化学组成均匀而稳定的物质，金属微量元素一旦与毛囊中的硫基（–SH）结合就被固定而不易被机体重新吸收或脱落。头发也和皮肤一样参与机体的代谢过程，是代谢的最终产物，头发中的元素浓度可反映人体内存在的元素的平均浓度。因而测定头发中的微量元素含量可为生长、发育和衰老研究提供重要信息。本工作的目的在于通过测定 90 岁以上长寿老人发中的 10 种必需元素含量，探讨长寿老人的微量元素谱特征。

1　实　验

（1）样本选择。在上海市区长寿老人的调查中，采集了 108 份长寿老人头发样品，其中男性 18 名，年龄为 90～100 岁，平均 93.6 岁，女性 90 名，年龄为 90～105 岁，平均 92.4 岁。这些长寿老人居住上海时间为 20～105 年，平均 50 年左右。

男性发样在理发时采取。女性选择对象为不用染发剂、不电烫或化学烫发者，发样由后脑部剪取。

（2）样品处理。采集的发样先用洗衣粉溶液浸泡 10 分钟，用自来水冲洗后再浸在 5% 海鸥洗涤剂溶液中用超声波发生器搅动 20 分钟，然后用自来水和蒸馏水冲洗干净。在 80 ℃烘箱内烘干后称取 0.5 g 置坩埚中于 600 ℃条件下灰化 6 小时（先在 300 ℃温度碳化 2 小时），最后用 6 mol/1 HCl 溶解样品灰，并加入含 200 μg 的钇溶液，均匀混合后制成分析试样。

（3）回收试验。我们用放射性示踪法对 Fe、Zn、Sr 的灰化损失做了研究，其结果（表 1）与相关文献相符。

表 1　铁、锶、锌灰化损失的放射示踪研究结果

核素	化学形态	样品数	600℃灰化[a]		氧等离子体灰化[b]	
			回收率（%）	浸出率[c]（%）	回收率（%）	浸出率[c]（%）
^{59}Fe	$FeCl_3$	4	98.9±4.4	83.6±4.3	97.3±4.2	100
^{85}Sr	$Sr(NO_3)_2$	4	99.7±5.0	100	102.2±4.1	100
^{65}Zn	$ZnCl_2$	4	99.3±1.0	97.3±2.3	101.4±5.2	100

注：a 600 ℃，12 小时；b 氧流量 180 mL/min，功率 150W，24 小时；c 6 mol/1 HCl。

（4）测定方法。采用^{238}PU 源激发的 X 射线荧光法测定。

2　结果和讨论

表 2 为长寿老人中相对白发和相对黑发的微量元素含量比较。

表 2　长寿老人相对白发和相对黑发中微量元素含量之比较　　　　　　　单位：$\mu g/g$

	例数	Sr	Zn	Cu	Fe	Mn	Ca
相对黑发	14	3.49 ± 1.63	180 ± 35	11.4 ± 2.7	21.6 ± 8.3	32.0 ± 1.41	1240 ± 357
相对白发	14	1.58 ± 1.20 （P < 0.01）	176 ± 27	10.8 ± 2.6	23.9 ± 9.2	2.41 ± 1.91	575 ± 367 （P < 0.001）

头发颜色与发中元素含量的关系已有不少人研究过。陈志祥等人观察到老年人发中 Ca、Mn 含量是灰白发显著低于黑发，而白发又显著低于灰白发。Rendic 等人在测量同一女性发色不同的长发时，发现只有 Sr/Zn 比值在由自然发色变灰白发时呈现有规律的变化：颜色变灰时，Sr/Zn 比值稳定地减小，而一般认为发 Zn 含量不随发色而变，这说明头发颜色的变化与发中 Sr 含量降低有关。我们的结果与此相符（表 2）。

表 3 为长寿老人发中微量元素的含量，并与老年人和成年人作了比较。

表 3　长寿老人头发中的微量元素含量　　　　　　　单位：$\mu g/g$

组别	性别	Sr	Pb	Zn	Cu	Ni	Fe	Mn	Cr	Ti	Ca
长寿老人组	男	1.78 ± 1.63	5.19 ± 1.85	196 ± 21	9.55 ± 2.30	0.96 ± 0.55	15.4 ± 7.6 （P < 0.05）	1.83 ± 1.00	2.84 ± 2.14 （P < 0.01）	8.16 ± 5.19	582 ± 261
	女	2.55 ± 2.32	6.38 ± 5.03	191 ± 64	10.2 ± 2.7	0.75 ± 0.54	22.1 ± 12.5	2.58 ± 2.42	1.55 ± 0.77	6.62 ± 3.20	802 ± 470
老年组*	男	1.79 ± 1.68	5.31 ± 4.15	209 ± 35	11.1 ± 3.32	0.69 ± 0.35	12.9 ± 5.58	1.30 ± 0.84	1.40 ± 1.16	4.75 ± 3.03	807 ± 395
	女	2.61 ± 2.79	5.14 ± 4.50	189 ± 40	11.9 ± 3.14	0.81 ± 0.44	11.5 ± 5.14	1.66 ± 1.61	1.02 ± 0.90	3.75 ± 2.06	770 ± 379
成年组*	男	4.49 ± 2.89	5.39 ± 4.89	179 ± 38	10.4 ± 3.84	0.77 ± 0.58	11.0 ± 4.30	2.79 ± 1.78	0.98 ± 0.76	4.32 ± 2.81	1385 ± 658
	女	11.6 ± 6.52	4.17 ± 2.10	191 ± 47	11.5 ± 5.41	1.51 ± 1.31	14.4 ± 7.93	6.78 ± 4.19	0.89 ± 0.05	4.42 ± 2.21	1970 ± 738

注：＊由于我们测量头发中微量元素的仪器和条件与相关文献相同，故此处引用了相关文献数据。

由表 3 可见，长寿老人发中 Fe 含量女性显著高于男性，而 Cr 含量女性显著低于男性。Sr、Mn、Ca 含量女性也高于男性。这些均与相关文献报道一致。而长寿老人发中 Ni 含量女性低于男性，与相关文献报道相反，也许这与年龄有关。

由表 3 还可看到，对于女性，长寿老人发 Cu 含量显著低于老年人，而 Fe、Mn、Cr、Ti 含量则显著高于老年人，Sr、Ca 含量无显著差异。与成年人相比，长寿老人 Pb、Cr、Ti 含量显著升高，而 Sr、Cu、Ni、Mn、Ca 含量显著降低。

对于男性，长寿老人发 Cu、Ca 含量显著低于老年人，而 Mn、Cr、Ti 含量则显著高于老年人，Fe 含量也高于老年人。与成年人相比，长寿老人 Sr、Mn、Ca 含量显著降低，而 Fe、Cr、Ti 含量显著升高。

由此可见，不论男性或女性，发中 Sr、Ni、Mn、Ca 含量有随年龄增加而降低的趋势，而 Cr 含量则随年龄增加而增加。女性发 Pb 含量亦随年龄增加而增加。

3　小　结

本文报道了 108 例上海市 90 岁以上长寿老人发中微量元素和钙含量的测定结果。研究表明，上海市长寿老人发中元素具有下列特征：（1）长寿老人发中 Fe、Sr、Mn、Ca 含量女性显著高于男性，而 Ni、

Cr 含量则是女性显著低于男性。（2）与老年人相比，长寿老人发中微量元素具有高 Mn、高 Fe、高 Cr、高 Ti 和低 Cu 的特征。因此，Sr、Fe、Mn、Cr、Ca 等元素在抗衰老中可能具有某种重要作用。

（原载于《核技术》1987 年第 3 期）

用中子活化法对上海地区长寿老人头发中微量元素的测定

（1987）

刘国柱[1]　孙晓明[1]　吴海红[1]　金光宇[2]　张建洲[2]

（1. 上海市卢湾区医院　2. 清华大学核能技术研究所）

[导读] 上海市百岁老人（100 岁以上）和长寿老人（90~99 岁）头发钾、氯含量显著高于一般老年人（60~80 岁），锰含量也比老年人高。钙含量随增龄而降低，硒、锰含量随增龄而增加，但无显著差异。锌、铜含量以长寿老人为最高，其次是老年人，百岁老人最低。

头发微量元素分析，只要从方法学各方面加以不断研究与改进，可望将来成为医学上常规应用的一种方法。

一、对象和方法

（一）对象

测定对象系长期居住于上海地区（市区及郊区）的 90 岁以上长寿老人共 42 名，其中 90~99 岁 18 名，100 岁以上者 24 名，由于长寿老人女性占绝大多数（男：女为 9：33），不可能用统计方法对两性头发作比较。另随机选择 60~80 岁的老人 15 名作为对照。长寿老人均根据派出所、居委会、防疫站及人口普查资料所提供，经上门调查时取发样。他们中包括部分有慢性疾病者，长年定居在住地，久未外出，亦未接触任何化学物，少数偶尔服用一般药品，从未长期服用含有金属的药物者。食物均同一般而较清淡，无长期食用海鲜者。居住环境未发现有明显空气或水质的污染情况。对照组男性多于女性（男女之比为 2：1），均系参加老年人体育协会，经检查身体基本健康，无重要脏器疾病者。

（二）方法

头发取样系从老年人后头颈上部用一般铁剪将头发齐根剪下，长短不限，剪下后存放纸袋中备用。

样品处理，将所得头发样品按下列顺序清洗：15 mL 丙酮（15 分钟）→30 mL 无离子水（10 分钟）→15 mL 丙酮（10 分钟）→30 mL 无离子水（10 分钟），清洗过程中用玻璃棒轻轻搅动，然后在室温下晾干。在制样称重前将晾干后的头发放 60 ℃下烘 3 小时，每份样品取 150 mg 左右，包在杭州产的 φ9 无灰滤纸中，在 30 千克压力下压成 φ15×3 的圆形样品。最后进行辐照与测量。

（三）结果

样品分成三个年龄组，100 岁以上 24 个样品，90~99 岁 18 个样品，60~80 岁 15 个样品。结果见表 1。

从表 1 中可以看出随增龄头发中氯含量明显增多，有极显著意义。钙随增龄而减少，90~99 岁组与

100 岁以上组间有极显著意义。发锰含量亦随增龄而增加，但无显著意义。钾在长寿老人的两组无明显差异，但较一般老人组明显增多，有极显著意义。锌与铜在 90～99 岁组均最高，次之为 60～80 岁组，最少为 100 岁以上组。硒在三组中随增龄而增加，但经统计学处理无显著意义。铝在三组中含量近似。

表1　三个不同年龄组头发测试结果显著性程度

年龄\元素	100 岁以上		90～99		60～80		P 值
	n	$\overline{X}\pm SD$	n	$\overline{X}\pm SD$	n	$\overline{X}\pm SD$	
Zn	24	145±40.84	18	164.72±29.58	15	151.53±45.99	<0.001，<0.50
Fe	24	68.96±46.32	18	50.11±37.67	15	63.67±57.24	<0.01，<0.05
Se	24	0.75±0.53	18	50.11±37.67	15	63.67±57.24	>0.05，>0.05
Hg	24	1.16±0.47	18	1.18±0.73	13	1.95±1.0	>0.05，>0.05
Sb	24	0.105±0.108	18	0.253±0.255	15	0.153±0.163	>0.05，>0.05
Sc	24	0.0088±0.0052	18	0.0067±0.0038	15	0.0079±0.0067	>0.05，>0.05
Cr	24	0.339±0.298	18	0.424±0.273	15	0.35±0.256	>0.05，>0.05
As	23	0.61±0.396	16	0.729±0.61	13	0.55±0.42	>0.05，>0.05
K	24	42.71±39.16	16	49.14±57.48	14	23.92±25.39	>0.05，<0.001
I	22	0.59±0.696	18	0.59±0.92	14	0.36±0.37	>0.05，>0.05
Mn	22	2.61±3.058	18	2.52±41.2	15	1.88±2.42	>0.05，>0.05
Cu	22	8.95±5.2	18	14.39±16.78	15	9.19±3.35	<0.05，>0.05
Al	22	18.45±11.37	18	21.59±11.51	14	20.94±14.65	>0.05，>0.05
Cl	22	3264.14±1296.48	18	2633.78±1441.04	15	1739.93±876.05	<0.001，<0.001
Ca	22	403.55±246.47	18	550.17±383.02	15	552.93±661.57	<0.001，>0.05

二、讨　论

（一）长寿老人头发微量元素含量的特点

1. 长寿老人发锰含量低。我们的调查结果与广州长寿老人及上海地区的调查结果均一致。锰是许多酶的组成部分，其中包括超氧化歧化酶（SOD），1980 年 Lonnerdal. B 等的研究发现，哺乳类动物的衰老，可能与 Mn-SOD 减少，从而引起的抗氧化作用减低有关。长寿老人发锰含量与地区有极明显关系，广西巴马县长寿公社的长寿老人其发锰含量为 22.47±13.13 μg/g，比非长寿地区，如广州、上海等地区高 3～10 倍，是否由于不同地区、土壤、水质中微量元素含量及环境的污染等因素有关，有待深入研究。发色与锰含量有不同的研究结果，据印度 Bhubba 核子研究所的报道，白发中锰含量高，而孔祥瑞认为通常黑色毛发含锰量＞黄色＞白色，二种相反的结论有待进一步研究后澄清。

2. 我们三组中长寿老人发锌、发铜含量均以 90～99 岁组最高，与其余两组相比有显著差异。其余两组含量相似，发铜含量与上海地区黄氏及郑氏的资料相似。而发锌含量则较二氏的低。与广州、广西地区相比亦有类似情况。与国外作比较，则发铜含量与日本近似而低于美国。黄氏的资料发锌含量老人组显著高于成人男组，老人女组虽高于成人女组，但差别不显著。发铜含量则老人组显著高于成人组。郑氏的资料，长寿老人发锌未见降低，而发铜则低于一般老人组及成人组，与黄氏的资料相反。人体内的锌参与多种重要酶的合成并与 80 种酶的活性有关，故锌在组织呼吸及机体代谢中占有重要地位。铜为多种金属酶的成分，是氧化还原体系的一个极有效的催化剂。铜能诱发实验性动脉硬化，故高铜可能对心血管不利。高铜还可能通过影响胶原纤维这一环节，减低细胞活动，导致细胞内的"冻结区代谢"，从而加速细胞的衰老死亡，故低铜与长寿的关系值得进一步探讨。

3. 长寿老人发钙随增龄而减少，这与国内外各家的报告均一致。由于老年人肾功能减退，肠吸收不良，维生素 D 摄入不足等许多因素影响了钙的吸收所致。长寿与钙的关系尚未见有文献报道。发钙降低可反映体内钙储的减少，与老年人骨折、脱牙有关，脱牙影响到老人营养的吸收；骨折卧床不起对老年人精神心理与肉体均造成不利影响，可间接地影响到老年人的寿命。

4. 长寿老人发硒含量在我们三组中均随增龄而增加，但无显著意义，国内 5 个不同地区居民发硒含量为 $0.06 \sim 0.86 \pm 0.004 \sim 0.031$，与我们的资料近似，唯湖北某县发硒含量高达 $42.20\ \mu g/g$，但其主食（玉米、稻米）中的硒含量亦特别高，是否与当地土壤、水质及食物中的含硒量有关。国外 Ryan（1979）报告成年男女发硒的几何平均值为 $0.42\ \mu g/g$；Tiefeubach 等（1979）报告，正常人发硒几何平均值为 $0.55\ \mu g/g$。亚洲日本、印度、伊拉克三国人发硒的测定其数据范围各为 $0.14 \sim 0.66$，$0.2 \sim 6.9$，$<0.2 \sim 8.2$，但日本的另一资料为 3.74 ± 2.25 及 3.44 ± 1.97 高出 $5 \sim 6$ 倍，除此之外，上述资料均与我们的测定结果近似。硒是一种人体所必需的半金属元素，为人红细胞谷胱甘肽过氧化物酶（GSH-Px）的组成成分，硒能通过 GSH-Px 阻止自由基产生的脂质过氧化反应，保护了细胞和细胞膜的结构和功能的种种损伤和干扰，故硒化物能起到抑制过氧化反应，清除有害的自由基，分解过氧化物和修复分子损伤的作用，从而延缓衰老。硒还能抑制癌肿和心血管疾病的发生和发展，刺激免疫球蛋白及抗体的产生，增强机体对疾病的抵抗能力，故也间接地对老年人长寿起到有利的作用。

5. 长寿老人发铝的含量与一般老人组的含量均与美国资料近似，而较日本正常人发铝的平均值高。国内文献尚未见到有关报道。铝的毒性不大，故可列为无毒的微量元素。但从 20 世纪 70 年代以来国内外各家研究证明，铝对中枢神经有不良的影响。Crapper（1973）指出老年性痴呆时脑内含铝量增加。DeConi（1974）指出，神经元吸收铝后，铝进入神经核内，影响染色体，产生神经元纤维缠结病变及蛋白质代谢的生化紊乱，以后有多数学者证明透析性痴呆或透析性脑病即由于血液透析时导致脑内含铝量增多所致。至于铝是否会加快神经系统的老化过程，而神经系统的老化又是致人衰老的一种学说，则尚待深入研究。

6. 我们三组老人发氯含量随增龄而增加，有极显著意义。发钾含量长寿老人的二组亦明显高于一般老人组，有极显著意义。发氯含量比国外资料高 $2 \sim 5$ 倍。钾、氯均属宏量元素，在人体内作为电解质维持体内的内环境起着重要的作用，随增龄体液总量明显减少，乃由于老年人的组织萎缩，细胞内液明显缩减，而细胞外液尚较恒定，据称能充分反映代谢组织量的体内总钾量，随增龄也逐渐减少，按每千克体重比例计算时，中年以后的钾量也减少。老年人易引起脱水与电解质平衡紊乱，常见低钾血症，原因不明，偶然发现有不少几乎无症状的。慢性型缺盐症经常见于老年人，多经过一个潜在发展的过程，一般是在进行血浆电解质测定时才发现盐分的缺少。我组测定长寿老人发钾、发氯含量结果的意义如何，与老人的健康及长寿有何关系，均有待探索。

7. 我们三组老人的发铁含量以长寿组最高，一般老年组次之，$90 \sim 99$ 岁组最低。A、IMAHORI 等对日本部分地区居民的发铁含量进行过测定，其算术平均值男性（59 例）$34.3 \pm 27.6\ \mu g/g$，女性（79 例）$46.5 \pm 38.0\ \mu g/g$，几何平均值男性 $27.6 \pm 1.89\ \mu g/g$，女性 $34.6 \pm 2.17\ \mu g/g$。美国 K. K. S. Pillay 等（1977）的报道一般居民的发铁含量平均值 $30 \pm 0.28\ \mu g/g$。这两份报道采用的是中子活化法，其所得值低于我们的资料，高于国内的其他资料。上海黄氏及郑氏与我们三组资料相比，我们的发铁均明显增高。铁参加血红蛋白、肌红蛋白及多种酶的合成，且亦与多种酶的活性有关。

（二）头发微量元素测定的方法

国内常用的为物理法中的原子吸收光谱法、发射光谱法、火花源质谱法、荧光法、原子诱导 X 线发射光谱法等。而中子活化法由于设备要求较高，国内尚未采用。此法具有许多优点，故在国际上被确定为裁决方法。国内中子活化分析工作亦初具规模，开过三次全国中子活化分析会议，活化分析工作正在各个领域内逐渐开展，用此法分析头发中的微量元素也已开展，随着中国核工业的迅速发展，中子活化法不久将会得到较快的发展。

人发微量元素测定的应用范围甚广，与医学有关的，如职业病防治、环境污染的监测、饮食营养调查、法医学的应用、食品卫生监测等发展到对某些疾病的诊断、治疗、机体生长、发育、免疫、遗传、癌肿防治等，在老年医学方面近年来对头发微量元素与衰老及长寿的关系也作了一些探索，但这些仅处于初始阶段，而头发微量元素测定在医学方面应用的价值究竟如何，还远不能作出结论。Stephen Barrett（1985）在 JAMA 上发表"商业化的头发分析是科学，还是噱头？"一文中指出，头发分析解释存在 7 方面的问题，故最后作出评论"头发分析在这方面的商业用途（指用于处理各种疾病及营养失调方面）是不科学的，经济上是浪费的，也可能是不合法的"而加以否定。我们认为头发微量元素分析工作虽有待解决与弄清的问题还很多，但从国内外大量这方面的资料来看，这项工作为医学服务已取得了初步成绩，它所需的样本易取得，对人体尤其是老人无损伤，只要从方法学各方面加以不断研究与改进，可望将来成为医学上常规应用的一种方法。

（原载于《微量元素》1987 年第 3 期）

长寿老人血脂、血清蛋白与头发中微量元素相关关系研究

（1987）

秦俊法[1] 汪勇先[1] 徐耀良[1] 李民乾[1] 陶良[1] 郑志学[2] 曹余德[2]

（1. 中国科学院上海原子核研究所 2. 上海华东医院）

[导读] 上海女性 90~105 岁长寿老人发中铬、铁、钙、锶、铅、锌、钛、镍等微量元素与血脂、血清蛋白之间存在着一定的联系。例如，发中铬含量与高密度脂蛋白 – 胆固醇水平呈显著正相关；铁含量与白蛋白水平呈显著正相关，而与 β 脂蛋白、甘油三酯、β 球蛋白呈显著负相关；钙含量与白蛋白水平呈显著正相关，而与 α_2 球蛋白呈显著负相关。

以往临床检验血脂、血清蛋白水平时，总是采用抽血的办法。本研究提示，测定头发中的微量元素含量，就可按已经建立的回归方程推算受检者的某些血液指标的预期水平。

实验和流行病学调查表明，人体血脂、血清蛋白水平与健康和疾病有着密切的联系，而微量元素对人体健康和疾病亦有重大影响，于是人们自然会想到微量元素与血液指标之间的可能联系。然而，迄今除有人报道过微量元素对血压的影响外，还很少有人研究过血脂、血清蛋白水平与微量元素的相关关系。

本文报告 53 例 90 岁以上长寿老人发中微量元素含量与血脂、血清蛋白水平的分析结果。

一、实 验

53 例长寿老人长期居住于上海市区，女性，年龄 90~105 岁，平均年龄为 93.6 岁。

对每一位受检者均同时剪取头发和抽取血液。发中微量元素含量由上海原子核研究所用能量色散 X 荧光分析法测定。血液指标由华东医院测定。

对测定结果用相关分析法和逐步回归法计算了相关系数和回归方程。

二、结果和讨论

（一）发中微量元素含量与血脂、血清蛋白水平

53 例上海市女性长寿老人发中微量元素含量的测定结果见表 1，血脂及血清蛋白水平的测定结果见表 2。

表 1　53 例女性长寿老人发中微量元素平均含量　　　　　　　　　　单位：$\mu g/g$

Sr	Pb	Zn	Cu	Ni
2.67 ± 1.57	5.49 ± 3.14	188 ± 30	9.92 ± 2.43	0.71 ± 0.56
Fe	Mn	Cr	Ti	Ca
22.6 ± 14.5	2.50 ± 1.88	1.47 ± 0.58	6.98 + 3.42	866 ± 383

表 2　53 例长寿老人血脂及血清蛋白 * 水平

HDL-Ch mg%	LDL-Ch mg%	TC mg%	TG mg%	$\dfrac{\text{LDL-Ch}}{\text{HDL-Ch}}$	β-LP mg%
56.89 ± 15.32	148.7 ± 46.6	223.7 ± 44.2	97.8 ± 36.6	2.80 ± 1.13	374.8 ± 125.2
TP g%	AL %	α_1 GL %	α_2 GL %	β GL %	γ GL %
7.03 ± 0.53	59.1 ± 5.9	2.55 ± 0.84	7.29 ± 1.71	8.57 ± 2.19	22.1 ± 5.2

*HDL-Ch　高密度脂蛋白 – 胆固醇；LDL-Ch　低密度脂蛋白 – 胆固醇；TC　总胆固醇；TG　甘油三酯；β – LP　β 脂蛋白；TP　总蛋白；AL　白蛋白；α_1 GL　α_1 球蛋白；α_2 GL　α_2 球蛋白；βGL　β 球蛋白；γGL　γ 球蛋白。

（二）发中微量元素相关关系

53 例长寿老人发中微量元素间的简单相关系数的计算结果表明，Sr 与 Cu、Ni、Mn、Cr、Ca 之间，Pb 与 Ti、Cu、Fe 之间，Fe 与 Ti、Cu 之间，Mn 与 Sr、Pb、Cu、Ni、Fe、Cr、Ti、Ca 之间，Ca 与 Sr、Ni、Fe、Mn、Cr 之间均存在拮抗协同关系，这些结果与实验及理论预告基本一致。但在多种元素共存的情况下，这种相互关系亦会发生变化，原来相关关系不显著者逐渐显著起来，如 Sr 与 Pb，Sr 与 Zn 等；而原来相关关系显著的元素则可由于其他元素的干扰而变得其作用不那么重要，如 Mn 与 Fe，Sr 与 Cr，Sr 与 Ni，Mn 与 Cu，Ca 与 Cr，Ca 与 Ni 等。经逐步回归得到的 Sr、Mn、Ca 的回归方程为：

[Sr]* = 1.8093 − 0.1550 [Pb] − 0.0078 [Zn] + 0.0939 [Cu] + 0.3947 [Mn] + 0.0051 [Ca]

[Mn] = − 1.7640 + 0.5118 [Sr] + 0.1569 [Pb] + 0.5682 [Ni] + 0.1011 [Ti] + 0.0011 [Ca]

[Ca] = 323.40 + 102.33 [Sr] + 6.24 [Fe] + 51.54 [Mn]

* [Sr] 表示 Sr 的含量，余同。

（三）血脂、血清蛋白相关关系

相关分析和回归分析的结果表明，β 脂蛋白与胆固醇及甘油三酯呈显著正相关，白蛋白与 α_1 球蛋白和 β 球蛋白呈显著负相关。这些结果与四川医学院关于血清胆固醇含量与 β 脂蛋白含量呈正相关的结论一致，也与许多病理状态下白蛋白含量降低、β 球蛋白含量升高的结论一致。下面是我们建立的部分回归方程：

[β-LP] = 50.792 + 0.837 [TC] + 1.435 [TG]

[TC] = 36.232 + 0.360 [HDL – Ch] + 0.740 [LDL-Ch] + 0.052 [β-LP] + 0.360 [TG]

[AL] = 73.688 − 2.139 [α_1GL] − 1.069 [βGL]

[βGL] = 18.154 − 0.162 [AL]

（四）血脂、血清蛋白与发中微量元素的相关关系

53 例上海市女性长寿老人血液指标与发中微量元素相关系数的计算结果见表 3。

表 3　53 例长寿老人血脂、血清蛋白与发中微量元素的简单相关系数

$r \geqslant 0.235$，$P < 0.05$；$r \geqslant 0.328$，$P < 0.01$

	Sr	Pb	Zn	Cu	Ni	Fe	Mn	Cr	Ti	Ca
HDL-Ch	-0.137	0.109	0.090	-0.179	0.012	0.033	-0.088	0.254	-0.180	-0.058
LDL-Ch	0.063	-0.216	0.144	-0.120	0.060	-0.141	0.018	0.170	-0.103	-0.101
TC	0.186	-0.227	0.118	-0.063	0.120	-0.090	0.022	0.116	-0.051	0.083
TG	0.233	-0.302	0.054	0.062	0.125	-0.241	0.100	0.048	-0.070	0.098
β-LP	0.162	-0.276	0.141	-0.058	0.016	-0.287	-0.116	-0.005	-0.124	0.025
TP	0.344	-0.242	0.181	0.149	0.179	-0.009	0.125	0.080	-0.150	0.402
AL	-0.133	0.170	0.191	0.038	0.223	0.286	0.125	-0.068	-0.179	0.231
α_1GL	0.038	0.092	0.119	-0.065	-0.005	0.014	0.043	0.107	0.201	-0.058
α_2GL	-0.036	-0.047	0.004	0.070	0.040	-0.136	-0.182	0.052	0.095	-0.227
βGL	0.021	-0.217	-0.104	-0.001	-0.285	-0.292	-0.118	-0.135	-0.092	-0.155

由表可见，发中 Cr 含量与血中高密度脂蛋白 - 胆固醇水平呈显著正相关，后者一般被认为是防病因子，Fe 含量与白蛋白水平呈显著正相关，而与 β 脂蛋白、甘油三酯、β 球蛋白呈显著负相关，因而 Fe 在防治老年常见病中可能起着重要作用；Ca 含量与白蛋白水平呈显著正相关，而与 α_2 球蛋白呈显著负相关，故老年人补充 Ca 对防止糖尿病、慢性感染、肝肾疾患等方面可能是有益的。

值得注意的还有 Sr 和 Pb 两个元素。从长寿老人发中 Sr 含量显著低于成年人而不比老年人更低的特征来看，似乎 Sr 在抗衰老中起着作用，但本实验表明，发中 Sr 含量与甘油三酯，可能还有 β 脂蛋白，呈显著正相关。β 脂蛋白被认为是动脉粥样硬化的危险因子，而甘油三酯高则与冠心病有联系，因而 Sr 在人体健康学中的作用值得进一步研究。Pb 一般被认为是有害元素，但近年来已发现，适量的 Pb 对血液学功能是有益的，缺 Pb 大鼠生长受阻，血红蛋白水平和红细胞压积降低。本研究表明，发中 Pb 含量与血中低密度脂蛋白 - 胆固醇、β 脂蛋白、总胆固醇、甘油三酯和 β 球蛋白均呈显著负相关。因而可以设想，适量的 Pb 对预防老年病也有重要作用。下面是若干血液指标的回归方程：

$[\text{HDL-Ch}] = 47.004 + 6.746 [\text{Cr}]$

$[\text{LDL-Ch}] = 166.310 - 3.203 [\text{Pb}]$

$[\beta\text{-LP}] = 407.927 + 17.469 [\text{Sr}] - 3.564 \times [\text{Fe}]$

$[\text{TC}] = 240.243 - 3.504 [\text{Pb}]$

$[\text{TG}] = 101.739 + 5.420 [\text{Sr}] - 3.606 [\text{Pb}]$

$[\text{AL}] = 49.544 + 0.045 [\text{Zn}] + 0.222 [\text{Fe}] - 0.566 [\text{Ti}]$

$[\alpha_1 \text{GL}] = 2.204 + 0.049 [\text{Ti}]$

$[\alpha_2 \text{GL}] = 8.163 - 0.001 [\text{Ca}]$

$[\beta \text{GL}] = 10.468 - 1.027 [\text{Ni}] - 0.052 [\text{Fe}]$

以往临床检验血脂、血清蛋白水平时，总是采用抽血的办法。本研究提示，这些血液指标与发中微量元素之间有着一定的联系，测定头发中的微量元素含量，就可按照已经建立的回归方程推算受检者的血液某种指标的预期水平。但需要注意的是，发中微量元素含量与血脂、血清蛋白水平均与年龄、性别等因素有关。

（原载于《中国环境科学》1987 年第 2 期）

三个地区长寿老人头发微量元素的
主成分分析研究

（1988）

徐辉碧　　高秋华　　杨祥良

（华中理工大学）

[**导读**] 对上海、广西、湖北三省（市）长寿老人和普通成人头发中的铜、锌、铬、锰进行主成分分析，发现虽然各元素对第一、二主成分的贡献各不相同，但锌、铜对三个地区的长寿影响都最为显著。由于这两种元素在人发中存在某种相关性，用铜/锌比值变化综合考虑老年人的健康比单独用铜或锌更为合理。

一、前　言

老年人的健康和疾病与微量元素有较密切的关系。例如，微量元素对抗衰老、延长寿命、防治老年人常见病等都有重要意义。从微量元素数据库中，我们取出三个地区的长寿老人头发微量元素数据进行了主成分分析研究，旨在探讨三个地区的长寿是否有共同的重要微量元素对延缓衰老、长寿可能是有益的。特别是随着中国老年社会的来临，研究如何从微量元素的角度提高老年人的健康水平是有意义的。

二、方法与结果

主成分分析是一种多元统计分析方法，它考虑到变量之间存在一定的相关关系，通过原始变量的线性组合，构成为数较少的不相关的新变量代替原始变量，而且各个新变量都含有尽量多的原始变量的信息。

本文数据分别来自上海、广西、湖北三个省（市）的长寿老人与普通人的头发中微量元素的分析，我们对每个地方各取30名长寿者和30名对照者，对其公共元素铜、锌、铬、锰进行主成分分析。电算结果如下：

上海：

$$Z_1 = -0.616536(x_1 - 6.663005E - 02) + 0.6202031(x_2 - 1.511694E - 02) - 0.4850066(x_3 - 1.269442E - 02) + 0(x_4 - 1.806699E - 02)$$

$$Z_2 = 0.3743587(x_1 - 6.663005E - 02) + 0.3721452(x_2 - 1.511694E - 02) + 0(x_3 - 1.269442E - 02) + 0.8493312(x_4 - 1.806699E - 02)$$

$$Z_3 = -0.3419331(x_1 - 6.663005E - 02) + 0.3439669(x_2 - 1.511694E - 02) + 0.8745105(x_3 - 1.269442E - 02) + 0(x_4 - 1.806699E - 02)$$

$$Z_4 = 0.602346(x_1 - 6.663005E - 02) + 0.5987845(x_2 - 1.511694E - 02) + 0(x_3 - 1.269442E - 02) - 0.5278603(x_4 - 1.806699E - 02)$$

特征值	百分比	累积
1.534287	37.78722	37.78722
1.244493	30.65002	68.43724

| 0.8568833 | 21.10377 | 89.54101 |
| 0.4246698 | 10.45899 | 100 |

广西：

$Z_1 = 0(x_1 - 5.020091E - 02) + 0.6646653(x_2 - 4.567463E - 02) + 0.6656121(x_3 - 0.0159044) - 0.3393827(x_4 - 2.331939E - 02)$

$Z_2 = 1(x_1 - 5.020091E - 02) + 0(x_2 - 4.567463E - 02) + 0(x_3 - 0.0159044) + 0(x_1 - 2.331939E - 02)$

$Z_3 = 0(x_1 - 5.020091E - 02) + 0.2398089(x_2 - 4.567463E - 02) + 0.2401505(x_3 - 0.0159044) + 0.9406484(x_4 - 2.331939E - 02)$

$Z_4 = 0(x_1 - 5.020091E - 02) + 0.7076099(x_2 - 4.567463E - 02) - 0.7066033(x_3 - 0.0159044) + 0(x_4 - 2.331939E - 02)$

特征值	百分比	累积
1.767103	43.50003	43.50003
1.014386	24.97073	68.47076
0.9186738	22.61461	91.08538
0.362139	8.914625	100

湖北：

$Z_1 = 0.4369707(x_1 - 0.419453) - 0.4513588(x_2 - 9.513902E - 02) + 0(x_3 - 3.853076E - 02) + 0.7780307(x_4 - 1.782264E - 02)$

$Z_2 = 0.7184655(x_1 - 0.419453) + 0.6955627(x_2 - 9.513902E - 02) + 0(x_3 - 3.853076E - 02) + 0(x_4 - 1.782264E - 02)$

$Z_3 = 0(x_1 - 0.0419453) + 0(x_2 - 9.513902E - 02) + 1(x_3 - 3.853076E - 02) + 0(x_4 - 1.782264E - 02)$

$Z_4 = -0.5411691(x_1 - 0.0419453) + 0.5589881(x_2 - 9.513902E - 02) + 0(x_3 - 3.853076E - 02) + 0.6282263(x_4 - 1.782264E - 02)$

特征值	百分比	累积
1.240819	30.59995	30.59995
1.125947	27.76709	58.36705
1.01544	25.04186	83.40889
0.6727643	16.5911	99.99999

上面主成分方程中，x_1、x_2、x_3、x_4分别代表铜、锌、铬、锰四种元素，括号里的数字是该元素测试值经标准化处理后的平均值，因为变量量纲不同，对主成分有较严重的影响，而标准化处理除保持了数据的离散性外，消除了变量量纲的影响。方差作为数据离散度的一个指标，由此我们可以对分类作出评估。

从上述结果可以看出，上海组中，第一主成分的方差约占总方差的38%，其中 Zn 和 Cu 的贡献最大，分别为 0.620 和 -0.617，其次是 Cr，为 -0.485。第二主成分方差占有量为31%，主要由 Mn（0.849）来表征。

广西组中，第一主成分方差占有量为44%，其中 Zn 和 Cu 的贡献最大，分别为 0.665 和 0.67；第二主成分方差占有量为25%，且完全由 Cu 来决定。

湖北组中，第一主成分方差占有量为31%，其中 Mn 贡献较大，为 0.778，其次是 Cu 和 Zn，各为 0.437 和 -0.451；第二主成分方差占有量为28%，主要由 Cu（0.718）和 Zn（0.696）决定。

我们还将主成分的方差占有量与组成该主成分的各个元素前面的系数（取绝对值）相乘，然后将同种元素系数累加起来，以此来考察各个元素在分类中的贡献，发现在三组中，Zn、Cu 作用都最为显著。而上面分析时第一主成分方程的变化，可能是由于地区差别造成的。

三、结　论

1. 微量元素锌、铜的含量对三个地区长寿影响都是最显著的

众所周知，锌、铜是人体的必需微量元素，与老年人健康关系十分密切。有的研究结果表明：适当补充锌、铜对老年人的健康是有益的。这主要是由于：

①衰老与老年人的抗氧化能力降低有关，在抗氧化作用中超氧化物歧化酶（SOD）起着重要的作用。它能使超氧化物转变为无氧化作用的物质，从而发挥其抗氧化作用。锌、铜分别是锌SOD及铜SOD的活性中心。因此，锌、铜在抗衰老中的显著作用是可以理解的。

②衰老与细胞的增殖和分化减缓有关，而此过程直接关系到DNA复制和RNA转录。锌酶对DNA的复制，RNA的转录均有重要作用。胶原是人体含量最多的蛋白质，是结缔组织的主要组分。老年人胶原代谢发生异常，致使骨质疏松、肌腱劳损。铜是胶原酶的激活剂，对胶原代谢影响很大。

2. 长寿老人的铜/锌比应保持一定的比值

锌、铜在三个地区老人头发的第一主成分中，它们的系数的符号都是相反的，说明这两种元素在人发中存在某种相关性。这与血清中铜、锌存在这种关联性相一致。大量临床研究都用血清铜/锌比值来综合衡量人体内微量元素铜、锌的水平。正常人铜/锌比值为 $0.9 \sim 1.27$，偏离这一数值往往导致某些疾病。由此看来，长寿老人头发中也有一定的铜/锌比值，同时说明，用铜/锌比值的变化来综合考虑老年人的健康比单独用铜或锌更为合理。

秦俊法等指出，"虚症病人血清 Zn/Cu 比值降低的次序与相应补益药中 Zn/Cu 比值的增高相对应"。这个结果与我们对三个地区长寿老人头发微量元素主成分分析的结论是一致的。因此，我们在研究老年人微量元素谱时，也要综合考虑铜、锌的这种影响。

（原载于《微量元素》1988 年第 4 期）

三个年龄组人发微量元素的主成分分析研究

——兼论微量元素与长寿的关系

（1990）

邹　娟　徐辉碧　陆晓华

（华中理工大学）

[导读] 选择三个年龄组人群头发中的公共元素铜、锌、铬、锰进行主成分分析，从长寿老人组（90~101岁）、儿童组（6~8岁）和一般成人组（60~80岁）中分别取50、70和75例样本建立模型，其余5、5和10例作为预报样本。第一主成分基本反映含铬量的特征，第二主成分是含铜、锌量的特征反映。两个新变量对三组的预报准确率依次为100%、100%和90%。

从分类图（图1）可以看出，长寿老人发铬含量最高。维持较高浓度的正常铬水平和保持适当的铜/锌比值是长寿的重要因素。

一、前　言

关于微量元素与年龄和衰老的关系已有不少报道。其中多数采用比较微量元素平均含量的方法得出一些结论。这种方法有一定的局限性，不能全面、综合、直观地反映微量元素与衰老的内在联系。本文用主成分分析作为一种简单的模式识别的方法，取主成分数目为二，对四个变量线性组合得二个新变量，即相当于将高维空间中的各模式点投影到二维平面上，在计算机屏幕上作图，从中归纳出某些规律。

二、电算结果

本文数据来源于《微量元素数据手册》第二分册。第一组是 90~101 岁的长寿老人 55 名；第二组是 6~8 岁的儿童 75 名；第三组为 20~60 岁一般成人 85 名。对他们的公共元素：铜、锌、铬和锰（编号依次为 1、2、3、4）进行主成分分析。电算结果如下：

j	权重	特征值
1	3.281045	654.4509
2	3.232735	559.869
3	14.58559	12510.65
4	2.535082	337.3737

j	特征向量			
1	0.8817499	−0.4467582	−1.702809E−02	−0.1510268
2	0.3782222	0.8588712	7.276636E−02	−0.3376291
3	−1.612927E−02	−0.0657715	0.9972665	2.955246E−02
4	0.2814338	0.2417055	−7.025383E−03	0.928614

故特征值 $\lambda_1 = 12510.65$，$\lambda_2 = 654.45$，$\lambda_3 = 559.87$，$\lambda_4 = 337.37$。当取二个主成分时，λ_1 和 λ_3 包含的方差为：

$$\frac{\lambda_1 + \lambda_2}{\lambda_1 + \lambda_2 + \lambda_3 + \lambda_4} \times 100\% = 93.6\% > 85\%$$

所以，可用二个新变量基本反映原来四个变量包含的信息。二个主成分为：

$$\xi_1 = -(1.61\text{E}-02)x_1 - 0.066x_2 + 0.997x_3 + (2.96\text{E}-02)x_4$$

$$\xi_2 = 0.88x_1 - 0.45x_2 - (1.07\text{E}-02)x_3 - 0.15x_4$$

其中 ξ_1 的 x_3 的系数较大，故 ξ_1 基本反映这批数据含 Cr 量的特征。ξ_1 大的年龄组含 Cr 量高，ξ_2 中 x_1 和 x_2 的系数较大，所以 ξ_1 是含 Cu、Zn 量的特征的反映。

长寿老人组、儿童组、成人组的预报样本数分别为 5、5、10。预报准确率依次为 100%、100%、90%，计算机作图如图 1 所示：

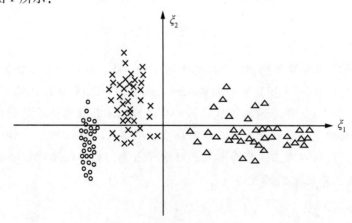

图 1 主成分分析二维分类

符号说明：△代表长寿老人组 ×代表儿童组 ○代表成人组

三、结果和讨论

1. 微量元素 Cr 在三个年龄组有显著差异

从分类图（图1）可看出长寿老人发 Cr 量最高，儿童组次之，成人组最低。Cr（Ⅲ）是人体的必需微量元素，它可形成具有生物活性的有机复合物：葡萄糖耐受因子（GTF）。Mertz 等人在 1969 年总结了 Cr（Ⅲ）的生理作用，他指出：①动物缺铬可以造成葡萄糖耐量受损或发展成糖尿病、高脂血症及动脉粥样硬化，生长阻滞及寿命缩短。补铬有逆转或预防上述现象的作用。②铬的作用直接与胰岛素相关。其作用机理可能是铬与胰岛素及线粒体膜受体之间形成三元复合物而促进胰岛素发挥作用。Cr 对哺乳动物寿命的影响已被一些实验所证实。Schroeder HA 等对 104 只大鼠补充适量 Cr，结果表明实验组大鼠的寿命明显高于对照组。长寿的原因之一很可能与 Cr（Ⅲ）维持在正常浓度范围的较高水平而降低了高血压、冠心病等老年常见病的发病率有关。

有关 Cr 与年龄之间的关系的报道不甚一致。一些文献报道血清和发样中的 Cr 含量随年龄增长而递减。美国发现发 Cr 含量，从婴儿到童年逐步减少。刘汴生等指出儿童尿铬从 3 岁开始下降，而发铬含量较为稳定，朱高章等测定了 9 个年龄组的发铬，基本规律是从儿童至 40 岁成人发铬递减，40 岁以上发铬又有回升趋势。因此，Cr 与年龄的关系还有待进一步证明，但有一点是可以肯定的，Cr 在不同年龄、不同生长发育阶段的人体内浓度是不同的，这是由 Cr 与糖代谢和脂质代谢有密切关系所决定的。

2. 微量元素 Cu/Zn 的差异

从分类图（图1）可知，长寿老人组的 ξ_2 值高于成人、而低于儿童，反映的是 Cu/Zn 指标。

Cu 是超氧化物歧化酶 SOD 的活性中心，对清除 O_2^- 具有重要作用。但另一方面铜又能诱发实验性动脉硬化，它是胶原酶的激活剂。动物衰老，体内胶原纤维交联链便增加，障碍了细胞活力，加速其死亡。原发高血压、冠心病、心衰、脑动脉硬化、糖尿病、肺气肿、心肌梗死等疾病均与血清铜增高相关。曾育生报道，长寿地区 90 岁以上老人发中 Cu 含量较低，认为是当地心血管病少发和长寿的主要原因。

Zn 与体内 80 多种酶的活性有关。体内缺 Zn 时，DNA 聚合酶的活性减弱，DNA 的复制和修复功能可随之下降，加快衰老。同样地，Zn 过量也会导致疾病。

ξ_2 中 x_1、x_2 前的系数符号相反说明 Cu 与 Zn 的含量呈负相关。Cu、Zn 之间的相互拮抗作用已被大多数人所公认，故用 Cu/Zn 比值来综合考虑它们对衰老的影响更为合理。正常人血清 Cu/Zn 比值为 0.9 ~ 1.27。保持适当的 Cu/Zn 比值是长寿的一个重要因素。

（感谢高秋华老师给予的支持和帮助。）

（原载于《微量元素》1990 年第 2 期）

新疆和田地区 113 名维吾尔族长寿老人
头发中微量元素测定

（1990）

王羡懿　习家骏　买苏木　李春山

（新疆医学院第一附属医院）

[**导读**] 新疆和田地区维吾尔族 90 岁以上长寿老人和 100 岁以上百岁老人发中铁、铜、锰含量

有随年龄增长而下降、发中锌含量随年龄增长而增加的趋势。与长寿老人相比，百岁老人发中铜/锌比值显著降低。

　　和田地区百岁老人男性多于女性。头发中锌和硒含量男性高于女性，而铁、铜、锰、铬及镍含量均为女发含量高于男发含量。

　　人发能"记录"微量元素在人体内蓄积的情况，其含量与人体中微量元素有一定的相关性，某些微量元素的不足或过剩常与许多疾病有关，因此人发内微量元素的变异可作为诊断某些疾病、监测环境污染的指标及探讨老年人病理、生理状态和长寿机理的途径。1985年5～8月我们对新疆和田地区维吾尔族31名长寿老人及213名百岁老人进行了综合调查，对其中17名长寿老人及96名百岁老人进行了头发中微量元素测定分析，报告如下。

一、材料与方法

　　113名老人中男78名，女35名，按年龄分为长寿（90～99岁）17名，百岁及以上（100～104岁）56名，105～109岁27名，＞110岁13名四个组，流行病学调查和体检发现冠心病患者15名，高血压病患者27名（血压＝24±2/11±2kPa），肺心病患者12名，贫血33名（Hb＝107.7±10 g/L）。无上述病患50名，列为对照组。

　　（一）发样的收集和处理：一次性取发，男性为头部多部位自根部剃下，女性自颈后根部剪下。所取发样均无使用染发剂、护发剂、金属发夹的历史，更无电烫或化学烫发。所取发样用中性洗洁剂（海鸥洗涤剂）洗净，用重蒸馏水冲洗干净烘干备用。

　　（二）分析测定方法：用重蒸馏硝酸和过氧化氢处理发样109份，用无火焰原子吸收法测定Zn（锌）、Fe（铁）、Cu（铜）、Mn（锰）、Cr（铬）、Ni（镍）。113份发样除上述处理方法外再用硫酸处理，用荧光分光度法测定Se（硒）含量。

　　（三）统计方法：统计Ni含量中，凡含量低于$0.01\ \mu g/g$时，均以$0.01\ \mu g/g$计算。除不同年龄组间及不同疾病组间各种微量元素用F检验外，余用t检验。

二、结　果

　　由表1、表2可见不同年龄组发中Fe、Cu、Mn、Cr、Se均存在差异。Fe、Cu、Mn有随年龄增长而下降的趋势。不同年龄组发中Zn含量虽无显著差异，但随年龄增长，Cu含量下降使Zn/Cu比值百岁组明显高于长寿组（表2）。由表3可见，性别不同，发中除Fe含量外，Zn、Cu、Mn、Cr、Ni、Se均有不同程度的差异。Fe、Cu、Mn、Cr及Ni均为女发含量高于男发含量，Zn及Se男发含量高于女发含量。不同疾病组与对照组发中微量元素含量比较，高血压组发Ni明显高于对照组（$P<0.01$）；肺心病组发Fe、Cu、Mn分别低于对照组（$P<0.1\sim0.05$）；贫血组发Mn低于对照组（$P<0.05$）；Zn/Cu比值高血压组、肺心病组和贫血组均高于对照组（$P<0.1\sim0.01$）。不同疾病患者发中微量元素含量以Fe的含量差异较大（表4）。

表1　113名长寿及百岁老人发中微量元素含量比较　　　　　　　　　　　单位：$\mu g/g$

	<100岁（17名）	100岁～（56名）	105岁～（27名）	>110岁（13名）	P值
Zn	151.64±26.22	161.85±29.42	158.40±26.01	166.42±26.30	>0.05
Fe	57.74±38.86	49.08±27.68	28.20±11.31	38.46±15.89	<0.05
Cu	15.56±5.81	9.68±5.31	9.95±4.53	10.22±5.95	<0.01
Mn	2.16±0.86	1.41±0.80	1.08±0.82	1.68±1.05	<0.01

续表

	<100 岁（17 名）	100 岁~（56 名）	105 岁~（27 名）	>110 岁（13 名）	P 值
Cr	0.35±0.25	0.28±0.16	0.54±0.26	0.37±0.20	<0.01
Ni	0.14±0.14	0.12±0.12	0.17±0.17	0.18±0.18	>0.05
Se	0.28±0.06	0.28±0.06	0.34±0.11	0.32±0.07	<0.05
Zn/Cu	11.229±6.212	18.974±4.812	17.624±5.232	16.405±6.285	<0.01

表2　长寿老人与百岁老人发中微量元素含量比较　　　单位：$\mu g/g$

	长寿老人（17 名）	百岁老人（96 名）	P 值
Zn	151.64±26.22	161.51±27.28	>0.05
Fe	57.74±38.86	42.02±18.29	<0.05
Cu	15.56±5.81	9.83±5.27	<0.01
Mn	2.16±0.86	1.35±0.83	<0.01
Cr	0.35+0.25	0.36±0.21	>0.05
Ni	0.14±0.14	0.14±0.15	>0.05
Se	0.28±0.09	0.30±0.08	>0.05
Zn/Cu	11.229±6.212	18.272±5.443	<0.01

表3　不同性别长寿及百岁老人发中微量元素含量比较　　　单位：$\mu g/g$

	男性（78 名）	女性（35 名）	P 值
Zn	166.41±23.64	146.35±26.03	<0.01
Fe	44.41±24.27	47.17±21.06	>0.05
Cu	9.45±4.47	13.41±4.06	<0.01
Mn	1.23±0.75	1.98±0.52	<0.01
Cr	0.31±0.17	0.46±0.22	<0.06
Ni	0.09±0.10	0.23±0.16	<0.01
Se	0.31±0.08	0.27±0.06	<0.1
Zn/Cu	18.957±4.339	12.658±3.682	<0.05

表4　对照组与不同疾病患者发中微量元素测定　　　单位：$\mu g/g$

	对照组（50 名）	冠心病（15 名）	高血压病（27 名）	肺心病（12 名）	贫血（33 名）
Zn	158.27±27.83	151.68±38.26	160.22±30.97	168.42±23.08	166.85±15.68
Fe*	46.22±30.33	57.46±31.42	45.38±21.69	28.78±10.36△	40.54±23.02
Cu	11.45±6.05	11.48±6.98	10.01±5.04	8.45±2.29△	9.54±4.03
Mn	1.57±0.79	1.56±0.69	1.65±1.33	0.91±0.66*	1.17±0.83*
Cr	0.36±0.25	0.34±0.19	0.43±0.26	0.36±0.25	0.34±0.18
Ni	0.13±0.16	0.16±0.14	0.19±0.24**	0.12±0.12	0.12±0.09
Se	0.31±0.09	0.28±0.06	0.29±0.07	0.32±0.09	0.28±0.07
Zn/Cu	16.16±5.81	16.41±6.76	18.62±6.68△	20.97±5.17*	19.86±6.09**

注：*$P<0.05$，**$P<0.01$，△$P<0.1$。

三、讨 论

Zn 是人体必需微量元素中较重要的一种。它可参与多种酶的合成，加速生长发育，提高创伤组织再生能力和组织对缺氧、缺血的耐受性，增强机体免疫及吞噬细胞功能，维持第二性征和性功能。Zn 制剂也是治疗多种疾病的药物。发锌含量较稳定，由于地区、方法、人种不一，各家报告不尽相同，但发锌含量随年龄增加较肯定，本组测定发锌有随年龄增加的趋势（表1，表2）。男发锌明显高于女发锌含量与黄铭新等报告相同。

Cu 参与造血功能，缺铜可影响铁的吸收、运送、贮存和利用，使红细胞成熟障碍、寿命缩短、出现缺铁性贫血。在这种情况下，口服、注射铁剂及维生素治疗无效，而小剂量铜盐治疗铁代谢紊乱可获改善。本文贫血组发铜较对照组有下降趋势（表4）；发铜随年龄增长而下降（表1，表2）；发 Cu 低，发 Fe 也低；百岁老人中贫血患病率高等现象有无内在联系值得探讨。

有人发现发中 Zn/Cu 比值在动脉硬化病人明显高于健康人，脑动脉硬化同时伴有冠心病的患者发中 Zn/Cu 比值最高，升高的原因在于铜的降低，本组测定未证实这一关系。本文肺心病组和贫血组 Zn/Cu 比值明显升高（表4），这一结果与杨淑珍测定慢性肺心病急性发作期血中锌低铜高相反。

锰是多种酶的组成成分，具有抗衰老、促蛋白质合成、参与造血过程的作用；铜是造血过程的原料及调节因素；锰能改善机体对铜的利用，各种贫血病人血锰含量降低，本文贫血组发锰明显低于对照组（表4），支持这一观点。

细菌感染时铁的吸收减少，血清铁显著下降，同时白细胞分泌白细胞内源性物质，使铁进入网状内皮系统，抑制微生物的生长、繁殖及产生毒素，若给动物补充铜、锰，可见感染性疾病发生率下降，肺心病患者气道或肺内长期、慢性、反复的病毒、细菌感染是否为肺心病组发中铁、铜、锰低于对照组的原因值得深究。

近期发现高血压患者血中镍升高，本文发现高血压组发镍明显高于对照组，机制不明。

（微量元素测定由中国科学院新疆化学研究所完成。）

（原载于《新疆医学院学报》1990 年第 3 期）

复合微量元素改善大鼠胆固醇代谢及抗自氧化作用的探讨

（1991）

刘汴生　刘永烈　朱咸中　袁　彬　王西莉　彭　涛　郝　珊　李慎思

（湖北省梨园医院）

[导读] 根据长寿地区的微量元素谱配制的 8 组复合微量元素，在不同程度上均可降低实验大鼠血清过氧化脂质及心、脑、肝组织中脂褐质含量，其中 5 组复合微量元素还可明显提高大鼠红细胞超氧化歧化酶的活性，2 组复合微量元素可有效改善大鼠体内胆固醇代谢，阻止胆固醇在动脉壁和肝组织中沉积。

20 世纪 70 年代以来，国内外对微量元素的研究证实了某些单个微量元素有一定的抗衰老作用。我们在流行病学调查中发现长寿地区的外环境中及长寿老人体内有一个优越的"微量元素谱"，认为该元素谱可能与长寿有关。有文献指出某些微量元素具有降血脂和提高某些酶活性的作用，但微量元素，尤其是复合微量元素的抗衰老机制迄今尚不清楚。为此，我们根据长寿地区的微量元素谱及以往的研究结果，配制了8组复合微量元素，观察它们对大鼠体内胆固醇代谢及自氧化作用的影响，以探讨复合微量元素抗衰老的可能机制。

一、材料与方法

（一）实验动物

Wistar 大鼠，6~8 月龄，体重 200~400g，在标准条件下笼养。

（二）饲料成分

1. 基础饲料：大米 96.8%，鱼粉 0.14%，血粉 0.4%，食盐 0.5%，鸡蛋 1.9%。

2. 高脂饲料：基础饲料 93%，胆固醇 1.7%，猪胆盐 0.3%，猪油 5.0%。

（三）复合微量元素分组及组成

8610 组：Mn、Mo、Se、Cr、Sr、Zn、Co；8611 组：Mn、Mo、Se、Cr、Sr、Zn、Co、Ca、Mg；8631 组：Mn、Mo、Se、F、Sr、Zn；8632 组：Mn、Mo、Se、F、Sr、Zn、Ca、Mg；8660 组：Mn、Mo、Sn、V、F、Co、Cu；8661 组：Mn、Mo、Sn、V、F、Co、Cu、Ca、Mg；8670 组：Mn、Mo、Se、Y、Pd、Ge；8680 组：Mn、Mo、Se、Y、Pd、Ge、Ca、Mg。上述 8 组分别加入高脂饲料中。各元素的最终浓度分别为：Ca 5.0 μg/g，Mg 2.5 μg/g，Se、Y、Pd、Ge 各 0.025 μg/g，其余均各为 0.05 μg/g。

（四）检测项目及方法

实验组大鼠（共 8 组，每组 10 只开始均为雌雄各半，实验过程中少数大鼠死去）喂高脂饲料和复合微量元素；对照组仅喂高脂饲料。30 天后，所有大鼠均改喂基础饲料。于实验前、实验第 40 天、第 70 天和第 100 天分别于其尾部采血供测定。

1. 血清总胆固醇（TC）测定：用改良硫磷铁法。

2. 血清高密度脂蛋白胆固醇（HDL - C）及其亚组分测定：用慈城生化试剂厂提供的沉淀剂分离后用改良硫磷铁法检测 HDL - C 和 HDL$_3$ - C，HDL - C 值减去 HDL$_3$ - C 值即得 HDL$_2$ - C 的值。

3. 主动脉弓和肝组织中 TC 测定：于实验第 100 天处死大鼠取其主动脉弓和肝组织各一块，精确称重，制成匀浆，乙醇抽提，蒸干供测定。

4. 血清 LPO 测定：用 TBA 显色荧光比色法。

5. 红细胞 SOD 活性测定：邻苯三酚自氧化法。酶活性用每克血红蛋白的单位数表示。

6. 心肌、脑、肝组织中脂褐质测定：取一定量组织，超声粉碎制成匀浆，用 2:1 氯仿甲醇液抽提，荧光比色法测定。

（五）统计方法均用校正 t 检验处理

二、结　果

（一）复合微量元素对大鼠胆固醇代谢的影响

1. 不同时期各组大鼠血清 TC、HDL - C 及其亚组分含量见表 1。

表 1　不同时期各组大鼠血清 TC、HDL - C 及其亚组分含量测定结果　　　单位：mmol/L

组别	TC 含量				HDL - C 含量			
	实验前	第 40 天	第 70 天	第 100 天	实验前	第 40 天	第 70 天	第 100 天
8610	1.60 ± 0.68	3.19 ± 0.59	2.02 ± 0.37	1.95 ± 0.52	1.13 ± 0.17	0.83 ± 0.10	1.38 ± 0.16	1.30 ± 0.37

续表

组别	TC 含量				HDL – C 含量			
	实验前	第40天	第70天	第100天	实验前	第40天	第70天	第100天
8611	1.40 ± 0.12	3.17 ± 0.89	1.67 ± 0.35	1.58 ± 0.11△	0.98 ± 0.15	1.04 ± 0.16	1.47 ± 0.35	1.12 ± 0.07
8631	1.63 ± 0.37	3.14 ± 0.49	1.83 ± 0.33	1.86 ± 0.31	1.04 ± 0.27	1.21 ± 0.21	1.40 ± 0.22	1.53 ± 0.34
8632	1.66 ± 0.37	4.42 ± 0.98*	1.95 ± 0.15	1.99 ± 0.29△	1.24 ± 0.38	1.31 ± 0.21	1.59 ± 0.15	1.51 ± 0.30
8660	1.59 ± 0.25	4.58 ± 1.52*	2.30 ± 0.23	1.95 ± 0.22△△	1.09 ± 0.19	1.15 ± 0.16	1.73 ± 0.23*	1.53 ± 0.30
8661	1.42 ± 0.15	5.20 ± 1.36#	2.02 ± 0.40	1.75 ± 0.27	0.98 ± 0.14	1.12 ± 0.12	1.45 ± 0.28	1.29 ± 0.18
8870	1.44 ± 0.17	3.69 ± 1.64	2.04 ± 0.23	1.81 ± 0.24	0.97 ± 0.20	1.02 ± 0.15	1.60 ± 3.31	1.28 ± 0.15
8680	1.54 ± 0.17	5.23 ± 1.41#	1.76 ± 0.25	1.65 ± 0.24	1.17 ± 0.10	1.07 ± 0.18	1.36 ± 0.27	1.28 ± 0.29
对照	1.77 ± 0.14	3.43 ± 0.60	2.07 ± 0.27	1.70 ± 0.14	1.20 ± 0.20	1.23 ± 0.13	1.41 ± 0.26	1.38 ± 0.20

组别	HDL$_2$-C 含量				HDL$_3$-C 含量			
	实验前	第40天	第70天	第100天	实验前	第40天	第70天	第100天
8610	0.46 ± 0.15	0.38 ± 0.11	0.79 ± 0.14	0.79 ± 0.34	0.66 ± 0.11	0.46 ± 0.07	0.56 ± 0.04	0.48 ± 0.11
8611	0.39 ± 0.10	0.57 ± 0.15	0.69 ± 0.17	0.68 ± 0.06*	0.59 ± 0.08	0.47 ± 0.08	0.56 ± 0.04	0.44 ± 0.05
8631	0.53 ± 0.16	0.63 ± 0.13	0.89 ± 0.19	1.05 ± 0.32	0.61 ± 0.13	0.57 ± 0.10	0.51 ± 0.07	0.50 ± 0.07
8632	0.50 ± 0.16	0.70 ± 0.17	0.99 ± 0.13	1.00 ± 0.20	0.74 ± 0.21	0.60 ± 0.06	0.60 ± 0.08	0.49 ± 0.10
8660	0.44 ± 0.07	0.61 ± 0.14	1.06 ± 0.19*	0.95 ± 0.25	0.66 ± 0.14	0.54 ± 0.07	0.67 ± 0.09	0.58 ± 0.09
8661	0.42 ± 0.09	0.56 ± 0.13	0.91 ± 0.24	0.88 ± 0.21	0.56 ± 0.07	0.56 ± 0.10	0.53 ± 0.10	0.40 ± 0.06
8670	0.39 ± 0.09	0.52 ± 0.20	0.97 ± 0.24	0.55 ± 0.09#	0.58 ± 0.15	0.51 ± 0.10	0.63 ± 0.08	0.73 ± 0.08#
8680	0.50 ± 0.07	0.50 ± 0.15	0.85 ± 0.20	0.55 ± 0.17#	0.67 ± 0.11	0.57 ± 0.10	0.53 ± 0.10	0.73 ± 0.15#
对照	0.51 ± 0.12	0.64 ± 0.08	0.82 ± 0.17	0.88 ± 0.20	0.69 ± 0.15	0.59 ± 0.15	0.63 ± 0.10	0.50 ± 0.05

注：各检测项目中，不同时期与对照组比较，* $P < 0.05$，# $P < 0.01$；TC 含量不同时期与对照组比较，△ $P < 0.05$，△△ $P < 0.01$。

TC 含量：实验第 40 天，实验组、对照组大鼠血清 TC 均急剧上升，其中 8632、8660、8661 和 8680 组上升幅度明显高于对照组（$P < 0.05$ 或 < 0.01）；第 70 天，实验组和对照组大鼠 TC 水平急剧下降；第 100 天，除 8611、8632 和 8660 三组仍显著高于实验前水平（$P < 0.05$ 或 < 0.01），其他各组 TC 均接近正常水平。

HDL – C 含量：实验第 70 天和第 100 天，实验组及对照组大鼠血清 HDL – C 水平均有上升趋势。8660 组 HDL – C 在第 70 天明显高于对照组（$P < 0.05$），其余实验组与对照组之间差异无显著性（$P > 0.05$）。

HDL – C 各亚组分含量：实验期间，各组大鼠血清 HDL$_3$ – C 水平平均呈下降趋势，唯 8670 和 8680 两组在第 100 天 HDL$_3$ – C 水平上升，且显著高于对照组（$P < 0.01$）；与此相反，各组大鼠血清 HDL$_2$ – C 含量均呈上升趋势，但第 100 天 8611、8670 和 8680 三组 HDL$_2$ – C 含量下降，且明显低于对照组（$P < 0.05$ 或 < 0.01）。

2. 实验第 100 天，大鼠主动脉弓和肝组织 TC 含量见表 2。8670 和 8680 两组 TC 含量显著低于对照组（$P < 0.05$ 或 < 0.01），其余各组与对照组差异无显著性。

（二）复合微量元素对大鼠红细胞 SOD 活性及血清 LPO 含量的影响

实验第 40 天检测大鼠红细胞 SOD 活性及血清 LPO 含量，结果见表 3。除 8610、8611 和 8660 三组外，其余 5 个实验组大鼠红细胞 SOD 活性均显著高于对照组；8 个实验组的 LPO 均显著低于对照组。

（三）复合微量元素对大鼠组织中脂褐质含量的影响

实验第 100 天大鼠心肌、肝及脑组织中脂褐质含量见表 4。可见各组大鼠心肌组织中脂褐质含量均明显低于对照组（$P < 0.05$ 或 < 0.01）；肝组织中脂褐质含量有下降趋势，其中 8631、8632、8661 组明显低于对照组（$P < 0.05$ 或 < 0.01），其余各组与对照组差异无显著性；脑组织中脂褐质含量也有下降趋势，但多数组与对照组比较差异无显著性，仅 8610 和 8611 两组明显低于对照组。

表 2　实验第 100 天各组大鼠组织中 TC 含量　　　　　　单位：mmol/L

组别	主动脉弓	肝脏	组别	主动脉弓	肝脏
8610	0.83 ± 0.13 (7)	1.14 ± 0.16 (7)	8611	0.70 ± 0.05 (7)	1.09 ± 0.18 (7)
8631	0.67 ± 0.08 (9)	1.09 ± 0.23 (8)	8632	0.70 ± 0.08 (10)	1.35 ± 0.10 (10)
8660	0.78 ± 0.08 (9)	$1.17 + 0.16$ (9)	8661	0.67 ± 0.08 (9)	1.09 ± 0.26 (9)
8870	$0.67 \pm 0.05^*$ (10)	$1.01 \pm 0.13^*$ (10)	8680	$0.54 \pm 0.03^\#$ (9)	$0.98 \pm 0.13^*$ (9)
对照	0.73 ± 0.05 (8)	1.11 ± 0.13 (8)			

注：（　）内为动物只数，以下表同。

与对照组比较，$*P < 0.05$，$\#P < -0.01$。

表 3　大鼠红细胞 SOD 活性及血清 LPO 含量

组别	SOD（u/Hb·g）	LPO（mmol/L）	组别	SOD（u/Hb·g）	LPO（mmol/L）
8610	1934 ± 307 (7)	$21.4 \pm 2.7^\#$ (8)	8611	1736 ± 320 (9)	$20.7 \pm 2.9^\#$ (7)
8631	$2256 \pm 638^*$ (9)	$31.7 \pm 8.7^\#$ (9)	8632	$2024 \pm 290^*$ (10)	$29.2 \pm 3.7^\#$ (10)
8660	1796 ± 654 (10)	$32.5 \pm 3.0^\#$ (9)	8661	$2288 \pm 235^\#$ (9)	$34.5 \pm 5.5^\#$ (8)
8670	$2323 \pm 643^*$ (9)	$38.0 \pm 6.7^*$ (10)	8680	$2035 \pm 321^*$ (10)	$35.7 \pm 3.9^\#$ (10)
对照	1686 ± 297 (9)	46.3 ± 6.6 (8)			

注：与对照组比较，$*P < 0.05$，$\#P < 0.01$。

表 4　大鼠心肌、肝、脑中脂褐质含量　　　　　　单位：U/g

组　别	心　肌	肝　脏	脑组织
8610	$4.19 \pm 0.54^\#$ (7)	7.75 ± 1.99 (7)	$4.36 \pm 0.32^\#$ (7)
8611	$4.05 \pm 0.08^\#$ (7)	8.94 ± 1.03 (7)	7.73 ± 1.39 (7)
8631	$4.91 \pm 0.77^\#$ (9)	$7.68 \pm 1.52^*$ (7)	6.83 ± 1.57 (7)
8632	$5.35 \pm 0.99^\#$ (10)	$6.97 \pm 1.00^\#$ (10)	7.63 ± 1.01 (10)
8860	$4.49 \pm 0.39^\#$ (9)	10.14 ± 0.92 (9)	7.60 ± 0.81 (9)
8861	$6.14 \pm 1.52^\#$ (9)	$7.65 \pm 1.44^\#$ (9)	$5.96 \pm 1.51^\#$ (9)
8670	$7.56 \pm 1.41^*$ (10)	8.58 ± 1.58 (10)	7.37 ± 1.11 (10)
8680	$7.26 \pm 0.91^*$ (9)	8.28 ± 1.01 (9)	7.77 ± 1.21 (9)
对照	8.53 ± 1.22 (9)	9.66 ± 1.94 (8)	8.03 ± 0.81 (8)

注：与对照组比较，$*P < 0.05$，$\#P < 0.01$。

三、讨　论

本组资料表明，一些复合微量元素可改善大鼠体内胆固醇代谢，8670 和 8680 两组大鼠在实验第 40 天血清 TC 水平与对照组一样明显升高，且上升幅度（156% 和 240%）比对照组（94%）大；在第 100

天，两组血清 HDL - C 亚组分含量有明显的变化，HDL_3 - C 水平高于对照组，而 HDL_2 - C 水平则低于对照组，这两组大鼠主动脉弓中 TC 含量也明显低于对照组。这一结果表明，8670 和 8680 两组复合微量元素虽然不能降低血清 TC 含量，也不能增高血清 HDL - C 水平，但却可以提高 HDL_3 - C 水平，改变 HDL_3 与 HDL_2 的比值，从而降低了动物主动脉弓中 TC 含量。由此可推测其作用机制可能是通过升高血清中 HDL_3 - C 含量从而减少胆固醇在动脉壁上的沉积。此外，8670、8680 两组大鼠肝组织中 TC 含量也明显低于对照组，提示这两组复合微量元素可能抑制肝胆固醇的合成和（或）促进肝中胆固醇的运转，可能与 Y、Pd 和 Ge 三种微量元素有关，但它们的作用机制有待进一步研究。

自由基的积累毒性可能是衰老的根本原因之一。现已有许多研究证实某些微量元素（如 Mn、Zn、Cu、Se 等）本身就是抗氧化酶的重要成分，增加这些元素的摄入量可提高抗氧化酶的活性，降低体内自由基反应水平。本资料中的 8 组复合微量元素均能不同程度地降低大鼠血清 LPO 含量，有 5 组可显著提高大鼠红细胞 SOD 活性，提示这些复合微量元素除了通过增加 SOD 活性以减少自由基反应外，还可能通过其他途径发挥抗自氧化作用，8 组中以 8661 组的作用最显著。比较 8660 和 8661 两组成分可看出，提高 SOD 活性过程中 Cu 与 Ca、Mg 可能有重要的协同作用。此外，除 8631、8632 和 8661 组大鼠肝组织和 8610、8611 组大鼠脑组织中脂褐质含量明显低于对照组外，其他多数组大鼠肝、脑组织中脂褐质含量降低并不显著，这反映了不同组织对复合微量元素反应可能存在着差异。

综上所述可以看出，8670 和 8680 两组复合微量元素可以有效地改善大鼠体内胆固醇代谢，并可阻止胆固醇在动脉壁和肝组织中沉积；而 8631、8632 和 8661 组则表现出较好的抗自氧化作用。因此，我们设想，将 8670、8680、8631、8632 和 8661 组复合微量元素进行合理的再调配，组成新的复合微量元素组，可能会既有效地改善胆固醇代谢，防止动脉粥样硬化，又能发挥良好的抗自氧化作用的效果。

（原载于《中华老年医学杂志》1991 年第 2 期）

高原藏族老年人血及头发中微量元素的初步观察

（1993）

卢承德

（青海医学院附属医院）

[导读] 青海高原地区 60～103 岁藏族老年人血与头发中锌和磷含量随增龄而降低，铬含量随增龄而上升。发中锰、硅、铝含量有显著性别差异。

血中元素含量受环境、饮食等因素的影响较大，各家报道值悬殊也较大。因此，应该重视人头发中微量元素的观察。

为进一步研究人类健康与微量元素的关系及深化高原医学的研究提供依据，对世居在高原地区藏族老年人的血及头发中多种微量元素进行了测定。

对象与方法：受试者均为世居在 2450m 地区的藏族老年人，年龄 60～103 岁，男 32 例、女 38 例，均经详细询问病史、体检、实验室检查（包括血尿便常规、血糖、血三脂、肝肾功能、血气分析、免疫球蛋白、C_3、CH_{50} 等）、心电图、超声心动图、心三位拍片及颈、桡动脉血流速度多普勒超声检查等，除了心、脑、肾疾病及癌症、急慢性传染病的健康老年人。血及头发样品经常规处理后，根据待测元素的种类，配制一系列含量各不相同的溶液，用美国产 ARL-ICP-3520 真空型等离子光谱仪，按已编好的程序先做出混合标准各元素的标准曲线，输入已制备好的待测溶液，并在程序中输入试样重量和体积，计算机直接测出各元素含量结果。

结果与分析：头发与血中磷、锌、铬含量见表1，锌、磷含量随增龄而降低，铬随增龄而上升。本组不同性别血与头发中微量元素测定结果见表2，头发中锰、硅、铝及血中的铜、钼、硅含量，在男女性别间差异有显著性（$P<0.05$）。从表1和表2中可以看出，头发中锌、磷、铬、硅、铜等含量至少 $2\sim10$ 倍于血。

表1　高原藏族老年人不同年龄组血与发中磷、锌、铬含量　　　　单位：μmol/L

年龄组（岁）	例数	磷		锌		铬	
		血	发	血	发	血	发
60～	20	2628.0±356.4	5842.1±792.2	226.8±34.6	2797.4±274.7	0.9±0.6	223.4±135.9
70～	39	1721.6±376.4***	5296.2±957.8*	155.6±15.1***	2240.8±217.9***	2.0±0.5**	335.7±156.1**
80～	11	1293.3±205.6***	4335.0±586.3**	136.8±11.5***	2109.8±156.7**	2.4±0.91*	484.4±181.0**

注：与前一年龄组比较：*$P<0.05$，**$P<0.01$，***$P<0.001$。

表2　高原藏族老年人不同性别血与发中微量元素含量　　　　单位：μmol/L

性别		例数	锰	锌	铜	铬	磷
血	男	32	0.9±0.8	170.0±101.7	12.0±5.0	1.5±1.5	1980.0±560.0
	女	38	0.9±0.8	171.8±76.1	45.6±6.3*	1.9±0.6	1941.0±609.5
发	男	32	66.8±35.9	2307.0±478.5	140.8±45.3	308.2±103.1	5365.0±927.0
	女	38	153.2±66.3*	2342.0±387.2	147.3±37.6	326.6±107.8	5468.4±878.2

性别		例数	硅	碘	钼	矾	铝	铁
血	男	32	39.8±13.9	7.8±5.0	3.0±1.6			
	女	38	17.7±9.9*	7.5±6.1	4.8±2.0*			
发	男	32	566.2±197.2			44.3±12.5	967.9±340.4	2143.7±1050.2
	女	38	475.2±14.4			42.5±7.6	2082.1±1201.3*	2257.6±932.8

注：男女间比较：*$P<0.05$，其余 $P>0.05$。

本资料结果表明：高原老年人血与头发中锌与磷的含量是随增龄而降低，提示锌与人体生长、发育、衰老有着极为重要的关系，磷的降低可能与钙、磷在肠道吸收有关。而且头发与血中锌、铬、磷、硅四种元素含量之间存在相关性。资料中还显示，人头发与血中微量元素含量相差很大，头发中含量（如锌、磷、铬等）至少 $2\sim10$ 倍于血。血中元素含量受环境、饮食等因素的影响较大，各家报道值悬殊也较大。因此，笔者认为应该重视人头发中微量元素的观察，它不仅采样方便，而且受外界影响较少。

（原载于《中华老年医学杂志》1993 年第 5 期）

头发中钙及微量元素含量的性别差异研究

（1993）

秦俊法[1]　李德义[1]　陆伟红[1]　陆　阳[1]　汪勇先[1]　陆文栋[2]　何广仁[2]

（1. 中国科学院上海原子核研究所　2. 苏州医学院附属第二医院）

[导读] 上海和江苏苏州地区居民不论地区与年龄如何，发中锶、锰、钙含量总是女性高于男性，而铅含量总是男性高于女性，差异非常显著。从不同生理、病理条件下发中元素含量的比较中，可以看出，锶、锰、钙这些元素必然与女性的某些特殊生理功能有联系，它们在女性的健康长寿中起一定作用。

根据联合国 1980 年的人口统计资料，许多国家的女性平均寿命均大于男性，其中 10 个长寿国家的女性平均寿命比男性高 7.24 岁。中国百岁老人中女性显著多于男性，女性和男性的比例为 3.78∶1。为了探索个中奥秘，我们用能量色散 X 荧光分析法测定了 4127 例上海和苏州地区居民头发中的微量元素及钙含量。

1　实　验

1.1　样品来源

为了全面考察头发微量元素谱的性别特征，我们在上海市区、郊区及苏州地区分春、夏、秋三季采集了不同年龄段（儿童、中年、老年、长寿）正常人的头发样品。此外，又选择了不同生理、病理状态（怀孕、女性不育症）下的头发样品进行元素含量比较。实验样品细目见表 1。所有样品都取自后脑枕部，离头皮长度为 1～2 cm。

1.2　样品处理

所有样品采用统一的方法处理，即洗衣粉浸泡、淋洗，洗洁精浸泡、淋洗，烘干，称重，灰化，酸溶、加内标，滴靶。

1.3　定量方法

发中元素含量用 ^{238}Pu 激发的 X 荧光分析法测定，其定量公式

$$Cx = (N_X/Ny) \cdot (Cy/\eta_{xy})$$

式中，Cy、Cx 分别为内标元素（加入）和待测元素的含量；Ny、Nx 分别为相应的特征 X 射线峰计数；η_{xy} 为相对灵敏度因子，预先用标准样品标定。

1.4　质量控制

采用中国科学院上海原子核研究所研制的国家一级人发标准参考物质 GBW09101 作为测定方法的质控标准，测定结果与标准值在实验误差内符合。

表1 实验样品细目

| 年龄范围/岁 | 例数 | | |
	男	女	合计
上海市区 0～10	305	168	473
11～105	184	223	407
崇明 0～90	257	273	530
20～40	300	100	400
苏州 0～10	347	316	663
11～70	150	452	602
孕妇 21～35		1023	1023
不育症 21～50		29	29
合计 0～105	1543	2584	4127

2 结 果

2.1 发中元素含量性别差异的年龄变化

上海和苏州地区0～10岁儿童发中元素含量平均值见表2。由表2可见，上海儿童有性别差异的元素仅有Sr和Ca，均是女性高于男性。苏州儿童有性别差异的元素为Sr、Pb、Fe、Cr、Ca，其中Sr、Fe、Ca含量女性高于男性，而Pb、Cr含量为男性高于女性。

上海地区不同年龄段居民发中元素含量的性别差异见表3。

表2 0～10岁儿童发中元素平均含量及性别差异

地区	性别	Sr	Pb	Zn	Cu	Fe	Ni	Mn	Cr	Ca
上海市区	男	2.19	20.6	125	16.2	37.0	1.52	2.75	4.72	567
		±2.06	±13.2	±53	±5.2	±16.6	±1.10	±1.58	±3.36	±203
	女	2.69(1)	18.8	127	15.6	39.3	1.39	2.53	4.15	621(1)
		±2.46	±13.5	±65	±4.9	±16.4	±0.83	±1.23	±2.46	±240
苏州	男	2.41	15.9	129	14.5	21.9	1.42	2.18	3.63	689
		±0.34	±6.3	±17	±1.7	±4.1	±0.15	±0.25	±0.37	±57
	女	3.34(2)	13.1(1)	133	16.6	24.6(1)	1.43	2.04	2.78(2)	819(2)
		±0.65	±7.9	±20	±3.0	±6.0	±0.14	±0.18	±0.42	±102

注：(1) $P<0.01$；(2) $P<0.001$。

表3 上海地区不同年龄段居民发中元素含量的性别比

地区	年龄范围/岁	例数（男+女）	Sr	Mn	Ca	Fe	Cu	Pb	Cr
上海市区	0～20	571	1.60(2)	1.11	1.22(1)	1.06	1.00	0.87	
	21～60	184	3.35(3)	2.84(3)	1.67(3)	1.08	0.99	0.79(2)	
	61～90	104	1.62(2)	1.18	1.20	1.04	1.10	1.15	
	91～105	85	1.43(2)	1.12	1.28(1)	1.37	1.00	1.00	
平均	0～105	944	1.93(2)	1.46(2)	1.31(2)	1.09	1.01	0.90	
崇明	0～20	164	1.94(3)	1.03	1.49(1)	0.83	1.01		1.05
	21～60	203	2.60(3)	1.08	2.06(3)	0.61(2)	0.99		1.11
	61～90	150	1.81(2)	2.44(2)	1.64(2)	0.95	1.04		1.33(1)
平均	0～90	537	2.08(3)	1.40(1)	1.69(2)	0.75(1)	0.97		1.11

注：(1) $P<0.05$；(2) $P<0.01$；(3) $P<0.001$。

从表 3 可以看出，不管是市区居民还是郊区居民，Sr、Mn、Ca 含量均是女性高于男性；市区居民发中 Pb 含量在 60 岁以前是男性高于女性，而在 60 岁以后男女性大致接近；市区居民女性 Fe 含量高于男性，郊区居民女性 Fe 含量低于男性而 Cr 含量高于男性；不论市区还是郊区，男女性发中 Cu 含量大致接近。

苏州地区不同年龄段居民发中元素含量的性别差异见表 4。

表 4　苏州地区男、女性居民发中元素含量比较

年龄段/岁	性别	例数	Sr	Pb	Zn	Cu	Ni	Fe	Mn	Ca
0～10	男	347	2.41	15.9	129	14.5	1.42	21.9	2.18	689
	女	316	3.34	13.1	133	16.6	1.42	24.6	2.04	819
	女/男		1.39	0.82	1.04	1.14	1.00	1.12	0.94	1.19
	P		<0.001	<0.01		<0.01		<0.01		<0.001
11～20	男	53	2.85	4.98	166	17.7	1.48	12.5	1.86	805
	女	50	3.91	3.35	163	20.5	1.11	13.5	1.84	859
	女/男		1.37	0.67	0.98	1.16	0.75	1.08	0.99	1.07
	P		<0.01	<0.001			<0.01			
21～50	男	57	3.26	3.94	158	13.3	1.03	8.81	1.76	866
	女	370	6.30	3.14	159	12.8	1.28	13.9	2.10	1212
	女/男		1.93	0.80	1.01	0.96	1.24	1.58	1.19	1.40
	P		<0.001	<0.01			<0.001	<0.001	<0.01	<0.001
>51	男	40	3.51	3.89	161	11.7	1.44	8.02	2.03	865
	女	32	6.79	3.46	157	12.8	1.21	14.5	2.34	1179
	女/男		1.93	0.89	0.97	1.09	0.84	1.81	1.15	1.36
	P		<0.001					<0.001		<0.01
平均	女/男	1265	1.60	0.81	1.02	1.08	1.05	1.31	1.04	1.19

从表 4 可见，女性 Sr、Mn、Ca、Fe、Cu 含量高于男性，而 Pb 含量则是男性高于女性；Zn 含量男女性较接近；Ni 含量与年龄有关。

2.2　发中元素含量性别差异的季节变化

对上海市郊崇明县两个乡的采样分析结果见表 5。由表 5 可见，不管采样季节如何，成年女性 Sr、Ca、Cu 含量高于成年男性，而男性 Pb 含量高于女性。在七月采集的样品中，女性 Ni 含量显著高于男性，Sr、Ca、Cu、Ni 含量的性别差异更加突出。

表 5　上海市崇明县农民头发中元素含量的季节变化

采样地点		马桥		庙镇	
采样时间		三月	七月	七月	十一月
Sr	男	4.57	4.95	6.26	3.99
	女	7.59	10.66	21.2	8.83
	女/男	1.66[1]	2.15[2]	3.39[2]	2.21[2]
Pb	男	2.55	3.89	5.32	6.51
	女	1.83	2.84	3.43	3.30
	女/男	0.72[2]	0.73[1]	0.64[1]	0.51[2]

续表

采样地点		马桥		庙镇	
采样时间		三月	七月	七月	十一月
Zn	男	187	178	178	173
	女	184	162	169	157
	女/男	0.98	0.91[(1)]	0.95	0.91[(1)]
Cu	男	12.6	12.3	12.1	11.9
	女	14.4	15.2	15.7	13.2
	女/男	1.14	1.24[(1)]	1.30[(1)]	1.11
Ni	男	1.02	0.55	0.70	0.72
	女	1.06	1.00	1.76	0.71
	女/男	1.04	1.82[(1)]	2.51[(2)]	0.99
Mn	男	3.47	4.83	9.49	7.85
	女	4.52	4.74	9.01	9.76
	女/男	1.30	0.98	0.95	1.24
Ca	男	1355	1027	1096	1253
	女	1751	1603	2785	1855
	女/男	1.29[(1)]	1.56[(2)]	2.54[(2)]	1.48[(2)]

注：(1) $P<0.1$；(2) $P<0.001$。

2.3 生理、病理状态下女性发中钙及微量元素的含量变化

孕妇、婚后五年不育和终身不育妇女头发中元素含量变化见表6。在妇女怀孕期，由于母体、胎儿的营养需要及饮食结构的改变和其他生理变化，体内微量元素及钙含量会发生特殊变化，从表6可以看出，苏州地区妊娠妇女发中 Sr、Mn、Ca 含量显著低于同龄非孕妇女（对照组），Fe 含量也降低。

表6 孕妇及患不育症女性的发中元素含量的变化 单位：μg/g

	例数	平均年龄/岁	Sr	Pb	Zn	Cu	Ni	Fe	Mn	Cr	Ca
孕妇	1023	26.3±2.0	3.99[(3)] ±2.18	3.15 ±1.79	156 ±37	11.9 ±4.1	1.27 ±0.65	10.2[(1)] ±6.7	1.84[(2)] ±0.88	2.82 ±1.34	974[(1)] ±339
对照	107	28.4±1.6	5.68 ±3.56	2.90 ±1.39	163 ±37	12.2 ±4.4	1.21 ±0.61	11.1 ±6.5	2.25 ±1.56	2.79 ±1.55	1148 ±380
不育症	29	39.1±8.8	3.79[(2)] ±2.50	3.69 ±2.73	138[(2)] ±30	9.86[(2)] ±3.20	1.46 ±0.80	16.2 ±10.8	1.86 ±1.03	3.45[(1)] ±1.82	908[(2)] ±304
对照	370	35.5±2.7	6.30 ±4.01	3.14 ±1.54	159 ±36	12.8 ±5.0	1.28 ±0.7	13.9 ±10.7	2.10 ±1.08	2.74 ±1.31	1212 ±458
男性	59	37.5±7.4	3.26 ±1.75	3.94 ±2.07	158 ±29	13.3 ±3.5	1.03 ±0.41	8.8 ±4.0	1.76 ±0.73	2.73 ±1.06	866 ±258

注：(1) $P<0.05$；(2) $P<0.01$；(3) $P<0.001$。

从表6还可看出，女性不育症患者发中 Sr、Zn、Cu、Ca 含量显著低于同龄正常妇女（对照组），而 Pb、Fe 和 Cr 含量则高于对照组。

3 讨 论

（1）许多研究者发现，微量元素与健康长寿密切相关。刘汴生等观察到湖北省长寿地区的外环境中富含 Sr、Mn、Se、Zn、Mo、F 等元素，它们组成了一个特殊的微量元素谱。刘氏还用果蝇、四膜虫、大鼠、小鼠等动物做了大量实验，证明 Sr、Mn、Ca、Se、Zn、F、Cr、Sn、Y、Pd、Ge 等元素在适宜的含量条件下能明显延长动物的寿命。曾育生等发现广西巴马地区长寿老人发中微量元素有高 Mn 低 Cu 特征。秦俊法等观察到发中 Sr、Mn、Ca、Se 含量均是青、壮年期最高，然后急剧下降，但长寿老人发中这些元素的含量并不比老年人更低。秦氏还观察到，老年人发中 Fe、Pb 含量随年龄增加而增加，这表明 Fe、Pb 也与人体衰老有关联。

本研究表明，发中 Sr、Mn、Ca 含量女性显著高于男性，Pb 含量男性显著高于女性，而 Fe、Cu、Zn、Cr 等含量则随地区而变，即随生活环境而变。这一结论与国内外的研究结果基本一致。我们认为，体内 Sr、Mn、Ca、Pb 等元素含量的性别差异可能是男、女性寿命差异的重要因素之一。这些差异显然不能用男、女性的职业接触加以解释，它必然与女性的某些特殊生理功能相联系。

（2）近年来国内外学者在探索女性平均寿命为什么比男性长的原因时，发现女性在生理上具有某些独特的优势，这些优势（如免疫优势、内分泌优势、月经优势）大多与卵巢功能有关。从女性发中 Sr、Mn、Ca 含量显著高于男性，以及女性妊娠期（此时不产卵）、女性不育症患者 Sr、Mn、Ca 含量显著低于育龄女性而与男性相接近的情况来看，这三种元素可能与女性生理的某些特殊功能有关，它们在女性的健康长寿中起一定作用，值得进一步做实验研究观察。

（原载于《核技术》1993 年第 7 期）

长寿老人血清和头发微量及常量元素的测定分析

（1994）

梁耀生　陶国枢　鲍善芬　赵　霖

（中国人民解放军总医院）

[**导读**] 北京地区 90～100 岁长寿老人与 45～59 岁老年前期健康人相比较，在所测定的 12 种头发元素中，除男性有低铬、女性有低锌低锰低钙和高铅的特征外，大多数微量元素仍维持在老年前期的水平，而镉含量则显著低于老年前期健康人。低镉无疑对长寿十分有利。

微量元素以其重要的生物学作用和维持机体健康方面的重大实用价值，受到医学界的重视。有研究表明，长寿和衰老与微量元素息息相关。为了进一步探讨微量元素与长寿及衰老的关系，我们测定了长寿老人的多种微量及常量元素，并与老年前期健康者进行对照，现将结果报道如下。

一、材料与方法

我们于 1991 年 5—7 月，对北京市西城区 6 个居委会所辖城市居民中长寿老人进行了血清和头发的微量元素及常量元素钙、镁的测定。长寿组 31 名，男 9 名，女 22 名，年龄 90～100 岁（平均 92.8±2.8 岁），生活基本能自理。于同期，选我院职工老年前期健康者 31 名为对照组，男 13 名，女 18 名，年龄

— 434 —

45～59岁（平均51.4±4.0岁）。两组均无心、肺及肿瘤等严重疾病，除年龄外，基本可比。按测定微量元素操作常规，血清经高纯水直接稀释后测定；发样取自枕部头发，每人1克以上。发样经法定清洗程序清洗后烘干，等离子灰化后，酸溶，用高纯水稀释后测定。以GGX-Ⅱ型火焰原子吸收分光光度计测定血清锌、铜、铁及常量元素镁、钙，并测定头发的锌、铜、铁、钙、锰等，以P-E HGA-500型石墨炉原子吸收分光光度计测定头发的铝、镉、镍、铅、铬，以2，3-二氨基萘法在Ls-5型荧光分光光度计上测定发硒。所有血清元素测定均采用国家一级标准物质牛血清GBW09131进行质量控制；头发元素测定采用国家一级标准物质人发GBW 09101进行质量控制。

二、结　果

测定结果见表1、表2。

表1　血清微量及常量元素测定结果　　　　　　　　　单位：$\mu g/mL$

		锌	铜	铁	镁	钙
长寿组	男	0.63±0.27	0.92±0.09	1.56±0.44	17.61±1.00	116.33±7.71
	女	0.67±0.31	1.00±0.22	1.64±0.49	18.49±1.84*	112.55±7.51*
老年前期组	男	0.69±0.09	0.98±0.15	1.50±0.53	16.64±1.94	115.85±10.62
	女	0.77±0.35	1.09±0.18	1.39±0.52	17.01±1.21	121.05±9.46

注：t检验，与老年前期组同性别比较，$*P<0.01$，其余$P>0.05$。

表2　头发微量及常量元素测定结果

		锌（$\mu g/g$）	铜（$\mu g/g$）	铁（$\mu g/g$）	锰（$\mu g/g$）	硒（$\mu g/g$）	铝（$\mu g/g$）
长寿组	男	150.11±29.44	11.19±2.17	30.93±20.22	0.88±0.14	0.45±0.12	8.13±8.11
	女	131.90±28.04*	10.38±1.88	28.91±8.58	1.01±0.23**	0.58±0.17	6.66±4.26
老年前期组	男	149.42±31.49	10.33±3.17	24.57±15.86	0.92±0.91	0.49±0.09	9.45±7.14
	女	226.00±65.66	11.09±2.48	27.47±17.70	1.46±0.88	2.06±6.72	6.18±2.61

		铅（$\mu g/g$）	钙（$\mu g/g$）	镉（ng/g）	镍（ng/g）	铬（ng/g）
长寿组	男	1.76±3.00	447.89±182.42	56.67±33.46*	202.37±203.66	91.67±39.76**
	女	2.32±2.03*	476.09±268.32*	75.55±29.87*	134.32±122.53	231.20±200.68
老年前期组	男	2.64±3.61	716.33±502.52	171.40±139.43	307.50±235.18	190.00±92.27
	女	0.93±1.09	2841.67±1220.44	170.13±85.48	309.12±354.49	165.12±88.62

注：t检验，与老年前期组同性别比较，$*P<0.01$，$**P<0.05$，其余$P>0.05$。

三、讨　论

本组测定结果，长寿老人女性血清与老年前期组比较，有高镁、低钙的特征，但其数值仍在成年人的正常范围之内。镁的作用涉及300多种酶反应，当细胞缺镁时，可能导致心律失常、冠脉痉挛和心脏猝死。国际镁研究学会的研究表示，全世界一致的情况是：饮水中含镁量越高，心脏病发病率和死亡率越低。此外，镁可预防脑卒中，还可拮抗有害元素铝、镉的吸收，因而高镁可能是长寿的重要因素之一。本组对头发微量元素测定，长寿组男、女与老年前期组对照均明显低镉。镉是具有毒性的，人体中的镉是从空气、水和食物中摄取。在一般人群中（非职业接触者），吸烟是重要的镉污染源，纸烟（烟草）被点燃后，约有70%的镉随烟气排到外环境。人发含镉量与肝、肾、肺的含镉量有明显的相关性。镉的毒性主要表现为抑制体内各种含巯基的酶系统、肝肾功能的损害、骨质软化症、致癌，并且镉的含量和心血管疾病的发病及死亡率呈正相关。此外，镉对锌、硒、铁等微量元素有拮抗作用，因此低镉对长寿是有益的。

本组长寿老人头发微量元素测定结果显示，男性有低铬，女性有低锌、低锰、低钙、高铅的特征。中国学者在研究中发现，衰老与微量元素不平衡密切相关，老年人体内钙、锌、锰、铬、硒等很可能处于不足或缺乏状态，铁、铅含量在 25 岁以后有随增龄逐渐增高的趋势。湖北省长寿地区百岁老人发铅含量高于对照组（分别为 $6.404 \pm 3.976\ \mu g/g$ 及 $3.845 \pm 1.458\ \mu g/g$，$P < 0.01$）。本组仅长寿女性发铅含量高于老年前期组，差异有非常显著性（$P < 0.01$）。上海市检测结果亦为长寿及老年女性组发铅含量高于成年人组，其原因有待进一步研究。铅是具有毒性的，本组所测发样中其含量分布范围极宽，自 $0.05 \sim 13.11\ \mu g/g$，这正反映出机体在不同生活环境中长期积蓄的结果。本组必需微量元素的相对不足，如低锌、低锰、低铬等，可能引起免疫力的降低，对衰老有促进作用。

不同地区人群血液与头发中，微量元素的含量与比例均有较大差异，呈现了不同的微量元素谱。当人体中的微量元素含量比例失调超过了自身调节能力时，必然产生病理反应，甚至危及生命。老年人体内的必需微量元素含量，一般是随增龄而逐渐降低，但长寿老人有的元素反而比一般老年人更高；而一些促进衰老的元素，如镉、铜等，反而比一般老年人为低。此外，这些微量元素除了各自发挥其生物学作用外，元素间的协同与拮抗也是一个十分重要的方面，其综合作用有利于抗衰老、益寿延年，这说明长寿老人体内有一优越的微量元素谱，如广西巴马县长寿老人发样中有高锰、低铜的特征。本组长寿老人大多数微量元素仍维持在老年前期的水平，而促进衰老的元素镉却比老年前期组低，血清镁又较高，这些特征是否与延寿、抗衰老机制有联系，值得作深入研究。

（原载于《中国老年医学杂志》1994 年第 5 期）

沂蒙山区部分县市的百岁老人调查

（1995）

陈传欣　张士楠　王　茜　曾宪忠　王　丽　王建华

（山东省临沂地区人民医院）

[导读] 山东沂蒙山区百岁老人头发自由基平均含量低于一般成年人正常参考值，泌乳素、雌二醇、睾酮、T_3、T_4 均在健康成年人正常参考值范围内。TG、TC 及 LDL - C 水平比 60 ~ 69 岁对照组低，aPOA，则比对照组高。头发锌、锰、硒、铁含量显著高于北京 45 ~ 59 岁健康成年人。apoA1 和锌、锰、硒、铁高可能是健康长寿的重要物质基础之一。

我们于 1991 年 12 月—1992 年 7 月对沂蒙山区 10 个县市（临沂、郯城、苍山、莒南、蒙阴、费县、沂南、日照、沂水及莒县）的百岁老人，经逐一核实无误者共 34 例，进行了综合调查。34 例中，男 11 例，女 23 例；年龄 100 ~ 112 岁，平均 103.4 ± 3.2 岁。有家族长寿史者 21 例（调查 32 例，2 例情况不明）。均自幼生活简朴，以食粗杂粮和素食为主，无偏食者。食盐量每天 10g 以内者 28 例。吸旱烟者 7 例，长期饮酒 11 例（≤100 mL/d），饮茶者 9 例。性格开朗、乐观、情绪稳定、忠厚知足者 33 例。体格检查：血压 16.3 ~ 25.3/9.3 ~ 15.7kPa（1kPa = 7.5 mmHg）。心脏杂音按 6 级分类，主动脉瓣区 2 级舒张期杂音 3 例，二尖瓣区 2 级收缩期杂音 2 例。双肺干啰音 4 例，湿啰音 1 例。肝脾均未触及。34 例均有不同程度的白内障，2例失明。心电图：全组检出房性期前收缩及非特异性 ST－T 改变各7例，室性早搏、心房颤动、I 度房室传导阻滞各3例，左前半分支阻滞1例。实验室检查见表1，表2，表3。有关激素检查用放免法，血脂用酶法，载脂蛋白用透射比浊法，头发元素用中子活化法，头发自由基用电子自旋共振法。选择同地区 60～69 岁经临床检查除外有严重心脑血管病及恶性肿瘤者35例为血脂对照组。统计学处理采用 t 检验。

表1 30例百岁老人内分泌六项检查结果

项目	男（11例）	女（19例）	项目	男（11例）	女（19例）
泌乳素（ng/ml）	22.3±10.7	24.3±13.6	T_3（nmol/L）	1.0±0.8	0.7±0.3
睾酮（nmol//L）	17.9±3.3	78.1±44.9*	T_4（nmol/L）	86.4±59.3	66.3±22.4
雌二醇（Pg/mL）	41.4±21.0	23.8±11.1*	胰岛素（μU/mL）	9.0±6.8	8.4±8.3

注：1. 男女间比较，*$P<0.01$，其余 $P>0.05$；
　　2. 除胰岛素低于本地区健康成年人正常参考值，其余均在健康成年人正常参考值范围内。

表2 34例百岁老人头发元素含量　　　　　　　　　　　　　单位：$\mu g/g$

元素名称	含量	元素名称	含量
铝	19.5±17.4	铬	2.4±1.8
溴	16.9±4.9	砷	0.3±0.9
氯	1776.0±1017.2	钠	116.6±182.4
铁	89.6±35.3	锑	0.1±0.1
碘	1.2±0.2	钒	0.03±0.02
钾	22.0±18.3	钴	0.3±1.2
钪	0.2±0.9	镁	78±110
硒	2.2±0.9	锰	4.4±7.6
钙	546.4±481.7	硫	4.3±1.4
铜	8.3±3.7	锌	180±38

表3 两组血脂的测定结果

项目	百岁老人组	对照组	项目	百岁老人组	对照组
apoA1（g/L）	1.3±0.2*	1.1±0.3	LDL－C（mmol/L）	2.3±0.9*	3.2±1.1
apoB100（g/L）	0.9±0.1	0.9±0.2	TG（mmol/L）	1.1±0.5*	1.5±0.7
TC（mmol/L）	3.9±1.3**	4.6±1.1	apoAl/apoB100	1.5±0.4*	1.3±0.2
HDL－C（mmol/L）	1.3±0.4	1.2±0.4			

注：与对照组比较，t 检验 *$P<0.01$，**$P<0.05$。

百岁老人头发自由基平均含量为 14.8×10^{12} 自旋数/mg，低于一般成年人（段绍瑾，唐文秀，朴柄奎等，1990）正常参考值（$P<0.01$）。男女间比较差异无显著性。32例血和尿的 β_2－微球蛋白分别为 2366.03±87.21 ng/mL 和 922.68±763.55 ng/mL，免疫球蛋白 G、A、M 分别为 14.55±3.53 g/L，2.97±1.25 g/L，0.96±0.17 g/L。以上几项较正常参考值稍高（$P>0.05$）或在正常参考值范围内。

本组前四位的疾病依次是白内障（100.0%）、高血压（35.3%）、冠心病（23.0%）、慢性支气管炎（20.5%）。

讨论：长寿是多因素综合作用的结果。本组百岁老人泌乳素、雌二醇、睾酮、T_3、T_4 均在正常值范围内，看来性激素和甲状腺激素维持在一定水平，可能是健康长寿的重要因素之一。apoA1 有抗动脉硬化作用，apoB100 则反之。本组百岁老人 apoA1 含量及 apoA1 与 apoB100 的比值较 60~69 岁对照组高（$P<0.01$），提示 apoA1 可能是长寿的因素之一。本组微量元素测定结果与 45~59 岁一组（梁耀生，陶国枢，鲍善芬等，1994）比较，发锌、锰、硒及铁均高（$P<0.01$）。提示这些微量元素可能是健康长寿的重要物质基础之一。

（原载于《中华老年医学杂志》1995 年第 5 期）

延边地区 65~108 岁健康老人头发中锌、铜、铁、锰、镁的含量

（1995）

金仁淑　李牧子　金禹权　金东钟　金昌吉　玄希春

（延边医学院）

[导读] 吉林延边地区 90~108 岁朝鲜族长寿老人发锰、发镁含量低于 65~89 岁健康老人，发锌、发铁和发铜含量与 65~89 岁老人无明显差异，在 90 岁以下老人中，76~89 岁高龄老人发锰、发镁含量显著高于 65~75 岁老人。朝鲜族老人头发锌、铜、镁含量低于汉族，满族头发铜、镁含量最低。

近代研究表明，头发元素含量可直接或间接地反映其在体内的变化，其含量具有年龄、性别及地区性差异。在延边地区健康老人头发中的元素含量尚未见报道。

本文用原子吸收光谱法测定了延边地区 317 名 55~108 岁健康老人头发中的锌、铜、铁、锰、镁含量，比较观察了不同年龄、性别、民族之间的头发元素含量差异，探讨了其变化规律。

1　对象与材料

对象：在吉林省延边地区居民中选择了 65~108 岁健康老人 317 人，其中朝鲜族 206 人，汉族 78 人，满族 33 人；男性 135 人，女性 182 人。

材料：头发的收集，用不锈钢剪刀在枕部头发根 1cm 部位处剪下 1~2 g，装入小纸袋，记标记作为检测的材料。

2　检测方法

仪器：WFX－Ⅰ型双光束原子吸收分光光度计、TH－26 石墨炉及其电源，5~30 μL 可调式精密加样器。

样品处理：先用 2% 温洗衣粉液洗人发后用自来水充分冲洗，然后用蒸馏水洗 2 次，再用去离子水洗 3 次。在 80 ℃干燥 8 h，称取 100 mg 人发装入试管，加入 1.37 mol/L 硝酸 0.8 mL，在 80~130 ℃条件下消解，蒸发近干，再加 9.81 mol/L 过氧化氢液 0.3 mL，加热透明，用去离子水稀释成待测试液。

用石墨炉原子吸收法进行测定，用 JRS－80 型微机作数据处理。

3　测定结果

3.1　汉族、朝鲜族、满族之间比较（表1）

发锌含量，朝鲜族低于汉族（$P < 0.01$）；发铜含量，满族低于汉族、朝鲜族（$P < 0.01$）；发镁含量，汉族高于朝鲜族、满族（$P < 0.01$）；发铁、发锰含量，在3个民族之间无明显差异。

3.2　性别之间比较（表2）

发锌含量，汉族、朝鲜族男性高于女性（$P < 0.001$）；发铜含量，汉族女性高于男性（$P < 0.05$）；发铁、发锰、发镁含量在性别之间无明显差异。

3.3　朝鲜族老人不同年龄的比较（表3）

发锰含量，90岁老人组低于65岁、76岁组（$P < 0.001$）；发镁含量，90岁组低于65岁、76岁组（$P < 0.05$）；发锌、发铜、发铁含量，65～108岁无明显差异。

表1　三个民族之间比较　　　　　　　　　　　　　单位：$\mu g/g$

民族	例数	Zn	Cu	Fe	Mn	Mg
朝鲜族	206	161.893 ± 34.854*	9.456 ± 1.896	29.851 ± 14.102	5.848 ± 4.053	135.126 ± 64.005*
汉族	78	175.859 ± 33.114	10.262 ± 5.159**	29.002 ± 14.301	5.222 ± 3.651	155.051 ± 56.236*
满族	33	170.291 ± 28.953	8.237 ± 0.9115**	31.608 ± 107.65	4.088 ± 3.402	126.950 ± 44.652

注：*$P < 0.05$，**$P < 0.001$。

表2　性别之间比较　　　　　　　　　　　　　单位：$\mu g/g$

民族	性别	例数	Zn	Cu	Fe	Mn	Mg
朝鲜族	男	69	174.812 ± 29.506**	9.258 ± 1.662	27.435 ± 11.184	6.3817 ± 3.826	134.000 ± 41.909
	女	1317	155.3817 ± 35.616	9.556 ± 2.001	31.096 ± 15.281	5.51717 ± 4.450	135.693 ± 72.768
汉族	男	48	183.188 ± 29.211**	9.135 ± 1.831*	28.708 ± 11.153	5.789 ± 3.889	1517.958 ± 47.710
	女	30	141.373 ± 52.663	12.082 ± 7.724	28.285 ± 16.764	4.575 ± 3.154	153.567 ± 66.841
满族	男	18	174.733 ± 31.118	7.998 ± 1.090	27.867 ± 13.747	4.809 ± 3.1700	123.867 ± 22.646
	女	15	161.875 ± 23.973	8.685 ± 0.506	38.825 ± 22.899	4.1750 ± 3.240	132.750 ± 71.984

注：*$P < 0.05$，**$P < 0.01$。

表3　朝鲜族老人不同年龄之间比较　　　　　　　单位：$\mu g/g$

年龄组	例数	Zn	Cu	Fe	Mn	Mg
65～75岁	123	161.1724 ± 34.922	9.590 ± 1.772	29.620 ± 15.034	6.417 ± 4.178	139.659 ± 61.292
76～89岁	33	159.6617 ± 31.247	9.228 ± 2.285	29.568 ± 11.618	6.977 ± 4.409**	149.879 ± 71.088*
90～108岁	50	163.1780 ± 37.433	9.279 ± 1.922	30.568 ± 13.383	3.704 ± 2.419**	114.240 ± 61.965*

注：*$P < 0.05$，**$P < 0.001$。

4　讨　论

头发中微量元素的含量随年龄、性别、人种、居住地区、人发生长速度、饮食生活习惯、样品采取部位、美发处理、分析方法、季节而发生变化。

头发中微量元素含量在民族之间的差异，盛士骏提出发硒含量朝鲜族比汉族高，作者曾报道在延边地区20～69岁健康的朝鲜族和汉族之间，发锌、发铜、发铬含量无明显差异。但本文发现在延边地区

65～108岁健康老人头发中锌含量朝鲜族低于汉族，铜含量满族低于朝鲜族、汉族，镁含量汉族高于朝鲜族和满族。这些差异是否有民族性、生活习惯或年龄因素的差异，为何发铁、发锰含量在朝、汉、满三个民族之间无明显差异，待今后进一步研究。

头发中元素含量在性别之间的差异有不同的报道。寺风久元报道，发锌、发铜含量男性比女性高。Garry 等提出，发铬、发镉、发铅含量男性比女性高，发钙、发镁、发铜、发锌、发镍含量女性比男性高。作者曾报道，在延边地区 20～69 岁健康人的发锌、发铜、发铬含量，在性别之间无明显差异。李增禧等报道，在广东地区健康人发锌、发铜含量男性高于女性，发铁、发锰、发钴含量女性高于男性。

本文表明，在延边地区 65～108 岁健康老人的发锌含量，汉族、朝鲜族男性高于女性（$P < 0.001$），与李增禧报道一致，与寺风久元、Garry 等报道不一致。发铜含量，汉族女性高于男性（$P < 0.05$），与寺风久元、Garry 等报道一致。其余的发铁、发锰、发镁含量在汉族、朝鲜族、满族性别之间无明显差异。

本文表明，朝鲜族 90 岁以上老人的发锰、发镁含量低于 65～89 岁老人，这与 Schroeder 报道一致，与 Creason 报道不一致。发锌、发铁、发铜含量 65～108 岁之间无明显差异，这与 Creason 报道基本一致。

总之，本文测定了在延边地区 65～108 岁老人头发中 5 种元素含量，观察了不同年龄、性别、民族之间的差异，提供了与各地区比较的数据和今后研究的依据。

（原载于《广东微量元素科学》1995 年第 1 期）

107 例高龄老人头发锰铜锌铬微量元素含量的探讨

（1995）

罗祖坤[1]　李增禧[2]　梁业成[2]　盛少禹[2]

（1. 中国人民解放军广州疗养院　2. 广东省测试分析研究所）

[导读] *广州地区 70～80 岁高龄老人与 45～59 岁及 60～69 岁两个年龄段老人相比较，具有高锰低铜、高铬低锌特征。高龄老人中，女性又表现为高锰高锶高钙和低锌低铜，说明老年女性在抗衰防衰方面优于老年男性。*

对 107 例 70～80 岁高龄老人，进行头发锰（Mn）、铜（Cu）、锌（Zn）、铬（Cr）等微量元素含量测定，探讨衰老与长寿的关系。

1 对象与方法

1.1 观察对象

本文资料来自广州市二所老人院休养老人，均系广州地区人。选择 70～80 岁高龄老人共 107 例，其中男性 33 例、女性 74 例，经体检证实无急性疾病及传染病，生活均能自理。

1.2 材料与方法

（1）按常规采集受检者枕部头发 1 份，取自发际处，剪取由发根部起 0.5～1 cm 头发，量为 1～2 g，装入信封，做好标记，统一送广东省测试分析研究所测定。采用 ICPQ - 1012 型电感耦合高频等离子体发射光谱仪（日本岛津），测定头发中锰（Mn）、铜（Cu）、锌（Zn）、铬（Cr）、铁（Fe）、钙（Ca）、锶（Sr）、镁（Mg）八种微量元素含量，具体操作由广东省测试分析研究所承担。

（2）本组测定结果分别与长寿地区广西巴马县与本地区 45～59 岁和 60～69 岁老人作 Mn、Cu、Zn、Cr 四项微量元素比较。

（3）本组测定八项微量元素，作男性及女性比较。

2 实验结果

见表 1、表 2。

表 1 本组与本地区老年组及长寿地区巴马县组头发微量元素含量比较 单位：$\mu g/g$

组别	例数	t 值			
		铜	锌	锰	铬
（本组）70～80 岁	107	8.34±1.43	151.02±3.65	3.53±3.53	2.12±1.53
45～59 岁	33	9.5±2.46△ (2.42)	170.68±53.44△ (1.98)	2.33±2.56 (1.73)	0.74±0.21△△△ (8.97)
60～69 岁	55	9.09±3.1 (1.7)	159.95±36.76△ (2.14)	1.19±1.32△△△ (4.02)	0.77±0.49 (8.14)
巴马东山	155	7.39±1.60△△△ (5.053)	170±32.1△△△ (4.345)	22.47±13.13△△△ (17.09)	0.42±0.45△△△ (11.44)
巴马长寿老人	53	6.90±2.38△△△ (4.065)	189.08±40.5△△△ (5.779)	20.61±17.92△△△ (6.875)	0.16±0.18△△△ (13.07)

注：各组与本组比较：△P<0.05；△△P<0.01；△△△P<0.001。

表 2 本组男、女性头发微量元素含量比较 单位：$\mu g/g$

元素	男 n=33	女 n=74	t 值	P
Zn	167.1±28.7	142.5±32.8	3.72	<0.01
Fe	32.64±11.96	34.93±11.35	1.13	>0.05
Cu	8.68±1.92	8.19±1.30	1.64	>0.05
Ca	492.1±20.80	609.2±271.0	2.65	<0.01
Cr	2.71±1.54	1.79±1.46	3.08	<0.01
Mn	1.82±1.78	4.29±3.93	3.52	<0.01
Sr	0.85±0.65	1.79±3.05	3.65	<0.01
Mg	54.3±28.94	58.0±30.6	0.62	>0.05

表 2 说明本组男性 Zn、Cr 显著高于女性（$P<0.01$）。Ca、Mn、Sr 显著低于女性（$P<0.01$）。

3 讨 论

锰、铜、锌是超氧化物歧化酶的主要成分，这种酶能有效地破坏自由基而发挥抗衰作用。Schroeder 等（1971 年）发现三价铬、钇、钯等元素有延长小鼠寿命的作用。锌能提高 DNA 的复制能力，加速 DNA 与 RNA 的合成过程，使老化细胞得以顺利更新。故锰、铜、锌、铬在体内维持一定水平，对防衰抗衰和延年益寿起到重要作用。动脉硬化是老化的重要标志，锰、铜、铬与动脉硬化密切相关，锰能改善动物粥样硬化病人的脂质代谢，防止实验性动脉粥样硬化的发生，缺锰地区动脉硬化发病率高。实验及临床证明，缺铬后使血内脂肪及类脂（特别是总胆固醇）含量增加，出现动脉粥样硬化的病变，补铬则可以治疗和预防动脉粥样硬化症。本组为 70～80 岁老人，锰、铜、锌、铬 4 种头发微量元素含量与长寿地区广西巴马人群及巴马百岁老人比较，本组是低锰、高铜、低锌、高铬，差异极为显著（$P < 0.001$），其中发锰仅为巴马长寿地区 1/7 含量。从人口统计学观点来看，广州市百岁老人人数为 0.75/10 万与广西巴马县比较相差 10 余倍，属非长寿地区，所以本组头发微量元素含量测定符合本地区低锰的现状。本组 70～80 岁与 45～59 岁、60～69 岁两个年龄层次比较，本组头发微量元素含量显示为高锰、低铜，微量元素组合优于 70 岁前老人。从本组男、女头发微量元素含量比较，女性表现为高锰、高锶、高钙、低铬、低铜，见表 2，说明老年女性在抗衰防衰方面优于老年男性。

以上 107 例高龄老人头发微量元素含量调查，目的是提供长寿年龄前期头发微量元素含量情况，以便在制定抗衰防衰措施中，改进微量元素结构作参考。

（原载于《广东微量元素科学》1995 年第 3 期）

百岁老人头发中矿物元素检测分析

（1996）

赵永魁[1]　赵红光[1]　陈绍武[2]　张汉卿[2]

（1. 辽宁师范大学　2. 大连心脑血栓病研究所）

[导读] 与健康成年人相比较，辽宁大连百岁老人头发锌、铁含量增高，锶、锰、钙、铜含量降低。

头发是了解金属元素在人体内蓄积的良好活体材料，对了解机体的生理病理各种变化与诊断各系统多种疾病均能提供可靠的客观依据。

近些年来微量元素对人类寿命的影响或某些疾病的病因探讨，日益引起人们重视。本文现报告对大连市 1991 年各县区 40 例百岁老人头发标本 31 例（余 9 例标本为指甲）10 种元素的检测结果分析如下。

1　材料与方法

1.1　对象

对大连市行政管辖的市、县、区的居住人口按人口普查 1990 年户籍人口资料提供的百岁以上老人 40 例名单，年龄为 100～105 岁，逐一核对年龄，逐人进行调查，同时取发样 31 例，进行发铁、铅、锌、铜、钙、铝、锶、镍、锰、镉 10 种元素测定分析，并与健康人组对照比较。

1.2　头发样品收集与处理

于枕后部距发根 3 cm 左右处取发，每例取发 3～4 g，将发样用热蒸馏水洗涤一次，用中性洗涤剂热洗一次，再用热蒸馏水洗三次，放在干燥箱中烘干（105 ℃），冷却，再于精密电子天平上称重。样品放入三角瓶中，加入 3～5 mL 混酸，温水加热煮沸使样品转化成透明溶液，并小心蒸至近于透明，转移至比色管中定容以备光谱测定。采用美国的 Plasma-Spec 光谱仪测定。

2 结果与讨论

2.1 结果

百岁组与成人组 10 种元素测定的结果，见表 1。

表 1 百岁组与成人组 10 种元素测定结果 单位：$\mu g/g$

元素	百岁老人组		成人组		P 值
	例数	平均值 ± 标准差	例数	平均值 ± 标准差	
铁	30	21.60 ± 15.49	120	11.90 ± 9.47	< 0.01
铅	28	5.65 ± 4.04	120	5.49 ± 4.10	> 0.05
锌	30	184.18 ± 58.30	120	175.00 ± 35.00	< 0.01
铜	30	7.09 ± 3.18	120	9.18 ± 2.93	< 0.01
钙	30	993.80 ± 504.10	120	1831.00 ± 8.63	< 0.01
铝	29	11.93 ± 9.67	40	12.58 ± 8.30	> 0.05
锶	29	4.07 ± 2.15	120	8.22 ± 3.81	< 0.01
镍	31	1.17 ± 0.81	120	1.08 ± 0.90	> 0.05
锰	28	3.36 ± 2.06	120	5.84 ± 2.35	< 0.01
镉	26	0.19 ± 0.21	80	0.13 ± 0.24	> 0.05

从表中可见百岁组发锌、铁增高和发锶、锰、钙、铜减低，与成人组比较有显著差异（$P < 0.01$）。而发铅、镉、镍略高和铝偏低，但无统计学意义。

2.2 讨论

（1）毛发是排除金属废物的器官，其主要的有机成分毛囊蛋白中含有大量氨基酸单元，其中巯基（—SH）极易与金属结合。又兼人发新陈代谢缓慢，金属元素一旦沉积固定后则不易重新吸收，因此比较稳定，加之具有取材方便、对人们无害无痛苦、快速准确、易于保存及携带等优点，故而人发被认为是了解金属元素在人体内蓄积的良好活体材料。对于了解机体的生理病理各种变化与诊断各系统多种疾病均能提供可靠的客观依据。

（2）某些微量元素能增加机体的免疫能力，可促使长寿。微量元素中锌、锰、铜是超氧化物歧化酶的重要成分，对维持人体正常生理活动起重要作用。微量元素锌、锰、铬、钒等能防止血管动脉粥样硬化与高血压。研究表明机体铬、硒降低，锰增高是急性脑血管疾病的危险因素之一。因此，微量元素不但与健康保健有关，而且与危及生命的心脑血管疾病的发生、发展及预后均有关。

锌有激活胸腺增强免疫反应和 T 细胞功能作用，并能提高 DNA 复制能力，可加速 DNA 和 RNA 合成过程，使老化细胞得以顺利更新，从而增加生命活力，被誉为是"生命之花，微量元素之冠"。锌还可以与铁争夺硫醇，一旦与硫醇结合，便可发挥催化自由基反应，具有抗衰老的功效。另外，锌尚能防止动脉粥样硬化与高血压的发生。

锰具有维持线粒体的功能，与部分酶形成有关或作为必需辅助因子。此种酶有效地破坏自由基而发挥抗衰老的功效，但锰增高可引起脑血管内膜增厚或血栓形成。

铜是构成色素氧化酶的主要物质。它与血浆结合成铜蓝蛋白，并随增龄而增加，铜增加时可加速老化进程。

硒能中断自由基的连锁反应，并促进抗体形成。硒降低时，衰老进程加快，并导致 PGL 减少，TXA 升高，易发生血栓病。硒丰富可能是长寿的重要因素。

铝与衰老密切相关。Crapper 发现在衰老的脑细胞核中，铝的含量明显增高，但却有选择性。

Mcdermott研究发现铝含量最高部位为海马、额、枕叶；皮层组织次之；胼胝体中为最低，说明铝主要蓄积在灰质中。另外动物实验亦证实大量铝剂投入后，动物出现衰老征象。

在不同年龄的人发中元素的平均含量也不同。有的报告对83例健康老人测定发锶、铅、锌、铜、镍、铁、钙与锰，结果是发锶、锰、钙在老人组均低于成人组，有显著差异。而老人组锌、铜显著高于成人组，发铁虽高但两组无显著差异。本文资料（表1）表明百岁老人组发锌、铁增高与发锶、锰、钙、铜减低与成人组对照有显著差异（$P<0.01$）。其他较成人组增高的有铅、镉、镍；降低的有铝，但无统计学意义，与相关文献报道近似。文中百岁组老人之所以能长寿，恐怕与高锌和低锰、铜、镉能防止危及生命的心脑血管疾病发生与免疫力增加有关。

（原载于《广东微量元素科学》1996年第2期）

复合微量元素对四膜虫寿命影响的研究

（1997）

刘汴生　刘永然　袁　彬　彭　涛　李　颖

（湖北省老年医学研究所）

[导读] 8组复合微量元素对四膜虫生存实验结果表明，复合微量元素对寿命的影响并不是必需微量元素的任意组合都能发挥最佳作用的，只有长寿地区"微量元素谱"才能使四膜虫活到最长的寿命。

长寿地区"微量元素谱"（锰、钼、硒、氟、锶、锌）使四膜虫生存期延长到246天，明显高于对照组（60天）和其他微量元素组（120～180天）。这一研究结果为微量元素在医疗保健和抗衰延寿等方面的合理应用提供了科学依据。

微量元素对细胞和动物寿命影响的研究已有相关文献报道，1995年作者还研究了22种微量元素对四膜虫寿命的影响，但是这些研究只限于单个微量元素对生物体寿命的影响，目前尚未见复合微量元素对寿命影响的实验研究。以往作者在长寿地区研究中发现，自然环境和百岁老人体内存在优越的"微量元素谱"，并认为该微量元素谱可能与长寿有关。为了证实复合微量元素的延寿作用，本文选用了8组复合微量元素对四膜虫的寿命影响进行了研究，结果如下。

一、材料与方法

（一）实验材料

选用单细胞生物梨形四膜虫（Tetrahymena Pyriformis）上海株（S_1）的克隆，无性繁殖系，由北京大学生物系赠送。四膜虫系真核生物，其细胞器与人类近似，每4小时繁殖一代，一个克隆株可繁殖5000代左右。实验选择同种、同代四膜虫，纯种培养，污染微生物者则剔除。

（二）培养基

选用胰蛋白胨液体培养基，内含胰蛋白胨（英国Oxoid公司生产）1%，牛肉膏0.1%，葡萄糖0.5%，校正pH为7.0～7.2。

（三）复合微量元素分组

将符合实验要求的元素（GR或AR）预先配制成一定浓度的水溶液，按分组所需剂量分别加入1%

胰蛋白胨培养液中。每管总量 10 毫升。8 组复合微量元素组成如下：

1. 8610 组：锰（Mn）、钼（Mo）、硒（Se）、铬（Cr^{3+}）、锶（Sr）、锌（Zn）、钴（Co）。

2. 8611 组：锰（Mn）、钼（Mo）、硒（Se）、铬（Cr^{3+}）、锶（Sr）、锌（Zn）、钴（Co）、钙（Ca）、镁（Mg）。

3. 8620 组：锰（Mn）、钼（Mo）、硒（Se）、铬（Cr^{3+}）、锶（Sr）、锌（Zn）、钴（Co）、铜（Cu）、镉（Cd）。

4. 8630 组：锰（Mn）、钼（Mo）、硒（Se）、氟（F）、锶（Sr）、锌（Zn）、镁（Mg）。

5. 8631 组：锰（Mn）、钼（Mo）、硒（Se）、氟（F）、锶（Sr）、锌（Zn）。

6. 8632 组：锰（Mn）、钼（Mo）、硒（Se）、氟（F）、锶（Sr）、锌（Zn）、钙（Ca）、镁（Mg）。

7. 8640 组：锰（Mn）、钼（Mo）、硒（Se）、氟（F）、锶（Sr）、锌（Zn）、铅（Pb）。

8. 8650 组：锰（Mn）、钼（Mo）、硒（Se）、氟（F）、锶（sr）、锌（Zn）、镉（Cd）。

以上各组分为 4 个浓度，微量元素的浓度为 0.1 μg/g、0.5 μg/g、1.0 μg/g、5.0 μg/g；Ca 的浓度为 10 μg/g、20 μg/g、100 μg/g、200 μg/g，Mg 的浓度为 5 μg/g、10 μg/g、50 μg/g、100 μg/g。

对照组：为 1% 胰蛋白胨培养液，不加任何元素。

（四）观察方法

1. 四膜虫计数：对 8 组不同浓度微量元素培养管及对照管定量接种虫种，使各管中的虫口密度均为 600 个/mL，置 25 ℃ 生化培养箱中持续孵育，于接种后的第 1、3、7、10、30、60、70、90、120、160、180、246 天进行四膜虫计数。计数时先摇匀培养液，分别取 25 μL 滴于载玻片上，加适量 Lugol's 液杀死并固定四膜虫，用自制计数盘光镜下（10×10，LP）计数。

2. 相差显微镜检查：观察四膜虫的活体形态、细胞内结构、口膜、鞭毛及运动状态等。

3. 染色检查：以复方伊红染料染色，不待干，加盖片即刻在光镜下观察（10×10，10×40，10×100 油浸镜），并摄制不同时期四膜虫的彩色照片。

4. 电镜检查：于培养的第 35 天、70 天、120 天分别送电镜检查，以观察细胞膜、线粒体、内质网、核糖体、溶酶体、高尔基体、核膜、核质等改变。

二、结　果

（一）四膜虫的生长情况

梨形四膜虫在 1% 胰蛋白胨培养液中一般生长良好，它的对数生长期为 72 小时，第 10 天虫口数达到高峰，此后逐渐减少，到第 60 天一般不再进行无性繁殖，对照管四膜虫第 70 天计数为 0～1 个/25 μL，因此，本组四膜虫在 1% 胰蛋白胨培养液中群体最长，生存期为 60 天。

为了探索四膜虫在不同复方微量元素培养液中的生存期，我们首先观察了培养第 10 天四膜虫的最佳生存浓度（表1）。

表1　8 组不同浓度微量元素培养四膜虫第 10 天虫口数　　　　　　单位：个/25 μL

组别	0 μg/g	0.1 μg/g	0.5 μg/g	1.0 μg/g	5.0 μg/g
8610		847	1671	967	0
8611		1410	1248	1250	126
8620		1375	1246	880	0
8630		1246	1452	1082	761
8631		1285	2462	1085	1140
8632		1621	1696	1310	1428

组别	0 μg/g	0.1 μg/g	0.5 μg/g	1.0 μg/g	5.0 μg/g
8640		1835	1308	1239	785
8650		1827	1988	1776	0
对照	1123				

从表1可见，四膜虫的最佳生存浓度为：8610组0.5 μg/g，8611组0.1 μg/g，8620组0.1 μg/g，8630组0.5 μg/g，8631组0.5 μg/g，8632组0.5 μg/g，8640组0.1 μg/g，8650组0.5 μg/g。8631组和8632组四膜虫在0.1～5.0 μg/g 4个浓度中虫口数均达1000个/25 μL以上，而8620组、8610组和8650组浓度为5.0 μg/g时四膜虫几乎不能存活。

（二）8组微量元素对四膜虫生存期的影响

四膜虫在8组微量元素最佳生存浓度中生存期明显延长，第60天时各组微量元素培养管中四膜虫数量均高于对照管。其中，8630组、8631组、8632组四膜虫生存期最长，均达到246天（表2）。

表2　8组微量元素对四膜虫生存期的影响　　　　　　单位：个/25 μL

组别	浓度（μg/g）	3天	10天	30天	60天	90天	120天	160天	180天	246天
8610	0.5	383	1671	1070	108	81	21	17	0	0
8611	0.1	447	1410	687	55	21	11	0	0	0
8620	0.1	264	1375	911	192	28	14	0	0	0
8630	0.5	480	1452	864	115	101	28	27	26	12
8631	0.5	512	2462	1055	238	141	35	29	21	15
8632	0.5	653	1696	966	232	162	42	25	17	16
8640	0.1	415	1835	510	111	38	20	15	11	0
8650	0.5	491	1988	1412	183	49	25	24	22	0
对照	0	552	1123	350	29	0	0	0	0	0

（三）四膜虫在8组不同浓度微量元素中的寿命

四膜虫在8组不同浓度微量元素中的寿命有很大差别，其中8631组、8632组四膜虫的寿命最长，0.1 μg/g、0.5 μg/g、1.0 μg/g、5.0 μg/g 4个浓度中四膜虫的寿命均达到246天；8630组四膜虫的寿命也较长，可达160～246天；8620组四膜虫的寿命最短，当低浓度时（0.1～1.0 μg/g）四膜虫可存活120天，但5.0 μg/g时则完全不能存活；8610组、8640组和8650组四膜虫的寿命也较短，在低浓度条件下（0.1～1.0 μg/g）四膜虫可存活160～180天，而浓度升至5.0 μg/g时，有的组四膜虫只能存活3天（表3）。

表3　四膜虫在8组不同浓度微量元素中的寿命　　　　　　单位：天

组别	0 μg/g	0.1 μg/g	0.5 μg/g	1.0 μg/g	5.0 μg/g
8610		160	160	160	3
8611		120	120	120	90
8620		120	120	120	0
8630		160	246	180	180
8631		246	246	246	246

续表

组别	0 μg/g	0.1 μg/g	0.5 μg/g	1.0 μg/g	5.0 μg/g
8632		246	246	246	246
8640		180	160	160	30
8650		180	180	160	3
对照	60				

（四）8 组复合微量元素培养液中四膜虫的形态与活力

四膜虫在 1% 胰蛋白胨水中培养，10 天之内多数为典型形态（图 1 - a）。

在相差显微镜下观察，周围鞭毛丰满，运动活泼，胞膜完整，胞内大、小核及食物泡清晰可见，口膜频频扇动，不断吞食各种营养素。第 13 天可见到一些衰老的四膜虫，此后衰老个体逐渐增多，表现为鞭毛丢失，运动缓慢或原地蠕动，胞膜粗糙不平、局部膨出、断裂，胞内可见大核固缩、小核消失，食物泡减少，空泡形成，最终整个细胞崩溃死亡。第 60 天绝大多数四膜虫死亡。

四膜虫培养 120 天时观察，8610 组、8611 组和 8620 组仍有部分四膜虫存活，形态基本正常，第 160 天时 8610 组的四膜虫尚有部分存活，且胞膜完整，鞭毛较多，运动活泼，胞内大、小核及食物泡依然清晰可见。但当这三个组的微量元素达到 5 μg/g 时，四膜虫很快崩溃死亡。

四膜虫在 8630 组、8631 组和 8632 组复合微量元素培养液中生长最为良好。四膜虫不但在各种微量元素浓度中（0.1～5.0 μg/g）均能存活到 180～246 天，而且虫体形态正常，活力旺盛，运动活泼自如。

当 8640 组的浓度为 0.1 μg/g 时，四膜虫可存活到 180 天，但到 120 天之后，部分四膜虫可变为梭形，虫体明显变小，其体积约为正常四膜虫的 1/4 左右，有的胞膜断裂，胞内细胞器逸出，进而崩溃死亡（图 1 - b）。当 8650 组的浓度为 0.1～0.5 μg/g 时，四膜虫可存活 180 天，但到培养后期有的四膜虫纤毛减少，胞膜粗糙不平，运动也较缓慢，出现明显衰老征象。

（五）各组复合微量元素四膜虫超微结构的改变

在扫描电镜下观察，四膜虫呈典型的梨形，体表可见一排排整齐的纤毛，纤毛由 20 个微管组成，是四膜虫的运动器官。其头部在尖端，头部的一侧有口膜，口膜右缘有一个大波动膜，左缘有三个小波动膜，四膜虫由此得名，口膜是四膜虫的摄食器官，由一列纤毛和一列无纤毛的基体构成（图 1 - c）。

正常四膜虫（对照组）用透射电镜观察，可见双层胞膜，大核小核各一个，线粒体为卵圆形，数目多且清晰易见，粗面和光面内质网及游离多聚核糖体散于胞内，高尔

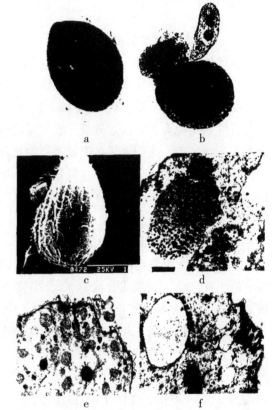

图 1 - a　对照组　四膜虫，3 天，光镜（10×100）中央部位深染处为人、小核。图 1 - b　8640 组四膜虫，180 天，0.1 ppm 光镜（10×10）下：形体略小，形态正常，上左：崩溃死亡。上右：变为梭形。图 1 - c　对照组四膜虫、35 天，扫描电镜（1×1250）周身纤毛，纵向成排分布，左上方为口膜。图 1 - d　对照组四膜虫，35 天，透射电镜（1×13400）中央部浓染为大、小核，下右方为多个线粒体（卵圆形）胞质中长条形结构为内质网及核糖体。图 1 - e　8610 组四膜虫，120 天，0.5 ppm，透射电镜（1×13400）可见清晰双层膜，粗大线粒体，内质网及核糖。图 1 - f　8620 组四膜虫，120 天，0.5 ppm，透射电镜（1×13400），可见胞膜粗糙不平，线粒体明显减少，结构模糊，左侧有大空泡，皮层下粘液泡增多。

图 1　复合微量元素对四膜虫
寿命影响的研究图例

基体多为弥散型不易查见，食物泡分布广泛，黏液泡位于皮层附近，其功能尚不清楚（图 1 - d）。

四膜虫在 8610 组、8611 组培养液中细胞器发育良好，线粒体增大增多，线粒体嵴深，内质网及多聚核糖体等清晰可见，表明四膜虫的生长发育良好（图 1 - e）。四膜虫在 8620 组培养液中，于培养晚期出现较多衰老虫体，主要表现为胞膜粗糙，线粒体和内质网明显减少且结构模糊，胞质中出现大的空泡，皮层下黏液泡增多，胞体内有较多的散乱残渣（图 1 - f）。

四膜虫在 8630 组、8631 组和 8632 组培养液中细胞器发育甚佳，胞膜清晰完整，线粒体增大增多，嵴丰满，内质网、核糖体等均与正常四膜虫无差别。

四膜虫在 8640 组和 8650 组培养液中，早期其细胞器发育较好，但晚期衰老虫体较多，表现为胞膜部分脱落，线粒体、内质网和核糖体几近消失，溶酶体增多，胞质中出现大量残渣。

三、讨 论

（一）微量元素作为地球化学物质的一个组成部分，必然对人体健康和人的寿命发挥一定的影响。以往，国内外的研究发现，微量元素 Mn、Cr^{3+}、Y、Pd、Zn 等对果蝇、小鼠及人胚肺二倍体细胞的寿命有一定延长作用。近年来国外还研究了硼与衰老的关系。我们的研究也表明 19 种元素（Mn、Mo、Se、F、Sr、Zn、Cr^{3+}、Co、Sn、Y、Pd、Ge、I、V、As、Cu、Ni、Ca、Mg）在适宜浓度条件下能延长四膜虫的寿命。这些研究为深入探索微量元素与人类寿命的关系打下良好的基础，但均未涉及复合微量元素对寿命的影响。然而，人们生活在千差万别的自然环境中，不可能严格定量摄入某种微量元素，而且在日常生活中必然通过饮水、食物、空气等途径，接受多种元素的共同影响。以往我们在长寿地区发现以 Mn、Mo、Se、Sr、F、Zn 等为主的"微量元素谱"，因此，我们认为影响人们健康和寿命的化学因素应该是多种元素共同的作用。

（二）元素的组成与四膜虫寿命的关系

本文选择 8 组复合微量元素探索它们对四膜虫寿命的影响。8610 组由人体必需的微量元素 Mn、Mo、Se、Cr、Sr、Zn、Co 组成，其中 Mn、Zn 是 SOD 的组成成分；Se 是谷胱甘肽过氧化物酶（GSH - px）的核心结构；Mo 是某些氧化酶的活性元素；Cr 是糖耐量因子的重要构成部分；Cr、Co 等还具有降低血脂及抗动脉硬化的作用；Se、Zn 等对免疫功能还有明显增强作用。这些元素本身对四膜虫的生存期都有一定的延长作用，但它们组成复方联合应用，四膜虫的生存期并不比单独应用有所延长，8610 组 0.1 ~ 1.0 $\mu g/g$ 时，四膜虫寿命为 160 天，5.0 $\mu g/g$ 仅为 3 天。8611 组系在 8610 组的基础上增加了 Ca、Mg，当浓度为 0.1 ~ 1.0 $\mu g/g$ 时，四膜虫寿命为 120 天，5.0 $\mu g/g$ 时为 90 天。在 8610 组的基础上增加了 Cu（SOD 与铜蓝蛋白的组成成分）、Cd（镉为有害元素）组成 8620 组，其浓度为 0.1 ~ 1.0 $\mu g/g$ 时，四膜虫寿命为 120 天，5.0 $\mu g/g$ 时四膜虫不能生长。

本研究的 8631 组为长寿地区"微量元素谱"，它包括 Mn、Mo、Se、F、Sr、Zn 6 种元素，与 8610 组不同的是，8631 组增加了 F，去掉了 Cr 和 Co。F 是骨骼代谢的必需元素，研究还发现 F 还具有降血脂、抗动脉硬化、升高 SOD、降低 LPO 和 LPF 等作用。8631 组增加 Ca、Mg 组成 8632 组，这两个组的浓度为 0.1 $\mu g/g$、0.5 $\mu g/g$、1.0 $\mu g/g$、5.0 $\mu g/g$ 时，四膜虫均能存活 246 天，而 8631 组仅加镁（Mg）组成 8630 组时，四膜虫生存期则只有 160 ~ 180 天。以上结果说明，复方微量元素对四膜虫寿命的影响并不是必需微量元素任意组合都能发挥最佳作用的，而长寿地区"微量元素谱"组成的 8631 组和 8632 组才能使四膜虫活到最长的寿命。

（三）元素间相互作用对四膜虫寿命的影响

生物无机元素间的相互协同和拮抗对每个元素在机体内的生物学效应有较大影响，有资料表明，Se 能拮抗 Cd 的毒性，Cd 能与 Zn 进行竞争使 Zn 活性下降，Mo 可增加 Cu 的吸收利用，F 可拮抗 Se 的毒性，而 Co 则可增加 Se 的毒性。因此，尽管 8610 组中都是生物必需的微量元素，但由于加入了 Co，可能使

Se 的毒性升高，当浓度为 $5.0\,\mu g/g$ 时，四膜虫几乎不能生存。而在 8631 组和 8632 组，由于 F 的作用，使 Se 的毒性完全受到抑制，以往作者研究发现，四膜虫在 $1.0\,\mu g/g$ Se 中即不能存活，而在 8631 组和 8632 组浓度达到 $1.0\,\mu g/g$ 和 $5.0\,\mu g/g$ 时，四膜虫仍能存活 246 天。当然，还应该看到，多个元素间的相互关系是十分复杂的，不可能用两个元素间的协同或拮抗阐明复合元素间相互作用的全部问题。

本文 8640 组系长寿"微量元素谱"加入 Pb，8650 组系长寿"微量元素谱"加入 Cd，这两组四膜虫在 $0.1\sim1.0\,\mu g/g$ 浓度中均能活到 $160\sim180$ 天，明显长于对照组，表明 Se 等元素对 Pb、Cd 的毒性有良好拮抗作用。但当浓度升到 $5.0\,\mu g/g$ 时，8640 组四膜虫可存活 30 天，而 8650 组四膜虫仅存活 3 天，这说明在高浓度条件下，Se 对 Pb、Cd 的拮抗作用很差。然而，有益元素间的协同和拮抗的适应范围很宽，尤其是 Mn、Mo、Se、F、Sr、Zn 配合应用时，四膜虫在 $0.1\sim5.0\,\mu g/g$ 浓度中均能存活 246 天，这一研究结果为微量元素在医疗保健和抗衰延寿等方面的合理应用提供了科学依据。

本文电镜检查由中国科学院武汉病毒研究所承担，特致谢意！

（原载于《老年医学与保健》1997 年第 2 期）

维吾尔族百岁老人头发中微量元素含量分析

（1999）

邱洪晟[1]　李清波[1]　冯咪咪[1]　谭雪英[2]　刘 漪[3]　白生义[4]　李翠芳[5]

（1. 兰州军区乌鲁木齐总医院　2. 新疆地质矿产部中心实验室　3. 新疆医科大学　4. 新疆军区和田军分区卫生科　5. 新疆军区后勤门诊部）

[导读] 新疆和田、于田、策勒、皮山等地维吾尔族百岁老人头发中铁、铝、镁、锰、锶、钡含量明显高于人体正常参考值，钙、铜、铅含量均在正常参考值范围之内。与 80 岁以下老年人和 30 岁以下青年人比较，百岁老人头发中多数元素均值高于青年人而略低于老年人。百岁老人头发中镁、铝、钙、铁、锌含量均比土壤中相同元素高数百倍，而土壤锰、锶、钡含量则比头发高数百倍。

维吾尔族百岁老人头发微量元素含量较为丰富，可能为其长寿的重要因素之一。

目前已知微量元素对人体有十分重要的作用，头发中微量元素的含量是评价人体营养健康状况重要指标之一。为探讨新疆和田地区百岁老人长寿的奥秘，我们对该地区世居的维吾尔族百岁老人及居民的发中微量元素进行了测定，现报告如下。

1　对象与方法

1.1　调查对象

按有关部门提供的和田、于田、策勒、皮山等地的维吾尔族百岁老人名单予以逐一核实，选近 1 个月未曾服过药物的基本健康者 30 名（男 20 名，女 10 名），年龄 $100\sim126$ 岁；另选维吾尔族青年 50 名，老年人 12 名，进行取样调查。

1.2　样品收集

用小剪刀于枕后发际上 1 cm 处剪发约 0.5 g（个别无头发者，剪取胡须），分别装入纸药袋内，编号保存待测。

1.3 处理程序

按文献用中性洗涤液浸泡发样约 10 min，取出用水搓洗 3～5 次，再用蒸馏水及去离子水冲洗干净后烘干。准确称取 0.1 g 样品置于坩埚中，在马弗炉内完全灰化，加 6 mol/L HCl 提取灰粉，定容，上法国产 JYTOP 等离子光度计，分别测定 10 种微量元素含量。

2 结 果

10 种元素的测定结果详见表 1、表 2、表 3。

表 1　维吾尔族百岁老人头发中微量元素含量　　　　单位：$\mu g/g$

元素	n	和田维吾尔族百岁老人头发	参考正常值范围	元素	n	和田维吾尔族百岁老人头发	参考正常值范围
Mg	30	654.866 ± 495.486	19～163	Cu	30	23.21 ± 10.305	11～34
Al	30	576.800 ± 381.533	4.2～29.3	Zn	30	136.956 ± 51.221	99～450
Ca	30	2971.50 ± 1192.686	146～3190	Sr	30	26.793 ± 15.402	0.040～0.92
Mn	30	17.486 ± 7.618	0.25～5.70	Ba	30	13.79 ± 6.004	0.55～4.2
Fe	30	236.333 ± 62.011	5～44.7	Pb	30	36.426 ± 13.256	3～70

表 2　维吾尔族不同年龄组人发中微量元素含量　　　　单位：$\mu g/g$

元素	维吾尔族青年组（18～30 岁）		维吾尔族老年组（60～80 岁）		维吾尔族百岁组（106～126 岁）	
	n		n		n	
Mg	50	114.69 ± 16.22	12	567.583 ± 250.748	30	654.866 ± 495.486
Al	50	24.05 ± 3.40	12	588.5 ± 246.767	30	576.800 ± 381.533
Ca	50	1288.6 ± 182.24	12	4134.166 ± 1926.414	30	2971.50 ± 1192.686
Mn	50	3.10 ± 0.44	12	72.284 ± 146.339	30	17.486 ± 7.618
Fe	50	35.59 ± 5.03	12	294.166 ± 71.428	30	236.333 ± 62.011
Cu	50	9.59 ± 1.36	12	43.378 ± 22.122	30	23.21 ± 10.305
Zn	50	169.34 ± 23.67	12	124.485 ± 59.075	30	136.956 ± 51.221
Sr	50	9.09 ± 1.29	12	33.417 ± 19.366	30	26.793 ± 15.402
Ba	50	0.08 ± 0.11	12	11.225 ± 53.966	30	13.79 ± 6.004
Pb	50	2.30 ± 0.33	12	25.991 ± 7.991	30	36.026 ± 13.256

注：发 Zn 元素，青年组含量较高，随年龄而下降（$P < 0.05$）。

表 3　和田地区人发与土壤中微量元素含量比较　　　　单位：$\mu g/g$

元素	和田维吾尔族百岁老人头发	和田地区土壤	元素	和田维吾尔族百岁老人头发	和田地区土壤
Mg	654.866 ± 495.486	2.861 ± 0.207	Cu	23.21 ± 10.305	22.659 ± 2.944
Al	576.800 ± 381.533	10.433 ± 0.624	Zn	136.956 ± 51.221	64.515 ± 16.097
Ca	2971.50 ± 1192.686	8.475 ± 0.501	Sr	26.793 ± 15.402	252.296 ± 36.499
Mn	17.486 ± 7.618	516.629 ± 40.420	Ba	13.79 ± 6.004	516.074 ± 21.062
Fe	236.333 ± 62.011	3.635 ± 0.352			

维吾尔族百岁老人头发中 10 种微量元素含量，与人体正常参考值相比，Mg、Al、Mn、Fe、Zn、Sr、Ba 等高于正常值，Ca、Cu、Pb 均在正常参考值范围之内，所测 10 种微量元素未见低下情况。

维吾尔族不同年龄组的人发中微量元素含量呈下列变化：

Mg、Ba、Pb 含量均值随年龄增高而上升，有显著性差异（ $P < 0.05$ 或 $P < 0.01$ ）。

Al、Ca、Mn、Fe、Cu、Sr 含量亦随年龄增高而上升，老年组高于青年组（ $P < 0.05$ 或 $P < 0.01$ ），但百岁组各均值都低于老年组，除 Cu、Fe 外无显著性差异。

发 Zn 青年组含量较高，呈随年龄增高而下降的趋势（ $P < 0.05$ ）。

同地区头发与土壤中微量元素含量观察。通过表 3 可以发现，9 种元素在头发与土壤的含量上找不到明显的可比性，6 种元素在土壤中含量很低，而头发中含量则高出数百倍，有 2 种元素在土壤中含量高于发中含量，仅 Cu 一种含量相近。

3 讨 论

3.1 维吾尔族百岁老人头发中微量元素存在及意义

头发能较稳定准确地反映人体微量元素含量情况，维吾尔族百岁老人发中镁、铝、钙、锰、铁、铜、锌、锶、钡、铅 10 种元素的检测值均高于或在正常参考值范围之内，其中镁、铝、铁、锰、钡、锶等均明显高于正常值，据广西巴马研究发现，人发锰在长寿地区居民中含量很高，铜含量则较低，本组资料亦表明锰高出正常值 3.1 倍，而铜的含量则低于正常值范围。同时维吾尔族百岁老人发中镁、铝、铁、钡、锶等含量很高，可能对长寿有着重要作用或影响。关于这些元素存在的意义，一般认为锰主要影响人体的生长、血液的生成及内分泌的功能，参与人体氧化磷酸化过程，影响脂肪代谢、蛋白黏多糖、胆固醇的合成，缺乏时成长延迟、骨异常、生殖功能及中枢神经功能亦发生改变。铜是氧化还原体系中一个敏感的催化剂，为人体所必需，然而不能储存，与血红蛋白和结缔组织的合成及免疫机能有关。镁是体内多种酶催化活动的激活剂，是线粒体氧化磷酸化及 ATP 水解合成辅酶的组成部分，镁与血压的调节、心肌动脉硬化、糖代谢有密切关系，当不足时可促发动脉硬化，欠缺时可致心肌散在性坏死。铁是血红蛋白和肌红蛋白至关重要的组成部分，对细胞免疫功能和吞噬功能产生影响。锶与钙有共同的生理化学性质，参与骨生成代谢。总之，维吾尔族百岁老人发中已测的 10 种元素，没有低于正常值限，表明有维持机体各生理机能正常、提供生命活动的基础功能，也是长寿的重要因素之一。虽然也有有害元素（铝、铅）偏高，但各微量元素在体内相互影响、拮抗和协同的生物学作用机理是极其复杂的。从微量元素营养角度分析，维吾尔族百岁组是正常或较为富足的。

3.2 发中微量元素与年龄的关系

人体元素一生中处于动态平衡，它受机体自身功能、年龄、性别、环境、食物、药物、疾病、元素之间等多种因素影响，过多过少均对机体不利，或短期内出现症状，或长期形成慢性不良反应。Schroeder 报告，发达国家中人体内微量元素含量随年龄增长而降低，镉则相反。在发展中国家无此现象。本调查结果显示，在所测 10 种元素中除锌外，多数随年龄增高而升高，而百岁组多数相同元素均值高于青年组而略低于老年组（多数 $P < 0.05$ ），这反映年龄增加与身体增长，微量元素和需求量呈上升趋势，百岁后机体机能渐衰，而对元素的吸收、利用、排泄均见减弱，但仍维持在已适应的老年组水平。

3.3 同一地区人发与土壤中微量元素的观察

人体的一切元素大多是源于土壤，因此中国长寿区和田土壤中元素含量是人们倍感兴趣的，24 种微量元素均无缺乏。将百岁组发中与土壤中 9 种微量元素含量列于表 3，其中 6 种元素发中含量高于土中含量数百倍，2 种土壤中含量高于发中含量数百倍，仅 1 种相近，这表明人体中元素含量是按照生理生化规律，一生中处于动态平衡。当机体功能健全时，外来元素经机体消化吸收，方可参与各种生理活动，土壤中微量元素过高过低，特别是缺乏，则将对人体产生重要影响，但绝非单纯的理化反应。本实验结果与 1973 年英国地球化学家汉密尔顿（E·Hamiton）发现地壳中元素丰度值与人血中相应的丰度值大部分相吻合的看法不一，可能与我们检测方法和样本不同有关。

（原载于《微量元素与健康研究》1999 年第 4 期）

云南省白族长寿地区 80～97 岁老人头发中 10 种元素含量分析

（2001）

陈艳兰[1]　董光平[1]　刘光明[1]　王充灿[2]　朱光辉[2]

（1. 大理医学院　2. 云南大学）

[导读] 云南省云龙白族长寿地区 80～97 岁老人发中有高钙、高镁、高锰、高铁、高铬、高锌、低铜的特点，锰/铜和锌/铜比值也均明显高于陕西长寿区老人、新疆和田地区长寿老人及百岁老人、湖北百岁老人。

自然环境和人发中的优越微量元素谱是该地区人能健康长寿的重要原因。

长寿地区自然环境、粮食中的微量元素谱及长寿老人体内的微量元素谱与对照区有较明显的区别，头发能记录微量元素在体内蓄积的情况，其含量与人体中微量元素明显相关。为探索云南省一个贫困县的特困山区——云龙县金竹林地区的人健康长寿的奥秘，作者对该地区的特殊岩石及其浸泡液、土壤、饮水、谷类粮食、蔬菜、猪肉和果类进行了常量及微量元素的测定分析。现对该地区 19 例 80～97 岁老人头发中人体必需常量元素 Ca、Mg 和微量元素 Cr、Cu、Fe、Mn、Mo、Sr、Zn，以及人体有害元素 Cd 10 种元素的含量进行了测定分析，旨在进一步探索该地区人健康长寿的奥秘。

1　材料与方法

1.1　样品采取

发样采自云南省云龙县金竹林地区 19 名（男 7 名，女 12 名）80～97 岁的老人，一般为花白发。

1.2　仪器及其工作条件

仪器：ICPS-1000 II（日本岛津）。

仪器工作条件：高频功率 1.2 kW，观测高度 15 mm，积分时间 5s。载气 1.0 L/min，等离子气 1.2 L/min，净化气 3.5 L/min，冷却气 15 L/min，所有气体均为纯度 99.99% 的氩气。

1.3　试剂和标准溶液

试剂：优级硝酸，高纯水（电阻率 $\geqslant$ 18 MΩ）。

各待测元素标准溶液：用国家标准溶液配制，Ca、Mg 最高浓度为 100 μg/mL，其他元素最高标准均为 10 μg/mL。

1.4　方法

发样用雕牌洗涤剂洗净，用蒸馏水、去离子水冲洗干净，烘干备用。样品称重，每件加 GRHNO$_3$ 5 mL，高纯水 3 mL，同时处理三件空白，静置 24 h 后低温加热消解，约 6 h 后消解完全，定容到 25 mL 容量瓶中。用 ICP-AES 法依次测定。

2　结果与讨论

2.1　结果

该地区80~97岁老人头发中10种元素含量的测定结果见表1。男性老人与女性老人发中10种元素含量的对比见表2。

表1　长寿区80~97岁老人发中10种元素的含量均值

元素	含量（μg/g）	元素	含量（μg/g）
Ca	710.8 ± 253.83	Mn	15.00 ± 21.65
Mg	96.74 ± 59.99	Mo	14.20 ± 24.49
Cr	5.12 ± 15.93	Sr	0.07 ± 0.20
Cu	3.13 ± 3.27	Zn	92.55 ± 29.66
Fe	39.23 ± 69.17	Cd	1.95 ± 3.73

表2　长寿区男性老人与女性老人发中10种元素的含量比

元素	含量（μg/g）		P值
	男性老人（7名）	女性老人（12名）	
Ca	713.7 ± 243.52	709.13 ± 270.32	>0.10
Mg	112.99 ± 85.72	87.25 ± 40.18	>0.10
Cr	2.296 ± 3.36	6.76 ± 15.48	>0.10
Cu	4.56 ± 5.03	2.30 ± 1.29	>0.10
Fe	62.04 ± 111.72	25.91 ± 22.30	>0.10
Mn	5.89 ± 12.16	20.46 ± 24.51	>0.10
Mo	34.17 ± 32.32	2.55 ± 3.08	>0.10
Sr	—	0.10 ± 0.25	>0.10
Zn	110.04 ± 31.38	82.34 ± 24.38	<0.05
Cd	4.25 ± 5.52	0.61 ± 0.897	<0.05

2.2　讨论

（1）从测定结果表1可见，该长寿地区80~97岁老人头发中10种元素含量均值为：Ca>Mg>Zn>Fe>Mn>Mo>Cr>Cu>Cd>Sr。且Ca、Mg、Mn、Fe、Cd的含量高于陕西省长寿区老人头发中的含量，而Zn、Cu的含量则低于陕西省长寿区老人头发中的含量；Fe、Mn、Cr、Mo、Cd的含量高于湖北省百岁老人，Ca、Mg、Zn、Sr、Cu则低于湖北省百岁老人；Mn、Cr的含量高于新疆和田地区的长寿老人和百岁老人，而Zn、Fe、Cu的含量则低于此地区的长寿老人和百岁老人。说明该长寿地区老人发中有高钙、高镁、高锰、高铁、高铬、高锌、低铜的特征，符合国内外学者关于微量元素与长寿关系的评价论点，也与该地区自然环境、粮食、蔬菜、肉类、果类中拥有的优越的微量元素谱密切相关，这种优越的微量元素谱是该地区人能健康长寿的重要原因。

（2）有人认为体内Mn/Cu比值下降是机体衰老的促进因素，锌/铜比值是影响健康的一项重要指标，人发中的Zn/Cu比值反映了人体新陈代谢过程中的Zn、Cu含量的正常水平。由表1可见，该长寿区老人发中Mn/Cu比值（4.792）和Zn/Cu比值（29.569）均显著高于陕西省长寿区老人头发中的Mn/Cu比值（0.448）和Zn/Cu比值（9.981），明显高于新疆和田地区的长寿老人（Mn/Cu比值为0.139，Zn/Cu比值为9.746）和百岁老人（Mn/Cu比值为0.137，Zn/Cu比值为16.430），也高于湖北省百岁老人（Mn/Cu 比值为 0.776，Zn/Cu 比值为 12.659）。表明该长寿地区老人发中具有较高的 Mn/Cu 和 Zn/Cu 比值。

（3）由表 2 可见，性别不同，老人发中除 Zn、Cd 含量存在显著差异外，Ca、Mg、Cr、Cu、Fe、Mo、Mn、Sr 含量无显著性差异。男性老人发中 Ca、Mg、Cu、Fe、Mo、Zn、Cd 的含量高于女性老人，而 Cr、Mn、Sr 的含量则低于女性老人。该长寿地区男性老人发中 Fe、Mn、Cr 的含量和女性老人发中 Mn、Cr 的含量分别高于新疆和田地区的男性和女性长寿及百岁老人，男性老人发 Fe、Ca、Mg、Cd 含量和女性老人发 Mn、Ca、Mg 含量分别显著高于陕西省长寿区男性和女性老人。男性老人发 Fe、Mn、Ca、Cr 的含量和女性老人发 Mn、Ca、Cr 的含量分别高于北京市西城区男性和女性长寿老人。

（原载于《广东微量元素科学》2001 年第 3 期）

微波消解－超声雾化－ICP－AES 测定发样中微量元素

（2002）

周世萍[1]　朱光辉[1]　尹家元[1]　荣惠锋[1]　刘思远[2]

（1. 云南大学　2. 云南烟草研究院）

[导读] 云南澜沧地区 80 岁以上女性拉祜族长寿老人头发钙、锌等 9 种元素含量与平均年龄为 65 岁的普通老人发中相应元素的含量接近，锰、钼、锗含量更明显高于普通老年人。这些元素可能与长寿有一定关系，为重要的长寿微量元素。

微量元素与人体健康的研究已成为当代医学中引人注目的新领域。头发是人体的表层器官，其微量元素的化学状态及含量相对稳定，并能反映微量元素的储存、代谢及营养状况。因此，人发分析在临床和环境评价中具有重要意义，广泛应用于地方病因调查、长寿老人微量元素谱的探索等领域。

ICP－AES 具有基体效应小、线性范围宽、能同时或顺序测定多种常量或微量元素的特点，是人发中多元素分析经济、快速、方便的有效方法之一。近年来，ICP－AES 测定人发中多种微量元素的方法报道很多，但对人发中含量较低的 Se、Mo、Ge 等微量元素的测定却不令人满意甚至无法检出，需要采用其他方法单独测定。超声雾化进样可通过分别调节气溶胶产生速率和气溶胶传输速率，使气溶胶以最佳状态进入等离子体，产生高密度、细小均匀的气溶胶雾滴，其雾化效率一般比气动喷雾器高一个数量级以上，提高了分析灵敏度。本文研究了微波消解－超声雾化－ICP－AES 对人发中 12 种微量元素的测定方法，使样品中 Mo、Se 等痕量元素采用常规处理，即可与其他元素同时测定。并对云南省澜沧地区的 20 例女性拉祜族长寿老人发样进行了测定，此前对拉祜族，尤其是长寿老人的发样测定尚未见报道。

1　实验部分

1.1　仪器及工作条件

MDS－200 微波消解炉（美国 CEM 公司）；ICPS－1000Ⅱ 等离子体光谱仪（日本岛津公司）；射频功

率：1.2 kW；反射功率：<2 W；观察高度：15 mm（射频线圈上方）；载气流量：0.4 L/min；冷却气流量：15 L/min；净化气流量：3.5 L/min；积分时间：5 s；进样时间：20 s；UAG－1 型超声雾化器（日本岛津公司）；进样速度 4 挡；加热器设定温度 150 ℃；冷却器设定温度 5 ℃。

1.2　试剂及标准溶液配制

HNO₃（工艺超纯）；H₂O₂（优级纯）；实验用水为电阻 >18 MΩ 的高纯水；标准溶液配制：以 Ca、Al、Cu、Zn、Mn、Sr、Pb、Bi、Zn、Cd、As、Se 各元素的标准溶液配制系列标准溶液。系列浓度均为 0.00 μg/mL、0.01 μg/mL、0.10 μg/mL、1.00 μg/mL、10.00 μg/mL，介质条件为 5% HNO₃。

1.3　实验方法

称取 0.2000 g 经洗涤处理的试样于聚四氟乙烯消解罐中，加入 5 mL HNO₃，1.5 mL H₂O₂，用少量水冲洗消解罐，摇匀，上盖，旋紧，插上导管放入微波炉转盘中。用下列程序消解：P_1：50%；PSI_1：20；T_1：10 min；P_2：50；PSI_2：40；T_2：10 min；P_3：50%；PSI_3：85；T_3：10 min；P_4：50；PSI_4：130；T_4：10 min。冷却，旋松盖帽，将溶液移入 100 mL 容量瓶中，并稀释至刻度。同时做空白，在选定的工作条件下进行测定。

2　结果与讨论

2.1　微波消化参数的选择

发样基体为角质蛋白，一般用混合酸消化。常用的消化方法有湿法、干灰化法。干灰化法虽然是分解头发样品较好的处理方法，但不适合于 Se 等元素的测定。湿法消化常用的消化剂有 HNO₃ － H₂O₂、HNO₃ － HClO₄ 混合酸，HNO₃ － HClO₄ 消化样品条件不易控制，本文选择了 HNO₃ － H₂O₂ 为消化剂，选择功率为 40%、50% 和 60%，对同一样品进行消解，结果见表 1。试验表明，选择微波消解功率为 50% 时，即可消解完全。

采用同一消化功率 50%，以不同消解时间对同一样品进行试验，结果见表 2，试验表明，采用第一阶段：P_1：50%；PSI_1：20；T_1：10 min；采用第二阶段 P_2：50；PSI_2：40；T_2：10 min；采用第三阶段 P_3：50%；PSI_3：85；T_3：10 min；采用第四阶段 P_4：50；PSI_4：130；T_4：10 min，样品可消化完全。

表 1　消解功率的优化

功率（%）	所得溶液状态	功率（%）	所得溶液状态	功率（%）	所得溶液状态
40	混浊	50	溶液清亮	60	溶液清亮

表 2　消解时间的影响

消解时间 $(T_1 + T_2 + T_3 + T_4)$/min	所得溶液状态	消解时间 $(T_1 + T_2 + T_3 + T_4)$/min	所得溶液状态	消解时间 $(T_1 + T_2 + T_3 + T_4)$/min	所得溶液状态
5 + 5 + 5 + 5	有大量残渣	10 + 10 + 10 + 10	溶液清亮	10 + 15 + 15 + 10	溶液清亮

2.2　分析谱线的选择

通过查阅光谱谱线表，初步选出各分析元素的 3 条灵敏线，采用 ICPS－1000 Ⅱ 的轮廓模式程序对各待测元素谱线进行描迹，选择干扰小背景低的谱线作为分析谱线。

2.3　载气流量的影响

选择发样中分析难度大的微量元素 Bi、Mo、Se、Ge 为研究对象，比较了超声雾化进样条件下，不同载气流量对谱线强度的影响，见图 1。试验表明：载气流量为 0.4 L/min，多数元素（Bi 除外）的谱线强度最大。选择载气流量为 0.4 L/min。

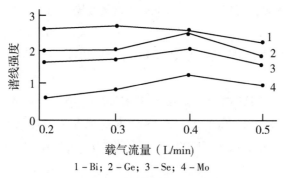

1 – Bi；2 – Ge；3 – Se；4 – Mo

图1　载气流量对谱线强度的影响

2.4　方法的检出限

按试验方法平行制备 11 份空白溶液，根据测定结果计算其标准偏差，以 3 倍标准偏差作为检出限，结果见表3。

表3　待测元素的分析谱线及其检出限

元素	波长（nm）	检出限（μg/L）	元素	波长（nm）	检出限（μg/L）
Ca	315.887	0.10	Cu	324.75	1.2
Mn	257.610	0.05	Al	4237.312	0.5
Sr	407.771	0.05	Mo	281.615	0.4
Zn	213.8	0.20	Pb	220.351	1.4
Cd	226.502	0.10	Ge	209.423	1.5
Se	196.026	1.2	Bi	223.061	0.6

2.5　方法的精密度及准确度

为评价方法的精密度及准确度，对人发标样 GBW09101 进行了测定，结果表明，本方法的测定值与标样值相符，相对标准偏差为 1.5% ~ 3.7%。

3　样品测定

对 20 例世居云南省澜沧地区、年龄在 80 岁以上的女性拉祜族健康长寿老人进行发样采集。采样时用不锈钢剪刀在受试者后枕部距头皮 2 ~ 3 cm 处剪取 2 ~ 3 g 头发，置于洗涤瓶中加入 30 mL 丙酮振荡洗涤，用蒸馏水冲洗至无泡。以 0.5% 的 Triton X – 100 温热溶液连续振荡洗涤两次，分别以蒸馏水、高纯水淋洗干净烘干备用。采用本法对发样进行测定，结果见表4。

表4　拉祜族女性长寿老人的发样测定平均结果及与普通老人对照

元素	女性拉祜族长寿老人（μg/g）（$n = 20$）	普通老人（μg/g）（$n = 27$）	F	μ	t
Ca	556.44 ± 231.10	777.81 ± 443.84	221.37	696.29	0.642
Mn*	5.58 ± 2.18	1.67 ± 1.44	3.91	3.37	2.34
Mo*	1.95 ± 0.22	0.12 ± 0.040	1.83	0.275	13.44
Cd	0.099 ± 0.091	0.051 ± 0.031	0.048	0.120	0.808
Zn	118.62 ± 23.53	135.71 ± 39.81	17.09	63.90	0.540
Cu	10.19 ± 1.71	9.30 ± 3.10	0.89	4.91	0.366
Bi	0.186 ± 0.69	0.16 ± 0.086	0.626	0.853	1.48

续表

元素	女性拉祜族长寿老人（$\mu g/g$）（$n=20$）	普通老人（$\mu g/g$）（$n=27$）	F	μ	t
Ge*	1.98 ± 0.56	0.40 ± 0.23	1.58	0.761	4.19
Al	21.78 ± 6.15	18.13 ± 11.04	3.65	17.51	0.421
Sr	4.04 ± 2.40	2.58 ± 1.79	1.46	3.90	0.756
Pb	5.05 ± 2.70	3.17 ± 2.94	1.88	4.18	0.908
Se	0.71 ± 0.42				

注：普通老人平均年龄为 65 岁的健康老人；* 为存在显著差异；n 为样品数。

对表 4 的测定结果进行统计分析，并与普通老人发样中微量元素含量进行比较，采用双侧 t 检验法进行比较。

表 4 的结果表明，长寿老人发样 Ca、Zn 等 9 种元素的含量与普通老人发样中相应元素的含量接近，总体偏差不大，不存在显著性差异。但 Mn、Mo、Ge 的含量均明显高于普通老人发样中的含量，存在显著性差异。一些研究表明，Mn 有抗化学致癌作用，而且发现长寿地区居民头发 Mn 含量明显高于非长寿地区；Mo 是人体多种重要酶类的辅助因子，具有重要的生理功能；Ge 可使人体非特异性免疫增强。由此可见，这些元素可能与长寿有一定关系，为重要的长寿微量元素。另一个活性元素 Se，由于缺乏普通老人数据资料，无法比较。但有报道表明，Se 具有增加机体细胞免疫和体液免疫、延缓衰老、抗肿瘤、保护肝细胞不受病毒损害的功能，为重要的长寿微量元素。

（原载于《分析试验室》2002 年第 3 期）

第六章　头发元素与中医辨证

从中医的角度看，人体的各个疾病和各个症状，都有其各自的病机，但从总体上说，总离不开邪正盛衰、阴阳失调、气血失常、经络和脏腑功能紊乱等病机变化的一般规律，因而也总是与微量元素不平衡相联系。

各类虚证（包括阴虚、阳虚、气虚和两虚证）和脏腑失调证（包括脾虚、肾虚、血淤和舌象异常）患者均存在微量元素含量异常。各证之间可能有共性，也可能是特异性变化，探讨微量元素与中医辨证的相关关系及发展规律，对疾病的预防、诊断和治疗具有实际现实意义。例如，发铬下降可能为一切虚证的共性表现，发钴下降不仅是虚证的共性表现，而且可能与虚损程度有关；发钙下降和发钼升高是肾虚证的特征性变化之一，发铷降低也可能是肾虚证的一个特征性变化指标；气虚或肺功能下降则发镍可能降低，阴虚、阳虚患者头发锌、铬降低而铁增高。又如，脾气虚患儿有半数以上头发中锌、铁、钙、镁偏低，肾气虚患儿头发锌、钙、锰偏低而铜偏高，肝热型患儿头发锌、钙缺乏而镁、铜、铁偏高；长寿老人发中锶、锰、钙含量随脏器虚损程度加重而逐渐降低，铁含量也显著降低。

值得注意的是，西医认为是同一种的疾病，中医可有不同的辨证，因而其头发微量元素分布也有差异。例如，心肌梗死患者虚证的共同特征是发中钙、铁、锰含量降低，但各证患者磷、镁升高或锌降低的程度不同；天津冠心病患者头发钙、铜、锰、锌、锶含量降低的程度按阴虚、阳虚、阴阳俱虚的顺序递增，上海老年前期冠心病气虚、肾虚、血淤证患者发铜升高和发钙降低，男、女气虚证患者的共同特征还表现为锶低铅高；肝病患者头发钙、锰、铁、镍、铜、锌、硒、锶含量均显著降低，但湿热型下降较轻，肝郁气滞型和湿热未尽型下降比较明显，多数情况下肝郁脾虚型含量最低。

成都军区老年病研究所在检查头发锌、铜、铁、钙、镁、锰含量时，发现头发锌、锰不仅可有助于判断证候的属性，而且可对体内的阴阳盛衰定量，对30例老年病患者头发锌、锰的检查结果，除2例其寒热征象不明显外，其余均与检查前的临床辨证诊断一致。不难看出，头发锌、锰可以作为临床判定阴阳盛衰情况的一项客观指标，再结合富含锌、锰元素的中药和食物，对遣方用药很有指导意义。

2000多年前的中国古籍《内经》曾明确指出，头发的生长状态可以作为观察肾中精气的外候，并可作为判断机体发育和衰老的客观指标，但对古人女七男八的划分是否精确，对肾气如何量化仍亟待研究和解决。武汉市中西医结合医院的研究表明，头发中微量元素含量是中医肾气的量化指标之一，对不同性别、年龄人发微量元素含量建立男、女性生理年龄的判别方程，其回判符合率分别为85%和82%。对患慢性肾炎尿毒症的患者，判别年龄与实际年龄的符合率仅为26%（男）和21%（女），男性不符合的17例中有16例判别年龄比实际年龄大，女性不符合的15例中有13例出现早衰。

中医证型历来由临床医生直接判定，带有明显的主观意识。头发微量元素测定与现代化数据解析为中医"证"的实质性内涵建设提供了客观的、科学的依据。广州中医学院测定头发中8种元素含量，应用马氏距离法选择一定的特征参量，对肾气虚—肾气阴两虚、肾气阴两虚—脾气虚、脾气虚—肾气虚实行了成功分类，进一步肯定了中医不同证候与多种微量元素有重要联系。广东省中医院对类风湿关节炎中医证候的研究再次证明头发微量元素可以成为中医辨证科学性的客观指标，以头发中的14种微量元素为特征参量，对肝肾两虚—寒湿阻络、寒湿阻络—寒热错杂、寒热错杂—肝肾两虚的分类回判准确率分别为100%、100%和93%，同时对健康人、肝肾两虚、寒热错杂和寒湿阻络实行四类分类判别，总回判准确率为96.15%，远好于13项生化免疫指标（76.00%）和14种元素全血指标（85.56%）的分类准确率。

　　头发元素与中医证候关系研究的初步结果，从一个侧面证明头发微量元素是研究祖国医学宝库的一种理想指标。

肾虚证病人头发及血清中微量元素的变化

（1984）

张凤山[1]　初洁秋[1]　王春荣[1]　孙　平[1]　周葆初[2]　刘　涛[2]　曾绍娟[2]

（1. 哈尔滨医科大学附二医院　2. 哈尔滨医科大学克山病研究所）

[导读] 哈尔滨肾虚病人与其他虚证病人发铬含量均较正常人明显下降，发铬下降可能为一切虚证的共性表现。肾虚病人与其他虚证病人发钴含量均较正常人下降，肾虚组更为显著，发钴下降不仅是虚证的共性表现，而且可能与虚损程度有关。肾虚病人发钙和发钼含量与正常人有显著差异，其他虚证病人与正常人无明显差异，故发钙下降和发钼升高是肾虚证的特征性变化之一。

微量元素在人体内的浓度虽然很低（不足体重的 0.01%），但对许多生理功能却有重要影响，已知至少有铁（Fe）、铜（Cu）、锌（Zn）、锰（Mn）、铬（Cr）、钴（Co）、钼（Mo）、碘（I）、氟（F）、硒（Se）10 种微量元素对维持人体健康是必需的，它们同宏量元素一样，受到体内平衡机理的调节和控制。当某种元素过量蓄积时便会出现毒性，缺乏时也会产生局部性或全身性功能紊乱。因此，测定微量元素的含量对疾病的诊断及环境污染的监测日益受到重视，国内还有些学者将其应用于中医理论的研究，但只是测定 Zn、Cu 等少数几种元素，而且未能同时测定血与发中的多种元素，以探讨它们之间的相关关系。本文应用原子吸收光谱及极谱法测定了 26 例 20～60 岁男性肾虚证病人头发中 Cu、Zn、Mn、Fe、Cr、Ca、Co、Mo 8 种元素，同时测定其血清中 Cu、Zn、Mn、Cr、Mo 5 种元素，以同年龄组、同性别的其他虚证及正常人作对照，探讨肾虚证病人头发及血清中某些微量元素的变化规律。

一、病例选择

以本院内科住院的男性 20～60 岁病人为对象，根据中医四诊所见，取其肾虚证病例为观察组，其他虚证：脾虚、肺气虚、心气虚、心肝血虚、心脾两虚等为疾病对照组，另以同性别、同年龄组健康人为标准对照组。

诊断标准。肾虚：具备以下主证中三项以上者。1. 腰脊腰痛。2. 胫酸膝软或足跟痛。3. 耳鸣耳聋。4. 发脱齿摇。5. 尿有余沥或失禁。6. 阳痿或早泄。阴虚：具备以下主证中三项以上者。1. 五心烦热（必备条件）。2. 咽燥口干。3. 舌红少苔或无苔。4. 两颧潮红。5. 小溲短赤，大便秘结。6. 盗汗。7. 脉细数。阳虚：具备以下主证中三项以上者。1. 畏寒肢冷（必备条件）。2. 面目虚浮。3. 舌淡胖苔润。4. 夜尿频多。5. 尿清长，大便溏。6. 脉沉微迟。其他虚证包括脾虚、肾虚标准者。

二、取材与检测方法

按常规理发取两颞侧及后部头发，用 1% 洗净剂浸泡 30 分钟弃去洗液后再重复浸泡 30 分钟，然后用自来水、蒸馏水、去离子水相继淋洗 2～3 次，于 60 ℃干燥 24 小时，在石英坩埚内称取约 1 克头发，放入马福炉 200 ℃炭化，然后升温至 450 ℃灰化 4 小时，冷却后加 1：1HNO，1 毫升蒸干，再于 450 ℃灰化 1 小时，加 1NHC1 4 毫升，做成 AAS 测试液，用原子吸收光谱与极谱法测定其 Cu、Zn、Mn、Fe、Cr、Co、Ca、Mo 8 种元素含量。同时于取发的翌日清晨 6~7 时取空腹静脉血 5 毫升，用其血清检测 Cu、Zn、Mn、Cr、Mo 5 种元素含量。详细方法已有专文报告。

三、结果与统计学处理

（一）肾虚组与对照组年龄分布：见表 1。

肾虚组中阳虚者 12 例，阴虚者 6 例，阴阳俱虚者 5 例，单纯肾虚者 3 例。

三组人群均长期居住在哈尔滨市及附近市县，主副食均按黑龙江省城镇统一供应标准供应。全部受检例头发均未用化学药品洗染或火烫，具有可比性。

（二）肾虚组与对照组头发微量元素测定结果（均值 ± 标准差），见表 2 至表 6。

（三）结果分析

从表 3、表 4 可见，头发中 Cr 含量肾虚组及其他虚证组均低于健康组（$P<0.05$），Co 含量肾虚组明显低于健康组（$P<0.001$），其他虚证组也低于健康组（$P<0.05$），肾虚组发 Ca 低于健康组（$P<0.05$），而发钼却明显高于健康组（$P<0.05$）。肾虚组与其他虚证组发 Ca、Mo 虽未见明显差异，但 $P≈0.2$，肾虚组与其他虚证组发 Co 也未见明显差异，但 $P<0.1$，可能与样本数量较小有关，有待积累更多资料再下结论。从表 5、表 6 可见其他虚证组和肾虚组病人血锌均低于健康组（$P<0.05$），肾虚组血铬明显低于健康组和其他虚证组（$P<0.05$），而其他虚证组与健康组血 Cr 均值未见明显差异。肾阴虚组（6 例）血 Cr 明显高于肾阳虚组（12 例）（$P<0.01$），因例数过少，是否确有显著性差异，尚待进一步研究。无论健康组或肾虚组及其他虚证组血 Cu 与发 Cu，血 Zn 与发 Zn，血 Mn 与发 Mn，血 Cr 与发 Cr，血 Mo 与发 Mo 间均未见明显相关（$-0.2<r<0.34$）。

表 1 肾虚组与对照组年龄分布

	20~	30~	40~	50~	计		20~	30~	40~	50~	计
肾虚组	10	5	6	5	26	健康组	10	6	6	5	27
其他虚证组	9	7	5	5	26	计	29	18	17	15	79

表 2 肾虚组与其他虚证组病种分布表

诊断	肾虚组（例数）	其他虚证组（例数）	诊断	肾虚组（例数）	其他虚证组（例数）
门脉性肝硬化	8	9	肺心病	1	0
慢性肾小球肾炎	4	4	风心病	0	1
原发性高血压病	2	2	溃疡病	1	2
慢性溃疡性结肠炎	2	2	慢性前列腺炎	2	1
冠心病	2	2	SLE	1	1
糖尿病	2	0	慢性肾上腺皮质功能不全	1	0
过敏性紫癜	0	2	计	26	26

表 3 肾虚组与对照组头发微量元素测定结果

	Cu ($\mu g/g$)	Zn ($\mu g/g$)	Mn ($\mu g/g$)	Fe ($\mu g/g$)	Cr ($\mu g/g$)	Co ($\mu g/g$)	Ca (mg/g)	Mo ($\mu g/g$)
（1）肾虚组	7.83±0.83	166.46±27.73	3.23±1.47	12.86±4.91	0.13±0.05	0.55±0.19	1.05±0.41	0.1037±0.0663
（2）其他虚证	7.58±1.33	162.61±36.35	3.17±1.67	11.64±3.93	0.12±0.05	0.69±0.33	1.21±0.59	0.0822±0.0436
（3）健康组	8.21±1.33	167.07±29.84	3.56±1.28	13.15±5.04	0.17±0.08	0.76±0.24	1.35±0.49	0.0704±0.0218

表4　肾虚组与对照组头发微量元素值的两两比较

	Cu	Zn	Mn	Fe	Cr	Co	Ca	Mo
（1）与（3）	—	—	—	—	＜0.05	＜0.001	＜0.05	＜0.05
（2）与（3）	—	—	—	—	＜0.05	＜0.05	—	—
（1）与（2）	—	—	—	—	—	—※※	—※	—※

注："—" $P<0.05$，※$P\approx0.2$，※※$0.1>P>0.05$。

表5　肾虚组与对照组血清微量元素测定结果

	Cu（$\mu g/mL$）	Zn（$\mu g/mL$）	Mn（$\mu g/mL$）	Cr（$\mu g/mL$）	Mo（ng/mL）
（1）肾虚组	0.93±0.22	0.97±0.39	0.037±0.019	0.019±0.014	3.47±1.08
（2）其他虚证组	0.97±0.19	0.99±0.26	0.038±0.025	0.031±0.023	2.99±1.07
（3）健康组	0.94±0.13	1.14±0.19	0.030±0.01	0.026±0.007	3.79±1.27

表6　肾虚组与对照组血清微量元素均值的两两比较

	Cu	Zn	Mn	Cr	Mo
（1）与（3）	—	＜0.05	—	＜0.05	—
（2）与（3）	—	＜0.05	—	—	—
（1）与（2）	—	—	—	＜0.05	—

四、讨　论

本文通过79例头发血清中微量元素的测定结果表明，不论肾虚或其他虚证均见血清锌值下降，提示血清锌值下降可能为虚证的共性表现，血清铬值肾虚组较健康组及其他虚证组均见明显下降，而其他虚证组与健康组无明显差异，故血清铬值下降可能是肾虚证特异性变化。肾虚组与其他虚证组发铬均较健康组明显下降，而肾虚组与其他虚证组间无明显差异，提示发铬下降可能为一切虚证的共性表现。肾虚组与其他虚证组发钴值均较健康组下降，肾虚组更为显著，说明发钴下降不仅是虚证共性表现，而且可能与虚损程度有关，钙为常量元素，具有广泛的生理功能，除参与骨与齿的构成外，还对心肌与骨骼肌的收缩与舒张、血液的凝固有重要作用。99.7%的钙存在于骨中，血浆中钙约占全身总钙量的0.1%，发中钙量虽不高，但比起微量元素来要高近千倍。本文测定肾虚组发钙明显低于其他虚证组及健康组，而其他虚证组与健康组间无明显差异，提示发钙下降为肾虚证特征性变化。发钼则以肾虚组明显高于其他虚证组及健康组，而其他虚证组与健康组间无明显差异。

本文所报告的三组人群之血与发的Cu、Zn、Mn、Cr、Mo间均无相关关系，因此仅测头发中微量元素变化并不能替代血或其他标本。肾虚与其他虚证组血清锌均低于健康组，但发锌却无变化。血清中钼三组间无显著差异，但肾虚组发钼却明显高于健康组及其他虚证组。"肾主骨""齿为骨之余"，因此还可以通过牙齿来研究肾。同理，"肝主筋""其华在爪""爪为筋之余"，可以通过指甲来研究"肝"，但指甲、牙等因取材受限，研究甚少。

机体很多部位，诸如皮肤、眼、肌肉、前列腺、肝、肾等都有锌的分布，它是碳酸肝酶、胸腺嘧啶核苷激酶、DNA和RNA聚合酶等的主要成分之一，与80多种酶的活性有关。锌缺乏，各种酶活性降低，胱氨酸、蛋氨酸、亮氨酸和赖氨酸等代谢发生紊乱，谷胱甘肽、DNA和RNA合成减少，导致一系列代谢异常及病理变化。临床表现生长迟缓、男性生殖腺功能低下、皮肤改变、食欲减退，甚至腹泻、脱发、昏睡等似与祖国医学所论的"脾"与"肾"虚证相像，本文测定肾虚组与其他虚证组血清锌值均下降，表明血清锌值下降只能指示病人"虚"，并非肾虚所特有，可视为各种虚证的共性表现之一。

铬在人类营养中的意义，受测定方法所限，只是近几年才被认识。动物实验证明，三价铬作为胰岛素的辅因子对维持糖代谢是必需的，铬缺乏可致血糖和胆固醇升高，发生主动脉粥样硬化及角膜浑浊，补充铬则能降低血糖和胆固醇。对老年人的研究证明，铬缺乏可产生糖和脂肪代谢异常，补充铬可增进糖耐量、降低胆固醇。动物实验还证明缺铬鼠体内甘氨酸、丝氨酸、α—氨基异丁酸进入心肌的速率及数量减少，生长发育停滞，死亡率增高，补充铬后，缺铬鼠生长加速，寿命延长，死亡率降低。在土耳其进行的试验发现，营养不良的婴儿接受单一剂量铬后（250 微克），生长发育加速，体重增加，体质改善。这些表现，在祖国医学看来显然与脾肾有密切关系，"脾为后天之本，气血生化之源"；"肾为先天之本，主骨，藏精"，与生长发育、衰老过程有关。本文测定肾虚组与其他虚证组发铬明显低于健康组，提示发铬下降亦为虚证共性表现，而血铬只有肾虚组明显下降，而其他虚证组与健康组无差异，说明血铬下降可能为"肾虚"特征性改变之一。

钴是维生素 B_{12} 和一些酶的重要成分，主要以维生素 B_{12} 的形式发挥其生理功能，它参与核酸、胆酸、蛋氨酸的合成及脂肪与糖的代谢，对肝脏和神经系统的功能也有一定的作用。钴缺乏可致贫血。本文报告肾虚组与其他虚证组发钴均明显低于健康组，而肾虚组与非肾虚组间却无差异，提示发钴下降亦为虚证共性表现之一。

钼对人体的生理功能尚不十分清楚，但已知它是一些脱氢酶的辅基，是黄嘌呤氧化酶、醛氧化酶和亚硫酸氧化酶的成分。据报告，由于土壤和植物中含钼过高，造成痛风症多发。给大鼠高钼食可致生长迟滞。本文报告肾虚组发钼明显高于其他虚证组及健康组，而其他虚证组与健康组无明显差异，但血中钼含量三组间未见明显差异，可见发钼增加是"肾虚"特征之一。

（原载于《哈尔滨医科大学学报》1984 年第 4 期）

虚证病人头发五种微量元素分析

（1985）

邱保国[1]　王秀云[1]　宁　选[1]　宋　诚[1]　徐瑞兰[1]　魏　新[2]　朱富元[2]

杨乔平[2]　封雅铃[2]　肖　艳[2]　孙淑君[3]　丁洪昌[3]

（1. 河南省中医研究所　2. 河南省地理研究所　3. 郑州市中医院）

[导读] 河南郑州的阴虚和阳虚患者头发锌、铬含量均较正常人降低，而铁含量则较正常人增高，特别是阴虚女性患者增高尤为显著。此外，阴虚和阳虚女性患者发铜含量较正常女性明显降低。

微量元素与人类的疾病有密切关系，已受到国内外医学界的重视。因此，我们应用原子吸收法对虚证病人头发 5 种微量元素进行了测试，以探讨阳虚与阳虚证患者与其头发中微量元素含量的关系。

一、观察对象

阳虚组 27 例（男 10 例，女 17 例）。阴虚组 30 例（男 14 例，女 16 例）。年龄 21～68 岁。虚证病例全部系郑州市患者。临床辨证标准按 1982 年 11 月广州"全国中西医结合虚证研究与老年病防治学术会议"统一规定的标准。阳虚组 27 例,包括冠心病 12 例,慢性支气管炎 6 例,低血压 4 例,胃十二指肠溃疡 3 例,风湿性心脏病、甲状腺功能低下各 1 例。阴虚组 30 例,包括高血压病 11 例,慢性支气管炎 9 例,冠心病 5 例,风湿性心脏病 2 例,甲状腺功能亢进、血小板减少症、神经衰弱各 1 例。

另选郑州市 525 名健康人(男 296 名,女 229 名)为正常对照组,年龄 15 ~ 55 岁,采取按不同职业、不同年龄组,将头发混合,随机分组测定,男性分 24 组,女性分 29 组,共 53 个群体样品。其实验方法和实验条件与虚证病人头发元素分析完全相同。

二、方法和结果

(一)测试方法

发样是从头部的不同部位,自根部采取的全发。将取来的发样,用镊子捡去其中杂物,剪碎后用 1% 的中性洗涤剂 50 毫升,在 250 毫升的三角瓶中,用康氏振荡器(275 次/分)振荡 10 分钟,继用自来水反复洗至中性,再用去离子水(2 $\mu\Omega^{-1}$ 以下)冲洗 3 遍,然后放在洗净的表面皿上,在 60℃ 的烘箱中烤干,再放入洗净并烘干的广口瓶中备用。在天平上精确称取 0.5 克发样,放入 50 毫升洗净烘干的三角瓶中,加入 6∶1(高纯硝酸∶高氯酸)混合酸 5 毫升,放在通风橱内电热板预热挡(400℃ 以下),消化至 1 毫升以下,溶液呈浅黄色,取下冷却,定容 10 毫升,转入洗净烘干的塑料瓶内(10 毫升)以备测试。

铜(Cu)、锌(Zn)、铁(Fe)用原子吸收火焰原子化器测试。采用日本岛津 AA - 640 - 13 型原子吸收/火焰发射分光光度计,日本岛津 AIR 型空气压缩机,国产乙炔发生器,空心阴极灯(HCI):Cu、Zn、Fe 灯。其测得的回收率为 96% ~ 107%,变异系数为 5.4%。锰(Mn)、铬(Cr)则用石墨炉原子化器测定,回收率为 83.4% ~ 122.4%,变异系数为 13.7%。

(二)测试结果(表 1)

从表 1 中可以看出,发铬的含量,在阳虚和阴虚证患者中均表现为女性高于男性(前者 $P < 0.05$,后者 $P < 0.001$),并发现阳虚证女性患者的发铬含量明显低于阴虚证女性患者($P < 0.05$)。铜、锌、铁、锰 4 种元素的含量,阳虚证患者虽均低于同性别的阴虚患者,但差异不显著。

如以阳虚和阴虚证患者所测的 5 种元素含量各与正常人同性别者相比较,发现无论阳虚或阴虚患者,其锌、铬含量均较正常人降低,而铁含量则较正常人增高(特别是阴虚女性患者增高尤为显著),经方差分析检验均有显著性差异,另发现阴虚及阳虚组女性患者的发铜含量较正常组女性明显降低,差异显著。

表 1   各组头发中五种微量元素含量比较   单位:$\mu g/g$

组别		例数	铜 均值 ± 标准差	锌 均值 ± 标准差	铁 均值 ± 标准差	锰 均值 ± 标准差	铬 均值 ± 标准差
正常组	男性	296	14.4 ± 3.1	200.0 ± 21.8	20.6 ± 4.9	0.9 ± 1.1	1.9 ± 0.6
	女性	229	16.2 ± 3.7	196.0 ± 17.3	27.9 ± 8.9	1.1 ± 0.6	2.5 ± 1.1
阳虚组	男性	10	14.5 ± 2.7	163.4 ± 21.1**	38.6 ± 26.8**	0.8 ± 0.4	1.4 ± 0.6**
	女性	17	12.5 ± 8.7**	145.9 ± 58.8**	40.6 ± 11.5*	1.2 ± 0.8	1.9 ± 0.2*
阴虚组	男性	14	15.4 ± 7.1	181.3 ± 34.0**	38.3 ± 33.4**	1.0 ± 0.6	1.3 ± 0.4**
	女性	16	12.6 ± 6.3**	167.3 ± 30.5**	71.8 ± 78.3**	1.7 ± 1.8**	2.5 ± 0.8

注:与正常组同性别比较,数据用方差分析处理,* $P < 0.05$;** $P < 0.01$。

三、讨 论

祖国医学在二千多年前的《内经》中,就有根据头发的生长、润泽、刚柔、粗细、枯悴进行辨证论述的记载。"发为血之余",观察头发的荣枯能反映气血的盛衰。现代医学证明微量元素与内分泌功能,酶的活性,糖、脂肪及蛋白质代谢,免疫功能,生殖功能等方面均有密切关系。微量元素失衡与疾病的关系是一个不容忽视的问题。

从本测试结果看，阳虚及阴虚患者发锌含量与正常组比较，均表现为明显降低，差异显著。锌值偏低与汪坤等测肾虚人发中锌含量偏低及朱梅年提出的锌等元素含量的降低在内分泌系统、神经系统、酶系统中致病所发挥的作用，以及与肾阳虚有密切关系的认识颇相符合。阳虚和阴虚病人铬含量，除阴虚女性外，与正常组比较亦表现为明显降低，差异显著。阳虚及阴虚病人发铁含量均明显升高，差异显著。1963 年 Bezie、1979 年 Marx 等证明：老年人铁吸收减少，但贮铁增多。本测试表明，虚证病人头发铁含量的增高与老年人贮铁增多有相似之处。阴虚组及阳虚组女性发铜含量较正常组女性明显降低，差异显著。阳虚组与阴虚组男女间五种元素含量相比较，除阳虚与阴虚组女性铬含量均高于男性组，差异显著外，铜、锌、铁、锰含量，男女组间差异均不明显。本测试结果还表明头发锰含量，在阳虚证及阴虚证均较恒定。

（原载于《中医杂志》1985 年第 1 期）

中医虚证与长寿老人发中微量元素相关关系探索

（1986）

秦俊法[1]　汪勇先[1]　徐耀良[1]　吴士明[1]　颜烈宝[1]

陆蓓莲[1]　李民乾[1]　郑志学[2]　曹余德[2]

（1. 中国科学院上海原子核研究所　2. 华东医院）

[导读] 上海 90 岁以上女性长寿老人发中锶、锰、钙含量随脏器虚损程度加重而逐渐降低，铁含量也显著降低。非线性映照分析表明，测量头发中的锶、铁、锰含量有可能判断脏器功能的差异，而测量发中镍、钛含量可区分脾肾两虚和肺肾两虚。发镍含量降低可能是气虚或肺功能降低的特征性变化之一。

一、引　言

对于中医虚证的本质，国内外已进行了多方面的研究，获得了若干生理功能和生化代谢方面的各种客观指标的数据。由于微量元素在人体生长、发育和衰老中起着重要作用，近年来中国亦有人从微量元素角度进行了探索。

祖国医学认为，衰老与虚证有着密切的联系，因此，我们在过去测定虚证患者血清和补益药中微量元素含量变化的基础上，又选择了 90 例长寿老人的头发作了测定，以期从微量元素的脏器功能、气血阴阳和年变化等几个方面进一步的探索。

二、实　验

（一）样本选择

在对上海市区长寿老人的调查中，选择了 90 例 90 岁以上长寿女性作发样微量元素分析，发样一律在后脑部剪取。长寿老人的年龄范围为 90 ~ 105 岁，平均年龄为 93.4 ± 2.9 岁，其中 90 ~ 94 岁 65 人，95 ~ 99 岁 20 人，100 岁以上 5 人。

对调查对象作了仔细的随访，并通过望、闻、问、切记录了各人的健康状况。

（二）中医辨证及分类

参照全国虚证与老年病防治会议制定的中医虚证参考标准，对其中84例长寿老人作了辨证分类，在虚弱组中又分了四个亚类，其细目见表1。

表1　84例长寿老人的中医辨证分类

按气、阴、阳虚分		按脏器功能分		虚弱组亚类	
气虚	20 例	不足	11 例	脾肾两虚	11 例
阴虚	46 例	虚弱	38 例	肝肾两虚	9 例
阳虚	12 例	亏损	12 例	肺肾两虚	11 例
				心肾两虚	7 例
合计	78 例	合计	61 例	合计	38 例

（三）样品处理及测定方法

采集的头发样品先用洗衣粉溶液浸泡10分钟，用自来水冲洗后再用5%海鸥洗涤剂浸泡，并用超声波发生器搅动20分钟，然后用自来水和重蒸馏水冲洗干净。干燥后精确称取0.5克置坩埚中于600℃条件下灰化6小时，最后用6NHCl溶解并加入内标制成分析试样。

样本用同位素源（100 mci 环状^{238}Pu 源）激发的 X 射线分析法测定。

三、结　果

1. 脏腑功能不同时的微量元素变化（表2）：随着脏器虚损程度的加重，Fe 含量显著降低，Sr、Mn、Ca 含量逐渐降低。在虚弱组中，脾肾两虚组平均 Ti 含量显著高于其他三个亚组；肺肾两虚组平均 Ni 含量显著低于其他三个亚组（表3）。图1和图2为长寿老人发中微量元素含量的非线性映照图。图1表明测量头发中的 Sr、Fe、Mn 含量就有可能判断脏器功能差异，而图2则表明测量发中 Ni、Ti 含量有可能区分脾肾两虚和肺肾两虚。

表2　微量元素含量随脏器功能的变化　　　　单位：$\mu g/g$

序号	功能	Sr	Pb	Zn	Cu	Ni	Fe	Mn	Cr	Ti	Ca
1	不足	6.69^a±2.19	6.69±2.46	165±32	10.4±2.7	0.63±0.28	26.8±9.8	2.79±2.53	1.31±0.59	6.70±1.35	747±446
2	虚弱	2.35±1.47	5.35±2.86	199±43	10.3±2.9	0.76±0.36	19.4±8.3	2.42±1.61	1.69±1.92	6.80±4.19	790±340
3	亏损	1.71±1.55	5.68±3.37	166±45	9.96±3.02	0.66±0.40	15.7±5.4	2.00±1.17	1.55±0.99	6.57±2.95	665±429
(1，2) $n'=47$				$t=2.47$ $P<0.02$			$t=2.50$ $P<0.02$				
(1，3) $n'=21$						$t=3.40$ $P>0.01$					
(2，3) $n'=48$				$t=2.29$ $P<0.05$							

表3　不同两虚证病人发中 Ni，Ti 含量比较

分类	Ni	Ti	分类	Ni	Ti
脾肾两虚	0.83±0.43$^\triangle$	10.3±5.6	肺肾两虚	0.55±0.16	4.96±2.07**
肝肾两虚	0.83±0.44$^\triangle$	5.82±3.25*	心肾两虚	0.89±0.28$^{\triangle\triangle}$	5.45±1.84*

注：$\triangle$与肺肾两虚比较 $P<0.05$ 或 0.01；$*$与脾肾两虚比较 $P<0.05$ 或 0.01。

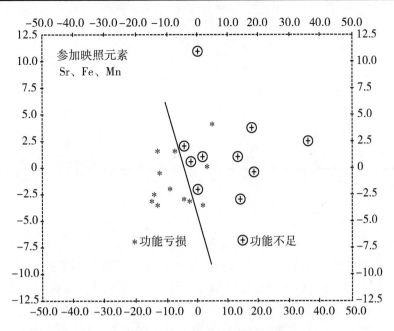

图1　脏器功能不足与功能亏损的非线性映照

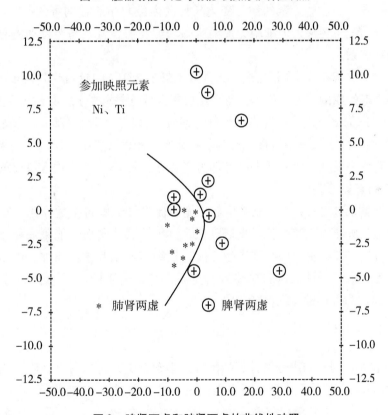

图2　脾肾两虚和肺肾两虚的非线性映照

2. 气、阴、阳虚时的微量元素变化（表4）：与阳虚相比，气虚组 Cu、Mn、Ca 含量显著降低；与阴虚组相比，气虚组 Mn、Cr 含量显著降低。Sr、Mn、Ni、Ti、Ca 等元素的含量按阳虚—阴虚—气虚顺序逐渐降低。

表4　气、阴、阳虚时微量元素含量的变化

序号	症状	Sr	Pb	Zn	Cu	Ni	Fe	Mn	Cr	Ti	Ca
1	气虚	2.01±2.29	5.35±2.32	186±30	9.36±1.91	0.68±0.37	19.0±7.8	1.72±0.96	1.39±0.58	5.94±2.71	653±334

续表

序号	症状	Sr	Pb	Zn	Cu	Ni	Fe	Mn	Cr	Ti	Ca
2	阴虚	2.50 ± 1.79	6.10 ± 3.37	182 ± 42	10.1 ± 2.7	0.78 ± 0.37	22.7 ± 13.1	2.57 ± 2.01	1.80 ± 0.79	6.30 ± 2.39	784 ± 424
3	阳虚	3.00 ± 1.52	5.63 ± 2.23	186 ± 21	11.4 ± 2.8	0.82 ± 0.43	23.2 ± 8.6	3.15 ± 1.42	1.67 ± 1.06	7.63 ± 4.01	960 ± 346
(1, 2) $n = 70$								$t = 9.03$ $P = 0.05$	$t = 2.31$ $P < 0.05$		
(1, 3) $n = 36$					$t = 2.63$ $P < 0.02$		$t = 3.66$ $P < 0.001$			$t = 2.62$ $P < 0.02$

四、讨 论

1. 祖国医学认为，中医"肾"在虚损中起着重要作用。例如，《内经》中指出："肾者……精之处也，其华在发""精气压则虚"。因而测定头发中微量元素可为"肾"本质研究和虚证研究提供重要线索。我们的实验结果表明，随着五脏虚损程度的加重，Sr、Fe、Mn、Ca 含量均逐渐降低，其中 Fe 含量的变化具有显著意义（表2）；在虚证分类中，Sr、Ni、Mn、Ti 及 Ca 含量的变化趋势也十分一致，其顺序均为阳虚 > 阴虚 > 气虚（表4）。有趣的是，长寿老人的头发中 Sr、Mn、Ca 含量的这种变化也与这些元素的年龄变化趋势一致，而这些元素的年龄变化又与《内经》中叙述的肾气曲线（或称女七男八曲）类似。有人指出，肾气曲线与主宰人体细胞免疫的胸腺功能类似，肾气与免疫功能有关，而免疫功能与上述微量元素的作用相联系。

长寿老人头发 Sr、Mn、Ca、Fe 含量比老年人高或不低于老年人，这或许是由于这些元素在免疫学中的作用而使他们获得高寿的原因，但它们的含量又比成年人低（铁除外），故也容易患各种疾病。

2. 祖国医学认为，肺为诸气之本，肺衰则少气、言微。《内经》云："肺者，气之本，魄之处也，其华在毛，其充在皮。"因而测定头发中微量元素对了解肺部功能也有重要作用。从表4可以看到，气虚组 Ni、Ti 含量最低。从辨证中发现，肺肾两虚患者都为气虚证，其 Ni、Ti 平均含量也最低。肺肾两虚组的发 Ni 含量与其他两虚组有显著差异。

镍为人体必需的微量元素之一，具有刺激生血机能和促进红细胞再生的作用。动物实验表明，缺镍大鼠生长受抑，红细胞、血球体积和血色素显著降低，这种缺镍性贫血不能用铁盐或维生素治疗，而给这种动物注射氯化镍可使其红细胞和白细胞增生旺盛，红细胞压积和体重增加。许多研究者发现，人体五脏中以肺中镍含量为最高，可见镍对肺功能具有重要影响，由于肺脏"总摄一身元气"（《本草纲目》），故发镍降低可以作为气虚的特征性变化之一。

五、小 结

1. 从按脏器功能和气、阴、阳虚分类计算的微量元素含量中，可以看到，随着虚损程度的加重，发中 Sr、Ni、Mn、Ca 含量逐渐降低，其变化顺序为：阳虚组 > 阴虚组 > 气虚组，不足组 > 虚弱组 > 亏损组，这种变化趋势与这些元素的年龄变化趋势和中医肾气曲线的一致性，表明发中微量元素 Ca、Sr、Mn 含量变化可部分反映"肾"功能的变化。

2. 气虚组或肺肾两虚组发 Ni 含量显著低于其他虚证组，表明它的降低可能是气虚或肺功能的特征变化之一。

3. 测量头发中 Sr、Mn、Fe、Ni、Ti 含量可有助于脏器功能的诊断。

（原载于《微量元素》1986 年第 4 期）

心肌梗塞虚证病人头发微量元素分析

（1987）

宁　选[1]　宋　诚[1]　张静荣[1]　张　英[1]　祁　辉[2]

（1. 河南省中医研究所　2. 河南省化学研究所）

[导读]　河南郑州市心肌梗死虚证病人头发钙、铁、锰含量显著低于同年龄健康人，阴虚和阳虚患者头发磷、镁含量显著高于正常人，气虚和阴虚患者发锌含量显著降低。

微量元素在阴阳证型中的差异说明，阴阳的失调与微量元素的不平衡，在某种意义上似有相似性。

为了探索中医"证"的物质基础，我们测定了心肌梗死"虚证"病人的头发 7 种微量元素，结果报道如下。

一、测试对象

经临床诊断为心肌梗死病人 54 例（急性心肌梗死 21 例，陈旧性心肌梗死 33 例），其中男性 44 例，女性 10 例，最小年龄 47 岁，最大 83 岁，平均 58.45 岁。按 1986 年"全国中西医结合虚证研究与老年病专业委员会于郑州修订的中医虚证辨证参考标准"分为气虚、阴虚、阳虚型。另外，对照组选用同年龄组健康人。

二、测试方法

（一）样品处理

将采取的发样 1 克，剪碎放入 100 mL 的烧杯中，加入适量 1% 海鸥牌洗涤剂，盖上表面器，浸泡半小时，并不时搅拌，用自来水冲洗至无泡沫，再用蒸馏水和去离分水冲洗干净。于 65℃ 的恒温干燥箱中烘干。称取发样 0.5 克。置于 50 mL 的烧杯中，加入混合酸（$HNO_3 : HClO_4 = 4 : 1$）5 mL，在 250℃ 的电热板上加热消解至冒白烟，消解液呈无色透明状，用 2% 的高纯硝酸溶液定容至 5 mL，待测。

（二）测试

采用等离子光谱仪 JarreLL – Ash975Atom（omp），仪器经两点标准化后，连续进样测定两次，取平均值作为每份样品的分析结果。元素间的干扰校正采用在峰校正技术，并采用美国小麦 1567，北京大麦和小麦标准物质作为监控样品，以保证分析的标准确度。

三、结　果

本测试结果显示，钙元素三组虚证病人均低于正常人组，以气虚组最显著。镁元素阴虚、阳虚病人较高。铁元素三组病人显著低。锌元素气虚、阴虚组较低。铜元素无差异性。磷元素阳虚组显著高，阴虚组次之，气虚组无差异性。锰元素三组虚证病人均显著低（表1）。

表1 正常人与气虚、阴虚、阳虚病人头发微量元素含量比较　　　　单位：$\mu g/g$

微量元素	正常人	气虚组	阴虚组	阳虚组
Ca	753.83 ± 265.58 (n = 24)	520.99 ± 269.78 (n = 19) ※※	557.39 ± 233.64 (n = 16) ※	572.72 ± 206.78 (n = 19) ※
Mg	63.22 ± 42.03 (n = 24)	92.37 ± 64.25 (n = 19)	102.16 ± 64.19 (n = 16) ※	97.5 ± 55.29 (n = 19) ※
Fe	34.92 ± 13.53 (n = 24)	17.30 ± 9.72 (n = 18) ※※※	18.6 ± 12.07 (n = 16) ※※※	21.87 ± 17.4 (n = 19) ※※
Zn	191.14 ± 49.16 (n = 23)	162.54 ± 30.18 (n = 16) ※	157.06 ± 38.13 (n = 14) ※	183.87 ± 39.5 (n = 19)
Cu	7.78 ± 1.87 (n = 23)	6.99 ± 1.66 (n = 19)	7.12 ± 1.52 (n = 16)	7.51 ± 1.66 (n = 19)
P	13.76 ± 20.52 (n = 24)	146.69 ± 49.78 (n = 14)	156.42 ± 41.82 (n = 12) ※	169.4 ± 41.77 (n = 16) ※※※
Mn	3.87 ± 2.14 (n = 24)	0.87 ± 0.79 (n = 19) ※※※	0.69 ± 0.52 (n = 15) ※※※	0.99 ± 0.57 (n = 18) ※※※

注：※表示 $P < 0.05$，※※表示 $P < 0.01$，※※※表示 $P < 0.001$。

按病情分类，钙、铁、锰 3 种元素急性心肌梗死和陈旧性心肌梗阻死病人均显著低，而镁、磷元素两组病人显著高。锌元素急性心肌梗死较低。铜元素无差异性（表2）。

表2 正常人与心肌梗死病人头发微量元素含量比较　　　　单位：$\mu g/g$

微量元素	正常人	急性心肌梗死	陈旧性心肌梗死
Ca	753.83 ± 265.58 (n = 24)	506.18 ± 251.3 (n = 21) ※※	575.16 ± 200.66 (n = 33) ※※
Mg	63.22 ± 42.03 (n = 24)	96.35 ± 66.27 (n = 21) ※	100.36 ± 58.40 (n = 33) ※※
Fe	34.92 ± 13.53 (n = 24)	18.18 ± 9.11 (n = 21) ※※	21.51 ± 18.25 (n = 33) ※※
Zn	191.14 ± 49.16 (n = 23)	166.97 ± 41.47 (n = 21) ※	172.88 ± 39.50 (n = 28)
Cu	7.78 ± 1.87 (n = 23)	7.62 ± 1.73 (n = 21)	7.11 ± 1.57 (n = 33)
P	131.76 ± 20.52 (n = 24)	144.48 ± 44.26 (n = 18) ※※	166.34 ± 42.91 (n = 24) ※※
Mn	3.87 ± 2.14 (n = 24)	0.94 ± 0.77 (n = 20) ※※	0.75 ± 0.58 (n = 3) ※※

注：※表示 $P < 0.05$，※※表示 $P < 0.01$。

四、讨 论

关于中医虚证病人头发微量元素测定分析，尽管各地结果不尽一致，但是虚证病人存在着微量元素代谢的异常，并与中医的辨证分型有一定的关系，是比较一致的。

本测定结果表明，在 7 种元素中，钙、铁、锰、锌低于对照组，而镁、磷高于对照组，均呈显著差异性，由此可见，心肌梗死虚证病人微量元素含量与正常人之间存在着不平衡状态。从微量元素在阴阳证型中的差异说明，阴阳的失调与微量元素的不平衡，在某种意义上似有相关性。

本测定铜元素差异不显著，已报道的发中铜含量争议性较大，有的偏低而有些偏高。其机理有待探讨。铁元素在三种虚证病人中显著低，而有报道，无论阳虚、阴虚患者发中铁含量升高，这可能与病种选择有关。有研究工作表明，心肌梗死病人血浆中铁的浓度显著低于正常人，而且认为，发病前病人就处于低铁状态。因此，我们认为，探讨微量元素与中医证的关系中，既要考虑到病种的关系，又要注意到采集标本的时间，因为微量元素在体内处于动态变化。而且微量元素含量的多少，只是一种外在表现，而更重要的是机体对微量元素的利用率。

中医认为，阴阳的生理病理，归根于肾，肾阳是一身阳气之根本，肾阴是人体一身阴液的根本，故有元阴元阳之称。本测定锌、锰元素低于正常人，据报道，一些补肾药中含锌、锰元素很高，在本测定的锌元素在急性心肌梗死时降低，在陈旧性心肌梗死时回升，可能与疾病过程中，服用含锌元素较高的药物有关。

（原载于《微量元素》1987 年第 1 期）

微量元素变化与冠心病及其中医分型的关系

（1987）

王玉瑛　张柏林

（天津市第一医院）

[**导读**] 天津市冠心病患者按中医分型不仅本证阴虚型，而且阳虚、阴阳俱虚二型的头发钙、铜、锰、锌、锶含量与同龄正常人比较也都明显降低，降低的程度按阴虚、阳虚、阴阳俱虚的顺序递增（阴阳俱虚型的锰除外），这一现象说明，微量元素不仅是属阴的物质，更具有阳气的生化功能，这种物质的减少所伴行的功能衰退，正是中医阴阳对立统一思想的具体体现。

用同位素源激发 X 射线荧光分析方法对 60 例冠心病患者头发中 10 种微量元素检测。60 例患者年龄均在 51~60 岁，男 33 人、女 27 人。中医分型按中西结合全国虚证会议所订标准分型，阴虚 14 人、阳虚 35 人、阴阳俱虚 11 人。

结果冠心病患者钙、锰、铜、锌、锶低于同龄常人，差异显著（$P < 0.01~0.001$）；铬、镍、铁、铅、硒高于同龄常人，除铅、镍外均差异显著（$P < 0.05~0.001$）（表1，表2）。

中医分型，阴虚、阳虚、阴阳俱虚者钙、铜、锌、锰、锶均低于同龄常人、其中钙、铜、锌、锶差异十分显著（$P < 0.001$），除阴阳俱虚型的锰以外5 种元素均按阴虚、阳虚、阴阳俱虚的顺序递减，对虚损有指示意义。

中医分型，阴虚、阳虚、阴阳俱虚型患者铬、铁、镍、铅、硒高于同龄正常人。其中铬、铁、铅与同龄常人比较无显著差异，镍的阴虚型、阴阳俱虚型，硒的阴阳俱虚型与同龄常人比较差异十分显著，5 种元素在三型间数值变化参差不齐，没有固定规律。冠心病微量元素变化并不一致，本组冠心病患者铬、铁、铅、镍、硒高于同龄正常人，其中铬的升高有非常显著差异与其他资料相悖、机理不清。

微量元素不仅仅是物质，而且具有高度生物活性及催化反应的能力。微量元素既是物质属阴，又有化物的作用属阳。集"阳成气、阴成形"的作用于一体，所以微量元素的缺乏，不仅引起阴虚，并能引起阳虚和阴阳俱虚。本组冠心病患者按中医分型不仅本证阴虚型，而且阳虚、阴阳俱虚二型的钙、铜、锰、锌、锶与同龄正常人比较也都明显降低。其降低的程度是按阴虚、阳虚、阴阳俱虚的顺序递增的（阴阳俱虚型的锰除外）。这一现象说明了微量元素不仅是属阴的物质，更具有阳气的生化功能，这种物质的减少所伴行的功能衰退，正是中医阴阳对立统一思想的具体体现。

表1　冠心病中医分型与对照组比较

项目			分类									
			钙	铬	锰	铁	镍	铜	锌	铅	硒	锶
阴虚	14例	均值	589.53	1.62	1.67	16.53	0.32	7.77	123.8	5.13	0.51	4.42
		标准差	253.3	2.05	1.46	8.18	0.24	2.22	32.5	6.38	1	2.57
		P值	<0.001	>0.05	>0.05	>0.05	<0.001	<0.001	<0.001	>0.05	>0.05	<0.001
阳虚	35例	均值	491	0.9	1.18	16.5	0.35	6.95	124	6.23	1.66	2.85
		标准差	348.9	1.01	1.07	28.9	0.3	2.24	46.6	11.23	1.47	2.79
		P值	<0.001	>0.05	<0.001	>0.05	>0.05	<0.001	<0.001	>0.05	>0.05	<0.001
阴阳俱虚	11例	均值	351	0.65	1.40	19.1	0.16	6.7	99	7.88	0.09	1.81
		标准差	384	0.52	1.75	19.3	0.11	1.65	30.5	6.75	0.21	0.98
		P值	<0.001	>0.05	>0.05	>0.05	<0.001	<0.001	<0.001	>0.05	<0.001	<0.001

表2　冠心病与对照组比较

项目			分类									
			钙	铬	锰	铁	镍	铜	锌	铅	硒	锶
冠心病患者	60例	均值	485	1.02	1.31	19.98	0.31	8.39	12.1	6.3	1.10	3.31
		标准差	343	1.16	1.38	21.7	0.25	10.1	41.5	9.6	1.13	3.01
		P值	<0.001	<0.001	<0.01	<0.05	>0.05	<0.001	<0.001	>0.05	>0.05	<0.001
健康人	40例	均值	1249	0.78	1.90	14.3	0.26	10.8	163	5.5	0.50	18.8
		标准差	829	0.58	1.30	8.4	1.75	2.8	37	3.9	0.36	12.1

（原载于《天津市第二届微量元素与健康学术讨论会论文汇编》，1987）

肝病中医辨证分型与 10 种微量元素的关系

（1987）

苑淑芳　张俊富

（天津市肝病研究所）

[导读] 天津市肝病患者发中微量元素含量普遍低下，肝细胞损伤越严重，其微量元素含量越低。肝病的中医辨证也和微量元素有一定关系，与正常人相比较，湿热型的微量元素下降较轻，肝郁气滞型和湿热未尽型微量元素下降比较明显，而肝郁脾虚型微量元素下降幅度最大。发中含量降低的元素包括：钙、锰、铁、镍、铜、锌、硒、锶。

一、一般资料

本文 90 例患者诊断急肝 23 例，慢迁肝 28 例，慢活肝 31 例，肝硬化 8 例，90 例患者中有中医分型比较全的 73 例；辨证为湿热型 24 例，湿热未尽型 19 例，肝郁气滞型 24 例，肝郁脾虚型 6 例。本组 90

例患者男性 72 例，女性 18 例，年龄最大 49 岁，最小 15 岁，平均 31 岁。病程 7 天~10 年。

测量元素测定方法：同位素源激发 X 射线荧光分析法（由天津技术物理研究所负责测定。）

二、各型肝病与（头发）微量元素的关系（表1）

各型肝病中医辨证分型与微量元素的关系（表2）。

三、讨论

（一）本文通过对 90 例各型肝病的观察，发现肝病患者普遍存在微量元素低下的情况。微量元素的减少和肝脏损伤程度有关，即肝细胞损伤越严重，其微量元素的含量越低。其微量元素含量下降的顺序为肝硬化 > 慢活肝 > 慢迁肝 > 急肝。

（二）中医辨证分型和微量元素也有一定的关系。湿热型的微量元素下降较轻，肝郁气滞型、湿热未尽型和肝郁脾虚型微量元素下降比较明显。微量元素的变化是产生中医"证"的原因还是结果尚不清楚，尚待探讨。

表1　各型肝病头发微量元素情况分析

元素符号	例数	Ca ($\bar{X} \pm S$)	Cr ($\bar{X} \pm S$)	Mn ($\bar{X} \pm S$)	Fe ($\bar{X} \pm S$)	Ni ($\bar{X} \pm S$)	Cu ($\bar{X} \pm S$)	Zn ($\bar{X} \pm S$)	Pb ($\bar{X} \pm S$)	Se ($\bar{X} \pm S$)	Sr ($\bar{X} \pm S$)
正常	76	1566 ± 801	0.79 ± 0.73	3.13 ± 1.60	23.6 ± 13.8	0.69 ± 0.45	12.6 ± 5.1	166 ± 39	6.4 ± 4.1	0.52 ± 0.22	26.1 ± 12.9
急肝	23	1151 ± 672.14	0.76 ± 0.61	2.17 ± 1.82	17.39 ± 20.05	0.42 ± 0.32	7.38 ± 2.14	131.85 ± 53.91	3.40 ± 1.88	0.19 ± 0.23	9.61 ± 7.17
慢迁肝	28	826.79 ± 655.29	0.94 ± 1.00	1.34 ± 1.16	11.86 ± 5.59	0.33 ± 0.26	7.27 ± 2.84	109.63 ± 26.61	4.66 ± 5.25	0.23 ± 0.19	6.84 ± 4.57
慢活肝	31	543.58 ± 333.87	8.98 ± 45.11	1.34 ± 0.92	12.75 ± 13.10	0.30 ± 0.24	6.72 ± 2.03	112.20 ± 31.46	5.96 ± 10.77	0.17 ± 0.16	3.84 ± 2.26
肝硬化	8	432.75 ± 255.73	0.85 ± 0.68	0.94 ± 0.65	9.68 ± 3.42	0.28 ± 0.12	5.96 ± 1.36	118.75 ± 14.40	2.83 ± 1.51	0.20 ± 0.29	3.40 ± 3.63

表2　中医辨证分型与微量元素的关系

元素符号	例数	Ca ($\bar{X} \pm S$)	Cr ($\bar{X} \pm S$)	Mn ($\bar{X} \pm S$)	Fe ($\bar{X} \pm S$)	Ni ($\bar{X} \pm S$)	Cu ($\bar{X} \pm S$)	Zn ($\bar{X} \pm S$)	Pb ($\bar{X} \pm S$)	Se ($\bar{X} \pm S$)	Sr ($\bar{X} \pm S$)
正常	76	1566 ± 801	0.79 ± 0.73	3.13 ± 1.60	23.6 ± 13.8	0.69 ± 0.45	12.6 ± 5.1	166 ± 39	6.4 ± 4.1	0.52 ± 0.22	26.1 ± 12.9
湿热型	24	1105.42 ± 678.44	0.71 ± 0.62	2.04 ± 1.78	16.87 ± 19.74	0.38 ± 0.31	7.29 ± 2.07	128.40 ± 50.89	3.15 ± 1.92	0.19 ± 0.24	9.21 ± 7.11
湿热未尽型	19	537.11 ± 360.99	0.81 ± 0.96	1.48 ± 1.34	15.73 ± 16.87	0.34 ± 0.24	6.14 ± 1.54	102.79 ± 25.30	6.96 ± 13.55	0.18 ± 0.21	4.69 ± 4.30
肝郁气滞型	24	842.38 ± 673.20	0.97 ± 0.93	1.73 ± 1.02	11.07 ± 3.67	0.35 ± 0.29	7.24 ± 2.22	115.57 ± 28.19	5.11 ± 5.80	0.21 ± 0.16	6.36 ± 3.21
肝郁脾虚型	6	533.83 ± 269.83	0.68 ± 0.70	1.09 ± 0.77	9.17 ± 3.97	0.30 ± 0.12	6.38 ± 1.35	124.17 ± 11.99	2.99 ± 1.65	0.25 ± 0.31	4.11 ± 4.01

（原载于《天津市第二届微量元素与健康学术讨论会汇编》，1987）

虚证病人头发微量元素含量的改变

（1988）

郑觉风[1]　祝光礼[1]　夏元初[2]　杨　敏[2]　郑哲岚[3]

（1. 浙江省杭州市中医院　2. 浙江省技术物理应用研究所
3. 浙江医科大学附属第一医院）

[导读] 浙江杭州 20～84 岁虚证病人头发中钙、锰、铬、铁含量明显降低，降低幅度较大。无论是心气不足、肺肾阳虚，还是气血两虚型，其含量仅达正常值的 1/2。这种显著性差异，在临床上很有意义，可能是虚证的一种规律。

近几十年来，世界各国对微量元素与人体疾病关系的研究已很重视，而头发微量元素与中医临床辨证关系的报道尚不多见，为此我们用现代测验手段探讨虚证病人与头发微量元素的关系如下。

一、对　象

病例选择：①选择 1985—1986 年入院的杭州患者，以排除地区差异；②排除患者与微量元素接触史，如职业性接触、有关药物治疗、头发染色和冷烫，以保证测试准确性；③选择心气不足、肺肾阳虚、气血两虚病例，共 57 例，其中男 35 例、女 22 例；年龄 20～84 岁，其中 20～40 岁 10 例，41～60 岁 19 例，61～80 岁 26 例，80 岁以上 2 例。

设立正常人对照组：同样选择在职杭州人，共 48 人，男女数相等，年龄 20～60 岁。

二、辨证分型标准

（一）心气不足

1. 气虚证，凡具备以下症状中三项者即属气虚：神疲乏力，少气或懒言，自汗，舌胖或齿痕，脉虚无力（弱、软、濡）；2. 心虚证，凡具备以下症状中第一项及其他任何一项者即属心虚：心悸胸闷，失眠或多梦，健忘，脉结代或细弱。

（二）肺肾阳虚

1. 肺虚证，凡具备以下症状中两项者为肺虚：久咳痰白，气短喘促，易患感冒；2. 肾虚证，凡具备以下症状中三项者为肾虚：腰疲膝软或足跟痛，耳鸣或耳聋，发脱或齿摇，尿后有余沥或失禁，性功能衰退、不孕、不育；3. 阳虚证，凡具备以下主症中第一项及其他任何两项，并兼有次症中任何一项者为阳虚。主症：全身或局部畏寒或肢冷，面足浮肿，舌胖淡苔润，脉沉微迟；次症：夜尿频多，便溏而尿清长。

（三）气血两虚

1. 气虚证，本证辨证标准见"心气不足"证的标准；2. 血虚证，凡具备以下症状中三项者为血虚：面色苍白，起立时眼前昏暗，唇色淡白，脉细。

三、测试方法

头发取样，以头顶中心为圆心，以 5 cm 为半径，在此范围内取距头发 2 cm 的头发；然后应用同位素源激发能量色散力荧光分析法测定（具体方法和头发处理略）。

四、结　果

虚证病人头发微量元素与正常组对照结果见表1；虚证各型头发微量元素对照结果见表2。正常对照组的测定结果与日本的报道最近似，与美国的测定数亦很接近，因此对照组的可靠性较大。我们测定的微量元素数据共800多个，其数值分散度很小，因而说明测试方法具有一定的正确性。

表 1　虚证病人头发微量元素与正常组对照　　　　　　单位：$\mu g/g$

元素	正常人组（例数）	虚证组（例数）	P 值	元素	正常人组（例数）	虚证组（例数）	P 值
Ca	1279.45±68.60（48）	398.67±46.38（57）	<0.01	Ni	3.99±0.52（34）	5.35±0.65（50）	>0.05
Cr	16.32±1.87（38）	8.02±0.91（51）	<0.01	Cu	13.35±1.48（48）	14.59±0.80（57）	>0.05
Mn	10.98±1.07（36）	5.51±1.54（22）	<0.01	Zn	144.97±4.80（48）	176.41±11.55（57）	<0.05
Fe	30.08±3.69（47）	15.68±1.39（55）	<0.01	Pb	12.36±3.31（48）	13.83±4.10（54）	>0.05

表 2　虚证各型头发微量元素对照　　　　　　单位：$\mu g/g$

元素	正常值	心气不足	肺肾阳虚	气血两虚	元素	正常值	心气不足	肺肾阳虚	气血两虚
Ca	1279.45	386.5	397.24	549.61	Ni	3.99	6.43	5.57	4.14
Cr	16.32	7.51	8.24	7.93	Cu	13.35	13.37	16.23	12.55
Mn	10.98	1.33	5.78	8.4	Zn	144.97	184.92	196.19	149.04
Fe	30.08	16.18	15.68	16.84	Pb	12.36	25.64	17.52	12.05

五、讨　论

虚证病人头发微量元素钙、锰、铬、铁的含量明显降低，就是一种丢失。而降低的幅度较大，达正常值的1/2以下，这种显著性差异，在临床上很有意义，可能是虚证的一种规律。

（原载于《上海中医药杂志》1988 年第 2 期）

《内经》"毛发应脏学说"初探

（1989）

郭教礼[1]　杨振平[2]

（1. 陕西中医药研究所　2. 安徽省滁县地区第一人民医院）

[导读] 中医古籍《内经》对人体各部毛发与脏腑的关系认识颇详，形成了"毛发应脏学说"的雏形：毫毛应肺腑，头发应肾脏，眉毛应膀胱，阴毛应肝胆，胡须应冲任。《内经》还明确提出毛悴、毛败、毛直、毛焦及毛发脱落等是人体衰竭、脏腑俱损的一个不良征光，提示疾病的

预后不佳。

鉴于目前中医对毛发在疾病诊断中的价值认识不足，有必要挖掘中医理论，并将之运用到实践中去，以便有效地指导临床诊治。

《内经》对人体各部毛发的记述较为详细，除人人皆具的头发、毫毛、眉毛及阴毛之外，还探讨了男性的胡须，并涉及人体的胸毛、腋毛、胫毛及爪毛（亦即三毛）等。而且认为毛发的生长，不但有赖于气血的滋养，而且也主乎脏腑，从而初步奠定了"毛发应脏"理论的基础，特略述如下，以求正于同道。

一、毫毛与肺脏

毫毛，俗称"汗毛"，《内经》又称为"皮毛"。据笔者不完全统计，全著明确将毫毛与肺直接联系在一起的共有 16 篇，可见一斑，足见毫毛与肺之间的密切关系。

《素问·六节脏象论》谓："肺者，气之本……其华在毛，其充在皮。"《素问·宣明五气论》中亦加佐证："肺之合皮也，其荣毛也。"的确，肺主气，"气主煦之"，卫气从上焦而出，行于肌腠，温煦肌表，从而促进毫毛的生长发育，诚如《灵枢·经脉》所谓："太阴（肺）者，行气温于皮毛者也。"肺主布津，散于肌腠，亦润养皮毛，《素问·经脉别论》说得简当："肺朝百脉，输精于皮毛"，《灵枢·决气》讲得更为形象："上焦开发，宣五谷味，熏肤充身泽毛，若雾露之溉。"总之，肺主宣发，布散津气，胡肺津盛衰直接影响着毫毛的荣枯。

肺主人身之表，而皮毛在表，故二者相合。肺气充足则皮肤坚固，腠理致密，邪不得入；反之，肺气虚弱，抗邪无力，则邪易侵入。六淫犯人，亦常从皮毛而进，损害肺脏，肺气失宣，则毫毛首先表现出病态，如《素问·玉机真藏论》说："是故风者，百病之长也。今风寒客于人，使人毫毛毕直。"《灵枢·刺节真邪》亦谓："虚邪之中人也，洒淅动形，起毫毛而发腠理"，即是指此而言。

除感病之外，内伤杂病引起的肺脏虚弱亦可导致毫毛发病，如《灵枢·经脉》谓："手太阴气绝，则皮毛焦，皮毛焦，则爪枯毛折；毛折者，则毛先死。"《灵枢·本神》亦谓："肺……皮革焦，毛悴色夭，死于夏"，均申明了肺脏发病可以直接表现出毫毛的异常改变，反之，我们也可根据毫毛的有无、荣枯、色泽、松固等情况来判断肺脏的盛衰，从而辅助临床辨治。

二、头发与肾脏

《素问·六节藏象论》云："肾者……其华在发。"肾与头发之间的联系，集中表现在肾气和肾精两个方面。

肾气为人身之本，主司机体的生长发育，所以也直接影响着头发的存落、长短、色泽、荣枯及精细等，正如《素问·上古天真论》所述："女子七岁，肾气盛，齿更发长……四七，筋骨坚，发长极，身体盛壮；五七，阳明脉衰，面始焦，发始堕……；丈夫八岁，肾气实，发长齿更……五八，肾气衰，发堕齿槁；六八，阳气衰竭于上，面焦，发鬓斑白……八八，则齿发去"，充分说明了头发与肾气之间的关系。

肾主藏精生髓，而髓汇为脑，而头发附于脑外，是肾精充盛的外在征象，正如《灵枢·经脉》指出："人始生，先成精，精成而脑髓生……皮肤坚而毛发长"，明确阐明了头发的生长，是在形体完善，肾精充盛，脑髓充足的条件下完成的。反之，如果肾精不足，则表现出头发的异常改变，即《素问·上古天真论》中所说："肾者，主水，受五脏六腑之精而藏之，故五脏盛，乃能写。今五脏皆衰，筋骨解堕，天癸尽矣，故发鬓白，身体重，步行不正，而无子耳。"

正因如此，在病理方面，肾脏亏虚，必有头发的病理改变，《灵枢》中确切指出："足少阴气绝，则骨枯……故齿长而垢，发无泽，发无泽者，骨先死""婴儿（先天不足）病，其头毛皆逆上者，必死"，明确了诊视头发在判断肾脏盛衰及疾病预后中的指导意义。

三、眉毛与膀胱

眉毛位于目上，其生长速度远不及头发迅速，与肾的关系不太密切，故俗有"眉无肾虚之说"。《内经》认为其与膀胱密切相关，太阳经气血循属眉位而营养眉毛。

《灵枢·经脉》说："膀胱足太阳之脉，起于目内眦，上额交巅"，所以在十二经脉中，只有膀胱经脉直接循属眉目。再则膀胱为多血之经，而眉毛的生长亦赖血气的奉养，因此如果太阳经血气充盛，而眉毛色黑而有光泽，不易脱落，即《灵枢·阴阳二十五人》中说："足太阳之上，血气盛则美眉，眉有毫毛。""美眉者，足太阳之脉气血多。"反之，如果膀胱功能失常，则"血多气少则恶眉，而多小理……恶眉者血气少。"此外，疫疠之气侵害人体，亦多从膀胱经侵入，可能也会出现眉毛病变，如《素问·长刺节论》说："病大风，骨节重，须眉堕，名曰大风。"

临床上眉毛脱落虽不太多见，但有些常与脱发并存，我们在按照脱发辨治的基础上，可酌情加入膀胱经引经药，或可收到较好疗效；还有一些与眉棱骨痛同时并见，可以从调理膀胱经气血入手二者兼治，在辨证的基础上灵活选用川芎、羌活、白芷及牛膝、当归等药，旨在开通膀胱经气，使血气顺利上达眉位，从而发挥生眉止痛的目的。

四、阴毛与肝胆

阴毛是指分布于生殖器周围的毛发而言。《内经》认为其主要与肝胆二经及冲任二脉之间密切相关。因为"肝足厥阴之脉……循阴股，入毛中，过阴器，抵少腹"，而"胆足少阳之脉……循胁里，出气街，绕毛际"，所以肝胆盛衰直接影响着阴毛的存亡和荣枯。

众所周知，肝脏除有主司人体气机之功外，还有藏血之功，而"气行则血行"，所以如果七情过激，则气机逆乱，血行不畅，不能充盈肝胆经脉以濡养外阴，自然会引起阴毛病变，如稀疏脱落、枯萎无泽等。《灵枢·论勇》曾指出："怒则气盛而胸胀，肝举而胆横，眦裂而目扬，毛起而面苍，此勇士之由然者也。"肝失条达，胆失疏泄，则气血随之逆乱，亦可引起阴毛病变，临床上部分席汉氏综合征患者常有此类表现，治以疏肝养血，常可收到一定的疗效。

肝主藏血，面冲为血海，两者均以血为用，加之冲脉起于胞中，下出会阴，任脉"起于中极之下，以上毛际，循腹里"，所以冲任与肝胆二经相似，也与阴毛有一定的内在联系。结合临床实际，谢海州老中医曾用补肾壮阳、调补冲任之法治愈阴毛、腋毛脱落为主要表现的病人，所用当归、女贞子、仙茅、仙灵脾及枸杞子等药，多为调补冲任之品，所以取效哗然，同时也证明《内经》的认识确实具有一定的科学性，值得推广应用。

五、胡须与冲任

《内经》对胡须的论述，集中反映在《灵枢》的《阴阳二十五人》及《五音五味》两篇中。它将其详分为髯（即两颊部位的胡须）、髭（即唇上鼻下的胡须）、须（即下颌部位的胡须），统称为胡须。而且认定胡须的有无和多少与冲任之气血盛衰直接相关，并涉及六阳经脉。

众所周知，男女之间有明显的性征区别，而胡须的有无则是其中的一个重要标志。现代医学认为其与性激素有关，而中医学是怎样认识的呢？《灵枢·五音五味》从生理病理方面指出："冲脉、任脉，皆起于胞中，上循脊里……循腹右上行，会于咽喉，别而络唇口，血气盛则充肤热肉，血独盛则澹渗皮肤，生毫毛。今妇人之生，有余于气，不足于血，以其数脱血也。冲任之脉，不荣唇口，故须不生焉"，可谓论述颇详。

也许有人会反问为什么有些男人也不生胡须，原因何在？《内经》阐述甚明："宦者，去其宗筋（外生殖器），伤其冲脉，血泻不复，皮肤内结，唇口不荣，故须不生，"显然，冲任受损，气血不荣仍为其根本原因。至于先天性疾病引起的胡须缺无，《内经》称之为"天宦"，指出："此天之所不足也，其冲任不盛，宗筋不成，有气无血，唇口不荣，故须不生。"归根到底，胡须缺无的原因还是在于冲任二脉气血不盛。

此外，按照《内经》的认识，人体六阳经脉均上循头面，而且各行不同部位，如足阳明经上绕口唇；手阳明经行于髭位；手太阳、手少阳经均循于髯位，如果血海有余，则这些经脉中的气血充盛而上养其位，故胡须的生长正常，反之则病。所以《灵枢·阴阳二十五人》说："足阳明之下……血气皆少则无毛""手阳明之上，血气盛则髭美；血少气多则髭恶；血气皆少则无髭。"至于髯须，自然与少阳等经有关："足少阳之上，气血盛则通髯美长，血多气少则通髯美短；血少气多则少髯；血气皆少则无髯"，此乃依据诸经的不同循行所提出的理论见解。

总之，《内经》对胡须的认识是比较具体的，并从中医理论上给予了一定的阐发，认为其与冲任气血盛衰直接相关，并与六阳经脉有一定的联系，不同于发主乎肾之说，笔者认为其于中医理论的完善，尚有裨益！

综上所述，不难看出，《内经》对人体各部毛发（毫发、头发、眉毛、阴毛及胡须等）与脏腑的关系认识颇详，形成了"毛发应脏学说"的雏形。《内经》还明确提出毛悴、毛败、毛直、毛焦及毛发脱落等是人体衰竭、脏腑俱损的一个不良征兆，提示疾病的预后不佳。它还创立了"左角发酒"，从而发现了头发的药用价值，对后世用药亦有一定的启发意义。鉴于目前中医对毛发在疾病诊断中的价值认识不足，对许多毛发病变（如白发、脱眉等）常常束手无策，笔者认为有必要挖掘中医理论，并将之运用到实践中去，以便有效地指导临床诊治。

（原载于《陕西中医函授》1989 年第 2 期）

冠心病患者头发中微量元素与中医辨证关系的初步观察

（1989）

梁国荣[1]　沈占南[1]　黄定九[1]　黄铭新[1]　汪学朋[2]　张元勋[2]

（1. 上海仁济医院　2. 中国科学院上海原子核研究所）

[导读] 上海老年前期（45~64 岁）冠心病男女性气虚、肾虚和血淤证患者的共同特征是，发中铜含量显著升高和钙含量显著降低，气虚证患者锶含量降低、铅含量升高。女性老年前期各证患者发锰含量显著降低，男性老年期各证患者发锰显著升高。

近年，国内外不少报告提及冠心病发病与微量元素的关系。但有关冠心病患者头发中微量元素含量与中医辨证关系的报道还不多。本文在 159 例冠心病患者中，根据辨证的标准，选择辨证比较典型、无其他兼症的患者 125 例，通过辨证，分为气虚、肾虚、血淤组，进行头发微量元素的检测，并与对照组比较，现分析如下。

一、材料与方法

（一）材料来源

159 例冠心病患者均选自我院冠心病门诊及住院病员，无其他血管疾患合并，其中男性老年前期组 70 例（45～64 岁），男性老年期组 44 例（65～77 岁），女性老年前期组 34 例（45～64 岁），女性老年期组 11 例（65～83 岁）。患者的临床症状和心电图等检查资料符合 1979 年中国制定的冠心病诊断标准。健康对照组采用与冠心病相对应的性别、年龄和例数。对照组中健康成人均剔除有金属职业接触史者，而 65 岁以上老年人则系普查劳保单位及就近地段的退休职工，年龄 65～86 岁。采集病史，结合体验，剔除有急、慢性感染，高血压，心血管疾病，恶性肿瘤，以及患有各种器质性疾病的老年患者，再进行血、尿、粪常规，肝功检查，胸透，心电图运动试验检查，结合临床进行过筛，剔除慢性阻塞性肺部病患、潜隐性肝病、肾病，以检查中有阳性表现的冠状动脉粥样硬化性心脏病患者作为对象。

（二）辨证标准

冠心病的中医辨证，总的说来是正虚为本，而淤血、痰浊为标，属本虚标实、虚实互见。本文观察病例，以气虚、肾虚、血淤多见。为了便于统计，故按上述三种辨证情况来对 125 例进行分析。（1）气虚须具备下列六项中三项，其中舌胖或有齿印为必备者：①神疲乏力；②少气或懒言；③声低气怯；④自汗；⑤舌胖或有齿印；⑥脉软无力。（2）肾虚须具备下列七项中三四项：①耳鸣或耳聋；②发脱或齿摇；③腰酸肢软；④足跟痛；⑤性功能减退；⑥夜尿频或余沥不尽；⑦尺脉弱。（3）血淤须具备下列五项中二三项：①胸痛；②痛有定处；③舌质暗红或淤斑；④舌下小血管扩张；⑤脉弦细、涩或结代。

（三）分析方法和原理

同位素源激发 X 射线分析，是 X 射线荧光分析法的一个分支，由于使用了 Si（Li）探测器记录特征 X 射线能谱，它可以进行多元素的同时分析。当同位素源发射的光子能量大于可持测元素内壳层电离能时，会使内壳层电离而产生空穴，外层电子填充该空穴时，会以一定概率发射出特征 X 射线，测定 X 射线的能量和强度，就可以进行定性和定量分析。

（四）头发样品的收集和处理

样品尽可能收集一次理发剪下的枕部短发，避免掺入用金属发夹及化学烫发部分，以免影响结果，样品不能少于一克。发样用肥皂粉浸洗二次，再用洗涤剂 5% 浸泡一小时，并不断搅动，以后用蒸馏水及重蒸馏水冲洗干净，干燥后备用，精确称取 1 克发样置于坩埚中，在 600℃ 条件下放入马福炉中灰化，5～6 小时后发样完全变成白色粉末。在灰化后的粉末内加入含 200 微克内标钇的 6N 硝酸，使灰分完全溶解，将溶液转移到 6 微米厚的涤纶膜上制靶，在大约 10^{-2} 真空下脱水干燥后直接进行测量分析，用同位素源激发 X 射线分析法测定灰分中微量元素的含量，测量的时间一般在半小时之间。

二、结　果

由表 1 男性老年前期冠心病例中，可见气虚组锶、钙明显低于对照组（$p < 0.05～0.01$），而铅、锌、铜则明显高于对照组（$p < 0.05～0.001$）；肾虚组锶、钙低于对照组，而铜高于对照组（$p < 0.05～0.001$），血淤组锌、铜高于对照组（$p < 0.01～0.001$），而钙低于对照组（$p < 0.001$）。

由表 2 女性老年前期冠心病气虚组铜、铅高于对照组（$P < 0.05～0.001$），锰低于对照组（$P < 0.01$）；而肾虚组铜高于对照组（$P < 0.001$），锰、钙低于对照组（$P < 0.05～0.01$）；而血淤组锶、锰、钙低于对照组（$P < 0.05～0.01$），铜、铅高于对照组（$P < 0.05～0.01$）。

由表 3 可见男性老年期冠心病肾虚组锌低于血淤组及对照组，而锰高于对照组（$P < 0.02$）；血淤组锰、铅高于对照组（$P < 0.05～0.02$）。各种锌/铜比值均低于对照组，男性以肾虚组低于对照组，女性以气虚组低于对照组，表现更为明显。

表1 男性老年前期冠心病（气虚、肾虚、血淤组）头发微量元素测定结果 单位：$\mu g/g$

元素	1. 气虚组	2. 肾虚组	3. 血淤组	4. 对照组
锶	(14) 1.88 ± 1.22**	(9) 1.41 ± 1.47*	(37) 3.05 ± 6.21	(30) 4.33 ± 3.28
铅	(14) 14.3 ± 26.4**	(9) 8.76 ± 7.34	(37) 6.52 ± 5.26	(115) 6.11 ± 5.72
锌	(14) 190 ± 51.9**	(9) 181 ± 30.8	(37) 187 ± 28.9**	(120) 163 ± 32
铜	(14) 12.1 ± 4.87***	(9) 13.3 ± 3.41***	(37) 13.4 ± 4.65***	(119) 8.71 ± 2.16
镍	(14) 0.95 ± 0.48	(9) 0.74 ± 0.21	(37) 0.77 ± 0.43	(120) 0.7 ± 0.44
铁	(14) 12.3 ± 4.04	(9) 10.5 ± 2.97	(37) 11.5 ± 7.74	(120) 10.4 ± 3.67
锰	(14) 2.28 ± 1.04	(9) 1.96 ± 1.15	(37) 2.52 ± 2.5	(38) 2.74 ± 1.46
钙	(14) 754 ± 323***	(9) 729 ± 237**	(37) 931 ± 795***	(120) 1590 ± 965
锌/铜	15.7	13.6	13.96	18.71

注：① ( ) 内为例数，②与对照组比较，*$P < 0.05$，**$P < 0.01$，***$P < 0.001$。

表2 女性老年前期冠心病（气虚、肾虚、血淤组）头发微量元素测定结果 单位：$\mu g/g$

元素	1. 气虚组	2. 肾虚组	3. 血淤组	4. 对照组
锶	(10) 6.08 ± 5.47*	(10) 6.05 ± 7.88	(10) 4.9 ± 8.06**	(30) 9.92 ± 5.34
铅	(12) 6.53 ± 2.91*	(10) 5.93 ± 3.22	(10) 7.35 ± 5.27**	(113) 4.27 ± 3.22
锌	(12) 174 ± 19.6	(10) 191 ± 35.1	(10) 19.1 ± 74.2	(120) 181 ± 38
铜	(12) 15.9 ± 5.32***	(10) 15 ± 3.18***	(10) 12.8 ± 4.36*	(119) 9.68 ± 3.7
镍	(12) 1.22 ± 1.5	(10) 1.15 ± 0.89	(10) 1.62 ± 2.35	(119) 1.53 ± 1.41
铁	(12) 1.54 ± 8.35	(10) 16.5 ± 11.7	(10) 21.5 ± 16.5	(121) 13.4 ± 7.47
锰	(12) 3.22 ± 1.99**	(10) 3.78 ± 2.98*	(10) 3.21 ± 4.6*	(36) 6.03 ± 2.97
钙	(12) 1623 ± 1063*	(10) 1286 ± 1027**	(10) 1096 ± 146**	(120) 2073 ± 362
锌/铜	10.94	12.73	14.92	18.70

表3 男性老年期冠心病（肾虚、血淤组）头发微量元素与对照组比较 单位：$\mu g/g$

元素	1. 肾虚组	2. 血淤组	3. 对照组
锶	(10) 2.03 ± 15.9	(25) 2.78 ± 4.19	(38) 1.80 ± 1.64
铅	(10) 7.79 ± 6.81	(25) 7.8 ± 5.81*	(34) 5.57 ± 4.4
锌	(10) 181 ± 26.8**	(25) 207 ± 29.9	(35) 212 ± 26
铜	(10) 12 ± 3.99	(25) 12.5 ± 4.02	(38) 11 ± 3.34
镍	(10) 0.63 ± 0.29	(25) 0.82 ± 0.43	(38) 0.7 ± 0.36
铁	(10) 9.56 ± 1.58	(25) 14 ± 11.4	(33) 13 ± 5.94
锰	(10) 2.53 ± 3.48**	(25) 2.24 ± 1.57**	(38) 1.34 ± 0.87
钙	(10) 787 ± 601	(25) 918 ± 490	(38) 798 ± 387
锌/铜	15.08	16.58	19.27

三、讨 论

微量元素不平衡，均可引起机体生理功能及代谢变化，而产生临床症象。

在中医辨证中，本文结果（表3）提示老年期男性冠心病肾虚组发锌值低于对照组（$P < 0.01$），也

低于血淤组（$P < 0.02$），差异显著，提示锌不足与肾虚的关系；但本文结果在老年前期冠心病肾虚组这种关系不明显或不一样，这似乎应该考虑老龄、性别的因素。锌是人体必需的微量元素，低锌可能是老年期男性产生肾虚因素之一。在动物饲料中缺少锌可产生秃发，本文老年男性冠心病肾虚组均见不同程度的秃发。《素问·六节脏象论》云："肾者其华在发。"把秃发作为肾虚一项辨证标准，有其内涵意义。曾有人认为锌对解除秃发有一定作用。饮食中锌不足，内分泌参数亦有显著改变，可表现为性腺功能减退、发育不足，是造成虚证的原因之一。老年虚证 T 细胞数明显低于成年人，而口服锌剂可使 T 淋巴细胞显著增加。锌对缓解心绞痛有一定作用。中医学认为肾为先天之本。《医学正传》云：肾元盛则寿延，肾元衰则寿夭。肾、生殖器官、精液中锌含量相当丰富，前列腺的锌含量亦高于其他组织。锌对这些组织的功能影响显然从中可以得到解释。

男性老年前期冠心病气虚、肾虚组锶、钙与对照组比明显下降；而在女性老年前期冠心病血淤组与对照组相比，锶、钙亦明显下降。因此，在探讨中医辨证与微量元素之间关系，同样需要与年龄、性别、临床情况联系起来分析。有报告认为冠心病、动脉粥样硬化发锌降低。但通过本文中医辨证分析，我们认为在老年期男性肾虚的冠心病患者发锌明显降低，似乎更为确切。发锌/铜比值，冠心病各组均低于对照组，而在男性以肾虚组更为明显；女性以气虚组为明显，这对中医辨证可能有帮助。有人认为冠心病人主要是铜增高，从而导致锌/铜比值降低。也有报告认为冠心病不仅与食物中铜含量有关，而且还与锌/铜比例失调有联系。本文结果证实了各组病人铜都比对照组高，而锌都比对照组低。再者本文结果提示女性老年前期冠心病各组发锰显著低于对照组；而男性老年期冠心病各组发锰显著高于对照组。锰对维护线粒体功能是重要的，心肌损伤时往往引起血锰增高。有报道谓发锰在老年人中明显低于非老年人。本文报告老年期男性冠心病人发锰高于对照组，而与女性老年前期冠心病人的不同，这是否意味着老年期男性冠心病患者心肌损伤往往比女性明显，有必要进一步研究和探讨。

（原载于《微量元素》1989 年第 4 期）

头发锌、锰元素与体内阴阳盛衰
关系的初步观察

（1991）

刘正才　蒋继杰

（成都军区老年病研究所）

[导读] 从检查 420 例四川成都患者头发锌、铜、镁、钙、锰、铁的情况时，发现头发锌、锰含量与阴虚、阳虚证有密切关系。一般说来，可据发锌值的多少判断其阴虚的程度，发锌低于正常值低限越低，说明阴越虚；发锰值的大小可判定阳虚的程度，发锰低于正常值低限越大，阳虚的程度也越重。

　　根据发锌、发锰的检查结果，不仅可以判断证候的属性，审查体内的阴阳盛衰，还可了解其盛衰的程度，即可对体内阴阳的盛衰定量。

目前，检查头发中的微量元素已在许多医院开展起来，但其临床意义多从营养学角度观察。如何将微量元素作为中医辨证的一项客观指标，也曾有人做过一些工作，但关于发锌、锰的关系却未见有人论及。从我们所查 420 例发锌、铜、铁、镁、钙、锰的情况，结合临床分析，发现锌、锰元素与阴虚、阳虚证有密切关系，并可作为临床判定阴阳盛衰情况的一项客观指标。现报告如下，以就正于同道。

一、发锌、锰判定阴阳盛衰的标准

我们将采集的发样，全部送四川省地质矿产局中心实验室，该室用日本产 180-80 型原子吸收分光光度计测定。所有查发者均先经西医诊断和中医辨证后，采发样送检。我们在送检单上不填写中西医诊断，因此，发检结果完全客观。

该实验室发锌的正常值为 150～200 $\mu g/g$；发锰的正常值 0.5～1.5 $\mu g/g$。我们根据 420 例（年龄在 45 岁以上，最大为 90 岁；男 258 例，女 16 例）发锌、锰的检测结果，结合检前的中医辨证诊断拟定了如下几条判断阴阳盛衰情况的标准（此标准适合年龄在 35 岁以上的男女慢性病患者）。

1. 发锌在正常值范围（150～200 $\mu g/g$），而发锰也在正常值范围（0.5～1.5 $\mu g/g$），属于阴阳基本平衡。若锌、锰都超过正常值高限，但锰未超过 1 倍者，亦可视为阴阳大体平衡。

2. 发锌低于正常值低限（150 $\mu g/g$），而发锰高于正常值低限（0.5 $\mu g/g$）者；或发锌在正常值范围内（大于 150 $\mu g/g$、低于 200 $\mu g/g$），而发锰高于正常值高限（1.5 $\mu g/g$）者；或发锌高于正常值高限（200 $\mu g/g$），而发锰高于正常值高限 1 倍（3.0 $\mu g/g$）以上者，为"阴虚"或"阴虚阳亢"。

3. 发锌高于正常值低限（150 $\mu g/g$），而发锰低于正常值低限（0.5 $\mu g/g$）者；或发锌高于正常值高限（200 $\mu g/g$），而发锰低于正常值高限（1.5 $\mu g/g$）者为阳虚或"阳虚阴盛"。

4. 发锌、锰都低于正常值低限者，为阴阳两虚。

二、发锌、锰在临床辨证中的意义

按照上述标准，我们对 30 例老年病患者的辨证诊断作了回顾对照。

从对照中可以看出，这 30 例老年病患者发锌、锰检查结果的辨证诊断，与检查前的辨证诊断相对照，仅两例不相符，这两例均属瘀血证为主，而其寒热征象不明显，即不偏阴虚或阳虚。其符合率为 93% 以上。严格说来，这两例也是符合的，只是我们尚未摸索出瘀血证的微量元素变化规律。

根据发锌、锰的检查结果，不仅可以帮助我们判断证候的属性，审查体内阴阳的盛衰，还可以了解其盛衰的程度，即可对体内阴阳的盛衰定量。一般说来发锌低于正常（150 $\mu g/g$），其值越低，说明阴越虚。例如，有一例最低值 40.9 $\mu g/g$，为一慢性气管炎合并糖尿病的 77 岁患者，乃肺虚及肾，所以阴虚情况较重；另一例 48.2 $\mu g/g$，临床上也表现出典型的肾阴虚症状。但因病例不多，观察不久，还不能单从发锌值来判断属于哪一脏器的阴虚，但确可据发锌值的多少判断其阴虚的程度，指导临床用养阴药的剂量。若发锌超过正常值的高限（200 $\mu g/g$），而发锰又显著低于正常值者，说明"阴盛"。这个"阴盛"表示水饮、痰浊或湿浊等阴邪盛。究竟属何种阴邪盛则需结合临床表现才能确定，但可说明，发锌超过正常值高限越多，阴邪的程度越重。

发锰低于正常值低限越大，说明阳虚的程度也越重。所查病历中较低的为 0.27 $\mu g/g$、0.29 $\mu g/g$，一为脑血栓、一为冠心病。前者为肾阳虚，痰瘀阻滞脑络；后者为心阳虚，痰浊闭阻心阳。也说明单据发锰值，虽难以判断何脏阳虚，而阳虚的性质却可以确定。发锰值的大小，也可判定阳虚的程度。例如，帕金森氏病患者发锰有的为 0.49 $\mu g/g$，有的为 0.40 $\mu g/g$。前者之阳虚主要表现为痰浊盛，而阳虚症状不很明显；后者除有痰浊外，还有较明显的阳虚症状。发锰所反映的"阳虚"，还包括气虚。与发锌对比分析，发锌低于正常值，发锰超过 1.5 $\mu g/g$ 以上者，为"阳亢"或"阳旺"。阳亢有阴虚阳亢之意；"阳旺"有"火旺"之意，火旺包括湿热、痰火，其本质有阴虚的一面。

当然，究竟是"阳亢"还是"阳旺"，是何种阳旺，也须结合临床表现分析。但大方向是可断定的，程度是可量化的，因而我们可以根据其值的大小，确定其相应的药量。

三、结　语

综上所述，不难看出发锌、锰确实存在着阴阳辨证关系，可作为临床辨证阴阳盛衰的一项客观参考指标。再结合富含锌、锰元素的中药和食物，对遣方用药很有指导意义。目前由于各实验室和各地区发锌、锰的正常值有一定差异，因此，我们据发锌、锰值所制定的判断阴阳盛衰情况的标准，其具体数据不一定具有普遍意义，但这一原则是实用的，颇有深入探讨的价值。

（原载于《中医药研究》1991 年第 1 期）

舌象与微量元素的关系

（1992）

陆祖才　韦金育　张丽生　玉太存

（广西扶绥县肝癌防治研究所）

[**导读**]　从广西扶绥原发性肝癌患者和健康成人的比较中，观察到舌质、舌苔和舌脉均与微量元素有一定关系。肝淤舌患者发铜升高、发铬降低；黄腻舌患者发铁含量比薄白舌低；舌脉异常者发铜含量和铜/锌比值升高。

从舌象的变化推测了解体内元素的含量，对指导临床治疗有一定的意义。

舌诊是中医望诊的一个重要组成部分，是中医进行临床辨证施治的重要依据之一。为了探讨舌象与微量元素的关系，我们对 69 例成人进行了舌象观察，并测定了发中铜、锌、铁、铬、锰、镍、钼、硒 8 种微量元素，现将分析结果报告如下。

一、对象和方法

（一）对象

本组 69 例中，男性健康成人 32 例，年龄 20～40 岁；原发性肝癌 37 例（其中女性 3 例）年龄 30～60 岁。肝癌患者为广西医学院附院及区肿瘤研究所等单位住院确诊的病人，其中病理诊断 14 例，余为临床诊断，符合 1977 年全国肝癌协作会议所拟定的原发性肝癌诊断标准。

（二）舌象观察方法

采用中国中西医结合研究会中医诊断协作组所制舌诊比色板，按该组所规定的舌诊观察法进行观察记录。

（三）发样测定法

1. 采样及样本处理按常规方法。

2. 测定方法：用日立 Z-6000 型原子吸收分光光度计和氢化物发生—原子吸收流动注射分析技术测定硒，用日立 Z-6000 型偏振塞曼火焰原子吸收分光光度计测定铁、铜、锌、锰、镍；用日立 Z-7000 型偏振塞曼原子吸收光谱仪测定钼、铬。

二、结　果

（一）舌象

舌质淡红24例，青紫14例，肝淤舌（指在舌的左右两侧边缘呈青或紫色，成条纹状，或不规则形状的斑状黑点的舌象）11例，其他（包括淡白、红、降等舌象）20例。舌苔薄白33例，薄黄24例，黄腻9例，白腻3例；舌脉正常49例，异常20例。本组健康成人未见有肝淤舌、黄腻苔和白腻苔。

（二）舌质与微量元素的关系（表1）

肝淤舌与淡红舌（正常）比较，发锌、铁、锰、镍均稍升高，但无显著性差异。发铜含量升高有显著性差异（$P < 0.05$），发铜/锌比值也有轻度升高。发钼、硒含量稍低，未见显著差异。发铬含量减低，有显著性差异（$P < 0.05$）。

表1　舌质与微量元素的关系　　　　　　单位：$\mu g/g$

元素	淡红（24例）平均值±标准差	青紫（14例）平均值±标准差	肝淤舌（11例）平均值±标准差
Cu	9.1018±2.3193	9.0693±1.2881	11.1109±2.9192*
Zn	114.8175±25.3203	125.0157±20.5269	112.0540±30.9474
Fe	14.7342±6.6668	15.8386±7.0155	17.4373±6.0386
Cr	0.1608±0.0618	0.1350±0.0667	0.1164±0.0361*
Mn	1.8271±1.3628	1.5986±1.4254	2.1009±1.7140
Ni	0.3754±0.2356	0.3536±0.1809	0.5409±0.2622
Mo	0.0503±0.0258	0.0400±0.0260	0.0409±0.0212
Se	0.5135±0.1005	0.4207±0.1909	0.4397±0.1596
Cu/Zn	0.0851±0.0280	0.0752±0.0201	0.1051±0.0497

注：* $P < 0.05$。

（三）舌苔与微量元素的关系（表2）

黄腻苔与薄白苔（正常）比较，铜、锌含量及铜/锌比值稍偏高，未见显著差异。铁含量偏低有显著性差异（$P < 0.05$），铬、锰、镍、铜、硒含量均减低，未见显著差异。

表2　舌苔与微量元素的关系　　　　　　单位：$\mu g/g$

元素	薄白（33例）平均值±标准差	薄黄（24例）平均值±标准差	黄腻（9例）平均值±标准差
Cu	9.4115±2.2299	9.0163±2.8799	10.7911±1.9683
Zn	117.3038±30.2005	113.51±23.8645	119.3844±25.0895
Fe	16.0497±6.1640	14.7488±4.5855	11.4600±9.9158*
Cr	0.1530±0.0710	0.1408±0.0670	0.1144±0.0194
Mn	2.0097±1.4339	2.0513±1.4922	1.3933±1.0351
Ni	0.4118±0.2917	0.4213±0.2936	0.3844±0.1291
Mo	0.0518±0.0247	0.0513±0.0187	0.0367±0.0265
Se	0.5073±0.1469	0.4588±0.1384	0.4200±0.1869
Cu/Zn	0.0831±0.0296	0.0852±0.0399	0.0958±0.0321

注：* $P < 0.05$。

（四）舌脉与微量元素的关系（表3）

异常舌脉与正常舌脉比较，发铜含量显著升高（$P < 0.001$），铜/锌比值也显著升高（$P < 0.01$），均有非常显著的差异。

表3　舌脉与微量元素　　　　　　　　　　　　　　　　　　单位：$\mu g/g$

元素	正常（49 例）	异常（20 例）	元素	正常（49 例）	异常（20 例）
	平均值 ± 标准差	平均值 ± 标准差		平均值 ± 标准差	平均值 ± 标准差
Cu	8.8049 ± 2.1554	10.9775 ± 2.4796 ***	Ni	0.3800 ± 0.2690	0.4830 ± 0.2577
Zn	118.2690 ± 25.8499	109.3053 ± 29.1084	Mo	0.0498 ± 0.0231	0.0395 ± 0.0226
Fe	16.8480 ± 7.911	15.9645 ± 5.8327	Se	0.4657 ± 0.1381	0.4990 ± 0.1670
Cr	0.1451 ± 0.0688	0.1255 ± 0.0609	Cu/Zn	0.0785 ± 0.0277	0.1034 ± 0.0400
Mn	2.1345 ± 1.5346	1.4665 ± 1.0531			

注：** $P < 0.01$；*** $P < 0.001$。

三、讨　论

（一）本资料表明，舌象与微量元素有一定关系

肝淤舌与淡红舌比较，发中铜含量显著高，铬含量显著低，而本组肝淤舌只见于肝硒病人，健康成人未见有此舌象，这和有关文献报道血清铜在恶性肿瘤时明显升高意见比较一致，并和有人报道肝癌病人发中铬含量低于健康人也是一致的。此外，有人报道，在肝癌高发区人群的血液铜含量都偏低，似乎肝癌发病与缺铜有关。我们知道，铜主要是经肝胆途经代谢，肝癌患者血铜升高可能因肝代谢功能障碍而引起。当胆管癌、胰头癌引起阻塞性黄疸时，血清铜的升高尤其显著。血清铜增高的疾病，还可见于胆道疾患、贫血、结缔组织疾病、感染、心肌梗死及妊娠等，但这些疾病一般只是铜轻度增高或正常，与恶性肿瘤铜含量显著增高不同。

（二）微量元素铁与舌苔有一定关系

黄腻苔病人的发铁含量明显低于薄白苔（$P < 0.05$），有显著性差异。本组黄腻苔病人都是肝癌患者健康成人未见有黄腻苔。从中医观点来看，黄苔主热，腻苔主湿，黄腻苔主湿热证。在本组病例中主要见于肝癌兼有消化功能障碍的患者，黄腻苔病人发铁低于薄白苔，这与文献报道肝癌病人发中铁和血中铁低于健康人，两者之间有显著性差异是一致的。黄腻苔病人因为有湿热，胃纳不佳，消化功能紊乱，因而饮食中铁摄入量不足，吸收不好，结果造成铁含量降低。

（三）舌脉的变化与铜的含量密切相关

异常舌脉铜的含量与铜/锌比值与正常舌脉比较，前者明显高于后者，有非常显著差异（$P < 0.001$，$P < 0.01$），舌脉异常包括饱满、粗张、弯曲，究其原因，可以认为由于肝脏淤血使舌静脉间接淤血而发生，这也是中医的一种血淤证。血淤证与微量元素的关系有报道发现溴含量显著降低，铜明显升高。与我们测定发铜含量的结果是一致的。

（四）我们研究舌象与微量元素的关系

可以从舌象变化的观察去了解体内微量元素的含量，从而掌握疾病与微量元素的联系，对临床治疗有一定意义。肝淤舌或舌脉粗张的病人体内铜含量显著增高，我们可以给予钙剂，以抑制铜的吸收和利用，或给予钼以阻碍铜的吸收。锌、锰对铜也有拮抗作用，可以采用中药杜仲、川续断、补骨脂、熟地、枸杞等治疗，这些都是富含锌、锰的药物，黄腻苔铁含量显著降低可给予铁剂治疗。

广西分析测试中心和本所部分同志协助工作，特此致谢。

（原载于《微量元素与健康研究》1992 年第 3 期）

肾气虚、肾气阴两虚、脾气虚证微量元素谱的判别分析

（1992）

徐志伟[1] 邓中炎[1] 潘 毅[1] 李建平[1] 梁幼雅[1] 宋述才[1]

张新春[1] 余煜棉[2] 陈美红[2] 黄东瑞[2]

（1. 广州中医学院 2. 广东工学院）

[导读] 发中铷含量降低可能是广州成人肾虚证的特异性变化之一。测量头发中 8 种元素含量，应用马氏距离法选择一定的特征参量，对肾气虚—肾气阴两虚、肾气虚—脾气虚、肾气阴两虚—脾气虚的判别准确率分别为 87%、75%、83%，进一步证实了中医不同证候与多种微量元素有重要的联系。

中医"证"的微量元素谱研究，将可能为进一步阐明中医"证"的实质提供重要线索。

微量元素与人体的健康和疾病有着极密切的关系，已引起普遍重视。它与中医不同证候（简称"证"）的形成是否也相关？为了探讨中医证候与微量元素的关系，我们检测了 107 例肾气虚、肾气阴两虚、脾气虚证患者头发中 8 种微量（和宏量）元素的含量，并应用电子计算机马氏距离法模式识别进行判别分类，现将结果报告如下。

一、资料与方法

（一）临床资料

1. 辨证标准：参照 1986 年全国中医虚证辨证标准及中医证候规范。

2. 一般资料：107 例均为本院附属医院门诊、住院患者，其中男性 17 例，女性 90 例；年龄 15～58 岁，平均 31.2 岁。各组病种：肾气虚组和肾气阴两虚组主要有不孕、不育症、先兆流产、习惯性流产、早孕反应等；脾气虚组主要是重症肌无力等病。

（二）检测方法

用清洁不锈钢剪刀，剪取患者枕后部发根处发样约 1 克，按常规方法洗涤处理，使用 SP1900 型原子吸收分光光度计，参照一定分析方法测定头发中锌、铜、铁、钙、镁、锰、锶、铷 8 种元素的含量。

（三）特征参量的选择

检测结果进行统计学处理，并应用计算机多因素分类马氏距离判别法对数据进行分析。为了选择最少的特征参量而达到最佳分类的目的，我们比较了缺少某个元素时，对分类判别的影响，从而对特征参量加以筛选。

二、结 果

（一）不同证候患者头发中 8 种元素测定结果见表 1；主要几种微量元素与广东正常人比较见表 2。

（二）计算机马氏距离法判别分类结果见表 3，表 4，表 5，表 6。

从表 3 可知，对于肾气虚与肾气阴两虚组，当 8 种元素作为特征参量时，总回判率已达 91%，采用减少某一个元素视其对判别率影响程度进行筛选，当分别删去镁、锶、铷和同时删去时，总回判率没有

变化或变化较少，说明这三种元素对分类贡献不大。如再同时删去锌元素时，总回判率开始明显降低，说明锌为较重要元素。故对这两类证候来说，锌、铜、铁、钙和锰作为判别的特征参量。同样方法处理，肾气虚组与脾气虚组的判别特征参量为锶、铁、铜、镁、锰；而肾气阴两虚组与脾气虚组的判别特征参量为铜、铁、锌、锰、钙。

从表 3，表 4，表 5 看出，选择一定的元素作为判别的特征参量时，各类型总回判率分别为 87%、75%、83%，判断结果较满意。

表 1 不同证候患者头发中 8 种元素含量　　　　　　　单位：$\mu g/g$

组别	例数	元素			
		Zn（锌）	Cu（铜）	Fe（铁）	Ca（钙）
1. 肾气虚组	65	200.26 ± 37.90	16.17 ± 4.31	36.12 ± 23.53	893.89 ± 668.45
2. 肾气阴两虚组	14	206.25 ± 53.82	14.25 ± 1.92	38.78 ± 14.78	1280.90 ± 787.60**
3. 脾气虚组	28	189.73 ± 57.40	16.24 ± 3.79	37.67 ± 31.06	785.94 ± 562.38

组别	例数	元素			
		Mg（镁）	Mn（锰）	Sr（锶）	Rb（铷）
1. 肾气虚组	65	62.29 ± 28.99	5.79 ± 5.31	2.49 ± 1.74	0.15 ± 0.21
2. 肾气阴两虚组	14	65.65 ± 22.20	5.49 ± 4.49	3.11 ± 1.76	0.16 ± 0.20
3. 脾气虚组	28	62.30 ± 27.49	5.28 ± 3.10	2.68 ± 1.70	0.32 ± 0.55*

注：* 3 组与 1 组比较 $P < 0.05$；** 2 组与 1 组、2 组与 3 组比较 $P < 0.05$。

表 2 不同证候患者与正常人几种微量元素含量比较表　　　　　　　单位：$\mu g/g$

	锌	铜	铁	锰
广东正常人	158.51 ± 10.12	17.74 ± 0.92	44.07 ± 3.09	7.62 ± 0.58
肾气虚组	200.26 ± 37.90***	16.17 ± 4.31***	36.12 ± 23.53*	5.79 ± 5.31*
肾气阴两虚组	206.25 ± 53.82**	14.25 ± 1.92***	38.78 ± 14.78	5.49 ± 4.49*
脾气虚组	189.73 ± 57.40*	16.24 ± 3.79*	37.67 ± 31.06	5.28 ± 3.10***

注：* $P < 0.01$；** $P < 0.005$；*** $P < 0.001$。

表 3 肾气虚组与肾气阴两虚组准确判别率

	不缺	缺少元素										
		Zn	Cu	Fe	Ca	Mg	Mn	Sr	Rb	Mg·Sr	Mg·Sr·Rb	Mg·Sr·Rb·Zn
两组总回判率（%）	91	91	87	83	88	91	91	91	91	90	87	82

表 4 肾气虚组与脾气虚组准确判别率

	不缺	缺少元素										
		Zn	Cu	Fe	Ca	Mg	Mn	Sr	Rb	Ca·Zn	Ca·Zn·Rb	
两组总回判率（%）	74	73	71	70	76	71	73	64	76	73	75	

表 5 肾气阴两虚组与脾气虚组准确判别率

	不缺	缺少元素										
		Zn	Cu	Fe	Ca	Mg	Mn	Sr	Rb	Sr·Mg	Sr·Mg·Rb	
两组总回判率（%）	81	78	76	76	83	81	78	83	78	83	83	

表 6 各组微量元素特征参量表

比较类别	特征参量（作用从大到小排列）
肾气虚组与肾气阴两虚组	铁　铜　钙　锌　锰
肾气虚组与脾气虚组	锶　铁　铜　镁　锰
肾气阴两虚组与脾气虚组	铜　铁　锌　锰　钙

三、讨　论

（一）元素含量差异分析

各证候组主要几种微量元素与正常人比较，除锌外均低于正常人，而且大多数都有统计学意义，见表 2。从表 1 的结果看，一方面，各证候之间的金属元素比较，多数无显著性差异，反映了肾气虚、肾气阴两虚、脾气虚不同证候都存在着气虚这一共性。另一方面，各证候间也存在某方面的特点。肾气阴两虚组的钙、铁、镁、锶的浓度高于肾气虚组和脾气虚组，其中钙有显著性差异（$P < 0.05$），而铜的含量较肾气虚组和脾气虚组低。

肾气虚组、肾气阴两虚组的铷含量均低于脾气虚组，肾气虚组与脾气虚组比较，其差异有显著性意义（$P < 0.05$）。有学者研究表明，铷可能与生命过程有关，并发现人体的含铷量随年龄增高而逐渐降低；铷还是人牙齿的正常组成成分，而且与牙齿的生长发育有关。这与祖国医学认为肾中精气随进入衰老期而衰减相吻合；中医有"肾主骨""齿为骨之余"的理论，提示微量元素铷含量降低，可能是肾虚证的特异性变化之一。另有文献报道，虚证的锌较正常人低，而我们所检测的结果则高于正常人，这可能与病人长时间服用补益中药有关，因补益中药多有较高的锌含量，具体确切的原因有待进一步研究。

（二）证候分类与微量元素谱有关

应用计算机多因素分类判别法对肾气虚、肾气阴两虚、脾气虚证微量元素含量进行分类，总准确回判率分别为 87%、75%、83%，证实了中医不同证候与多种微量元素有关。特征参量表显示，铁、铜、锰、锌、钙、锶与肾气虚、肾气阴两虚、脾气虚证相关。这些都是人体必需的微量元素，对人体的生理病理有着重要影响，直接参与各种酶和蛋白质的合成，具有促进人体生长发育、新陈代谢，维护免疫功能，促进性器官正常发育和性机能正常等作用。这些生理效应与中医脏象理论认为，脾为"后天之本"，主运化水谷精微，为气血生化之源，又主肌肉四肢；肾为"先天之本"，藏精，主生殖，促进人体生长发育，又主骨等功能相吻合。当缺乏时会使免疫功能减低，影响生长发育、新陈代谢，生殖系统功能受损等，而出现四肢乏力、精神倦怠、食欲不振、容易感冒、生长迟缓、智力低下、流产、早产、生殖功能低下、不育不孕、骨骼缺陷等一系列症状，而这些正是中医脾气虚、肾气虚等证的常见临床表现。提示这些微量元素的缺乏，可能是导致脾虚证、肾虚证的物质基础之一。

不少研究表明：锌或锌、锰缺乏是肾精亏虚的病因，也有人认为铬值降低是肾虚特异性改变。本实验提出的铷含量降低，可能是肾虚证的特异性变化之一。但亦有研究显示，锌的缺乏是虚证五脏虚损的共同表现。提示个别微量元素含量的改变在五脏亏虚具体证候的辨识上，特异性不强。这与一些研究认为的各微量元素间能互相影响、拮抗或协同其生物学作用有关。例如，铁与锰可相互干扰在消化道的吸收过程，过量锌抑制铁的利用等。这与中医整体观念认为人是一个有机整体，各组织之间存在五行生克制化，阴阳相反相成关系的理论相一致。可见微量元素间的作用是相当复杂的。我们认为人体内诸微量元素在激发各种生理效应时是整体地而不是孤立地起作用。这是否能部分地作为本实验多因素分类判别分析三个证候组时，铷被排除于特征参量之外的解释，有待进一步的探讨。总之，肾气虚、肾气阴两虚、脾气虚各证并非某一种微量元素的缺乏，而是多种微量元素相互影响、拮抗、协同作用的结果，上述各证不同的微量元素谱证实了这一点。由此，我们认为中医"证"的微量元素谱的研究，将可能为进一步阐明中医"证"的实质，提供重要的线索。

（原载于《广州中医学院学报》1992 年第 4 期）

小儿感染后脾虚综合征 1008 例头发微量元素含量与临床关系的探讨

（1993）

孟仲法[1]　顾燕敏[2]

（1. 上海市中医医院　2. 上海长白医院）

[导读]　上海市 1008 例小儿感染后脾虚综合征中，约有半数以上患儿头发锌、铜、钴、镍、钙含量低于正常值，超过 40% 患儿头发铁、锶含量高于正常值，89.4% 患儿发锰含量在正常范围内，没有 1 例患儿发钙和发镍含量高于正常值。

采用中医扶正健脾、驱邪理脾为主的治疗方法，有效率达 96.7%。

小儿感染后脾虚综合征是指小儿在一次或多次感染后不久，产生一组与"脾虚证"相似的综合征候群，且按中医健脾理脾治法可获效。此综合征为儿童时期的常见病，由本人在多年临床实践中提出，作为科研题已于 1990 年 10 月经上海市卫生局组织专家鉴定通过。本文对 1008 例 12 岁以内儿童被诊断为小儿感染后脾虚综合征者作头发微量元素的检测，并结合其临床情况作了分析。

1　观察和资料分析

1.1　观察对象

选择已诊断为小儿感染后脾虚综合征者为观察对象。本综合征的诊断标准如下：（1）有一次或多次急性或亚急性感染或伴有发热病史者，在感染病状消失或基本消失后仍存在脾虚证的症状和体征者。（2）常见症状为厌食，乏力，多汗，口渴，便通失常（包括便溏、干硬、便秘），睡眠不良，磨牙，异嗜，腹痛等。（3）常见体征为消瘦（包括身长体重落后于年龄），面色苍白、姜黄、少华，面部有脱色斑，扁桃体腔大，颈部淋巴结肿大，舌质淡或淡伴有齿痕印，舌光红、花剥、白或黄腻等。（4）实验检查：示轻度贫血，白细胞及中性粒细胞略增高，尿中淀粉酶含量偏低，细胞免疫功能偏低，血中免疫球蛋白 IgA、IgG 偏低，免疫复合物（OO_{450}）增高。凡存在上述第（1）条情况，又有（2）（3）条所述症状、体征各三项（包括三项）以上，并有第（4）条中一项阳性所见者，即可定为本征。

1.2　观察方法

所有观察对象在初诊时作头发 9 种微量元素的检测，尽可能于治疗 3 个月后作复查一次。

1.3　一般分析

（1）性别：男 602 例，女 406 例。（2）年龄：1～3 岁 602 例，4～6 岁 225 例，7～9 岁 109 例，10～12 岁 72 例。（3）病程：半年 185 例，1 年 250 例，2 年 201 例，3 年 211 例，4 年 63 例，5 年 42 例，6 年以上 72 例。

1.4　症状和体征

症状方面：厌食 1008 例（100%），多汗 990 例（98.2%），乏力 805 例（79.8%），口渴 850 例（87.3%），便通失常 731 例（65.9%），兴奋多动睡眠不良 721 例（71.5%），异嗜磨牙 623 例

（61.8%），反复呼感 903（83.5%）。体征方面：身长体重落后 803 例（79.6%），面色苍白或姜黄 907 例（89.9%），面部脱色斑（花斑）609 例（60.4%），舌淡伴薄白者 511 例（50.6%），舌红花剥者 407 例（40.3%），颈部淋巴结增大 983 例（97.5%），扁桃体肿大咽充血者 781 例（77.4%）。

1.5 头发 9 种微量元素测定情况

头发 9 种微量元素测定情况如表 1 所示。

表 1　1008 例小儿感染后脾虚综合征患儿头发 9 种微量元素测定情况

元素名称	正常值例数（%）	<正常值例数（%）	>正常值例数（%）
钙 Ca△	423（41.9%）	585（58.1%）	0
锰 Mn	900（89.4%）	69（6.8%）	39（3.8%）
铁 Fe	322（31.9%）	263（26%）	423（41.9%）
钴 Co	191（18.9%）	515（51.2%）	302（29.9%）
镍 Ni	110（10.9%）	898（89.1%）	0
铜 Cu	433（42.9%）	544（54%）	31（3.07%）
锌 Zn	423（41.9%）	544（54%）	70（6.94%）
铅 Pb	635（61.8%）	123（12.2%）	262（25.9%）
锶 Sr	282（27.9%）	313（31.05%）	413（40.9%）

注：△钙为常量元素。

所有患儿的头发测定，都送上海医科大学核医学研究所测定。上述各元素的正常值按该所各年龄组的平均正常值作为标准计算。

2　结果与讨论

2.1　各种微量元素与临床间的关系

1. 钙　有 58.1% 的患儿发钙低于正常值，这些患儿有程度不等的佝偻病症状和体征。反复感染可诱佝偻病，佝偻病也可使免疫力下降而频发感染导致恶性循环。发钙的偏低与临床相符合。

2. 锰　89.4% 的患儿发锰在正常范围内。锰是每种酶的激活剂，在体内比较恒定，缺锰可使小儿生长迟缓，骨骼异常。本研究中发锰低于正常者仅有 6.8%，发现低锰病例确有身长体重落后及骨骼发育不良情况，但也同时存在低钙，难以区分。

3. 铁　有 41.9% 患儿发铁高于常值，经查询都有铁剂治疗或服锌强化食物史。但临床上仍存在贫血表现。26% 患儿发铁低于正常，临床也有缺铁贫血现象。前者可能由于钼、钴等元素缺乏，且部分确有铜、钴偏低情况，经应用 B_{12} 等治疗后好转。

4. 钴　51.2% 患儿示发钴偏低，同时伴有贫血。有 29.9% 大于常值，同时示发铁也偏低，但未见红细胞增多等现象。低发钴患儿经用 B_{12} 针剂注射后临床有明显好转。

5. 镍　本研究有 89.1% 病儿示发镍偏低，其属突出。镍富含于谷、豆、蔬菜及水果中，在体内形成蛋白镍原浆，核糖核酸中含量高，与甲状腺激素有关。一般仅在肝硬化与慢性尿毒症时现血浆中含量的降低。目前上海儿童的膳食中蔬菜吃得很少，尤其是新鲜蔬菜、豆制品吃得不多，由于粮食的精加工，其所含的微量元素，尤其如镍等所剩无几，加以有些孩子，水果也吃得不多。脾虚儿童小肠的吸功能减退。据报道缺镍动物生长迟缓，我们的病例中身长体重落后者比例不低，是否与此有关尚待进一步观察。

6. 铜　与铁关系密切，在血红蛋白的合成，铁的吸收与运转，与铁联结的细胞酶系有重大生理影响。在骨骼、脑组织及神经髓鞘的形成中都需要铜。铜是生物的催化剂。酪氨酸酶为一种含铜酶，可催化酪氨酸以形成黑色素，缺铜时酪氨酸酶不能形成，使皮肤缺乏色素沉着。患儿中面部有脱包斑者占60.4%，且多数见于发铜偏低患儿，发铜偏低者占54%，其中是否有一定因果关系，尚待进一步证实。

7. 锌　有52%的患儿发锌低于常值。此类患儿有明显的缺锌症状，如食欲不良、异嗜、磨牙、皮肤粗糙，易于生湿疹皮炎及皮肤感染，生长发育落后，个别患儿有外生殖器隐睾等偏小，部分患儿发锌偏高（6.94%），经询病史，都有在半年内服用硫酸锌等情况。这些患儿都比较消瘦，有明显厌食，服锌剂后情况无好转，显系非缺锌所致。

8. 铅　有25.9%患儿发铅大于正常值，经了解此类病都居住于沿马路房屋，是否与汽车排放的四乙基铅，使空气中污染浓度增高所致。此类患儿有明显的食欲不良和情绪的不稳定。

9. 锶　锶能促进骨骼发育，改善心血管功能，增强神经及肌肉的兴奋性。在本组患儿中发锶含量有高有低，偏高的有413例（40.9%），偏低的为313例（31.05%）。由于与其他元素缺乏或增加的临床表现有交叉性，临床上尚无法了解高低时对患儿影响的特异性。

2.2　讨论

1. 小儿感染后脾虚综合征的形成首先由于感染，同时与患儿的体质也有关（可能包括遗传、免疫、饮食、环境及不适当的治疗等因素）。一旦形成后，光用抗感染治疗难以奏效。类似情况曾应用如奶痨、疳积、反复呼吸道感染、营养不良等诊断名称，似不能概括其特点。由于感染的存在及其临床表现类似中医描述的"脾虚"，且应用健脾、理脾法治疗有很好的疗效，因此采用此名。

2. 本征小儿在感染的基础上继发营养代谢方面的紊乱，头发微量元素含量的变化为其佐证之一。虽然头发微量元素的含量不能反映患儿当前体内微量元素的情况，但可反映较长时期内该元素在体内分布的大致情况，若能结合血的测定则更有价值，由于小儿取血困难，虽做了一些，但例数太少，难以说明问题。某些临床表现颇与发中该微量元素的缺乏症状相一致，可能存在因果关系。Bertand氏"最适营养定律"指出，任何元素的缺乏都可能影响健康和生命。近年来研究"脾虚"本质，认为脾虚时存在小肠吸收障碍，消化酶分泌减少，免疫功能下降。小儿感染后脾虚综合征确有上述情况存在。体内微量元素分布及含量的失常，可能与患儿饮食质和量的不足和比例失调，消化吸收功能的障碍有密切关系，城市环境的污染也有一定影响。

3. 治疗基本上采用中医扶正健脾、驱邪理脾为主，结合饮食指导，也对发中某一微量元素偏低，而临床症状也符合的患儿，加用针对性的微量元素补充等治疗，效果尚佳，有效率达96.7%。一般经过3个月的治疗，达到症状、体征基本消失，体重增加，部分病例头发复查，基本恢复到正常值。复查头发微量元素病例仅68例，因此缺乏对比统计价值。

4. 根据近年来的一些研究报道，中医的"证"常有体内微量元素含量和比值的恒定变化。中药的疗效除与其主成分有关外，也与其含有的微量元素的数量和质量具有密切关系。例如，气虚者常有血清锌的下降，锌与铜的比值下降。某些感染性疾病由实证转为虚证时，也有血清锌下降和锌铜比值的下降。肾虚证时，发锌含量下降。本文观察病例，除有明显脾虚表现外，多属感染后的亚急性或慢性状态，不同程度地伴有肾虚表现，发中微量元素含量基本上与上述研究结果相一致。不少健脾补肾中药，锌铅锰含量特别高，本文多例病儿未经特别补锌和铜，仅服中药治疗而发的锌铜含量复查时有所升高，临床症状也获治愈。可见中药中所含有的微量元素的品种种数，似对相应的"证"的疗效具有密切的关系。

（原载于《微量元素科学进展》，杭州大学出版社，1993）

小儿营养不良患者微量元素变化与中医辨证分型关系的探讨

（1994）

黄　霖[1]　罗崇谦[1]　潘朝明[1]　罗景光[1]　李增禧[2]　梁业成[2]　盛少禹[2]

（1. 广州医学院第一附属医院　2. 广东省测试分析研究所）

[导读] 在广州市小儿营养不良者中，中医辨证属脾气虚的患者，有近半数甚至半数以上头发锌、铁、钙、镁含量偏低，肾气虚患者锌、钙、锰偏低而铜偏高，肝热型患者锌、钙缺乏而镁、铜、铁偏高。

营养不良患儿的不同辨证分型，其微量元素缺乏或偏高各有不同的变化，测定头发中的元素含量，在治疗上有一定的临床指导意义。

微量元素参与人体代谢，在生长发育和多种生理过程中起着重要作用。体内微量元素的变化与诸多疾病的发生发展有关。近几年来，国内相继开展测定体内微量元素含量变化与中医虚证关系的研究工作。本文就小儿营养不良患者 115 例，经测试头发微量元素含量的变化，并进行中医辨证分型，试作微量元素变化与中医辨证分型关系的探讨。经临床观察，发现微量元素缺乏或增高，与中医辨证分型有一定的关系。其初步观察情况如下。

1　研究对象和方法

1.1　病例纳入对象

对 12 岁以下小儿临床诊断为"营养不良"患者（诊断标准参照北京儿童医院主编《实用儿科学》1973 年版）126 例先进行中医辨证分型，然后检测头发微量元素含量，结果 115 例是微量元素异常的。把 115 例营养不良，并既有中医辨证异常，又有头发微量元素含量异常的患者列入研究对象。其中男 53 例，女 62 例，男：女 = 1：1.7。

1.2　中医辨证分型标准

参照文献（中西医结合杂志，1983 和河北医学院主编《中医学》，1979 年版），并由微量元素专科两名以上医师确定患者的辨证分型。

1.3　微量元素检测仪器、方法及标准

按头发微量元素检测的常规方法采集标本，由广东省测试分析研究所进行微量元素检测，采用高频等离子体发射光谱及 S－40 多道分析器，其微量元素正常值及异常标准，参照文献（广州市正常儿童头发中微量元素的含量，1987）。

2　检测结果与中医辨证分型的关系

对 115 例微量元素异常的营养不良患者进行中医辨证分型，其中脾气虚有 84 例，肾气虚有 20 例，肝热型有 11 例，以虚证为主。

　　脾气虚患者，主要显示锌、铁、钙、锰偏低（表1，表2）。84例脾气虚患者中，锌偏低者55例（65.5%），铁偏低者50例（59.5%），钙偏低者46例（54.8%），锰偏低者41例（48.8%），即有近半数甚至半数以上患者锌、铁、钙、锰缺乏。临床上，这类患者表现为疲倦乏力、表情呆滞、自汗、舌质淡红、胖嫩或有齿印、脉虚弱或指纹淡红。在脾气虚型患者中，有10例兼有湿的兼证，即脾虚湿重型，经细心观察，这10例夹湿患者中，除有上述4种微量元素缺乏外，有9例均是镁偏高的，非夹湿的患者，镁偏高者甚少。这些夹湿患者中，临床上兼有不思饮食、腹胀便溏、舌苔白腻的证候。

　　肾气虚患者，主要显示锌、钙、锰偏低，而铜偏高，锌/铜比值增高（表3）。20例肾气虚患者中，锌偏低15例（75.0%），钙偏低14例（70%），锰偏低11例（55.0%），铜偏高12例（60.0%），锌/铜比值增高。临床上，这类患者表现为：小便频数清长、遗尿或小便失禁、牙齿生长缓慢、骨骼发育畸形、舌质淡红、苔薄白、脉沉缓或沉弱或指纹淡红。

　　肝热患者，表现为锌、钙缺乏。而镁、铁、铜偏高（表4）。11例肝热患者中，锌、钙偏低者各7例（63.6%），镁偏高者9例（81.8%），铁、铜升高者各7例（63.6%）。这类患者除锌、钙缺乏外，较突出的是镁、铁、铜偏高。因此，实证、热证患者是否存在微量元素偏高，有必要作进一步探讨。这类患者，临床表现为烦躁易怒、睡眠不安、口干唇红、大便干结、小便短赤、舌红苔黄、脉数、弦数或指纹紫。

表1　脾气虚型微量元素情况

例数	Zn↓	Fe↓	Cu↓	Ca↓	Mn↓	Mg↓
84	55	50	13	46	41	21
%	65.5	59.5	15.5	54.8	48.8	25.0

表2　脾虚夹湿型微量元素情况

例数	Mg↑
10	9
%	90.0

注："↓"表示微量元素偏低；"↑"表示微量元素偏高，下同。

表3　肾气虚型微量元素情况

例数	Zn↓	Fe↓	Cu↓	Ca↓	Mn↓	Mg↓	Cu↑
20	15	7	2	14	11	1	12
%	75.0	35.0	10.0	70.0	55.0	5.0	60.0

表4　肝热型微量元素情况

例数	Zn↓	Fe↓	Cu↓	Ca↓	Mn↓	Mg↓	Fe↑	Cu↑	Mg↑
11	7	3	2	7	5	0	7	7	9
%	63.6	27.3	18.2	63.6	45.5	0	63.6	63.6	81.8

3　讨　论

　　营养不良症是营养紊乱的结果，可见于体重不增甚至减轻、皮下脂肪变薄、皮肤干皱、毛发干枯、肌肉松弛、生长发育迟缓或停滞、精神烦躁或呆滞，严重者可并发营养性贫血、营养性水肿、上呼吸道感染、支气管炎、肺炎及消化不良等。据本文对115例患者的微量元素检测及临床观察，营养不良患者多有微量元素缺乏，临床体检也有营养不良的表现。因为锌缺乏，可出现生长、发育迟缓、食欲减退或腹泻、易感冒、头发稀疏发黄、枯槁无华、智力低下、表情呆滞。铁缺乏，可出现面色苍白或贫血、烦躁、睡眠不安。钙缺乏，可见骨骼和牙齿生长缓慢、自汗、烦躁不安、头发枯黄脱落。一般来说，虚证患者，尤以脾气虚型，上述三种元素缺乏最明显，是否与后天之本——脾的吸收、运化有关？有待进一步探讨。肾气虚型患者，与锌、钙、锰缺乏，铜偏高，锌/铜比值降低有关。值得注意的是，锰的缺乏与肾气虚呈正比。而近年的中药微量元素研究发现补肾药中富含锰元素，这对营养不良症的患者，在治疗上除营养补充外，选用含锰高补肾药来调补先天之本——肾，具有重要临床意义。肝热属实证，这种类型的营养不良症患者，除有锌、钙的缺乏外，镁、铁、铜都偏高，因此这类型患者不是表现为面色苍白，而是唇红口干、烦躁不安、便结尿黄，提示实证、热证患者，可能由于代谢增强而表现为微量元素增高。由于例数尚少，有待进一步探讨。在脾气虚型患者中，有 10 例是兼夹有湿证，属虚实夹杂证，主要表现为营养不良，消化功能差，大便稀烂，次数增多，舌苔黄腻，而 10 例中有 9 例镁偏高，提示镁偏高者可致消化的紊乱、吸收的障碍。

以上仅是对 115 例营养不良症作微量元素与中医辨证分型关系的临床探讨，在治疗上有一定的临床指导意义。至于其机理，有待进一步研究。

（原载于《广东微量元素科学》1994 年第 6 期）

计算机模式识别法在类风湿中医证候的研究

（1994）

邓兆智[1]　李增禧[2]　余煜棉[3]　陈　超[3]　丁少群[3]

（1. 广东省中医院　2. 广东省测试分析研究所　3. 广东工学院）

[导读] 不同中医证型的类风湿性关节炎具有不同的微量元素谱，判别不同的中医证型所采用的特征性参量亦不同。以头发锌、铁、锌/铜为特征参量，对健康人与寒热错杂型风湿性关节炎患者的分类准确率为 95.6%，而分别以锌、铜和锌、铁、铜为特征参量，对健康人与寒湿阻络型和肝肾两虚型患者的分类准确率分别为 100% 和 90.2%。

本研究证实，历来由临床医生直接观测、带有明显主观意识的中医证型可以用现代方法通过人体微量元素谱测定加以判别分类，为中医证型实质性内涵建设提供客观科学的依据。

微量元素与健康人的关系已被广泛地研究，人体含有各种微量元素，它们之间有着一定的关系，在研究时既要考虑单独元素的作用，又要注意各元素之间的协作和拮抗作用——元素谱的影响。临床上常使用 t 检验的统计方法是对单因素进行分析探讨，而多元逐步回归法则是研究多因素间与其目标的定量函数关系，进而探讨判别临床各因素对疾病的影响。但在临床观察研究过程中，往往发现疾病是多因素相互影响的，而因素之间不一定存在有明显的函数关系或者这种函数关系并不容易得到，这无疑会影响临床上对疾病更深一步的分析和研究，这就需要一种更为科学有效的数理统计方法来解决这类问题。

计算机模式识别法是近年来国内外普遍使用的研究多因素的一种多元统计分析方法。它是将人们难以判别的高维空间的几何特征（多因素之间的关系）降维到人们可以识别的一、二维平面上进行识别比较，它不要求样本呈正态分布和数与数之间存在函数关系，便能有效地解决诸多因素与疾病的关系，这就为更全面客观地揭示疾病的本质创造了条件。近 10 年来这种方法已被成功地引入了各个领域，如化学领域，并成为化学计量学的重要研究内容。文献已报道利用此法在肝癌、白内障、心血管病、白血病、十二指肠溃疡、中医肾虚型分型等方面的研究，表明应用计算机模式识别法研究上述疾病的微量元素谱是十分有效的方法。本文根据计算机模式识别的马氏距离判别法原理编制适合一般微型计算机（IBM - PC）用的多元统计判别程序，对类风湿性关节炎（以下简称类风关）中的寒热错杂型、寒湿阻络型及肝肾两虚型的患者，分别与健康人的发样微量元素 Zn、Fe、Ca、Zn/Cu 进行判别分类，并且还用判别程序将各元素对判别分类的影响进行比较分析，得到满意的结果，揭示中医不同证型的类风关的微量元素谱确实不同。

1 研究对象与方法

1.1 研究对象

本文将1990—1991年经中医确诊的类风关患者58例纳入观察。其中女性46例、男性12例。年龄最小24岁，最大78岁；30岁以下6例，31～40岁18例，41～50岁19例，51～60岁10例，61～70岁2例，71岁以上1例，病程最短6个月，最长13年。中医分型：寒热错杂型20例，寒湿阻络型7例，肝肾两虚型15例。对照组为26例中年健康者，其中女性18例，男性8例。

1.2 检测方法

剪取类风关患者及健康人头发，去其发梢留取发根部分经洗涤处理采用电感耦合高频等离子体原子发射光谱仪（ICP - AES）进行发样Zn、Fe、Cu、Ca等微量元素的测定。

1.3 马氏距离判别法

1.3.1 原理简介 马氏距离判别法（以下简称马氏法）是多因素分类判别的一种实用方法。它是利用一定的数学原理研究患者与健康人的各种特征数据的分类判别方法。将已知分类的样本（如类风关患者和健康人作为二类样本）的多维空间数据（Zn、Fe、Cu、Ca、Zn/Cu）作为母体，按照一定数学模式降维到某一"平面"上，假如不同类型的数据点集分布在不同区域上，分类是成功的，如果数据点集是混合交错的，两类样本分类是失败的。

1.3.2 未知样本判别 计算未知样本到已能区分开的母体点集区域"中心"的距离大小，将未知样本判为距离小的那一类。

1.3.3 特征参量的选择原理 在判别分类时，有些参量不但对分类毫无贡献，甚至破坏分类的结果，所以必须选择最少的特征性参量来达到最佳的分类目的。根据不同参量数及不同的组合对分类判别的影响，从中筛选判别率较高的参量数及其组合形式作为判别用的特征参量，同时研究各参量对分类贡献的大小，进而研究诸因素对疾病的影响。

2 结 果

2.1 不同中医证型的类风关患者与健康人发样微量元素含量及t检验

寒热错杂型和寒湿阻络型的类风关患者与健康人发样微量元素含量及t检验的结果见表1、表2。结果表明，患者Zn、Cu明显降低，Fe明显升高，差异非常显著。表3是将肝肾两虚型的类风关患者与健康人进行对照，其结果为Cu明显降低，Fe、Zn/Cu则明显升高，差异非常显著，而Ca和Zn差异则无统计学意义。

表1 健康人与寒热错杂型类风关患者发样元素含量与t捡验

	元素	Zn	Fe	Cu	Ca	Zn/Cu
$\bar{x} \pm SD$ ($\mu g/g$)	健康人 n=26	160±32.6	23.9±8.3	11.8±1.5	726.7±311.6	13.2±3.7
	寒热错杂型患者 n=20	116.8±29.9	39.9±9.9	8.76±2.7	686.2±195.4	14.8±6.1
	t	4.61	5.99	4.82	0.51	1.12
	P	<0.001	<0.001	<0.001	>0.05	>0.05

表2　健康人与寒湿阻络型类风关患者发样元素含量与 t 检验

元素		Zn	Fe	Cu	Ca	Zn/Cu
$\bar{x} \pm SD$ (μg/g)	健康人 n=26	160±32.6	23.9±8.3	11.8±1.5	726.7±311.6	13.2±3.7
	寒湿阻络型患者 n=7	93.4±12.7	34.4±6.3	8.9±2.6	616.3±263.9	10.9±4.7
	t	5.24	3.13	3.88	0.86	1.37
	P	<0.001	<0.01	<0.001	>0.05	>0.05

表3　健康人与肝肾两虚型类风关患者发样元素含量与 t 检验

元素		Zn	Fe	Cu	Ca	Zn/Cu
$\bar{x} \pm SD$ (μg/g)	健康人 n=26	160±32.6	23.9±8.3	11.8±1.5	726.7±311.6	13.2±3.7
	肝肾两虚型患者 n=15	141.5±26.8	36.5±10.9	8.7±2.5	777.8±225.1	17.4±5.7
	t	1.86	4.18	4.96	0.56	2.9
	P	>0.05	<0.001	<0.001	>0.05	<0.01

2.2　马氏距离判别法特征参量选择

特征参量选择对分类判别的研究是至关重要的。表4是寒热错杂型类风关患者与健康人的特征参量选择结果：用 Zn、Fe、Cu、Ca、Zn/Cu 5 个元素，Zn、Fe、Ca、Zn/Cu 4 个元素及 Zn、Fe、Zn/Cu 3 个元素进行分类，其准确判别率均为 95.6%，说明寒热错杂型与健康人发样的特征性参量是 Zn、Fe、Zn/Cu。同理对寒湿阻络型类风关患者与健康人选择结果：仅用 Zn、Cu 为特征性参量进行分类判别，其准确判别率便达到 100%（表5）。表6 为肝肾两虚型类风关患者与健康人进行判别，其判别率分别为92.7% 和 90.2%，由于百分率较为相近，因此我们选择了 Zn、Fe、Cu 3 个元素为特征参量。

表4　马氏法对健康人与寒热错杂型类风关患者的分类结果

特征性参量		Zn Fe Cu Ca Zn/Cu	Zn Fe Ca Zn/Cu		Zn	Fe	Zn/Cu
减少参量		/	/	不减	Zn	Fe	Zn/Cu
准确判别率%	寒热错杂型 n=20	95.0	95.0	95.0	85.0	90.0	80.0
	健康人 n=26	96.2	96.2	96.2	76.9	73.1	84.6
	总判别率 n=46	95.6	95.6	95.6	80.4	80.4	82.6

2.3　各元素对判别准确率的影响

从表5，表5，表6中已选出三种中医证型的三种类型组合的特征参量。而这些元素对本病的影响程度可通过该元素对判别率的影响大小来推断。表4可看出分别减少 Zn、Fe、Zn/Cu，可使判别率下降到 80.4%、80.4%、82.6%，其百分率比较相近，说明 Zn、Fe、Zn/Cu 对寒热错杂型类风关影响的重要性是相近的。表5可看出，分别减少 Zn 和 Cu，其判别率下降为78.3%和87.0%，缺 Zn 时百分率下降较缺 Cu 更快，说明对寒湿阻络型类风关影响的元素 Zn 比 Cu 重要得多。同理，由表6可知对肝肾两虚型类风关影响的重要性依次为 Fe > Cu > Zn。

表5　马氏法对健康人与寒湿阻络型类风关患者的分类结果

特征性参量	Zn Fe Cu Ca Zn/Cu	Zn Fe Ca Zn/Cu	Zn Cu Zn/Cu	Zn	Cu	Zn/Cu
减少参量	/	/	/	不减	Zn	Cu
准确判别率 %	寒湿阻络型 n = 7	100	100	100	100	71.4	85.7
	健康人 n = 26	100	100	100	100	69.2	100
	总判别率 n = 33	100	100	100	100	78.3	87.0

表6　马氏法对健康人与肝肾两虚型类风关患者的分类结果

特征性参量	Zn Fe Cu Ca Zn/Cu	Zn Fe Ca Zn/Cu		Zn Fe Cu		
减少参量	/	/	不减	Zn	Fe	Cu
准确判别率 %	肝肾两虚型 n = 15	93.3	100	93.3	93.3	86.7	86.0
	健康人 n = 26	88.5	88.5	88.5	84.6	73.1	76.9
	总判别率 n = 41	90.2	92.7	90.2	87.8	78.0	80.9

3　讨　论

本文通过"微量元素谱 – 计算机模式识别法"对类风关的寒热错杂型、寒湿阻络型、肝肾两虚型患者分别与健康人发样微量元素进行多因素分类研究，取得满意的效果。

3.1　不同中医证型的类风关微量元素谱不同

从结果可知，类风关的三种中医证型患者与健康人的微量元素谱确实存在差异，其发样 Zn、Fe、Cu 或 Zn/Cu 分别对类风关的三种中医证型的预测和诊断有程度不同的重要作用，证实中医证型存在的真实性与客观性。

3.2　马氏距离法比 t 检验更全面反映疾病的本质

本文结果表明马氏法所选用的特征性参量与单因素的 t 检验的结果是不矛盾的，寒热错杂型类风关（表1）t 值较高的元素 Zn、Fe、Cu 与用马氏法（表4）判别分类时所选用 Zn、Fe、Zn/Cu（含 Cu）为特征性参量是一致的。寒湿阻络型类风关马氏法所选择特征性参量是 Zn、Cu（表5），t 检验中 t 值较高元素也是 Zn 与 Cu（表2）。同理肝肾两虚型类风关的情况也是相同的。

在单因素对疾病的研究中，如表1所示 Zn、Fe、Cu 对寒热错杂型影响较大，但在马氏法多元素判别分类中没有选用 Cu 为特征性参量，而选用它的比值（Zn/Cu），这就说明影响类风关寒热错杂型不仅与单元素 Zn、Fe、Cu 有关，而且与元素相互之间的作用亦有关，而其重要性与单元素 Zn、Fe 是同等的，证实通过这种计算机模式不仅考虑到单元素的作用，而且反映到元素的总体效应，比 t 检验更为有效，更为全面地反映疾病的本质。

3.3 类风关中医证型分类具有实质性含义

本文研究着重提示了不同中医证型的类风关具有不同的微量元素谱，判别不同的中医证型所采取的特征性参量亦不同，从而证实历来由临床医生直接观测，带有明显主观意识的中医证型可以用现代方法对人体微量元素谱的测定加以判别分型，为中医证型实质性内涵建设提供客观科学的依据。与此同时，运用计算机模式识别法对类风关的这三种中医证型之间进行判别分类，证实分类是成功的，这将在另文介绍。

4 结 语

人体内各种元素的拮抗和协同作用的总和与健康状况是密切相关的，多元素分析法能够从错综复杂的作用中提取更多有用的信息，比单元素的相关分析更能反映事物的本质，也就更有实用价值。由于时间短促，本文对类风关的每一中医证型观察的例数不多，如能增加样例数及元素的种类，同时检测血清中相应元素，就可以得出更有意义的结果。设想马氏距离判别法程序对待测的未知样本，如中医证型或病种进行预报，为临床医生判断病人的中医证型或是否患病提供依据。为人工智能 – 计算机诊病开辟了研究的新途径。所以计算机模式识别法是运用在医学界特别是中医界很有希望的方法。

（原载于《广东微量元素科学》1994 年第 1 期）

类风湿性关节炎中医证候计算机数理统计方法初探

（1995）

邓兆智[1] 何羿婷[1] 余煜棉[2]

（1. 广东省中医院 2. 广东工学院）

[导读] 对 30 例健康人和 110 例类风湿性关节炎的三种中医证候患者，分别选择 13 项生化免疫指标、14 种元素的头发和全血指标进行马氏距离法分类，其回判准确率为：生化免疫指标 76.00%，头发指标 96.15%，全血指标 85.56%。以头发中 14 种元素为特征参量，同时对健康人和肝肾两虚、寒热错杂、寒湿阻络患者作判别分析，其分类准确率分别为 100%、97.22%、85.00% 和 100%，再次证实了头发检测和计算机统计分析应用于中医辨证论治的可行性和科学性。

计算机模式识别法是多元统计方法之一，其精髓是聚类分析技术和分类判别方法，它是能有效地解决诸多因素与疾病的关系，处理多元数据的一种非函数图像识别方法，可避免建立参量、数据间的严格的数学模型，用于中医证候的判别尤为有利。1991 年作者利用计算机模式识别的马氏距离判别法，对 58 例类风湿性关节炎（简称类风关）及其中医证候患者和 26 例健康人发样 14 种微量元素进行了成功的判别，从而证实了把现代医学的检测和定量方法移植到中医的辨证论治方式中的可行性与科学性。从 1992 年 1 月—1993 年 5 月，作者利用计算机模式识别法的共享近邻法（KNN）、非线性映照法（NLM）和马氏距离判别法（MDEC），用 BASIC 语言编制的 IBM – PC 等微机适用的多元统计判别程序，对 30 例健康人和 110 例类风关患者及最常见的肝肾两虚、寒热错杂和寒湿阻络三种中医证候患者进行分类判别，分别选择了 13 项生化免疫指标、14 种人体必需微量元素的人发及全血指标（同步检测）为特征参量，用 KNN 法对未知分类的样本进行分类（健康人、类风关的肝肾两虚证、寒热错杂证及寒湿阻络证共四类）。用马氏距离判别法对其分类结果进行检测，三大指标的回判准确率为生化免疫指标 84.55%、人发指标 89.84% 和全血指标 92.59%；用马氏距离法对已知样本回判，四类人三种指标的分类准确率为生化免疫指标 76.00%、人发指标 96.15% 和全血指标 85.56%。本文仅就人发微量元素进行深入研究，对 14 种微量元素进行筛选，讨论与类风关中医证候相关的特征参量，获满意结果。

1　资料与方法

1992 年 1 月—1993 年 5 月对我院类风关专科门诊及病房经西医诊断的 110 例类风关患者，按照中医痹病和证候的诊断标准，仅选取其中最常见的肝肾两虚证候患者 36 例、寒热错杂证候患者 20 例、寒湿阻络证候患者 18 例及 30 例健康人进行分析研究。而气阴两虚、湿热阻络及其他证候样例较少，目前不适宜作分类研究。

1.1　一般资料

1.1.1　性别、年龄、职业分布情况　类风关的肝肾两虚证、寒热错杂证及寒湿阻络证患者共 74 例。其中男性 19 例，女性 55 例；健康人男性与女性各 15 例；类风关患者中年龄最小 10 岁，最大 67 岁，平均年龄 43.3 岁；工人 43 名，干部 21 名，农民 3 名，待业 5 名，学生 1 名，教师 1 名。

1.1.2　病程、病情进展分级和功能分级情况　74 例类风关患者病程最短 5 个月，最长 18 年，平均 4.6 年。按病情进展分级（放射性分级），其中 Ⅰ 级 38 例，Ⅱ 级 27 例，Ⅲ 级 9 例；功能分级，Ⅰ 级 45 例，Ⅱ 级 22 例，Ⅲ 级 7 例。

1.2　特征参量

人发微量元素（单位：$\mu g/g$）：Cd（镉）、Co（钴）、Cr（铬）、Mg（镁）、Mn（锰）、Mo（钼）、Ni（镍）、Pb（铅）、Sr（锶）、Ti（钛）、Zn（锌）、Fe（铁）、Cu（铜）、Ca（钙）。

1.3　检测方法

剪取类风关患者及健康人头发去其发梢，留取发根部分，经洗涤处理和常规湿法消化后，采用电感耦合高频等离体原子发射光谱仪（ICP–AES）进行上述 14 种微量元素的测定，并用统计学处理。

1.4　马氏距离判别法

1.4.1　原理简介　马氏距离判别法（以下称马氏法），是多因素判别的一种实用方法，为计算机模式识别法的一种。将已知分类的标本（如肝肾两虚证、寒热错杂证、寒湿阻络证、健康人四类样本）的多维数据（如人体 14 个微量元素）作为母体，按照一定数学模式降维到某一"水平面"上。假如不同类型的数据点集分布在不同区域，说明分类是成功的；如果数据点集是混合交错的，说明各类样本分类是失败的。

1.4.2　未知样本判别　计算未知样本到已能区分开的母体点集区域"中心"的距离大小，将未知样本判为距离小的那一类。

1.4.3　特征参量的选择原理　在判别分类时，有些参量不但对分类毫无贡献，甚至破坏分类的结果，所以必须选择最小的特征参量来达到最佳的分类目的。根据不同参量数及不同的组合对分类判别的影响，以其中筛选判别率高的参量数及其组合形式作为判别的特征参量。同时研究各参量对分类贡献的大小进而研究诸因素对疾病的影响。

1.5　马氏法对健康人与类风关三种中医证候参量值的研究

用马氏法先将类风关的肝肾两虚证、寒热错杂证及寒湿阻络证，每两两证候患者以发样 14 种微量元素作为特征参量进行分类判别，然后将健康人与上述三种中医证候的类风关患者进行分类判别，并对结果进行讨论。

2 结果与讨论

2.1 检验结果

2.1.1 健康人与类风关患者 14 种微量元素的 t 检验 Co、Mr、Mg、Mn、Ni、Pb、Sr、Ti、Zn、Ca 含量普遍低于健康人，呈显著性差异（$P < 0.05$）。其中 Co、Mg、Mo、Sr、Zn 含量，类风关患者明显低于健康人，呈非常显著性差异（$P < 0.001$）。

2.1.2 类风关的肝肾两虚证候患者与健康人 t 检验 Co、Mg、Mo、Pb、Zn 明显低于健康人，差异非常显著（$P < 0.001$）。

2.1.3 类风关的寒热错杂证候患者与健康人 t 检验 Co、Mg、Mo、Pb、Zn、Ca 明显低于健康人，差异非常显著（$P < 0.001$）。

2.1.4 类风关的寒湿阻络证候患者与健康人 t 检验 Co、Mg、Zn、Ca 明显低于健康人，呈非常显著性差异（$P < 0.001$）。

上述 t 检验结果表明，类风关患者的微量元素谱呈病理状况的改变，而不同的中医证候的类风关患者其微量元素谱的病理变化亦有所不同。

2.2 各中医证候患者之间的马氏法回判结果

2.2.1 马氏法对肝肾两虚证与寒热错杂证类风关患者的分类结果 表 1 可见肝肾两虚证与寒热错杂证的患者微量元素之间交叉情况比较多，只能选择 12 个微量元素为特征参量时，两类证候分类回判准确率为 94.64%。

表1 马氏法对肝肾两虚证与寒热错杂证分类

特征参量		14 种微量元素												
		Cd	Mg	Mo	Pb	Sr	Ti	Zn	Fe	Cu	Ca	Co	Cr	Mn	Ni
减去参量		/	Cd Mg	Cd Mg Mo	Pb	Sr	Ti	Zn	Fe	Cu	Ca	Co	Cr	Mn	Ni
回判率%	肝肾两虚 $n=36$	97.22	97.22	94.44	83.33	96.11	91.67	80.56	94.44	91.67	25.00	83.33	86.11	88.89	91.67
	寒热错杂 $n=18$	85.00	90.00	90.00	80.00	90.00	80.00	85.00	70.00	75.00	85.00	85.00	95.00	95.00	75.00
	总回判	92.96	94.64	92.86	82.14	85.50	87.50	82.14	85.71	85.71	78.57	83.93	89.29	91.07	85.71

2.2.2 马氏法对肝肾两虚证与寒湿阻络证患者的分类结果 表 2 可见仅选取 10 个微量元素为特征参量，肝肾两虚证与寒湿阻络证的类风关患者的分类判别准确率为 100%。

表2 马氏法对肝肾两虚证与寒湿阻络证分类

特征参量		14 种微量元素											
		Cd Mo	Cr Sr	Co	Mg	Mn	Ni	Pb	Ti	Zn	Fe	Cu	Ca
减去参量		/	Cd Mo Cr Sr	Co	Mg	Mn	Ni	Pb	Ti	Zn	Fe	Cu	Ca
回判率%	肝肾两虚 $n=36$	100	100	100	94.44	97.22	100	100	97.22	100	100	100	94.44
	寒湿阻络 $n=18$	100	100	88.89	100	88.89	94.44	94.44	94.44	94.44	94.44	94.44	100
	总回判	100	100	96.30	96.30	98.15	96.30	98.15	96.30	98.15	98.15	98.15	96.30

2.2.3 马氏法对寒热错杂证与寒湿阻络证患者分类结果 表3可见仅选取8个微量元素为特征参量，寒热错杂证与寒湿阻络证类风关患者两类人分类判别率为100%。

表3 马氏法对寒热错杂证与寒湿阻络证患者分类

特征参量	14 种微量元素									
			Cd Cr Mg Ti Ni Fe	Co	Mn	Mo	Pb	Sr	Zn	Cu	Ca
减去参量	/	Cd、Cr、Mg Ti、Ni、Fe	Co	Mn	Mo	Pb	Sr	Zn	Cu	Ca
回判率% 寒热错杂 n=36	100	100	100	100	95.00	100	100	94.74	95.00	85.00
寒湿阻络 n=18	100	100	94.44	94.44	100	77.78	88.89	72.22	88.89	94.44
总回判	100	100	97.37	97.37	97.37	89.47	94.74	83.78	92.11	89.47

从表1、表2、表3中可以看出，不同中医证候的患者之间的分类判别，不能仅靠几个元素决定，而是受多元素影响控制的，每两两中医证候患者的判别分类是成功的。

类风关的这三种中医证候患者发样微量元素谱 Ca、Zn 元素差异较大，若 Ca、Zn 含量增加时（但仍低于正常值）则可能是肝肾两虚证候，若 Ca 含量远低于正常值，则可能是寒热错杂证候，若 Zn 含量远低于正常值，则可能是寒湿阻络证候。

2.3 健康人与三种中医证候类风关患者分类

从表4可知，健康人同时与三种中医证候类风关患者进行分类判别是成功的。当用14个微量元素时，总回判率虽然达96.15%，但其中寒热错杂证患者回判率才85.00%，而用11个微量元素时，虽然总回判率达95.19%，但寒热错杂证的回判率提高到90.00%。说明用上述四类进行判别分类时，用11个微量元素做特征参量比用14个微量元素其回判率要均匀，达95.19%。

表4 健康人与三种中医证候类风关患者分类

特征参量	Cd、Co、Cr、Mg、Mn Mo、Ni、Pb、Sr、Ti Zn、Fe、Cu、Ca	Co、Cr、Mg、Mn Ni、Pb、Ti、Zn、Fe Cu、Ca	Co、Cr、Mg、Mn Ni、Pb、Ti、Zn Fe、Ca	Co、Mg、Mn、Ni Pb、Ti、Zn
减少参量	/	Cd、Mo、Sr	Cd、Mo Sr、Cu	Cd、Mo、Sr Cr、Fe、Cu、Ca
回判率% 肝肾两虚 n=36	97.22	94.44	88.89	80.56
寒热错杂 n=20	85.00	90.00	85.00	85.00
寒湿阻络 n=18	100	94.44	88.89	94.44
健康人 n=30	100	100	100	100
总回判	96.15	95.19	91.35	89.42

计算机模式识别法是一种新兴边缘学科，这种方法运用于中医证候判别是医学统计方法的新尝试，尚须更进一步的论证与探讨，使中医证候的判别更为科学化、客观化。

（原载于《广东微量元素科学》1995年第2期）

肺脾气虚挟痰型复感儿100例人发微量元素分析

（1995）

陈天慧

（成都中医学院附属医院）

[导读] 四川成都肺脾气虚挟痰型反复呼吸道感染患儿以镁缺乏最多，高达83%；其次是锌缺乏占68%，铁缺乏占53%，硒、钙和磷缺乏者也分别占15.2%、14.0%和10.1%。

中药治疗不仅补充了患儿所缺乏的微量元素，而且还调节了微量元素的吸收、转运和排泄，所以收效迅速。

感冒、支气管炎、肺炎等呼吸道疾病是全世界儿童中占首位的最常见的疾病，约分别占门诊患儿的2/3和住院患儿的1/2。据有关资料，在这些呼吸道疾病患儿中"复感儿"超过了50%。

"复感儿"，又称"易感儿"，即呼吸道反复感染患儿。该病是近年来逐渐被儿科医师所重视，治疗上尚有一定难度的常见病。临床表现有以下三个特点：

（1）呼吸道反复感染（含上感、支气管炎及肺炎），每年≥10次。

（2）感染的重症化、迁延化。与一般患儿相比，症状较重，病程较长。

（3）临床疗效欠佳。常需中西医并举方可缓解治疗。

由于小儿反复呼吸道感染的常见性、多发性、危害性，近年来逐渐引起了国内外有关学者的深切关注。1987年4月在成都召开的全国小儿呼吸道疾病会会议上，专门对该病进行了讨论，取得了初步统一意见，认为：该病与机体免疫功能及多种微量元素有密切关系并制定了诊断、治疗、观察标准。通过多年的临床观察，笔者发现复感儿所表现的临床症状从中医辨证的角度上看，绝大多数当属肺脾气虚挟痰的证候，经用中药加减玉屏二陈汤系列处方辨证施治后，疗效很满意。为了进一步探求复感儿体内微量元素的变化，探讨微量元素与复感儿的关系，从一个侧面揭示复感儿发病的病因，以提高临床防治水平，笔者从1987年4月到现在，随机对大部分就诊的复感儿除了常规的血常规、胸透及免疫功能测定外，还进行了人发微量元素测定。

1 一般资料

根据1987年4月在成都召开的全国小儿呼吸道感染疾病会制定的小儿反复呼吸道感染的诊断标准（表1），随机选择了100例呼吸道反复感染（含上感、支气管炎及肺炎）每年≥10次的肺脾气虚挟痰型复感儿发样，由西南冶金地质测试中心检测其8种微量元素含量，并参照该所1990年1月制定的人发微量元素正常参考值得出测定结果（表2）。

表1 反复呼吸道感染诊断标准　　　　　　　　　　　　　　单位：次/年

年龄/岁	上呼吸道感染	下呼吸道感染	年龄/岁	上呼吸道感染	下呼吸道感染
0~2	7	3	6~12	5	2
3~5	6	2			

表2 100例肺脾气虚挟痰型复感儿人头发微量元素含量分析

层次统计	锌 Zn		铁 Fe		钙 Ca		镁 Mg		锰 Mn		铜 Cu		磷 P		硒 Se	
	例数	%	例数	%	例数	%	例数	%	例数	%	例数	%	例数	%	例数	%
缺乏	68	68	53	53	14	14	83	83	1	1.63	5	5	10	10.1	9	15.2
过高			2	2	22	22			10	16.3	10	10	3	3.03	2	3.38
正常偏低	32	32	45	45	64	64	17	17	50	81.9	85	85	86	86.8	48	81.3
总计	100	100	100	100	100	100	100	100	61	100	100	100	99	100	59	100

在100例复感儿中，3~5岁组，为38例；0~2岁组，共35例；6~12岁组，27例。男性患儿为58例，女性患儿42例。

2 讨 论

（1）由于人发检测的可靠性、方便性、无误伤性及无痛苦性，患儿及其家长能够接受，而且由于头发微量元素成分和含量水平研究的结果，可用作证明人体内微量元素的水平。所以，笔者选择人发作为复感儿微量元素含量的测定标本。

（2）经笔者随机对100例肺脾气虚挟痰型复感儿的人发微量元素测定结果表明：在成都地区此类患儿以镁缺乏最多，高达83%；以下依次为：锌缺乏68%，铁缺乏53%，硒缺乏15.2%，钙缺乏14%，磷缺乏10.1%，铜缺乏5%，锰缺乏1.63%。提示此型复感儿不仅是铁、锌缺乏，更应重视镁缺乏，也应重视硒、钙、磷缺乏。锰缺乏在成都地区的肺脾气虚挟痰型复感中似乎不太重要，仅占1.63%。

（3）根据文献报道微量元素锰缺乏与肾虚有关。而本文中肺脾气虚挟痰型复感儿发锰值多属正常偏中等量，说明此型复感儿尚未虚及肾。在临证之际，笔者亦没有选用补肾药，疗效仍佳。

（4）在细胞新陈代谢的正常进行中不可缺镁，因为一些酶的催化活动必须有镁的激活。镁是多数酶的细胞内必须辅助因素，在蛋白质合成中起主要作用。镁还参与B细胞的功能调节。同时，镁还有抑制神经应激性的作用，机体缺镁时常会使人变得抑郁、精神不畅、四肢无力，有时还会发生惊厥。国外曾报道，饮食长期缺镁有可能导致抑郁症的发生。所以，镁缺乏会使小儿机体免疫功能低下而导致反复呼吸道感染。

（5）锌参与核酸和蛋白质合成，刺激淋巴细胞分裂，可提高细胞免疫和体液免疫水平。铁是组成血红蛋白的重要原料，也是肌红蛋白、细胞色素酶、过氧化氢酶的组成成分，在组织呼吸、生物氧化过程中起着十分重要的作用。当体内缺锌时就会引起淋巴组织、胸脉、脾脏的萎缩，使胸腺激素活性降低，T细胞减少，免疫功能低下。缺铁患儿易感性增强，是因为缺乏铁，会抑制白细胞的杀菌功能，抑制吞噬细胞的吞噬作用，铁过多亦如此（本文中有2例患儿铁值过高，占全部患儿的2%）。血清铁过多还可降低铁蛋白及乳铁蛋白的抑菌功能，增强感染的发生率及严重性。在感染的过程中，体液含铁过多还可抑制白细胞溶酶体杀菌蛋白的功能，损伤免疫机制。因此铁过多也可能是反复呼吸道感染的原因之一。

（6）铜是人体必需的重要微量元素之一，是体内多种酶的组成成分，参与很多酶的合成及活化，对体内电子的传递、氧化还原、组织呼吸、新陈代谢、内分泌腺机能、激素及神经递质的形成均有重要作用。故缺铜可减弱免疫机制，降低抵抗力，使抗体易受病原微生物的感染，且感染后病死率升高。

（7）磷是细胞膜蛋白的重要成分，低磷使慢性病患者易患感染，并使感染患者病程延长。硒是一种抗氧化剂，是谷胱甘肽过氧化物酶活性部位的组成成分，对多种酶及其代谢均有影响。能刺激人体的免疫机能，增加免疫作用，促进抗体生成。所以，硒缺乏的直接后果是机体免疫力的下降。

综上，由于上述各元素的缺乏或过多，故使小儿机体免疫功能低下，而发生反复呼吸道感染。

（8）祖国医学认为："邪之所凑，其气必虚""至虚之处即是容邪之处"。复感儿之所以邪气流连忘返，关键不在邪气多，而在正气虚。故笔者对此型复感儿在其邪气纷争之时，则标本同治，扶正祛邪，选用古方玉屏二陈系列处方，邪退正虚之际或选用羔方，或用四川涪陵制药厂生产的中成药儿康宁，或根据测试结果缺什么补什么。经随访发现，随着患儿人发微量元素值的趋于正常，患儿的身体素质明显好转，感染次数明显减少，症状明显减轻。说明此型患儿确与缺乏上述多种微量元素有关。其中，以用中药羔方效果最佳。这说明中药不仅补充了患儿所缺乏的微量元素，而且还调节了微量元素的吸收、转运和排泄，所以收效迅速。

（原载于《广东微量元素科学》1995 年第 2 期）

微量元素与中医辨证分型

（1995）

罗崇谦[1]　黄　霖[1]　潘朝明[1]　罗景光[1]　蒋礼晋[2]　凌育远[2]

杨小辉[2]　曾润莲[2]　吴德亮[3]　黄今超[3]

（1. 广州医学院第一附属医院　2. 中国广州分析测试中心　3. 广州粉体技术研究会药物部）

[导读] 在广州小学生中，体检异常者以脾气虚弱型为最多，其次为肝热型、肝气不足型，肾气虚弱型最少。

　　头发微量元素与中医辨证有相当密切的关系。例如，在普查的 639 个小学生中，锌缺乏者共 153 例，其中脾气虚弱型占 78 例，肝气不足型占 27 例，肝热型占 20 例，肾气虚弱型占 4 例。又如，在 193 例缺钙者中，脾气虚弱型占 97 例，肝热型占 30 例，肝气不足型占 26 例，肾气虚弱型占 0 例。

　　从微量元素缺乏与中医辨证中找出两者之间的联系，在治疗上有很大价值。为下一代的聪明和健康，应作微量元素的普查。

为对学生的健康作全面了解，调查广州地区小学生中微量元素缺乏状况，以指导今后的治疗，对两间小学的学生进行微量元素检测及体格检查，并进行了中医辨证分型。通过 639 人的普查，发现微量元素缺乏的有 398 人，占总人数 62.3%；体检异常的有 436 人，占总人数的 68.2%。说明目前在小学生中，普遍存在微量元素缺乏，同时，也存在着营养不良、贫血、佝偻病、急慢性上呼吸道炎等。按中医辨证分型，有肝热、脾气虚、肝血不足、肾气虚等不同的体质因素。因此，有必要普遍推广微量元素的普查、体检，以便及时治疗。

以下根据两间小学 639 名学生普查结果作综合分析和介绍。

1　一般资料

1.1　调查对象

对两间小学 1～6 年级及学前班的学生的头发标本进行微量元素检测，同时又进行了体格检查，共639 人纳入调查对象。

1.2　调查方法

各学生根据头发采集的正规方法采集标本进行检测。同时发一份微量元素缺乏的临床证候调查表至每一个家长，根据子女实际情况在表格上填写，然后交班主任补充学生在校的学习情况，如成绩下降、注意力不集中、多动现象等。最后，由临床医生进行体检，根据中医辨证进行分型，并把检测、体检结果及饮食、治疗的建议书发回学生交家长，以指导治疗。

1.3 微量元素检测标准值

钙（Ca）：700～1200 $\mu g/g$；

锌（Zn）：80～200 $\mu g/g$；

铁（Fe）：18～35 $\mu g/g$；

铜（Cu）：6～15 $\mu g/g$。

1.4 方法和仪器

采用同位素源激发 X 荧光分析。

仪器为 PDP 11/24 - S90 多道系统（美国 Canbar 公司）。

2 调查结果

微量元素检测后，除每个班有一份检测结果总表外，各学生均有一份检测结果，上面准确地标出了钙、铁、锌、铜检测的具体数值，还有正常值作参考，并用计算机处理，显示各项微量元素"偏低""低"或"偏高""高"的结果，使教师和家长可以直接了解学生的检测结果是否正常。取得检测结果及微量元素缺乏临床调查表后，到学校对每个学生进行体检及中医辨证，其结果用统计学方法总结，综合分析及评分。

639 人微量元素检测结果，见表 1。

表 1 微量元素检测结果

微量元素缺乏例数															合计	微量元素正常例数	总计
Ca	Fe	Cu	Zn	Ca Fe	Ca Cu	Ca Zn	Fe Cu	Cu Zn	Fe Zn	Ca Fe Zn	Fe Cu Zn	Ca Fe Cu Zn	Ca Cu Zn	Ca Fe Cu Zn			
73	61	47	40	20	19	46	16	11	18	5	8	15	10	9	398	241	639

综合来看，单项缺乏的有 221 人，占 34.6%；两项以上缺乏的有 177 人，占 27.7%；说明小学生中微量元素缺乏相当严重，多项元素缺乏的，比重也较大。

639 人体检结果见表 2。

表 2 体检结果

异常/例					正常/例	合计/例
分型				异常累计		
肝热型	脾气虚弱型	肝血不足型	肾气虚型			
71	274	84	7	436	203	639

体检异常 436 人，占 68.2%。必须说明，所谓"体检异常"是指体质有异于正常。有些少年儿童虽然没有"患病"，但其身高、体重、智力、体力、精力、抗病能力等与同龄正常人有差异，根据中医理论进行辨证分型，则有异常，包括了肝热、脾气虚、肝血不足、肾气虚等，说明机体内的脏器功能较虚弱或不平衡。这样辨证分型，利用不同的体质因索，有针对性地进行治疗。这些体检异常者，大致相当于现代医学的营养不良、生长发育迟缓、贫血、佝偻病、急性和慢性上呼吸道炎、肠寄生虫病等。

根据微量元素检测与体检结果综合分析，微量元素缺乏、体检又异常的有 322 人，占总人数的 50.4%，说明微量元素缺乏的，有不同程度的临床表现。因此，通过辨证有利于治疗。通过体检同时发现，微量元素缺乏与体检异常也并不完全一致。例如，微量元素正常而体检异常的有 125 人，占 19.7%；微量元素异常而体检正常的较少，有 76 人，占 11.9%。说明微量元素正常，体检未必正常；而微量元素缺乏，体检多数有异常。

为什么微量元素正常而体检未必正常呢？通过体检发现，往往有些学生，由于生长发育较缓慢（如个子矮、体重不足、营养状况较差），体内微量元素的需求量较低，微量元素检测的数值正常可能与其矮小的体型成正比。虽然微量元素检测正常，但不能反映全身的营养状态，若要加速生长发育，其体内微量元素也有可能供应不上，因此，通过体检，可以做到预防为主，针对体内脏器亏损情况（如脾虚、肝血不足等）进行调理，使这些营养较差的患者及早得到治疗，免致微量元素明显缺乏时才进行补充。

为什么微量元素异常而体检又属正常呢？通过体检发现，这部分学生中，大部分是生长发育较快，而营养及微量元素相对不足，是体内微量元素的需求量增多而供应不上的反映。这些学生，大多个子较高大，因此体内需要钙、铁、铜、锌的量增多。由于摄入不足或吸收障碍，这些微量元素跟不上身体过快生长、发育的需要，所以检测微量元素是缺乏的，但体检时，一般的生长发育是正常的，按中医辨证，气血尚充盛，因此体检属正常。但这部分学生可以根据微量元素的缺乏情况，及时补充食物、药物等，使微量元素的供应、摄取适应身体生长较快的需要。

对于微量元素异常而体检又异常的患者，当然可以根据各项微量元素缺乏的情况和辨证分型，积极地进行治疗。

3 各项微量元素缺乏分析

微量元素缺乏在小学生中已比较普遍而严重。为明确各微量元素缺乏情况，本文对多项缺乏的各分项加以统计。在 639 人中缺钙的有 193 人，占 30.2%；缺铁有 142 人，占 22.2%；缺铜有 129 人，占 20.2%；缺锌有 153 人，占 23.9%。各项微量元素缺乏程度，按顺序排列为：钙 > 锌 > 铁 > 铜。

钙是组成人体骨骼和牙齿的主要成分，与人体的生长有密切的关系。缺钙容易得 O 型腿、佝偻病的不多，但牙齿生长较差的不少，视力减退也较明显。而更大部分缺钙的学生，多属生长、发育较快，而钙相对不足的，提示在小学阶段，应给予足够的钙补充和多晒太阳，以及多做户外活动。

锌被誉为"生命的火花"，它是人体内多种酶的主要成分之一。缺锌可导致很多器官、组织的生理功能异常，可以出现生长、发育迟缓，免疫力低，易患上呼吸道炎，智力发育也差，食欲减退，或腹泻，易得贫血，甚或口腔溃疡；皮肤瘙痒，头发稀疏发黄，枯槁脱落，或智力低下，成绩下降，甚或多动症，或视力减退，夜盲症等。从体检发现，缺锌的学生中，以上症状，体征均有不同程度的表现，有些甚至比较典型，因此，应进行普查，及早治疗。

铁是造血的重要原料。缺铁常见于贫血，常表现为注意力不集中、智力减退、成绩下降、头晕、睡眠不安、烦躁。在体检中，上述症状较明显存在，与缺铁的检测结果较吻合。缺铁患者如能及早治疗，可以预防缺铁性贫血的发生。

铜在人体内是一种特殊的催化剂，参与各种生理活动和代谢过程。铜的缺乏，可以影响铁的吸收和利用。铜缺乏，可表现为睡眠不安、失眠、智力减退、发育迟缓。因此，也应及早治疗。

国内外的资料表明，以谷类为主食的国家，特别是经济较落后的地区，缺锌、铁的情况相当普遍，我国有地区体检发现儿童缺铁性贫血发病率为 52.77%，应引起高度重视。广州市内两间小学 639 名学生的体检中，发现微量元素缺乏率达 62.3%，比缺铁性贫血率更高，应引起全社会高度重视和关心。家长和学校往往不知道这种情况，也不以为然，对一些学生的病理现象，如注意力不集中、智力减弱、成绩下降、上课打瞌睡、疲倦少动或多动症等，认为仅仅是学生主观能动性不强所致，未能从各方面去找原因。从医学角度出发，为下一代的聪明和健康，应作微量元素的普查，及时治疗异常患者。

4　微量元素缺乏与中医辨证分型的关系

微量元素缺乏与中医辨证分型的关系详见表3。

表3　微量元素检测与中医辨证分型的关系

微量元素	钙低	铁低	铜低	锌低	正常
肝热型	30	19	14	20	20
脾气虚弱型	97	67	66	78	80
肝血不足型	26	25	21	27	22
肾气虚弱型	0	4	2	4	3
分型正常	40	27	26	24	116
合计	193	142	129	153	241

通过体检，把异常者按中医理论进行辨证分型，归纳为四型，即肝热型、脾气虚弱型、肝血不足型及肾气虚型（各型诊断标准详见表4）。检查结果：脾气虚弱型最多，其次是肝血不足型、肝热型，肾气虚型最少。

表4　中医辨证分型诊断标准

分型	症候
肝热型	口干唇红，尿黄便秘，烦躁，情绪急躁，口腔溃疡，皮肤干燥，舌质红苔黄，脉弦数。
脾气虚弱型	食欲减退或腹泻，或挑食，疲倦乏力，面色㿠白，自汗，舌质淡红，脉缓或弱。
肝血不足型	头晕，睡眠不安，或形体消瘦，面色无华，唇淡白，爪甲无华，贫血貌，头发无华，舌质淡白，脉细。
肾气虚型	骨骼畸形，牙齿生长缓慢，畏寒肢冷，夜尿频数，或遗尿，舌质淡白，脉沉弱或沉迟。

脾气虚弱与各种微量元素缺乏有相当密切的关系。以锌缺乏为例：锌缺乏者共153例，其中脾气虚弱型占78例，肝血不足型占27例，肝热型占20例，肾气虚型占4例，分型正常24例。脾气虚弱者，占缺锌患者的51%，因此，在治疗上有很大价值。脾气虚弱患者，往往表现为食欲减退、疲倦乏力、面白无华、大便溏薄、自汗、舌质淡红、脉弱。脾气虚弱与锌缺乏的表现很相似，因此锌缺乏患者以脾虚虚弱型为多，在治疗上可以通过健脾补气来治疗缺锌症。

近年来，治疗微量元素缺乏的药相继问世，如葡萄糖酸锌、葡锌宝、富马铁片、活性钙片等，对于微量元素供应不足者无疑是良药。但微量元素缺乏往往有很多原因，如供应不足、排泄过多、吸收障碍等。目前，人民生活水平不断提高，尤其独生子女饮食非常丰富，但对微量元素的摄取、吸收、转化、利用、储存、排泄是否正常，中医认为，这与脾的健康关系密切，脾气虚弱，则吸收、转化就差，即使补充大量的锌，也不能被迫吸收和利用。因此，若缺锌而又有脾气虚弱的，除适当补充锌外，还需健脾。

5　微量元素缺乏病因分析

这次普查在体检及询问病史中，发现微量元素缺乏与挑食、偏食有关。此外，缺钙非常普遍和严重可能与缺少紫外线照射有关。因学生白天大部分时间在学校，而学校露天的场地不足，体育课和课外活动有限，因而易致缺钙。

6　指导性的治疗建议

通过小学生微量元素调查，发现小学生中微量元素缺乏情况相当严重，应引起全社会的重视。至于微量元素缺乏的治疗，一般轻度缺乏者，宜进行饮食的调节。对微量元素缺乏或多项缺乏者，除建议给予食物补充外，还建议作药物的补充，并根据体质因素不同结合中药进行调理，如健脾、补肾、清肝等。因中药富含微量元素，通过健脾补肾，既加强脏器功能，增强机体对微量元素的摄取、利用，又改善了机体偏衰的本质。

（原载于《广东微量元素科学》1995 年第 2 期）

人发微量元素含量对肾气盛衰的判别分析

（2002）

马　威[1]　薛　莎[1]　吴文莉[1]　刘　毅[1]　任　易[2]　指导：管竞环[1]

（1. 武汉市中西医结合医院　2. 武汉市结核病防治所）

[导读]　分别检测湖北武汉 1010 例 1～84 岁男性和 1372 例 1～76 岁女性头发中 9 种微量元素，先用有序样本最优分割法对其年龄进行分段，男性分为 9 组，女性分为 8 组；再用 Fisher 判别分析法建立判别方程。正常男、女性对实际年龄的回判准确率分别达 85.1% 和 82.0%，而对 23 例男性和 19 例女性慢性肾炎尿毒症患者的判别符合率仅分别为 26% 和 21%，不符合者的判别年龄比实际年龄大。

作为联系中医肾气与现代科学研究的桥梁，人发微量元素将是一种理想的指标，具有重要的临床意义。

中医认为，人的生长、发育、死亡的过程及生殖功能，主要决定于"肾气"的盛衰。《素问·上古天真论》云："女子七岁，肾气盛，齿更发长；二七，天癸至……丈夫八岁，肾气实，发长齿更；二八，肾气盛，天癸至……八八则齿发去。"详细、精辟地阐明了肾气在人体生、长、壮、老、衰等生命过程中的作用，突出了肾气在人生命活动中的重要地位，把人体衰老过程中先后出现的生理现象与肾气的盈满亏损曲线对照起来。但古人仅对肾气进行了定性的描述，如何对肾气进行定量研究，古人对男子以 8 的倍数、女子以 7 的倍数划分年龄是否精确，这是肾气实质研究亟待解决的问题。

本研究旨在研究不同性别的人发中微量元素含量与年龄的关系，建立数学模型，通过量化肾气，探索肾气实质，从而揭示人体生长、发育、衰老的自然规律，达到人体健康评估的目的，以提高人们的生存质量，延长寿命。

1　材料与方法

1.1　人发标本来源

正常人人发标本：均为 1996—1999 年到我院体检健康者，要求居住武汉市城区在 1 年以上，汉族。受检的人发标本共计 2382 例，其中男性 1010 例，年龄 1～84 岁，女性 1372 例，年龄 1～76 岁。

慢性肾炎尿毒症患者人发标本：来源于我院肾病科，除符合上述条件外，患者慢性肾炎病程为 5～15 年，血肌酐均 >400 μmol/L。其中男性 23 例，女性 19 例；年龄 15～74 岁。

1.2　主要试剂

硝酸（MOS 纯），高氯酸（优级纯），标准应用液：（标准 1）含钙 250 μg/L、镁 20 μg/L，基质 10%

硝酸溶液；（标准 2）锌 15 μg/L，铜 1 μg/L，铅 2 μg/L，铁 5 μg/L，锰 5 μg/L，锶 0.5 μg/L，钙 250 μg/L，镁 20 μg/L，基质 10% 硝酸溶液；（标准 3）磷 10 μg/L；（标准 4）10% 硝酸溶液。

1.3　主要仪器

JOBIN - YVON481CP（法国），计算机 PDP11/03 型控制一次扫描多元素同时测定锌、铜、铁、锶、钙、镁、锰、铅等元素。ELKO II 型光度计（德国），波长 720 nm，0.5 cm 比色池，测定磷元素。上海亚荣生化仪器厂 SZ - 93 自动双重纯水蒸馏器生产实验用纯水。

1.4　人发采集及预处理

人发标本采集：由专人负责，剪取每位受检者头枕部发样 1 g 左右（发长者由根部剪下，再取距头皮端 1 cm 长之一段，部分婴儿发少除外），立即放入一次性干净纸袋中标记待测。检测前将发样置于 50 mL 干净烧杯中，先加入 5% 洗洁精（上海产白猫牌），用干净玻棒搅动 1 ~ 2 min 后去掉洗涤液，再用自来水冲洗至无泡沫后，用蒸馏水冲洗 5 ~ 6 次，然后尽可能倒干水。取干净湿纱布盖在烧杯口上，置于干净烘箱恒温 80 ℃将发样烘干。

前处理过程（干法灰化）：准确称取经洗涤烘干过的发样 0.3 ~ 0.5 g，置于 10 ~ 15 mL 干净石英坩埚内，于马弗炉中从 100 ℃开始升温至 500 ℃，每 100 ℃保温 1 小时，烧至样品发白后移出马弗炉外冷却，再用少量高纯水浸湿，加入硝酸—高氯酸混合酸（4∶1）1 mL 后，在电热板上 180 ℃连续消解，蒸至 2 ~ 3 mL，转移到 10 mL 比色管中定容 5 mL，放置至溶液澄清，即可上机检测。

1.5　质量控制

将中国科学院上海原子核研究所制定的人发微量元素质控物（批号 GBW09101）穿插在人发样本中检测，以监控微量元素检测的质量。在以标准物质定标的同时，以多规则为质控方法，人发质控物检测结果在控制范围内。

2　结　果

2.1　人发微量元素数据的百分位计算

由于不清楚人发中 9 种元素含量的分布状况（是否符合正态分布），因而计算其百分位值后，进行常规的统计分析（以下的统计分析中发微量元素含量均为其百分位值），最后将其还原为原始数据。

2.2　划分年龄段

首先用百分位均值法分别计算男、女各年龄均值，并按年龄从小到大排列；再用有序样本最优分割的方法，分别以男、女年龄和头发 9 种微量元素含量均值等 10 个因素为对象，进行有序样本最优分割的计算：将男性样本分割成 9 组，所得的男性年龄分组临界年龄分别为：5，11，16，23，38，56，59，68 岁，各组最小直径总和分别为：0.022，6.68，7.15，7.81，8.50，9.40，11.47，14.50，30.22；将女性样本分割成 8 组，年龄分组临界年龄分别为：4，9，14，20，39，54，63 岁，各组最小直径总和分别为：0.055，10.45，11.04，11.78，12.79，14.24，15.62，28.39。

2.3　人生理年龄的 Fisher 判别分析

2.3.1　将 1010 例男性头发微量元素数据以上述年龄分段方法，用 SPSS8.0 分析软件，进行 Fisher 判别分析，提出有显著性贡献的因子（Pin = 0.05，Pout = 0.10），建立判别方程式如下：

$$F_1 = -0.652 \times Ca + 10.352 \times Fe + 11.562 \times (Zn/Pb) + 0.369 \times age - 0.129 \times Zn + 5.417 \times Mn - 8.880$$

$$F_2 = -0.221 \times Ca + 10.567 \times Fe + 12.449 \times (Zn/Pb) + 0.926 \times age + 0.519 \times Zn + 3.877 \times Mn - 11.527$$

$$F_3 = 1.223 \times Ca + 9.361 \times Fe + 13.072 \times (Zn/Pb) + 1.532 \times age + 2.394 \times Zn + 3.822 \times Mn - 18.383$$

$$F_4 = 5.113 \times Ca + 8.335 \times Fe + 17.247 \times (Zn/Pb) + 2.342 \times age - 1.120 \times Zn + 4.850 \times Mn - 33.175$$

$$F_5 = 5.900 \times Ca + 8.408 \times Fe + 13.737 \times (Zn/Pb) + 3.764 \times age + 1.677 \times Zn + 5.425 \times Mn - 67.660$$

$$F_6 = 6.593 \times Ca + 9.182 \times Fe + 13.100 \times (Zn/Pb) + 5.843 \times age + 0.400 \times Zn + 5.141 \times Mn - 146.028$$

$F_7 = 6.147 \times Ca + 11.140 \times Fe + 11.273 \times (Zn/Pb) + 7.171 \times age + 2.061 \times Zn + 3.562 \times Mn - 214.271$

$F_8 = 5.404 \times Ca + 10.376 \times Fe + 13.218 \times (Zn/Pb) + 7.953 \times age - 0.158 \times Zn + 3.894 \times Mn - 260.452$

$F_9 = 5.228 \times Ca + 11.283 \times Fe + 14.549 \times (Zn/Pb) + 9.079 \times age + 0.906 \times Zn + 4.368 \times Mn - 338.484$

$F_1 \sim F_9$ 分别代表 9 个年龄段的公式，将 1 个男性人发的结果分别代入上述 9 个公式中，比较其结果，值最大者，就将此人判为该公式所在的组。将 1010 例正常男性头发 9 种微量元素代入上述公式回判，与实际年龄的符合率为 85.1%。

2.3.2 将 1372 例女性头发微量元素数据以 2.3 中的年龄分段方法，用 SPSS8.0 分析软件，进行 *Fisher* 判别分析，提出有显著性贡献的因子（Pin = 0.05，Pout = 0.10），建立判别方程式如下：

$F_1 = 2.921 \times Sr - 0.897 \times Ca - 2.733 \times Mg + 8.846 \times Fe + 12.724 \times (Zn/Pb) + 0.171 \times age + 4.687 \times Cu + 5.571 \times Mn - 9.671$

$F_2 = -0.897 \times Sr + 1.615 \times Ca - 3.886 \times Mg + 9.922 \times Fe + 14.591 \times (Zn/Pb) + 0.454 \times age + 3.489 \times Cu + 4.257 \times Mn - 11.452$

$F_3 = -2.733 \times Sr + 3.610 \times Ca - 3.879 \times Mg + 7.211 \times Fe + 18.144 \times (Zn/Pb) + 0.842 \times age + 5.327 \times Cu + 4.673 \times Mn - 17.001$

$F_4 = 4.683 \times Sr + 3.838 \times Ca - 1.661 \times Mg + 8.037 \times Fe + 20.863 \times (Zn/Pb) + 1.329 \times age + 3.900 \times Cu + 5.473 \times Mn - 26.924$

$F_5 = 5.292 \times Sr + 1.822 \times Ca + 0.316 \times Mg + 5.745 \times Fe + 21.138 \times (Zn/Pb) + 2.229 \times age + 3.261 \times Cu + 6.868 \times Mn - 46.532$

$F_6 = 5.161 \times Sr + 1.295 \times Ca + 0.948 \times Mg + 5.599 \times Fe + 19.190 \times (Zn/Pb) + 3.632 \times age + 2.398 \times Cu + 6.631 \times Mn - 95.269$

$F_7 = 3.061 \times Sr + 1.123 \times Ca + 1.803 \times Mg + 4.391 \times Fe + 17.032 \times (Zn/Pb) + 4.676 \times age + 2.234 \times Cu + 7.404 \times Mn - 146.236$

$F_8 = 1.405 \times Sr + 1.405 \times Ca + 3.490 \times Mg + 5.447 \times Fe + 19.542 \times (Zn/Pb) + 5.569 \times age + 1.708 \times Cu + 8.934 \times Mn - 203.405$

将 1372 例正常女性头发 9 种微量元素代入上述公式回判（方法同上），与实际年龄的符合率为 82.0%。

2.3.3 慢性肾炎尿毒症患者的差别分析： 将 23 例男性慢性肾炎尿毒症病人发微量元素含量结果和 19 例女性慢性肾炎尿毒症病人发微量元素结果分别代入上述公式，结果：23 例男性患者判别分组与实际年龄分组的符合率为 26%，其中不符合的 17 例中有 16 例的微量元素判断年龄比实际年龄大；19 例女性慢性肾炎尿毒症患者头发微量元素判别年龄与实际年龄符合率为 21%，其中不符合的 15 例中 13 例患者的微量元素判别年龄比实际年龄大。

3 讨 论

肾气乃肾中之真元，为生命之根。《中藏经·论肾脏虚实寒热生死逆顺脉证之法》说："肾者，精神之舍，性命之根……肾气绝，则不尽其天命而死也。"王清任于《医林改错》中曰："人行坐转动，全仗元气，若元气足则有力，元气衰则无力，元气绝则死矣。"元气者，肾气也。可见肾气盛衰乃人之寿夭的关键。肾气虚是人衰老的主因。

"发为血之余"，青壮年时，由于精血充盈，则发长面光泽；老年人的精血多虚衰，毛发变白而脱落。《素问·上古天真论》云："女子七岁，肾气盛，齿更发长……八八则齿发去。"文中的描述，说明人发的生长状态可以作为观察肾中精气的外候，是判断机体发育状况和衰老程度的客观指标，也是人体健康的标志。

迄今在人体内能够找到有 70 余种元素，而其中有 16 种为人体必需微量元素，这些微量元素在人体内通过各种途径发挥生理作用。管竞环等 10 多年通过对中医药理论与微量元素的关系的系统研究，认为微量元素是中医基础理论量化指标之一；马威等认为，中药对病证的治疗过程，蕴含着中药对机体微量元素平衡体的整体调控作用；我们通过对实证虚证血液微量元素含量的分析，进一步证明了微量元素作为中医药基础理论量化指标的正确性。

人发相对于其他生物样本而言，对微量元素的检测有不少优点。例如，取材容易，便于储存，含量较高且稳定，分析容易，可以反映过去一段时间内的微量元素营养状况，真实地反映其储存情况。国际原子能机构（LAEA）和美国环保组织亦选定人发作为环境污染的可靠指示器。因此，作为联系中医肾气与现代科学研究的桥梁，人发微量元素将是一种理想的指标，具有重要的临床意义。

肾气盛衰的判别分析：用有序样本最优分割法分别对男、女微量元素含量数据进行分割，男、女分别为 9 组和 8 组。比较用最优分割法所得的年龄分段与《内经》中"七七、八八"的年龄分段，可以看到他们略有差别，主要表现在"肾气盛""肾气实"的年龄提前（男性由《内经》中 8 岁提前到 5 岁，女性由 7 岁提前到 4 岁）；"肾气平均"的年龄提前并延长（女 21～35 岁→14～39 岁）；"肾气衰"的年龄向后延（男 48 岁→56 岁，女 42 岁→50 岁）。究其原因，我们认为：（1）现在人类的生活水平提高，在解决温饱问题后，开始考虑如何延年益寿。例如，锻炼身体以动作不衰度百岁，调畅情志以养生，以及食品保健等，凡此种种，均能使"春秋皆度百岁"；（2）我国提倡男女平等，使女性的社会地位提高，女性的生活质量得到了很大的改善，其肾气的衰老年龄几乎与男性相同；（3）肾的精气先天源于父母的生殖之精，同时，后天有赖于脾胃运化水谷精微的不断滋养，肾气充盈到一定程度，开始有性腺发育。目前我国城乡生活水平普遍提高，后天的滋补使肾气充盈时间相对提前，出现男女"肾气盛"的年龄均提前。

用 Fisher 判别分析方法，对不同性别年龄人发中的微量元素含量，分别建立男、女生理年龄（肾气年龄）的判别方程，男、女正常人回判符合率分别为 85.1% 和 82.0%，说明该公式是合理的。慢性肾炎尿毒症患者病程长，肾气耗伤严重，病人的生理状况差，疾病加速肾气的虚损，达到一定程度后均会出现早衰或发育迟缓的现象，通过尿毒症患者发微量元素的判别分析得到了证明。

用所得的判别公式，可以根据人发中微量元素的含量对肾气进行定量判别分析。病理或生理状态的变化，引起肾气盛衰的改变，表现在判别分析上，则是判别年龄与实际年龄不符，出现早衰或衰老延迟等现象。通过研究不同年龄、性别人发中微量元素含量与肾气的关系，我们认为，人发中微量元素含量是中医肾气的量化指标之一，利用发中微量元素含量，可以判定人肾气的盛衰，进行健康评价。

（原载于《中医杂志》2002 年第 4 期）

第七章　头发元素与地方病防治

中国的地方病，主要有克山病和大骨节病、地方性甲性腺肿、地方性砷中毒、地方性氟中毒等。克山病、大骨节病主要分布于从东北到西南的带状区。地方性甲状腺肿除遍及全国的缺碘性甲状腺肿外，还在全国 10 个省中发现水源性高碘地区，其中 9 个省出现了高碘地方性甲状腺肿。地方性砷中毒波及 10 个省、48 个县市。地方性氟中毒流行于 28 个省市。患各类地方病的总人数曾估计在 6000 万人以上。

克山病和大骨节病都是一种以环境低硒或缺硒为主因的地方病。以粮食硒含量和人发硒含量为主要指标的我国硒元素生态景观类型图可从地理上直观地反映克山病与硒的密切关系。我国克山病和大骨节病的流行区，从东北到西南跨越 15 个省市，头发硒含量从这一病带经过渡带向东南和西北两侧非病带有规律地递增，带间地理界线明显。

对克山病病情和人体硒水平进行长期监督后发现，病区人群发硒含量提高到非病区水平后，慢型和潜在型克山病仍有发病，表明低硒不是克山病发病的唯一因素。

各种地方病的发病，除了以一种元素的缺乏或过剩为主因外，还与多种微量元素或其他因素不平衡有关，如已经发现克山病与 18 种元素不平衡有关；在一次测定的头发 39 种元素中，大骨节病病区与非病区儿童有 34 种元素含量均有显著性差异。其他元素与低硒一起共同构成复合致病因子。

克山病和大骨节病，虽都以低硒为主因，但致病模式不同。而且即使同为克山病或大骨节病，地区不同，其组合的判别方程也不同。

测量头发中的微量元素，从群体角度可明显区别病区、非病区及远离病区的非病区；从个体角度可为早期诊断提供线索，或对潜在型克山病的诊断起辅助作用。

对地方性甲状腺病的研究表明，地甲病和地克病的病因除与碘异常有关外，也与多种其他微量元素代谢异常有关，经治疗后，体内微量元素平衡状况得到改善。头发元素分析对疾病诊断和病因探讨可能是有意义的。

我国克山病病带与非病带发硒分布的地理规律

（1982）

（中国科学院地理研究所化学地理研究室环境与地方病组）

[导读]　我国克山病病区均分布于低发硒（小于 0.200 mg/g）地区。发硒的频率分布和不同地带典型样点发硒的地理分布规律证明，我国发硒含量分为小于 0.200 mg/g，0.200 ~ 0.250 mg/g，大于 0.250 mg/g 3 个区间范围，上述区间范围值分别与我国克山病病带、过渡带和非病带发硒值一致。因此，可用上述 3 个发硒范围值作为划分克山病病带、过渡带和非病带的指标，其间地理界线明显。

评定硒的环境质量可采用多种途径进行，测定头发的硒含量，研究其与环境的关系，是其中较为简捷、灵敏而又准确的方法之一。

我国克山病主要分布于东南湿润地带向西北半干旱、干旱地带之过渡地带，形成一自东北至西南走向的带状区，病区在该带状区内呈不连续灶状分布，居民以食用本地农副产品为主，膳食组成单一，缺少海产品。经研究，我国克山病病区为一低硒地理环境。土壤—植物—动物—人体系统处于低硒循环状态，克山病之所以在该地理环境一些特定地区人群中流行，主要是低硒环境产生的生物效应。

评定硒的环境质量可采用多种途径进行，测定毛发硒的含量，研究其与环境的关系是其中较为简捷，灵敏而又准确的方法之一。毛发中硒的含量不仅能反映机体硒的营养水平，而且还可以使机体与环境有机地结合起来。因此，动物毛发中硒的含量早期曾被用以作为高硒地区慢性中毒组织中硒累积程度的指标，然后又用以表示低硒地区食用牛发生营养性肌肉萎缩症的指标。过去人体发硒与克山病关系的研究结果表明，克山病发硒显著低于非病区，并且与人体所含食物中硒的含量显著相关。然后基于我国自然条件复杂，仅克山病病带就地跨数个自然地带，发硒能否准确地反映出不同地带低硒环境的特点，发硒含量分布有无明显的地理界线，发硒可否作为划分克山病病区与非病区、病带与非病带的指标？对此，我们就1974—1976年采集的我国17个省、市、自治区181个样点2129例发样进行了分析，其结果如下。

一、材料和方法

1. 发样采集、处理和硒的测定方法

发样采集和处理按全国克山病科研协作组硒专题组制定标准进行。发硒测定由中国医学科学院克山病科研小分队用荧光法代为分析。

2. 发样地区分布

发样采集地区参照《中国综合自然区划》划分之地带，并结合克山病又将其分为克山病病带与非病带。病带采自东北、华北、西北、西南及西藏地区，非病带采自东南沿海和西北地区，采样点区均经地理流行病学调查确定为远离城市之病区和非病区。

二、结　果

1. 克山病病带发硒含量及其分布

我国克山病病带地处东北向西南走向之带状区，按自然条件之不同可分布为东北、西北（把华北病

区归此）和西南及西藏三大病区。东北病区主要分布于温带暗棕壤、深厚黑土、灰色森林土地带，此病区除了东北三省病区外，还包括内蒙古东部病区；西北病区主要为暖温带棕壤、褐土、黑垆土地带，此病区除了山西、陕西、甘肃东部病区外，还包括了河北、山东、河南病区；西南病区多处紫色土、红棕壤、褐红壤、红褐土地带，此病区包括四川、云南病区；西藏为一特殊自然地理区。表1为我国克山病带内不同地带病区与非病区发硒的含量。

表 1　病带内不同地带病区与非病区发硒含量*

地带	病情	样点数	例数	最高~最低值 $(\bar{x})(\mu g/g)$	中位值	$\bar{x}\pm s\ (\mu g/g)$
温带暗棕壤、深厚黑土、灰色森林土地带	病区	14	147	0.120~0.033	0.064	0.069±0.027
	非病区	5	76	0.197~0.109	0.138	0.146±0.032
暖温带棕壤、褐土、黑垆土地带	病区	27	387	0.150~0.040	0.080	0.093±0.032
	非病区	23	310	0.456~0.062	0.168	0.209±0.108
紫色土、红棕壤、褐红壤、红褐土地带	病区	23	281	0.173~0.035	0.080	0.087±0.032
	非病区	19	211	0.311~0.063	0.170	0.170±0.057
病带（总）	病区	64	815	0.173~0.033	0.076	0.085±0.032
	非病区	47	597	0.456~0.062	0.160	0.187±0.086

注：*表中各样点发硒含量频率分布经统计学处理证明均为正态分布，以下同。

由表1可见，虽我国克山病病带所处地带自然条件有差异，但总体来说，克山病的自然环境有其共同特性，因此反映在发硒含量上也基本相同。东北、西北和西南病区平均值分别为 $(0.069\pm0.027)\ \mu g/g$、$(0.093\pm0.032)\ \mu g/g$ 和 $(0.087\pm0.032)\ \mu g/g$，区间差异不显著（$P>0.05$）。上述三大病区内之相邻非病区发硒含量平均值分别是 $(0.146\pm0.032)\ \mu g/g$、$(0.209\pm0.108)\ \mu g/g$ 和 $(0.170\pm0.057)\ \mu g/g$。整个病带内病区总平均值为 $(0.085\pm0.032)\ \mu g/g$，非病区为 $(0.187\pm0.086)\ \mu g/g$，区间差异显著（$P<0.001$）。

表2为西藏地区发硒的平均值。西藏病区分布于藏南半干旱温带山地灌丛和高山草原地带（本区也有大骨节病流行），其发硒含量为 $(0.067\pm0.036)\ \mu g/g$。藏北半湿润寒温带高山灌丛草甸地带为非病区，而藏东半湿润暖温带山地针叶林地带为大骨节病区，克山病的非病区，其发硒平均值分别是 $(0.256\pm0.045)\ \mu g/g$ 和 $(0.070\pm0.039)\ \mu g/g$。

表 2　西藏地区不同地带发硒含量

地带	病情	样点数	例数	最高~最低值 $(\bar{x})(\mu g/g)$	中位数	$\bar{x}\pm s\ (\mu g/g)$
藏东半湿润暖温带、山地针叶林地带	非	6	54	0.090~0.040	0.069	0.070±0.039
藏北半湿润寒温带、高山灌丛草甸地带	非	2	13	0.348~0.205	0.250	0.256±0.045
藏南半干旱温带山地灌丛和高山草原地带	病	2	34	0.154~0.021	0.072	0.067±0.036

西藏地区自然条件除受水平地带性因素制约外，更重要的是受垂直地带性因素影响，就地质情况以及民族和生活习惯而论，本区又独具特点。尽管如此，其病区仍然分布于低硒地理环境，人体处于贫硒状态，发硒含量与其他病区极为一致。值得指出的是：本区大骨节病区人体亦处于低硒代谢状态，这一特点与其他大骨节病区雷同。发硒的这些分布规律充分反映了低硒环境的生物效应并不因地区和民族的不同而有所差异。本区克山病病区发硒与非病区差异显著（$P<0.001$）。

2. 东南非病带发硒含量及其分布

我国东南部广大沿海地区称东南非病带。发样分别采自亚热带黄棕壤与黄褐土地带（简称 IVA₁，以下同）和红壤与黄壤地带（IVA₂），以及砖红壤化红壤与红壤地带（IVA₃），热带砖红壤地带（西部 VA₁）。这些地带均处我国湿润地区，自然环境与病带迥然不同，各地带发硒平均值见表3。

表3　东南非病带不同地带发硒含量

地带	样点数	例数	最高~最低值 $(\bar{x})(\mu g/g)$	中位数	$\bar{x} \pm s$ $(\mu g/g)$
亚热带黄棕壤与黄褐土地带	4	31	0.612~0.253	0.293	0.383 ± 0.130
亚热带红壤与黄壤地带	16	143	0.501~0.173	0.338	0.333 ± 0.079
亚热带砖红壤化与红壤地带	3	30	0.651~0.438	0.482	0.493 ± 0.062
热带砖红壤地带	4	41	0.681~0.333	0.500	0.491 ± 0.085

由表3可见，IVA₁ 和 IVA₂ 地带发硒基本相同，其含量分别为（0.383 ± 0.130）$\mu g/g$ 和（0.333 ± 0.079）$\mu g/g$。IVA₃ 与 VA₁ 地带几乎一致，其含量分别为（0.493 ±0.062）$\mu g/g$ 和（0.491 ±0.085）$\mu g/g$。

我国热带、亚热带地区发硒平均值均高于病带的非病区，反映该带居民硒营养水平较高。

3. 西北非病带发硒含量及其分布

本带地处我国西北部，为我国之半干旱、干旱地区。就其生物地球化学基本特点而论，各种微量元素均趋于在土壤中累积，尤其是硒，因处于碱性较干旱的土壤环境，显示对植物有很高的有效性，一些富硒地区常分布于这种环境。本文发样采自温带山前荒漠草原 – 灰钙土地带（东部 IID₂），温暖带荒漠 – 灰棕荒漠土地带（IID₃）和荒漠 – 棕色荒漠土地带（IIID₁），青藏高原森林草甸及草甸草原土地带（VIIC₁），基本横跨我国西北部。表4是本带不同地带发硒的含量。由表4可见，西北非病带发硒平均值与东南非病带接近，其中 IID₂ 地带平均值为（0.462 ±0.122）$\mu g/g$ 与东南非病带的 IVA₃、VA₁ 地带为同一数量级。IID₃、IIID₁ 地带平均值分别是（0.391 ±0.135）$\mu g/g$ 和（0.366 ±0.109）$\mu g/g$，和东南非病带的 IVA₁ 和 IVA₂ 地带相当。VIIC₁ 地带样品系采自甘肃省天祝县，该县邻近于甘肃病区，海拔高度为 1800~3000 米，自然条件接近于病带，只是湿润程度略低一些，发硒平均值为（0.241 ±0.048）$\mu g/g$。类似本点的情况在病带向非病带过渡之地区多有存在，一般这种过渡地区发硒含量在 0.200~0.250 $\mu g/g$。遇有某些自然条件变化时，这些地区也偶有克山病发生，通常称这类地区为过渡带或"条件病区"。

表4　西北非病带不同地带发硒含量

地带	样点数	例数	最高~最低值 $(\bar{x})(\mu g/g)$	中位数	$\bar{x} \pm s$ $(\mu g/g)$
温带山前荒漠草原 – 灰钙土地带	2	23	0.673~0.306	0.422	0.462 ± 0.122
暖温带荒漠 – 灰棕荒漠土地带	13	140	0.696~0.204	0.342	0.391 ± 0.135
暖温带荒漠 – 棕色荒漠土地带	15	183	0.603~0.180	0.366	0.366 ± 0.109
青藏高原森林草甸及草甸草原土地带	3	25	0.314~0.129	0.244	0.240 ± 0.048

4. 发硒分布规律与硒——地理环境界线

我国不同地带 17 个省、市、自治区 181 个样点发硒含量频率分布于图 1。图 1 表明上述不同地带发硒频率分布曲线以 0.200~0.250 $\mu g/g$ 为界分为两个峰，前一个峰在 0.050~0.200 $\mu g/g$，后一个峰在 0.250~0.700 $\mu g/g$，0.200~0.250 $\mu g/g$ 为两峰之转折点。就病区发硒平均值来看，最高值为 0.173 $\mu g/g$，全部均在 0.050~0.200 $\mu g/g$，病带内非病区有 68.09% 的样品发硒含量在本范围内，10.64% 的样品落在 0.200~0.250 $\mu g/g$，少数样点平均值大于 0.250 $\mu g/g$。东南非病带除一个样点发硒平均值小于 0.200 $\mu g/g$（其值为 0.173 $\mu g/g$）外，其余各点发硒平均值均大于 0.250 $\mu g/g$。西北非病带两个样点含量小于 0.200 $\mu g/g$，

3个样点小于 0.250 $\mu g/g$，其他均大于 0.250 $\mu g/g$。就病带内非病区发硒小于 0.200 $\mu g/g$ 的样点地区来看，低硒点均为邻近病区之非病点，就自然条件而论，这些点区与病区无明显差异。因此，当以发硒作为区分病带内病区与非病区的指标时，难以划出明显的地理界线。

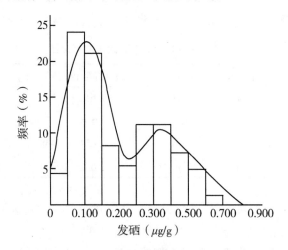

图1 我国发硒频率分布

从发硒平均值在 0.200~0.250 $\mu g/g$ 的样点来看，这些点都处于病带向非病带过渡之地区，其自然条件类似于病带，但又有不同，因此发硒量 0.200~0.250 $\mu g/g$ 可作为过渡带的指标，大于 0.250 $\mu g/g$ 可作为非病带的指标。如图2所示，表明了自我国西北非病带经病带至东南非病带的一些典型样点发硒含量与地理环境的关系。发硒量自病带（小于 0.200 $\mu g/g$）经过渡带（0.200~0.250 $\mu g/g$）向两侧非病带（大于 0.250 $\mu g/g$）有规律地递增，带间地理界线明显，充分反映了硒的地理分布与克山病的关系。

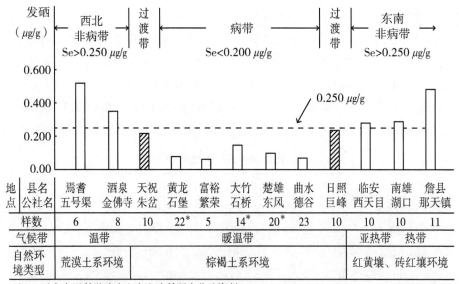

注：*引自中国科学院克山病防治科研小分队资料。

图2 我国克山病带、非病带、过渡带典型样点发硒含量与地理环境

三、讨 论

目前关于大量人群发硒与地理环境关系的研究报道不多，据奥田等报告人体发硒含量为 0.3~13 $\mu g/g$，Schroeder 等分析了 8 份 3 岁半~84 岁人体发硒的平均值为 (0.570±0.038) $\mu g/g$。我们的结果是非病带与奥田等的报道值下限相接近，而稍低 Schroeder 的结果。据报道北京市及其他一些城市居民发硒一般大于 0.400 $\mu g/g$，高者可达 0.800 $\mu g/g$ 以上。我们测定非病带发硒样品均采自远离城市之农村，如前所述，这些地区居民以食本地农副产品为主，膳食组成单一，海产品与肉类甚少，人体硒营养水平取决于环境中硒的供给水平，因此发硒准确地反映了人体硒代谢与地理环境的关系。通常发硒受食物成分及其来源影响很大。例如，同样居住黑龙江省尚志县的小学生，20名属职工子弟者发硒平均值为（0.390 ± 0.018）$\mu g/g$，而来自农村的20例小学生发硒平均值仅为（0.151 ± 0.011）$\mu g/g$，二者差异非常显著显然造成上述差异的主要原因在于食物的来源和生活水平之不同，而不是地理环境之不同。故在关于发硒与地理环境关系的研究中，要充分重视食物来源和生活条件的影响，否则将难以得出正确的结论。

由分析结果所见，我国克山病病区发硒低于病带内的非病区，病带的非病区又显著低于非病带，经统计分析，病区发硒与所食粮食中硒的含量成正相关，这说明病区处在低硒生态系，居民发硒含量与低硒地理环境是相一致的。因此，发硒可作为研究地理环境中硒含量及其分布的重要指标。但由于低硒（小于0.200 $\mu g/g$）可能仅只是导致克山病的一个重要因素。因此，当以发硒值作为指标划分病区时，必须还要结合其他方法，如流行病学调查等进行综合分析才能正确划分病区与非病区。

当以发硒量0.200 $\mu g/g$ 为指标划分病带与非病带时，地理界线常常不明显，在数学上称它们为两个"模糊集"，在两个集（或两个带）之间我们把它叫作过渡带，其发硒值变幅在0.200 ~ 0.250 $\mu g/g$。这是由于一种类型生态单元与他种类型生态单元之间反映在环境质量上常无截然的界线所致，这是一种普遍的客观规律。

四、结　论

本文报道我国17个省、市、自治区不同地带181个样点2129例发硒与地理环境的关系，并就我国克山病病区，非病区，病带与非病带发硒的分布规律作了分析，其结果表明：

1. 我国克山病病区均分布于低发硒（小于0.200 $\mu g/g$）地区。发硒含量分布有由病带→过渡带→非病带递增的规律。病带与非病带发硒差异显著。

2. 克山病病带内非病区与病区发硒分布的地理界线不明显。当以发硒量作为评定克山病病区与非病区的指标时，必须结合其他因素进行综合分析才能得出正确判断。

3. 发硒的频率分布和不同地带典型样点发硒的地理分布规律证明，我国发硒含量分为小于0.200 $\mu g/g$、0.200 ~ 0.250 $\mu g/g$、大于0.250 $\mu g/g$ 3个区间范围，上述区间范围值分别与我国克山病病带、过渡带和非病带发硒值一致。因此，可用上述3个发硒范围值作为划分克山病病带、过渡带和非病带的指标，其间地理界线明显。

（原载于《地理学报》1982年第2期）

克山病人头发中八种元素的水平

（1985）

周葆初　曾绍娟　车承波　于维汉

（哈尔滨医科大学）

[**导读**]　黑龙江省富裕县潜型克山病患者和慢型克山病患者的发钼含量都高于正常人，就平均含量而言，克山病患者的发钼含量比正常人高48%。女性克山病患者的发钴及发钙含量显著低下，其中潜型克山病患者发钴含量比正常人低65%，慢型克山病患者比正常人低70%，克山病患者

的发钙含量比正常人低75%。

以头发作为活体检查材料来评价微量元素浓度在群体之间是否存在差异，正作为血液检查的补充日益受到重视。

以前报道了克山病患者血清中铜、锰、铬及钼的水平。鉴于血清中的某些元素浓度受膳食影响，日间波动很大（特别是锌），单依赖血清测定的结果未必能正确显示其在体内的代谢特征。人发以每月1～2 cm的速度生长，日间波动并不明显，它可提供较长期的微量元素代谢状况。一般而言，发中微量元素浓度可比血高10倍左右，因此以头发作为活检查材料来评价微量元素浓度在群体之间是否存在差异，正作为血液检查的补充日益受到重视。

迄今为止，除硒以外，对克山病患者头发中其他微量元素的研究报道甚少。因为克山病的某些特点仅用硒缺乏难以解释，考虑到硒与某些微量元素在代谢上又有相关性，因此我们测定了克山病患者头发中的铜、锌、锰、铁、钼、铬、钴及钙的含量，同时以病区的正常人作为对照进行了对比分析。

一、材料及方法

1. 患者来源

克山病患者系富裕县繁荣公社经黑龙江省克山病研究所临床研究室治疗并系统观察者。正常人选自本公社地区内，并经过严格的病史询问、查体、心电图、X线胸透等检查排除心脏异常改变者。人群分组及组成见表1。

2. 头发收集及测定方法

男发为离头皮1～2 cm的枕部及两侧发，用不锈钢剪刀理发推子正常理发，女发为枕后部离头皮5 cm左右的头发，用不锈剪刀剪下。头发用1%海鸥洗净剂浸泡30 min后弃去洗液，重复上述操作一次，然后用蒸馏水、去离子水相继淋洗2～3次，于100 ℃干燥24 h，保存于塑料袋中，发中铬、钴含量用无火焰原子吸收光谱测定，钼用极谱催化波测定，其余都用火焰原子吸收光谱测定。详细方法已有专文报告。

表1　人群分组及组成

组别	性别	例数	年龄	平均
			范围	平均
正常人	男	45	10～81	28
	女	55	10～57	27
	总	100	10～81	27.5
潜型患者	男	28	11～62	26
	女	41	10～69	41
	总	69	10～69	34.9
慢型患者	男	5	10～27	23
	女	30	12～59	30
	总	35	12～59	36.7

二、结　果

1. 正常人男女头发中各元素含量

发中8种元素的算术均值及几何均值见表2。除了钴、锰及钙表现为女性显著大于男性外，铜、锌、铁、铬及钼含量在正常人均无性别显著差异。

表2　正常人发中各元素含量

元素	性别	样本数	$\bar{x}\pm s$（μg/g）	$\bar{x}\overset{\times}{\div}s$（μg/g）
铬	男	45	0.143±0.088	0.116 ÷× 1.79
	女	55	0.136±0.090	0.111 ÷× 1.82
铜	男	45	8.32±2.94	7.86 ÷× 1.43
	女	55	8.16±2.25	7.90 ÷× 1.29
铁	男	45	22.4±9.51	20.83 ÷× 1.43
	女	55	34.5±37.9	25.05 ÷× 2.02
锌	男	45	204±70	197 ÷× 1.3
	女	55	201±47	197 ÷× 1.2
钼	男	45	0.047±0.014	0.046 ÷× 1.31
	女	55	0.042±0.012	0.041 ÷× 1.37
钴	男	45	0.144±0.053	0.145 ÷× 1.43
	女	55	0.259±0.108*	0.248 ÷× 1.52
锰	男	45	4.15±2.23	3.67 ÷× 1.64
	女	55	6.28±2.86*	5.58 ÷× 1.69*
钙	男	45	960±410	890 ÷× 1.46
	女	55	1680±625*	1570 ÷× 1.46*

注：* 男女均值显著性检验：$P<0.001$。

2. 正常人各年龄组发中各种元素的含量

以10岁为一组，把正常人群分成5组，各年龄组的发中元素含量见表3。除了钙在男性各年龄组间有显著差异外，发中其余元素含量在各组男女无年龄间显著差异。

表3　正常人不同年龄组发中各元素含量

年龄	性别	例数	铬（μg/g）	铜（μg/g）	锰（μg/g）	锌（μg/g）	铁（μg/g）	钼（μg/g）	钴（μg/g）	钙*（μg/g）
10～	男	18	0.134±0.070	8.46±4.02	4.00±2.45	199±55	27.1±11.2	0.045±0.013	0.155±0.058	790±330
	女	21	0.145±0.127	7.41±1.43	6.83±2.56	194±20	30.9±45.0	0.046±0.017	0.248±0.065	1470±480
20～	男	7	0.091±0.038	0.28±2.81	4.22±2.45	217±50	20.0±9.8	0.042±0.006	0.155±0.068	1180±450
	女	14	0.111±0.047	8.51±1.32	5.82±2.78	200±17	20.6±10.0	0.039±0.011	0.232±0.133	1010±720
30～	男	12	0.176±0.124	7.76±2.18	4.07±1.55	224±113	10.8±6.2	0.047±0.011	0.133±0.088	900±250
	女	11	0.143±0.119	8.59±2.56	5.87±3.14	197±40	34.0±23.9	0.040±0.014	0.248±0.074	1720±570
40～	男	6	0.166±0.032	7.91±1.31	5.02±3.07	183±28	17.3±3.2	0.050±0.013	0.116±0.062	1300±610
	女	6	0.167±0.144	9.44±4.65	6.58±4.34	241±117	54.7±68.6	0.041±0.008	0.327±0.198	1840±910
50～	男	2	0.190±0.107	10.43±6.32	2.74±3.52	174±188	25.0±17.6	0.103±0.042	0.132±0.141	950±820
	女	3	0.100±0.035	7.58±2.34	5.42±1.10	187±6	22.4±4.5	0.043±0.011	0.225±0.105	1610±550

注：* $P<0.001$。

3. 克山病患者头发中8种元素的含量

克山病患者头发中8种元素含量见表4及表5。因发中铜、锌、铁、铬、钼5种元素含量无性别及年龄差异故将男女克山病患者合并统计与正常人进行比较，结果表明：潜型克山病患者、慢型克山病患者与正常人之间，其发中铜、锌、铁、铬的含量无统计意义差异。潜克病患者与慢克病患者的发钼含量没有显著差异（$P > 0.05$），但他们都高于正常人（$P < 0.01$），就平均含量而言，克山病患者的发钼含量比正常人高48%。

表4　克山病头发5种元素含量

	潜型克山病患者 （69例）（$\mu g/g$）	慢型克山病患者 （35例）（$\mu g/g$）	正常人 （100例）（$\mu g/g$）	显著性检验
铬	0.159 ± 0.12	0.142 ± 0.080	0.130 ± 0.089	$P > 0.05$
铜	7.60 ± 1.02	8.13 ± 2.64	8.23 ± 2.59	$P > 0.05$
锌	188 ± 56	184 ± 54	203 ± 59	$P > 0.05$
铁	36.3 ± 31.0	36.4 ± 24.0	29.1 ± 28.7	$P > 0.05$
钼	0.063 ± 0.023	0.066 ± 0.024	0.044 ± 0.013	$P > 0.001$

表5　克山病患者头发中3种元素含量　　　　　　　　　　　单位：$\mu g/g$

		潜型克山病患者	慢型克山病患者	正常人
钴	男	0.154 ± 0.036	0.120 ± 0.034	0.144 ± 0.053
	女	0.181 ± 0.098 ***	0.204 ± 0.121 **	0.259 ± 0.103
钙	男	952 ± 400	904 ± 165	960 ± 410
	女	1239 ± 498 *	1285 ± 524 *	1680 ± 625
锰	男	4.36 ± 3.18	5.17 ± 2.09	4.15 ± 2.23
	女	5.70 ± 3.16	6.01 ± 3.33	6.28 ± 2.86

注：*** $P < 0.001$，** $P < 0.002$，* $P < 0.005$。

发中钴、锰、钙因有性别差异，故以同性别的克山病患者与正常人进行比较，结果表明，在两型克山病患者之间3种元素都无显著差异。与正常人比较，仅女性克山病患者的钴及钙含量显著低下，其中潜型克山病患者发钴含量比正常人低65%（$P < 0.001$），慢型比正常人低70%（$P < 0.002$），克山病患者的发钙含量比正常人低75%（$P < 0.005$），但男性克山病患者其发钴及发钙含量未见明显降低。克山病患者的发锰含量与正常人无显著差异。

三、讨　论

除钙为常量元素以外，铜、锌、锰、铁、钼、铬及钴都是人体必需的微量元素。它们对克山病发生、发展的意义目前还未获得统一的认识。

（1）锌在人体中至少与20种酶形成密切的关系，它是合成RNA和蛋白质所必需的物质。血清锌浓度与血清蛋白浓度密切相关，其日间变异很大。因此只测定血清锌水平未必能显示人体的锌代谢状况。已有的研究表明，发锌含量是人类营养的良好指示器，膳食缺锌往往导致发锌浓度低下。对克山病地区人群发锌的测定结果表明，病区人群发锌含量较非病区低，但无显著差异。四川、陕西、东北三大类病区发锌平均含量分别为142 $\mu g/g$、161 $\mu g/g$、111 $\mu g/g$，相应的非病区则平均为156 $\mu g/g$、185 $\mu g/g$、146 $\mu g/g$。我们测得的潜克病患者及慢克病患者分别为188 $\mu g/g$及184 $\mu g/g$，正常人为203 $\mu g/g$，虽然表现患者发锌低，但差异也不明显。锌是人类很重要的营养素，从目前的结果来看，克山病患者似乎无锌缺乏的表现。

（2）铜是构成细胞色素氧化酶及超氧化物歧化酶的重要物质。克山病患者血清铜含量明显高于正常人，但是头发分析结果表明：克山病患者发铜含量与正常人无明显差异。发铜与血铜并无相关关系，就是那些已证实体内铜缺乏的儿童，其发铜含量仍在正常范围。这正如Kwashiorkov患者其血清铜低，但发铜未必减少。现有的关于克山病地区人群发铜的分析结果都表明，病区人群发中铜含量并不缺乏。

（3）锰对维护线粒体功能是重要的。心肌损伤往往引起血中锰的升高。几年来的粮食分析结果显示病区粮食锰含量显著高于非病区。克山病患者血清锰含量也比正常人高。对全国克山病典型地区的调查也有些病区发锰含量显著高于非病区。虽然本研究结果看到克山病患者发锰升高，但锰与克山病发病学的关系还应引起足够的重视。

（4）多数报告表明克山病区人群发钼含量与非病区人群无显著差异。但是在病区服硒的儿童其发钼都明显升高。可见硒与钼在代谢上有一定的相关性。沈阳林土所曾经报道过在某些克山病地区人发钼含量比病区健康人高，但例数太少。我们对大量克山病患者的发钼分析揭示克山病患者发钼含量明显高于正常人。患者发钼的升高可能是其血清铜升高在头发中的反映。

（5）发铬含量能反映体内铬的水平。病区人群的发铬含量较低，平均为 $0.14 \sim 0.18\ \mu g/g$，相应的非病区对照人群为 $0.19 \sim 0.34\ \mu g/g$。我们对克山病患者的发及血中铬含量的测定不能证实克山病患者有低铬表现。铁缺乏可由发铁含量分析获得证实，发铁含量在病区人群有偏高趋势。西南克山病病区的学龄前儿童发铁（$40.1\ \mu g/g$）显著高于非病区同龄儿童（$32.1\ \mu g/g$），但学龄儿童间没有差异。东北病区在克山病女性患者发铁显著高于正常人，但男性患者却没有差异，本文的研究也未看到克山病患者发铁的升高。

（6）本研究表明，钴与钙都有明显的性别差异，因此不分性别比较病区与非病区人群钴、钙含量是没有意义的。已有报告：急型克山病患者的心肌病变肌丝有结晶型钙盐沉着，其线粒体含有很多钙盐颗粒。尿毒症心肌病血清及心肌中钴含量明显升高，因此克山病患者头发中钴及钙的减少值得注意。

（7）头发中的微量元素含量国内外已报道了许多数据。因为发中元素含量受饮食及社会经济环境影响，故本文与国内城市及农村人口测得的正常人发结果进行了比较（表6），由表可看到数据基本是接近的。

表6　正常人发中元素含量的比较　　　　　　　　　　　　　　单位：$\mu g/g$

采样地点	Cu	Zn	Mn	Fe	Mo	Cr	Ca	Co
四川冕宁县	7.4	131	2.28	32.1	0.101	—		
黑龙江富裕县	7.1	130	3.0	13.0	0.19	0.10	573	—
广东中山县	—	—	—	43.74	0.23	0.52	—	0.71
上海市（女）	9.02	177	7.54	11.7	—	<0.50	1979	—
黑龙江富裕县	8.23	203	6.28	29.1	0.044	0.139	1680	0.259

四、小　结

对黑龙江省富裕县繁荣公社长期观察的 104 例克山病患者测定了其发内的 Cu、Zn、Mn、Fe、Mo、Co、Cr 及 Ca 8 种元素含量，并以病区正常人 100 例进行了对比分析，结果表明，克山病患者发钼含量显著高于正常人；女性克山病患者发中钴及钙含量显著低于正常人；其他元素与正常人无显著差异。

（原载于《中国地方病学杂志》1985 年第 1 期）

ICP 测试克山病人头发中 20 种元素含量

（1985）

曾绍娟　　周葆初　　于维汉

（哈尔滨医科大学）

[**导读**] 黑龙江病区克山病患者发中钙、铬、铅含量显著低于远离病区的哈尔滨正常人，发中

磷、钠、钾、铁、锂、钒、铝含量显著高于正常人。标准回归方程表明，对克山病有影响的头发元素按贡献大小依次为：铝、铁、锂、钴、钙、锰、镍、钾、磷、铬。其中，铝的影响约是铁的 2 倍、锂的 3 倍、钴的 7 倍、钙（锰）的 8 倍、镍的 9 倍、钾的 10 倍、磷（铬）的 13 倍。克山病患者的发铝均值亦比哈尔滨人高出 5 倍，差异如此突出，这在克山病研究中是首次看到。

测量头发中 20 种元素，用多元逐步回归的方法，可以对克山病的发病机制及病因学提供深入一步分析问题的信息。

为探讨克山病病因，作者曾对黑龙江、云南及陕西等病区的克山病患者与正常人头发中 8 种元素含量进行过对比研究。1983 年 10 月又采集了黑龙江病区克山病患者及远离病区的正常人（哈尔滨）的发样，与日本预防医学中心实验室协作进行电感耦合等离子体发射光谱（Induction Couple Plasma Emission Spectrum，ICP）分析，测试了 20 种元素，利用电子计算机作多元逐步回归判别分析，以便在更多的元素之间探索克山病病因。

一、材　料

（1）发样来源。克山病患者为富裕县繁荣公社经哈尔滨医科大学克山病研究所临床研究室系统观察者，哈尔滨正常人选自哈尔滨医科大学幼儿园、中小学及哈尔滨医科大学克山病研究所职工及家属；男发为离头皮 1~2 cm 的枕部及两侧发、女发为后枕部离头皮 5 cm 左右的头发，用不锈钢剪刀剪下，发样的洗涤、前处理及 ICP 分析均由日本预防医学中心实验室进行。

（2）人群分组及组成见表 1。

表 1　人群分组及组成

年龄	哈尔滨正常人		富裕克山病患者	
	男	女	男	女
1~10	10	10		
11~20	10	10	4	4
21~30	5	5	11	2
31~40	5	5	3	8
41~50	5	5	5	5
51~60	5	5	3	6
61 以上	5	5	4	5
合计	45	45	30	30

注：哈尔滨 90 名平均年龄（29.7±21.4）岁，富裕克山病患者 60 名平均年龄（39.4±15.9）岁，总计 150 份发样。

二、结　果

1. 哈尔滨正常人发中 20 种元素含量

由表 2 可见：哈尔滨人发中有显著性别差异的元素为 Ca、Mg、Mn、Ni、K。前四者女发含量高于男发，而 K 含量女低于男。

20 种元素中仅 P 与年龄有显著正相关（$r = 0.3696$，$P < 0.001$），有性别差异的 Mg 与 Mn，可见到女性发 Mg 与年龄有显著正相关（$r = 0.328$，$P < 0.05$），男性发 Mn 与年龄有显著负相关（$r = -0.3028$，$P < 0.05$）。

2. 克山病患者与哈尔滨人发中 20 种元素含量比较

由表 3 可见：克山病患者发中元素含量低于哈尔滨人并有显著差异的元素为 Ca、Cr、Pb，患者发含量高于哈尔滨人并有显著差异的元素有 P、Na、K、Fe、Li、V、Al。其余各元素无显著差异。

表 2　哈尔滨人发中 20 种元素含量的性别分布　　　　　单位：10 μg/g

	n	Ca	Mg	P	Na	K
男	45	60. 5 ± 35	7. 9 ± 5. 3	16. 6 ± 2. 9	67. 5 ± 51. 1	28. 4 ± 30. 8
女	45	204** ± 140	30. 1** ± 21. 9	15. 2 ± 2. 7	52. 9 ± 4. 3	11. 2** ± 14. 1

	n	Fe	Cu	Mn	Zn	Cr
男	45	6. 1 ± 4. 4	0. 76 ± 0. 28	0. 34 ± 0. 25	13. 7 ± 3. 7	0. 036 ± 0. 035
女	45	6. 1 ± 7. 8	1. 32 ± 3. 77	1. 06** ± 0. 71	16. 6 ± 14. 9	0. 030 ± 0. 023

	n	Se	Li	Ni	Co	V
男	45	0. 12 ± 0. 05	0. 101 ± 0. 0004	0. 056 ± 0. 034	0. 022 ± 0. 003	0. 02 ± 0
女	45	0. 17 ± 0. 40	0. 011 ± 0. 004	0. 08* ± 0. 059	0. 023 ± 0. 007	0. 02 ± 0. 002

	n	Pb	Hg	Cd	Al	AS
男	45	1. 33 ± 2. 63	0. 61 ± 2. 71	0. 013 ± 0. 005	3. 77 ± 3. 03	0. 117 ± 0. 059
女	45	0. 65 ± 0. 81	0. 15 ± 0. 27	0. 013 ± 0. 008	4. 23 ± 7. 21	0. 110 ± 0. 05

注：* $P < 0.05$，** $P < 0.01$。

表 3　克山病患者与哈尔滨人发中 20 种元素含量比较　　　　　单位：10 μg/g

	n	Ca	Mg	P	Na	K
克山病患者	60	82. 1 ± 37. 1	16. 2 ± 12. 5	20. 4 ± 4. 5	82. 2 ± 67. 8	63. 7 ± 59. 6
哈尔滨人	90	132. 3** ± 124. 8	19. 0 ± 19. 4	15. 9** ± 2. 8	60. 2* ± 47. 6	19. 8** ± 25. 3

	n	Fe	Cu	Mn	Zn	Cr
克山病患者	60	19. 2 ± 12. 1	0. 77 ± 0. 18	0. 73 ± 0. 51	1. 42 ± 2. 5	0. 024 ± 0. 011
哈尔滨人	90	6. 1** ± 6. 3	1. 04 ± 2. 67	0. 70 ± 0. 64	15. 1 ± 10. 9	0. 033* ± 0. 03

	n	Se	Li	Ni	Co	V
克山病患者	60	0. 1 ± 0	0. 023 ± 0. 014	0. 165 ± 0. 716	0. 023 ± 0. 008	0. 040 ± 0. 026
哈尔滨人	90	0. 144 ± 0. 286	0. 010** ± 0. 003	0. 068 ± 0. 05	0. 022 ± 0. 005	0. 020** ± 0. 002

	n	Pb	Hg	Cd	Al	As
克山病患者	60	0. 312 ± 0. 369	0. 113 ± 0. 078	0. 013 ± 0. 005	20. 2 ± 13. 8	0. 139 ± 0. 063
哈尔滨人	90	0. 992** ± 1. 997	0. 378 ± 1. 929	0. 013 ± 0. 007	4. 0** ± 5. 5	0. 116 ± 0. 053

注：* $P < 0.05$，** $P < 0.01$。

3. 发中 20 种元素及性别、年龄的单相关矩阵

设因变量哈尔滨人 $y_1 = 0$，克山病患者 $y_2 = 1$，共 150 人（n），发中 20 种元素含量加年龄及性别（设男 = 1，女 = 2）共 22 个自变量（m），利用电子计算机进行逐步回归计算，首先得到单相关矩阵。

从单相关矩阵中可见：与因变量 y 有显著相关的自变量依次为 Al（$r = 0.6365$）、Fe（$r = 0.5794$）、Li（$r = 0.5687$）、P（$r = 0.5303$）、V（$r = 0.5170$）、K（$r = 0.4543$）、Ca（$r = -0.2414$）、年龄（$r = 0.2377$）、Pb（$r = -0.2094$）、As（$r = 0.1956$）、Na（$r = 0.1884$）、Cr（$r = -0.1867$）。与表 3 结果基本一致。

从单相关矩阵中还可以看到发中各元素间的单相关关系：与 Mn 显著相关的自变量有 10 个，它与

Al、Li、Fe、Ca、Mg、Co、Zn、Cu、性别为正相关，与 Pb 为负相关。与 Al、Li、Fe 显著相关的自变量各有 8 个，除三者彼此正相关外，与 Mn、K、P、V、Co、As 亦均正相关，与 K、P 显著相关的也各有 8 个，除两者彼此正相关外，与 Al、Li、Fe、V 亦正相关，此外 K 与 Na 正相关而与 Ca、Mg 负相关，P 与年龄正相关与 Pb、Cd 负相关。与 V、Co 显著相关的各有 7 个，除两者均与 Al、Li、Fe 正相关外，V 与 K、P、As、Cd 正相关，Co 与 Mn、Mg、Cr、Ni 正相关。与 Ca、Mg 显著相关的也各有 7 个，除两者彼此正相关外，均与 Mn、Zn、性别正相关，均与 K、Pb 负相关，此外 Ca 与 Na 负相关，Mg 与 Co 正相关。与 As 显著正相关的为 Al、Li、Fe、V、Pb、Cd。与 Pb 显著正相关的为 As、Cr，显著负相关的为 Mn、P、Ca、Mg。Zn 与 Mn、Ca、Mg、Cd 显著正相关。Cd 与 V、As、Zn 显著正相关，与 P 显著负相关。与性别显著正相关的为 Mn、Ca、Mg、Cr 与 Co、Pb 显著正相关。Na 与 K 正相关与 Ca 负相关。Ni 仅与 Co 正相关。Cu 仅与 Mn 正相关。年龄仅与 P 正相关，只有 Se 与 Hg 与任何一个均无显著相关。

4. 二值逐步回归判别方程及回代

从单相关矩阵逐步回归，最终选入 Al、Fe、Li、K、P、Ca、Mn、Cr、Ni、Co 及年龄 11 个自变量进入回归方程，得到较为理想的标准线性回归方程如下：

$$\hat{y} = 0.114X_{age} - 0.244X_{Ca} + 0.163X_P + 0.241X_K - 0.940X_{Fe} + 0.244X_{Mn}$$
$$- 0.154X_{Cr} - 0.648X_{Li} + 0.266X_{Ni} - 0.292X_{Co} + 2.037X_{Al}$$

本方程方差分析 $F_{(11,138)} = 29.89$，$P < 0.01$，复相关系数 $R = 0.839$，所以回归方程在 $\alpha = 0.01$ 的水平上显著。

进一步由标准回归系数算得偏回归系数及一般回归判别方程为：

$$y = 0.53 + 0.0028X_{age} - 0.0012X_{Ca} + 0.019X_P + 0.0022X_K - 0.042X_{Fe}$$
$$+ 0.202X_{Mn} - 3.091X_{Cr} - 28.965X_{Li} + 0.244X_{Ni} - 22.721X_{Co} + 0.08X_{Al}$$

因 $y = \dfrac{y_1 + y_2}{2} = \dfrac{0+1}{2} = 0.5$，故 $y > 0.5$ 判别为患者，$y < 0.5$ 判别为正常人。

为了检验上述判别方程，将原 150 例数据回代入一般回归判别方程，求得 y 值，再按 y 值大小判断它属于哪一类，判别正确的比例有多少。现将回代结果列为表 4，可见：与原分类判别一致的共 141 人，占全体 150 人的 94%，说明这个判别方程有较满意的判别效果。

表 4　判别的方法

实际情况 （原分类）	判别结果		合计
	克山病患者	哈尔滨人	
克山病患者	54	6	60
正常人	3	87	90
合计	57	93	150

三、讨　论

（1）从表 2 的 t 测验或单相关矩阵来看，在患者与正常人之间均显示 Al、Fe、Li、P、V、K、Ca、Pb、Na、Cr 及年龄有显著差异，但从逐步回归方程中却看到：原单因素分析有显著差异的 V、Pb、Na 未被选入方程，而原无差异的 Mn、Co、Ni 反而进入方程，这可能因 Na、K 均与 Ca 显著负相关（$r_{Na,Ca} = -0.236$，$r_{K,Ca} = 0.4276$），后者相关系数较前者大；V、Li 均与 P 显著正相关（$r_{V,P} = 0.356$，$r_{Li,P} = 0.443$），后者相关系数较前者大；Pb、Co 均与 Cr 正相关（$r_{Mn,Cr} = 0.232$，$r_{Co,Cr} = 0.267$），后者相关系数较前者大，因此 Na、V、Pb 均未被选入方程。而 Mn 因与进入方程的 Al、Li、Fe、Ca 均有显著相关，Co 又与进入方程的 Cr、Mn 相关，Ni 又与 Co 相关，因而 Mn、Co、Ni 均被选入方程。总之，用多元逐步回归的方法，可以反映出各因素间的相互影响，剔除了一些对因变量影响不显著的因素，从而对克山病的发病机制及病因学提供了深入一步分析问题的信息。

（2）标准回归方程中的标准回归系数，由于消除了单位，可用以比较自变量对因变量影响的大小，其顺序为 $\underset{(2.037)}{Al} > \underset{(0.94)}{Fe} > \underset{(0.648)}{Li} > \underset{(0.292)}{Co} > \underset{(0.244)}{Ca,Mn} > \underset{(0.226)}{Ni} > \underset{(0.214)}{K} > \underset{(0.163)}{P} > \underset{(0.154)}{Cr} >$ 年龄。Al 对因变量影响最大，约是 Fe 的 2 倍，Li 的 3 倍，Co 的 7 倍，Ca、Mn 的 8 倍，Ni 的 9 倍，K 的 10 倍，P、Cr 的 13 倍，年龄的 18 倍。实际上从表 2 看到克山病患者发 Al 均值是哈尔滨人的 5 倍，发 Fe 均值是哈尔滨人的 3.1 倍，发 Li 均值是哈尔滨人的 2.3 倍等。

Al 的差异是如此的突出，这在克山病的研究中是首次看到，过去只有地学的研究说明克山病发生在还原作用强烈的地球化学淋失区，某些易溶元素大量流失，而 Se、Zn 等元素处于不活跃状态，相反 Al、Fe 等元素则处于活跃状态，病区水结晶体发射光谱测定，除主要 Si、Mg、Ca 含量较大外，Al、Fe 含量较其他元素均多，但有关克山病患者人体样品的 Al 含量尚未见报道，一般认为目前城市大量使用铝制品用具，长期必须注意铝过量的问题，未想到富裕克山病农村竟有如此大量的 Al 蓄积在人发中，其与克山病的发病是否有关系值得注意。

（3）原设想观测与克山病病因有关系的硒与其他元素，但 ICP 测硒不够敏感（60 名克山病患者数据均为 0.1，90 名哈尔滨人除 13 名较高外其他也均为 0.1），数据变化范围太小，没有显示出较大变化时的情况，因此不能说硒与因变量无关，也不能说硒与其他元素无关。

（4）方程中引入的 Mn、Ca、年龄与因变量的关系与云南病区发中 8 种元素的多元分析基本一致，有一定的重复性。由电生理实验用不同浓度 Mn 灌流蛙心，心室细胞动作电位幅度降低，总时程延长，心率随灌锰浓度的增高而直线下降。实验动物腹腔注射 Mn，可使血清及心肌谷胱甘肽过氧化物酶活性降低，血硒及心肌硒含量降低，并抑制动物生长，考虑到机体在防止或限制自由基诱发的过氧化物对机体的过氧化性损害的第一道防线中，所包括的超氧化物歧化酶就是一组含锰、铜、锌的金属酶，谷胱甘肽过氧化物酶是一种含硒的酶，而各种微量元素在体内又常有协同或拮抗作用。因此，在探讨克山病的病因或发病机制时，锰与其他元素的关系值得注意。

（原载于《中国地方病学杂志》1985 年第 4 期）

胎儿、婴幼儿、儿童发中多种微量元素与大骨节病病因关系的研究

（1985）

王道顺[1]　杨文忠[1]　高建平[1]　张千里[1]　孙庆元[1]

曾龙强[2]　田水松[2]　白　莉[2]　方令来[3]　呼延魁[3]

刘天禄[3]　王恒章[4]　卢雪生[4]　贺康太[4]

（1. 河南省地方病防治研究所　2. 河南省化学研究所　3. 卢氏县防疫站　4. 方城县防疫站）

[导读] 河南卢氏县大骨节病病区儿童发中硒、铁、锰、钡含量明显低于非病区方城县儿童。胎儿头发中各元素含量均高于 0～15 岁年龄段的平均含量，硒、钙、镁、锌含量高 1 倍以上。X 线拍片检查表明，0～2 岁年龄段未有大骨节病患者发生，从 3 岁时开始发病。病区胎儿期及两

岁以下的婴幼儿发硒含量高于非病区，从 3 岁开始发硒降到病区水平，而后维持恒定状态。

河南卢氏县大骨节病高发区胎儿期不发病和婴幼儿极少发病是由于机体处于足硒状态，补硒防治大骨节病的年龄应从两岁开始。

关于大骨节病的产生与生物地球化学因素的关系，国内外学者曾作了广泛地研究，目前多数学者认为环境影响到人体的硒缺乏与大骨节病的产生有密切关系，但是否还有其他因素的影响，尚需进一步探讨。近期内，任、莫二氏对病区胎儿骨关节进行 X 线拍片和病理切片检查，结果认为病区胎儿未发现典型的大骨节病改变。据各地资料报道婴幼儿极少有大骨节病发生，但这是否与体内硒代谢有关，尚需研究。同时，对胎儿及其出生后至 15 岁年龄的发中多种微量元素含量变化，尚缺乏系统地分析。研究这一问题，对大骨节病病因探讨及防治均有一定意义。因此，我们从 1982 年开始进行了该项研究，共采集病区与非病区胎儿、婴幼儿及儿童发样 900 余份，用电感耦合高频等离子发射光谱法（ICPAES），同步测定了 Ca、Mg、Ti、Fe、Al、Cu、Zn、Mn、Sr、Ba、P 11 种元素含量，与此同时，对采发的病区和非病区又各选一个大队，对 0~15 岁年龄组，进行右手掌下位（包括腕骨）X 线拍片。最后对病区与非病区胎儿、婴幼儿及儿童发中几种元素含量以及各年龄组变化规律进行了总结，现将结果报告如下。

材料与方法

一、样品采集：从 1983 年 1 月开始，选卢氏县大骨节病区沙河、潘河和城郊乡的部分大队，非病区方城县卷桥、赵河乡的部分大队采集胎儿、婴幼儿及儿童男女发样 900 余份（表 1），采样方法是：胎儿及 0 岁取全发，1~15 岁取枕部发，取发量 0.5~2.0 克对采发样的病区和非病区各选一个大队，进行手右掌下位 X 线拍片，（包括腕部）。

表 1 发样分布情况

年龄组	卢氏		方城		年龄组	卢氏		方城	
	男	女	男	女		男	女	男	女
胎儿	15	17	7	13	8	13	13	10	15
0~	15	16	15	13	9	13	14	14	15
1	14	12	12	15	10	15	14	15	15
2	8	8	13	18	11	15	16	12	17
3	13	8	8	13	12	13	12	13	12
4	14	16	14	15	13	14	12	13	14
5	12	14	13	16	14	14	13	14	11
6	15	15	15	14	15	15	19	14	11
7	13	16	12	15	合计	231	235	214	242

二、发样处理：样品洗涤方法是先将剪碎的发样放入 100 毫升的烧杯中，加入 1% 的海鸥牌洗涤液 4 毫升，盖上表面皿浸泡半小时，搅拌几次，然后用自来水冲洗至无泡沫，用蒸馏水冲洗 4 遍，再用 1% 的 EDTA = 钠盐溶液 15 毫升浸泡 10 分钟，并搅拌几次，再用自来水冲洗数次至洗出液透明呈中性。后又用蒸馏水冲洗两次，再用去离子水冲洗数次，最后将发样移入 60 ℃的恒温箱中烘干，放入干燥器中储存备用。

ICPAES 分析样品的消化：称取 0.5 克洗涤过的发样，置于 50 毫升烧杯中，加入 5 毫升的混合酸（硝酸∶高氯酸 =5∶1），在电热板上低温加热，溶液逐渐由棕色变为浅黄色，至高氯酸冒白烟，溶液呈无色时，取下冷却，全部转入 5 毫升容量瓶中，用二次去离子水稀释至刻度，摇匀待测。

三、测定方法：Ca、Mg、Ti、Fe、Al、Cu、Zn、Mn、Sr、Ba、P 11 种元素采用电蒸耦合高频等离子体发射光谱法进行测定，Se 用荧光法测定，对病区、非病区不同年龄段样品测定是在同样条件下进行。

四、胎发样品由于个体发量太少，故分别将病区、非病区男女同月龄发样合并作为整体样品进行测定。

结　果

一、大骨节病区 X 线拍片检查，0～2 岁年龄段未有大骨节患者发生，从 3 岁开始发病（表2）。

表2　0～15 岁大骨节病 X 线检出率统计

年龄	检查人数	正常人数	患者数	检出率（%）	年龄	检查人数	正常人数	患者数	检出率（%）
0 –	10	10	0	0	9	18	7	11	61.11
1	8	8	0	0	10	17	2	15	88.24
2	10	10	0	0	11	24	6	18	78.26
3	14	11	3	21.42	12	29	4	25	86.21
4	20	11	9	45.00	13	25	3	22	80.00
5	12	4	8	66.67	14	12	4	8	66.67
6	15	8	7	66.67	15	11	8	8	72.73
7	20	10	10	50.00	合计	262	106	156	59.5
8	17	5	12	70.59					

二、从病区与非病区发中元素含量测定结果可看出：病区 Se、Fe、Mn、Ba 明显低于非病区，经统计学处理均为 $P < 0.001$，差异非常显著（表3），病区与非病区其余元素则无显著差异（$P > 0.05$）。

表3　病区与非病区发 Se 含量比较

年龄组	病区			非病区		
	n	$\bar{x}$（$\mu g/g$）	s（$\mu g/g$）	n	$\bar{x}$（$\mu g/g$）	s（$\mu g/g$）
0 ～	21	0.45	0.34	14	0.64	0.19
1	16	0.23	0.14	21	0.47	0.20
3	17	0.07	0.04	16	0.48	0.11
5	21	0.16	0.10	21	0.38	0.12
7	16	0.09	0.10	18	0.36	0.11
9	18	0.09	0.03	20	0.38	0.13
11	20	0.09	0.08	16	0.35	0.07
13	18	0.09	0.04	14	0.36	0.14
15	19	0.10	0.08	23	0.36	0.11
合计	166	0.16	0.14	163	0.41	0.32

注：$t = 9.842$，$P < 0.001$。

三、胎儿头发各元素含量均高于 0～15 岁年龄段的平均含量，Se、Ca、Mg、Zn 含量高 1 倍以上（表4）。

表4　胎发中各元素富集倍数*

元素	Se	Ca	Mg	Fe	Ti	Al	Zn	Mn	Ba	Sr	Cu	P
病区	7.62	13.51	10.23	5.19	9.53	1.57	2.22	3.22	2.86	2.21	2.20	2.60
非病区	7.07	9.33	2.39	2.40	1.72	1.48	1.95	0.82	1.18	1.84	1.75	1.42

注：＊胎发元素含量均值与 0～15 岁平均值之比。

四、从发中元素含量与性别之间的关系看出：Ca、Mg 两元素含量在 8 岁后，Sr 元素含量在 6 岁后随年龄增长，男女差别有逐渐增大趋势，呈现女高于男的现象。

讨 论

一、大骨节病区处于低硒带，病区人群处于低硒营养状态已被我国学者证实硒防治大骨节病有显著效果，这说明缺硒与大骨节病病因具有密切关系。本实验进一步证实病区发硒含量明显低于非病区，而引人注目的是：病区胎儿期及两岁以下的婴幼儿发硒含量高于非病区（0.2 μg/g 以上），从 3 岁开始发硒降到病区水平，而后维持恒定状态，而非病区胎儿期及 0～15 岁年龄发硒含量均在非病区水平。采样病区婴幼儿及儿童右手 X 线检查结果，3 岁开始有大骨节病发生，这和病区发硒含量的年龄相一致，同时和胎儿期手部 X 线拍片及病理检查均未发现典型大骨节病变，胎儿下肢肌肉硒含量显著增高的报道相吻合。因此，我们认为胎儿期不发病和婴幼儿极少发病是由于机体处于足硒状态，据此，笔者提出：补硒防治大骨节病的年龄应从两岁开始。

二、本实验结果表明：胎儿头发中的元素含量几乎都高于婴幼儿发中元素平均含量，从出生后发中多数元素随年龄增长而呈下降趋势。此证实胎儿期的确富积了母体的多种微量元素，此和 Schroeder 报道相一致，但也有一些元素（如 Ca、Mg、Sr）在一定的年龄段有上升趋势，此外亦有类似报道。但应注意的是非病区发中多数元素含量出生上升后，2 岁后开始下降。此变化规律产生的机理有待进一步研究。

三、除测定发硒外，同时又同步测定了发锰、铁、钡、镁、锶、钙、镉、钛、锌、铜、磷 11 种元素含量，其中锰、铁、钡 3 种元素含量病区明显低于非病区（$P < 0.001$）。据结果笔者认为锰元素从胎儿及出生后各年龄组发中含量的变化规律与发硒含量变化甚为相似，病区发锰含量明显低于非病区与多数地区报道相一致，而锰元素又是人体所必需的、缺乏可影响软骨生长的主要元素之一，故该元素与大骨节病是否有内在联系，与硒是否相关，尚需进一步研究，不可忽视。铁、钡含量，虽然病区亦明显低于非病区，但各地报道不一，故难提出与大骨节病意义的联系。

四、实验结果还表明：有些元素从一定年龄开始，头发中的含量可有性别差异，如 Sr 从 6 岁后，Ca、Mg 从 8 岁后，女明显高于男，随年龄的增长差别有逐渐增大的趋向。曾有成人的 Ca、Mg、Sr 含量女性明显高于男性报道，与我们试验结果是相应的。此差及其趋向对青少年两性的生理与代谢特点研究均具有一定的意义。

承蒙中国科学院西北水保所帮助测定硒含量及李继云副研究员指导，特此致谢！

（原载于《中国地方病学杂志》1985 年第 4 期）

云南大理小儿克山病头发中某些微量元素含量的多元分析研究

（1986）

周葆初　刘　涛　夏德义　于维汉

（哈尔滨医科大学）

[导读] 应用二值逐步回归判别的方法，对云南大理克山病患儿及健康儿 46 例头发中 8 种元素含量及性别、年龄进行分析研究，得到判别效果达 95.7% 的判别方程，进一步用另一批 247 份云南儿童发样相关数据代入该方程，所得结果可明显区别病区、非病区和远离病区的非病区。

对头发元素数据实行多元回归分析，从群体角度可用来判别病区与非病区，从个体的角度或可为早期诊断提供线索。

为探讨克山病的早期诊断及病因研究，试用多元分析的方法，对云南大理小儿克山病患者头发中 8 种微量元素含量进行分析。

从单因素分析中看到：大理克山病患儿头发中锰、铁、钼含量非常显著地高于正常儿（$P < 0.001$），锌含量非常显著地低于正常儿（$P < 0.001$），铜、铬、钴、钙含量无显著差异。但这一结果只是孤立地看单因素对患儿的影响。众所周知，微量元素对人体的作用是有交互影响的，并且头发中某些微量元素还有性别及年龄的差异。此外，在有显著差异的 4 个元素中对患儿的影响，究属哪个为主？哪个为次？而在无显著差异的 4 种元素中，是否真无影响？这都是单因素分析回答不了的问题。

多元线性回归就是研究一种事物与其他多种事物在数量上相互联系和相互制约的统计方法，而多元逐步回归还能剔除那些对因变量作用不显著的自变量，建立较理想的回归方程，在此基础上再进行判别分析，就可以对事物的属性进行判别分类，从而对一些历史的经验总结出分类的规律性（判别公式）来指导今后的工作。这种判别分析的方法，在医学上有广泛的用途，如疾病诊断及鉴别诊断、疾病预报、预后估计、环境污染程度的鉴定及环保措施和劳保措施的效果估计、疾病的病因学分析等。

一、方 法

取云南大理克山病患儿及健康儿各 23 份头发中 8 种微量元素含量及年龄、性别（设男 = 1，女 = 2）共 10 个自变量（m），并设因变量健康儿 $y_1 = 1$，患儿 $y_2 = -1$，采用二值逐步回归判别的方法，虽然自变量个数较多，但 n 量（46）不太大的情况下，简单地用计算器（Sharp 5103S）即可进行计算分析。

二、结 果

1. 发中 8 种元素含量单因素分析结果

发中 8 种元素含量单因素分析结果见表 1。

表 1 大理儿童发中 8 种元素含量　　　　　　　　　　　　单位：$\mu g/g$

	Mo	Cu	Zn	Mn	Fe
克山病患儿（23）	0.103 ± 0.049	8.61 ± 3.87	60.9 ± 33.0	8.12 ± 3.86	41.3 ± 15.2
健康儿（23）	$0.070^{**} \pm 0.026$	7.53 ± 1.95	$97.4^{**} \pm 37.4$	$3.64^{**} \pm 2.07$	$29.9^{*} \pm 15.2$
	Cr	Co	Ca	性别	年龄
克山病患儿（23）	0.227 ± 0.132	0.235 ± 0.178	0.94 ± 0.43	1.6 ± 0.5	6.0 ± 3.2
健康儿（23）	0.193 ± 0.097	0.210 ± 0.145	0.94 ± 0.55	1.6 ± 0.5	6.2 ± 3.2

2. 发中 8 种元素及性别、年龄的单相关矩阵

发中 8 种元素及性别、年龄的单相关矩阵见表 2。

表 2 大理儿童发中 8 种元素及性别、年龄的单相关矩阵

	Mo	Cu	Zn	Mn	Fe	Cr	Co	Ca	性别	年龄	Y
Mo	1	0.1643	-0.3543	-0.3074	0.3252	-0.0399	0.1910	0.1045	0.0236	0.1080	-0.3953
Cu		1	-0.1073	0.5257	0.4737	0.3311	0.2241	0.1932	0.0946	0.0525	-0.1917
Zn			1	-0.1082	-0.2177	-0.0103	0.1327	0.2841	-0.1000	0.1986	0.4760
Mn				1	0.5034	-0.4233	0.4451	0.5404	0.3536	0.0105	-0.5944
Fe					1	0.2783	0.3693	0.2571	-0.0079	-0.0969	-0.3595
Cr						1	0.1035	0.1367	0.0344	-0.1389	-0.1495
Co							1	0.7369	0.5302	0.0226	-0.0767
Ca								1	0.6156	0.1457	0.0041
sex									1	-0.0255	0
age										1	-0.0347

3. 二值逐步回归判别方程及回代

从单相关矩阵逐步回归计算，选入铜、锌、锰、钙、性别、年龄进入回归方程，其他均未被选入，得到较为理想的标准线性回归判别方程如下：

$$\hat{y} = 0.26X_{Cu} + 0.38X_{Zn} - 0.87X_{Mn} + 0.23X_{Ca} + 0.18X_{Sex} - 0.14X_{Age}$$

对上列标准回归方程进行方差分析 $F_{6.39} = 12.29$，$P < 0.01$，所以回归方程在 $\alpha = 0.01$ 的水平上显著。

进一步由标准回归系数算得偏回归系数及一般回归判别方程为：

$$\hat{y} = -0.89 + 0.09X_{Cu} + 0.01X_{Zn} - 0.23X_{Mn} + 0.48X_{Ca} + 0.38X_{sex} - 0.05X_{age}$$

因判别临界值为两类 y 值的中点，即 $y^* = \dfrac{y_1 + y_2}{2}$。原设 $y_1 = 1$，$y_2 = -1$ 代入，$y^* = \dfrac{1 + (-1)}{2} = 0$，故 $y > 0$ 判别为健康儿，$y < 0$ 判别为患儿。

为了检验上例判别方程是否适用，将原 46 例数据回代入一般回归判别方程，求得 y 值，再依 y 值大小判断它属于哪一类，判别正确的比例有多少。现将回代结果列为表 3。

表 3　判别的方法

实际情况 （原分类）	判别结果		合计
	克山病患儿	健康儿	
克山病患儿	21	2	23
健康儿	0	23	23
合计	21	25	46

从表 3 可见与原分类判别一致的有 44 人，占全体 46 人的 95.7%，说明这个判别方程有较满意的判别效果。

4. 对判别效应作进一步检验

将同一次测定的另外 12 例数据（没用来建立本方程组的），代入本判别方程，结果判别一致的有 11 例，占 91.7%。

又将另一次（1983 年采样）测得数据（表 4）代入本判别方程，虽然 Zn 含量 1983 年普遍高于 1982 年，但结果远离病区的非病区昆明市 76 例无一例外 y 均大于 0，属健康儿范围；非病区大理县城 80 例，仅 5 例 $y < 0$，属患儿范围只占 5/80 = 6.3%（且其中 3 例 $y = -0.09$，接近于 0）可视为假阳性；而病区大理农村 91 例中 $y < 0$ 的有 28 例，占 28/91 = 30.8%，即大理农村病区儿童有约 31% 可疑为患儿。且各组 y 的平均值 ± 标准差为：A 组 1.39 ± 0.44，B 组 1.01 ± 0.76，C 组 0.4 ± 1.07。3 组之间 y 平均值经 F 检验，$F = 30.8$，$P < 0.01$。可见，远离病区的非病区昆明市与非病区大理县城及病区大理农村 3 组之间的 y 平均值均有显著性差异，昆明市最高，大理农村最低。

表 4　云南城乡儿童发中 4 种元素含量　　　　单位：$\mu g/g$

组别	Mn	Zn	Cu	Ca	性别	年龄
A 昆明市（76）	2.62 ± 2.33	126 ± 76	8.84 ± 1.76	0.97 ± 0.85	1.5 ± 0.5	3.5 ± 1.6
B 大理县城（80）	4.19 ± 2.97	120 ± 61	9.34 ± 2.93	1.01 ± 0.77	1.5 ± 0.5	3.5 ± 1.7
C 大理农村（91）	6.60 ± 4.50	119 ± 47	8.99 ± 2.73	0.98 ± 1.02	1.5 ± 0.5	3.9 ± 2.2

三、讨　论

（1）不论从单因素 t 测验或单相关矩阵来看，在患儿与健康儿之间均显示锰、锌、钼、铁有显著差异，但从回归方程中却看到：原单因素分析显示有显著差异的钼、铁未被选入方程，而原无差异的铜、钙、性别、年龄反而进入方程，这可能是由于钼、铁均与锰有显著正相关（$r_{\text{Mo,Mn}} = 0.3074$，$r_{\text{Fe,Mn}} = 0.5034$），铜、钙与锰也有显著正相关（$r_{\text{Cu,Mn}} = 0.5267$，$r_{\text{Ca,Mn}} = 0.5404$），而后两者的相关系数大于前两者的缘故；此外，锰、钙又均与性别有显著正相关（$r_{\text{Mn,sex}} = 0.3536$，$r_{\text{Ca,sex}} = 0.6156$，即女性发钙、发锰含量显著高于男性）。虽然从单相关矩阵中看不到年龄与各元素之间的显著相关关系，但若分别计算时可看到：健康儿发锌与年龄有显著正相关（$r = 0.4343$），而患儿发锌与年龄无显著相关（$r = 0.0274$）。从原实验设计为排除性别、年龄的差异，采用了以性别、年龄的配对方法，但最终从回归方程中，仍然反映出了性别、年龄的影响。总之，多元逐步回归方程可以反映出从单因素分析中所看不到的各因素之间的交互影响，突出了某些因素，同时也剔除了一些对因变量影响不显著的因素，从而提供了深入一步分析问题的信息和一些重要的启示。

（2）标准回归方程中的标准回归系数，由于消除了单位，可用以比较自变量对因变量影响的大小。由此可知：锰（0.87）对 y 的影响最大，锌（0.38）次之，铜（0.26）、钙（0.23）差不多相等，而性别（0.18）与年龄（0.24）的影响较小，两者也差不多相等。即锰对 y 的影响约是锌的 2.3 倍、铜的 3.3 倍、钙的 3.8 倍、性别的 4.8 倍、年龄的 6.2 倍。

（3）从疾病诊断与预报角度来分析，由 1983 年测定数据代入本方程的结果看来，从群体的角度本方程似可用来判别病区与非病区，从个体的角度或可为早期诊断提供线索。

（4）从病因学角度分析，方程决定 $y < 0$（即 y 等于负值）为患儿的因素主要是 Mn（包括年龄，方程中此二者为负值），同时也要考虑锌、铜、钙及性别的影响。一般来说，发锰含量高判别是患儿的可能性大，反过来发锰含量低判别是健康儿的可能性大，但也不尽然。从表 5 数据看到 1~6 例发锰值均高，似应判断为患儿，但或因锌高（例1），或因铜高（例2），或因钙高（例3），或因锌、铜均高（例4），或因锌、钙均高（例5），或因铜、锌、钙（例6）三者均高，结果 y 值均大于零，属健康儿；而例7、例8 发锰值均低，似应判断为健康儿，但因其锌、钙、铜相应地也都低，结果 $y < 0$，属患儿。由此可知，患儿发锰高虽然是主要矛盾，但不可忽视锌铜、钙的影响，它们彼此间相互联系又相互制约，要保持各元素间一定的比例关系，破坏了这一平衡即可能发病。

表 5　个别例代入本方程结果

例	原组别	年龄	性别	Mn	Zn	Cu	Ca	Y
1	B	3	女	9.83	173.8	8.7	0.97	0.73
2	C	3	女	8.89	74.4	24.5	0.73	0.93
3	C	1	男	7.96	73.2	9.31	9.71	3.81
4	B	5	男	6.31	180.9	22.1	1.04	2.05
5	A	4	男	18.14	175.0	8.78	6.82	0.87
6	C	4	女	15.56	270.1	17.79	2.01	1.26
7	C	6	男	3.15	53.2	4.08	0.71	-0.30
8	1982 年患儿	4	男	0.75	19.1	1.70	0.12	-0.49

（5）锰、锌、铜、钙均为二价元素，钙在心肌细胞膜外有竞争抑制钠内流的屏障作用，锰可以经过钙通道进入心肌细胞，同时又是心肌慢通道的抑制剂，且 Mn 易进难出，如膜外正常钙的位置被锰所取代，锰蓄积在细胞内，进一步阻碍钙的内流和在细胞内的贮量，可以造成钙由储存部位释放和吸聚过程的障碍。在哺乳动物中，线粒体中的超氧化物歧化酶（SOD）含锰，而胞浆中的 SOD 含铜与锌，SOD 可以使十分活跃的、有损伤活细胞能力的超氧化物阴离子 O_2^- 变成 H_2O_2，而在胞浆和线粒体中含硒的谷胱甘肽过氧化物酶（GSH-Px）进一步使 H_2O_2 生成无害的 H_2O，Diplock 认为这是机体对抗氧毒性的第一道防御线，由于微量元素间相互影响，用多元分析的方法对克山病的发病机制及病因学研究，似乎可以提

供更多的信息。

（6）本文应用二值逐步回归判别的方法，对云南大理克山病患儿及健康儿46名头发中8种元素含量（Mo、Cu、Zn、Mn、Fe、Cr、Co、Ca）及性别、年龄进行分析研究，得到判别效果达95.7%的判别方程：$\hat{y} = -0.89 + 0.09X_{Cu} + 0.01X_{Zn} - 0.23X_{Mn} + 0.48X_{Ca} + 0.38X_{sex} - 0.05X_{age}$，并进一步用另一次云南儿童发样247份（3组）含量代入本方程，所得各组 y 平均值，可明显区别病区、非病区、远离病区的非病区。

（原载于《营养学报》1986年第1期）

克山病患者心脏功能与血清、尿及发中化学元素含量变化关系的探讨

（1990）

相有章　赵力军　曹恒常　宋术亮　喻　忠

丁　伟　娄占玉　屈福荣　王　林

（山东省地方病防治研究所）

[导读] 按不同心脏功能分组分析发现，山东克山病各组患者头发铜、锌、镍、钙、镁含量升高，锌/铜比值增大，钴含量降低。其中镍、钙、镁含量在潜在型、慢Ⅱ、慢Ⅲ组呈逐渐升高，慢Ⅳ组又趋下降。这一规律性变化对于评价克山病患者心脏功能有一定意义。

越来越多的证据表明克山病的发生发展与多种化学元素失衡有关，20世纪70年代初我国的克山病学者发现克山病患者内外环境缺硒，继之又对克山病患者的血清、发中多种化学元素水平与病因学的关系进行了研究，本文作者也报道了克山病患者血清、尿、发中化学元素水平。但是，心脏功能与化学元素关系如何，报道尚少，鉴于此，本研究对114例克山病患者的血清、尿及发铜、锌、钴、镍、钙、镁进行了测定，按照不同心功能分组，探讨心脏功能与化学元素的关系，以期对克山病的病因和临床研究有所裨益。

资料和方法

一、临床资料

克山病114例，选自山东省各病区县，年龄11~36岁，男性40例，女性74例。诊断方法主要根据病史、查体、心电图、X线和超声心动图检查，诊断按照1982年全国克山病会议规定标准。根据不同心脏功能分为4组，心功能Ⅰ级组34例（潜在型），心功能Ⅱ级组36例（慢Ⅱ），心功能Ⅲ级组28例（慢Ⅲ），心功能Ⅳ级组18例（慢Ⅳ）。对照组34例，选自非病区健康农民，性别、年龄与克山病分布相一致，经查体及心电图检查证实无心脏病及其他疾患。

二、样品收集

血清：抽静脉血6 mL，血液自凝后离心吸出血清。

尿：取晨尿100~200 mL，加浓盐酸2~4 mL混匀。

发：取枕部发2 g，洗衣粉溶液浸泡30分钟后反复洗涤，自来水及蒸馏水各冲洗3遍，于过滤纸上晾干，剪短至0.3 cm以下，称取1 g，加硝酸15 mL浸泡24小时，于加热至180 ℃的电热板上至完全消化，蒸馏水冲洗至5 mL待检。

三、测定

石墨炉原子吸收法使用日立180-50型原子吸收分光光度计，火焰法用 wyx-401 原子吸收火焰光度计。

血清：铜、钴、镍、铬测定，取血清 1 mL，用 0.1 当量盐酸 1∶1 稀释，用石墨炉法，其中铬测定 1∶1 浓度稀释二次。锌、钙、镁测定，取血清 0.5 mL 于比色管中，加 0.5 mL 20% CaCl₃ 溶液，蒸馏水稀释至 5 mL，用火焰法。

尿：钴、铬测定，直接取样，用石墨炉法。铜、锌、镍、钙测定，取样 10 mL，加 1 mL 20% CaCl₃ 摇匀，用火焰法，其中 Mg 直接取样。

发：铜、钴、铬、镍测定，直接取消化液，用石墨炉法，锌、钙、镁测定，取消化液 0.5 mL 于比色管中，加 1 mL 20% CaCl₃，加蒸馏水至 10 mL，用火焰法。

各元素测定均采用自身工作曲线法。

结　果

一、血清中7种化学元素含量

各组患者较正常人铜、钙、镍升高，锌/铜比变小，铬降低；慢Ⅱ、Ⅳ升高。其中铜随心功能改变依次递增，锌/铜比依次变小（表1）。

表1　健康人与克山病患者血清中7种化学元素含量比较

	健康人		潜在型		慢Ⅱ		慢Ⅲ		慢Ⅳ	
	(n)	$\bar{x}\pm s$	(n)	$\bar{x}\pm s$	(n)	$\bar{x}\pm s$	(n)	$\bar{x}\pm s$	(n)	$\bar{x}\pm s$
Cu (μg/g)	(34)	0.99±0.13	(34)	**1.23±0.24	(38)	**1.37±0.34	(28)	**1.55±0.44	(18)	**1.83±0.50
Zn (μg/g)	(34)	1.26±0.30	(34)	1.28±0.10	(35)	1.06±0.36	(28)	1.32±0.37	(18)	1.08±0.20
Zn/Cu	(34)	1.33±0.37	(34)	**0.98±0.25	(35)	**1.06±0.36	(28)	**0.93±0.39	(18)	**0.80±0.25
Co (ng/g)	(34)	4.48±1.25	(31)	4.35±1.17	(16)	4.05±1.15	(28)	*3.20±2.35	(17)	*5.52±2.24
Cr (ng/g)	(34)	50.0±13.7	(34)	**17.2±7.9	(34)	**11.4±6.0	(27)	**16.0±5.7	(17)	**20.3±4.8
Ni (ng/g)	(34)	25.5±5.6	(34)	21.8±7.4	(36)	**12.1±4.8	(27)	*31.1±10.2	(17)	**35.6±16.6
Ca (μg/g)	(34)	133.4±23.7	(44)	**140.4±23.0	(36)	**106.5±21.7	(27)	**101.0±22.4	(17)	***102.3±21.8
Mg (μg/g)	(34)	24.6±5.4	(34)	22.7±2.6	(35)	*22.4±2.8	(27)	23.7±5.1	(17)	23.1±5.0

注：*P<0.05，**P<0.01。

二、尿中7种化学元素含量

各组患者较正常人锌、钴、钙、镁升高，铬降低，镍除潜在型外，其他组均降低，铜无变化。其中锌随心功能改变依次递增，镍依次递减（表2）。

表2　健康人与克山病患者尿中7种化学元素含量比较

	健康人		潜在型		慢Ⅱ		慢Ⅲ		慢Ⅳ	
	(n)	$\bar{x}\pm s$	(n)	$\bar{x}\pm s$	(n)	$\bar{x}\pm s$	(n)	$\bar{x}\pm s$	(n)	$\bar{x}\pm s$
Cu (μg/g)	(34)	0.03±0.06	(34)	0.07±0.02	(36)	0.07±0.02	(28)	0.07±0.03	(16)	0.09±0.04
Zn (μg/g)	(34)	0.87±0.17	(34)	**1.01±0.15	(36)	**1.17±0.35	(28)	**1.55±0.71	(16)	**2.67±1.04
Co (ng/g)	(34)	2.85±1.00	(34)	**4.02±0.97	(36)	**3.65±1.18	(28)	**4.16±2.13	(16)	**3.72±2.03
Cr (ng/g)	(34)	8.42±10.79	(34)	**2.92±0.78	(36)	*3.68±1.10	(28)	**2.81±1.83	(16)	**3.26±2.34
Ni (μg/g)	(34)	0.34±0.06	(34)	0.34±0.07	(36)	**0.27±0.08	(28)	**0.24±0.03	(16)	**0.20±0.06
Ca (μg/g)	(34)	7.43±4.88	(34)	**24.1±19.3	(36)	**28.0±11.2	(28)	**28±12.7	(16)	**25.2±14.1
Mg (μg/g)	(34)	153.6±95.2	(34)	**326.9±101.7	(36)	**314.7±104.2	(28)	**310±120.4	(16)	***435.3±182.7

注：*P<0.05，**P<0.01。

三、发中 7 种化学元素含量

各级患者铜、锌、镍、钙、镁升高，锌/铜比增大，钴降低，铬无变化。其中镍、钙、镁在潜在型、慢Ⅱ、慢Ⅲ呈逐渐升高，慢Ⅳ又趋下降（表3）。

表3　健康人与克山病患者发中 7 种化学元素含量比较

	健康人		潜在型		慢Ⅱ		慢Ⅲ		慢Ⅳ	
	(n)	$\bar{x} \pm s$	(n)	$\bar{x} \pm s$	(n)	$\bar{x} \pm s$	(n)	$\bar{x} \pm s$	(n)	$\bar{x} \pm s$
Cu ($\mu g/g$)	(34)	9.90±2.01	(34)	10.61±1.33	(36)**	11.27±1.62	(28)**	11.39±2.18	(18)**	11.6±1.8
Zn ($\mu g/g$)	(34)	86.6±22.8	(34)**	155.3±27.0	(36)**	134.5±23.1	(27)**	150.3±34.7	(18)**	136.7±20.43
Zn/Cu	(34)	8.77±1.62	(34)**	14.74±2.95	(36)**	12.02±2.01	(27)	13.38±3.46	(18)**	12.05±2.47
Co ($\mu g/g$)	(34)	0.14±0.02	(34)	0.15±0.03	(36)*	0.12±0.03	(27)	0.14±0.05	(16)**	0.11±0.04
Cr ($\mu g/g$)	(34)	1.15±0.14	(34)	1.06±0.26	(36)	1.09±0.27	(28)	1.06±0.29	(16)	1.15±0.30
Ni ($\mu g/g$)	(34)	1.62±0.47	(34)**	3.38±1.18	(36)**	3.64±1.21	(28)**	4.43±1.72	(16)**	3.64±0.85
Ca ($\mu g/g$)	(34)	1044.7±364.8	(34)**	1392.5±355.5	(36)**	1668.0±378.0	(27)**	1853.4±419.5	(16)	1136.4±97.0
Mg ($\mu g/g$)	(34)	115.2±28.4	(34)*	134.3±35.7	(36)*	135.4±54.4	(27)**	239.8±49.8	(16)**	139.2±27.8

注：* $P < 0.05$，** $P < 0.01$。

讨　论

克山病患者体内铜、锌、铬、钴、镍、钙、镁的含量改变是明显的，各元素在血清、尿、发的含量变化各异，并且心功能不同，改变也不一致。

铜、锌含量本文作者曾报道，克山病患者血清、发铜升高，尿铜正常；尿、发锌升高，血清锌正常；血清锌/铜比变小，发锌/铜比增大。本研究按不同心功能分组分析发现，血清铜随心衰加重逐渐升高，锌/铜比逐渐变小，发铜、尿锌的升高也随心衰加重逐渐升高。此结果与风湿性心脏病心功能不全时铜、锌改变相一致。铜、锌含量的演变规律对于评价心脏功能有一定意义，尤其是血清铜及锌/铜比。心功能不全时，铜代谢障碍，造成铜蓄积，心功能越差，代谢障碍越严重，体内蓄积越多。但是有关锌的代谢机制还有待于进一步研究。

铬与心血管疾病关系密切，心肌炎、心肌病体内铬降低，缺铬易发生动脉硬化。本测定结果表明克山病血清、尿铬显著低于正常人，但与心功能无关。由于铬与葡萄糖代谢有关，缺铬能量代谢障碍，心脏等器官供能减少，因此缺铬在克山病的发生发展过程中是不可忽视的因素。

镍在正常情况下主要由尿排出，汗腺、发也是排泄器官。本测定结果各组患者血清、发镍升高，尿镍降低，其中尿镍随心衰加重依次递减，血清、发镍与心功能无关。血清、发镍升高，可能与尿的排出减少有关。

钴的改变在慢型克山病较明显，血清钴慢Ⅲ、慢Ⅳ升高，发钴慢Ⅱ、慢Ⅳ降低，潜克无变化，而尿钴各组患者均显著升高，尿钴是评价克山病患者体内钴的良好指标，但与心功能无关。

顽固性心力衰竭往往血钙、镁降低，本测定结果克山病患者血清钙降低，尿、发钙升高。尿、发钙在潜在型、慢Ⅱ、慢Ⅲ呈逐渐上升，慢Ⅳ又降低，血清钙各组间无差异。正常情况下钙主要由尿中排出，发也为排泄器官。血清钙减少与尿、发的排出增多有关。心功能不全时肾的继发性改变，肾小管对钙的重吸收减少，尿中增多，血清中减少，心衰越重，肾的改变越大，Ca 的含量变化也越大。克山病常见的顽固性心力衰竭，低钙使心衰难以纠正，临床对血清钙的降低，应引起注意。镁在尿、发中的改变同钙。但血清钙仅慢Ⅱ降低，不如钙明显，但是镁同钙一样，在心衰的病理学改变中有同样意义。测定钙、镁对临床治疗有一定意义。

（原载于《中国地方病学杂志》1990 年第 5 期）

大骨节病儿童发中化学元素含量与病情的相关性研究

（1990）

吴敦虎[1] 王久性[2] 高喜盈[2] 高玉杰[2] 贾振华[3]

（1. 大连铁道学院 2. 陕西省彬县卫生防疫站 3. 陕西省地方病防治研究所）

[导读] 陕西彬县大骨节病儿童发中硒、锶、锰含量非常明显低于非病区儿童，但发钼含量明显高于非病区。患者发硒含量越低，病情越重。

人发取样方便，易保存和运送，是排泄化学元素的重要器官之一。分析其中的化学元素的含量，对于研究环境与健康，诊断某些疾病和观察治疗效果等均有广泛应用。

一、发样的采集、处理和分析

1987 年 11 月在陕西省彬县炭店乡采集大骨节病 2 ~ 13 岁儿童发样 60 个，男性 23 个主要取枕部发，女性 37 个取短发。

发样经合成洗涤剂、0.1% HNO_3、自来水、蒸馏水处理后，于 60 ℃ 烘箱中干燥，干燥后用不锈钢剪刀剪碎储存备用。

准确称取 0.500 g 处理好的发样，经 HNO_3—$HClO_4$ 消解，加 HCl 使六价硒还原为四价硒，定容 25.00 mL，用 ICP 法测定 Al、Fe、Ca、Mg、Ba、Cu、Mn、P、Pb、Sr、Zn；新极谱法测定 Se；催化波极谱法测 Mo。方法的回收率均在 90% 以上，变异系数小于 18%，检出下限 Se 和 Mo 是 0.001 $\mu g/g$，Cu、Sr、Ba、Mn、Fe、Pb、Mg、Al 是 0.01 $\mu g/g$，Zn、Ca、P 是 0.1 $\mu g/g$。用日本 Nies 标准发样进行质量控制。计算结果扣除实验空白值。

二、数据处理与表示

首先对于异常数据进行剔除，再用 PC – 1500 微机处理。按 Kolmogorov – Smirnov 检验法和 Vistelius 置信带法来判断发中各化学元素含量的概率分布类型。正态和对数正态分布，其含量范围分别用算术均值加减标准差和几何均值乘除标准差表示。用 t 值检验不同组间发中化学元素含量的差异程度。

三、结果与讨论

1. 大骨节病儿童发中 13 种元素的含量与分布类型

发中 Se（总、男、女）、Fe（总、女）、Cu（男）、Mn（女）、Pb（总）含量是正态分布之外，大多数元素含量均是对数正态分布。含量高于 100 $\mu g/g$ 的元素是 P、Zn、Ca，10 ~ 100 $\mu g/g$ 是 Al、Fe、Mg，1 ~ 10 $\mu g/g$ 是 Cu、Mn、Pb、Sr、Ba，小于 1 $\mu g/g$ 是 Mo 和 Se。发中元素含量大小顺序是：Ca > P > Zn > Mg > Al > Fe > Cu > Mn > Pb ≈ Sr > Ba > Mo > Se。

2. 不同性别大骨节病儿童发中元素含量的差异

男女两组元素含量差异非常明显（$P < 0.001$）的有 Ca、Mn、Sr、Zn，除了男性发 Zn 含量高于女性之外，Ca、Mn、Sr 含量均是女性高于男性。显著差异（$0.01 < P < 0.05$）有 Mg、Cu、P，除了男性发 P

含量高于女性之外，Mg、Cu 含量均是女性高于男性。Se、Al、Fe、Pb 和 Ba、Mo 含量与性别无显著和非常不显著的差异。

3. 大骨节病儿童发中元素含量与其他地区的比较

由表 1 可见，陕西彬县炭店乡大骨节病儿童发中 Se、Sr、Mn 非常明显低于相邻县，如永寿县病区，乾县、武功非病区。但是 Mo 明显地高（$P < 0.001$）。其他元素含量差异不明显。

表 1　陕西省彬县大骨节病儿童发中化学元素含量与其他地区的比较

元素	彬县炭店乡病区 算术均值（样数）	永寿县病区 算术均值（样数）	乾县、武功非病区 算术均值（样数）	全国农村儿童 算数均值
Cu	7.90 (60)	8.5 (85)	10.0 (12)	9.7
Zn	129.6 (60)	151.0 (86)	147.9 (12)	123
Mo	0.280 (58)*	0.071 (87)*	0.052 (12)*	0.09
Se	0.0403 (59)*	0.0741 (89)*	0.1478 (13)*	
Sr	2.57 (58)*	12.6 (86)*	12.0 (12)*	2.7
Ba	2.08 (57)	3.3 (86)	5.2 (12)	2.0
Mn	3.70 (58)*	10.9 (85)*	8.5 (12)*	11.4
Fe	36.90 (54)	43.2 (87)	59.0 (12)	68
Pb	2.823 (58)	2.176 (71)	3.236 (11)	3.8
Ca	608.6 (57)			568
Mg	65.26 (55)			104
P	161.0 (56)			196
Al	37.24 (59)			

注：$*P < 0.001$ 非常显著。

全国农村儿童发中 Mn 的含量是炭店乡病区的 3 倍，反之发 Mo 含量是全国的 3 倍。总之该病区儿童发中元素含量是高钼、低硒、低锶和低锰。发硒含量仅是相邻县非病区的 27.3%，是中国非病区的约 1/10，比外国更低。在大骨节病区来看，该区大骨节病儿童发 Se 含量也是最低，所以发硒含量极低是该区的特征。

4. 不同病情发中化学元素含量的对比

大骨节病"三联症"者（指干骺端、骨骺、骨端、腕骨这 4 个部位中同时有 3 个部位显示 X 线征）发中 Se 的含量：男为 0.0215 $\mu g/g$、女为 0.0252 $\mu g/g$，明显低于一般大骨节病患者发 Se 的含量男为 0.0413 $\mu g/g$、女为 0.0397 $\mu g/g$。而其他元素含量没有明显地差异。总之，大骨节病儿童发 Se 含量低，发 Se 含量越低病情越重，呈负相关。

（原载于《中国地方病学杂志》1990 年第 2 期）

多类判别对潜在型克山病诊断的应用

（1993）

曾绍娟　程云鹜

（哈尔滨医科大学）

[导读] 诊断各型克山病是根据心功能状况而分的，除潜在型为心功能代偿外，其余各型均有心

功能失代偿的表现。临床应用心机能 7 项指标对判定潜在型克山病与正常人两者的阳性率为 67.3％。用头发硒、锰、锌及年龄建立的判别函数对两者的阳性率为 81％，比前者提高了 13.7％，故可对潜在型克山病患儿的诊断起辅助作用。

如果单用发硒高低来区别病区与非病区儿童，云南非病区 1984 年和 1985 年两年收集的发样的阳性率为 84.1％，而用判别函数法对非病区儿童两年的阳性率为 93.3％。可见，发硒、锰、锌及年龄 4 者比单独的发硒不但能更好地区别病区与非病区儿童，同时还能区别同为低硒的正常儿与潜在型患儿。

潜在型克山病的诊断是克山病研究工作者注意的难题之一。诊断各型克山病是根据心功能状况而分的，除潜在型为心功能代偿外（心功能 I 组），其他各型均有心功能失代偿，即心力衰竭的表现。而对于研究病因必须排除心功能失代偿后的继发改变，因此必须及早确认原发的潜在型患者，否则研究工作就很难继续前进。临床应用心机图 7 项指标对判定潜在型克山病与正常人两者的阳性率为 67.3％，在发现硒能预防克山病发病以来，似乎大部分可以用硒（发硒或血硒）含量的高低来区别病区与非病区人群或病区非农业人群，但对同为低硒的农业人群中正常人和潜在型患者就很难区别，因此，这就成为克山病诊断的难题。

从对病因的认识——微量元素失平衡的角度出发，并根据近年来我们对克山病患者发中多种元素的调查研究，结合云南克山病综合考查，测试了大量的病区及非病区儿童发中多种元素，除有足够数量的原始材料可供电子计算机进行多类判别分析外，还有更多的测试数据用来检验已经形成的判别函数有无应用价值。以此试图探讨诊断潜在型克山病的辅助指标，并为研究克山病病因及发病机理提供线索。

一、材料与方法

1. 发样的采集

用理发推子收集云南各点区 1984 年及 1985 年 2～15 岁儿童头部各个部位发样，按全国克山病诊断标准确诊潜在型克山患儿。计病区正常儿 143 例、潜在型患儿 46 例、可疑患儿 40 例、非病区儿童（包括病区非农业儿童）164 例，共 393 例。其中男 310 名，女 83 名。

2. 测定的元素及方法

测定了硒、锰、锌、铜、钙、镁、铁 7 种元素含量。1984 年的硒用荧光分光光度法测定，1985 年的硒用荧光法完成，其他 6 种元素均用原子吸收分光光度法测定。

3. 数据的处理

因发中某些元素含量与年龄、性别有关，因此年龄与性别（设男 = 1，女 = 2）均作为一个自变量，连同发 7 种元素含量及分类（I——病区正常儿、II——潜在型患儿、III——非病区儿童包括病区非农业儿童），将 1984 年及 1985 年全部数据一次输入计算机软盘储存，以便按需要调动，用 1984 年 132 例样本通过电子计算机多类判别程序计算，建立判别函数，用以判别 3 类不同儿童，来检验其判别效果，然后用 1985 年 221 例样本数据代入已形成的判别函数，来检验本函数的应用效果。

二、结果及分析

（1）1984 年三类儿童发元素的判别函数。

$Y(I) = -16.05 + 1.09$ 年龄 $+ 0.085$ 锌 $+ 0.41$ 锰 $+ 0.04$ 硒

$Y(II) = -21.29 + 1.79$ 年龄 $+ 0.074$ 锌 $+ 0.42$ 锰 $+ 0.05$ 硒

$Y(III) = -24.67 + 1.56$ 年龄 $+ 0.066$ 锌 $+ 0.14$ 锰 $+ 0.10$ 硒

Y（Ⅰ）代表病区正常儿、Y（Ⅱ）代表潜在型患儿、Y（Ⅲ）代表非病区儿童（包括病区非农业儿童），将各样本发硒、锰、锌含量及年龄逐个代入以上 3 个方程，每样本可得 3 个 Y 值，比较 Y 值大小，若 Y（Ⅰ）最大，则此儿童判为病区正常儿，若 Y（Ⅱ）最大，则此儿童判为潜在型患儿，若 Y（Ⅲ）最大则判为非病区儿童。

（2）判别函数的 χ^2 及检验。本函数对 3 类儿童的判别效果用卡方（χ^2）进行检验，计算得判别函数 $\chi^2 = 101.23$，查表 $\chi^2_{0.005(8)} = 21.96$，因 $\chi^2 > \chi^2_{0.005(8)}$，故所有 3 类在 $\alpha = 0.005$ 的水平上差别显著。

对其中各两类间的判别效果用 F 进行检验，$F_{Ⅰ,Ⅲ} = 75.66$，$F_{Ⅱ,Ⅲ} = 47.04$，$F_{Ⅰ,Ⅱ} = 13.95$，现 $F_{Ⅰ,Ⅲ}$、$F_{Ⅱ,Ⅲ}$、$F_{Ⅰ,Ⅱ}$ 均大于 $F_{0.01(4,126)}$，故各两类间均在 $\alpha = 0.01$ 的水平上差别显著。

（3）判别函数的内部检验符合率。所谓内部检验符合率是用判别函数来判别制作函数的样本的符合率。即将原来制作函数的 1984 年每一例样本值回代入判别函数，将全部 132 例回代结果与原分类比较，有多少符合原分类？计算符合率。从表 1 中看到 132 例有 114 例与原分类一致，符合率为 86.4%（114/132），故本判别函数有较满意的判别效果。

表 1　1984 年发样回代结果

计算分类	原分类			合计
	Ⅰ	Ⅱ	Ⅲ	
Ⅰ	46	10	0	56
Ⅱ	4	18	0	22
Ⅲ	2	2	50	54
合计	52	30	50	132

（4）判别函数的外推检验符合率。所谓外推检验符合率是用制作函数以外的样本来推断其符合率。一般是将同一次样本分为两份，一份用以制作判别函数，另一份求外推检验符合率。而本文是将 1984 年样本全部制作判别函数，用 1985 年样本来求外推检验符合率，以便更好地检验判别函数的使用效果。从表 2 中看到 221 例中有 192 例与原分类一致，外推符合率为 86.9%（192/221）。可见本判别函数有较满意的应用效果。

表 2　1985 年发样外推检验结果

计算分类	原分类			合计
	Ⅰ	Ⅱ	Ⅲ	
Ⅰ	77	4	8	89
Ⅱ	12	12	3	27
Ⅲ	2	0	103	105
合计	91	16	114	221

（5）对可疑患儿的判别。两年度共 40 例可疑患儿，代入本判别函数后，判为潜在型 11 例（27.5%），判为病区正常儿 26 例（65%），判为非病区儿童 3 例（7.5%）。

三、讨　论

（1）虽然发元素含量由不同的单位用不同的方法于 1984 及 1985 两年度分别完成测定，但引入硒、锰、锌及年龄 4 项指标所建立的 3 类判别函数，不论内部检验还是外推检验其符合率基本一致，可见 3 类不同儿童发元素硒、锰、锌含量确实存在一定的规律性差异。因此，从微量元素失平衡角度，应深入研究硒、锰、锌之间的协同或拮抗作用，将有助于克山病病因及发病机理的研究。已有实验表明：给大鼠注射锰可使大鼠血清及心肌硒含量和谷胱甘肽过氧化酶活性显著减少，揭示锰可影响硒代谢。

（2）心机图 7 项指标对判定潜在型病患者与正常人两者的阳性率为 67.3%（68/101），而本多类判别对两者的阳性率为 81%（153/189），比前者提高了 13.7%。故本判别函数 4 项指标对潜在型克山病患儿的诊断可起辅助作用。

（3）如果单用发硒高低来区别病区与非病区儿童，则 1984 年非病区 50 例中有 6 例发硒在 200 ng/g以下［非病区发硒为（246±46）ng/g，用均值减一个标准差为下限］，1985 年非病区 114 列中有 20 例发硒在 210 ng/g 以下［（266±56）ng/g］，两年的阳性率为 84.1%（138/164），而多类判别用硒、锰、锌及年龄 4 项指标对非病区儿童两年的阳性率为 93.3%（153/164），且在病区儿童中发硒也有超过200 ng/g（1984 年）及 210 ng/g（1985 年）的，可见，硒、锰、锌及年龄 4 者比单独的硒不但能更好的区别病区与非病区儿童，同时还能区别同为低硒的正常儿与潜在型患儿。

（4）我们曾对 1982 年云南大理儿童少量发样（46 例）所测铜、锌、锰、铁、钙、钼、钴、铬 8 种元素作过多元分析的两类判别，建立了锰、锌、钙、铜及年龄、性别 6 项指标的判别方程，内部检验符合率为 95.7%（44/46）。如果用 1982 年的判别方程来外推本 1984 年、1985 年的此两类儿童（克山患儿与病区非农业儿童），外推检验符合率为 93.2%（96/103），也有很好的应用效果。虽然 1982 年所测元素与 1984 年、1985 年有所不同（除铜、锌、锰、铁、钙相同外，1982 年有钼、钴、铬而未测硒与镁），判别的对象只有两类，但选入的 6 项中的 3 项完全相同（只有硒因 1982 年未测），这再一次证明病区不同儿童发元素含量确实存在一定的规律性差异，它究竟与克山病病因与发病机理有何联系，很值得深入研究。

（原载于《数理医药学杂志》1993 年第 2 期）

河南省克山病、大骨节病与生态环境生命元素

（1996）

侯少范　王五一　赵远维　杨林生　谭见安　等

（中国科学院地理研究所）

[导读] 对河南省克山病、大骨节病病区 5 个县人发中 21 种元素，按克山病和大骨节病混合病区、大骨节病病区、河南省总病区分别与非病区建立标准线性回归方程，得到的结论是：硒是克山病、大骨节病病区与非病区差异最显著的元素，其他元素与硒的组合及其形式因病区不同而异。例如，进入混合病区回归方程的元素为硒、钼、锰、锶、钙、镍、镉；进入大骨节病病区回归方程的元素为硒、锌、钡、钙、镍、钛；进入河南省总病区回归方程的元素为硒、锶、钡、镁、磷、镍、钙、铬、钛。

河南省克山病、大骨节病病区位于我国低硒带中部，西与陕西省病区相邻，西北部隔黄河与山西省病区相望。病区主要分布于渑池、陕县、灵宝、卢氏和洛宁五县。20 世纪 70 年代初，克山病仅见于卢氏、灵宝、洛宁 3 县，渑池、陕县无资料。目前上述 5 县仍有大骨节病流行，但病情稳定且日趋减轻。克山病近年仅见少数潜在型、慢型患者散在出现。洛宁病区 20 世纪 70 年代末期已基本无患者。

（一）地理流行特征

1. 克山病病区自然地理概况

河南省克山病病区位于豫西山地，地处西部和西南部，黄河以南，洛河以北。病区 5 县自北向南分别与山西、陕西病区接壤。豫西山地包括崤山、熊耳山、外方山和伏牛山，系秦岭地轴的东部，寒武纪以前即已隆起。中生代燕山运动和第三纪喜马拉雅运动时，本区均发生剧烈的褶皱与断层，并有岩浆活动，造成目前山地盆谷相间的地形。

豫西山地比较散乱，西部较高，向东则逐渐分散降低。病区主要分布于海拔 500～1500 m 的低山丘陵或半山区，完全为第四纪黄土所覆盖。病区 5 县，除渑池境内有较大面积的石质山地外，其他县都是黄土成片分布。其分布地形部位，主要是山前坡地、山间盆地和河谷地带。黄土在山坡的覆盖高度，一般海拔 250～700 m，灵宝、三门峡一带黄土覆盖高度较大，达到 750～900 m。黄土的厚度各地不一，变化甚大，总的是西部较厚，为 50～180 m；东部较薄，为 20～110 m。

本区黄土是在早更新世、中更新世、晚更新世和全更新世堆积形成的，其成因主要有冲积、洪积和堆积等不同类型。各期堆积的黄土，多经流水的再次搬运和堆积。风化残积的黄土，大部分被流水冲移，离开原地，只在较高山岭的少数凹坡尚有部分保存。病区主要为中更新世的红色黄土。

病区流水侵蚀强烈，水土流失严重，重力地貌作用较明显。影响地貌发育的外力因素，主要是风化和流水的作用，其强度与气候直接相关。

病区属于暖温带季风气候。以三门峡地区为例，年均气温 16.6 ℃，1 月气温最低，为 0.1 ℃，极端最低温度为 −14.7 ℃，7 月气温最高为 26.8 ℃，极端最高温度为 43.2 ℃；温差大，年较差 27.6 ℃。基于病区为丘陵半山区和地理位置之差异，各地气候与三门峡比较又略有差异。总的特点是物理风化作用强烈。

本区一般年降水量 550 mm，集中于 7—8 月，降水可达 198 mm，占全年 36%，山区更集中一些。病区降水量自北向南有增大趋势，至卢氏、洛宁二县可达 600～700 mm，接近本省降水量 700～800 mm 分界线。

病区植被稀少，大部分地面裸露，森林覆盖率在 8% 以下。黄土系松散堆积层，抗蚀能力弱，易为流水冲刷，面蚀、沟蚀均十分强烈。大部分年水蚀模数 200 T/km²，部分达到 2200 T/km² 以上。豫西地区是河南水土流失最严重的地区，沟谷发育，沟壑密度达 1～3 km/km²，沟壑面积占 6%～16%，流水强烈侵蚀，使水土条件恶化，地面形态的完整性遭受严重破坏，生态失去平衡，地表物质呈失散型循环。

病区土壤主要为碳酸盐褐色土和典型褐土，部分海拔较高的地区分布有棕色森林土。褐上一般质地多属轻、中壤，排水性很好，但由于植被破坏，极易引起水土流失。土壤反应中性到微碱性，pH 为 7.5～8.0，多为强烈石灰反应。$CaCO_3$ 含量 5%～10%，有机质甚为缺乏（不足 1%），氮含量 0.02%～0.1%，P_2O_5 为 0.1%～0.4%，钾含量高，0.3%～4.0%。土壤中氮、磷缺乏。

主要粮食作物为玉米，其次为小麦，此外，尚种植少量杂粮，如小米、豆类等。蔬菜种类少，居民饮食单调，20 世纪 70 年代前，玉米占全粮 70%～80%。由于山区交通闭塞，经济落后，更无外源性商品食物交流，属于自给自足性封闭型经济。80 年代以后，由于农村经济政策的改变，改革开放以来病区经济结构、农业生产发生了很大变化。农牧多种经营，粮食品种较多，内外物质交流也有所增加，尤其近陇海铁路交通发达的乡镇变化甚大，从而突破了封闭型经济模式，使居民食物链的食物循环，由完全依赖于本地食物而逐步向开放式循环过渡。无疑社会人文因素的变化，对克山病、大骨节病的发生及其地理流行规律产生了深远的影响。

2. 克山病、大骨节病流行特征

克山病、大骨节病何时在河南流行，无从考证。据在卢氏县的追溯调查，1938 年即有类似克山病发生。新中国成立后 50 年代末期至 60 年代初和全国病区一样发生过较大流行，之后逐年下降。70 年代末期至今处于稳定状态，基本达到控制标准，病情变化趋势类同于我国北方病区。目前仅知在卢氏、灵宝、洛宁3县尚有极少数潜在型、慢型克山病病人散在发生，渑池、陕县无资料。据对该二县大骨节病流行病学调查时随访，近10年基本无潜在型、慢型克山病患者。由于病区人口流动性较大。加之防治部门未进行专门性研究，具体情况尚难定论。但本省克山病处于稳定状态是和全国病区近十几年来流行特点相一致的。

河南省急型、亚急型克山病年度发病动态如图1所示。

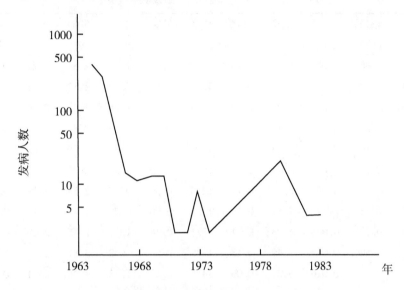

图1　河南省急型、亚急型克山病年度发病动态

河南省大骨节病也比较严重，中华人民共和国成立初期Ⅱ°和Ⅲ°患者甚多，60年代病情已有所减轻，1979年于灵宝县进行防治实验时，临床普查结果是前驱期和Ⅰ°患者为主，Ⅱ°患者仅少量存在，Ⅲ°患者极少见，X线征以〔+〕、〔++〕改变为主。1983—1984年曾对5县病区进行了重点普查，X线拍片结果列于表1。

表1　1983—1984年河南省大骨节病抽查拍片结果

病情	病区县	拍片人数	病例	干骺端	X线阳性（%）	干骺检出（%）
相对活跃	灵宝	104	72	60	69.23	57.69
重病区	卢氏	104	57	57	54.80	54.80
相对活跃 轻病区	渑池	236	87	71	36.86	30.50
稳定轻	洛宁	95	15	11	15.78	15.73
病区	陕县	86	15	11	12.73	12.73

由表1可见，灵宝、卢氏二县为相对活跃重病区，渑池为相对活跃轻病区，洛宁、陕县为稳定轻病区。重病区主要发病人群为5~10岁儿童，以X线征（+）改变和可疑占绝对优势。稳定轻病区发病人数较少，多为恢复期改变，且年龄较大，处于消退状态。

近几年来全省病情处于下降状态，其中两个稳定轻病区基本演变为消退病区，灵宝和卢氏二县发病率也有较大幅度下降。发病村之间病情变化情况也不一致，1984年普查时就卢氏县所见，一些果农队变化较大，主要变化是过去以农代副，强调粮食自足，由于政策的改变，发展果树，经济状况迅速改善，粮食由国家供给，副食品增加，生活水平提高很快，因之病情下降速度快而变化幅度大。由此可见，发展经济，促进病区内外食物交流，减少居民对当地食物的依赖程度，是减少发病和控制病情的有效措施。

（二）结果与讨论

1. 环境硒与病情的关系

1979 年以来，曾对河南省克山病病区、大骨节病病区生态环境中硒与发病的关系作过详细的研究，并用亚硒酸钠防治大骨节病、克山病取得显著效果，证明低硒生态环境是克山病、大骨节病流行的基础。

表 2　河南省病区土壤硒的含量及其理化性质

土类	地点	深度 （cm）	有机质 （%）	Se （μg/g）	Fe_2O_3 （%）	MnO_2 （%）	Al_2O_3 （%）	TiO_2 （%）	CaO （%）	MgO （%）	K_2O （%）	P_2O_5 （%）	pH	Eh
褐土	渑池 坡头	0~19	1.86	0.077	5.41	0.13	15.0	0.61	7.75	2.69	2.27	0.14	8.3	-91
		19~40	3.00	0.090	5.46	0.12	15.3	0.67	7.27	2.87	2.26	0.15	8.08	-77
		40~158	0.52	0.049	5.11	0.12	14.6	0.62	9.28	2.87	2.23	0.14	8.45	-98
棕壤	陕县 张村	0~20	0.23	0.071	6.10	0.14	17.0	0.74	1.64	2.81	2.61	0.13	7.95	-55
		20~39	0.19	0.049	6.48	0.14	17.9	0.74	1.84	2.86	2.68	0.13	8.08	-76
		39~98	0.73	0.031	6.44	0.14	16.5	0.79	1.50	2.92	2.71	0.13	8.05	-75
褐土	灵宝 朱阳	0~18	1.63	0.056	5.03	0.11	12.4	0.59	2.58	2.38	2.38	0.13	8.30	-89
		18~40	0.85	0.042	4.82	0.11	11.5	0.60	8.79	2.49	2.24	0.13	8.40	-95
		40~100	0.31	0.028	4.93	0.11	13.1	0.58	10.7	2.75	2.29	0.13	8.59	-108
褐土	卢氏 党家	0~12	0.60	0.045	5.49	0.13	13.8	0.67	10.2	3.87	2.41	0.15	8.34	-92
		12~22	0.31	0.016	5.27	0.09	14.5	0.67	12.3	3.26	2.04	0.12	8.36	-94
		22~142	0.27	0.028	3.30	0.06	8.8	0.58	13.9	1.99	1.75	0.11	8.59	-107
褐土	洛宁 上戈	0~23	0.87	0.038	3.85	0.06	7.16	0.59	4.75	0.93	1.63	0.13	8.14	-96
		23~123	0.33	0.038	4.62	0.08	10.4	0.63	7.38	1.39	1.94	0.13	8.53	-104
		123~148	0.22	0.028	5.10	0.12	11.7	0.61	10.3	2.41	2.08	0.12		

1988 年对河南省病区 5 县又进行调查研究。表 2 是本次调查所取病区主要土壤硒的含量及其化学组成。由表 2 可见，病区土壤属于低硒土壤，土壤中总硒含量自北向南逐渐降低。从母质含量来看，南北变异不大。西北两个县（渑池、陕县）略高，西南部 3 个县完全一致，证明成土母质基本源于同一类黄土。硒在剖面中的分布，均呈现上高下低的垂直分布特点，A 层含量最高。

总硒在剖面中的分布，就褐土来看，与剖面中相应层次 Fe_2O_3 的含量之间呈近似正相关，其 $r=0.4203$，$n=12$；与 CaO 含量的相关系数为 $r=-0.5302$，$n=12$，$P<0.05$，呈显著负相关。如前所述，本区地势自西向东南倾斜，降雨量随地势升高而降低，土壤硒含量的地理分布规律显然与淋溶作用和水土流失有关，这一特征与全国病区土壤易溶性元素处于散失循环具有共同性，是病区形成的基础。

表 3 是 1988 年水—土壤—粮食系统硒含量病区与非病区的比较。表 3 表明，病区生态环境中硒的含量均低于非病区。人发和动物毛发中的硒含量显著低于非病区（表 4）。动物毛中硒含量各地差异不大，而人发中的硒含量随病情降低而升高，表明病区动物硒的摄取仍在很大程度上依赖于当地环境硒的状态，而人体则逐步摆脱了原来环境的影响。据 1984 年测定，病区人群血液谷胱甘肽过氧化物酶（GSH - Px）的活性仅为非病的 77.7%，非常显著的低于非病区。证明病区人体含硒酶的功能低下，与其他病区的特点完全相同。表 4 同时表明，1988 年人发中的硒含量明显地比 1984 年升高，其中渑池、陕县、洛宁 3 个县发硒已处于大骨节病区邻近病区的非病点和非病区水平，证明病情和病区的演变与人体的硒营养水平提高密切相关。这一特征与全国病区硒营养水平近年提高而病情稳定的总趋势也相吻合，表明河南省近年克山病、大骨节病的流行病学特点与其他病区一致，提示硒与克山病病区、大骨节病病区之间有密切的内在联系。

表3　克山病病区与非病区土壤、水、粮食中硒含量

	非病区	病区				
	方城	渑池	陕县	灵宝	卢氏	洛宁
1984 年						
水	0.1837±0.0171(5)	0.0750±0.0455(5)	0.1612±0.1316(5)			0.1837±0.0526(5)
土壤	0.1181±0.0171(5)	0.0587±0.0083(5)	0.0623±0.0143(5)	0.072±0.020(10)*	0.055±0.034(22)*	0.0384±0.0103(5)
(0~20 cm)						
玉米	0.0426±0.0114(10)	0.0056±0.0015(10)	0.0106±0.0062(10)	0.013±0.003(5)*	0.011±0.001(10)*	0.0097±0.0009(8)
小麦	0.1228±0.0337(10)	0.0114±0.0018(10)	0.0107±0.0019(10)	0.005±0.002(6)*	0.010±0.002(10)*	0.0116±0.0009(10)
豆类	0.0514±0.0113(10)	0.0183±0.0049(10)	0.0230±0.0069(10)	0.027±0.008(10)*	0.031±0.005(11)*	0.0193±0.0045(9)
1988 年						
水	0.317(陕县菜园乡)	0.2219　(1)	0.2853　(1)	0.048±0.022(2)	0.0476　(1)	0.0634　(1)
土壤	0.1251(陕县菜园乡)	0.035　(1)	0.031　(1)	0.063　(1)	0.031　(1)	0.070　(1)
(0~20 cm)						
玉米	0.011　(1)	0.011　(1)	0.019　(1)	0.004　(1)	0.004　(1)	0.009　(1)
小麦	0.016　(1)	0.005　(1)	0.010　(1)	0.007	0.009　(1)	0.010　(1)

注：* 为 1982 年分析结果，水硒含量 $\mu g/L$，其他为 $\mu g/g$，括号内为样品数。

表4　1988 年人体和动物毛发中硒的含量　　　　　　　　单位：$\mu g/g$

非病区	病区				
陕县菜园乡	渑池	陕县	灵宝	卢氏	洛宁
人发					
0.330±0.106(10)	0.0169±0.093(10)	0.166±0.056(10)	0.122±0.033(10)	0.143±0.051(10)	0.217±0.078(10)
0.363±0.067(21)*			0.102±0.050(162)*	0.127±0.051(17)*	0.143±0.058(11)*
					0.167±0.041(19)*
猪毛					
0.182±0.034(5)	0.105±0.022(5)	0.137±0.012(5)	0.103±0.029(5)	0.097±0.027(5)	

注：* 为 1984 年分析结果，其中非病区为灵宝城关。

表5　克山病病区与非病区人发中元素含量　　　　　　　　单位：$\mu g/g$

地点	病情		Se	As	Mo	Cu	Zn	Fe	Mn	Sr	Ba	Ca	Mg	K	Al	P	Co	Ni	V	Cr	Pb	Cd	Ti
渑池	大骨节病区	$\bar{x}$	0.169	0.889	0.055	8.90	163.4	53.8	4.30	2.41	4.26	629	96.4	22.1	44.4	140	0.26	0.50	0.20	0.51	6.09	0.56	2.27
		s	0.093	0.590	0.015	1.32	37.63	15.6	2.18	1.01	1.48	204	41.0	7.35	13.2	22	0.12	0.18	0.08	0.37	3.33	0.29	0.30
		$(n=10)$																					
陕县	大骨节病区	$\bar{x}$	0.166	0.467	0.039	8.15	149.5	31.7	2.12	1.90	2.76	521	76.9	21.7	29.7	184	0.25	0.42	0.19	0.71	4.85	0.62	1.33
		s	0.056	0.484	0.022	1.60	31.32	13.2	1.17	1.13	1.43	104	38.9	6.16	13.0	169	0.15	0.24	0.10	0.52	3.51	0.31	0.52
		$(n=11)$																					
灵宝	克山病大骨节（混）	$\bar{x}$	0.122	0.821	0.082	9.54	159.6	41.5	5.88	2.00	3.60	477	77.8	27.3	37.9	130	0.30	0.53	0.23	0.80	12.0	0.68	1.94
		s	0.033	0.486	0.041	1.74	23.09	11.4	5.17	0.89	1.67	172	34.0	9.38	13.1	13	0.16	0.25	0.11	0.51	6.22	0.36	0.47
		$(n=10)$																					
卢氏	克山病大骨节（混）	$\bar{x}$	0.143	0.466	0.075	8.34	155.9	45.0	3.61	2.59	4.31	685	95.6	25.6	39.1	128	0.19	0.41	0.12	0.32	4.07	0.45	1.92
		s	0.051	0.355	0.022	1.09	30.60	19.2	1.37	0.91	1.63	205	39.2	18.1	17.4	18	0.02	0.10	0.05	0.22	1.40	0.17	0.52
		$(n=10)$																					
洛宁	克山病大骨节（混）	$\bar{x}$	0.217	0.330	0.043	9.10	175.5	64.6	4.68	2.23	4.05	650	69.1	23.6	61.4	143	0.22	0.43	0.17	0.30	5.22	0.45	2.76
		s	0.078	0.330	0.037	2.27	41.86	31.9	2.43	1.08	1.51	273	39.5	8.27	31.1	13	0.08	0.11	0.05	0.22	2.46	0.20	1.40
		$(n=10)$																					

地点	病情		Se	As	Mo	Cu	Zn	Fe	Mn	Sr	Ba	Ca	Mg	K	Al	P	Co	Ni	V	Cr	Pb	Cd	Ti
陕县菜园	非病区 (n=10)	$\bar{x}$	0.330	0.715	0.093	8.86	140.2	45.7	3.34	3.08	4.09	740	105	21.6	41.2	132	0.17	0.37	0.15	0.33	8.43	0.40	2.81
		s	0.106	0.447	0.145	1.23	72.28	16.5	1.65	1.00	1.53	240	39.5	5.27	17.8	19	0.11	0.18	0.07	0.31	5.50	0.24	2.41
	大骨节病（总）(n=21)	$\bar{x}$	0.167	0.668	0.047	8.51	156.1	42.2	3.15	2.14	3.48	573	86.2	21.9	36.7	164	0.25	0.49	0.20	0.61	5.44	0.59	1.78
		s	0.074	0.566	0.020	1.49	34.33	18.0	2.02	1.08	1.61	164	40.1	6.87	14.8	122	0.13	0.21	0.09	0.46	3.40	0.33	6.64
	克、大混（总）(n=30)	$\bar{x}$	0.161	0.539	0.066	9.00	163.7	50.4	4.72	2.27	3.98	604	87.5	25.5	46.3	134	0.24	0.46	0.19	0.49	7.11	0.52	2.21
		s	0.069	0.437	0.037	1.78	32.78	24.0	3.40	0.96	1.58	232	37.1	12.3	23.8	16	0.12	0.17	0.08	0.40	5.23	0.27	0.96
	病区总平均 (n=51)	$\bar{x}$	0.163	0.590	0.058	8.79	161.0	47.0	4.07	2.22	3.77	591	86.9	24.0	42.4	146	0.24	0.47	0.20	0.54	6.42	0.55	2.03
		s	0.070	0.490	0.033	1.67	33.30	21.9	2.99	1.00	1.59	206	38.6	10.5	20.9	86	0.12	0.19	0.08	0.42	4.60	0.30	0.86

2. 硒等生命元素与病情的关系

表5是河南省克山病病区五个县人发中硒等21个元素的含量，及大骨节病病区、克山病和大骨节病混合病区、病区总平均值与非病区含量的比较。就硒来看，如前所述，5县之间有差异，但经 t 检验，县与县之间差异不显著，而所有病区县发硒含量均非常显著的低于非病区（ $**P < 0.01$ ）。

克山病与大骨节病混合病区（卢氏、灵宝、洛宁）与非病区相比较，有差异的元素是：

Se $**$　　　Sr $**$　　　（ $**P < 0.01$ ，$*P < 0.05$ ，下同）。

大骨节病区（渑池、陕县）与非病区相比较，有差异的元素是：Se $**$ 、Pb $*$ 、Ti $*$ 。病区总平均与非病区相比较，有差异的元素为：Se $**$ 、Sr $*$ 、Ca $*$ 。

上述 t 检验结果表明，不同病区与非病区比较，有差异的元素及其组合情况不尽一致，但不管哪种方法统计，病区Se均非常显著低于非病区。

进而设克山病与大骨节病混合病区人群 $Y_1 = -1$ ，非病区人群 $Y_2 = 1$ ，共30人（ n ），发中21个元素为自变量（ m ），作逐步回归判别计算，得到单相关矩阵。由单相关矩阵可见，与应变量 Y 有显著相关的自变量及其 r 值如下：

Se（ $r = 0.688$ ） $**$　　　Sr（ $r = 0.348$ ） $*$

由单相关矩阵逐步回归，最终选入Se、Mo、Mn、Sr、Ca、Ni和Cd这7个自变量进入回归方程，得标准线性回归方程为：

$$Y = -0.815 + 141Se + 2.12Mo - 0.07Mn + 0.769Sr - 0.002Ca - 5.689Ni + 2.972Cd$$

该方程 $F_{(7.22)} = 12.627$ ，$R = 0.8568$ ，$P < 0.001$ 。

另设大骨节病病区人群 $Y_1 = -1$ ，非病区 $Y_2 = 1$ ，共21人（ n ），21个元素为自变量（ m ），进行逐步回归计算，得单相关矩阵。由单相关矩阵可见，与应变量 Y 有显著相关的自变量及其 r 值为：

Se（ $r = 0.678$ ） $**$　　Sr（ $r = 0.396$ ） $*$　　Ca（ $r = 0.389$ ） $*$

由单相关矩阵逐步回归，最终选入Se、Zn、Ba、Ca、Ni和Ti 6个自变量进入回归方程，得标准线性回归方程：

$$Y = -0.789 + 3.940Se - 0.005Zn - 0.424Ba + 0.003Ca - 1.643Ni + 0.326Ti$$

本方程 $F_{(6.14)} = 15.4091$ ，$R = 0.8910$ ，$P < 0.001$ 。

再设河南省总病区人群 $Y_1 = -1$ ，非病区人群 $Y_2 = 1$ ，共61人（ n ），发中21个元素为自变量（ m ），作逐步回归分析，得单相关矩阵。由单相关矩阵可见与应变量 Y 有显著相关的自变量及 r 值为：

Se（ $r = 0.632$ ） $**$　　　Sr（ $r = 0.309$ ） $**$　　　Ca（ $r = 0.256$ ） $*$　　　Ti（ $r = 0.249$ ） $*$　　　Co（ $r = -0.225$ ） $*$

由单相关矩阵逐步回归，最终选入 Se、Sr、Ba、Mg、P、Ni、Cr 和 Ca 8 个自变量进入回归方程，得到标准线性回归方程：

$$Y = -0.850 + 3.536Se + 0.835Sr - 0.293Ba - 0.009Mg - 0.002P - 3.335Ni + 0.984Cr + 0.445Ca + 0.206Ti$$

本方程 $F_{(9.51)} = 11.010$，$R = 0.814$，$P < 0.001$。

现将上述不同统计结果汇于表6。

表6　t 检验、单相关有差异的元素及进入回归方程的元素比较

病情	t 检验有差异的 元素（依 t 值为序）☆	单相关显著的元素 （依 r 值大小为序）	进入回归方程的元素 （依贡献率大小为序）
克山病与大骨节病 混合病区	Se** Sr*	Se（$r = 0.688$）** Sr（$r = 3.48$）	Se、Mo、Mn、Sr、Ca Ni、Cd
大骨节病病区	Se** Pb* Ti*	Se（$r = 0.632$）** Sr（$r = 0.396$）* Ca（$r = 0.389$）*	Se、Zn、Ba、Ca、Ni Ti
河南省总病区	Se** Sr* Ca*	Se（$r = 0.632$）** Sr（$r = 0.309$）** Ca（$r = 0.256$）* Ti（$r = 0.249$）* Co（$r = -0.255$）*	Se、Sr、Ba、Mg、P Ni、Ca、Cd、Ti

注：☆与非病区比较，**$P < 0.01$，*$P < 0.05$。

由表6可见：（1）克山病与大骨节病混合病区、大骨节病病区、总病区与非病区有显著差异的元素只有 Se，而且 Se 与克山病、大骨节病呈非常显著相关；（2）元素的相关组合因病区不同而异；（3）所有病区 Se 对标准线性回归方程的贡献率均为首位，复合相关组合形式因病区而不同。

由此可以得出结论，硒是克山病、大骨节病病区与非病区差异最显著的元素，其他元素与硒的组合及其形式因病区不同而异，其病因学意义有待进一步在更大范围验证，同时结合病情及其生物化学作用才能得出有意义的结论。

（原载于《环境生命元素与克山病》，中国医药科技出版社，1996）

克山病环境低硒复合病因研究

（1996）

谭见安　朱文郁　王五一　李日邦　侯少范

（中国科学院地理研究所）

[**导读**] 环境低硒是克山病发生的主要环境因素，但硒不是孤立地发生作用的。对克山病和大骨节病来说，其与硒复合的元素是有差异的，从测定的21种元素来看，两病病区人发中的各种生命元素大多是病区含量低于非病区含量，其中硒、锌、铜、锶、铅、钒、铁7种元素共同显著

偏低，而钡、锰、钛、镍、砷5种元素只有大骨节病区显著偏低。克山病与大骨节病两种特异点相比，克山病区的发硒含量又比大骨节病区显著偏低，而钡、砷、钛、镍、铁、铝却比大骨节病区显著偏高。

按人发21种元素建立逐步回归判别方程，包括15个省在内的克山病区和非病区，回代的判别符合率在85%以上。纵观各省的判别方程，硒是起主导作用的元素，其次为铜、钡、锌，还包括铁、镉、钼、镁，地区不同，其组合的判别方程也不同。

环境低硒是克山病发生的主要环境因素，但是硒不是孤立地发生作用的，已有大量研究表明硒的生物学功能受到许多因素的影响，因此，我们曾提出过环境低硒复合病因的设想与模式。本专题重点从多元素方面研究了可能与低硒复合致病的因子。

（一）其他生命元素与低硒复合致病分析

在以往研究中，大多笼统地按病区与非病区来对比两者间生命元素的差异，由于克山病与大骨节病往往共存，使进行复合病因研究的情况复杂化，因而难以得到满意的结果。本研究为了把与低硒复合致克山病的因子和致大骨节病的因子区分开来，首先将所有调查点按单纯克山病、单纯大骨节病、二病混合、准非病区和非病区分成5种特异点，这里将只重点研究非病区、克山病区、大骨节病区，因为混合病区和准非病区或较复杂，或带有过渡性不典型，不利于发现复合因子的线索。其次在岩石、土壤、粮食、水、人发等各种生态物质中，重点研究玉米、大米和人发3种物质的生命元素的差异和组合模式。因为人发元素有可能反映克山病患者内环境的特异性，而玉米和大米一般是我国北方和南方两大类型病区的有代表性的主食粮，它们的生命元素含量水平和组合模式对于克山病的发生应该具有代表性。小麦由于以往在克山病发生最重的时期并不是病区重要的主食粮，而近年却逐渐替代玉米成为病情显著下降时期病区人群的重要食粮。现从下面几方面进行分析。

1. 特异点的多元素对比分析

首先把人发、玉米的多元素含量水平按克山病区、大骨节病区、非病区3种特异点列入表1。而病带内生态系物质多元素平均含量列于表2至表5。从表中首先可以发现克山病、大骨节病两病区人发中的各种生命元素大多是病区低于非病区，其中Se、Zn、Cu、Sr、Pb、V、Fe 7种元素显著共同偏低，而Ba、Mn、Ti、Ni、As 5种元素只有大骨节病区显著偏低。克、大二种特异点相比，克山病区的发硒又比大骨节病区显著偏低，而Ba、As、Ti、Ni、Fe、Al却比大骨节病区显著偏高。玉米多元素的对比结果，其总趋势不同于人发，即玉米中除硒及少数元素外，许多元素含量是大骨节病区居下，非病区居中，而克山病区居上，但有显著差异者少。与非病区相比较，克山病区只有Se显著偏低，大骨节病区除Se外，尚有Sr、Ba、Ti显著偏低。对于大米来说，样品主要采自克山病区，与非病区相比，Se显著偏低，而Ba显著偏高。上述分析结果可概括如表6。此外，克山病区与大骨节病区相比，其Se在人发中更低，而Ba、Mn、As、Ti、Ni、Fe、Al却高。在玉米中克山病区As低，而Zn、Ba、V、Ti却高。

表1　克山病、大骨节病病区及非病区人发、玉米多元素比较

元素	病情	人发		玉米	
		$\bar{x} \pm s$ ($\mu g/g$) (n)	t检验	$\bar{x} \pm s$ ($\mu g/g$) (n)	t检验
Se	非病区	0.262 ± 0.145 (75)	克—非 $t = 3.44$, $P < 0.001$	0.045 ± 0.123 (41)	克—非 $t = 1.48$, $P > 0.1$
	克山病区	0.174 ± 0.068 (36)	克—大 $t = 2.69$, $P < 0.05$	0.008 ± 0.007 (25)	
	大骨节病区	0.248 ± 0.149 (32)		0.004 ± 0.004 (25)	

元素	病情	人发		玉米	
		$\bar{x} \pm s$ （μg/g）（n）	t 检验	$\bar{x} \pm s$ （μg/g）（n）	t 检验
Zn	非病区	167.7 ± 58.9 （75）	克—非 $t = 2.99$, $P < 0.01$	25.3 ± 23.7 （41）	
	克山病区	136.1 ± 34.5 （36）		29.4 ± 17.5 （25）	克—大 $t = 2.47$, $P < 0.02$
	大骨节病区	145.0 ± 24.6 （32）	大—非 $t = 2.10$, $P < 0.05$	19.9 ± 7.9 （25）	
Cu	非病区	12.93 ± 8.22 （75）	克—非 $t = 3.49$, $P < 0.001$	1.87 ± 0.70 （41）	
	克山病区	3.05 ± 0.89 （36）		2.04 ± 1.06 （25）	
	大骨节病区	8.22 ± 1.55 （32）	大—非 $t = 3.21$, $P < 0.01$	1.82 ± 0.47 （25）	
Sr	非病区	3.87 ± 2.68 （75）	克—非 $t = 2.16$, $P < 0.05$	0.45 ± 0.37 （41）	
	克山病区	2.80 ± 1.83 （36）		0.49 ± 0.30 （25）	
	大骨节病区	2.41 ± 1.04 （32）	大—非 $t = 2.98$, $P < 0.01$	0.32 ± 0.16 （25）	大—非 $t = 1.67$, $P < 0.1$
Ba	非病区	4.03 ± 1.79 （74）		0.80 ± 1.21 （41）	
	克山病区	4.15 ± 2.44 （36）	克—大 $t = 2.11$, $P < 0.05$	0.98 ± 1.26 （25）	克—大 $t = 2.31$, $P < 0.05$
	大骨节病区	3.15 ± 1.17 （32）	大—非 $t = 2.55$, $P < 0.02$	0.38 ± 0.31 （25）	大—非 $t = 1.70$, $P < 0.1$
Pb	非病区	10.11 ± 9.32 （75）	克—非 $t = 2.42$, $P < 0.02$	1.18 ± 0.88 （41）	克—非 $t = 1.71$, $P < 0.1$
	克山病区	6.16 ± 3.62 （35）		1.67 ± 1.45 （25）	
	大骨节病区	5.56 ± 2.39 （32）	大—非 $t = 2.72$, $P < 0.01$	1.30 ± 0.90 （25）	
Mn	非病区	5.53 ± 3.13 （75）		6.06 ± 2.48 （41）	
	克山病区	5.15 ± 2.71 （34）	克—大 $t = 1.74$, $P < 0.1$	6.16 ± 1.48 （25）	
	大骨节病区	4.97 ± 2.52 （32）	$t = 2.33$, $P < 0.05$	5.58 ± 1.86	
As	非病区	0.85 ± 0.67 （74）		0.13 ± 0.10 （40）	
	克山病区	0.92 ± 0.97 （36）	克—大 $t = 2.13$, $P < 0.005$	0.10 ± 0.06 （24）	克—大 $t = 2.33$, $P < 0.05$
	大骨节病区	0.54 ± 0.25 （32）	大—非 $t = 2.51$, $P < 0.02$	0.17 ± 0.14 （25）	

元素	病情	人发		玉米	
		$\bar{x} \pm s$ ($\mu g/g$) (n)	t 检验	$\bar{x} \pm s$ ($\mu g/g$) (n)	t 检验
V	非病区	0.81 ± 0.92 (68)	克—非 $t = 3.15$, $P < 0.001$	0.20 ± 0.21 (41)	克—大 $t = 2.12$, $P < 0.05$
	克山病区	0.30 ± 0.29 (34)	克—大 $t = 2.22$, $P < 0.05$	0.26 ± 0.25 (25)	
	大骨节病区	0.18 ± 0.10 (32)	大—非 $t = 3.85$, $P < 0.001$	0.15 ± 0.07 (25)	
Ti	非病区	3.87 ± 3.61 (73)		1.02 ± 1.89 (40)	
	克山病区	4.25 ± 4.45 (36)	克—大 $t = 2.49$, $P < 0.02$	0.99 ± 2.03 (25)	克—大 $t = 1.88$, $P < 0.1$
	大骨节病区	2.23 ± 1.16 (32)	大—非 $t = 2.51$, $P < 0.02$	0.22 ± 0.25 (25)	大—非 $t = 2.33$, $P < 0.05$
Ni	非病区	0.94 ± 0.71 (75)		0.48 ± 0.45 (41)	
	克山病区	0.79 ± 0.98 (36)	克—大 $t = 2.08$, $P < 0.05$	0.48 ± 0.40 (25)	
	大骨节病区	0.42 ± 0.25 (32)	大—非 $t = 4.03$, $P < 0.001$	0.45 ± 0.34 (25)	
Fe	非病区	76.08 ± 54.71 (75)	克—非 $t = 1.82$, $P < 0.1$	29.76 ± 14.92 (41)	
	克山病区	58.36 ± 29.41 (36)	克—大 $t = 2.68$, $P < 0.01$	27.65 ± 11.10 (25)	
	大骨节病区	42.27 ± 15.31 (32)	大—非 $t = 3.39$, $P < 0.001$	25.09 ± 9.29 (25)	
Al	非病区	49.68 ± 42.95 (75)		9.87 ± 13.22 (41)	
	克山病区	68.54 ± 45.36 (36)	克—大 $t = 2.53$, $P < 0.02$	8.84 ± 9.61 (25)	
	大骨节病区	38.62 ± 19.51 (32)		9.26 ± 10.70 (25)	
Mo	非病区	0.079 ± 0.108 (33)		0.330 ± 0.338 (35)	
	克山病区	0.050 ± 0.021 (25)		0.461 ± 0.651 (24)	
	大骨节病区	0.066 ± 0.033 (30)		0.275 ± 0.129 (24)	

表2 病带内玉米中元素平均含量及病区与非病区对比

	总平均 ($N = 141$) ($\mu g/g$)	病区 ($N = 104$) ($\mu g/g$)	非病区 ($N = 37$) ($\mu g/g$)	P
Se	0.021 ± 0.069	0.012 ± 0.014 (104)	0.049 ± 0.129	< 0.01
As	0.204 ± 0.218 (136)	0.219 ± 0.224 (100)	0.163 ± 0.196 (36)	
Mo	0.324 ± 0.361 (125)	0.321 ± 0.358 (96)	0.411 ± 0.367 (29)	
Cu	1.960 ± 0.810	1.970 ± 0.794	1.937 ± 0.856	

续表

	总平均（$N=141$）（$\mu g/g$）	病区（$N=104$）（$\mu g/g$）	非病区（$N=37$）（$\mu g/g$）	P
Zn	23.50 ± 15.80	22.53 ± 10.80	36.40 ± 24.96	<0.01
Fe	32.60 ± 34.20	32.70 ± 35.70	32.10 ± 16.00	
Mn	6.02 ± 2.08	5.91 ± 1.92	6.34 ± 2.50	
Sr	0.443 ± 0.330	0.439 ± 0.305	0.456 ± 0.396	
Ba	0.802 ± 1.083	0.777 ± 1.016	0.869 ± 1.268	
Ca	117 ± 107	121 ± 114	107 ± 84	
Mg	1280 ± 475	1218 ± 480	1277 ± 468	
K	3360 ± 898	3342 ± 865	3419 ± 995	
Al	8.83 ± 10.72	8.440 ± 9.430	9.93 ± 13.81	
P	2722 ± 731	2778 ± 733	2565 ± 710	
Co	0.183 ± 0.149（138）	0.193 ± 0.160（101）	0.157 ± 0.113	
Ni	0.507 ± 0.393	0.521 ± 0.360	0.466 ± 0.478	
V	0.214 ± 0.234	0.215 ± 0.242	0.209 ± 0.211	
Cr	0.551 ± 0.786（140）	0.510 ± 0.604（103）	0.666 ± 1.154	
Pb	1.183 ± 1.000	1.174 ± 1.030	1.211 ± 0.928	
Cd	0.172 ± 0.178（135）	0.180 ± 0.156（101）	0.150 ± 0.233（34）	
Ti	0.743 ± 1.520	0.603 ± 1.321（103）	1.133 ± 1.936	

表3　病带内大米中元素平均含量及病区与非病区对比

	总平均（$N=50$）（$\mu g/g$）	病区（$N=32$）（$\mu g/g$）	非病区（$N=24$）（$\mu g/g$）	P
Se	0.017 ± 0.011	0.015 ± 0.011	0.019 ± 0.012	
As	0.227 ± 0.313（50）	0.175 ± 0.223（40）	0.440 ± 0.507	<0.02
Mo	0.991 ± 1.129（40）	0.829 ± 0.991（34）	1.910 ± 1.504（6）	<0.05
Cu	1.802 ± 0.774	1.776 ± 0.748	1.908 ± 0.911	
Zn	26.56 ± 18.07	25.40 ± 16.34	31.30 ± 24.44	
Fe	31.75 ± 52.40	28.64 ± 54.39	44.52 ± 43.33	
Mn	15.77 ± 15.87	15.56 ± 15.87	16.61 ± 15.68	
Sr	0.419 ± 0.839	0.450 ± 0.930	0.283 ± 0.282	
Ba	3.010 ± 12.57	3.420 ± 14.01	1.330 ± 0.940	
Ca	144 ± 121	143 ± 128	147 ± 90	
Mg	481 ± 386	485 ± 405	465 ± 315	
K	1234 ± 741	1190 ± 690	1414 ± 943	
Al	14.60 ± 14.70	13.99 ± 15.94	17.00 ± 7.50	
P	1489 ± 830	1504 ± 866	1430 ± 696	
Co	0.191 ± 0.169（45）	0.164 ± 0.162（36）	0.298 ± 0.161	
Ni	0.943 ± 1.504	0.671 ± 0.722	2.009 ± 2.943	<0.01
V	0.880 ± 1.380	0.770 ± 1.360	1.330 ± 1.440	
Cr	0.770 ± 2.730	0.400 ± 0.370	2.310 ± 6.130	<0.05
Pb	0.960 ± 0.670（42）	0.940 ± 0.680（35）	1.070 ± 0.690（7）	
Cd	0.122 ± 0.109（48）	0.133 ± 0.113（38）	0.081 ± 0.084	
Ti	2.380 ± 3.155	1.970 ± 3.020	4.030 ± 3.300	

表4　病带内小麦中元素平均含量及病区与非病区对比

	总平均（N=122）（µg/g）	病区（N=79）（µg/g）	非病区（N=43）（µg/g）	P
Se	0.018±0.022（141）	0.013±0.010（105）	0.033±0.033（53）	<0.05
As	0.168±0.162（115）	0.189±0.185（74）	0.130±0.101（41）	
Mo	0.352±0.344（197）	0.299±0.201（57）	0.427±0.473（40）	
Cu	5.630±1.780（123）	5.510±1.750（80）	5.850±1.820	
Zn	32.90±11.40	32.40±10.40	33.90±13.00	
Fe	89.10±84.30	96.40±87.96	75.60±76.30	
Mn	36.50±13.00	37.20±13.10	35.20±13.00	
Sr	3.190±2.240（121）	2.950±1.980（78）	3.64±2.62	
Ba	7.620±11.50（123）	8.160±14.19（80）	6.610±2.310	
Ca	540±277	522±269	573±292	
Mg	1582±1871	1654±2297	1451±503	
K	3732±959（121）	3713±924（78）	3766±1032	
Al	38.80±63.90	47.20±76.60	23.30±21.60	<0.01
P	3269±955	3204±956	3888±951	
Co	0.216±0.185（121）	0.237±0.201	0.178±0.145	
Ni	0.710±0.560	0.791±0.612	0.568±0.419	<0.05
V	0.260±0.250（120）	0.313±0.292	0.178±0.145	<0.01
Cr	1.410±3.210	1.560±3.900	1.126±1.090	
Pb	1.330±1.030（120）	1.440±1.090（77）	1.140±0.910	
Cd	0.170±0.130（110）	0.180±0.133（72）	0.166±0.113（38）	
Ti	1.620±2.240（121）	2.020±2.610	0.870±0.880（42）	<0.01

**表5　病带内人发中元素平均含量及病区与非病区对比*

	总平均（N=239）（µg/g）	病区（N=176）（µg/g）	非病区（N=63）（µg/g）	P
Se	0.219±0.118（232）	0.192±0.096（144）	0.262±0.137（88）	<0.001
As	0.686±0.672（238）	0.627±0.699（176）	0.855±0.562	<0.05
Mo	0.115±0.414（121）	0.103±0.421（79）	0.136±0.404	
Cu	10.57±6.09（239）	10.06±5.48（176）	12.00±7.40	
Zn	152.0±48.0（239）	148.0±42.0（176）	163.0±63.0	<0.05
Fe	56.00±35.00（229）	54.50±34.30（172）	60.90±36.70（57）	
Mn	5.050±2.620（239）	5.070±2.500（176）	5.020±2.960	
Sr	3.290±2.540（239）	3.170±2.470（176）	3.620±2.740	
Ba	3.630±1.720（239）	3.570±1.700（178）	3.800±1.790	
Ca	751±462（229）	724±481（172）	833±391（57）	
Mg	113±97（229）	114±107（172）	110±55（57）	
K	72.12±167（218）	76.00±187（165）	60.0±79.0（53）	
Al	43.80±34.20（239）	41.3±30.8（176）	50.9±41.8	
P	170.0±76.6（229）	176.0±84.0（172）	—	
Co	0.226±0.267（231）	0.228±0.301（170）	0.221±0.133（61）	
Ni	0.754±0.959（239）	0.703±1.026（176）	0.898±0.727	

续表

	总平均（N=239）（μg/g）	病区（N=176）（μg/g）	非病区（N=63）（μg/g）	P
V	0.621±1.331（231）	0.614±1.464（173）	0.644±0.826（58）	
Cr	0.639±1.176（239）	0.527±0.386（176）	0.953±2.180	<0.02
Pb	7.780±6.200（238）	7.127±4.930（175）	9.596±8.607	<0.01
Cd	0.263±0.404（228）	0.225±0.238（169）	0.371±0.667（59）	
Ti	3.270±3.230（238）	3.164±3.126（175）	3.571±3.520	

注：* N 为样点数、样品数为 2200 左右，各元素略有差异。

再者，粮食种类不同，其生命元素的含量水平差异也很大。一般认为在北方病区吃主食玉米容易得病，南方病区吃主食大米容易得病，还认为吃主食小麦和东北大米不得病，或病情很轻。从表 7 可见，小麦中绝大部分元素都高于玉米和大米，其中 Mn、Ba、Sr 等高出好多倍。东北大米与西南大米的对比情况见表 8。结果是西南地区大米 Se、As、Cu、Fe、Mn、K 等元素显著偏低，而 Mo、V、Cr、Cd 显著偏高。

表 6　克山病区、大骨节病区与非病区多元素比较结果

物质	地区	显著低的元素（相对非病区）	显著高的元素（相对非病区）
人发	克山病区	Se、Zn、Cu、Sr、Pb、V、Fe	
	大骨节病区	Se、Zn、Cu、Sr、Pb、V、Fe	
		Ba、As、Ti、Ni、Fe、Al	
玉米	克山病区	Se	
	大骨节病区	Se、Sr、Ba、Ti	
玉米	克山病区	Se	Ba
小麦	克山病区	Se	Ba、Pb、As、V、Ni
	大骨节病区	Se	Ba、V、Pb、Ti、Ni

表 7　克山病带小麦、玉米生命元素比较

元素	带内总平均及比值			克山病区含量及比值			大骨节病区含量及比值			非病区含量及比值		
	小麦	玉米	麦/玉	小麦	玉米	麦/玉	小麦	玉米	麦/玉	小麦	玉米	麦/玉
	（152）	（141）	（比值）	（27）	（25）	（比值）	（22）	（25）	（比值）	（49）	（37）	（比值）
Se	0.022	0.021	1.04	0.024	0.008	3.00	0.011	0.009	1.22	0.038	0.045	0.84
As	0.176	0.204	0.86	0.201	0.099	2.03	0.130	0.172	0.76	0.126	0.131	0.96
Mo	0.743	0.324	2.17	0.269	0.461	0.58	0.327	0.275	1.20	0.436	0.380	1.15
Cu	5.437	1.961	2.77	5.993	2.037	2.94	5.911	1.816	3.25	5.571	1.873	2.97
Zn	32.66	23.54	1.39	36.05	29.41	1.23	30.53	19.89	1.53	32.56	25.31	1.28
Fe	90.605	32.58	2.78	84.49	27.65	3.06	83.94	25.09	3.35	75.02	29.76	2.52
Mn	35.90	6.05	5.96	31.80	6.16	5.16	34.52	5.58	6.18	34.34	6.06	5.66
Sr	3.123	0.443	7.07	2.816	0.489	5.79	2.980	0.317	9.40	3.584	0.447	8.02
Ba	7.001	0.802	8.73	7.759	0.967	8.24	6.283	0.384	16.36	6.071	0.789	7.69
Ca	564	117	4.80	541	118	4.58	628	129	4.84	605	109	5.54
Mg	1574	1280	1.23	1459	1266	1.15	1495	1274	1.17	1452	1203	1.21
K	3764	3362	1.12	3878	3685	1.05	3640	3264	1.12	3702	3310	1.12
Al	40.62	8.83	4.59	28.53	8.84	3.23	30.05	9.26	3.24	23.47	9.07	2.58
P	3406	2721	1.25	3578	2853	1.25	3312	2601	1.27	3478	2549	1.36
Co	0.221	0.183	1.21	0.284	0.239	1.19	0.218	0.175	1.25	0.171	0.154	1.10

续表

元素	带内总平均及比值			克山病区含量及比值			大骨节病区含量及比值			非病区含量及比值		
	小麦	玉米	麦/玉	小麦	玉米	麦/玉	小麦	玉米	麦/玉	小麦	玉米	麦/玉
	(152)	(141)	(比值)	(27)	(25)	(比值)	(22)	(25)	(比值)	(49)	(37)	(比值)
Ni	0.685	0.507	1.35	0.716	0.483	1.48	0.883	0.451	1.96	0.504	0.476	1.06
V	0.304	0.214	1.42	0.283	0.265	1.07	0.270	0.146	1.86	0.152	0.198	0.77
Cr	1.255	0.551	2.28	2.412	0.859	2.81	1.719	0.517	3.32	0.983	0.528	1.86
Pb	1.169	1.183	0.99	1.764	1.665	1.06	1.275	1.298	0.98	0.916	1.178	0.77
Cd	1.429	0.172	8.31	1.038	0.231	4.49	0.999	0.178	5.61	1.980	0.160	16.37
Ti	1.722	0.743	1.38	1.428	0.988	1.16	1.329	0.224	5.93	0.923	1.019	0.91

表8　东北与西南地区大米中多元素含量对比

元素	东北地区			西南地区			显著性
	平均值（$\mu g/g$）	标准差（$\mu g/g$）	样品数	平均值（$\mu g/g$）	标准差（$\mu g/g$）	样品数	P
Se	0.0227	0.45	19	0.0119	0.0080	32	<0.001
As	0.44	0.0116	18	0.11	0.04	32	<0.001
Mo	0.25	0.24	8	1.18	1.19	32	<0.05
Cu	2.15	0.80	19	1.60	0.69	32	<0.02
Zn	24.3	21.1	19	27.9	16.3	32	
Fe	54.6	79.4	19	18.2	16.1	32	<0.02
Mn	23.5	22.9	19	11.2	5.7	32	<0.05
Sr	0.36	0.39	19	0.45	1.02	32	
Ba	1.07	1.29	19	1.36	0.85	32	
Ca	151	168	19	139.0	83.6	32	
Mg	561	450	19	433.9	341.0	32	
K	1539	966	19	1053	503	32	<0.05
Al	17.3	16.0	19	13.0	13.8	32	
P	1662	934	19	1387	759	32	
Co	0.21	0.19	19	0.18	0.15	26	
Ni	0.90	2.21	19	0.96	0.90	32	
V	0.23	0.18	19	1.27	1.63	32	<0.01
Cr	0.09	0.05	19	0.57	0.36	32	<0.001
Pb	1.09	0.88	19	0.85	0.43	23	
Cd	0.07	0.08	18	0.16	0.11	20	<0.001
Ti	1.65	2.56	19	2.18	3.42	32	

2. 特异点多元素回归分析

利用多元素回归分析的结果，也可为复合病因进行复合因子的筛选。在人发和玉米多元素回归分析中，进入克山病和大骨节病方程的元素分别为：

人发：克山病　　Se、Zn、Fe、K、Al、P、Co、Pb

　　　大骨节病　As、Sr、Ni、Pb

玉米：克山病　　Se、Mn、P、Co

　　　大骨节病　Se、Mn、Sr、Mg、K、Ni、Ti

上述结果表明，许多元素与前面对比分析中所得到的一些有显著差异的元素是相同的。

3. 特异点的人发主成分分析

这里主要利用主成分分析方法寻求与硒复合致病的因子。同样将所有采样点按非病区、单纯克山病区、单纯大骨节病区、混合病区进行分类。重点研究这些特异点的人发和玉米主成分的元素组合特征，用以探讨与硒复合的可能致病因子，问题是如何挑选主成分。由于经过多年大量的研究，已经发现低硒与克山病发病是最相关的因子。据此，首先从许多个主成分中，挑出硒在其中作用最强的那个主成分，并研究其生命元素组合的特性。按各元素对该主成分作用大小排出它们的顺序，省略小量级的元素。结果为：

人发：

克山病　　　　Z_8—Se、Mn、Zn、Cr、Al、Ni、Fe、P、Ca、Mo、Ti、Sr、V、As、Ba

大骨节病区　　Z_6—Se、Pb、Al、Mn、Cr、Ti

上面主成分分析结果只能看作是在所分析的20多个元素中，缩小或集中选择与硒结合致病因子（即元素）的范围及其可能的组合方式。从上述情况看，对克山病和大骨节病来说其与硒复合的元素是有差异的，在克山病区，可选择的复合元素很多，而大骨节病主要应考虑的是Pb、Mn、Ti、Al、Cr等少数元素。

综合上面3种分析结果，首先应考虑克山病区、大骨节病区与非病区之间的元素对比的显著差异和不同粮食种类间元素对比的显著差异，然后再参考回归分析和主成分分析的结果来确定可能的复合致病因子。据此，提出如下与低硒复合的致克山病和大骨节病模式：

低硒（主因）$\begin{cases} \text{低 Zn、Cu、Fe、Cr、V、Co、P + 高 Ba、Cd、Ti（?）→克山病} \\ \text{低 Mn、Sr、As、Al、Ti、Pb→大骨节病} \end{cases}$

上述模式反映病区多数生命元素是贫乏的，应该指出的是：某些未测试的元素也可能有与低硒复合致病的作用，但在该模式中未包括。又如在云南还发现汞、砷与克山病有关（表9）。再者上述复合因素也不一定在每一个病区都发生同等作用，上述模式只是一般模式，不同病区可能稍有差异。此外，根据玉米和小麦的元素差异，病区缺锰是大骨节病一个值得注意的元素，因为它与骨骼的关系十分密切，与克山病关系也不容忽视。

表9　楚雄点克山病区与非病区不同年龄段人发 Se、Hg、As 含量比较

元素	年龄段	克山病区（$\mu g/g$）	非病区（$\mu g/g$）	P
发 Se	<5 岁	0.088 ± 0.030（13）	0.215 ± 0.047（5）	<0.001
	6～10 岁	0.090 ± 0.014（18）	0.181 ± 0.046（18）	<0.001
	11～15 岁	0.090 ± 0.044（15）	0.228 ± 0.085（21）	<0.001
	$\bar{x} ± s$	0.089 ± 0.038（46）	0.206 ± 0.069（44）	<0.001
发 Hg	<5 岁	0.426 ± 0.176（13）	0.172 ± 0.097（5）	<0.01
	6～10 岁	0.370 ± 0.267（18）	0.172 ± 0.058（18）	<0.001
	11～15 岁	0.267 ± 0.123（15）	0.088 ± 0.053（21）	<0.001
	$\bar{x} ± s$	0.348 ± 0.208（47）	0.099 ± 0.065（44）	<0.001
发 As	<5 岁	1.031 ± 0.638（14）	0.560 ± 0.359（5）	<0.10
	6～10 岁	0.772 ± 0.543（18）	0.407 ± 0.185（18）	<0.02
	11～15 岁	0.606 ± 0.266（15）	0.357 ± 0.187（21）	<0.01
	$\bar{x} ± s$	0.800 ± 0.535（45）	0.401 ± 0.213（44）	<0.001

（二）病区判别模式与预测

克山病是一种与所在病区地理环境化学因素有关的地方病。因此，有可能通过利用所测得的环境物质或人体物质的生命元素数据建立判断或预测病区（点）的简易模式。本研究在病带内控制了15个省的

217 个样点，采集了人发样品 2000 多份，粮食样品 500 多份。因此，可以建立各个省的元素逐步回归判别模式：设病区因变量 $y = 1$，非病区因变量 $y = -1$，根据所测定的 21 种元素，进行逐步回归分析，建立判别式，在判别计算中，若得 $y > 0$，判定为病区，$y < 0$ 则为非病区。

按人发建立的逐步回归判别方程见表 10，通过回代符合率检验达到良好效果，回代符合率在 85% 以上。从表可以看出元素 Se 是判别方程中的共同因子，此外在方程中出现频率高的元素有 Cu、Zn、Fe、Ba、Cd、Mo、Mg 等。随着人群发硒值升高，它在判别方程中的作用逐渐减小，如陕西省人发逐步回归判别方程所示，一个是表示过去发硒低的方程，一个是当前发硒升高后的方程，后者发硒即未被选入方程中。因此，硒元素的进入或被剔除出方程的过程表明了硒水平的动态。

表 10　各省人发多元素逐步回归判别式

省名	逐步回归方程
河北	$y = 0.304 - 2.937Se - 0.072Cu - 0.044Mn + 0.0066Mg + 2.15Co - 1.45Cd$
吉林	$y = 0.508 - 5.31Se + 0.026Cu - 0.45Sr + 0.33Ba + 0.007Mg - 0.013Cd$
山西	$y = -0.396 - 2.78Se + 0.008Zn + 0.14Ba - 0.005Mg + 0.016K + 0.002P - 0.225Cr - 0.22Ti$
山东	$y = 2.668 - 5.768Se - 0.074Cu - 0.008Zn + 0.017Fe + 0.041Mn + 0.003Mg - 0.011K + 0.022Al$ $- 0.017Pb + 0.277Cd$
陕西（20 世纪 70 年代）	$y = 15.16 - 0.02Se - 0.02Zn + 14.30V - 0.17Fe - 0.15K$
陕西（20 世纪 80 年代）	$y = 0.822 - 0.082Mo - 0.030Zn - 0.001Ba - 1.856P + 0.227Cd$
甘肃	$y = 1.445 - 0.360Se + 2.19Mo - 0.14Cu - 0.004Fe - 0.168Sr + 0.184Ba + 0.0004Ca$ $+ 1.169Co - 0.029Pb$
四川	$y = -0.473 - 3.281Se + 8.26Mo + 0.088Cu + 0.047Ba - 0.001Ca + 0.004Mg - 0.702Ni + 0.27Cr$
云南	$y = 1.933 - 10.17Se + 0.209As - 0.54Mo + 0.027Cu + 0.007Zn + 0.001Al - 0.015P + 0.412Ni$ $- 0.173V + 0.033Cr - 0.030Pb$

此外，还根据人发和粮食元素含量分别建立判别和预测单纯克山病区，克山病与大骨节混合病区、非病区的逐步回归判别方程的尝试（表 11），元素中硒除大米在混合病区方程中未被选入外，均已进入其他所有的方程。

多元素逐步回归判别分析，目的是从反映病情与元素之间相互关联的多种测量数据中，去寻求它们的定量关系，并寻求矛盾的主要方面。纵观各省的判别方程，硒是起主导作用的，其次为 Cu、Ba、Zn 等元素，地区不同，其组合的判别式也不同。

表 11　克山病病区、混合病区人发及主食粮中多元素逐步回归判别式

样品种类	地区	逐步回归方程
人发	克山病区	$y = 2.02 - 3.02Se - 0.005Zn - 0.003Fe - 0.012K - 0.0078Al - 0.005P - 0.486Co - 0.013Pb$
	混合病区	$y = 2.22 - 3.05Se - 0.36As - 0.046Zn - 0.0065Fe - 1.07Co - 0.152Ni + 0.475V - 0.019Pb$
玉米	克山病区	$y = -0.28 - 1.61Se - 0.14Mn - 0.62Sr + 0.002Mg - 0.0006K + 0.617Ni - 0.265Ti$
	混合病区	$y = -0.009 - 2.04Se + 1.45As - 0.62Mo + 0.42Sr - 0.33Pb$
小麦	克山病区	$y = -0.93 - 2.92Se - 0.42Mo - 0.0015Ca + 0.001K + 1.92V$
	混合病区	$y = 0.132 - 3.00Se - 0.34Mo - 0.004Fe + 0.397V - 0.186Cr + 0.186Ti$
大米	克山病区	$y = 0.47 - 36.72Se - 0.73As - 0.44Mo + 0.17Ba$
	混合病区	$y = -0.021 - 1.69Cr + 0.21Pb$

（原载于《环境生命元素与克山病》，中国医药科技出版社，1996）

克山病病情与人体硒水平的 17 年监测

（1998）

宋鸿彬　张春明　张培毅　梁文升　刘作功　翟连榜

（西安医科大学克山病研究室）

[导读] 1973—1990 年对陕西省黄陵县店头乡病区克山病消长与人体硒水平进行了动态观察。观察期间病区人群头发硒含量逐步上升，病情与发硒含量呈显著负相关。病区人群头发硒含量提高至非病区农村水平后，慢型和潜在型仍有新发病，表明低硒并不是克山病罹病的唯一因素，除低硒外可能还有其他因素。

补充硒使病区人体硒状态提高到一般非病区农村水平，即可有效地预防急型和亚急型克山病发病，但人体硒水平提高对病区人群中慢型和潜在型新发病强度及两型现症患者预后影响如何，迄今未见报道。本文报道 1973—1990 年店头病区克山病消长与人体硒水平关系的动态观察结果。

1　资料来源及方法

1973 年，西安医科大学克山病研究室在店头建立了克山病防治研究基地，自同年 7 月开展了克山病消长与人体硒水平关系的动态监测，包括：①店头和腰坪两乡镇全体居民中急型和慢型克山病新发病情况，急发病例均收住院确诊治疗，慢型病例住院或门诊观察治疗；②店头镇厚子坪和腰坪乡桃曲等 7 个重病自然村 2~45 岁为主要普查对象的居民中，潜在型克山病新发病情况，潜在型诊断以心电图异常为主，结合查体、X 线结果综合判定；③不同时期收治的慢型和历年普查出的潜在型克山病转归的动态观察；④不同年度人体硒水平的动态观察，以病区人群头发硒含量监测为主，用 2，3 - 二氨基萘荧光法测定。

病情消长动态分析用定基比和环比，年平均消长率用环比几何均数法计算；生存率按疾病寿命法统计。

2　观察结果及分析

2.1　克山病消长趋势

2.1.1　急型和慢型发病强度的年度变化　1973—1990 年，两乡镇共新发急型克山病 159 例，慢型 103 例。1974 年后急型发病和慢型新发病呈下降趋势（表 1）。1974—1982 年，急型发病率平均下降 75.2%，1983 年至今未见急型病例；1974—1990 年，慢型平均下降率为 34.2%，1983 年后慢型虽不断出现，但新发生率明显低于 1982 年前各年度（χ 检验，$P<0.01$）。慢型新发率下降与同期急型发病率下降呈显著正相关（$r=0.829$，$t_r=3.58$，$P<0.05$）。

2.1.2　潜在型新发病强度的年度变化　1973—1989 年，厚子坪等 7 个重病村有 3297 例居民接受普查，本文按 7 个观察时期统计潜在型消长。3297 例中，每个时期有两次以上心电图可供动态对比分析者 2174 例，后者中新发潜在型 96 例。1974—1989 年，潜在型在病区人群的新发生率呈稳定下降趋势（表 2），平均下降率为 28.6%；潜在型新发生率下降与同期急型和慢型新发生率下降呈一定平行相关（r 分别为 0.753，0.452；t_r 分别为 2.56，2.27；$P>0.05$）。

表1　店头、腰坪两乡镇急型和慢型克山病发病强度变化

	年度							
	1973	1974	1975	1976	1977—1978	1979—1980	1981—1982	1983—1990
观察人年数	10 599	10 811	10 996	11 276	22 657	22 654	22 686	92 758
急型发病例数	42	25	39	37	7	7	2	0
慢型新发例数	20	15	8	16	11	14	10	9
急型发病率（1/万）	39.6	23.1	35.5	32.8	3.1	3.1	0.9	0.0
慢型新发率（1/万）	18.9	13.9	7.3	14.2	4.9	6.2	4.4	1.0
定基比	100.0	58.3	89.6	82.8	7.8	7.8	2.3	0.0
	100.0	73.5	38.6	75.1	25.9	32.8	23.3	5.3
环比	—	58.3	153.7	92.4	9.5	1.0	29.0	0.0
	—	73.5	52.5	194.5	34.5	126.5	71.0	22.7

表2　厚子坪等7个重病村潜在型克山病新发病强度的年度变化

	年　　度						
	1973—	1974—	1975—	1976—	1978—	1980—	1982—1989
观察人年数	494	649	874	1633	696	855	5867
新发潜在型例数	12	12	15	25	7	6	19
潜在型新发率（1/万）	242.9	184.8	171.6	153.1	100.6	70.2	32.4
定基比	100.0	76.1	70.6	63.0	41.4	28.9	13.3
环比	—	76.1	92.9	89.2	65.7	69.8	46.2

2.1.3　慢型克山病生存率的年度变化　1973—1989 年，在店头医院收治慢型克山病 127 例。其中 1973—1979 年（70 年代）收治的 96 例中，死亡 89 例，存活 7 例；1980—1989 年（80 年代）收治的 31 例中，死亡 21 例，存活 10 例。80 年代收治的 31 例慢型 2～7 年生存率明显高于 70 年代同期（u 检验，$P < 0.01$）（图 1）。

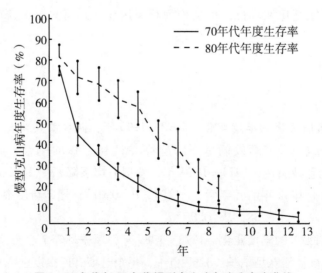

图1　70 年代与 80 年代慢型克山病年度生存率曲线

2.1.4　潜在型转归的年度变化　厚子坪等 7 个重病村在普查和复查中检出的 276 例潜在型，在 1983—1989 年观察期间，46 例临床痊愈，38 例病情恶化。病情恶化 38 例中，猝死 9 例；急型发病后死

亡 1 例；转为慢型 28 例，另 20 例死于心力衰竭，迄今存活 8 例中，心功能 Ⅱ 级 2 例，Ⅲ级和Ⅳ级各 3 例。1975 年后，潜在型病情恶化率呈下降趋势（表 3），平均下降率为 26.2%；其下降与同期潜在型人群新发病率下降呈著正相关（$r = 0.941$，$t_r = 5.55$，$P < 0.01$），与同期慢型新发生率下降呈一定平行相关（$r = 0.799$，$t_r = 2.65$，$P > 0.05$）。

表 3　276 例潜在型克山病转归的年度动态变化

	年　　度						
	1973—	1974—	1975—	1976—	1978—	1980—	1982—1989
观察人年数	199	160	167	498	316	410	1612
病情恶化例数		5	5	9	4	4	11
病情恶化率（1/万）		312.5	299.4	180.7	126.5	97.6	68.2
定基比		100.0	95.8	57.8	40.5	31.2	21.8
环比		—	95.8	60.4	70.0	77.2	69.9

2.2　人体硒水平变化趋势

1973—1990 年，店头病区农业人群硒水平呈自然上升趋势（表 4）。其中，1973—1976 年，人体头发和全血硒含量处于病区低水平（发硒 110 ng/g 以下，全血硒 0.227 μmol/L 以下）；1979 年后发硒含量明显提高（160 ~ 200 ng/g）；1981 年后达到并稳定在非病区农村发硒水平（250 ng/g 以上）。1989 年店头病发区人体全血硒含量平均值为 1977 年前的 2 ~ 3 倍。不同年度新发潜在型头发硒含量与未发病人群发硒接近（$P > 0.05$）。

表 4　店头居民发硒和全血硒含量年度变化

年度	发硒（μg/g）				全血硒（μmol/L）
	居民			新发潜在型	
1973	88 ± 22 (15)[a]				0.227 ± 0.051 (26)[a]
1974	91 ± 22 (16)[a]		91 ± 22 (7)[ab]	89 ± 31 (7)[a]	
1975	95 ± 15 (15)[a]	101 ± 41 (22)[a]		96 ± 33 (4)[a]	0.227 ± 0.025 (29)[a]
1976	85 ± 33 (12)[a]		81 ± 25 (15)[a]	101 ± 39 (12)[a]	0.216 ± 0.025 (18)[a]
1977	121 ± 91 (15)[ab]	94 ± 36 (14)[a]	113 ± 48 (13)[b]		0.305 ± 0.076 (13)[a]
1978	131 ± 66 (20)[b]	129 ± 53 (12)[a]		122 ± 43 (4)[a]	
1979	178 ± 64 (20)[c]		177 ± 78 (15)[cb]		
1980	199 ± 54 (17)[c]			191 ± 36 (4)[b]	
1981	255 ± 54 (18)[d]				
1982	273 ± 87 (20)[d]				
⋮					
1989	271 ± 34 (21)[d]	283 ± 62 (8)[b]	309 ± 64 (64)[d]	232 ± 44 (11)[b]	0.661 ± 0.089 (16)[c]
1990	267 ± 49 (9)[d]	261 ± 46 (18)[b]	281 ± 39 (20)[d]		

注：$\bar{x} \pm s$ (n)，在同一纵行中标有不同英文字母的平均值之间差异显著（$P < 0.05$ 或 $P < 0.01$）。

2.3　病情与人体硒水平变化关系

1973—1990 年观察期间，店头病区农业人群头发硒含量自然上升与同期该地区急型和慢型克山病发病率下降呈显著负相关（r 分别为 -0.77、-0.92；$P < 0.01$）；与同期潜在型发病率与病情恶化率下降

亦呈显著负相关（r 分别为 -0.94、-0.92；$P < 0.01$）（图2）。

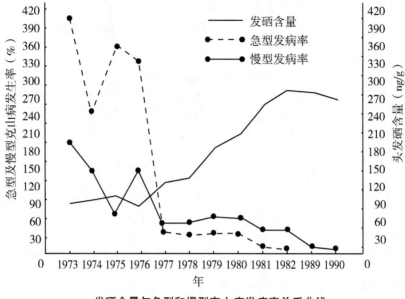

a 发硒含量与急型和慢型克山病发病率关系曲线

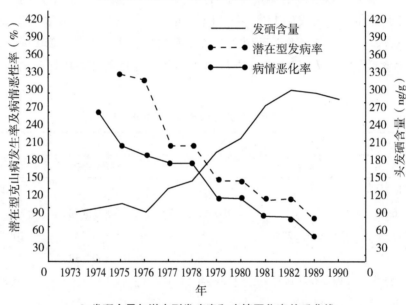

b 发硒含量与潜在型发病率和病情恶化率关系曲线

图2　发硒含量与病情变化关系曲线

3　讨　论

　　近17年，店头病区各型克山病均呈下降趋势，急型与同期慢型发病率下降呈显著平行相关，两者与同期潜在型发病率下降也呈一定平行相关，1983年至今未见急发病例，但慢型和潜在型仍有新发病。与此同时，潜在型病情恶化率也呈同步下降趋势，并与同期潜在型发病率下降呈显著平行相关；80年代新发慢型 2 ~ 7 年生存率明显高于70年代同期。据此，可以对克山病病因做如下评估：①10 余年来病因作用强度逐年减弱；②迄今病因仍存在于病区，并不断对病区人体起致病作用。

　　近17年，店头病区人体硒水平呈自然上升趋势。1973—1976 年，人体头发硒含量仍处于病区低水平，1979 年后明显提高，1981 年后达到并稳定在非病区农村发硒水平；而 1990 年当地自产小麦、玉米、大米和黄豆硒含量（ng/g）分别为 7 ± 1（10）、5 ± 2（15）、7 ± 1（5）和 19 ± 4（5），仍处于病区同种粮食硒水平，但1977年后，当地居民膳食中非病区小麦所占比例逐年增多，1980年以来，当地居民主食中非病区小麦面占50%～90%，经测定，当地食用的非病区小麦面硒含量（ng/g）为52.3±42.8（14），是当地自产小麦面硒含量的7倍以上，后者可能是监测期间人体硒水平上升的主要原因。观察期间，人体头发硒含量自然上升与各型克山病发病率及潜在型病情恶化率下降均呈显著负相关，表明低硒是克山病病区的一个基本致病水土因素。

观察期间，病区人群头发硒提高至非病区农村水平后，慢型和潜在型仍有新发病，新发潜在型头发硒含量与同期未发病人群接近；1990年，对黄陵县3个历史轻病区部分学龄儿童头发硒进行了抽查，其结果（ng/g）分别为101±45（51）、89±32（49）和97±32（50），3个乡儿童发硒均仍处于病区低水平，但近年也未见克山病急型发病。表明低硒并不是克山病罹病的唯一因素，除低硒外可能还有其他因素。

本文得到徐光禄、王世臣教授热忱指教，洪善扬、薛安生、丁德修、袁德润、杨虞勋、薛文岚、杜晓阳、候敏全、姚纲练参加工作，谨致谢意！

（原载于《广东微量元素科学》1998年第7期）

克山病病区和常硒及低硒非病区儿童发铜、锌、铁、锰含量的测定

（1999）

雷艳霞　宋鸿彬　徐光禄　刘作功　杨虞勋　张培毅　白　偲

（西安医科大学克山病研究室）

[导读] 以云南牟定作为低硒克山病病区观察点，陕西礼泉作为常硒非病区观察点，四川南部县作为低硒非病区观察点，测定所在地小学生头发中的锌、铜、铁、锰含量。发现低硒病区儿童发铁含量显著高于常硒非病区儿童，这与以往报道结果一致，但同处于低硒条件下，病区儿童发铁含量也明显高于低硒非病区儿童，而低硒非病区与常硒非病区儿童发铁含量却无明显差异。在克山病病因学研究中，复合因素低硒与高铁的综合作用应引起重视。

已往的研究发现克山病区儿童除发硒低于非病区外，其他元素（Cu、Zn、Fe、Mn）也多与非病区有差异。然而以往的研究多是在低硒克山病病区与常硒非病区间进行，很少见有低硒病区和低硒非病区儿童发中硒以外元素的研究报道。本文测定和对比分析了克山病病区和常硒及低硒非病区儿童发Cu、Zn、Fe、Mn含量。

1 材料和方法

根据流行病学调查和临床心电图等检查结果，确定云南牟定县申平村作为低硒克山病病区观察点，发硒均值0.12 $\mu g/g$；陕西礼泉县裴家寨村作为常硒非病区观察点，发硒均值0.282 $\mu g/g$；四川南部县丘垭村作为低硒非病区点，发硒均值低于0.110 $\mu g/g$。受检者为各观察点所在地小学7～12岁学生，采集枕部头发。发样经常规法清洗，干燥称重，用硝酸—高氯酸湿法消化后，以日立180-80型原子吸收分光光度计测定Cu、Zn、Fe、Mn含量，测定过程中用人发标样进行质控。

2 结 果

(1) 常硒和低硒非病区儿童发 Cu、Zn、Fe、Mn 含量无明显差异，$P > 0.5$，见表 1。

(2) 病区儿童发 Cu、Zn、Mn 含量与常硒和低硒非病区儿童无明显差异，$P > 0.05$；而病区儿童发 Fe 含量显著高于常硒和低硒非病区儿童，$P > 0.01$。

表 1　儿童发 Cu、Zn、Fe、Mn 含量

组别	n	Cu（$\mu g/g$）	Zn（$\mu g/g$）	Fe（$\mu g/g$）	Mn（$\mu g/g$）
1. 常硒非病区	31	7.96 ± 1.24	123.8 ± 21.6	24.2 ± 12.8	3.16 ± 1.41
2. 低硒非病区	71	8.03 ± 1.40	115.8 ± 20.4	26.3 ± 12.3	3.55 ± 2.33
3. 克山病区	67	9.61 ± 5.92	114.1 ± 33.1	76.3 ± 38.5	2.77 ± 2.41
差异显著性		1 : 2 1 : 3 2 : 3	1 : 2 1 : 3 2 : 3	1 : 2 1 : 3* 2 : 3*	1 : 2 1 : 3* 2 : 3*

注：$*P < 0.01$。

3 讨 论

3 组儿童发 Cu、Zn 含量无明显差异，与朱文郁等报道的云南牟定病区与墨江非病区儿童发 Cu、Zn 含量无差异的结果一致。

曾报道云南大理县病区患儿和正常儿童发锰无明显差异。但均高于大理县非病区健康儿童，病区发病村和非发病村发 Mn 含量无明显差异，但高于非病区。也有资料指出，云南牟定病区儿童发 Mn 与非病区墨江县儿童无显著差异；作者曾报道陕西彬县克山病病区病户儿童发 Mn 高于非病区礼泉农村对照户儿童，但病区非病户儿童与非病区对照户儿童发 Mn 间无明显差异。本文结果表明，克山病病区与常硒和低硒非病区儿童发 Mn 之间亦无明显差异。各报道结论不一致的原因之一可能是所采集的样品对象（患者和正常人，发病村与非发病村）和对照组（城市和农村，农业人口和非农业人口）的不同。另外也说明，低硒是克山病普遍存在的共同因素，而与之结合的复合因素较复杂，可因地而异，不同地域元素的组合及含量不尽相同。

关于克山病病区人群发 Fe 水平，已相继有报道，云南大理县病区儿童发 Fe 含量显著高于非病区儿童；山东省病区发病村人发 Fe 含量高于非发病村和非病区村；陕西彬县病区儿童发 Fe 含量显著高于非病区儿童。上述研究都是在克山病病区和常硒非病区间进行，病区与低硒非病区儿童发 Fe 含量的对比研究未见报道。本文结果显示，低硒病区儿童发 Fe 含量显著高于常硒非病区儿童，与上述报道结果一致。但同时也发现，同处于低硒条件下，病区儿童发 Fe 含量明显高于低硒非病区，而低硒非病区与常硒非病区儿童发 Fe 含量却无明显差异。说明克山病的致病因素并不是单纯的硒缺乏。据报道，机体组织中铁的沉着增加，会通过加速脂质过氧化而加重细胞膜缺陷性损害，即加重低硒所致的病理损害；而当机体处于低硒状态时，对铁毒性的耐受性就会降低。所以在克山病病因学研究中复合因素低硒与高铁的综合作用应引起重视。

由上可见，同处于低硒条件的克山病病区与非病区，病区硒以外的其他元素也出现异常。因此，在研究克山病病因时，硒以外的某些元素的作用及其与硒平衡问题值得进一步研究。

（原载于《广东微量元素科学》1999 年第 7 期）

大骨节病区与非病区儿童发中 39 种元素
含量及 Logistic 分析

（1999）

曾令霞[1] 许 鹏[1] G. N. Schrauzer[2] 郭 雄[1]

（1. 西安医科大学地方性骨病研究所 2. 美国加利福尼亚大学生物元素研究所）

[导读] 陕西大骨节病病区和非病区儿童头发中，有 34 种元素含量存在显著差异，其中包括病区硒、硼、碘含量显著低于非病区，铝、镍、钍含量显著高于非病区，患者贫硒、高锰、高钒、高锶。对 34 种头发元素作 Logistic 分析，筛选出钙、钠、锗、铜、铁、硼、锂、铬、硒、锑、铅、锡 12 种元素与大骨节病可能有关。这些结果表明，除低硒外，大骨节病有多种营养元素和毒性元素的失衡。

大骨节病（Kashin-Beck Disease，KBD）是一种地方性慢性骨关节病。环境化学元素与本病的关系已进行了长期地广泛研究，较为一致的认识是分布在低硒环境中的 KBD 患儿发、血和尿硒含量均低，而硒以外的其他元素与 KBD 的关系尚未发现规律性。本文报告了与美国加利福尼亚大学生物元素研究所合作测定陕西省彬县和永寿 KBD 区与非病区 6~14 岁男性儿童发中 39 种元素含量的变化，以及用 Logistic 分析初步筛选出 12 种可能与 KBD 患病有关元素的结果，为探讨环境元素与 KBD 的关系提供依据。

1 材料与方法

1.1 病区选择与研究分组

采用病例对照研究，在陕西省彬县、永寿县 KBD 区和非病区长安县秦渡镇 1214 名儿童中随机抽取 150 名 6~14 岁男童。病区 KBD 患病率为 19.20%~41.94%。随机抽取彬县未采取任何防治措施的 KBD 区患儿和健康儿童各 30 例，口服亚硒酸钠片（每周 1~2 mg）的 KBD 患儿 30 例，永寿县服 1/6 万硒盐的同龄组健康儿童 30 例，并以长安县秦渡镇同龄组健康儿童 30 例作对照。每例儿童进行右手 X 线正位拍片检查，KBD 儿童诊断依据"全国 KBD 诊断标准"诊断。

1.2 元素测定

每例儿童取头枕部发样，盲法送美国加利福尼亚大学生物微量元素研究所，用电感耦合高频等离子发射光谱法（ICP-MS）测定 39 种元素含量，其中毒性元素 15 种：铝、锑、砷、铍、铋、镉、铅、汞、镍、铂、银、铊、钍、锡、铀；营养元素 19 种：钙、镁、钠、钾、铜、锌、铁、锰、铬、钴、钒、钼、硼、碘、锂、磷、硒、锶、硫；不属营养和毒性元素的其他元素 5 种：钡、锗、铷、钛、锆。

1.3 统计方法

统计分析用 SPSS 7.5 软件完成。本资料数据用中位数（Md）、四分位距（Q）描述。经 Logistic 回归分析后，列出各元素的偏回归系数（B）、偏回归系数的标准误（SE）、复相关系数（R）及概率水平（Sig）。

2 结 果

2.1 各组元素的含量分析

本次分析中，铍、汞、铂、铊4种毒性元素含量因低于最低检测限已被剔除。Kruskal – Wallis 检验表明，除镉以外的34种元素均有显著性差异（表1）。（1）毒性元素：病区的铝、镍、钍含量显著高于非病区，而铀含量低于非病区（$P < 0.05$）；在病区内，KBD 患儿发铝、铋含量高于病区健康儿童（$P < 0.05$），而发锑含量却低于病区健康儿童，但病区各种毒性元素含量未超出正常限。（2）营养元素：病区的发硼、碘、硒含量低于非病区。镁、锰、铁、钴、钒、锂的含量依次为：KBD 患儿 > 病区健康儿童 > 非病区儿童。非病区发碘含量高于正常值。补硒后病区的发硒含量升高，但仍有23.3% 的 KBD 患儿发硒含量低于0.200 $\mu g/g$。病区锰含量高于正常，其中 KBD 病患儿有88.35% 高于正常值。非病区发钒含量正常，但 KBD 患儿有60% 发钒含量高于正常。（3）非毒性及非营养元素：病区儿童发钛、锆含量高于非病区儿童。KBD 患儿发锆含量高于正常值，与其他3组有显著差异。

表1 各组元素的中位数与四分位距　　　　　　　　　　　　　　单位：$\mu g/g$

元素	对照组		健康组		健康补硒组		KBD 组		KBD 补硒组	
	Md	Q	Md	Q	Md	Q	Md	Q	Md	Q
铝	41.00	20.75	76.50	62.75	73.00	31.00	129.50	61.70	107.50	123.5
锑	0.1040	0.0630	0.2790	0.2333	0.2995	0.2223	0.134	0.1153	0.141	0.1108
砷	1.0460	0.8760	0.4885	0.3545	0.7145	0.6403	0.716	0.6338	1.050	0.6485
铍	0.0020	0.0000	0.0040	0.0093	0.0020	0.0053	0.002	0.000	0.002	0.000
铋	0.0100	0.0071	0.0105	0.0078	0.0100	0.0103	0.0105	0.056	0.015	0.0283
镉	0.0530	0.0400	0.0460	0.0332	0.0585	0.0872	0.0390	0.0347	0.0385	0.0195
铅	1.4000	0.775	1.1000	1.150	2.250	2.300	1.200	1.600	1.300	1.275
汞	0.2400	0.0000	0.240	0.000	0.240	0.000	0.251	0.000	0.240	0.000
镍	0.0950	0.0525	0.1600	0.0725	0.1650	0.1225	0.160	0.100	0.195	0.1125
铂	0.0010	0.0000	0.0010	0.000	0.0010	0.0018	0.001	0.00	0.003	0.000
银	0.0200	0.0200	0.0300	0.040	0.0200	0.035	0.010	0.020	0.020	0.040
铊	0.0010	0.004	0.0010	0.002	0.0010	0.005	0.001	0.000	0.002	0.0013
钍	0.0080	0.0130	0.0235	0.0085	0.023	0.0085	0.0215	0.0103	0.0315	0.010
锡	0.1000	0.1000	0.1000	0.200	0.100	0.200	0.100	0.025	0.100	0.1000
铀	0.0100	0.0091	0.0010	0.0015	0.0020	0.006	0.0035	0.0063	0.0030	0.1225
钙	441.00	120.50	451.00	194.25	539.00	191.25	680.50	349.75	654.50	228.75
镁	49.00	16.70	61.50	32.00	59.00	25.75	90.00	44.00	83.50	46.50
钠	421.50	199.00	396.00	62.25	520.50	213.75	393.50	46.00	359.50	46.00
钾	208.50	263.0	439.50	105.25	570.50	254.25	450.50	65.00	408.00	53.50
铜	8.00	2.00	8.00	1.00	8.00	1.25	8.00	1.00	9.00	2.25
锌	211.50	44.25	176.00	46.50	185.50	56.25	191.50	34.75	187.50	46.75
铁	44.50	17.00	83.50	58.00	86.00	37.75	124.00	50.50	121.50	71.75
锰	1.1050	0.8050	2.135	2.3925	2.6850	2.485	5.275	6.7025	4.830	3.950

续表

元素	对照组		健康组		健康补硒组		KBD 组		KBD 补硒组	
	Md	Q	Md	Q	Md	Q	Md	Q	Md	Q
铬	0.4200	0.0775	0.4350	0.1525	0.3900	0.1775	0.575	0.1275	0.495	0.265
钴	0.0190	0.019	0.0365	0.0245	0.0385	0.0295	0.0590	0.0467	0.0615	0.0353
钒	0.0850	0.0385	0.1530	0.1025	0.1520	0.0573	0.2345	0.0255	0.2205	0.1225
钼	0.0990	0.096	0.0765	0.0293	0.0480	0.0297	0.0865	0.072	0.0965	0.0488
硼	4.0450	3.330	2.330	1.4175	2.1350	1.505	1.475	1.1625	1.680	1.1025
碘	3.850	8.175	0.1000	0.000	0.100	0.000	0.300	0.200	0.100	0.000
锂	0.0665	0.0328	0.1040	0.0731	0.1165	0.050	0.1435	0.074	0.1425	0.113
磷	243.50	71.75	233.50	66.00	210.50	28.50	271.50	31.50	248.50	73.75
硒	0.7030	0.2258	0.0945	0.1258	0.3680	0.2805	0.040	0.0948	0.3365	0.3485
锶	0.9050	0.4925	0.6300	0.5725	0.8250	0.5025	1.570	1.6225	1.625	1.1575
硫	50 195	8999	50 579	3042	51 789	6080	47 782	4377	50 527	4731
钡	1.8800	0.7925	1.4450	0.5625	1.555	1.125	2.415	1.255	2.310	1.575
锗	0.0080	0.0093	0.0065	0.0053	0.0050	0.0053	0.0020	0.0055	0.0035	0.005
铷	0.4560	0.2688	0.4625	0.3013	0.812	0.5115	0.4235	0.1645	0.523	0.2718
钛	1.8245	0.6953	2.6795	1.8513	2.222	1.003	3.378	1.3353	3.438	2.112
锆	0.0390	0.0445	0.0795	0.0685	0.066	0.0243	0.103	0.057	0.110	0.0923

2.2　Logistic 回归分析

2.2.1　34 种元素的 Logistic 回归分析　150 名病区与非病区儿童发中 34 种元素的 Logistic 分析，初筛出与 KBD 有关的 12 种元素（表 2）。将 34 种元素分为毒性元素、营养元素和其他元素 3 类后，分以下 4 种情况进行 Logistic 分析：A：全部观察儿童；B 病区内健康儿童与 KBD 患儿；C：非病区健康儿童，病区患儿和健康儿童；D：病区补硒与未补硒的 KBD 患儿和健康儿童。Logistic 分析筛出的毒性元素为：全部观察儿童筛选出铝、钛、锡元素；病区内健康儿童与 KBD 患儿筛出铝、锑元素；非病区、病区患儿和健康儿童筛出铝、铋元素；病区补硒与未补硒的 KBD 患儿和健康儿童筛出铝、钛、锡、铀元素。4 种情况筛出一致的元素是铝。

2.2.2　营养元素的 Logistic 回归分析　营养元素的 Logistic 回归分析见表 3。全部观察儿童筛选出钙、钠、铜、铁、铬、硼、锂元素；病区补硒与未补硒的 KBD 患儿和健康儿童筛出钙、铬、硼元素。在其他元素类，全部观察儿童和病区补硒与未补硒的 KBD 患儿和健康儿童类似：钡、锗、铷、锆元素；病区内健康儿童与 KBD 患儿筛出钡、锗元素；非病区健康儿童、病区患儿和健康儿童筛出钡、锗、锆元素；4 种情况筛出一致的元素是钡和锗。

表 2　150 名男童发中 34 种元素的 Logistic 回归分析

变量	B	SE	Sig	R	变量	B	SE	Sig	R
钙	0.0434	0.0186	0.0197	0.1305	硒	-9.5615	6.2494	0.1260	-0.0411
钠	-0.0576	0.0255	0.0239	-0.1239	锑	-14.3870	6.4189	0.0250	-0.1224
铜	4.9470	2.2681	0.0292	0.1169	铅	1.3262	0.7899	0.0932	0.0637
铁	0.1798	0.0703	0.0105	0.1499	锡	-38.1363	17.0847	0.0256	-0.1225

续表

变量	B	SE	Sig	R	变量	B	SE	Sig	R
铬	49.9257	23.8304	0.0362	0.1088	锗	−1098.68	496.7386	0.0270	−0.1197
硼	−1.9750	0.9986	0.0480	−0.0973	常数	−56.5728	24.3446	0.0201	
锂	−95.3413	40.1021	0.0174	−0.1345					

注：方程回代正确率为 96.67%。

表3　营养元素的 Logistic 回归分析

元素	B1	B2	SE1	SE2	Sig1	Sig2	R1	R2
钙	0.0125	0.0106	0.0033	0.0042	0.0001	0.0109	0.2500	0.1977
钠	−0.0132		0.0035		0.0002		−0.2447	
铜	0.8468		0.3127		0.0068		0.1625	
铁	0.0786		0.0216		0.0003		0.2355	
铬	2.6325	38.8017	1.2007	16.0865	0.0283	0.0159	0.1179	0.1825
硼	−0.8700	−3.2684	0.2589	1.1572	0.0008	0.0047	−0.2146	−0.2284
锂	−46.3358		16.4837		0.0049		−0.1710	
常数	−11.4634	−20.5738	3.6826	7.5916	0.0019	0.0067		

注：B1、SE1、Sig1、R1 为全部观察儿童的分析结果；B2、SE2、Sig2、R2 为非病区健康儿童、病区患儿和健康儿童分析结果。

3　讨　论

大骨节病发病过程中，维持儿童生长需要的体内元素平衡遭受病区环境因素作用后发生何种变化特点以及与 KBD 软骨损害的关系，是探讨本病病因研究的一个重要问题。本文报告了与美国加利福尼亚大学生物元素研究所合作调查大骨节病儿童发 39 种元素含量变化的单因素和多因素分析结果。单因素分析重复出现既往全国报道的大骨节病区儿童发硒含量明显低于非病区。补硒后病区儿童发硒含量明显上升的结果，但仍有 23.3% 儿童未达到 0.200 $\mu g/g$。除低硒外，营养元素中病区儿童的发硼和碘含量也明显低于非病区，而发中镁、锰、铁、钴、钒、锂含量表现为 KBD 患儿 > 病区健康儿童 > 非病区儿童。这些结果表明病区儿童发中元素有贫硒、高锰、高钒、高锶的状况。毒性元素中铝、镍、钍、铀元素也存在显著性差异。病区的铝、镍虽高于非病区，但并未超出正常范围。在其他类元素中，病区钛、锆显著高于非病区。KBD 患儿发中多种元素的 Logistic 回归分析未见报道。150 名儿童发中 34 种元素 Logistic 回归分析筛选出 12 种可能与 KBD 有关的元素，其中营养元素 8 种：钙、钠、铜、铁、硼、锂、铬、硒；毒性元素 3 种：锑、铅、锡；其他元素 1 种：锗。Logistic 回归分析的结果进一步提示，KBD 除发硒低外，还存在着多种元素的失衡。将 34 种元素分为毒性、营养和其他元素 3 类的 Logistic 回归分析表明，病区与非病区全部儿童、病区内补硒与未补硒儿童的两种情况筛选出的元素基本一致。在病区内，KBD 患儿和健康儿童比较，硒不再进入方程，而筛选出铝、锑、铬、硼、钡、锗元素。

根据以上结果，陕西彬县大骨节病区 KBD 患儿发中除低硒外，还存在多种营养元素和毒性元素的失衡。这些失衡的元素是否能在其他 KBD 病区重复出现类似的规律性，是否与 KBD 患儿血尿中元素含量变化相一致，以及在软骨损害中的生物学意义，还尚待深入调查。

致谢：西安医科大学地方性骨病研究所陈风石主管技师，耿冬技师协助采集儿童发样。

（原载于《中国地方病学杂志》1999 年第 6 期）

陕西省黄陵克山病病区儿童发中有关元素含量的 8 年动态观察

（2005）

雷艳霞　刘作功　赵俊杰　代晓霞　杨占田　朱延河　翟连榜　王立新

（西安交通大学医学院）

[导读] 在陕西黄陵县 6 个重病村设立监测点，1996—2003 年连续 8 年对该监测点 3 ~ 15 岁儿童发中锌、铜、铁、锰、硒、钙水平进行检测。病区儿童所测元素含量均无明显的年度变化，发硒已达到非病区水平，发铜、锌接近非病区水平。但病区河腰村、案角村儿童发镁、锰含量均高于厚子坪儿童，其中发铁亦显著高于非病区儿童。病区儿童发铁的高水平及其在克山病发病学中的意义值得进一步研究。

按照全国克山病监测方案要求，于 1995—1999 年（全国第 2 个 5 年检测）、2000—2002 年（全国第 3 个 5 年监测的前 3 年）在陕西省克山病重病区黄陵县进行了连续 8 年的克山病监测。选择店头乡的厚子坪村、河腰村、腰坪乡的案角村、桃曲村及段家湾村为监测点。结合病情监测，对病区内外环境硒、锌、铜、铁、锰和钙元素水平做了连续观察和对比研究，以探讨病区儿童发中硒、锌、铜、铁、锰和钙水平的动态变化及与克山病的可能关联。

1　材料与方法

1.1　观察对象

根据以往的流行病学资料，分别于 1996—2003 年对监测点区居民进行普查、询问病史、理学检查、心电图等全面普查，选择案角村、河腰村和厚子坪村 3 ~ 15 岁儿童作为观察对象，选择非商区礼泉县和三原县作为对照点。采集各观察对象枕部发样，均为农村农业人口。

1.2　方法

发样经常规洗净、干燥和称重，用混合酸湿法消化后，以日立 180 - 80 型原子吸收法测定头发中铜、锌、铁、锰、硒和钙的含量，发硒用 2，3 - 二氨基萘荧光分光光度法测定，用人发标准物质（GBW - 09101）进行质量控制。

1.3　统计方法

所测各组数据平均值间的差异显著性用 t 检验统计分析。

2　结　果

2.1　病区儿童发硒、钙含量

病区儿童发硒含量近 5 年显著高于前 5 年（$P < 0.01$），且已达到非病区水平，发钙年度间无明显的差异（表 1）。

表1　病区儿童发硒、钙含量

年份	n	Se	Ca	年份	n	Se	Ca
1990	30	0.158 ± 0.042		1996	60	0.393 ± 0.067*	763.2 ± 263.1
1991	34	0.178 ± 0.052		1997	60	0.372 ± 0.076*	678.8 ± 253.5
1992	31	0.199 ± 0.042		1998	60	0.334 ± 0.064*	603.1 ± 116.3
1993	25	0.190 ± 0.030		1999	60	0.376 ± 0.052*	784.4 ± 202.0
1994	58	0.178 ± 0.049		2000	40	0.377 ± 0.052*	591.7 ± 120.2

注：*$P < 0.01$，与1990—1994年比较。

2.2　病区儿童发锌和铜含量

各年间儿童发铜和锌含量无明显年度变化，各观察点间差异亦无显著意义（表2、表3）。

表2　病区儿童发锌含量年度变化　　　　　　　　　单位：μg/g

地区	1996	1997	1998	1999	2002
厚子坪村（20）	120.1 ± 21.6	126.4 ± 34.3	119.1 ± 23.1	125.5 ± 19.5	131.9 ± 22.9
案角村（20）	117.9 ± 29.1	129.3 ± 25.7	116.6 ± 15.4	128.2 ± 27.9	115.7 ± 29.3
河腰村（20）	110.5 ± 16.5	121.5 ± 19.2	116.6 ± 15.4	119.7 ± 26.5	115.7 ± 29.9
非病区（30）	123.8 ± 21.6	124.6 ± 22.3	125.7 ± 21.2	126.1 ± 23.1	

表3　病区儿童发铜含量年度变化　　　　　　　　　单位：μg/g

地区	1996	1997	1998	1999	2002
厚子坪村（20）	8.01 ± 1.63	8.89 ± 2.03	8.70 ± 0.90	7.93 ± 0.89	7.45 ± 2.08
案角村（20）	8.38 ± 0.91	8.56 ± 0.91	8.05 ± 0.85	7.89 ± 0.80	8.14 ± 1.12
河腰村（20）	8.12 ± 1.42	8.53 ± 2.30	7.96 ± 1.32	8.02 ± 1.41	8.23 ± 1.55
非病区（30）	7.99 ± 1.26	7.96 ± 1.29	7.92 ± 1.58	9.12 ± 1.29	

2.3　儿童发铁、锰含量

在观察期间，病区儿童发铁和发锰含量无明显年度变化，但河腰村和案角村铁、锰含量显著高于厚子坪村，其中发铁水平显著高于非病区儿童（$P < 0.001$，表4、表5）。

表4　儿童发铁含量年度变化　　　　　　　　　单位：μg/g

地区	1996	1997	1998	1999	2002
厚子坪村（20）	20.6 ± 7.2	27.09 ± 7.5	21.2 ± 3.4	19.83 ± 6.9	29.7 ± 15.1
案角村（20）	47.4 ± 15.2*	41.67 ± 11.2*	39.4 ± 6.6*	34.4 ± 10.8*	45.1 ± 14.8*
河腰村（20）	45.6 ± 16.2*	41.3 ± 9.2*	39.0 ± 6.6*	32.1 ± 9.22*	43.8 ± 14.2*
非病区（30）	24.2 ± 13.0	24.8 ± 13.2	22.7 ± 9.9	23.9 ± 8.9	

注：*$P < 0.01$，与非病区和厚子坪村比较。

表5　儿童发锰含量年度变化　　　　　　　　　单位：μg/g

地区	1996	1997	1998	1999	2002
厚子坪村（20）	1.82 ± 1.19*	2.25 ± 0.96*	1.87 ± 0.98*	1.98 ± 1.01*	1.81 ± 0.54*
案角村（20）	3.33 ± 1.65	3.04 ± 1.22	3.23 ± 1.40	2.03 ± 0.68	3.15 ± 1.29
河腰村（20）	3.71 ± 2.01	2.70 ± 0.74	2.71 ± 1.15	3.42 ± 1.40	2.98 ± 1.63
非病区（30）	3.16 ± 1.04	3.02 ± 1.29	2.92 ± 1.17	3.11 ± 0.98	

注：*$P < 0.01$，与非病区、案角村和河腰村比较。

3　讨　论

克山病是一种原因不明的地方性心肌病。以往研究表明，克山病病区水、土、主要粮食和人群处于低硒水平，补硒可预防急型、亚急型克山病的发病，认为缺硒是克山病发病的一个基本水土因素。本研究观察期间，监测点外环境粮食中硒的含量与非病区粮比较，病区自产小麦、大米、玉米和黄豆硒含量分别低于非病区同种粮食。其他元素与非病区比较无明显差异，亦无年度差异。虽然病区粮中硒含量一直处于低硒水平，病区人群仍处于低硒环境，病区人群发硒亦明显低于非病区，但近5年（1996—2000年）病区重点人群发硒含量与5年前相比，呈明显上升趋势，已达到非病区水平。分析其原因可能是：①饮食结构的改善，病区居民生活水平不断提高，蔬菜、粮食等的自由流通，改变了以往病区膳食自产、自给的状况；②采用补硒预防措施，病区居民坚持应用硒碘盐、硒粮；③随着经济水平的提高，副食品如蔬菜、肉、蛋、豆制品等含硒较高的食品在饮食结构中的比例逐渐增加，使病区低硒状态大为改观。然而，尽管病区发硒水平已达到非病区水平，但病区仍有潜在型和慢型新发患儿。说明低硒并非是克山病发病的唯一因素，还有其他致病因子存在于病区参与克山病的发病过程。

关于克山病病区居民发铜和发锌曾有许多报道，山东省病区慢性患者发铜含量显著高于非病区健康人，病区发病村和非发病村人发铜、锌低于非病区村。但多数研究报道并未观察到病区与非病区居民之间有显著意义。例如，云南楚雄和牟定与非病区墨江儿童和成人发锌和发铜之间无明显差异。本研究结果表明，陕西省黄陵县克山病病区人群发铜和发锌与非病区相比无明显差异，亦无明显的年度差异。与作者以往对陕西彬县、云南牟定克山病病区和四川南部县低硒非病区的结果相同。根据我们对黄陵病区连续8年的元素监测以及以往对全国其他病区发中元素的研究，认为无论是病区或非病区居民发铜和发锌平均值均接近或达到我国非病区农村和城市健康人的水平。说明病区居民发锌和发铜水平基本正常，克山病区低硒居民的锌、铜状态与克山病发病之间似乎没有特定关联。

关于克山病病区人群发锰、铁水平已有不少报道，结果不尽相同，甚至相反，但大多数研究报道病区铁高于非病区。例如，云南大理、山东以及陕西彬县等病区儿童发铁、锰均显著高于非病区。本文连续8年的观察表明，黄陵病区儿童发铁、锰无明显年度变化，但病区河腰村、案角村儿童发铁、锰显著高于厚子坪村，其中发铁含量显著高于非病区儿童。根据作者曾报道的发铁含量陕西彬县、云南牟定等病区以及四川南部县非病区的结果，结合已报道的黄陵病区人群高于非病区的资料，以及铁与机体过氧化代谢有密切关系，认为病区人群的高铁及其在克山病发病学中的作用值得进一步研究。

（原载于《西安交通大学学报：医学版》2005年第6期）

地甲肿、地克病病区人群头发中微量元素的测定研究

（1988）

顾锡坤[1]　龙际银[1]　张爱红[1]　王广仪[2]　余建国[2]　李朝珍[2]　孟献梅[2]

（1. 湖北十堰市同济医科大学郧阳医学院卫生学教研室　2. 安徽省化工研究所分析研究室）

[导读]　湖北省郧阳地区属地方性甲状腺肿和地方性克汀病的高发区。该区地甲肿患者发中铜、钙、锌、铬含量及钙/镁比值显著低于健康人，而镉、锰含量显著高于健康人；地克病人发中铜、钾、铅含量显著低于健康人。这一初步结果提示，鄂西北山区地方性甲状腺肿患者和地方

性克汀病患者确实存在一种异样的头发微量元素谱，这对于两病的诊断和病因探讨可能有意义。

湖北省西北大山区的郧阳地区，共有 270 余万人口，属于地方性甲状腺肿和地方性克汀病的高发区。过去，地甲肿患病率达 10% 以上，（现在已达到控制标准）。为了探索微量元素与这两种地方病的某种关系，我们选取易于取样、保存和具有生物记录作用的人发作为研究对象，用原子吸收光谱分析方法测定了病区 30 例地甲肿患者、34 例地克病患者及同地区 53 例健康人的头发中钙、镁、锌、铜、锰、铁、镉、锶、铬、铅、钾 11 种宏量、微量元素，经统计学处理取得一些初步结果，现报告如下。

样本的采集和分析方法

头发样本来自于房县中坝区中坝乡的地甲、地克病流行区的患者和健康人，其中地甲患者 30 例，女性 28 例，男性 2 例，年龄在 15 ~ 82 岁。地克病患者 34 例，男性 25 例，女性 9 例，年龄在 5 ~ 56 岁。流行区的健康人共 53 人，女性 31 人，男性 22 人，年龄在 2 ~ 76 岁。头发用不锈钢手术剪取距枕头皮 3 cm 长的新生毛发约 1 g，3 cm 以上的弃去不用。发样用 1% 浓度的白猫洗洁精在 50 ℃下搅拌洗涤 30 分钟，再用自来水洗涤 20 次，普通蒸馏水洗涤 3 ~ 4 次，双重石英蒸馏水洗涤 2 次，沥干水分，在烘箱中 100℃下烘干后保存于干燥器中。分析时称洗净干燥后的人发 500 mg 于平口高型烧杯中用 HNO_3 ~ H_2O_2 湿法硝化定容至一定体积，并加镧作为释放剂，于美国 P - E703 原子吸收分光光度计上用乙炔—空气火焰原子化系统测定，采用 AS - 50 自动进样器，积分 0.5 秒，双标准校正浓度直读打印，取两次读数平均值，测定头发中 11 种元素的浓度范围为 0.01 ~ 4000 $\mu g/g$。

结果与讨论

一、地甲肿、地克病与健康人发中微量元素含量不分性别混合比较，由表 1 可见，两种患者头发的微量元素谱有区别，与健康人相比有的元素差异显著。共同点：

1. 地甲肿和地克病患者头发中的 Cu、Ca、Cr 均低于疾病流行区健康人（$P < 0.05$）。

2. 两种疾病的发 Cu、Fe 均值水平相当。

不同点：

1. 地甲病患者发 Mg、K、Mn、Sr、Pb、Cd 高于克汀病患者（$P < 0.01$ 及 $P < 0.05$）。

2. 地甲病患者发 Zn、Cr 低于克汀病患者（$P < 0.01$ 及 $P < 0.05$）。

3. 地甲病患者发 Cu、Ca、Cr、Zn 及 Ca/Mg 比值低于健康人，而 Mn、Cd、Sr、K 显著高于健康人（$P < 0.01$ 或 $P < 0.05$）。

4. 克汀病患者发 Cu、Ca、Cr 及 Mg、Sr、K、Pb 低于健康人。

表 1 地甲病组（30 例）、地克病组（34 例）、病区健康人（53 例）头发中微量元素比较

元素	地甲病 ($\mu g/g$)	地克病 ($\mu g/g$)	健康人 ($\mu g/g$)	地甲与健康	地克与健康	地甲与地克
Ca	400.0 ± 290.5	505.7 ± 137.7	714.0 ± 465.8	$T = 2.381\ P < 0.05$	$T = 2.532\ P < 0.05$	$T = 0.281\ P > 0.01$
Mg	101.0 ± 79.90	51.48 ± 30.87	77.15 ± 57.46	$T = 1.572\ P > 0.1$	$T = 2.389\ P < 0.05$	$T = 3.344\ P < 0.01$
Zn	129.1 ± 23.00	143.6 ± 16.31	148.6 ± 27.61	$T = 3.275\ P < 0.01$	$T = 0.953\ P > 0.1$	$T = 2.934\ P < 0.01$
Cu	7.71 ± 1.30	7.51 ± 0.93	11.83 ± 3.75	$T = 5.783\ P < 0.01$	$T = 6.658\ P < 0.01$	$T = 0.676\ P > 0.1$
Mn	11.77 ± 10.30	4.95 ± 4.30	6.01 ± 5.15	$T = 3.309\ P < 0.01$	$T = 0.997\ P > 0.1$	$T = 3.53\ P < 0.01$
Fe	17.18 ± 7.90	16.62 ± 7.53	17.66 ± 10.15	$T = 0.223\ P > 0.1$	$T = 0.513\ P > 0.1$	$T = 0.29\ P > 0.1$
Cd	0.29 ± 0.11	0.23 ± 0.12	0.10 ± 0.14	$T = 3.366\ P < 0.01$	$T = 1.379\ P < 0.1$	$T = 2.082\ P < 0.05$
Sr	5.29 ± 2.76	1.98 ± 1.70	3.26 ± 2.89	$T = 3.124\ P < 0.01$	$T = 2.333\ P < 0.05$	$T = 5.852\ P < 0.01$

元素	地甲病 ($\mu g/g$)	地克病 ($\mu g/g$)	健康人 ($\mu g/g$)	地甲与健康	地克与健康	地甲与地克
K	10.34 ± 10.00	4.05 ± 1.50	13.18 ± 10.69	$T = 2.58$　$P < 0.05$	$T = 4.938$　$P < 0.01$	$T = 8.813$　$P < 0.01$
Pb	2.64 ± 1.95	1.44 ± 1.15	3.36 ± 1.73	$T = 1.74$　$P < 0.1$	$T = 5.707$　$P < 0.01$	$T = 3.014$　$P < 0.01$
Cr	0.31 ± 0.19	0.40 ± 0.16	0.62 ± 0.37	$T = 4.28$　$P < 0.01$	$T = 3.272$　$P < 0.01$	$T = 2.064$　$P < 0.05$
Ca/Mg	5.64 ± 2.65	10.98 ± 3.1	10.15 ± 3.39	$T = 6.276$　$P < 0.01$	$T = 1.151$　$P > 0.1$	$T = 5.225$　$P < 0.01$

二、地甲肿、地克病患者及流行区健康人发微量元素分性别比较

表2、表3、表4为健康人、地甲肿、地克病患者头发微量元素分性别比较的数值，因地甲病组主要为女性患者，在此仅列出与健康女性比较的统计学结果，结论如下：

1. 病区健康人头发中微量元素有性别差异，女性发 Cu、Cr、Ca、Fe、Sr 含量高于男性有显著性差异，而发 Pb 含量低于男性有统计学差异。

2. 女性地甲病患者与病区女性健康人比较，除与不分性别混合比较一样，Cu、Ca、Zn、Cr、Ca/Mg 显著低于对照外，Fe 低于同性别健康人。Mn、Cd 高于健康人也有统计学意义。

3. 男性克汀病患者与男性健康人比较，只有 Cu、K、Pb 3 元素低于对照有显著性差异，而女性克汀病患者也只有 Cu、K、Cr 低于健康人有统计学意义。

4. 男、女性克汀病患者相比较，发 Mg、Sr、Pb、Ca、Cr 男性低于女性有统计学意义。

三、鄂西北地甲、地克病流行区健康人发与其他非流行区健康人发微量元素的比较：

表5为我们研究的鄂西北地甲、地克流行区与湖北五丰县宫颈癌高发区、安徽合肥 3 个地区健康人发微量元素含量的比较，由表5可见，地甲、地克流行区健康人发锌含量显著低于非流行区，钙、镁、铜、钾也有低于非流行区的趋势。

表2　女性地甲病患者与女性健康人发微量元素的比较

元素	女地甲病 ($\mu g/g$) ($n_1 = 28$)	女健康 ($\mu g/g$) ($n_2 = 31$)	T 值	P 值	元素	女地甲病 ($\mu g/g$) ($n_1 = 28$)	女健康 ($\mu g/g$) ($n_2 = 31$)	T 值	P 值
Ca	514.1 ± 290.9	856.0 ± 510.3	3.115	< 0.01	Cd	0.29 ± 0.11	0.20 ± 0.16	2.501	< 0.05
Mg	104.9 ± 81.73	90.34 ± 59.06	0.753	> 0.1	Sr	5.44 ± 2.81	3.07 ± 3.23	1.855	< 0.1
Zn	129.1 ± 23.72	154.6 ± 20.41	3.64	< 0.01	K	20.14 ± 9.91	14.95 ± 12.29	1.773	< 0.1
Cu	7.68 ± 1.36	13.72 ± 3.75	8.052	< 0.01	Pb	2.73 ± 2.0	2.96 ± 1.91	0.664	> 0.1
Mn	10.61 ± 7.21	6.88 ± 5.88	2.185	< 0.05	Cr	0.32 ± 0.19	0.81 ± 0.35	6.594	< 0.01
Fe	17.74 ± 7.87	20.10 ± 11.46	7.124	< 0.01	Ca/Mg	5.74 ± 2.72	10.26 ± 3.69	5.308	< 0.01

表3　男性地克病患者与男性健康人发微量元素的比较

元素	男地克病 ($\mu g/g$) ($n_1 = 25$)	男健康 ($\mu g/g$) ($n_2 = 22$)	T 值	P 值	元素	男地克病 ($\mu g/g$) ($n_1 = 25$)	男健康 ($\mu g/g$) ($n_2 = 22$)	T 值	P 值
Ca	477.2 ± 83.15	536.4 ± 338.1	0.847	> 0.1	Cd	0.23 ± 0.12	0.17 ± 0.10	1.849	< 0.1
Mg	43.76 ± 13.34	60.31 ± 50.60	1.576	> 0.1	Sr	1.51 ± 0.63	2.29 ± 2.05	1.81	< 0.1
Zn	143.2 ± 14.18	139.7 ± 23.39	0.733	> 0.1	K	3.86 ± 1.48	10.76 ± 7.65	4.423	< 0.01
Cu	7.46 ± 0.92	0.17 ± 1.45	4.89	< 0.01	Pb	1.02 ± 0.83	3.94 ± 1.25	9.54	< 0.01
Mn	4.55 ± 4.26	4.89 ± 3.83	0.286	> 0.1	Cr	0.40 ± 0.16	0.36 ± 0.16	0.855	> 0.1
Fe	18.16 ± 8.08	14.11 ± 6.69	1.856	< 0.1	Ca/Mg	10.61 ± 3.13	10.01 ± 3.06	0.662	> 0.1

表4　女性地克病与女性健康人发微量元素的比较

元素	女地克病（μg/g）($n_1=9$)	女健康（μg/g）($n_2=31$)	T 值	P 值	元素	女地克病（μg/g）($n_1=9$)	女健康（μg/g）($n_2=31$)	T 值	P 值
Ca	594.6 ± 225.8	856.0 ± 510.3	1.484	>0.1	Cd	0.2 ± 0.1	0.2 ± 0.6	0	>0.1
Mg	75.61 ± 53.56	90.84 ± 59.96	0.685	>0.1	Sr	3.25 ± 2.85	3.97 ± 3.23	0.569	>0.1
Zn	144.6 ± 22.01	154.6 ± 29.41	0.942	>0.1	K	4.58 ± 1.53	14.95 ± 12.29	2.502	<0.05
Cu	7.63 ± 1.11	13.72 ± 3.75	4.772	<0.01	Pb	2.59 ± 1.17	2.96 ± 1.91	0.549	>0.1
Fe	12.32 ± 3.14	20.17 ± 11.46	2.011	<0.1	Cr	0.53 ± 0.11	0.81 ± 0.35	2.347	<0.05
Mn	6.16 ± 4.47	0.88 ± 5.38	0.338	>0.1	Ca/Mg	0.01 ± 2.09	10.26 ± 3.60	0.066	>0.1

表5　地甲、地克病流行区与非流行区健康人发微量元素比较　　　　单位：μg/g

元素	地甲地克病流行区健康人	安徽合肥健康人	湖北五丰宫颈癌高发区健康人	元素	地甲地克病流行区健康人	安徽合肥健康人	湖北五丰宫颈癌高发区健康人
Ca	714.0 ± 465.8	673.3 ± 523.0	1667 ± 845.1	Cd	0.19 ± 0.14	0.21 ± 0.14	0.1 ± 0.055
Mg	77.15 ± 57.46	89.61 ± 100.9	171.7 ± 92.23	Sr	3.26 ± 2.80	4.58 ± 4.55	
Zn	148.6 ± 27.61	178.5 ± 53.13	195.4 ± 34.71	K	13.18 ± 10.60	16.01 ± 12.74	
Cu	11.83 ± 3.75	14.52 ± 6.86	11.45 ± 1.67	Pb	3.36 ± 1.73	6.95 ± 8.33	1.99 ± 1.59
Mn	6.01 ± 5.15	1.72 ± 1.75	5.87 ± 6.28	Cr	0.62 ± 0.37	0.23 ± 0.21	0.12 ± 0.04
Fe	17.66 ± 10.15	16.63 ± 8.75	27.04 ± 18.39				

综上研究结果可得出以下几条总的结论。

1. 人发微量元素不分性别混合比较，取得一致结果的是地甲肿病组发中 Cu、Ca、Zn、Cr、Ca/Mg 比值低于健康组，而 Cd、Mn 高于对照组有显著性差异。

2. 地克病组不分性别和分性别比较，取得一致结果的是地克病组发 Cu、K、Pb 均低于健康组有显著性差异。

3. 两种疾病分别有 Cu、Ca、Zn、Cr、K、Pb 6 种元素低于健康组有统计学意义，而只有地甲组的发 Mn、Cd 高于健康组有统计学意义，似乎缺微量元素与这两种疾病发谱可有某些联系。对人体生理功能和疾病关系最为重要的微量元素锌，本病区不仅地甲病患者显著低于健康人，而且本病区健康人的发锌均值远低于五丰县、合肥市的非流行区健康人，甚至低于安徽城乡部分癌症患者发锌的均值 167.0 μg/g。究竟是地方性微量元素摄入缺乏致病还是病致微量元素吸收、代谢障碍引起 Zn、Cu、Ca 等缺乏，尚待进一步探讨，但这一初步结果表明鄂西北山区地甲、地克病患者确实存在一种异样的微量元素发谱，与浙江医科大学郁金声等人研究的浙江东阳县地甲区患者发谱有一定差别，共同点均显示发 Ca、Zn 低于非流行区，这对于地甲病、地克病诊断、病因探讨可能有意义。

（原载于《中国地方病学杂志》1988 年第 1 期）

28 例住院地方性克汀病患者头发中 11 种微量元素分析

(1990)

刘 玄[1] 李以暖[2]

(1. 湖南省新晃侗族自治县卫生防疫站 2. 湖南省有色地质微量元素研究所)

[导读] 湖南新晃地方性克汀病患者入院时发中锰、钴、锶、钡含量显著高于健康对照儿童，而镍、铜、铅含量低于对照组。治疗后发中锰、钴、锶、钡含量显著下降，锌含量显著升高，提示治疗：通过增加摄入或改善代谢对恢复患者体内微量元素平衡可能有一定作用。

随着分析技术的迅速完善和标准化，头发作为群体研究的分析样品，可以反映病因探讨中一个侧面。

为了解地方性克汀病（地克病）患者与当地健康人微量元素（TE）代谢状况的差别和住院期间患者微量元素代谢状况的变化，于 1986 年 10 月至 1988 年 10 月，对湖南省新晃县住院地克病患者头发中 Zn、Mn、Co、Cu、Ni、Sr、Ti、Pb、Ba、Cr 和 V 11 种微量元素进行了分析。

一、对象与方法

1. 对象

根据 1980 年辉县会议制定的"地克病诊断标准"确诊的新晃县住院地克病患者 28 例为观察分析对象，其中男 13 例，女 15 例；神经型 26 例，混合型 2 例；年龄 5 ~ 16 岁，平均 11 岁 7 个月。均无微量元素药物治疗史。

2. 方法

（1）患者分组：随机分为 I（训练加治疗）、II（训练）、III（对照）组，各组病情及性别、年龄构成相近。

（2）设置健康对照：随机抽取年龄、性别构成与患者近似的无微量元素药物治疗史，且同入院前患者生活于同一环境中的健康儿童 30 名作入院时对照。

（3）药物治疗：I 组患者除用甲状腺激素替代疗法外，尚服用"复智片"（含 Ca、P、Mg、Cu、Zn、Fe、I、Mn 等元素），每日 6 片，6 ~ 12 个月为一疗程。

（4）微量元素检验：每人每次采取距头皮 1 ~ 2 cm 的枕部头发 1 ~ 2 mg，经常规处理后用 Spectraspan III A 型直流等离子体—中阶梯光栅直读光谱仪，以发射光谱法测定。以商业部食品研究所提供的猪肝标准样作为质控标准样。

二、结 果

1. 入院时患者与健康对照组头发中 10 种微量元素均值比较见表 1。

表1　入院时患者与当地健康儿童头发中10种微量元素均值比较　　　　单位：$\mu g/g$

	Zn	Mn	Co	Cu	Ni	Sr	Ti	Pb	Ba	V
患者（28例）	101.74	9.18	2.56	6.51	0.38	1.29	0.57	0.12	5.87	0.49
健康儿童（30例）	101.25	2.93	0.60	8.11	0.83	0.19	0.73	9.66	1.37	1.11
P	>0.05	<0.01	<0.01	<0.01	<0.01	<0.01	>0.05	<0.01	<0.01	<0.05

2. 各组患者入院（入）、一年（中）和出院（出）时头发中11种微量元素均值比较见表2。

表2　各组患者三阶段头发中11种微量元素测定结果　　　　单位：$\mu g/g$

组别	阶段	Zn $\bar{x}\pm s$	Mn $\bar{x}\pm s$	Co $\bar{x}\pm s$	Cu $\bar{x}\pm s$	Ni $\bar{x}\pm s$
I	入（10例）	94.06±17.95	10.03±6.90	2.39±0.70	6.21±1.35	0.29±0.54
	中（10例）	98.36±16.17	4.91±2.12	0.89±0.56	6.30±0.73	0.20±0.18
	出（10例）	119.25±18.25	3.88±0.86	0.76±0.94	7.02±0.70	0.54±0.32
	F	5.77**	6.09**	14.60**	2.09	2.21
II	入（10例）	110.17±25.68	9.10±7.60	2.55±1.40	7.34±4.18	0.25±0.23
	中（10例）	118.91±19.98	5.88±3.10	1.08±0.64	6.69±0.66	0.16±0.13
	出（10例）	120.64±12.76	3.87±1.00	1.29±1.18	6.87±0.74	0.41±0.32
	F	0.77	3.05	5.28*	0.22	0.28
III	入（8例）	100.79±19.22	8.22±4.76	2.78±1.04	5.85±1.02	0.69±0.85
	中（8例）	106.99±16.92	4.74±2.55	0.82±0.50	6.64±0.87	0.15±0.22
	出（8例）	114.18±12.89	3.53±0.96	1.28±1.09	6.69±0.69	0.53±0.29
	F	1.31	4.73*	10.01**	2.36	2.04
合计	入（28例）	101.74±21.71	9.18±6.46	2.56±1.05	6.54±2.67	0.38±0.58
	中（28例）	108.16±19.47	5.24±2.56	0.93±0.56	6.53±0.74	0.17±0.16
	出（28例）	118.30±14.80	3.78±0.92	1.09±1.02	6.87±0.70	0.49±0.30
	F	5.05**	13.34**	27.15**	0.42	4.87*

组别	阶段	Sr $\bar{x}\pm s$	Ti $\bar{x}\pm s$	Pb $\bar{x}\pm s$	Ba $\bar{x}\pm s$	Cr $\bar{x}\pm s$	V $\bar{x}\pm s$
I	入（10例）	1.40±1.02	0.70±0.60	6.95±2.12	3.71±2.00	1.13±0.34	0.45±0.46
	中（10例）	0.50±0.17	0.16±0.26	14.00±5.05	2.00±0.60	15.87±2.29	0.03±0.09
	出（10例）	0.63±0.16	0.91±0.72	13.27±2.44	1.39±0.73	2.33±1.27	1.13±1.43
	F	6.47**	4.75*	12.54**	8.87**	288.59**	23.22**
II	入（10例）	1.34±0.82	0.46±0.59	5.39±2.64	6.01±4.84	1.00±0.33	0.63±0.43
	中（10例）	0.74±0.44	0.22±0.38	15.02±4.66	2.83±1.14	17.09±2.33	0.02±0.07
	出（10例）	0.61±0.44	0.60±0.96	12.59±2.53	2.10±3.83	2.58±1.86	1.16±0.50
	F	4.35**	0.78	21.43**	3.29	262.10**	22.16**
III	入（8例）	1.61±1.62	0.56±0.60	5.99±2.77	4.36±4.32	0.87±0.35	0.35±0.40
	中（8例）	0.57±0.17	0.27±0.41	18.60±7.84	2.42±1.65	16.34±3.03	0.02±0.05
	出（8例）	0.51±0.14	0.86±0.81	13.31±1.90	1.96±3.15	2.27±1.55	0.78±0.67
	F	3.44*	1.70	13.23**	1.24	150.07**	5.70*
合计	入（28例）	1.29±1.29	0.57±0.58	6.12±2.50	5.87±3.90	1.00±0.34	0.49±0.43
	中（28例）	0.61±0.30	0.21±0.30	15.68±5.95	2.41±1.18	16.44±2.40	0.02±0.07
	出（28例）	0.59±0.28	0.79±0.82	13.04±2.27	1.81±2.78	2.40±1.53	1.04±0.54
	F	7.41**	6.47**	43.72**	16.32**	705.71**	45.31**

注：*$P<0.01$，**$P<0.05$。

3. 患者发 Mn、Ni、Pb、Cu 与发 Zn 相关分析（入、中、出各计 84 对），r 分别为 -0.150、0.024、0.060 和 0.246，除发 Cu 与发 Zn 呈正相关（$P<0.05$）外，余均不相关（$P>0.05$）。发 $Cu/Zn=0.06$。

三、讨　论

1. 入院时患者发中 Mn、Co、Sr、Ba 含量显著高于健康对照组，而发 Ni、Cu、Pb 含量低于健康对照组，这与崔学良等通过对柞水县缺碘地区不明原因智力低下儿童头发中 15 种元素分析，认为与智力低下关系极为密切的因素是发 Mn 高、发 Ni 低，与内蒙古汪坤等报告地克病患者发 Mn 含量显著高于健康对照组均有类似之处。虽然缺 Mn 可致骨畸形和智力呆滞，然而高 Mn 既能刺激垂体分泌过多的 TSH，又能直接作用于甲状腺，降低其摄碘及甲状腺激素合成能力，从而加剧或导致缺碘效应的发生，间接形成智力和体格发育障碍；Cu 可降低甲状腺摄取 ^{131}I，对甲状腺功能有减弱和增强的双重作用；Ni 是致癌性很强的元素，但缺乏时也可引起中枢代谢变化，导致某些器官功能障碍和实验动物生长缓慢；Ba 已被证明有毒，急性 Ba 中毒可引起神经肌肉麻痹症状；体内 Cu 含量过多或过少，也很可能是智力发育不全及精神活动紊乱的原因。故认为地克病的发生除主要为碘缺乏外，尚可能与某些微量元素在体内失去平衡有关。

2. 观察期间发 Mn、Co、Sr、Ba（入院时患者显著高于健康对照组）Ⅰ组显著下降，Ⅱ、Ⅲ组部分下降或无明显变化；发 Zn（入院时患者显著低于正常值）Ⅰ组显著增高，Ⅱ、Ⅲ组无明显变化，提示治疗：通过增加摄入或改善代谢对恢复患者体内微量元素平衡可能有一定的作用，而训练似与此无关。Ⅰ组患者发 Cu 未随摄入增加而升高，发 Mn 反而在摄入增加后下降，反映了患者机体对微量元素一定程度内的生理调节能力。发 Pb、Cr、V 各组患者均有较明显的升高，可能与医院中期迁址致营养结构改变有关。患者发 Cu 与发 Zn 呈正相关关系，说明两元素代谢有一定的协同作用。

3. 以头发作为反映人体微量元素营养代谢状态的指示性样品。鉴于头发的微量元素含量较体液高，采样方便，无创伤性痛苦，故随着分析技术的迅速完善和标准化，我们认为头发作为群体研究的分析样品，是可以反映病因探讨中一个侧面的。

（原载于《地方痛通报》1990 年第 3 期）

第八章　头发元素与法学鉴定

在法庭科学中，往往需要鉴定犯罪者的性别、年龄和种族。测定头发中的微量元素含量，有可能获得样本属主的上述信息。

头发元素来源的多样性及影响因素的多重性，为头发元素分析的应用提供了广阔的前景。测量不同性别的人发元素含量，选择与性别因素有关的元素作为特征参量，就可通过聚类分析法或判别分析法得到预报性别的判别模型，从而预测分析样本属主的性别；测量不同年龄或年龄段的人发元素含量，建立年龄与头发元素含量的回归方程，就可通过回归方程估算出样本属主的年龄或年龄段。此外，利用毛发元素判定样本属主的种属也是可能的。上海原子核研究所在"野人"毛发、动物毛发和人发的多元素综合分析中，发现上述 3 类毛发不仅两两之间可相互区分，而且在非线性映照图上 3 类毛发分别落在不同的区域，说明它们各有自己的元素谱特征。

我国是由 56 个民族组成的多民族国家，各民族在宗教信仰、文化习俗、饮食习惯等方面多有自己的民族特点。民族因素对头发元素含量的影响是近代健康长寿研究中的新课题，也是法庭科学研究的新课题。目前，我国已对 26 个民族居民的头发样品进行过多种元素含量测定，比较了不同地区同一民族、同一地区不同民族，以及不同地区不同民族人发元素含量的差异和分布特征。研究表明，对于同一年龄段，不同民族人发中的一些金属元素含量存在较大差别，与此相比，性别造成的差异并不显著。民族因素对人发微量元素含量的影响也大于地区因素的影响。用聚类分析法或判别分析法可通过头发元素含量在总体水平上将不同民族相区别，如土家族与瑶族，汉族与回族，苗族与畲族，蒙古族与朝鲜族，甚至在 3 个及 3 个以上民族的头发之间，如藏族、畲族和朝鲜族，蒙古族、维吾尔族和满族，维吾尔族、哈萨克族、藏族、回族和蒙古族，头发元素含量综合指标也存在较显著的差别，误判率小于 10%。

法庭科学研究人员还希望通过头发中微量元素含量的测定，使在犯罪现场获得的头发样本与某一特定的个人相联系或认定其同一性。公安部和中国原子能科学研究院的研究证明，测定头发中的 11 种元素，不同个体的偶然重合概率可小于 1×10^{-5}。若测定 8 种头发元素，其复合概率也小于 1×10^{-3}，这就表明，此时即能较好地进行同一性识别。因此，人发同体鉴定分析技术可应用于法庭科学中。

人发中元素的含量与性别

（1984）

陈祥友　裘家奎

（南京大学）

[**导读**]　对江苏南京 644 例正常居民头发中 21 种元素含量，分别按 13 个年龄组进行性别配对比较，观察到钙、镁、锶、钡、钇含量男性明显低于女性，钠、铬、锰、镍、铝、磷也有类似现象，但离散度较大；锂、钾、镓、钛含量一般是男性高于女性（有少数例外），钴含量通常是女性高于男性（也有少数例外）。锌、铜含量平均值男女性接近相等。

头发中元素含量的性别和年龄研究对考古、法医学和人体健康研究是相当重要的。

我们用 IPC 和分光光度法分析了 644 例正常人（其中男性 389 例，女性 255 例）发中 Li、Na、K、Mg、Ca、Sr、Ba、Y、La、Ti、V、Nb、Cr、Mn、Co、Ni、Cu、Zn、Al、Ga 和 P，共 21 种元素的含量。分别按年龄（10、16、20、28、30、35、42、44、45、46、50、53、80 岁共 13 个年龄组）配对分组，求其含量的性比值。观察到 Mg、Ca、Sr、Ba 和 Y 的含量男性明显低于女性；Na、Cr、Mn、Ni、Al 和 P 也有这类现象，但离散度较大；Li、K、Ga 和 Ti 含量通常男性高于女性（有少数例外）；Co 含量通常女性高于男性（有少数例外）。平均统计结果见附表。

从分析结果可以看出男女差异是存在的，且随年龄变化而不同。实际上，人发中不少元素和钴一样，其含量随性别年龄不同变化有一定的规律性，因之其含量的性比值亦有差别，发中 Sr 含量的差别差异早被人们揭示，有些元素则即将被人们揭示，并得到公认。由于人发中元素含量存在性别、年龄之差异。为此，当进行人发中元素含量的统计对照时，必须用相同性别的相同年龄配对比较，才能够得到正确的结果。所以，人发中元素的性别与年龄研究对考古、法医以及人体健康的研究是相当重要的。

我们的工作只是初步的，有待于进一步完善。

附表　644 例人发中 21 种元素含量的男/女比值（%）

元素	含量的男/女比（%）	元素	含量的男/女比（%）	元素	含量的男/女比（%）
Li	109.5 ± 60.4	Y	68.6 ± 13.9	Co	96.6 ± 6.8
Na	79.3 ± 15.8	La	91.0 ± 34.0	Ni	60.8 ± 22.7
K	104.1 ± 47.3	Ti	101.5 ± 42.7	Cu	87.5 ± 22.2
Mg	70.2 ± 17.3	V	97.7 ± 45.3	Zn	97.7 ± 10.7
Ca	65.4 ± 4.8	Nb	78.7 ± 33.1	Al	81.7 ± 10.5
Sr	55.7 ± 10.9	Cr	65.1 ± 21.7	Ga	127.5 ± 84.7
Ba	67.4 ± 11.7	Mn	56.4 ± 23.1	P	67.2 ± 29.2

（原载于《全国第一届微量元素与健康学术讨论会论文摘要集》，1984）

人群头发元素分布及某些特征研究

（1987）

沈宝雄[1]　陈保观[1]　申新卯[2]　阎育华[2]

（1. 中国原子能科学研究院　2. 公安部 126 研究所）

[导读] 法医学研究人员希望通过头发中微量元素浓度的测定，使在犯罪现场获得的发样与某一特定的个人相联系或认定其同一性。从选自全国各地 30 例成人发样的实验结果看，若选置信度≥0.70 时，考察元素在 8 种以上，即能够较好地进行同一性识别。

头发是人类新陈代谢器官之一，研究其微量元素的浓度及特征，可获知环境、生态系统及生物链中大量的重要信息。如诊断疾病、监测环境、进行生物地球化学调查及作法医学鉴定等。由于头发中微量元素浓度受多种因素影响，所以头发多元素定量分析，探索它的各种规律性，工作量极大而又困难。世界各国这方面研究已有近 20 年历史。本工作仅就选自全国有限例数头发样品，用中子活化分析法测定短中寿命核素，研究人群头发中元素分布特征、元素相关性特征及性别年龄分布特征，并获得与大量人群头发中元素特征某些方面相一致的结果。我们还进行了同一个体识别的研究，这在法医学上有重要意义。

一、实 验

1. 取样、清洗和包装

头发样品自全国各地区选出 30 例 20～60 岁顶部发样。对那些从事药物生产、居住地环境污染、患慢性疾病、常用洗涤剂及烫发者的发样都没选用。用不锈钢刃剪刀，离根部 10 mm 处剪断，装在清洁聚乙烯瓶内。我们使用 IAEA 所推荐的发样清洗步骤清洗。

一般头发样品实验用量是 60～100 mg，我们选用单根发样的一段，重量仅是它的 1%～2%。这与刑侦现场所能获得的发样重量更接近，以便于这方面研究。单根发样称重后分成 3 份，用云母纸包好备用。

2. 国际标样和自配标样

由于发样取用量少，为提高实验精密度和灵敏度，需把样品放在 Ge（Li）探测器表面计数。为使标样也在同一位置测量，所以我们配制溶液标准，辐照后定量滴在滤纸上，易控制放射性强度，无空白值问题，给实验带来很大方便。自配标样见表 1。国际标样选用果叶（NBS－1571），按含量推荐值，实验得到单位计数率下的元素微克值与自配标样的数据比较具有满意的一致性（表 2）。两者差异 Mn、Cu、Na、Ca≤5%，Mg、Cl≤8%；自配标准 I、Br、V、Al、S 平均值百分误差为 4%～10%。

表 1　自制标样一览表

元素	使用试剂	纯度	浓度（μg/mg）	元素	使用试剂	纯度	浓度（μg/mg）
I	KI	S. P.	208×10^{-6}	V	V_2O_5	S. P.	252×10^{-6}
Br	KBr	A. R.	397×10^{-6}	Cl	NaCl	S. P.	154×10^{-4}

续表

元素	使用试剂	纯度	浓度（μg/mg）	元素	使用试剂	纯度	浓度（μg/mg）
Mg	MgO	*S. P.*	1×10^{-2}	Al	金属丝	99.99%	449×10^{-6}
Mn	金属	*S. P.*	147×10^{-6}	Ca	$CaCO_3$	*S. P.*	0.346
Cu	CuO	*S. P.*	478×10^{-6}	S	$H_2N \cdot H_2N \cdot H_2SO_4$	A. R.	2.07
Na	NaCl	*S. P.*	102×10^{-5}				

注：介质均为2mol/L HNO_3。

表 2　两种标样数据比较

元素	标样推荐值	NBS－1571（μg/cpm）	自制标样（μg/cpm）	误差（%）	元素	标样推荐值	NBS－1571（μg/cpm）	自制标样（μg/cpm）	误差（%）
I	—	—	0.559×10^{-4}	10	V			2.29×10^{-6}	4.4
Br	—	—	0.815×10^{-4}	5.9	Cl	690 μg/g	0.97×10^{-3}	1.13×10^{-3}	7.9
Mg	0.62%	1.82×10^{-3}	2.15×10^{-3}	8	Al	—	—	0.29×10^{-4}	8.4
Mn	91 μg/g	1.06×10^{-5}	0.96×10^{-5}	5	Ca	2.09%	13.5×10^{-3}	12.5×10^{-3}	4
Cu	12 μg/g	0.20×10^{-5}	0.22×10^{-5}	5	S	—	—	0.508	6.2
Na	82 μg/g	0.54×10^{-3}	0.59×10^{-3}	4.7					

3. 辐照、衰变及测量

发样或标准配以 Cl 通量监察器，用"跑兔"系统送入通量 3.5×10^{13} N/（$cm^2 \cdot s$）的水平孔道辐照 300 s，从云母纸中取出发样，置入测量盒，用盖压平至底部，Cl 监察器置入另一测量盒。发样衰变 < 3 min，在相对效率30%、分辨率1.9 keV、峰康比50的 Ge（Li）探测器表面上测量400 s。用4096多道分析器和 PDP11/34 计算机分析处理原始数据。确定 I、Br、Mg、Mn、Cu、Na、V、Cl、Al、Ca、S 11 种元素在发中浓度。结果见表3。

表 3　有关元素的核数据

（n, γ）反应生成核	靶核同位素丰度（%）	热中子活化截面（b）	$T_{1/2}$（min）	选用的γ线能量（keV）	（n, γ）反应生成核	靶核同位素丰度（%）	热中子活化截面（b）	$T_{1/2}$（min）	选用的γ线能量（keV）
^{128}I	100	6.2	24.99	442.9	^{52}V	99.75	4.88	3.76	1433.9
^{80}Br	50.69	8.5	17.6	616.2	^{38}Cl	24.23	0.428	37.24	1642.4
^{27}Mg	11.01	0.0382	9.45	843.8	^{28}Al	100	0.23	2.243	1778.9
^{56}Mn	100	13.3	2.58（h）	846.8	^{49}Ca	0.19	1.1	8.72	3084.4
^{66}Cu	30.9	2.17	5.1	1039	^{37}S	0.014	0.15	5.06	3103.3
^{24}Na	100	0.93	15.0（h）	1368.5					

二、方法学

（1）元素浓度分布特征　由于头发中含有多种元素，其浓度又受多种因素影响，问题的研究就显得复杂。但我们从人群发中元素"浓度分布"概念出发，就可探索到一些有意义的信息。方法是从实验数据中作出"累积频率—对数浓度"的关系曲线，称之为累积频率分布曲线或浓度分布曲线。也像 Takeuchi T 等人那样在这条曲线上取累积频率16%为下限，累积频率84%为上限，并求得中值，即50%累积频率时相应的浓度值。从可探测浓度的样品数据中还可给出元素的浓度范围，元素浓度的算术平均值、几何平均值及相应的标准偏差。于是便可考查测得 11 种元素在人发中分布特征。发样中元素浓度分布类型可分成两类即正态分布和对数正态分布。遵从正态分布元素中值和算术平均值、几何平均值相同。然而对数正态分布情况，中值和几何平均值大致相同，但算术平均值通常大很多。Liebscher K 等人建议这两种分布类型可能与"必需的"和"非必需的"痕量元素相对应。

（2）元素相关性特征　相关性反映出客观事物的相互联系、相互制约，但不一定是因果关系，也可能仅是伴随关系。人群头发中每一对元素浓度值，在直角坐标上制成点图，如各点密集在一条斜线上即有相关趋势。用统计指标相关系数 C 表示：

$$C = \frac{L_{XY}}{\sqrt{L_{XX} \cdot L_{YY}}};$$

$$L_{XX} = \sum_{i=1}^{n} X_i^2 - \frac{\left(\sum_{i=1}^{n} X_i\right)^2}{n};$$

$$L_{YY} = \sum_{i=1}^{n} Y_i^2 - \frac{\left(\sum_{i=1}^{n} Y_i\right)^2}{n};$$

$$L_{XY} = \sum_{i=1}^{n} X_i Y_i - \frac{\left(\sum_{i=1}^{n} X_i\right) \cdot \left(\sum_{i=1}^{n} Y_i\right)}{n}$$

其中，X、Y 为任意选定的两种元素的浓度；n 为元素浓度成对的数目。绝对值 $|C|$ 越接近 1，相关越密切，$C=0$ 时即不相关。通常 $0 < |C| < 1$，可出现正相关或负相关。但相关的显著性还需看概率 p 值，当 $p < 0.05$ 时即具有显著性，其值可查统计用表。相关性研究在生物医学领域广泛应用。通过对普通人群和某类疾病人群头发中元素相关性特征分析对比，从相关系数的变异，相关特性的破坏或新相关特征的建立，可能获得疾病诊断的指标信息。

（3）同一个体识别法　法医学研究人员希望通过头发中微量元素浓度的测定，使在犯罪现场获得的发样与某一特定的个人相联系或认定同一性。采用差异率 D 值和我们推导出的不同人偶然重合概率 F 值，两者结合一起作为判据，使同一认定更加可靠。D 和 F 值表达式如下：

$$D(j,k) = \sum_{i=1}^{Q} \frac{[D_i(j) - D_i(k)]^2}{S_i^2(j) + S_i^2(k)};$$

$$F = \frac{L \cdot {}_N C_Q}{{}_M C_2 \cdot \sum_{Q=1}^{N} {}_N C_Q}$$

式中，$D(j,k)$ 为第 j，k 两样品差异率值；$D_i(j)$、$S_i(j)$ 为第 j 样品第 i 元素浓度及标准偏差；$D_i(k)$、$S_i(k)$ 为第 k 样品第 i 元素浓度及标准偏差；$j = 1, 2, \cdots, M-1$，$k = j+1, j+2, \cdots, M$；M 为人群总数；N 是定量测定元素的总数；Q 是希望考察的元素总数；${}_N C_Q$ 表示 N 中取 Q 的组合数；${}_M C_2$ 表示 M 中取 2 的组合数；L 为置信水平取 U 时 $D(j,k)$ 小于临界差异率值 D_0 的个数。D_0 值取决于 Q 值和 U 值，可查阅 Kendall M 等（1977）的文献附表。归结起来，同一性认定的步骤是：先从待检人与比对者发样中元素浓度，经计算机算出 $D(j,k)$ 值，并列表。其次依据考察的元素数目，查 D_0 表，找到 $D(j,k) < D_0$，便可了解置信水平 U 值和 j，k 值即哪两个发样属同一个体。最后依据待检人数、比对样数和本实验重合概率 F 值，考察同一性认定失误的可能性。关于差异率概念可参阅 Ohmori S 等（1981）和 Sakurai S 等（1977）的文献。

三、实验结果与讨论

总共 30 例头顶部头发，每人取 3 根分成 3 份，将 9 次实验数据求平均，除 S 外，结果都以 $\mu g/g$ 值表示。发中元素浓度范围与日本居民的数据相比较，并列于表 4。除 Mg、Cl、Al、S 外日本居民其他元素浓度上限和变化范围都较高。

浓度与累积频率分布的中值、几何平均值及算术平均值数据见表 4。可看到人群头发中 S 浓度遵从正态分布，即算术平均值、中值、几何平均值都一致。其他元素 I、Br、Mg、Mn、Cu、Na、V、Cl、Al、Ca 遵从对数正态分布，即中值、几何平均值一致。

表 4　人发中可探测元素浓度　　　　　　　　　　　　单位：$\mu g/g$

元素	可探测样品数	范　围	算术平均	几何平均	可探测样品中值	日本居民
I	12	1.15 ~ 15.1	4.22 ± 4.69	$1.97 \overset{\times}{\div} 1.59$	1.9	0.08 ~ 33
Br	17	1.33 ~ 3.5	2.68 ± 1.04	$2.3 \overset{\times}{\div} 1.28$	2.4	0.77 ~ 490
Mg	27	64 ~ 1253	375 ± 311	$283 \overset{\times}{\div} 1.88$	280	1.3 ~ 1040
Mn	30	0.91 ~ 37	5.72 ± 6.76	$3.9 \overset{\times}{\div} 2.23$	4	0.075 ~ 50
Cu	29	8.9 ~ 50	20.12 ± 8.63	$17.9 \overset{\times}{\div} 1.13$	17.5	0.3 ~ 97
Na	30	21 ~ 320	63.4 ± 63.4	$43.4 \overset{\times}{\div} 1.38$	44	0.040 ~ 850
V	17	0.075 ~ 0.47	0.21 ± 0.11	$0.17 \overset{\times}{\div} 1.31$	0.18	0.007 ~ 0.48
Cl	30	153 ~ 3800	1090 ± 923	$687 \overset{\times}{\div} 1.47$	680	8.6 ~ 2500
Al	30	25.4 ~ 162	62.7 ± 34.6	$51.9 \overset{\times}{\div} 1.42$	52	1.8 ~ 74
Ca	30	432 ~ 4512	1702 ± 1061	$1383 \overset{\times}{\div} 1.95$	1400	179 ~ 7600
S（%）	30	2.7 ~ 10	6.8 ± 1.4	$7.0 \overset{\times}{\div} 1.07$	7	2.6 ~ 5.7

人发元素浓度年龄分布和性别差异见表 5 和表 6。由表可见 Mg、Mn、V、Ca、S 各年龄组男性低于女性。Cu、Na、Ca、S 浓度变化较缓慢。40 ~ 50 岁男性 Br 浓度高于女性。男性 30 ~ 40 岁，Mn、V、Cl、Al 浓度出现峰值。女性 30 ~ 40 岁 Br、Al、Ca 出现峰值。30 ~ 40 岁和 50 ~ 60 岁女性 Cu、Na 浓度明显高于男性。各年龄组男性 Cl 浓度明显高于女性。这与 Ohmori S 等（1981）和 Sakurai S 等（1977）的文献相一致。

表 5　人发元素浓度性别年龄分布　　　　　　　　　　单位：$\mu g/g$

年龄组	性别	Br	Mg	Mn	Cu	Na
20 ~ 30	男	2.10 ± 0.41	256 ± 189	2.43 ± 1.44	17.0 ± 2.3	50.9 ± 19.4
	女	2.80 ± 0.91	668 ± 413	9.48 ± 13.6	18.6 ± 8.8	56.6 ± 60.9
31 ~ 40	男	2.61 ± 1.18	154 ± 78	6.06 ± 5.63	16.8 ± 4.1	46.6 ± 19.3
	女	3.29 ± 1.97	559 ± 338	6.38 ± 4.02	24.7 ± 13.5	97.7 ± 109.5
41 ~ 50	男	3.3 ± 0.6	129 ± 46	2.87 ± 0.94	21.7 ± 2.2	49.8 ± 4.3
	女	2.1 ± 0.8	293 ± 102	5.39 ± 0.16	17.4 ± 0.7	43.8 ± 26.3
51 ~ 60	男	—	64 ± 16	1.46 ± 0.40	18.3 ± 5.1	37.3 ± 10.1
	女	1.62 ± 0.39	362 ± 98	7.48 ± 2.92	41.8 ± 11.2	225 ± 52

续表

年龄组	性别	V	Cl	Al	Ca	S（%）
20~30	男	0.14±0.06	1406±1172	59.1±30.8	981±765	6.3±1.2
	女	0.24±0.08	619±420	69.8±24.1	2512±1071	7.5±1.2
31~40	男	0.23±0.19	1683±1277	70±49	976±464	6.8±2.0
	女	0.23±0.14	914±718	751±44.7	2683±973	7.1±0.6
41~50	男	—	1589±751	52.1±21.4	974±561	5.1±1.7
	女	0.078±0.052	281±103	28.6±4.2	1981±570	6.62±0.03
51~60	男		719±144	37.5±11.5	492±205	6.9±1.4
	女	—	505±90	33.7±22.6	1752±500	8.8±1.8

表6　人群头发元素浓度的性别差异　　　　　　　　　　　　单位：$\mu g/g$

元素	男			女		
	算术平均值±σ	最小值	最大值	算术平均值±σ	最小值	最大值
Br	2.60±0.88	1.3	3.8	2.75±1.27	1.6	5.5
Mg	190±145	64	590	546±394	140	1253
Mn	3.87±3.95	0.91	37	7.56±8.66	1.3	36.9
Cn	17.6±3.4	12.8	24.7	22.4±11.5	8.9	50.2
Na	48.1±16.8	32	87.2	82.6±87.8	21.3	321
V	0.188±0.132	0.0753	0.473	0.220±0.111	0.0783	0.473
Cl	1495±1084	153	3800	684±546	165	1944
Al	61.1±36.3	29.3	162	64.3±35.3	25.4	147
Ca	945±569	432	2520	2459±929	1455	4512
S（%）	6.36±1.72	2.66	8.94	7.29±1.04	6.20	10.1

从相关系数研究得到：不同年龄与性别的人群中元素 Ca 和 Mg 具有相关性，相关系数为 0.62，$P<0.01$。元素 Ca 和 Cl 是负相关，相关系数为 -0.52，$P<0.01$。与明石润子（1981）的文献指出的相关情况一致。

归纳所有实验差异率值之后，得到不同置信水平、不同元素数目时的重合概率如表7所示。可以看到：当考察的元素数减少时，重合概率明显增高，但变化率减慢。当选用的置信度降低时，重合概率也增高。从实验结果看：若选置信度≥0.70 时，考察的元素数应在 8 个以上，此时能够较好地进行同一性识别，因此人发同体鉴定分析技术可在法庭科学中应用。

表7　不同置信水平、不同元素数目时的重合概率

置信度		0.99	0.95	0.90	0.80	0.70
考察元素数	11	2.2×10^{-6}	4.5×10^{-6}	5.6×10^{-6}	5.6×10^{-6}	1.1×10^{-5}
	9	1.9×10^{-4}	2.5×10^{-4}	3.1×10^{-4}	3.7×10^{-4}	6.2×10^{-4}
	8	3.7×10^{-4}	7.4×10^{-4}	7.4×10^{-4}	9.3×10^{-4}	1.1×10^{-3}

（原载于《核技术》1987 年第 10 期）

微量元素数据库在衰老研究中的初步运用

（1987）

秦俊法　汪勇先　徐耀良　陶　良　丁建国

（中国科学院上海原子核研究所）

[导读] 从年龄与人发中各元素含量的相关系数可以看出，男、女性年龄均与发中某些元素含量显著相关。例如，除男、女性年龄均与铬含量呈正相关，与锶、铜、钙含量呈负相关外，女性年龄还与头发锌、锰含量呈负相关，与铁、钛含量呈正相关。利用男、女性年龄与发中微量元素含量之间的回归方程，可以从测定的头发元素含量定量估算出样品属主的年龄。

微量元素与人体健康的关系是十分复杂的，微量元素与微量元素之间，微量元素与其他矿物质、营养素之间存在着多种相互作用。要在这种错综复杂的关系中，找出它们的规律，找出其中的重要因子，进行鉴别和分类，或从已有的资料中提取尽可能多的信息，就需要大量的数据，就需要一套适应这种需要的计算机数据处理方法。为此，我们在 PDP－11/70 机上建立了人体微量元素数据库。

可以通过数据库中的计算程序直接计算结果或数据描绘成图表，直接而明确地表达你所需要的信息。关于数据库的结构管理系统，数据处理方法的基本原理及功能见人体微量元素数据库资料之一、之二部分。以下我们介绍该数据库在衰老研究中的初步应用结果。

在中医理论中"肾"在衰老中起着重要作用，有"肾元定寿"的说法，例如《医学正传》就指出："肾元盛则寿延，肾元衰则寿夭"，但"肾者……精之处也，其华在发，其充在骨""精气夺则虚"（《内经》）。因而研究头发和虚证患者血液中的元素含量变化可为肾本质或衰老研究提供有用信息。

在过去几年中，我们用 XRF 技术测量了近 1000 例头发样品。如把人的年龄按 20～59、60～89、90～105 岁划分为成年、老年和长寿 3 个阶段，则可以看出在不同发育阶段人发中微量元素含量是不同的，其中尤以 Sr、Cu、Fe、Cr、Ti 和 Ca 的变化最为显著（表1、表2）。从表中可以注意到，人发中元素含量也与性别有关，女性 Sr、Ni、Fe、Mn 和 Ca 含量显著高于男性，在长寿老人中，女性 Fe、Ca 高于男性，而 Zn、Ni、Cr 低于男性（表3）。

表1　不同发育阶段女性人发中的微量元素平均含量　　　　单位：$\mu g/g$

例数	年龄	Sr	Pb	Zn	Cu	Ni	Fe	Mn	Cr	Ti	Ca
36	成年	7.55 ± 7.23 ***	3.40 ± 3.09 *	204 ± 56	13.0 ± 5.4 *	1.12 ± 0.81 *	14.8 ± 10.2	3.14 ± 2.94 **	0.69 ± 0.41	3.39 ± 2.63	1451 ± 950 ***
48	老年	2.24 ± 2.57 ***	6.34 ± 7.57 *	185 ± 24 **	10.8 ± 4.2 ***	0.80 ± 0.39 ***	13.5 ± 7.5	1.40 ± 1.41 *	0.79 ± 0.55 ***	3.55 ± 2.09 ***	733 ± 373 ***
86	长寿	1.86 ± 1.55	5.03 ± 3.19	175 ± 38	9.62 ± 2.50	0.62 ± 0.38 △	18.4 ± 8.5 △△△	1.98 ± 1.69 △	1.30 ± 0.59 △△△	5.71 ± 2.42 △△△	665 ± 387

注：* —与成年组比较：* $P < 0.05$，** $P < 0.01$，*** $P < 0.001$。

　　△—与老年组比较：△ $P < 0.05$，△△ $P < 0.01$，△△△ $P < 0.001$。

表2　不同发育阶段男性人发中的微量元素平均含量　　　　　　单位: μg/g

例数	年龄	Sr	Pb	Zn	Cu	Ni	Fe	Mn	Cr	Ti	Ca
45	成年	2.08±1.52*	3.80±2.75	198±31	11.9±3.6**	0.70±0.38	9.82±3.75*	1.30±0.79	0.82±0.63	4.34±2.05	903±303
73	老年	1.44±1.42**	4.38±4.54	198±34	9.88±3.04***	0.61±0.32	11.9±5.7	1.07±0.70	1.14±0.79***	3.55±2.48	633±317***
15	长寿	1.09±0.75	4.79±1.78	196±23	8.78±2.2	0.85±0.46△	12.5±4.9△	1.31±0.70	2.05±1.34	4.90±2.15△	516±145△△

注: *、△的说明同表1。

表3　长寿老人男、女性发中微量元素的显著性检验

	Sr	Pb	Zn	Cu	Ni	Fe	Mn	Cr	Ti	Ca
t	4.00	0.17	2.76	0.59	2.27	2.58	0.35	2.54	0.72	1.81
P	<0.001		<0.01		<0.05	<0.05		<0.05		

从年龄与人发中各元素含量的相关系数中（表4）可以看出，男、女性年龄均与发中 Sr、Cu、Ca 含量呈显著负相关（$P < 0.001$），与 Cr 含量呈显著正相关。此外，女性年龄还与 Zn、Ni、Mn 含量呈显著负相关，与 Ti、Fe 含量呈显著正相关，如果选择 $F_入 = 2.0$，$F_出 = 1.8$，则男、女性年龄与发中微量元素含量之间有如下的回归方程：

女性：

Age $= 69.493 - 1.109$Sr $- 4.609$Ni $+ 0.343$Fe $+ 7.003$Cr $+ 1.164$Ti $- 0.006$Ca　（$R = 0.705$，$F = 27.164$）

男性：

Age $= 58.893 + 0.109$Zn $- 1.381$Cu $- 0.128$Fe $+ 6.103$Cr $- 0.013$Ca　（$R = 0.571$，$F = 14.498$）

提高 $F_入$ 和 $F_出$，则可发现与女性年龄关系更密切的元素为 Sr、Fe、Cr，而与男性关系较密切的元素则为 Cu、Cr、Ca，其回归方程分别为：

Age（女）$= 66.130 - 1.956$Sr $+ 0.433$Fe $+ 8.223$Cr　（$R = 0.656$，$F = 42.296$）

Age（男）$= 75.962 - 1.183$Cu $+ 5.644$Cr $- 0.001$Ca　（$R = 0.541$，$F = 20.950$）

表4　男、女性年龄与发中微量元素的相关系数

性别	例数	Sr	Pb	Zn	Cu	Ni	Fe	Mn	Cr	Ti	Ca
男	156	-0.3146***	-0.0367	0.0129	-0.3515***	-0.1249	0.1053	-0.0061	0.3707***	0.0937	-0.3266***
女	138	-0.5266***	-0.0923	-0.2835**	-0.4010***	-0.3458***	0.2220**	0.2253**	0.3862***	0.3470***	-0.4865***

结束语

本文以衰老研究为例，简述了人体微量元素数据库的应用。结果表明，本数据库使用方便，结果可靠，应用前景是很广阔的，其数据处理程序不仅适用于生物医学中的微量元素谱研究，也可应用于其他因素问题中。

（原载于《微量元素》1987 年第 2 期）

"野人"毛发的微量元素谱研究

（1988）

秦俊法[1]　李民乾[1]　徐耀良[1]　华芝芬[1]　刘民壮[2]

（1. 中国科学院上海原子核研究所　2. 华东师范大学）

[导读] "野人"毛发中所测元素含量均显著高于动物毛发和人发，动物毛发的元素谱也与人发不完全相同。非线性映照和判别分析表明，"野人"、动物和人不仅可通过毛发元素含量两两区分，而且这 3 类毛发在非线性映照图上分别落在不同的区域。由于所采集的样本包括不同地区、不同颜色、不同性别、不同年龄，说明不同种属的毛发各具有自己的元素谱特征，现代人的头发既不同于猿、猴、猩猩、熊等灵长类毛发，也不同于所谓的"野人"毛发。

随着目睹"野人"事例的不断增加，以及神农架"野人"脚印和毛发的发现，"野人"考察已引起国内外的普遍注意，有人把"野人"称为世界四大怪之一。毛发的主要形态学特征、毛发横切面及毛小皮印痕的光学显微镜观察表明，"野人"毛发明显不同于任何现存的灵长类动物，它具有人类毛发的某些特征，但又与现代人的毛发有着明显的区别。本文报道用 PIXE 技术分析测定"野人"毛发元素谱的研究结果。

一、实　验

1. 毛发来源

5 份"野人"毛发由中国"野人"考察研究会刘民壮提供；对比的动物毛发来源见表 1。考虑到毛发中微量元素含量的个体差异极大，作为对比的人发取自不同地区、不同性别和不同年龄的人。此外还分析了两份采自四川和湖北的可疑毛发。

2. 样品制备

首先将毛发在肥皂粉水中浸泡 10 分钟，自来水反复冲洗后再用海鸥洗涤剂浸泡 1 小时，自来水反复冲洗，重蒸水淋净。在烘箱内 60 ℃烘干后整齐排列并黏附在靶架上。

表 1　样品来源

编号	分类	采集地点及特征	编号	分类	采集地点及特征
1	"野人"	贵州黎平，红色	14	黑猩猩	上海动物园，黑色
2	"野人"	四川巫溪，红色	15	棕熊	镇江动物园
3	"野人"	湖南邵阳，红色	16	人发	上海，女，30 岁
4	"野人"	湖南会同，红色	17	人发	上海，女，24 岁
5	"野人"	湖南通道，红色	18	人发	上海，男，52 岁
6	黑熊	湖北神农架	19	人发	上海，男，23 岁
7	金丝猴	上海动物园，金黄色	20	人发	北京，男，52 岁

编号	分类	采集地点及特征	编号	分类	采集地点及特征
8	藏猕猴	上海动物园	21	人发	北京，女，47 岁
9	猕猴	上海动物园	22	人发	北京，男，26 岁
10	自眉长臂猿	上海动物园，棕黑色	23	人发	北京，男，35 岁
11	苏门羚羊	湖北房县，黑色和白色	24	人发	上海，男，23 岁
12	黑熊	湖北神农架	25	可疑毛发	四川巫溪，棕色
13	猩猩	上海动物园	26	可疑毛发	湖北神农架，黑色

3. 测量仪器

靶样用 4UH 静电加速器产生的 3.1 MeV 质子束轰击，束流一般为 20～30 nA。从样品中产生的特征 X 射线用 Si（Li）能谱仪记录，并储存在 PDP－11/34 计算机中用 AXIL 程序作解谱分析。

二、定量方法

大多数动物和人的毛发直径约为 60～150 μm（表2），它大于或接近质子在毛发中的射程（3.1 MeV 质子在毛发中的射程约为 60 μm），因此不能把按次序排列的单层毛发看作是薄靶，必须对靶厚效应进行修正。

表2　各类毛发直径

毛发种类	"野人"	金丝猴	猕猴	白眉长臂猿	苏门羚羊	猩猩	黑熊	人
直径（mm）	0.06	0.03～0.04	0.03～0.04	0.05	0.15	0.10	0.13	0.06

当质子射入头发时，在它的射程内特征 X 射线的产生截面将随质子能量的降低而减小。另外，在靶内不同深处产生的特征 X 射线在穿出靶样时强度将逐渐减弱。假定厚靶中的元素是均匀分布的，而且组成毛发的有效原子序数近似地可用碳（$Z=6$）代替，则 Si（Li）探测器探测到的靶中元素的特征 X 射线数目应为：

$$N_j = I_0 \cdot \frac{N_0}{A_j} \cdot W_j \cdot \sum_j \cdot T_j \cdot \left(\frac{\Omega}{4\pi}\right) \cdot \int_{E_0}^{E} \sigma_j(E) e^{-\mu_j \zeta(E)} dE$$

$$= W_j \cdot I_0 N_0 \cdot \left(\frac{\Omega}{4\pi}\right) \cdot \frac{\sum_j}{A_j} \cdot T_j \sigma_j(E_0) \left[\int_{E_0}^{E} \sigma_j(E) e^{-\mu_j \zeta(E)} dE\right] \cdot \frac{1}{\sigma_j(E_0)}$$

由此，靶中 j 元素相对于 Zn 元素的含量比为：

$$\frac{W_j}{W_z} = W_{jZ} = \frac{N_j}{N_z} \cdot \frac{\frac{T_z \sum_z}{A_z} \cdot \sigma_Z(E_0)}{\frac{T_j \sum_j}{A_j} \cdot \sigma_j(E_0)} \cdot \frac{\int_{E_0}^{E} \sigma_Z(E) e^{-\mu_Z \zeta(E)} dE}{\int_{E_0}^{E} \sigma_j(E) e^{-\mu_j \zeta(E)} dE} \cdot \frac{\sigma_j(E_0)}{\sigma_Z(E_0)} = \frac{N_j}{N_z} \cdot \frac{1}{R_{jZ}} \cdot \frac{1}{K_{jZ}}$$

式中，

$$R_{jZ} = \frac{\frac{T_j \sum_j}{A_j} \cdot \sigma_j(E_0)}{\frac{T_z \sum_z}{A_z} \cdot \sigma_Z(E_0)}; \quad K_{jZ} = \frac{\int_{E_0}^{E} \sigma_j(E) e^{-\mu_j \zeta(E)} dE}{\int_{E_0}^{E} \sigma_Z(E) e^{-\mu_Z \zeta(E)} dE} \cdot \frac{\sigma_Z(E_0)}{\sigma_j(E_0)}$$

R_{jZ} 用 j、Zn 元素含量已知的薄靶测定，称相对灵敏度因子。K_{jZ} 依照王榍德等（1980）的文献计算，其中

σ（E）、μ、ζ 分别取自 Johansson SAE 等（1967）的文献和 Williamson CF 等的文献，K_{jz} 称靶厚校正因子。

R_{jz} 及 K_{jz} 的测定或计算结果见图 1。

本研究采用相对法定量，各类毛发中元素含量皆对发中锌含量归一，这就大大降低了靶厚的影响，因有效原子序数不同而引起的吸收校正差异也明显缩小。

金丝猴、猕猴的毛发直径小于其他毛发，但计算结果表明，除 P、S 外，其余元素的差异均在 3% 以内。

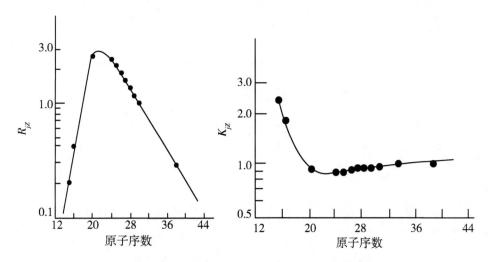

图 1　毛发分析用的相对灵敏度因子 R_{jz} 及靶厚校正因子 K_{jz}

三、结　果

1. "野人"动物毛发和人发中的元素含量相对值（与锌元素的比值）列于表 3 和图 2。表 3 中仅列出算术平均值及标准差，几何均值及中位值的差异与算术平均值一致。统计分析表明：①"野人"毛发中的 Ca、Cr、Mn、Fe、Co、Cu、Sr 含量均显著高于一般动物和人（$P < 0.05$ 或 $P < 0.01$），这与 H. A. 施罗德关于"野生动物比人有较多的 Cr、Cu、Co、Mr"的结论一致；也与国内科学工作者得出的"野人"毛发中有较高的 Fe/Zn 比值的结论相一致。②动物毛发中的 Fe 含量非常显著地高于人发（$P < 0.001$），Cr、Mn、Co 含量显著高于人发（$P < 0.05$），但 Sr 含量非常显著地低于人发（$P < 0.001$）（表 4）。

2. "野人"、动物和人的毛发元素谱非线性映照图（NLM）示于图 3。由图可见，"野人"毛发的元素谱不同于动物和人；动物毛发的元素谱也与人发有区别，可疑毛发中有一份（产自四川巫溪）可能属于"野人"。

表 3　各类毛发中元素含量相对值

	P	S	Ca	Cr	Mn	Fe	Co	Ni	Cu	Sr
(1)"野人"	1.87 ± 0.97	9.51 ± 5.71	0.66 ± 0.34	0.034 ± 0.019	0.063 ± 0.038	0.376 ± 0.240	0.068 ± 0.037	0.037 ± 0.028	0.337 ± 0.230	1.33 ± 0.91
(2)动物	0.75 ± 0.59	4.04 ± 3.11	0.029 ± 0.021	0.012 ± 0.003	0.013 ± 0.003	0.082 ± 0.031	0.0183 ± 0.0037	0.0143 ± 0.0036	0.055 ± 0.010	0.0073 ± 0.0036
(3)人	0.69 ± 0.76	4.08 ± 4.00	0.066 ± 0.120	0.008 ± 0.002	0.0103 ± 0.0026	0.039 ± 0.006	0.0153 ± 0.0018	0.0129 ± 0.0014	0.060 ± 0.009	0.073 ± 0.044

表 4　各类毛发中元素含量的 t – 检验值

比较		P	S	Ca	Cr	Mn	Fe	Co	Ni	Cu	Sr
(1)	(2)	2.14	1.80	3.41**	2.58*	2.91	2.72*	3.02**	1.84	2.75*	3.24**
(1)	(3)	2.12	1.70	3.10**	3.00**	3.08**	3.13**	3.21**	1.93	2.69*	3.07**
(2)	(3)	0.18	0.02	0.85	2.86*	2.15*	4.28***	2.18*	0.86	1.17	4.55***

注：$*P<0.05$，$**P<0.01$，$***P<0.001$。

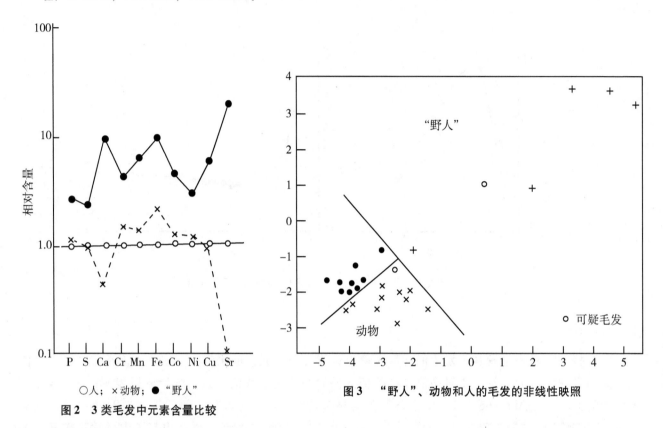

○人；×动物；● "野人"

图 2　3 类毛发中元素含量比较

图 3　"野人"、动物和人的毛发的非线性映照

四、讨　论

虽然对 "野人" 的考察已经历了几十年，但目前还只停留在目睹、脚印、毛发或照片上，所以它仍然是一个自然之谜。本研究对 "野人"、动物和人的毛发中元素含量实行多元素非线性映照处理，发现 "野人" 毛发具有与动物和人发显著不同的元素谱特征。

毛发中元素含量与许多因素（如年龄、性别、颜色、生活环境、采样季节等）有关。本研究采集的样本包括了不同地区、不同颜色、不同年龄、不同性别、不同种属的毛发，照理即使是同类毛发，元素含量的差异也是极大的。但多元素综合分析结果表明，"野人"、动物和人均可相互区分，这说明它们各具有自己的元素谱特征。这似乎可以说明，"野人" 既不同于猴、猿、猩猩、熊等现存已知动物，亦与现代人有区别。毛发形态学的光学显微镜鉴定也证实了这点。

（原载于《核技术》1988 年第 5 期）

中国不同民族人发中元素的测定和比较研究

（1994）

杨若明　　王响逸　　李转秀　　刘家茹

（中央民族大学）

[导读] 对来自各主要聚居区的我国 17 个民族人发中的钙、镁、锌、铁、铜、铬、锰 7 种金属元素含量进行了测定，用多重比较 t 检验法得到的初步结果显示，同年龄段不同人发中的一些金属元素含量存在较大差别，与此相比，性别造成的差别并不显著。

1　引　言

头发是人皮肤的一种附属器官。像血液和其他组织一样，头发也处于不断地新陈代谢之中，但其速度十分缓慢。研究表明，体内微量元素和其他代谢产物可以积累于头发之中，并且头发中某些元素的含量与它在体内器官中含量之间有明显相关。加之发样采集简便易行，受检者无痛苦，发样可以长期保存等优点，使人发微量元素分析的研究，在国内外引起了广泛的兴趣和极大的重视。

本文对我国 17 个民族（包括：苗、土家、畲、满、维吾尔、朝鲜、蒙古、白、瑶、回、黎、彝、哈萨克、藏、侗、汉、壮）人发中的 Ca、Mg、Zn、Fe、Cu、Cr 和 Mn 7 种金属元素用等离子体发射光谱法进行了测定，并对其结果用方差分析方法中多重比较 t 法进行了差别检验，得到的初步结果显示，同年龄段不同民族人发中的一些金属元素含量存在较大差别，与此相比，性别造成的差别并不显著。

2　实验部分

2.1　发样的采集

采集对象：中央民族大学一年级健康新生。来自该民族主要聚居区，年龄 17～21 岁。各民族性别比例，男：女在 3：7 到 7：3。

发样采集部位及采集量：用不锈钢剪刀剪枕部头发，2～3 g。

2.2　发样的预处理

将发样依次用洗涤剂浸泡，蒸馏水冲洗，二次去离子水冲洗充分，于烘干后，称量，用硝酸分解，定容，以备测定时用。

2.3　发样中元素的测定

测定方法：等离子体发射光谱法。

仪器：美国 Psseries 1000 型 ICP－AES 仪。

试剂：所用试剂均为光谱纯级，二次去离子水。

3　实验结果

用 ICP－AES 法测定的 17 个民族 7 种金属元素的含量结果见表 1。

为了便于比较，由表 1 数据制定了各民族对不同元素含量的排行表，见表 2。

表1　人发7种金属元素含量测定结果　　　　　　　　　　　　单位：μg/g

民族 \ 含量	Ca	Mg	Zn	Fe	Cu	Cr	Mn
苗	1083	114.8	149.1	21.5	10.4	4.90	1.44
土家	1033	101.6	149.3	10.4	9.33	7.18	0.89
畲	812.8	87.6	137.2	10.8	8.25	7.36	1.20
满	760.2	99.2	141.7	15.6	9.31	8.01	1.21
维吾尔	1316	160	137.4	20.2	10.22	7.72	1.01
朝鲜	783.0	122.4	134.2	42.0	9.88	4.20	2.45
蒙古	707.1	94.4	133.9	30.0	10.02	4.20	1.58
白	950.9	132.3	139.0	30.3	9.56	4.30	1.22
瑶	818.7	149.6	145.2	43.7	11.25	2.87	2.13
回	999.7	174.2	171.4	40.9	10.6	4.87	1.74
黎	698.8	101.2	137.5	34.2	9.48	3.85	2.02
彝	782.0	86.7	132.6	13.0	10.86	6.87	0.91
哈萨克	1171	120.6	149.9	39.6	10.81	12.6	1.23
藏	1136	189.6	172.1	50.4	10.66	3.89	1.09
侗	990.6	88.6	148.1	23.8	10.54	4.80	1.90
汉	1080	162.8	149.4	27.4	10.51	7.06	2.69
壮	752.2	96.9	150.9	25.2	10.68	4.30	1.58

表2　不同民族各元素含量排行表（由高到低）

元素 \ 顺序	1	2	3	4	5	6	7	8	9	10	11	12	13	14	15	16	17
Ca	维吾尔	哈萨克	藏	苗	汉	土家	回	侗	白	瑶	畲	朝鲜	彝	满	壮	蒙古	黎
Mg	藏	回	汉	维吾尔	瑶	白	朝鲜	哈萨克	苗	土家	黎	满	壮	蒙古	侗	畲	彝
Zn	藏	回	壮	哈萨克	汉	土家	苗	侗	瑶	满	白	黎	维吾尔	畲	朝鲜	蒙古	彝
Fe	藏	瑶	朝鲜	回	哈萨克	黎	白	蒙古	汉	壮	侗	苗	维吾尔	满	彝	畲	土家
Cu	瑶	彝	哈萨克	壮	藏	回	侗	汉	苗	维吾尔	蒙古	朝鲜	白	黎	土家	满	畲
Cr	哈萨克	满	维吾尔	畲	土家	汉	彝	苗	回	侗	白	壮	朝鲜	蒙古	藏	黎	瑶
Mn	汉	朝鲜	瑶	黎	侗	回	蒙古	壮	苗	哈萨克	白	满	畲	藏	维吾尔	彝	土家

　　从表2可定性地看出，不同民族在7种金属元素含量顺序上表现了一定的差别。例如，汉族、回族和哈萨克族7种金属元素的含量均较高，居于前十位（含第十位）；白族、苗族7种金属元素的含量基本居中位；藏族、维吾尔族不同金属元素的序位跳动较大；其他一些民族对不同元素含量的序位分散，定性地观察比较不是很明显。对不同民族多种元素含量的比较研究是一项对研究手段和计算工具都要求较高的工作，本文作者正在进行这项计算，以其结果为主要内容的论文待发表，本文仅就每一种元素的含量，对所测定的17个民族作了差别检验。17个民族7种金属元素的含量直观地反映在图1至图7中。

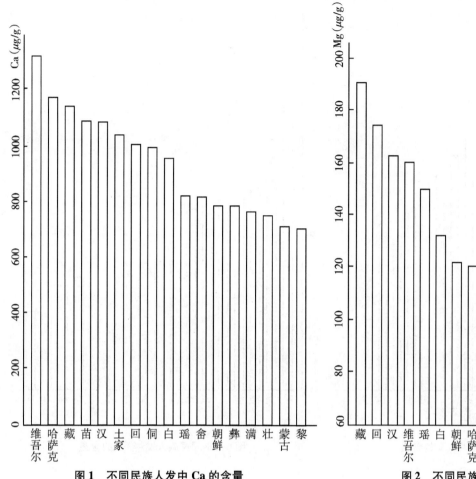

图1 不同民族人发中 Ca 的含量

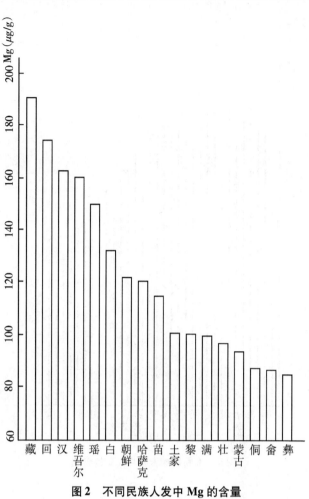

图2 不同民族人发中 Mg 的含量

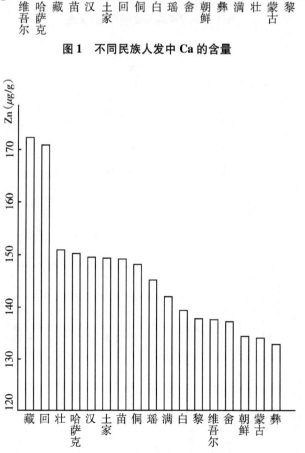

图3 不同民族人发中 Zn 的含量

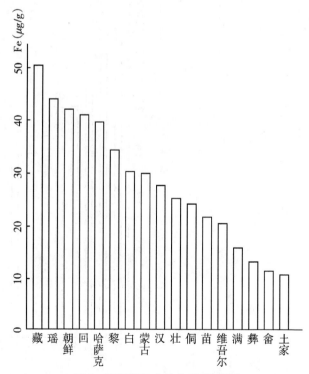

图4 不同民族人发中 Fe 的含量

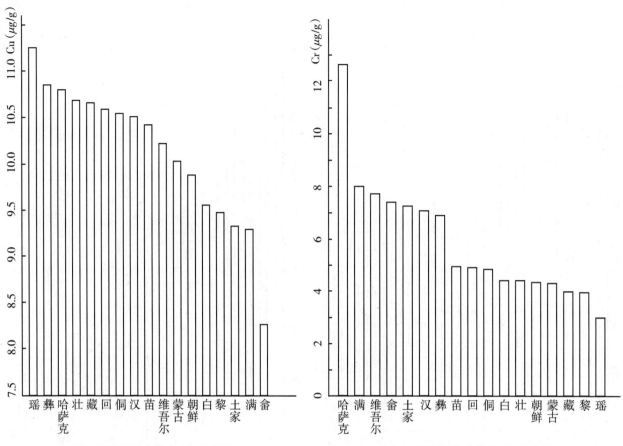

图 5　不同民族人发中 Cu 的含量　　　　　　　　图 6　不同民族人发中 Cr 的含量

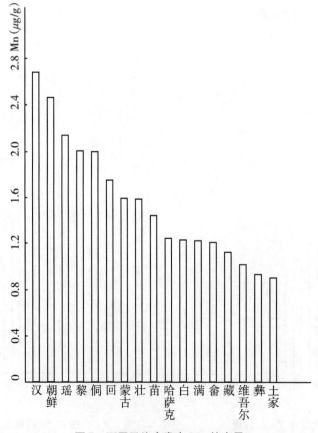

图 7　不同民族人发中 Mn 的含量

4　实验数据的统计处理和讨论

4.1　计算方法

在数据统计中，比较两个水平的平均值之间的差别显著性时，用 t 检验法，统计量 t 的计算公式是：

$$t = \frac{\bar{X}_1 - \bar{X}_2}{S \cdot \sqrt{\dfrac{1}{n_1} + \dfrac{1}{n_2}}} \tag{1}$$

式中，$\bar{X}_1$，$\bar{X}_2$ 分别为二水平的平均值，n_1 和 n_2 分别为二水平组内的测量值数目，S 为两组数据的共同标准偏差，计算公式如下：

$$S = \sqrt{\frac{\sum\limits_{i=1}^{n_1}(x_{1i} - \bar{X}_1)^2 + \sum\limits_{i=1}^{n_2}(x_{2i} - \bar{X}_2)^2}{(n_1 - 1) + (n_2 - 2)}} = \sqrt{\frac{(n_1 - 1)S_1^2 + (n_2 - 1)S_2^2}{(n_1 - 1) + (n_2 - 1)}} \tag{2}$$

当需要比较单因素多水平的平均值之间的差别显著性时，改用多重比较 t 法。统计量 q 的计算公式是：

$$q_A = \frac{|\bar{X}_i - \bar{X}_{i'}|}{\sqrt{S_e^2}} \cdot \sqrt{n} \tag{3}$$

其中，$\bar{X}_i$，$\bar{X}_{i'}$ 分别代表不同水平的平均值，n 代表同一水平组内测量值的数目，S_e^2 代表实验误差的均方，其计算公式是：

$$S_e^2 = \frac{Q_e}{f_e}; \tag{4}$$

$$Q_e = \sum_{i=1}^{k}\sum_{j=1}^{n}(x_{ij} - \bar{X}_i)^2 \tag{5}$$

式（4）、（5）中，k 为要比较的水平个数即组数，f_e 为实验误差的自由度，其值为：

$$f_e = K(n - 1) \tag{6}$$

利用（3）式计算得到的 q_A 值，与 q 表中相应的 $q_\alpha(k, f_e)$ 值比较，即可判断差别的显著性了。α 为显著性水平，可取 $\alpha = 0.05$，或 $\alpha = 0.01$。

为了简化计算，可以利用极差 R 计算标准偏差，具体步骤如下：

（1）设因素有 k 个水平，每个水平组内有 n 个测量值，每个水平组内的极差分别是 R_1，R_2，$\cdots$，R_k，它们的平均值是 $\bar{R}$：

$$\bar{R} = \frac{1}{k} \cdot \sum_{i=1}^{k} R_i \tag{7}$$

用 $\bar{R}$ 求出标准偏差 $\hat{\sigma}$ 的计算公式为：

$$\hat{\sigma} = \frac{\bar{R}}{C_{(n,k)}} = \frac{1}{C_{(n,k)}} \cdot \frac{\sum\limits_{i=1}^{k} R_i}{k} \tag{8}$$

用 $\hat{\sigma}^2$ 来近似代表实验误差的均方 S_e^2，则有：

$$S_e^2 \approx \hat{\sigma}^2 \tag{9}$$

（2）k 个水平的平均值分别是 $\bar{x}_1$，$\bar{x}_2$，$\cdots$，$\bar{x}_k$，它们的极差是 r_A，则 S_A^2 的近似值是：

$$S_A^2 \approx n \cdot \left[\frac{r_A}{C_{(k,1)}}\right]^2 \tag{10}$$

（3）用多重比较 t 法，计算 q_A 值公式如下：

$$q_A = \frac{r_A}{\hat{\sigma}} \cdot \sqrt{n} \tag{11}$$

将 q_A 值与 q 表中 q_α (k, f_e) 比较，若：

$q_A < q_{0.10}$ 　无差别，

$q_{0.10} < q_A < q_{0.05}$ 　有一定差别，记作"△"，

$q_{0.05} < q_A < q_{0.01}$ 　差别显著，记作"$*$"号，

$q_A > q_{0.01}$ 　差别非常显著，记作"$**$"号。

（4）用 F 检验法，可计算统计量 F_A：

$$F_A = \frac{S_A^2}{S_e^2} = \frac{S_A^2}{\hat{\sigma}^2}　　　　　　　　　　　(12)$$

将 F_A 值与 F 表中的 F_α (f_A, f_e) 比较。

（5）当需要两两水平相比较时，可用统计量 d_T：

$$d_T = q_\alpha(k, f_e) \cdot \frac{\hat{\sigma}}{\sqrt{n}}　　　　　　　　　(13)$$

将待比较的两个水平的平均值之差与 d_T 比较，若 $|\bar{x}_i - \bar{x}_{i'}| > d_T$，则差别显著。

在上述（8）、（10）、（12）、（13）式中，出现的 $C_{(n,k)}$、$C_{(k,1)}$、f_e、f_A 分别为用极差 R 估算标准偏差时的校正因子和 $\hat{\sigma}^2$ 和 S_A^2 的当量自由度 $\oint_{(n,k)}$ 和 $\oint_{(k,1)}$，上述 4 个值可以查表得到。α 为显著性水平，可取 0.10、0.05、0.01 及 0.001 等。

4.2　计算实例

以发样中 Fe 的含量为例，进行多重比较 t 法及 F 法检验如下。

$k = 17$，$n = 10$，

$\bar{R} = \frac{1}{17}$ （45.2 + 36.1 + 36.9 + 27.8 + 61.2 + 30.1 + 23.2 + 23.7 + 23.2 + 11.8 + 21.6 + 18.3 + 20.6 + 14.6 + 11.9 + 8.92 + 5.69）= 24.75

$\hat{\sigma} = \bar{R}/C_{(n,k)} = 24.75/C_{(10,17)} = 24.75/3.09 = 8.01$

$\hat{\sigma}^2 = 64.0$

$r_A = 50.4 - 10.4 = 40.0$

$S_A^2 = n \cdot \left[r_A/C_{(k,1)} \right]^2 = 10 \times \left(\frac{40.0}{3.18} \right)^2 = 1582$

t 检验法：

$$q_A = \frac{r_A}{\hat{\sigma}} \times \sqrt{n} = \frac{40.0}{8.01} \cdot \sqrt{10} = 15.8$$

$$f_e = \oint_{(n,k)} = \oint_{(10,17)} = 112$$

$$q_{0.01}(k, f_e) = q_{0.01}(17, 112) = 5.61$$

$$q_A \gg q_{0.01}$$

$$\therefore 差别显著。$$

F 检验法：

$$F_A = \frac{S_A^2}{\hat{\sigma}^2} = \frac{1582}{64} = 24.72$$

$$f_A = \oint_{(k,1)} = \oint_{(17,1)} = 8(只取整数)$$

$$F_{0.01}(8, 112) = 2.66$$

$$F_A \gg F_{0.01}$$

$$\therefore 差别显著。$$

计算结果表明，民族这一因素对头发中 Fe 含量影响显著。

4.3 计算结果

用上述办法对 Ca、Mg、Zn、Cu、Cr、Mn 6 种金属元素含量的测定结果作了多重比较，得到的结果见表 3。

表 3 人发 7 种金属元素含量的差别检验

统计量＼含量	Ca	Mg	Zn	Fe	Cu	Cr	Mn
$\bar{R}$	1380	142	74.58	24.75	3.54	2.51	2.73
r_A	617	103	39.5	40.0	3.0	9.73	1.80
q_A	$4.40^{\triangle}$	7.10^{**}	5.17^{*}	15.8^{**}	8.24^{**}	36.6^{**}	6.46^{**}
F_A	1.91	4.98^{**}	2.64^{**}	24.7^{**}	6.79^{**}	14.2^{**}	4.1^{**}

($k = 17$, $n = 10$)

为了考察"民族"及"性别"这两个因素对头发中一些元素的含量的影响程度如何，本文还对包括 32 个民族在内的 192 份发样按性别分组，做 t 检验，结果见表 4，其中 $n_{女} = 82$，$n_{男} = 110$。

表 4 Fe、Cr、Mn 含量与性别的关系

元素	女发样中含量平均值 $\bar{x}$（$\mu g/g$）及 S_1		男发样中含量平均值 $\bar{x}_1$（$\mu g/g$）及 S_2		t	差别
Fe	33.83	29.07	29.37	18.79	1.29	不显著
Cr	6.26	3.81	6.21	4.00	0.09	不显著
Mn	1.46	1.38	1.68	1.26	1.10	不显著

4.4 讨论

本文实验结果初步表明，"民族"这一因素对头发中的一些元素的含量存在不同程度的影响，聚居区域相距较远，生态环境、生活习俗差别较大的民族之间，在一些元素的含量上存在的差别亦较大。

由表 3 和表 4 的结果来看，在 Fe、Cr、Mn 3 种元素中，按民族分组比按性别分组得到的差别显著性要大，这提示了有可能"民族"的影响要比"性别"在某些方面大些。当然，能否下此结论，尚需更多的测定数据支持。

本文的研究仅仅是初步的，肯定地作某些结论，尚为时过早。但研究民族与头发中一些元素的含量之相应关系这一课题，我们认为是有很大意义的。扩大民族的数目，扩大各族发样的数量，用更现代化的手段和工具进行数据处理，这些工作都有待于继续深入开展。

致谢：中央民族大学学生处，提供发样的学生，以及北京市理化分析测试中心帮助测试的潘品良、苏雯、田小青、戚小京等同志。

（原载于《中央民族大学学报：自然科学版》1994 年第 2 期）

我国不同地区回族青年发中微量元素含量的测定和比较研究

（1995）

王振英　杨若明　王响逸

（中央民族大学）

[导读] 对来自全国 18 个省、市、自治区的中央民族大学入校回族青年学生进行头发 6 种元素含量测定，按他们所来地区分组进行差别显著性检验。结果显示不同地区回族青年发中 6 种元素含量平均值均无显著差别。由此推知，对回族来说，在地域环境与民族两个因素中，民族因素对发中微量元素含量的影响要更大一些。

1　前　言

　　人发微量元素的研究是一门新兴的科学。30 余年来的国内外研究结果表明，人发微量元素的含量在不同程度上反映了生物体内某些活动的信息，有人将人发中微量元素的含量称为"人发的密码"。然而，关于密码的破译尚有待于多方面的大量的研究工作。而同一国家中的不同民族的人发中微量元素的含量是否有显著的差别？这方面的研究工作，国内至今尚未报道。我们对国内 17 个民族青年人的发样进行了钙、锌、镁、铁、锰、铜 6 种元素的测定，并进行了初步的比较研究，结果表明，民族因素对所测定的几种元素的含量有不同程度的影响。

　　回族是我国分布较广、人口较多的一个民族，在宗教信仰、文化习俗、饮食习惯等方面均有自己的民族特点。为了探讨地理、自然环境等因素与民族因素对人发中微量元素含量的影响中，哪一个更大，在上述工作的基础上随机选取了来自宁夏、青海、甘肃等 18 个省、市、自治区（县）的中央民族大学分属于 10 余个系、部刚入校的新生 52 人，对他们头发中 6 种元素的含量进行了测定，并按他们所来地区划分成组进行差别显著性检验，以求对我国"人发密码"的破译提供有用的数据和资料。

2　实验部分

2.1　发样的采集

　　中央民族大学刚入校新生，分属于 10 余个系、部；他们分别来自我国宁夏、青海、甘肃、山东、河北、河南、云南、四川、湖南、湖北、浙江、福建、黑龙江、辽宁、内蒙古、北京等 18 个省、市、自治区（县）。年龄均在 18 ~ 20 岁，身体健康，发育良好，双亲皆为回族。男 36 例，女 16 例，共计 52 例。

2.2　发位

　　枕部头发，每例 2 ~ 3 克。

2.3　发样预处理

　　将每例发样用 1% 的"海鸥"洗涤剂浸泡 20 ~ 30 分钟，洗涤，然后分别用蒸馏水、二次去离子水充分冲洗，置 60 ℃下烘干。称重后，用硝酸—高氯酸的混合液消解，在电热板上蒸干。定容、待测。

2.4　测定方法

高频电感耦合等离子体发射光谱法。

2.5　仪器

ICP-AES、美国 Psseries 100 型。

3　实验结果与统计检验

3.1　实验结果

将 52 个例样按地理界限分成 4 组。来自宁夏回族自治区的例样为 A 组；来自甘肃的回族自治县及青海西宁的例样为 B 组；来自山东、河北、河南杂居区的例样为 C 组；来自全国各地散居区的例样为 D 组。每组 13 例，其中男 9 例，女 4 例。用 ICP-AES 法测得各组发样中各元素的含量平均值。回族青年人发（52 例）中各元素含量的平均值及按性别划分的各元素含量平均值列在表 1 至表 6 中（置信概率均为 90%）。

表 1　各组回族人发中钙元素的含量

组别	例数	$\bar{x}$（μg/g）	s	$\bar{x} \pm t\dfrac{s}{\sqrt{n}}$
A	13	944.2	454.3	944.2 ± 215.5
B	13	835.1	344.3	835.1 ± 170.1
C	13	921.9	408.4	921.9 ± 201.7
D	13	960.8	387.6	960.8 ± 191.5
男	36	743.8	200.7	743.8 ± 56.5
女	16	1313.5	427.1	1313.5 ± 186.9
总体	52	917.3	391.8	917.3 ± 89.6

表 2　各组回族人发中锌元素的含量

组别	例数	$\bar{x}$（μg/g）	s	$\bar{x} \pm t\dfrac{s}{\sqrt{n}}$
A	13	127.1	25.3	127.1 ± 25.3
B	13	146.1	32.5	146.1 ± 16.1
C	13	143.2	33.5	143.2 ± 16.5
D	13	153.3	31.7	153.3 ± 15.7
男	36	140.9	32.1	140.9 ± 9.0
女	16	150.0	30.2	150.0 ± 13.2
总体	52	145.8	38.2	145.8 ± 8.8

表 3　各组回族人发中镁元素的含量

组别	例数	$\bar{x}$（μg/g）	s	$\bar{x} \pm t\dfrac{s}{\sqrt{n}}$
A	13	146.4	70.6	146.4 ± 34.8
B	13	123.3	49.3	123.3 ± 24.3
C	13	140.3	61.2	140.3 ± 30.2

组别	例数	$\bar{x}$（μg/g）	s	$\bar{x} \pm t\dfrac{s}{\sqrt{n}}$
D	13	139.3	71.4	139.3 ± 35.3
男	36	119.1	47.2	119.1 ± 13.3
女	16	197.4	70.0	197.4 ± 30.6
总体	52	141.1	68.8	141.1 ± 16.0

表4　各组回族人发中铁元素的含量

组别	例数	$\bar{x}$（μg/g）	s	$\bar{x} \pm t\dfrac{s}{\sqrt{n}}$
A	13	38.1	25.2	38.1 ± 12.4
B	13	40.6	23.8	40.6 ± 11.7
C	13	36.9	24.2	36.9 ± 11.9
D	13	36.4	22.2	36.4 ± 11.0
男	36	40.3	22.8	40.3 ± 6.4
女	16	32.7	24.1	32.7 ± 10.5
总体	52	38.0	23.2	38.0 ± 5.4

表5　各组回族人发中锰元素的含量

组别	例数	$\bar{x}$（μg/g）	s	$\bar{x} \pm t\dfrac{s}{\sqrt{n}}$
A	13	6.39	1.86	6.39 ± 0.92
B	13	6.12	2.62	6.12 ± 1.29
C	13	5.96	2.43	5.96 ± 1.20
D	13	6.63	2.15	6.63 ± 1.06
男	36	6.55	2.20	6.55 ± 0.62
女	16	5.30	1.65	5.30 ± 0.72
总体	52	6.15	2.11	6.15 ± 0.51

表6　各组回族人发中铜元素的含量

组别	例数	$\bar{x}$（μg/g）	s	$\bar{x} \pm t\dfrac{s}{\sqrt{n}}$
A	13	14.89	3.42	14.89 ± 1.69
B	13	13.86	4.39	13.86 ± 2.17
C	13	13.29	3.67	13.29 ± 1.81
D	13	14.91	4.43	14.91 ± 2.39
男	36	15.18	4.11	15.18 ± 1.16
女	16	13.44	3.50	13.44 ± 1.53
总体	52	14.23	4.44	14.23 ± 1.03

3.2　统计检验

比较两水平（男、女性别组）的平均值间的差别显著性，用 t 检验法。经 F 检验，在等方差的基础上求两水平的合并方差 $\bar{s}^2$ 及两水平共同标准偏差 $\bar{s}$。

$$\bar{s} = \sqrt{\frac{(n_i - 1)\ s_i^2 + (n_j - 1)\ s_j^2}{(n_i + n_j - 2)}}$$

统计量

$$t = \bar{x} = \frac{\bar{x}_i - \bar{x}_j}{\bar{s}} \sqrt{\frac{n_i n_j}{n_i + n_j}}$$

比较单因素多水平（各地区组）的平均值间的差别显著性，本文采用多重比较 t 化极差 q 法。

统计量

$$q_A = \frac{r_A}{\hat{\sigma}_e}\sqrt{n}$$

表7　各组发样元素含量均值差别检验

元素 \ 统计量	$\bar{R}$	$\hat{\sigma}_e$	r_A	q_A	结　果
Ca	1345.1	433.9	125.7	1.05	无差别
Zn	134.0	43.2	26.7	2.23	无差别
Mg	215.7	69.6	23.1	1.20	无差别
Fe	76.3	24.6	2.7	0.40	无差别
Mn	3.26	1.05	0.82	2.80	无差别
Cu	14.77	4.77	1.75	1.32	无差别

$q_{A\,0.1,4,40} = 3.35$

一般认为，发中的微量元素的含量与地域差异、自然环境、膳食结构、种族、性别等方面均有关，但在诸多的因素中，各因素所起的作用大小不可能等同（当然，特殊的严重污染情况应另当别论）。我们选取的例样，分布范围较广，地理、气候、环境等方面的差异较大。从分析数据看，各地区组间各元素的含量并不完全相等，而是略有波动，然而检验结果显示出不同地区组的回族青年发样中所测的 6 种元素的含量平均值均无差别，地区因素很小。由此可推知，对回族来说，在地域环境与民族两因素中，民族因素对发中微量元素的含量的影响要更大一些。我国是一个多民族的国家，各民族间在文化习俗、生活习惯、膳食结构等方面都存在着不同程度的差异，而且还有各民族长期以来形成的某些区别于其他民族的内在因素的差别。例如，某民族对某些元素独特的吸收与排泄能力的差别。所有这些外在的和内在的差别就构成了我们所说的"民族因素"。这种民族因素使人发中微量元素的含量在不同程度上随民族的不同表现了一些差异。从表 8 中可以看到这种倾向。四个民族的发样皆为 18 ~ 20 岁的青年人（各样本男性与女性例数比保持稳定）。其中回族 52 例（男 36 例，女 16 例）；汉族 39 例（男 27 例，女 12 例）；壮族 35 例（男 24 例，女 11 例）；哈萨克族 16 例（男 11 例，女 5 例）。各族发中各元素的含量平均值显示出了彼此间的差别。壮族主要集中聚居在广西壮族自治区，与回族不仅地域较远，而且生活习惯及膳食结构差别也较大，两民族的例样在人发微量元素的含量上差别较大；回族与哈萨克族间虽然宗教信仰与膳食结构上有一定的相同之处，但由于是不同的民族，因而两民族在发钙、发锌、发锰的含量平均值上差异较大，只是发铁、发铜的含量平均值相近；回、汉两族虽然在地域上无大差别，政治、经济中交往密切，但两民族间发样中各微量元素的含量均值上，除发钙外，其他各元素都显示了较显著的差别。

性别对回族青年发中微量元素的含量的影响随元素而异，差别显著性检验列在表 9 中。女性发中钙、镁的含量平均值显著高于男性；发锰含量平均值女性低于男性；发锌、发铁、发铜含量的平均值，男、女性别间无差异。

表8　四个民族发中6种元素含量的平均值

元素 \ 民族 x（$\mu g/g$）	回族（$n=52$）	汉族（$n=39$）	哈萨克族（$n=16$）	壮族（$n=35$）
Ca	917.3	906.2	1515.3	1016.3
Zn	145.8	123.2	204.0	148.7
Mg	141.1	105.7	157.9	105.4
Fe	38.0	25.8	35.3	31.9
Mn	6.15	2.22	5.03	7.64
Cu	14.23	11.03	14.36	20.72

表9　男性与女性发样中元素含量的平均值差别检验

元素	女发 $\bar{x}_1$（$\mu g/g$）	男发 $\bar{x}_2$（$\mu g/g$）	s_1	s_2	n_1	n_2	$\bar{s}$	t	p
Ca	1313.5	743.8	427.1	200.7	16	36	0.13*	-6.25*	特别显著差别
Zn	150.0	140.9	30.2	32.1	16	36	31.5	-0.96	无差别
Mg	197.4	119.1	70.0	47.2	16	36	55.0	-4.75	特别显著差别
Fe	32.7	40.3	24.1	22.8	16	36	23.2	1.09	无差别
Mn	5.30	6.55	1.65	2.20	16	36	2.05	2.03	显著差别
Cu	13.44	15.18	3.50	4.11	16	36	3.94	1.47	无差别

$t_{0.10,50}=1.68$　　$t_{0.01,50}=2.68$　　$t_{0.05,50}=2.01$

注：*由于 s_1^2 与 s_2^2 不等方差，所以对各原始测量数据进行对数变换（F 检验等方差）后的两组标准偏差 $\bar{s}^*$ 与统计量 t^*。

4　结　论

1. 不同民族的人发中微量元素的含量有不同程度的差别。

2. 不同地区的回族青年头发中微量元素的含量平均值无差别。对我国回族而言，民族因素对人发中微量元素含量的影响大于地区因素的影响。

3. 性别因素对回族青年人发中微量元素含量的影响因元素而异。

致谢：中央民族大学科研处，学生处，各系提供发样的同学；北京市理化分析测试中心的潘品良同志。

（原载于《人类学学报》1995 年第 2 期）

民族与性别对汉、回族人发中 7 种元素含量的影响

（1995）

王振英　杨若明　王响逸

（中央民族大学预科部、生化系）

[导读] 在同一年龄段内，汉、回两民族总体间，除常量元素钙的含量均值无差异外，其余镁、锌、铁、铬、锰、铜6种金属元素的含量均表现出特别显著的差异，尤以铬、锰为甚，回族铬

的含量均值比汉族高54%，锰含量则高170%。

　　同一性别不同民族间及同一民族不同性别间的比较，均进一步说明，对汉、回两族来说，民族因素对发中金属元素含量的影响重于性别因素的影响。

　　作者在探讨民族因素是否对同一国家中不同民族的人发中微量元素的含量构成影响。我们采集了17个民族、同一年龄段的人群发样进行了测定，分析发现不同民族的人发中金属元素含量的均值存在着一定的差别。为深入探讨民族因素对不同民族人发中金属元素含量的影响的大小及性别因素的影响，我们随机选取了39例汉族青年与52例回族青年的发样进行了测定和比较研究。

实验部分

　　发样采集：中央民族大学刚入校新生，分属于10余个系、部，分别来自宁夏、青海、甘肃、山东、云南、内蒙古、黑龙江等19个省、自治区，年龄均在18~20岁，身体健康，发育良好。汉族男27例，女12例；回族男36例，女16例，且父母双亲皆为回族。采枕部头发，每例0.5~1 g。

　　发样预处理：将每例发样用1%的"海鸥"洗涤剂浸泡20~30分钟，洗涤。然后用蒸馏水，二次去离子水充分冲洗，置60℃下烘干。称重后，用硝酸—高氯酸的混合液消解，蒸干，定容，待测。

　　测定方法：高频电感耦合等离子体发射光谱法。

　　仪器：ICP-AES，美国Psseries 100型。

实验结果

　　用等离子体发射光谱分析法测定的39例汉族青年与52例回族青年发中7种金属元素的含量均值列在表1中（置信概率均为90%）。

　　比较两水平（两民族或两性别）的差异显著性，用t检验法。检验结果列于表2至表7中。其中：无—无差别；*—显著性差别；**—特别显著性差别。

讨　论

　　回族信仰伊斯兰教，分布范围广，无论是聚居区的回族，还是杂居区、散居区的回族，他们在政治、经济、文化等方面与其他民族，特别是汉族的交往非常密切。但汉族与回族在文化习俗、生活习惯、膳食结构等方面存在着显著性的差异。正是由于这些有史以来的差异，不但使两民族人体中微量元素的来源产生差异，也使得两民族长期以来形成了两民族成员间在对某些元素的吸收与排泄能力上的内在差异，进而表现在人发中某些微量元素在含量上出现了显著或特别显著的差异。从表2可以看出，两民族总体间（男、女比例均为9∶4）除常量元素钙的含量均值无差异外，其余镁、锌、铁、铬、锰、铜6种金属元素的含量均表现出特别显著性差异。回族人发中镁、铁、铬、铜、锰及钙的含量平均值都高于汉族人发中相应元素含量的平均值，尤以铬、锰为甚。回族铬的含量均值高于汉族铬含量均值的54%左右；而锰的含量均值，回族高于汉族170%左右。民族因素对发中所测的几种元素含量的影响特别显著。

　　从同一性别不同民族的角度来看发中所测金属元素含量的平均值，民族因素的影响同样很显著。表3中汉、回两民族男性发中7种金属元素含量均值的差异呈现出与汉、回两民族总体大致相同的情况。其中铜、铬、锰、铁4种元素的含量均值为特别显著性差异；锌的含量为显著性差异；仅在钙、镁两元素的含量上表现为无差异。表4汉、回两民族女性发中7种金属元素的含量均值中，表现为特别显著性的差异的元素略有变化。其中镁、铬、锰为特别显著性差异；锌、钙为显著性差异；铁、铜无差异。由此进一步说明了民族因素对发中所测元素的含量的显著影响。

　　同一民族不同性别间发中所测元素含量均值的差异显著性比起民族间的差异显著性相对要弱多了，

且因民族而异。对汉族来说，我们的分析数据显示出同一年龄段的男、女青年间在所测的 7 种元素的含量均值上波动很小，t 检验彼此间无差异，性别因素没产生影响。回族同一年龄段的男、女青年间在所测 7 种金属元素含量平均值上表现了一定程度的差异。钙、镁含量均值为特别显著性差异，女性发中镁的含量均值高出男性 65% 以上；女性发中钙的含量均值高出男性 75% 以上；发锰的含量男、女性别间为显著性差异，男发中锰的含量均值高出女性 23% 左右；而发铬、锌、铁、铜 4 种元素的含量均值，男、女性别间无差异。

抛开民族，只从性别角度看（表 7），男性与女性的发锌、铁、铬、锰、铜 5 种元素的含量均无差别，只是发钙、发镁两种元素的含量均值表现为特别显著性的差异，这和表 3 所列的检验结果对照，可见这种差异来自回族内部的男性与女性间的发钙、发镁含量均值的特别显著性差异。进一步说明，对汉、回两族来说，民族因素对发中金属元素含量的影响重于性别因素的影响。

表 1　汉族与回族人发中元素的含量（10^{-6}）

	汉　族			回　族		
	男	女	总体	男	女	总体
例数	27	12	39	36	16	52
Ca	896.3 ± 129.3	919.4 ± 209.7	906.2 ± 106.4	743.8 ± 56.5	1314 ± 186.9	917.3 ± 89.6
Mg	110.4 ± 17.5	99.4 ± 16.5	105.7 ± 12.1	119.1 ± 13.3	197.4 ± 30.6	141.1 ± 16.0
Zn	121.6 ± 14.6	125.3 ± 14.2	123.2 ± 10.1	140.9 ± 9.0	150.0 ± 13.2	145.8 ± 8.8
Fe	25.47 ± 5.28	26.56 ± 7.86	25.80 ± 4.28	40.31 ± 6.40	32.70 ± 10.50	38.01 ± 5.41
Cr	5.56 ± 1.16	4.87 ± 1.30	5.26 ± 0.81	8.49 ± 0.79	7.53 ± 1.05	8.20 ± 0.63
Mn	2.20 ± 0.56	2.26 ± 0.76	2.22 ± 0.43	6.55 ± 0.62	5.30 + 0.72	6.15 ± 0.51
Cu	10.67 ± 1.27	11.51 ± 2.65	11.03 ± 1.18	15.18 ± 1.16	13.44 ± 1.53	14.23 ± 1.03

表 2　汉族与回族人发中金属元素含量的均值差别检验

元素	汉族 $\overline{X}_1$（μg/g）	回族 $\overline{X}_2$（μg/g）	S_1	S_2	n_1	n_2	$\overline{S}$	t	P
Ca	906.2	917.3	391.7	391.8	39	52	391.8	−0.13	无
Mg	105.7	141.1	45.0	68.8	39	52	59.8	−2.80	＊＊
Zn	123.2	145.8	37.7	38.2	39	52	38.0	−2.81	＊＊
Fe	25.8	38.01	15.90	23.20	39	52	20.41	−2.82	＊＊
Cr	5.26	8.20	3.09	2.71	39	52	2.88	−4.87	＊＊
Mn	2.22	6.15	1.58	2.11	39	52	1.90	−9.77	＊＊
Cu	11.03	14.23	4.39	4.44	39	52	4.42	−3.42	＊＊

注：$t_{0.1,89} = 1.67$，$t_{0.05,89} = 1.99$，$t_{0.01,89} = 2.64$。

表 3　汉族男性与回族男性发中金属元素含量的均值差别检验

元素	汉族 $\overline{X}_1$（μg/g）	回族 $\overline{X}_2$（μg/g）	S_1	S_2	n_1	n_2	$\overline{S}$	t	P
Ca	896.3	743.8	392.8	200.7	27	36	0.15#	1.57#	无
Mg	110.4	119.1	53.2	47.2	27	36	49.8	−0.69	无
Zn	121.6	140.9	44.5	32.7	27	36	37.9	−2.0	＊
Fe	25.47	40.31	16.05	22.78	27	36	20.2	−2.88	＊＊
Cr	5.56	8.49	3.52	2.82	27	36	3.14	−3.67	＊＊

元素	汉族$\overline{X}_1$(μg/g)	回族$\overline{X}_2$(μg/g)	S_1	S_2	n_1	n_2	$\overline{S}$	t	P
Mn	2.20	6.55	1.70	2.20	27	36	2.00	-8.54	＊＊
Cu	10.67	15.18	3.87	4.11	27	36	4.01	-4.42	＊＊

注：$t_{0.1.61}=1.67$，$t_{0.05.61}=1.99$，$t_{0.01.61}=2.66$。

#对原始数据经对数变换后（F检验等方差）的两组标准偏差与统计量，以下同。

表4 汉族女性与回族女性发中金属元素含量的均值差别检验

元素	汉族$\overline{X}_1$(μg/g)	回族$\overline{X}_2$(μg/g)	S_1	S_2	n_1	n_2	$\overline{S}$	t	P
Ca	919.4	1314	403.7	427.1	12	16	417.4	-2.47	＊
Mg	99.4	197.4	31.8	70.0	12	16	58.6	-4.38	＊＊
Zn	125.3	150.0	27.4	30.2	12	16	29.1	-2.23	＊
Fe	25.80	32.70	15.13	24.10	12	16	20.80	-077	无
Cr	4.87	7.53	2.48	2.39	12	16	2.43	-2.87	＊＊
Mn	2.26	5.30	1.47	1.65	12	16	1.58	-5.04	＊＊
Cu	11.51	13.44	5.11	3.50	12	16	4.26	-1.19	无

注：$t_{0.1.26}=1.71$，$t_{0.05.26}=2.06$，$t_{0.01.26}=78$。

表5 回族男性与女性发中金属元素含量的均值差别检验

元素	汉族$\overline{X}_1$(μg/g)	回族$\overline{X}_2$(μg/g)	S_1	S_2	n_1	n_2	$\overline{S}$	t	P
Ca	743.8	1314	2007.7	427.1	36	16	0.13#	-6.25#	＊＊
Mg	119.1	197.4	47.2	70.0	36	1	55.0	4.74	＊＊
Zn	140.9	150.0	32.1	30.2	36	16	31.5	-0.96	无
Fe	40.31	32.70	22.78	24.11	36	16	23.20	1.09	无
Cr	8.49	7.53	2.82	2.39	36	16	2.70	1.18	无
Mn	6.55	5.30	2.20	1.65	36	1 6	2.05	2.03	＊
Cu	15.18	13.44	4.14	3.50	36	16	3.94	1.47	无

注：$t_{0.1.50}=1.68$，$t_{0.05.50}=2.01$，$t_{0.01.50}=2.68$。

表6 汉族男性与女性发中金属元素含量的均值差别检验

元素	汉族$\overline{X}_1$(μg/g)	回族$\overline{X}_2$(μg/g)	S_1	S_2	n_1	n_2	$\overline{S}$	t	P
Ca	896.3	919.4	392.7	403.7	27	12	396.0	-0.17	无
Mg	110.4	99.4	53.2	31.8	27	12	47.8	0.66	无
Zn	121.6	125.3	44.5	27.4	27	12	40.2	-0.26	无
Fe	25.47	26.56	16.05	15.13	27	12	15.78	-0.20	无
Cr	5.56	4.87	3.52	2.48	27	12	3.25	0.61	无
Mn	2.20	2.26	1.70	1.47	27	12	1.64	-0.11	无
Cu	10.67	11.51	3.87	5.11	27	12	4.28	0.57	无

注：$t_{0.1.37}=1.69$。

表7 汉、回两族男性与女性发中金属元素含量的均值差别检验

元素	汉族 $\overline{X}_1$（μg/g）	回族 $\overline{X}_2$（μg/g）	S_1	S_2	n_1	n_2	$\overline{S}$	t	P
Ca	826.2	1145	329.4	417.4	63	28	358.4	3.92	＊＊
Mg	118.9	155.4	4.8	58.6	63	28	52.6	3.05	＊＊
Zn	134.8	139.4	36.5	29.7	63	28	34.5	-0.59	无
Fe	33.94	29.74	20.20	20.80	63	28	20.4	-0.13	无
Cr	7.23	6.39	3.14	2.43	63	28	2.94	1.26	无
Mn	4.69	4.00	2.00	1.58	63	28	1.88	1.62	无
Cu	13.44	12.61	4.01	4.26	63	28	4.09	-0.68	无

注：$t_{0.1,89}=1.67$，$t_{0.05,89}=1.99$，$t_{0.01,89}=2.64$。

（原载于《微量元素与健康研究》1995 年第 3 期）

人发微量元素与性别关系的模式识别分类研究

（1998）

章 元 朱尔一 庄峙厦 李 波 王小如

（厦门大学化学系，材料和生命过程分析科学国家教委开放研究实验室）

[导读] 测定人发样品中 22 种元素含量，从 80 例训练样本中选出影响性别判断较显著的变量，用偏最小二乘法处理这些变量组成的数据，可得到男性和女性分类清晰的二维判别图。该预报模型对预留的 39 个样本的预测准确率为 81%。

通过人发微量元素分析，若能判别出人的性别，可以对公安侦破等方面起积极的辅助作用。

人体中的化学元素特别是微量元素是维持人体生命活动的必要物质，在体内具有重要的生理功能和营养作用。人发作为人体组织的一部分，其中元素含量能反映人体内微量元素运动变化的平衡水平及积累状况。人发是最容易取样的部分，并且化学元素与人发角质氨基酸具有亲和固化作用。人发一经生长出来，其中的微量元素含量就基本稳定，具有较好的分析重现性。对人发中微量元素进行测定分析，并对所得大量数据进行分析研究，对了解人体内微量元素与各种疾病之间的关系有积极的作用。

本研究对用原子光谱分析技术测定福州地区正常人发样品中 22 种微量元素所获得的数据进行处理，考虑到变量间的非线性关系，采用了变量扩维及压缩筛选方法（即引入原始变量的非线性项，包括变量的平方项、所有二次交叉项及变量两两相除项，再用正交递归选择法对所有的变量进行压缩筛选，该法可使二类样本分辨能力大大提高）。用 PLS 方法对筛选的变量所组成的数据进行分类处理，建立性别判断模型，用于性别的判断。通过人发微量元素含量的分析，若能判别出人的性别，可以对公安侦破等方面起积极的辅助作用。

1 实验部分

用感应耦合等离子体原子发射光谱及石墨炉原子吸收光谱仪测定人发样品中 22 种微量元素，表 1 列

出了男性和女性头发样品中 22 种微量元素的平均含量、总平均值及标准偏差，样本总数 119，其中男性 74 例，女性 45 例。

表1　人发样品中微量元素光谱分析

元素	男性 $\overline{X}_1$（$\mu g/g$）	女性 $\overline{X}_2$（$\mu g/g$）	$\overline{X}$	s	元素	男性 $\overline{X}_1$（$\mu g/g$）	女性 $\overline{X}_2$（$\mu g/g$）	$\overline{X}$	s
B	5361.47	4366.10	4985.07	981.68	Fe	41.13	30.65	37.17	29.93
As	79.52	53.56	69.71	29.01	Mn	4.54	4.54	4.54	3.24
Mo	10.84	5.82	8.94	4.94	Cr	9.22	4.42	7.41	4.76
Zn	219.47	177.26	203.51	76.60	Mg	53.19	54.51	53.69	26.76
Se	56.39	31.2l	46.87	25.97	V	11.53	5.69	9.32	5.29
Pb	36.89	22.02	31.26	13.96	Na	104.30	98.55	102.13	61.71
Ba	4.86	4.73	4.81	3.22	Al	85.99	51.72	73.03	39.85
Ni	12.31	6.25	10.02	5.72	Ca	655.84	742.21	688.50	278.19
Co	8.34	4.13	6.75	3.81	Cu	20.75	15.93	18.93	4.75
Cd	2.79	1.37	2.26	1.28	Ti	7.88	5.18	6.86	3.90
Si	23.13	15.43	20.22	11.26	K	331.40	233.91	294.53	160.84

2　数据处理结果与讨论

2.1　数据预处理

研究样本总数 119 个，为对判别模型预报能力进行检验，先将样本分为两部分，其中用于训练的样本 80 个，用于预报检验的样本 39 个。训练样本中第一类为 46 个男性头发样本，第二类为 34 个女性头发样本。测得的数据在进行计算机分析前，先进行标准化，使各变量均值为 0，均方差为 1。

2.2　扩维与正交递归选择法筛选变量结果

为了能得到分类清晰的判别平面图及预报能力较强的模型，对原始数据采用变量扩维及压缩筛选。由于自变量与目标变量间存在非线性关系，所以在筛选的变量中包含各变量线性和非线性因子，非线性因子包括变量的平方项、所有二次交叉项及变量两两相除项，将所有的变量全部参加筛选，即对原有变量进行扩展。在影响性别判定的因素中变量两两相除项比变量的平方项、所有二次交叉项重要得多，所以将变量两两相除项保留，平方项、所有二次交叉项删除，所剩的变量重新用正交递归选择法筛选，变量筛选用 PRESS 判据，根据 PRESS 值为最低或接近最低，从 2000 多个变量中筛选出 7 个含信息量较多的变量（表2）。

表2　筛选人发非线性因子

变量	K/Co	Mo	Cd/Mo	Co/Al	B/K	B/Al	V/Cu
男性 $\overline{X}_1$	40.157	10.846	0.265	0.101	20.558	77.947	0.534
女性 $\overline{X}_2$	60.227	5.817	0.239	0.083	21.976	100.883	0.354
$\overline{X}$	47.746	8.944	0.255	0.094	21.095	86.620	0.466
s	21.051	1.945	0.056	0.021	10.039	47.007	0.154

2.3 PLS 法处理结果

PLS 方法在进行正交分解时引入了目标变量（分类）信息，能较有效地确定两类样本点在多维空间中变化的总趋势，经过正交分解得到的正交分量中，第一分量包含的信息最多，其次是第二分量，可用这两个分量构成判别平面。采用 PLS 算法处理用正交递归选择法筛选出的 7 个变量数据，所得判别分类图见图 1。

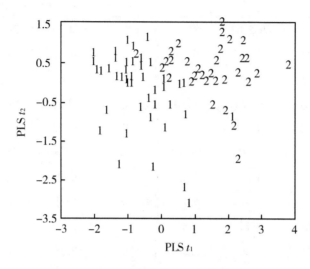

1. 男性　2. 女性

图 1　用 PLS 法处理所选变量的结果

由图 1 可看出，应用变量扩维及正交递归选择法筛选变量，再用 PLS 法处理，能得到男女两类头发样本清晰分类的图，两类样本点明显分布在两个不同的区域。

2.4 预报模型

根据 PRESS 判据用正交递归选择法筛选出 7 个变量后，再用 PLS 法对筛选出的 7 个变量进行数据处理，并根据 PRESS 值最低，删除含噪音多的隐变量，保留 4 个隐变量，建立预报模型，模型系数见表 3，其中系数 1 为数据标准化后的模型系数，系数 2 为数据未经过标准化的模型系数。

表 3　筛选变量及模型系数

因素	模型系数 1	模型系数 2	贡献顺序	因素	模型系数 1	模型系数 2	贡献顺序
K/Co	0.076 711	0.006 427	6	Mo	$-0.342\ 34$	-0.1841	1
Cd/Mo	$-0.234\ 24$	$-6.990\ 63$	2	Co/Al	-0.2153	-11.3679	3
B/K	$-0.121\ 12$	$-0.016\ 48$	4	B/Al	$-0.015\ 15$	$-0.000\ 47$	7
V/Cu	0.120 695	1.352 559	5	Const	0	5.177 216	

用先前预留下的 39 个样本（其中男性 28 例，女性 11 例）代入预报模型，可得到模型的预测值，按照预测值与期望值的接近程度决定属于哪一类，预测准确率为 81%，比不经过变量扩维及筛选直接用 PLS 回归所预报的准确率高 10%，这一结果说明模型选择（变量选择）的准确性对模型判断准确性有重大的影响，因为模型中自变量与目标变量间可能存在非线性关系，所以只考虑线性关系，用 PLS 等线性方法处理，得到模型的预报准确性较低。以上分析还可得出，对于性别判断有较大影响的因素及排列顺序为 Mo、Cd/Mo、Co/Al，从表 2 可看出，这 3 种因素男性均高于女性。

（原载于《高等学校化学学报》1998 年第 7 期）

对苗族畲族人体头发中 7 种金属元素综合指标的聚类分析比较研究

（1999）

杨若明　王振英

（中央民族大学）

[导读] 以人发中钙、镁、铁、锰、铜 、锌、铬 7 种元素含量作为综合指标，首次用聚类分析法对苗族、畲族进行了综合考察。无论是用相关系数或用距离作为相似性量度，苗族和畲族青年头发在整体水平上存在明显的差别，达到了民族之间的区分，误判率为 5%。

1　前　言

中国是个多民族国家。民族之间存在诸多差异，有些已经探明，有些尚待研究。为此，本文作者曾首次对中国 17 个民族的青年人体发中的钙、镁、铁、锰、铜、锌和铬 7 种常量及微量元素的含量用高频电感耦合等离子体发射光谱法（ICP-AES）进行了测定，并用方差分析法多重比较 t 法进行了单因素多水平的差别检验，得到了有价值的结果，还对我国不同地区同一民族人发中元素含量用方差分析进行了显著性检验。但是，用单因素差别检验尚有局限性，人体（包括头发）中各微量元素的含量分布是一个整体表现，因此，希望通过多元分析作出对人体头发中元素含量的综合评价，以进行民族之间的比较研究，在这方面，聚类分析法不失为一种好的手段。本文首次用聚类分析方法对所测得的 7 种元素含量指标进行综合评价，既考虑每个指标的独立作用，又考虑指标之间相互作用。作为初步尝试，先对苗族和畲族青年人体发中钙、镁、铁、锰、铜、锌及铬的含量进行测定得到的数据阵进行聚类分析，聚类分析的结果，在 7 种金属元素含量的指标整体水平上，达到了民族之间的较好区分，误判率合乎要求。结果提示，有可能经过更多的验证之后，在更多的民族之间进行聚类分析比较研究，得到极有价值的结果。

2　实验部分

2.1　发样来源及采集

中央民族大学一年级新生中来自该民族主要聚居区的苗族、畲族男女青年，年龄 17 ~ 21 岁，身体健康。采样时用不锈钢剪刀剪枕部头发 2 ~ 3 克。

2.2　发样的预处理和测定

发样用洗涤剂浸泡充分后，用蒸馏水、二次去离子水冲洗充分，烘干，称重，用硝酸分解，定容，以备使用。

用美国 Psseries 1000 型 ICP-AES 仪，对头发中 Ca、Mg、Fe、Mn、Cu、Zn 及 Cr 7 种元素进行测定，所用试剂均为光谱纯级，水为二次去离子水。

3　结果和讨论

用 ICP-AES 法对 20 个样本中，Ca、Mg、Fe、Mn、Cu、Zn 及 Cr 含量的测定数据列于表中（表略），其中，苗族、畲族各 10 个样本，苗族 1~10 号，畲族 11~20 号。

3.1 数据变换与相似性统计量的获得

（1）数据变换

实验测得数据阵 $\boldsymbol{X}$（$N \times P$），N 为样本数，每个样本有 P 个指标，为使 P 个指标等权，在聚类分析之前，对原始数据阵的每列进行标准化处理。本文采用 Z - 变换，即将 X_{ij} 变为 Z_{ij}，计算公式如下：

$$Z_{ij} = \frac{X_{ij} - \overline{X}._j}{S_j} \quad (i = 1, 2, \cdots, N; \, j = 1, 2, \cdots, P) \tag{1}$$

式中，

$$\overline{X}._j = \frac{1}{N} \sum_{i=1}^{N} X_{ij}, \qquad S_j = \sqrt{\frac{1}{N} \sum_{i=1}^{N} (X_{ij} - \overline{X}._j)^2}$$

变换后的数据构成一个新的数据阵 $\boldsymbol{Z}$（$N \times P$）如下：

$$\boldsymbol{Z} = \begin{bmatrix}
-0.303 & -0.035 & 0.593 & 0.150 & -0.209 & -0.684 & 0.530 \\
-1.156 & -1.247 & 0.044 & 0.171 & -0.040 & 1.051 & -0.929 \\
-0.388 & 0.474 & 0.684 & -1.157 & 0.240 & -0.650 & -0.770 \\
2.024 & 1.514 & -0.556 & -0.618 & 0.671 & 1.187 & -1.508 \\
-0.091 & -0.605 & -0.256 & -0.469 & 1.210 & 0.949 & -1.087 \\
-1.015 & -1.387 & 1.937 & 0.160 & -0.245 & -0.582 & -0.421 \\
0.239 & 2.075 & 0.544 & 2.618 & -0.174 & 0.167 & -1.328 \\
1.666 & 1.410 & 0.110 & -1.040 & 2.234 & 1.391 & -0.918 \\
2.684 & 0.911 & 1.846 & -0.114 & 0.671 & 1.187 & 1.197 \\
-0.913 & -0.272 & 2.016 & 1.553 & 1.372 & -1.986 & -1.470 \\
-0.040 & -0.079 & -0.778 & -0.934 & -1.155 & -0.378 & 0.459 \\
0.090 & -0.374 & -0.882 & 1.394 & -1.026 & 0.405 & 0.596 \\
-0.533 & -0.933 & -0.808 & 0.551 & -1.004 & -1.752 & 0.131 \\
0.054 & -0.306 & -1.299 & -0.061 & -0.762 & -0.541 & 1.126 \\
-0.500 & 0.848 & -0.374 & 0.740 & -1.473 & -0.344 & 0.388 \\
-0.042 & 1.014 & -0.504 & -0.583 & 1.480 & 0.031 & 0.202 \\
-0.675 & -0.295 & -0.282 & -1.158 & -0.606 & -0.344 & 0.306 \\
-0.441 & -1.120 & -1.251 & -1.069 & -0.697 & -1.092 & 0.262 \\
-0.343 & -0.800 & -0.086 & 0.097 & -0.649 & 1.323 & 1.601 \\
-0.315 & -0.773 & -0.726 & -0.209 & -0.024 & -0.412 & 1.628 \\
\end{bmatrix}$$

（2）相似性值的获得

聚类分析中按聚类对象的不同分为 Q 型和 R 型。本文对样品聚类，即 Q 型聚类，以达到按民族不同划分类型的目的。本文选用相关系数及距离分别作为相似性值作为划分类型的依据。

用 r_{kl} 来表示第 k 个样品与第 l 个样品的相关系数，其计算公式为：

$$r_{kl} = \frac{\sum_{j=1}^{p} (z_{kj} - \overline{Z}_k.)(Z_{lj} - \overline{Z}_l.)}{\sqrt{\sum_{j=1}^{p} (z_{kj} - \overline{Z}_k.)^2 \cdot \sum_{j=1}^{p} (Z_{lj} - \overline{Z}_l.)^2}} \tag{2}$$

式中，

$$\overline{Z}_k. = \frac{1}{p} \sum_{j=1}^{p} Z_{kj}, \qquad \overline{Z}_l. = \frac{1}{p} \sum_{j=1}^{p} Z_{lj}$$

Z_{kj}，Z_{kl} 为数据阵 Z（$N \times P$）中第 $i = k$ 及 $i = l$ 行的变量。

计算出数据阵的全部 r_{kl} 值之后，形成一个由相关系数组成的实对称矩阵 R：

$$R = \begin{bmatrix} r_{11} & r_{12} & \cdots & r_{1i} & \cdots & r_{1N} \\ r_{21} & r_{22} & \cdots & r_{2i} & \cdots & r_{2N} \\ \cdots & \cdots & \cdots & \cdots & \cdots & \cdots \\ r_{i1} & r_{i2} & \cdots & r_{ii} & \cdots & r_{iN} \\ \cdots & \cdots & \cdots & \cdots & \cdots & \cdots \\ r_{N1} & r_{N2} & \cdots & r_{Ni} & \cdots & r_{NN} \end{bmatrix}$$

该矩阵称为样品相关系数矩阵，简称相关矩阵 R，其中主对角线上的元素均为 1，即 $r_{ii} = 1$（$i = 1$，2，$\cdots$，N），r_{kl} 的值在 -1 与 $+1$ 之间。根据 r_{kl} 接近于 1 的程度，可决定样品 k 与 l 之间的相似程度，从而对样品进行分类。

本实验所得的相关矩阵 R 如下：

$$R = \begin{bmatrix}
1 \\
-0.307 & 1 \\
0.220 & -0.216 & 1 \\
-0.800 & -0.131 & 0.262 & 1 \\
-0.632 & 0.701 & 0.157 & 0.467 & 1 \\
0.606 & 0.429 & 0.261 & -0.588 & 0.034 & 1 \\
0.101 & 0.040 & 0.008 & 0.207 & -0.136 & -0.023 & 1 \\
-0.653 & -0.026 & 0.499 & 0.856 & 0.665 & -0.413 & -0.109 & 1 \\
-0.096 & -0.345 & 0.305 & 0.385 & -0.160 & 0.012 & -0.450 & 0.333 & 1 \\
0.521 & 0.132 & 0.393 & -0.293 & 0.092 & 0.673 & 0.433 & -0.147 & -0.319 & 1 \\
0.026 & -0.588 & -0.213 & 0.004 & -0.644 & -0.497 & -0.389 & -0.180 & 0.426 & -0.790 & 1 \\
-0.144 & 0.152 & -0.937 & -0.275 & -0.374 & -0.229 & 0.242 & -0.627 & -0.352 & -0.347 & 0.269 & 1 \\
0.598 & -0.360 & -0.502 & -0.611 & -0.706 & 0.122 & 0.197 & -0.776 & -0.301 & -0.281 & 0.109 & 0.551 & 1 \\
-0.238 & -0.101 & -0.760 & -0.142 & -0.294 & -0.562 & -0.364 & -0.304 & -0.047 & -0.835 & 0.722 & 0.703 & 0.217 & 1 \\
0.242 & -0.300 & -0.317 & -0.268 & -0.766 & -0.185 & 0.526 & -0.638 & -0.323 & -0.153 & 0.447 & 0.615 & 0.499 & 0.362 & 1 \\
-0.202 & -0.278 & 0.428 & 0.369 & 0.411 & -0.516 & -0.191 & 0.662 & -0.171 & -0.076 & -0.041 & -0.554 & -0.389 & -0.094 & -0.356 & 1 \\
0.319 & -0.265 & 0.228 & -0.348 & -0.351 & -0.033 & -0.691 & 0.103 & 0.310 & -0.496 & 0.683 & -0.237 & -0.204 & 0.372 & 0.072 & 0.194 & 1 \\
0.237 & -0.490 & -0.366 & -0.301 & -0.373 & -0.318 & -0.730 & -0.204 & 0.234 & -0.474 & 0.640 & 0.182 & 0.388 & 0.654 & -0.051 & 0.154 & 0.521 & 1 \\
0.008 & 0.353 & -0.613 & -0.495 & -0.113 & 0.045 & -0.526 & -0.498 & -0.027 & -0.598 & 0.467 & 0.554 & 0.071 & 0.764 & 0.180 & -0.387 & 0.515 & 0.448 & 1 \\
0.379 & -0.227 & -0.493 & -0.614 & -0.337 & -0.127 & -0.662 & -0.473 & -0.098 & -0.366 & 0.507 & 0.337 & 0.482 & 0.693 & 0.081 & 0.050 & 0.537 & 0.907 & 0.647 & 1
\end{bmatrix}$$

用距离表示相似性值的方法与上述方法类似。第 k 个样品与第 1 个样品的距离（本文采用欧氏距离）计算公式如下：

$$D_{kl} = \sqrt{\sum_{i=1}^{N} (Z_{kj} - Z_{lj})^2} \tag{3}$$

计算出 Z 数据阵的全部 D_{kl} 之后，形成一个由距离组成的实对称矩阵 D。

3.2　聚类谱系图的获得

用相关系数作为相似性量度（相关型），依据矩阵 R 的数据，将该数据阵的样本中按 r_{kj} 接近 1 的程度分别连接起来，从而得到一个聚类谱系图（图 1）。

同时还用距离作为相似性量度（距离型），用最短距离法对该样本数据进行了聚类分析，得到另一个聚类谱系图（图 2）。

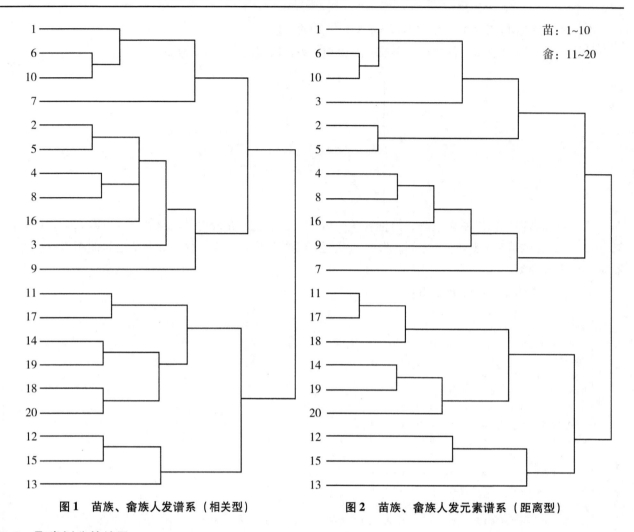

苗：1~10

畲：11~20

图1 苗族、畲族人发谱系（相关型）　　　　　**图2** 苗族、畲族人发元素谱系（距离型）

3.3　聚类划分的结果

　　为了划分各类，将聚类谱系图1、图2中最高连线切断，从两个图中各得到两大类，分类结果列于表1和表2分别与图1及图2对应，该表按样本号、分类号排列，分类号1为苗族、2为畲族。

表1　聚类分析的结果（相关型）

1—1	2—1	3—1	4—1	5—1	6—1	7—1	8—1	9—1	10—1
11—2	12—2	13—2	14—2	15—2	16—1	17—2	18—2	19—2	20—2

表2　聚类分析的结果（距离型）

1—1	2—1	3—1	4—1	5—1	6—1	7—1	8—1	9—1	10—1
11—2	12—2	13—2	14—2	15—2	16—1	17—2	18—2	19—2	20—2

　　由分类结果看出，对7种金属元素含量的指标的综合评价，苗族与畲族之间达到了明显的区分，苗族10个样本完全归为第一大类，畲族除16号一个样本归入第一类外，其余9个归为第二类，误判率为5%，符合要求。

　　另外，依次切断图1、图2中由高到低的连线，也可发现，在第一及第二大类中，各存在一些稳定类，用两种方法聚类的结果是一致的，从而加强了聚类分析的可信程度。

（原载于《中央民族大学学报：自然科学版》1999年第1期）

用聚类分析方法对土家族和瑶族人发中 7 种元素综合指标的比较研究

（1999）

杨若明　　王振英

（中央民族大学）

[**导读**] 依照头发中钙、镁、铁、铜、锰、锌、铬 7 种元素含量，用相关系数法和欧氏距离法在整体水平上比较，土家族和瑶族发样之间存在明显的差别，误判率为 0。来自不同地区的同一民族，接近程度较大；来自同一地区的不同民族，差别都较大。

1　前　言

为了研究同一国家不同民族间人体头发中微量及常量元素含量是否有显著差异以进行民族之间的比较研究，本文作者曾首次对我国 17 个民族人发中 7 种元素含量进行了测定，并分别就每一种元素的含量对 17 个民族进行了方差分析（多重比较 t 法）（马萨特（比）等，1990），对不同地区同一民族人发中元素含量进行了单因素方差分析（王振英等，1995a、b），均得到了有价值的结果。为了进一步探讨多种元素含量在整体水平上的差别情况，本文作者又首次用聚类方法对不同民族之间头发中多种元素指标进行了比较研究的尝试（杨若明等，1994）。本文对土家族和瑶族人体头发中钙、镁、铁、锰、铜、锌、铬 7 种元素含量应用聚类分析方法进行综合评价，以进行民族之间的比较研究。聚类分析结果表明，在 7 种元素含量的整体水平上，达到了民族之间的较好区分。

2　实验部分

2.1　发样来源及采集

来自民族主要聚居区的中央民族大学一年级土家族和瑶族新生，年龄 17～21 岁，身体健康。采样时用不锈钢剪刀采枕部头发 2～3 克。

2.2　发样的预处理及测定

发样用洗涤剂浸泡充分后，用蒸馏水、二次去离子水冲洗充分后，烘干，称重，硝酸分解，定容，以备使用。

用美国 Psseries 1000 型 ICP-AES 仪，对发样中 Ca、Mg、Fe、Mn、Cu、Zn 及 Cr 7 种元素含量进行测定，所用试剂均为光谱纯级，水为二次去离子水。

3　结果和讨论

对 20 个样本中 7 种元素测定的结果列于表中（因篇幅限制，表略）。其中，土家族 1～10 克，瑶族 11～20 克。

3.1 数据规范化

实验测得的原始数据含 20 个样本，每个样本有 7 个指标分别与测定的 7 种元素对应。由于不同元素在含量的数量级上有差别。例如，Ca 含量在 450～1700 $\mu g/g$ 范围，而 Cr 的含量仅在 1～10 $\mu g/g$ 数量级。为了分类，可以认为样品中 Ca 含量 100 $\mu g/g$ 数量级的差别与 Cr 含量 0.1 $\mu g/g$ 的数量级的差别同等重要。但是，如果用原始数据计算相似性量度，Cr 含量之间的差别与 Ca 含量之间差别比较，将显得微不足道。因此，为了消除变量变化总幅度的影响，在进行聚类分析之前，应对原始数据进行变换以达到数据规范化。

实验测得的数据构成原始数据阵 X（$N \times P$），N 为样本数，每个样本有 P 个指标。为了使 P 个指标等权，对原始数据阵的每列进行标准化处理。本文采用 Z-变换作标准处理（杨若明等，1999），又称自身规范化。是用 S_j 为单位将 X_{ij} 表示为 Z_{ij}，计算公式为：

$$Z_{ij} = \frac{X_{ij} - \overline{X}_{\cdot j}}{S_j} \quad (i = 1, 2, \cdots, N; j = 1, 2, \cdots, P) \tag{1}$$

式中，

$$\overline{X}_{\cdot j} = \frac{1}{N}\sum_{i=1}^{N} X_{ij}, \quad S_j = \sqrt{\frac{1}{N-1}\sum_{i=1}^{N}(X_{ij} - \overline{X}_{\cdot j})^2}$$

经 Z-变换后的标准化值构成一个新的数据阵 Z（$N \times P$），见表 1。

表 1　标准化值

N \ P	1	2	3	4	5	6	7
1	-0.129	0.213	-0.833	-0.808	-0.761	-0.710	0.969
2	0.403	0.057	-0.870	-0.797	0.184	0.774	0.938
3	-0.208	-0.805	-0.632	-0.716	0.000	0.677	1.273
4	2.511	0.582	-0.928	-0.394	-1.595	0.645	0.738
5	0.546	-0.484	-0.942	-0.856	-0.675	-0.645	0.796
6	0.359	-0.446	-0.842	-0.606	-1.160	-0.194	0.665
7	1.166	0.213	0.026	-0.859	-0.564	1.677	0.896
8	-1.375	-1.061	-0.693	-0.339	-0.534	-1.355	0.681
9	-0.825	-1.008	-0.658	0.818	0.307	-1.064	0.692
10	-0.009	-0.719	-0.912	-0.882	-1.178	0.935	0.631
11	-0.261	-0.071	0.382	2.430	2.147	-0.710	0.269
12	0.300	0.582	0.004	0.388	0.736	1.645	-0.888
13	-0.799	-0.270	0.180	0.636	0.982	0.903	-1.580
14	-1.080	-0.750	-0.215	-0.635	-0.699	-0.258	-0.523
15	1.941	2.457	2.684	0.653	0.491	0	0.038
16	-0.498	-0.629	1.338	0.884	1.472	-0.322	-0.377
17	0.385	0.753	1.162	1.860	0.429	-0.452	-0.573
18	-0.758	2.457	-0.096	-0.392	0.859	-1.097	-1.015
19	-0.920	-0.369	0.373	-1.115	0.613	1.322	-1.935
20	-0.755	-0.813	1.487	0.810	-1.215	-1.619	-1.727

3.2 相似性矩阵的获得

为达到按民族不同划分类型的目的，本文对样品聚类。分别选用相关系数及欧氏距离作为相似性量度。用 r_{kl} 表示第 k 个样品与第 l 个样品的相关系数，计算方法如下：

$$r_{kl} = \frac{\sum_{j=1}^{P} (Z_{kj} - \overline{Z}_{k\cdot})(Z_{lj} - \overline{Z}_{l\cdot})}{\sqrt{\sum_{j=1}^{P} (Z_{kj} - \overline{Z}_{k\cdot})^2 \cdot \sum_{j=1}^{P} (Z_{lj} - \overline{Z}_{l\cdot})^2}} \tag{2}$$

式中，

$$\overline{Z}_{k\cdot} = \frac{1}{P}\sum_{j=1}^{P} Z_{kj}, \quad \overline{Z}_{l\cdot} = \frac{1}{P}\sum_{j=1}^{P} Z_{lj}$$

Z_{kj}，Z_{lj} 为矩阵 $\mathbf{Z}$ $(N \times P)$ 中第 $i = k$ 及 $i = l$ 行的变量。

计算出数据阵的全部 r_{kl} 值之后，形成一个由相关系数组成的实对称矩阵 $\mathbf{R}$，称为样品相关系数矩阵、亦称相关矩阵、相似性矩阵。其中，主对角元素均为 1，即 $r_{ii} = 1$ $(i = 1, 2, \cdots, N)$，r_{kl} 的值在 -1 与 $+1$ 之间，根据 r_{kl} 接近于 1 的程度，可决定样品 k 与 l 之间的相似程度，从而对样品进行分类。

$$R = \begin{bmatrix} r_{11} & r_{12} & \cdots & r_{1N} \\ r_{21} & r_{22} & \cdots & r_{2N} \\ \cdots & \cdots & \cdots & \cdots \\ r_{N1} & r_{N2} & \cdots & r_{NN} \end{bmatrix}$$

用 d_{kl} 表示第 k 个与第 l 个样品之间的欧氏距离，计算公式为：

$$d_{kl} = \sqrt{\sum_{j=1}^{P} (Z_{kj} - Z_{lj})^2} \tag{3}$$

式中，Z_{kj}、Z_{lj} 为数据阵 $\mathbf{Z}$ $(N \times P)$ 第 $i = k$ 及 $i = l$ 行的变量。

计算出数据阵的全部 d_{kl} 值之后，构成一个由距离组成的实对称矩阵 $\mathbf{D}$，称为样品的距离矩阵，也称为相似性矩阵。其中，主对角线上的元素均为 0，d_{kl} 均为正值。d_{kl} 值越小，表示差别越小，以此来对样品分类。

以 7 号和 10 号样品为例，相关系数 $r_{7,10}$ 与距离 $d_{7,10}$ 的详细计算过程见表 2 及表 3。

表 2　7 号样品与 10 号样品的相关系数计算

i ＼ j	1	2	3	4	5	6	7	$\overline{Z}_i$	$\sum_{j=1}^{7}(Z_{ij}-\overline{Z}_{i\cdot})^2$
样品 7	1.166	0.213	0.026	−0.859	−0.564	1.677	0.896	0.365	
样品 10	−0.009	−0.719	−0.912	−0.882	−1.178	0.935	0.631	−0.305	
$Z_{7,j} - \overline{Z}_{7\cdot}$	0.801	−0.152	−0.339	−1.224	−0.929	1.312	0.531		5.144
$Z_{10,j} - \overline{Z}_{10\cdot}$	0.296	−0.414	−0.607	−0.577	−0.837	1.240	0.936		4.136

$$r_{7,10} = \frac{\sum_{j=1}^{7} (Z_{7,J} - \overline{Z}_{7\cdot})(Z_{10,J} - \overline{Z}_{10\cdot})}{\sqrt{5.114 \times 4.136}} = 0.899$$

表3　7号与10号样品的距离计算

$\dfrac{\quad j}{i\quad}$	1	2	3	4	5	6	7	$\sum$	$\sqrt{\sum}$
7	1.166	0.213	0.026	-0.859	-0.564	1.677	0.896		
10	-0.009	-0.719	-0.912	-0.882	-1.178	0.935	0.631		
$Z_{7,j}-\overline{Z}_{10,j}$	1.157	0.932	0.938	0.023	0.614	0.742	0.265		
$(Z_{7,j}-\overline{Z}_{10,j})^2$	1.157^2	0.932^2	0.938^2	0.023^2	0.614^2	0.742^2	0.265^2	4.0854	2.021

$$d_{7,10}=\sqrt{\sum(Z_{7,j}-\overline{Z}_{10,j})^2}=\sqrt{4.0854}=2.021$$

　　求得数据阵的全部相关系数，并列成表4的相关系数矩阵。求得数据阵的全部欧氏距离后，列成表5的相似性（距离）矩阵 **D**。

3.3　聚类谱系图的获得

3.3.1　相关系数法

　　依据表4的相关系数矩阵 **R**，找出其中最接近于1的数值，如 $r_{7,10}=0.899$，$r_{2,3}=0.829$，$r_{5,6}=0.864$，$r_{17,20}=0.866$，$r_{12,19}=0.814$ 等；按照接近于1的程度将样本连接起来，但连线不应出现倒转，由此而得到图1所示的谱系图。

3.3.2　欧氏距离法

　　依据表5的欧氏距离矩阵 **D**，找出其中最小数值，如 $d_{5,6}=0.751$，$d_{1,5}=0.998$，$d_{2,3}=1.166$，$d_{12,13}=1.176$，$d_{6,10}=1.252$，$d_{3,10}=1.421$ 等。按照最短距离将样本连接起来，同样连线不应出现倒转，由此而得到图2所示的谱系图。

3.4　聚类划分

　　为了达到聚类划分的目的，我们可以依次切断聚类谱系图中的最高连线。

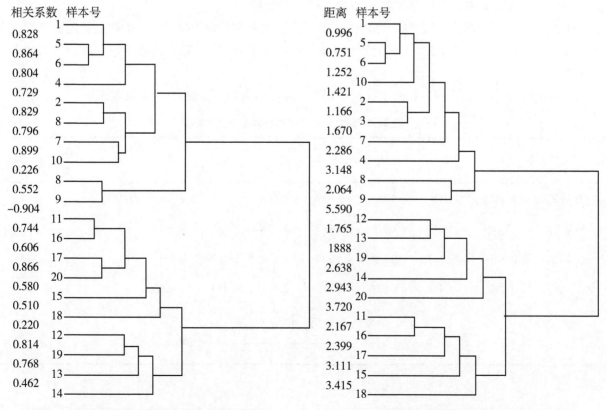

图1　由相关系数法求得的头发样本的聚类谱系
（1～10号土家族，11～20号瑶族）

图2　由距离法求得的头发样本的聚类谱系
（1～10号土家族，11～20号瑶族）

表4 相关系数矩阵 **R**

	1	2	3	4	5	6	7	8	9	10	11	12	13	14	15	16	17	18	19	20
1	1.0																			
2	0.601	1.0																		
3	0.495	0.829	1.0																	
4	0.510	0.511	0.214	1.0																
5	0.828	0.688	0.589	0.720	1.0															
6	0.742	0.633	0.580	0.804	0.864	1.0														
7	0.374	0.745	0.602	0.729	0.536	0.683	1.0													
8	0.196	-0.303	0.170	-0.475	0.031	-0.030	-0.344	1.0												
9	0.136	-0.119	0.226	-0.399	0.123	-0.009	-0.568	0.552	1.0											
10	0.449	0.783	0.769	0.624	0.564	0.757	0.899	0.175	0.204	1.0										
11	-0.381	-0.416	-0.310	-0.679	-0.389	-0.550	-0.904	0.288	0.778	-0.693	1.0									
12	-0.636	0.044	-0.185	-0.073	-0.568	-0.411	0.159	-0.762	-0.520	0.049	-0.118	1.0								
13	-0.860	-0.399	-0.355	-0.619	-0.880	-0.793	-0.380	-0.300	-0.086	-0.384	0.413	0.787	1.0							
14	-0.314	-0.153	0.239	-0.503	-0.481	-0.245	-0.080	0.481	-0.045	0.194	-0.120	0.118	0.329	1.0						
15	-0.084	-0.537	-0.745	0.104	-0.176	-0.209	-0.151	0.002	-0.543	-0.497	-0.233	-0.125	-0.145	-0.186	1.0					
16	-0.684	-0.668	-0.336	-0.867	-0.637	-0.765	-0.745	0.461	0.412	-0.705	0.744	-0.004	0.589	0.315	0.025	1.0				
17	-0.533	-0.948	-0.886	-0.377	-0.595	-0.563	-0.791	0.116	0.188	-0.805	0.606	-0.013	0.363	-0.113	0.488	0.545	1.0			
18	0.028	-0.275	-0.589	-0.297	-0.350	-0.489	-0.461	-0.176	-0.221	-0.633	0.152	0.136	0.156	-0.248	0.510	0.052	0.325	1.0		
19	-0.699	-0.064	-0.120	-0.388	-0.673	-0.592	0.111	-0.352	-0.553	-0.073	-0.150	0.814	0.786	0.462	0.026	0.312	-0.080	0.141	1.0	
20	-0.532	-0.959	-0.733	-0.363	-0.555	-0.460	-0.569	0.388	0.054	-0.623	0.353	-0.157	0.243	0.220	0.580	0.586	0.866	0.061	-0.001	1.0

表 5　欧氏距离矩阵 D

	1	2	3	4	5	6	7	8	9	10	11	12	13	14	15	16	17	18	19	20
1	0																			
2	1.856	0																		
3	1.920	1.166	0																	
4	3.142	2.847	3.513	0																
5	0.998	1.759	1.794	2.778	0															
6	1.110	1.764	1.726	2.576	0.751	0														
7	2.856	1.670	2.198	2.286	2.687	2.411	0													
8	2.505	3.433	2.844	5.056	2.739	2.748	4.247	0												
9	2.448	2.958	2.498	4.358	2.488	2.586	4.129	2.064	0											
10	1.972	1.660	1.421	2.924	1.772	1.252	2.037	3.243	3.148	0										
11	4.583	4.352	4.360	5.819	4.650	4.754	5.148	4.214	2.927	5.198	0									
12	3.700	2.618	3.155	3.930	3.701	3.484	2.705	4.427	3.799	3.273	3.732	0								
13	3.991	3.421	3.598	5.104	4.016	3.846	3.934	3.831	3.281	3.725	3.312	1.765	0							
14	2.163	3.051	2.352	4.295	2.276	2.046	3.443	1.943	2.362	2.163	4.451	3.254	2.715	0						
15	5.173	4.992	5.509	4.821	5.326	5.301	4.433	5.623	5.696	5.761	4.795	4.133	4.989	5.592	0					
16	3.920	3.684	3.804	5.373	3.928	3.971	4.243	3.013	2.700	4.248	2.167	2.967	2.193	3.133	4.310	0				
17	3.939	3.939	4.183	4.584	4.061	3.957	4.155	3.842	3.310	4.453	2.399	2.932	2.840	3.720	3.111	2.195	0			
18	3.586	3.955	4.523	5.198	4.137	4.242	4.727	4.274	4.124	4.748	4.276	3.578	3.592	3.720	4.307	3.829	3.415	0		
19	4.119	3.775	3.598	5.231	4.116	3.947	3.795	4.089	4.225	3.550	4.943	2.450	1.888	2.638	5.504	3.323	4.180	3.939	0	
20	4.213	5.002	4.782	5.590	4.252	4.070	5.276	2.954	3.971	4.612	4.556	4.539	3.640	2.943	5.299	3.294	3.219	4.443	4.148	0

在由相关系数法得到的谱系图 1 中，我们先切断数值为 -0.904 的连线，这时得到（1，5，6，4，2，3，7，10，8，9）和（11，16，17，20，15，18，12，19，13，14）两大类，再切断 0.226 和 0.220 的两条连线（因为这两条线的相似性属于同一级区间），得到了（1，5，6，4，2，3，7，10）、（8，9）、（11，16，17，20，15，18）和（12，19，13，14）四类。依次再切断 0.462 的连线，得到五类。相继切断连线可得到如下结果：

（1，5，6，4，2，3，7，10，8，9）（11，16，17，20，15，18，12，19，13，14）（$k=2$）

（1，5，6，4，2，3，7，10）（8，9）（11，16，17，20，15，18）（12，19，13，14）（$k=4$）

（1，5，6，4，2，3，7，10）（8，9）（11，16，17，20，15，18）（12，19，13）（14）（$k=5$）

（1，5，6，4，2，3，7，10）（8，9）（11，16，17，20，15）（18）（12，19，13）（14）（$k=6$）

（1，5，6，4，2，3，7，10）（8）（9）（11，16，17，20，15）（18）（12，19，13）（14）（$k=7$）

（1，5，6，4，2，3，7，10）（8）（9）（11，16，17，20）（15）（18）（12，19，13）（14）（$k=8$）

同样道理，在由欧氏距离法得到的谱系图 2 中，先切断数值为 5.590 的最高连线，得到两大类，再切断 3.720 的连线，得到三大类，依次切断 3.415 的连线，切断 3.148 和 3.111 的连线，相继再切断连线，得到如下结果：

（1，5，6，10，2，3，7，4，8，9）（12，13，19，14，20，11，16，17，15，18）（$k=2$）

（1，5，6，10，2，3，7，4，8，9）（12，13，19，14，20）（11，16，17，15，18）（$k=3$）

（1，5，6，10，2，3，7，4，8，9）（12，13，19，14，20）（11，16，17，15）（18）（$k=4$）

（1，5，6，10，2，3，7，4）（8，9）（12，13，19，14，20）（11，16，17）（15）（18）（$k=6$）

（1，5，6，10，2，3，7，4）（8，9）（12，13，19，14）（20）（11，16，17）（15）（18）（$k=7$）

（1，5，6，10，2，3，7，4）（8，9）（12，13，19）（14）（20）（11，16，17）（15）（18）（$k=8$）

3.5　结论

在两种方法获得的聚类谱系图中，切断最高连线，都可以得到两大类，每类中各包括 10 个样本，分别是来自土家族及瑶族的人发样品，1～10 号为土家族样品归为一类，11～20 号为瑶族样品归为另一类。

这表明，依照头发中钙、镁、铁、锰、铜、锌和铬 7 种元素的含量，在整体水平上比较，土家族与瑶族之间存在着明显的差别。

3.6　讨论

两种方法聚类，$k=2$ 时，每大类均包括并且只包括了一个民族，误判率为 0。

分别选择相关系数和欧氏距离为相似性量度值，这是由于在大多数情况下，距离能更好地反映差别，而相关系数则能更好地发现相似性。本文用两种方法聚类分析的结果是基本一致的。尤其是 $k=2$ 时的结果完全一致，这更提高了结论的可信度。

在两个聚类谱系图中，依次考察了 k 为 3、4、5、6、7、8 时的分类情况，发现两种方法分类在 k 值增大时，有所不同，但是，总存在着一些共同的稳健类。例如，（1，2，3，4，5，7，10）（11，16，17）和（12，13，19），说明这些样本在 7 种元素含量总体水平上的接近程度更大。对照样本来源，发现这些含在稳健类中的样本，并非一定来自同一地区，而是含有夹自不同地区的同一民族。例如，1，2，3，4，5，7，10 号的土家族样本分别来自湖北、湖南、四川和贵州；11 号和 16，17 号是分别来自广西和湖南的瑶族；12，13，19 号则包含了广东、广西和贵州 3 个省份（自治区）。从另一方面看，同是来自贵州的 6，7，8 号（土家族）与 15，19 号（瑶族）的差别都很大。这应源于民族的不同。这一现象本文作者曾在单元素水平上作过比较。结论一致。

本文研究结果更进一步表明，我国不同民族间在人发所含重要元素的综合指标上存在着明显的差别，更多研究将会表明这一结论的普遍意义。

致谢：中央民族大学科研处、学生处、各系提供发样的同学；北京市理化分析测试中心的田小青、潘品良同志；北京大学化学与分子工程学院童沈阳教授；国家环保局全浩教授。

（原载于《人类学学报》1999 年第 2 期）

蒙汉回五岁健康儿童头发中5种金属元素含量的比较研究

（1999）

刘子忠[1]　万　宝[1]　陈海燕[1]　刘建平[2]　艾　荣[2]　朱　华[2]

（1. 内蒙古教育学院　2. 内蒙古医院）

[导读] 内蒙古呼和浩特市蒙、汉、回族 5 岁健康儿童发中锌、铁、铜、镁、钙五元素含量中，每一种元素含量平均值均随民族、性别的不同而不同，其中锌含量在性别因素上和镁含量在民族因素上差异特别显著。此外，铁、铜、钙含量在民族因素上和铁含量在民族和性别交互作用上也较显著。

头发是人体诊断最理想的活体材料，其中微量元素含量与人体内微量元素的新陈代谢有着密切的关系。目前国内大部分地区已开展了此项研究，并已建立了人发所含元素正常值及各种相关病症的数据库。但地处偏僻的少数民族地区，此项研究却起步较晚，目前既无评价少数民族儿童头发所含元素的正常值，更没有对其差异进行比较研究。本文以呼和浩特市区 196 例 5 岁健康男女蒙、汉、回族儿童头发为研究对象，用火焰原子吸收光谱分析法，测定了其发样中 Zn、Fe、Cu、Mg、Ca 5 种元素的含量，并用多因素方差统计分析法加以分析比较。

1　对象和方法

1.1　对象

在同一期间，任意选取呼和浩特市区蒙汉回幼儿园的 5 岁男女儿童（其父母均为本民族）为采集发样对象，经内蒙古自治区医院儿科专家严格体检，取其健康儿童枕部发根 0.5 g 为研究对象，共采集 196 份头发，其中蒙古族男孩 35 份，蒙古族女孩 35 份；汉族男孩 30 份，汉族女孩 31 份；回族男孩 34 份，回族女孩 31 份。

1.2　发样分析方法

将采集的发样取 0.5 g，用非离子型洗衣粉热水浸泡 0.5 h，用自来水冲洗干净，再用一、二次去离子水（电导率 $\leqslant 2.5\ \mu\Omega/cm$）洗涤 6 次，90% 下恒温烘干 4 h，用分析天平准确称取 0.2000 g 左右干燥发样，用分析纯硝酸和高氯酸按 3:1 比例硝化，并作空白，将硝化后的发样用二次去离子水转移至 25 mL 容量瓶中，定容至刻度。在 WFX-10 型原子吸收光谱仪（外接微机处理器）上，调整仪器至最佳状态，空白调零，分别测定试样中 Zn、Fe、Cu、Mg、Ca 5 种元素的含量。同时以上海原子核研究所研制的国家一级标准物质头发标样（GBW09101）做对照，标准值与本法测定值（$\mu g/g$）分别为：Zn：189 ± 5 和 189.6 ± 4.73；Fe：71.2 ± 6.6 和 72.5 ± 1.00；Cu：23 ± 1.4 和 22.93 ± 1.19；Mg：105 ± 6.6 和 104.82 ± 2.82；Ca：1090 ± 72 和 1089.7 ± 83.5。结果表明，本文所建立的分析方法准确可靠，简便灵敏，适用于样本量少的临床检测。测得 5 岁蒙汉回男女健康儿童的平均值见表 1。

| 表1　蒙汉回5岁健康儿童发样中五种元素含量的平均值 | | | | | 单位：$\mu g/g$ |
	Zn	Fe	Cu	Mg	Ca
蒙古族　男（35例）	89.34	11.82	10.71	54.02	252.34
蒙古族　女（35例）	69.51	10.28	10.67	45.25	238.92
汉族　男（30例）	119.40	8.63	8.19	128.38	517.09
汉族　女（31例）	68.02	20.43	7.98	34.67	397.07
回族　男（34例）	104.20	11.56	11.98	61.26	277.97
回族　女（32例）	77.81	9.79	8.85	84.25	386.11

2　结果分析

2.1　总体分析

从表1可见，蒙汉回3民族男女性别5岁儿童发样中各元素含量平均值随民族、性别的不同而不同，且差别较大。

将5岁蒙汉回健康儿童头发中 Zn、Fe、Cu、Mg、Ca 每一种元素含量的原子光谱测定值，按民族（蒙、汉、回）和性别（男、女）两因素并考虑民族和性别间的交互作用进行 2×3 多因素方差分析，分别计算平方和（SS_t、SS_b、SS_w、SS_A、SS_B、$SS_{A \times B}$），自由度（df_t、df_b、df_w、df_A、df_B、$df_{A \times B}$）、均方（MS_A、MS_B、$MS_{A \times B}$、MS_w）和 F 值，并进行 F 检验。其中，

$$SS_t = \sum_{i=1}^{p} \sum_{j=1}^{q} \sum_{h=1}^{n_{ij}} X_{ijh}^2 - 1/N \left(\sum_{i=1}^{p} \sum_{j=1}^{q} \sum_{h=1}^{n_{ij}} X_{ijh} \right)^2;$$

$$SS_b = \sum_{i=1}^{p} \sum_{j=1}^{q} 1/n_{ij} \left(\sum_{h=1}^{n_{ij}} X_{ijh} \right)^2 - 1/N \left(\sum_{i=1}^{p} \sum_{j=1}^{q} \sum_{h=1}^{n_{ij}} X_{ijh} \right)^2;$$

$$SS_w = \sum_{i=1}^{p} \sum_{j=1}^{q} \sum_{h=1}^{n_{ij}} X_{ijh}^2 - \sum_{i=1}^{p} \sum_{j=1}^{q} 1/n_{ij} \left(\sum_{h=1}^{n_{ij}} X_{ijh} \right)^2;$$

$$SS_A = \sum_{i=1}^{p} 1/n_{ij} \left(\sum_{j=1}^{q} \sum_{h=1}^{n_{ij}} X_{ijh} \right)^2 - 1/N \left(\sum_{i=1}^{p} \sum_{j=1}^{q} \sum_{h=1}^{n_{ij}} X_{ijh} \right)^2;$$

$$SS_B = \sum_{j=1}^{q} 1/n_{ij} \left(\sum_{i=1}^{p} \sum_{h=1}^{n_{ij}} X_{ijh} \right)^2 - 1/N \left(\sum_{i=1}^{p} \sum_{j=1}^{q} \sum_{h=1}^{n_{ij}} X_{ijh} \right)^2;$$

$$SS_{A \times B} = SS_b - SS_A - SS_B;$$

$$N = \sum_{i=1}^{p} \sum_{j=1}^{q} n_{ij};$$

$$df_w = df_t - df_b;$$

$$df_t = N - 1;$$

$$df_b = pq - 1;$$

$$df_{A \times B} = (p-1)(q-1);$$

$$df_A = p - 1;$$

$$df_B = q - 1;$$

$$MS_A = \frac{SS_A}{df_A};$$

$$MS_B = \frac{SS_B}{df_B};$$

$$MS_{A \times B} = \frac{SS_{A \times B}}{df_{A \times B}};$$

$$MS_w = \frac{SS_S}{df_w}$$

F 值为各均方与组内均方的比值 $F = SS/MS_w$，式中 X_{ijh} 表示某一儿童头发中某一元素含量的测定值，p，q，n_{ij} 分别为民族数、性别数和某一民族、某一性别儿童有效发样测定值数。按上述计算方法计算所得 F 值如表2。

表2　蒙汉回5岁儿童发样中所含元素多元素总体方差分析 F 值

	Zn	Fe	Cu	Mg	Ca
民族因素 A	5.24 **	27.70 **	32.56 **	80.26 **	44.39 **
民族因素 B	69.32 **	13.04 **	15.57 **	1.94	0.072
A × B	6.23 **	44.12 **	12.45 **	14.01 **	12.09 **

注：$F_{0.01}(2, 190) = 4.71$，$F_{0.01}(1, 190) = 6.76$，$F_{0.05}(2, 190) = 3.04$，$F_{0.05}(1, 190) = 3.89$。

从表2中可以看出5岁儿童发样中5种元素含量在民族、性别和民族与性别交互作用上（除 Mg 和 Ca 在性别上，$P > 0.05$）均有显著差异（$P < 0.01$），其中 Zn 元素含量在性别上（$F = 69.32$，$P < 0.01$）和 Mg 元素含量在民族因素上（$F = 80.26$，$P < 0.01$）差异特别显著，此外，Fe、Cu、Ca 含量在民族因素上和 Fe 含量在民族与性别交互作用下也较显著（$P < 0.01$）。

2.2　具体变异来源

在总体方差分析的基础上，进一步对5岁儿童发样中五元素含量在民族和性别两因素上进行多因素具体方差分析，寻找其具体变异来源，具体计算 F 值见表3，并进行 F 检验。从表3中分析可得五元素差异的具体变异来源。

2.2.1　Zn 元素含量　见表1。

表3　蒙汉回5岁儿童发样中五元素含量多因素具体方差分析 F 值

变异	来源	Zn	Fe	Cu	Mg	Ca
民族	男性水平上	20.44 **	8.23 **	58.61 **	132.67 **	78.55 **
	女性水平上	2.50	92.58 **	40.14 **	57.29 **	39.90 **
性别	蒙古族水平上	9.62 **	1.73	0.007	1.69	0.19
	汉族水平上	56.33 **	87.18 **	0.18	21.82 **	12.91 **
	回族水平上	15.83 **	6.23 *	40.28 **	10.81 **	11.17 **

蒙汉回5岁儿童发样中 Zn 元素男性间差异特别显著（$F = 20.44$，$P < 0.01$），而女性之间无显著性差异（$F = 2.50$，$P > 0.05$）；从性别差异上看，蒙古族男女差异显著（$F = 9.62$，$P < 0.01$），回族男女差异也较显著（$F = 15.83$，$P < 0.01$），汉族男女差异特别显著（$F = 56.33$，$P < 0.01$）。

2.2.2　Fe 元素含量　见表1。蒙汉回3民族5岁儿童发样中 Fe 含量在男性之间（$F = 8.23$，$P < 0.01$），女性之间（$F = 92.85$，$P < 0.01$）均存在显著差异，且女性之间差异特别显著；将同民族不同性别儿童

发样中 Fe 含量进行比较，蒙古族儿童男女间无显著差异（$F = 1.73$，$P > 0.05$），回族男女间差异较显著（$F = 6.25$，$P < 0.05$），而汉族男女间差异极显著（$F = 87.18$，$P < 0.01$）。

2.2.3　Cu 元素含量　见表1。蒙汉回3民族发样中 Cu 含量在民族、性别上均存在显著差异，其中男性之间（$F = 58.61$，$P < 0.01$），女性之间（$F = 40.16$，$P < 0.01$）的差异均特别显著；蒙古族男女之间（$F = 0.007$，$P > 0.05$）汉族男女之间（$F = 0.18$，$P > 0.05$）均无显著性差异，而回族男女之间差异却极显著（$F = 40.28$，$P < 0.01$）。

2.2.4　Mg 元素含量　见表1。蒙汉回3民族儿童发样中 Mg 含量，男性之间（$F = 132.67$，$P < 0.01$）、女性之间（$F = 57.29$，$P < 0.01$）的差异均特别显著，且男性间较女性间差异更显著；蒙古族男女性别间差异不显著（$F = 1.69$，$P > 0.05$），汉族、回族男女性别间均存在显著差异（$P < 0.01$）。

2.2.5　Ca 元素含量　　见表1。与 Mg 元素含量相似，蒙汉回3民族儿童发样中 Ca 含量男性之间（$F = 78.55$，$P < 0.01$）、女性之间（$F = 30.90$，$P < 0.01$）的差异均极显著，且男性间较女性间差异更显著，蒙古族男女之间差异极不显著（$F = 0.19$，$P > 0.05$），汉族男女间（$F = 12.91$，$P < 0.01$）、回族男女间（$F = 11.17$，$P < 0.01$）均有显著性差异。

总之，蒙汉回5岁健康儿童发样中 Zn、Fe、Cu、Mg、Ca 五元素中每一种元素含量随民族、性别的不同而不同。用头发中上述5种元素来评价和诊断蒙汉回5岁儿童营养状况时，应参照不同地区、不同民族、不同性别、不同年龄标准来评价和诊断。

（原载于《广东微量元素科学》1999年第2期）

对蒙古和朝鲜族人发中微量元素综合
指标的聚类分析

（2000）

杨若明[1]　　张经华[2]　　全　浩[3]

（1. 中央民族大学　2. 北京市理化分析测试中心　3. 中日友好环境保护中心）

[导读] 依据头发中钙、镁、铁、锰、铜、锌6种元素含量的综合水平，分别用两种谱系聚类法、一种非谱系聚类法，以及一种判别分析验证法进行分类，结果都可将蒙古族和朝鲜族的头发样本分别归为两大类，说明同是取样于中国东北地区的蒙古族和朝鲜族两民族之间的人发中，重要元素的综合水平存在着明显的差别。

头发中微量元素的含量与人体内微量元素的代谢变化及其营养状态有关。因此，头发中微量元素含量的测定已经被广泛应用于许多领域的研究工作之中。

作者曾首次对我国17个民族人发中 Ca、Mg、Fe、Mn、Cu、Zn、Cr 7种元素含量进行了测定，进行了单因素多水平的差别检验；还对我国不同地区同一民族人发中元素含量作了方差分析，均得到了有价值的结果。然而由于人体（包括头发）中各种微量元素的含量分布是一种整体表现，为了对7种元素含量的综合指标进行比较，作者又曾首次对苗族和畲族及土家族与瑶族分别进行了谱系聚类分析。本实验对居住于东北地区的蒙古族和朝鲜族男女青年人发中 Ca、Mg、Fe、Mn、Cu、Zn 6种元素用原子吸收光谱法进行了测定，用谱系聚类和非谱系聚类两种方法对六维数据阵进行了解析，又用线性判别函数对聚类结果进行了判别。综合评价的结果表明,在人发中6种元素含量的综合指标上,两民族之间较好区分。

实验部分

1 样品来源

聚居于中国东北地区的蒙古族和朝鲜族男女青年,年龄为18~23岁,身体健康。采样时用不锈钢剪刀剪枕部头发2~3 g。

2 测定

2.1 预处理:发样用洗涤剂浸泡充分后,用蒸馏水、二次去离子水充分冲洗、烘干、称重,用硝酸分解,定容,以备用。

2.2 测定:用澳大利亚 GBC-906 原子吸收分光光度计,对发样中 Ca、Mg、Fe、Mn、Cu、Zn 6 种元素的含量进行了测定,所用试剂均为光谱纯级,水为二次去离子水。

结果与讨论

将36个样本的6个元素指标的测定数据构成原始数据阵 X $(N \times P)$(矩阵略),其中 N 为样本数,1~18 为蒙古族,19~36 为朝鲜族;每个样本有 P 个指标,$P = 6$。

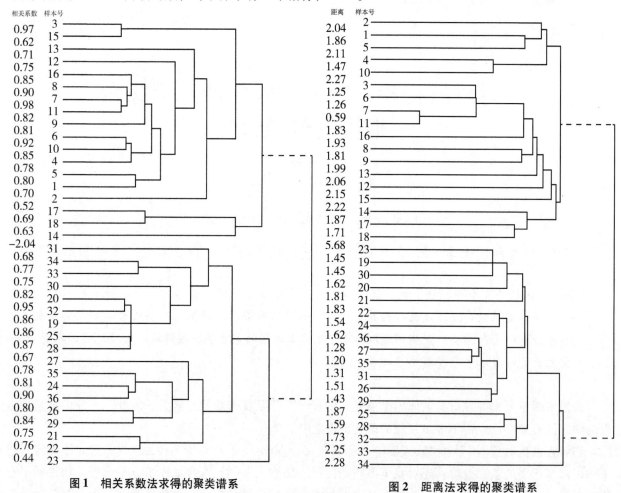

图1 相关系数法求得的聚类谱系　　　　　图2 距离法求得的聚类谱系

1 数据规范化

由于不同元素的含量数量级有差别,为了使 P 个指标等权,对原始数据阵的每列通过 Z-变换进行标准化(自身规范化)处理,得到标准化数据阵 Z $(N \times P)$(矩阵略)。

2　谱系聚类分析

分别选用相关系数及距离作为相似性量度对样本聚类，方法见相关文献，由此得到图 1 和图 2。切断每个图中的最高连线，两个谱系图都可以分成两大类，各包括 1～18 及 19～36 号样本，分别属于蒙古族及朝鲜族，误判率为零。

3　非谱系聚类分析

在谱系聚类的基础上又进行了非谱系聚类。采用按批修改法的步骤如下：

①选定一种起始分类方案；

②计算各类的重心作为凝聚点；

③将所有样本按与其相似性量度值重新归类；

④再计算每一类的重心作为新的凝聚点；

⑤重复③与④，直至进行到收敛，得到一个不变的分类方案为止。

本实验按谱系图中的分类，把样本分为两类作为起始分类方案，Ⅰ类为蒙古族，Ⅱ类为朝鲜族，计算出两类重心及该样本的均值向量（表 1）。以此为凝聚点，第一次迭代，计算所有样本与其相关系数，得到聚类结果及两类新的重心；第二次迭代，得到了与上次相同的聚类结果，从而停止计算（迭代计算结果见表 2）。由表 2 可见，非谱系聚类的结果与样本归属的民族的实际情况比较，有 2 个误判，其余均符合民族归属，误判率为 5.6%。

4　判别分析验证

为了对样本集进一步验证，又用了判别分析方法。本实验采用了 Fisher 的判别方法。其基本思想是：把 P 维空间的点投影到低维空间，并且选择适当的投影方向，使不同总体的点群合理地划分。在本实验中，把两个民族划分为两个总体的情况下，就是把代表元素指标的 6 个变量，线性变换成仅含一个单变量的线性函数，这个函数称为线性判别函授。其式如下：

$$Z = 2.14（Ca）+ 1.36（Mg）+ 0.49（Fe）- 2.49（Mn）+ 0.43（Cu）+ 0.19（Zn）$$

分界点 e = 0.06。将每一个样本的 6 个指标代入上式，算出该样本的判别得分 Z 值，当 Z > 0.06 时，归入Ⅰ类（蒙古族），当 Z < 0.06 时，归入Ⅱ类（朝鲜族）。根据 Z 的判别结果列于表 3。

由表 3 可见，36 个样本中，只有 9 号样本误判为Ⅱ类，误判率为 2.8%。

5　结论

表 1　起始分类及各类重心

类	样本号	重心					
		Ca	Mg	Fe	Mn	Cu	Zn
Ⅰ	1，2，3，4，5，6，7，8，9，20，11，12，13，14，15，16，17，18	0.68	0.59	-0.02	-0.47	0.06	0.44
Ⅱ	19，20，21，22，23，24，25，26，27，28，29，30，31，32，33，34，35，36	-0.57	-0.55	-0.22	0.50	-0.01	-0.31

表 2　按批修改法的计算结果

迭代次/数	类	样本号	重心					
			Ca	Mg	Fe	Mn	Cu	Zn
1	Ⅰ	1，2，3，4，5，6，7，8，9，10，11，12，13，15，16，17，18，23	0.63	0.59	-0.17	-0.48	-0.06	0.44
	Ⅱ	14，19，20，21，22，24，25，26，27，28，29，30，31，32，33，34，35，36	-0.52	-0.55	-0.07	0.52	0.08	-0.35

续表

选代次/数	类	样本号	重心					
			Ca	Mg	Fe	Mn	Cu	Zn
2	I	1, 2, 3, 4, 5, 6, 7, 8, 9, 10, 11, 12, 13, 15, 16, 17, 18, 23	（重心不变，不必再计算）					
	II	14, 19, 20, 21, 22, 24, 25, 26, 27, 28, 29, 30, 31, 32, 33, 34, 35, 36						

表3 判别分析结果

	第 I 类	第 II 类
样本号	1, 2, 3, 4, 5, 6, 7, 8, 10, 11, 12, 13, 14, 15, 16, 17, 18	9, 19, 20, 21, 22, 23, 24, 25, 26, 27, 28, 29, 30, 31, 32, 33, 34, 35, 36

用两种谱系聚类法，一种非谱系聚类法，以及一种判别分析验证法，得到了基本一致的结论：即依据头发中 Ca、Mg、Fe、Mn、Cu、Zn 6 种元素含量的综合水平，可以将蒙古族和朝鲜族的头发样本分别归为两大类，说明同是取样于中国东北地区的蒙古族和朝鲜族两民族之间的人发中，重要元素的综合水平存在着明显的差别，与本文作者在相关文献中得出的结论一致。

致谢：中央民族大学科研处、学生处，北京大学化学与分子工程学院童沈阳教授。

（原载于《微量元素与健康研究》2000 年第 1 期）

对藏族、畲族、朝鲜族人发中微量元素的聚类分析研究

（2001）

杨若明　金继红

（中央民族大学）

[导读] 对 3 个民族从头发中 7 种元素含量的整体水平上用聚类分析方法进行比较研究，发现藏族、畲族、朝鲜族样本基本上各自聚为 3 类。又将一个维吾尔族样品的测定结果与上述 3 个民族的数据再次进行聚类分析，结果维吾尔族数据不与上述 3 个民族中任何一个民族的数据聚成一类。两次聚类结果都说明，在头发微量元素含量的总体水平上，民族之间的区分比较明显。

人体内微量元素的代谢变化及其营养状态与头发中的微量元素含量有关。因此，头发中微量元素的测定已经被广泛应用于许多领域的研究工作中。我国是一个多民族的国家，为了探讨各民族人体头发中微量元素的含量是否相同，作者曾对我国土家族和瑶族青年人体头发中微量元素的含量进行过测定和聚类分析，两个民族之间在 7 种元素的综合水平上存在着明显差别。本文用等离子体原子发射光谱法（ICP-AES）对我国藏族、畲族、朝鲜族、维吾尔族等不同民族的青年头发中的钙、镁、铁、锰、铜、锌、铬 7 种微量元素进行了测定，并且对 3 个民族（藏族、畲族、朝鲜族）从 7 种元素含量的整体水平上用聚类分析方法进行了比较研究，发现藏族、畲族、朝鲜族样本基本上各自聚为 3 类；又将一个维吾尔族样品的测定结果与上述 3 个民族的数据再次进行聚类分析，结果维吾尔族数据不与上述 3 个民族中任何一个

民族的数据聚成一类；两次聚类结果都说明：在微量元素含量的总体水平上，民族之间区分比较明显。

1　对象与方法

样品采集　中央民族大学一年级新生中来自该民族聚居区的本民族男、女青年，年龄在 17～21 岁，身体健康。采样时用不锈钢剪刀剪枕部头发 2～3g。

测定方法　将头发用洗涤剂浸泡，并用自来水和去离子水洗净、烘干。精密称取一定量烘干后的头发，用混合酸进行硝化处理后，用美国 Psseries 1000 型 ICP-AES 仪，测定了发样中 7 种元素的含量，数据用计算机处理。

2　结果与讨论

2.1　3 个民族 7 种元素的平均值

藏族、畲族和朝鲜族 3 个民族人体头发中 7 种元素含量的平均值和置信区间见表 1。

表 1　3 个民族 7 种元素的平均值和标准偏差（$n=10$，$p=0.10$）　　　单位：$\mu g/g$

民族	测量统计项目	Ca	Mg	Fe	Mn	Cu	Zn	Cr
藏族	平均值	1136.8	116.91	50.44	1.23	10.66	172.1	3.89
	标准偏差	508.31	39.55	34.47	0.53	1.65	26.90	0.47
畲族	平均值	812.8	87.64	10.83	1.20	8.26	137.16	7.36
	标准偏差	126.38	32.79	2.89	0.76	1.45	23.90	0.99
朝鲜旅	平均值	783.1	122.41	48.4	2.45	9.88	134.23	4.20
	标准偏差	432.7	56.91	30.33	0.96	1.85	31.27	2.06

2.2　3 个民族 7 种元素的聚类分析

2.2.1　数据的标准化

由于不同元素在含量的数量级上有差别，如钙含量在 200～300 $\mu g/g$ 范围，而铬含量仅在 1～10 $\mu g/g$ 范围。为了分类，可以认为样品中钙含量 100 $\mu g/g$ 数量级的差别与铬含量 0.1 $\mu g/g$ 的数量级差别同等重要。可是如果直接用原始数据计算相似性量度，铬含量之间的差别与钙含量之间的差别相比，则显得微不足道。因此在进行聚类之前，应对原始数据进行规范化处理，以消除变量变化总幅度的影响。本文选用 Z 标准化，即对数据进行均数为 0，标准差为 1 的标准化。具体做法如下。

实验测得的数据构成原始数据阵 $\boldsymbol{X}$（$N \times P$），N 为样本数，每个样本有 P 个指标。为了使 P 个指标等权，对原始数据阵的每列进行标准化处理。对数据进行均数为 0，标准差为 1 的标准化。计算公式为：

$$Z_{ij} = \frac{X_{ij} - \overline{X}_{.j}}{S_j} \qquad (i=1, 2, \cdots, N; j=1, 2, \cdots, p)$$

式中：　　$\overline{X}_{.j} = \dfrac{1}{N} \sum_{i=1}^{N} X_{ij}$ 　　　 $S_j = \sqrt{\dfrac{1}{N} \sum_{i=1}^{N} (X_{ij} - \overline{X}_{.j})^2}$

在表 2 矩阵中，各指标的代表值分别为：X1—Ca，X2—Zn，X3—Mg，X4—Cr，X5—Fe，X6—Mn，X7—Cu；样本中 1～8 号为藏族，9～17 号为畲族，18～25 号为朝鲜族。

表 2　标准化数据矩阵

样本	X1	X2	X3	X4	X5	X6	X7
1	0.689 74	0.115 28	0.557 82	-0.520 75	2.522 66	-0.358 21	0.958 35
2	0.403 94	0.903 21	0.034 10	-0.634 19	-0.303 22	-0.416 59	0.902 81

样本	X1	X2	X3	X4	X5	X6	X7
3	0.926 27	− 1.309 05	0.306 44	− 0.566 12	− 0.143 67	0.147 74	2.346 77
4	1.583 29	0.781 99	1.374 81	− 0.638 73	− 0.683 69	− 0.601 46	− 0.879 93
5	0.670 03	1.539 61	0.411 18	− 0.656 88	− 0.548 68	− 0.377 67	− 0.141 29
6	1.438 75	1.751 75	2.464 14	− 0.457 22	0.132 48	− 0.881 68	1.735 87
7	0.193 69	1.842 66	1.605 25	− 0.529 82	2.062 42	− 0.562 54	1.069 42
8	2.283 02	0.297 11	0.934 89	− 0.734 02	0.387 14	− 0.903 08	0.736 20
9	0.384 23	− 0.339 29	− 0.104 16	0.917 71	− 0.815 62	− 1.172 60	− 1.146 51
10	0.594 47	0.357 72	− 0.401 63	1.022 07	− 0.840 17	0.974 77	− 1.013 22
11	− 0.410 77	− 1.563 61	− 0.965 14	0.636 37	− 0.822 68	0.196 39	− 0.991 00
12	0.535 34	0.478 94	− 0.336 69	1.462 23	− 0.938 05	− 0.367 94	− 0.741 09
13	− 0.358 21	− 0.308 99	0.830 15	0.849 64	− 0.714 37	0.371 52	− 1.474 18
14	− 0.640 73	− 0.308 99	− 0.322 02	0.781 57	− 0.699 03	− 1.379 84	− 0.580 03
15	− 0.262 94	− 0.975 70	− 1.153 68	0.745 27	− 0.926 69	− 1.322 44	− 0.674 44
16	− 0.105 26	1.175 95	− 0.831 07	1.857 01	− 0.653 00	− 0.222 00	− 0.624 46
17	− 0.059 26	− 0.369 60	− 0.803 84	1.879 70	− 0.803 35	− 0.504 16	0.019 77
18	− 0.949 53	− 0.369 60	0.264 54	0.668 13	2.123 79	1.412 61	1.236 03
19	− 1.419 30	− 1.475 73	− 1.436 49	0.005 63	− 0.214 24	1.928 29	1.069 42
20	− 1.028 37	− 0.096 85	− 0.627 87	− 1.854 83	0.387 14	1.120 72	− 0.141 29
21	0.344 81	0.054 67	1.416 71	− 0.375 54	− 0.382 99	0.731 53	− 0.219 04
22	− 1.383 16	− 1.709 08	− 0.784 98	− 0.892 84	0.776 81	− 0.144 16	− 0.902 14
23	− 1.471 86	− 0.763 56	− 1.185 10	− 0.947 29	0.111 00	− 0.358 21	− 0.446 74
24	− 1.508 00	− 0.339 29	− 0.604 83	− 0.806 62	− 0.017 87	0.040 71	0.325 22
25	− 0.450 19	0.630 46	− 0.642 53	− 1.210 48	1.003 87	2.648 30	− 0.424 53

2.2.2 主成分分析

由于变量比较多，所以我们先用主成分分析的方法，选用几个主成分进行聚类分析。

计算出主成分的相关矩阵，并计算出相关矩阵特征值如表3和表4所示。

从表4中给出的特征值和各成分所占的方差比例可以看出：前3个特征值解释的方差累计为75%。可以说前3个变量已经概括了大部分信息。后4个变量对方差的贡献率均小于10%。因此，我们取前3个成分作为该问题的主成分进行聚类分析。

表3　主成分的相关矩阵

	X1	X2	X3	X4	X5	X6	X7
X1	1.0000	0.5325	0.6818	0.0280	− 0.0963	− 0.3927	0.2163
X2	0.5325	1.0000	0.6121	− 0.0715	0.1398	− 0.1659	0.1426
X3	0.6818	0.6121	1.0000	− 0.2283	0.2632	− 0.2412	0.3566
X4	0.0280	− 0.0715	− 0.2283	1.0000	− 0.4544	− 0.2253	− 0.3384
X5	− 0.0963	0.1398	0.2632	− 0.4544	1.0000	0.2598	0.5092
X6	− 0.3927	− 0.1659	− 0.2412	− 0.2253	0.2598	1.0000	0.0746
X7	0.2163	0.1426	0.3566	− 0.3384	0.5092	0.0746	1.0000

表4　相关矩阵特征值和各成分贡献率

	特征值	差异	贡献率	累计
PRIN1	2.574 57	0.626 08	0.367 796	0.367 80
PRIN2	1.948 49	1.198 26	0.278 356	0.646 15
PRIN3	0.750 23	0.115 40	0.107 175	0.753 33
PRIN4	0.634 82	0.109 27	0.090 689	0.844 02
PRIN5	0.525 55	0.180 54	0.075 079	0.919 10
PRIN6	0.345 02	0.123 70	0.049 288	0.968 38
PRIN7	0.221 32		0.031 617	1.000 00

2.2.3　谱系聚类分析

利用 SAS 统计软件，进行聚类分析。用平均距离法进行谱系聚类分析，得到聚类谱系图1。

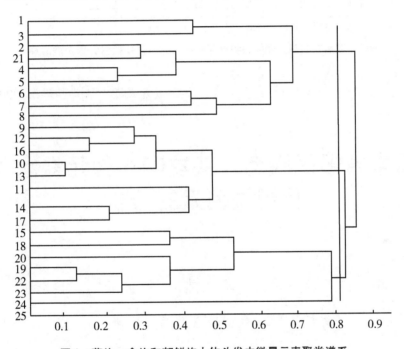

图1　藏族、畲族和朝鲜族人体头发中微量元素聚类谱系

由图1可以看出：切断第二高的连线，我们看到样品聚成（1，3，2，21，4，5，6，8，7），（9，12，16，10，13，11，14，17，15），（18，20，19，22，23，24，25）三大类。其中，样品1~8号来自藏族，9~17来自畲族，18~25来自朝鲜族。从上图我们看到以上3个民族基本上各自聚成一类，只有来自朝鲜族的21号被聚到了来自藏族的第一类，误判率为4%。

我们又将来自维吾尔族的一个样品加入到模式特征集中，与藏、畲、朝鲜族的样品一起聚类分析，结果如图2所示。

由图2可以看出：切断第一高线，来自维吾尔族的样品（30号）单独成为一类；切断第三高线，仍然有（1，7，6，2，5，8，4，3，21），（18，25，20，19，22，23，24，）及（9，16，12，17，14，15，10，13，11）3个大类，分别为来自藏族、朝鲜族和畲族的样品。表明，除了21号样品（朝鲜族）仍然聚到了第一类（藏族）中外，来自3个民族的样品之间的区分是明显的。

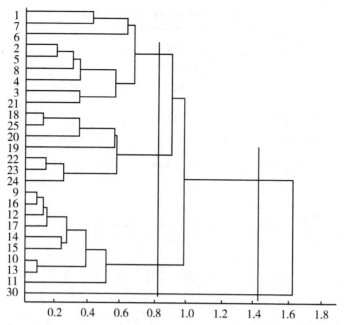

图2 藏族、畲族、朝鲜族和维吾尔族人体头发中微量元素聚类谱系

（原载于《人类学学报》2001年第2期）

云南省多民族老人头发中6种元素含量及相关因素的分析

（2001）

刘凤英[1]　郭子宏[2]　赵　敏[2]　李　燕[1]　胡世云[1]　刘锦桃[1]　尹家元[3]

（1. 云南省妇幼保健院　2. 昆明医学院第二附属医院　3. 云南大学）

[导读] 云南9个地区14个民族60岁以上老年人头发中钙、镁、锌、铜、铝、锶6种元素含量存在明显的地区、性别及民族差异。怒江及西双版纳高锰、低铜，易门县高铜、低锰，迪庆州高锌、高铝、高锶，昆明市低钙、低铝、低锶。怒族、傈僳族、傣族等民族具有高锰、低铜的特点；拉祜族头发钙、锌、铜、锶含量较高，傣族则相反。

微量元素是酶、激素、维生素等活性物质的重要组成成分，在人体的生长、发育、疾病、衰老等方面起着非常重要的作用。为了解微量元素对老年人健康的影响及与疾病的关系。云南省卫生厅、省老龄委、省民委、省计生委等政府部门共同领导，组成协作组对云南省民族进行了综合调查。现将头发中Ca、Mn、Zn、Cu、Al、Sr 6种元素含量的测定结果报道如下。

对象和方法

1 资料来源

取自1999年云南省长寿地区老年人综合调查之微量元素测定部分。

2　对象和方法

2.1　选点及对象　以第四次人口普查资料为依据，对百岁老人所占比例在 1/10 万以上的 18 个（区）县采用多点典型抽样，共调查 60 岁以上老人 6477 人，取其中发样 1237 人份，检测其头发中 Ca、Mn、Zn、Cu、Al、Sr 的含量。其中男性 329 人，女性 908 人；年龄分布：60 岁组 306 人，70 岁组 353 人，80 岁组 353 人，90 岁组 163 人，≥100 岁 62 人。

2.2　方法

　　2.2.1　头发取样方法　用不锈钢剪子剪取受试者后发际距头皮 1～2 cm 处头发 1～2 g，置于干净的发袋内。

　　2.2.2　实验方法　高频电感耦合等离子体发射光谱法，实验仪器为 IPC-AES（日本岛津公司 1000Ⅱ），试剂均为优级纯，标准发样为中国科学院上海原子核研究所生产的国家一级标准物质（GBW09101）。

　　2.2.3　病例对照　基本上同民族、同地区、同性别、同年龄（上下不超过两岁）进行配对比较。心脏病指冠心病和风心病。

2.3　统计学处理　采用 SPSS8.0 for Windows 统计软件包，进行数据处理和统计学分析。

结　果

1　各年龄组头发中 6 种元素含量（表 1、表 2）

头发中 6 种元素含量随年龄增长变化较大，其变化趋势如下。

发钙：男女曲线与年龄关系呈不规则形状，女性 70 岁组发钙含量（484.9 μg/g）高于其他年龄组，随着年龄增长发钙含量逐渐下降，至 100 岁组时发钙含量有上升；男性 80 岁组发钙含量最低（375.7 μg/g），之后随着年龄的增长而增加。总体而言，女性（465.1 μg/g）高于男性（407.6 μg/g），两者 90 岁时有一交叉。

发锰：女性曲线从 60 岁组至 90 岁组呈水平线，100 岁组时陡然下降；男性曲线稍有波动，90 岁组出现低谷，100 岁组发锰增加（与 100 岁组人数太少有关）。其均值男性为 4.0 μg/g，女性为 4.5 μg/g，女性高于男性。

发锌：各年龄组曲线比较平稳，除 60 岁组男性低于女性外，其他年龄组均为男性高于女性，至 100 岁组时男性升高，女性降低，两者呈喇叭口状。其均值男性为 125.6 μg/g，女性为 122.0 μg/g。

表 1　云南省男性老年人不同年龄组头发微量元素含量（$\bar{x} \pm s$, μg/g）

年龄组	人数	钙	锰	锌	铜	铝	锶
60 ～	103	416.5 ± 166.0	3.7 ± 3.3	121.7 ± 25.7	10.4 ± 3.5	25.5 ± 9.0	2.5 ± 2.1
70 ～	102	422.4 ± 155.6	3.9 ± 3.1	129.1 ± 24.7	10.3 ± 2.7	25.4 ± 8.9	2.3 ± 1.9
80 ～	95	375.7 ± 141.1	4.6 ± 3.6	125.0 ± 27.8	10.4 ± 3.1	25.7 ± 8.5	2.7 ± 2.1
90 ～	26	427.0 ± 139.2	3.0 ± 2.4	127.3 ± 23.4	10.0 ± 2.9	23.9 ± 8.9	3.0 ± 2.1
≥100	3	444.8 ± 91.4	4.7 ± 3.5	139.0 ± 28.6	8.4 ± 1.7	25.7 ± 5.5	3.0 ± 3.7
平均	329	407.6 ± 135.9	4.0 ± 3.3	125.6 ± 26.0	10.3 ± 3.1	25.4 ± 8.7	2.5 ± 2.1

表 2　云南省女性老年人不同年龄组头发微量元素含量（$\bar{x} \pm s$, μg/g）

年龄组	人数	钙	锰	锌	铜	铝	锶
60 ～	203	477.9 ± 170.9	4.6 ± 3.5	123.6 ± 27.4	10.9 ± 3.3	24.4 ± 8.3	3.1 ± 2.2
70 ～	251	484.9 ± 182.9	4.6 ± 3.3	121.3 ± 24.0	10.3 ± 2.9	23.7 ± 7.3	2.8 ± 2.1
80 ～	258	465.1 ± 184.2	4.5 ± 3.4	122.4 ± 25.6	10.2 ± 2.8	23.6 ± 7.6	2.8 ± 2.1
90 ～	137	415.3 ± 157.1	4.6 ± 3.7	122.9 ± 23.9	9.7 ± 2.6	24.5 ± 8.0	2.2 ± 1.6

续表

年龄组	人数	钙	锰	锌	铜	铝	锶
≥100	59	451.8±192.0	3.2±2.8	115.7±28.0	8.5±1.8	24.6±8.0	2.1±2.0
平均	908	465.1±178.7	4.5±3.4	122.0±25.5	10.2±2.0	24.0±7.7	2.7±2.1

表3 云南省不同地区老年人头发微量元素含量比较（$\bar{x}±s$, μg/g）

地区	人数	钙	锰	锌	铜	铝	锶
怒江州	180	463.0±176.9	5.7±3.4	122.1±21.7	9.5±2.3	25.1±7.1	3.3±2.3
德宏州	98	395.9±140.4	3.4±3.2	113.9±21.6	9.1±2.3	21.8±6.4	2.1±1.7
西双版纳	103	421.7±165.7	5.6±3.0	114.4±22.1	9.2±2.9	22.9±7.0	2.0±1.5
迪庆州	74	457.5±168.5	3.2±3.3	116.6±28.4	11.1±3.8	26.1±9.7	3.6±2.4
思茅地区	286	486.5±183.7	4.4±3.6	124.0±27.4	11.3±3.1	36.9±9.9	3.1±2.1
红河州	283	468.9±171.8	4.4±3.4	127.4±27.0	10.2±2.8	24.7±8.4	2.2±1.8
楚雄州	174	401.5±170.9	3.7±3.1	125.8±25.0	10.1±3.1	23.3±7.2	2.6±1.7
易门县	23	384.2±127.5	2.6±3.1	129.6±23.8	12.2±3.4	26.3±8.5	1.6±1.5
昆明市	16	386.7±159.9	2.7±1.8	130.5±21.6	9.8±2.0	19.2±6.2	1.2±1.2
总体	1237	449.8±174.2	4.4±3.4	122.9±25.6	10.3±3.0	24.2±8.1	2.7±2.1

表4 云南省不同民族老年人头发微量元素含量比较（$\bar{x}±s$, μg/g）

民族	人数	钙	锰	锌	铜	铝	锶
汉族	380	421.9±171.8	3.6±3.1	125.1±25.3	10.3±2.9	23.9±7.6	2.7±1.7
回族	13	472.9±227.0	4.3±3.9	122.1±28.1	10.0±2.9	25.6±7.9	3.2±1.7
藏族	6	578.6±74.2	4.5±3.4	124.8±24.3	11.8±3.0	25.6±8.0	1.8±1.4
苗族	84	481.4±149.4	4.8±3.2	132.1±26.3	9.9±2.7	24.1±8.4	2.1±1.9
彝族	76	467.6±184.7	3.8±3.4	121.6±27.7	11.0±3.7	23.4±9.8	2.3±2.2
瑶族	70	476.4±182.8	4.0±3.3	123.0±25.7	10.0±2.5	25.3±8.0	2.2±2.0
哈尼族	74	449.9±156.0	3.9±3.0	116.7±20.7	10.4±2.1	23.9±6.0	2.3±1.8
傣族	142	410.6±162.0	4.9±3.3	111.8±21.0	9.0±2.7	22.7±6.9	1.9±1.6
傈僳族	120	483.6±178.2	5.1±3.7	121.5±24.6	10.6±3.3	26.0±8.6	3.9±2.5
佤族	9	470.7±202.3	5.4±3.1	102.5±10.1	10.9±2.2	30.2±8.3	2.2±1.5
拉祜族	123	505.4±186.7	5.3±3.8	131.0±29.3	11.9±3.3	26.8±10.1	3.7±2.5
纳西族	8	424.3±117.5	1.7±1.6	116.2±33.0	9.6±3.2	24.8±5.4	2.8±1.4
怒族	77	435.5±185.4	5.8±3.4	121.5±21.1	9.1±2.1	25.1±7.4	3.5±2.4
独龙族	28	465.5±139.8	1.2±2.6	123.3±24.1	9.2±2.0	22.7±6.5	2.4±1.4
其他	27	409.8±148.5	4.9±3.5	125.6±35.5	11.0±2.6	21.7±6.3	2.5±1.4
总体	1237	119.8±174.2	1.1±3.1	122.9±25.6	10.3±3.0	24.2±8.1	2.7±2.1

表5 国内有关老年人头发元素测定资料比较（μg/g）

研究单位	钙	锰	锌	铜	铝	锶
杭州市（女性）		2.67	212.90	12.50		0.87
广西巴马（长寿）		20.62	205.81	6.97		
山东沂蒙山（百岁）	546.4	4.4	180.0	8.3	19.5	

研究单位	钙	锰	锌	铜	铝	锶
北京西城区（长寿）	476.09	1.01	131.90	10.38	6.66	
上海市	541.0	4.5	122.0	10.2	24.0	
本次调查	449.8	4.4	122.9	10.3	24.2	2.7

发铜：男女曲线均呈坡度缓慢下降，60岁组和100岁组女性高于男性，其他年龄组男性高于女性。其均值男性为 $10.3\ \mu g/g$，女性为 $10.2\ \mu g/g$，两者无显著性差异。

发铝：其曲线男性在80岁前较为平缓，90岁组有一低谷，100岁时又上升与80岁组持平。女性曲线有一弧形降低，至90岁组和100岁组又有上升，两组基本一致。其均值男性为 $25.4\ \mu g/g$，女性为 $24.0\ \mu g/g$。

发锶：男女曲线在80岁之前呈一水平线，女性高于男性；80岁组两者交叉，男性高于女性。其均值男性为 $2.5\ \mu g/g$，女性为 $2.7\ \mu g/g$。

以上各年龄组经方差齐性检验 $F=13.11$，$P<0.01$。

2　头发6种元素地区比较（表3）

发钙：最高为思茅地区 $486.5\ \mu g/g$，其次为红河州 $468.9\ \mu g/g$；最低为易门县 $384.2\ \mu g/g$，其次为昆明市和德宏州，分别为 $386.7\ \mu g/g$ 和 $395.9\ \mu g/g$。各地区发钙值与高血压患病率有关联，其相关系数 $r=-0.49$，两者呈负相关关系，这与疾病的调查结果一致，易门县高血压患病率最高，为 50.0%，其次是德宏州（46.1%）和昆明市（31.6%）。但与骨折发生率不一致，红河州、思茅地区发钙较高，骨折发生率亦高，其相关系数 $r=0.055$，无相关性，骨折的发生率主要与地形有关。经方差齐性检验 $F=6.6$，$P<0.01$。

发锰：最高为怒江州和西双版纳，依次为 $5.7\ \mu g/g$、$5.6\ \mu g/g$；最低为易门县 $2.6\ \mu g/g$。与本次调查的百岁老人比例对比，似乎锰值高的地区，百岁老人的比例亦高，如怒江州百岁老人占 $23.0/10$ 万，西双版纳占 $20.0/10$ 万；而易门县无百岁老人。经方差齐性检验 $F=5.71$，$P<0.01$。

发锌：以昆明市居首为 $130.5\ \mu g/g$，其次为易门县 $129.6\ \mu g/g$，依次为红河州（$127.1\ \mu g/g$）和楚雄州（$125.8\ \mu g/g$）。由此看出：昆明市及其邻近地区、城市人口抽样多的地区，其发锌值较高，可能与食用动物蛋白较多有关。平均每周食肉次数城市为 5.8 次，农村 2.9 次；每周鸡蛋食用量城市为农村的 2.3 倍。经方差齐性检验 $F=5.87$，$P<0.01$。

发铜：易门县最高为 $12.2\ \mu g/g$，怒江州、德宏州、西双版纳等地区较低，其均值为 $9.1\sim9.5\ \mu g/g$。经方差齐性检验 $F=10.11$，$P<0.01$。

发铝：以易门县和迪庆州最高，分别为 $26.3\ \mu g/g$ 和 $26.0\ \mu g/g$，其次为思茅地区和怒江州，分别为 $25.5\ \mu g/g$ 和 $25.1\ \mu g/g$；昆明市最低为 $19.2\ \mu g/g$。经方差齐性检验 $F=4.48$，$P<0.01$。

发锶：最高为迪庆州 $3.7\ \mu g/g$，最低为昆明市 $1.2\ \mu g/g$。经方差齐性检验 $F=7.41$，$P<0.01$。

3　头发6种元素的民族差异（表4）

发钙：最高为藏族 $578.6\ \mu g/g$，其次为拉祜族 $505.4\ \mu g/g$；最低为傣族 $410.6\ \mu g/g$，其次为纳西族 $424.3\ \mu g/g$。

发锰：最高为怒族 $5.8\ \mu g/g$，较低者为彝族（$3.8\ \mu g/g$）和哈尼族（$3.9\ \mu g/g$）。

发锌：最高为苗族和拉祜族，分别为 $132.1\ \mu g/g$ 和 $131.0\ \mu g/g$；较低者为傣族（$111.8\ \mu g/g$）和佤族（$102.5\ \mu g/g$）。

发铜：最高为藏族（$11.8\ \mu g/g$）和拉祜族（$11.9\ \mu g/g$）；较低者为傣族（$9.0\ \mu g/g$）和怒族（$9.1\ \mu g/g$）。

发铝：佤族较高（$130.2\ \mu g/g$），其他民族差异不大。

发锶：较高者为傈僳族和拉祜族，分别为 3.9 $\mu g/g$ 和 3.7 $\mu g/g$；较低者为傣族（1.9 $\mu g/g$）和藏族（1.8 $\mu g/g$）。

讨 论

随着微量元素分析技术的发展，人们对微量元素与健康、衰老的研究已日趋明了。微量元素从多方面影响着人的整个生命过程，多种元素有协同和（或）拮抗的作用，而每一种元素的作用又极其复杂。我们只能就本次调查的结果作肤浅的讨论。

1 本次调查与国内有关资料的比较

目前，国内有可比性的资料较少，很难从方法、对象及年龄分组方面得到统一。因此，各资料测得的结果差异较大，就现有资料比较发现（表5），本次调查钙和锌低于山东、北京及上海的报道，铝高于上述报道，锶高于杭州市，锰、铜介于上述报道之间。

2 高锰低铜对长寿有利

据多数报道，长寿老人具有高锰、低铜的特点。本次调查发现：

从年龄上看，百岁老人及长寿老人组无论男女其铜值均降低，但锰值男性增高，女性却降低，其原因有待于进一步研究。

从地区上看，百岁老人比例较高的怒江州、西双版纳其发锰含量最高，均为 5.6 $\mu g/g$，而铜值却较低，为 9.0～9.5 $\mu g/g$；易门县发锰含量最低（2.6 $\mu g/g$），而发铜值却最高（12.2 $\mu g/g$），从历次人口调查及本次调查结果看：易门县未发现百岁老人。易门县发铜含量高，可能与该地区高产量的铜矿有关。德宏州百岁老人比例占调查的百岁老人总数的 25%，但该地区发锰值较低（3.4 $\mu g/g$），发铜值亦低（9.1 $\mu g/g$），其发锰值低的原因是否与钙值偏低有关？

从民族上看，怒族、傈僳族、傣族等民族具有高锰低铜的特点，这些民族中百岁老人的比例亦较高，与地区比较是一致的。

3 钙、锰、锌、锶与高血压、骨折的关系

3.1 钙属于宏量元素，它不仅是骨骼的主要组成成分，而且是血压的重要决定因素。研究表明膳食中钙不足可使血压升高。本次调查发现：发钙含量与高血压患病率呈负相关，其相关系数 $r = -0.49$，为中度相关，配对病例对照研究亦提示高血压组发钙低于正常对照组（配对数 $n = 52$），$t = 12.8$，$P < 0.0005$。从地区比较也证明了这点，高血压患病率高的德宏州等地区其发钙水平较低。同时发现：发钙与骨折发生率有一定关系，发钙低的年龄组其骨折发生率高。

3.2 WHO 报告认为，锰对心血管系统是有益的元素，是人体多种酶的激活剂，对血糖、血脂、高血压有良好的影响。现仅就锰对血压的影响作一说明，此次病例对照研究发现：高血压组发锰低于正常对照组，$t = 3.41$，$P < 0.01$，两组有非常显著性差异。

3.3 锌与血压有一定关系，据报道，原发性高血压血清锌（18.8 ± 0.06 $\mu mol/L$）明显高于正常对照组（13.3 ± 1.4 $\mu mol/L$）。现代研究认为，锌影响血压是因为锌是血管紧张素转化酶的活性基团。本组资料显示：高血压组发锌（118.45 $\mu g/g$）低于非高血压组（136.4 $\mu g/g$），$t = 9.5$，$P < 0.005$，两组有非常显著性差异，与有关报道不一致。

3.4 锶是人体骨骼及牙的正常组成成分，有报道发现锶、钙等可以降低心血管疾病的死亡率，锶与钙存在着平衡关系。本调查表明：高血压和心脏病患病率高的昆明、易门、德宏州等地区发锶较低（表2）。发锶含量与高血压患病率的相关系数 $r = -0.42$，与心脏病患病率相关系数 $r = -0.41$，均为中度相关；发锶含量与骨折发生率相关系数 $r = -0.38$，为低度负相关。其作用机制可能与锶、钙元素在肠内与钠竞争吸收部位，从而减少钠的吸收及增加钠的排泄有关。体内钠潴留导致高血压及引发心血管疾病。锶与钙的代谢似乎存在着平衡关系，锶元素降低，钙元素亦降低，因此与骨折有关。1237 名老年人发钙

与发锶含量的相关系数 $r = 0.225$，高血压组与非高血压组发钙与发锶的相关系数都是 $r = 0.38$，$P < 0.005$。

4 铝元素与阿尔茨海默病（AD）

现已确定铝元素与 AD 有关。病例对照研究表明：AD 组的发铝含量（23.56 $\mu g/g$）高于非 AD 组（17.55 $\mu g/g$），$t = 4.98$，$P < 0.0005$，两组有非常显著性差异。

（原载于《微量元素与健康研究》2001 年第 4 期）

对藏族、回族、蒙古族、维吾尔族、哈萨克族和满族人发中 7 种微量元素的聚类分析

（2002）

杨若明[1] 张经华[2] 王 辉[2]

（1. 中央民族大学 2. 北京市理化分析测试中心）

[导读] 对维吾尔族、满族和蒙古族 3 个民族，以及维吾尔族、哈萨克族、藏族、回族和蒙古族 5 个民族，根据头发中钙、镁、铁、锰、铜、锌、铬 7 种元素含量进行聚类分析，两组中每个民族的样本都各自聚为一类，误判率分别小于 10% 和 5%，说明不仅上述各民族每种元素平均值之间存在差别，而且在微量元素含量的总体水平上，民族之间存在一定的差别。

1 引 言

人体内微量元素的营养状态与健康密切相关。"元素平衡医学"就是在原子、分子生物学水平以元素平衡为核心研究人体健康的新兴医学。人体内微量元素平衡状况与头发中的元素含量有关。我国是一个多民族的国家，为了探讨各民族人体头发中微量元素是否相同，本文用等离子体原子发射光谱法（ICP-AES）对我国不同民族青年头发中钙、镁、铁、锰、铜、锌、铬 7 种元素进行了测定。对维吾尔族、满族和蒙古族 3 个民族（a 组）和维吾尔族、哈萨克族、藏族、回族和蒙古族 5 个民族（b 组）进行的聚类分析，结果为：同民族聚为一类，误判率小于 10% 和 5%。说明在微量元素含量的总体水平上，民族之间存在一定的差别。

2 实验部分

2.1 样品来源

中央民族大学 17~21 岁健康学生。采样时用不锈钢剪刀剪枕部头发 2~3 g。

2.2 仪器和测定方法

仪器：MK-1 型光纤自控压力密闭微波溶样炉（上海新科微波溶样测试技术研究所）；IRIS Advantage ICP-AES 仪（美国 TJA 公司）。元素标准溶液：国家标准物质研究中心。

方法：头发按文献处理后，用混合酸进行微波消解。用 ICP-AES 仪测定了发样中 Ca、Mg、Fe、Mn、Cu、Zn、Cr 7 种元素的含量，ICP-AES 的工作条件如下：雾化器压力为 206.7 kPa；冷却气氩流速 15 L/min；辅助气氩流速为 0.8 L/min；射频功率为 1350 W；端视观测。

3 结果与讨论

3.1 聚类分析

3.1.1 数据的标准化 对测得的原始数据阵 X（$N \times P$）的每列进行 Z-标准化，以使 P 个指标等权。

3.1.2 谱系聚类分析 用与文献类似的方法分别对 a 组和 b 组进行 R 聚类分析，各得到图 1 和图 2。

3.2 讨论

图 1 中，样品 1～10、11～20 和 21～30 号依次为维吾尔族、蒙古族和满族。由图 1 看出，切断第二高线，样品依维吾尔族、蒙古族、满族聚为 3 类。图 2 中，1～11、12～25、26～37、38～48 和 49～60 号依次为维吾尔族、哈萨克族、藏族、蒙古族和回族。由图 2 看出：切断第一高线，维吾尔族、哈萨克族和回族聚在一类，藏族与蒙古族在一类。切断第二高线，维吾尔族与哈萨克族在一类而回族另成一类；切断第三高线时，5 个民族各成一类。这 5 类中，维吾尔族和回族的样品聚得最好，它们各自独立为一类；其次是哈萨克族和藏族，也各聚一类；但蒙古族聚得不太好，有 2 个样本未聚为本族。众所周知，维吾尔族、哈萨克族和回族在饮食习惯、宗教信仰上相近，他们聚类较接近，是可以理解的，尤其是维吾尔族和哈萨克族各方面更是接近得多，因此，聚类也接近。

我国各民族的聚居地不尽相同，为了探讨地理和民族因素对头发中微量元素的影响程度，我们曾就汉族和回族进行过较深入的研究。文献样本来自我国 18 个省市，对来自不同地区的同一民族和在同一地区的不同民族的头发中元素含量进行了差别检验，结果表明：对我国回族人发中的微量元素而言，民族因素大于地域因素。文献是对同时居住在我国东北的蒙古族和朝鲜族的聚类分析，分类清楚。本文中维吾尔族和哈萨克族样本来自这两个民族的共同聚居地新疆，蒙古族和回族、满族在样本来源上也均有交错。

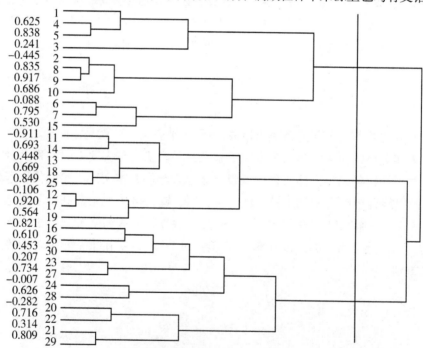

图 1 维吾尔族、满族、蒙古族 R 聚类

本文对维吾尔族、满族和蒙古族 3 个民族及维吾尔族、哈萨克族、藏族、回族和蒙古族 5 个民族分别进行的聚类结果，每个民族的样本各自聚为一类，两个聚类组中的误判率分别小于 10% 和 5%。说明不仅上述各民族每种元素平均值之间存在差别（表 1），而且在微量元素含量的总体水平上，民族之间存在一定的差别。

表1　各民族头发中微量元素的含量（平均值±标准偏差，μg/g，$n=10$）

元素	维吾尔族	哈萨克族	蒙古族	回族	藏族	满族
Ca	1316±673	1171±404	707.1±358.2	999.5±533.9	1110±508	760.2±257.9
Mg	182.9±111.7	120.6±39.6	94.39±56.32	174.2±86.7	187.5±134.8	99.17±58.99
Fe	20.20±10.56	41.31±18.71	35.43±19.15	40.92±24.24	51.08±34.47	15.55±8.15
Mn	1.014±0.532	1.229±0.527	1.584±0.745	2.186±1.494	1.514±0.532	1.210±0.900
Cu	10.73±1.91	10.81±0.543	10.02±0.90	10.6±0.8	10.74±1.65	9.312±1.790
Zn	137.4±25.2	149.90±21.0	133.9±24.9	161.4±38.9	170.0±26.9	141.7±23.2
Cr	7.72±0.82	12.61±8.57	4.203±1.304	4.866±1.550	4.296±0.471	8.01±1.94

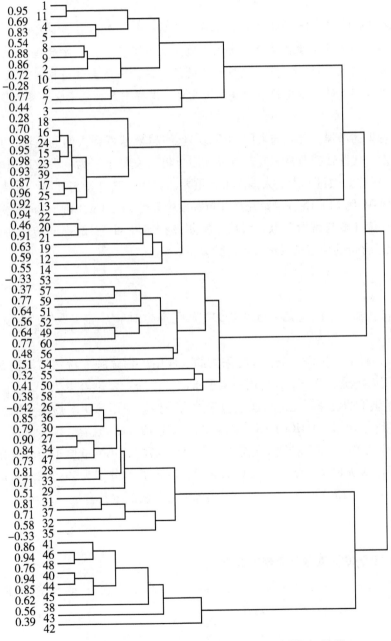

图2　维吾尔族、哈萨克族、蒙古族、回族、藏族 R 聚类

（原载于《分析化学》2002 年第 1 期）

哈萨克族儿童发样微量元素测定与比较分析

（2004）

阎 超[1] 辛 力[2] 仵 燕[2]

（1. 新疆医科大学化学研究室　2. 新疆卫生厅职大基础部）

[导读] 新疆伊犁地区 12～15 岁哈萨克族儿童发中锌、铁、铜、锰、钙含量平均值不同年龄间基本无差异。但同一地区儿童发样中微量元素随民族不同表现出一定的差异，如哈萨克族儿童与汉族儿童发样中的铁、锰，哈萨克族与回族的铁、钙，哈萨克族与柯尔克孜族的锰、钙。生活、饮食习惯相差不大的哈萨克族与维吾尔族儿童，发样中 5 种元素含量均无显著差异。

随着人们环境意识的增强，环境与人体、环境与疾病越来越得到人们的关注，其研究工作也取得了很大进展。因为头发的代谢转变非常缓慢，所以国际上将人发测定视为一种较理想的能反映环境与人体相联系的"生物记录丝"。微量元素是人体内十分重要的物质，其含量与环境、种族及年龄有一定关系。我们对新疆伊犁地区 31 例 12～15 岁哈萨克族儿童头发中 Zn、Fe、Cu、Mn、Ca 5 种微量元素的含量进行了测定；并将哈萨克族儿童与维吾尔族、汉族、柯尔克孜族及回族 12～15 岁儿童头发中 Zn、Fe、Cu、Mn、Ca 5 种微量元素含量的测定结果进行了比较分析。

1　对象与方法

　　研究对象　选择新疆伊犁地区 12～15 岁哈萨克族儿童共 31 例，每人取枕部头发约 2 g 装入清洁纸袋内待检测。

　　测定方法　（1）样品的洗涤、灰化：将采集的发样用"白猫牌"洗洁精浸泡 30 min，洗涤，用去离子水冲洗，然后用丙酮浸泡 10 min，再用去离子水漂洗干净，置烘箱中 70 ℃烘干，置干燥器中保藏。精确称取 0.2 g 洗净烘干的发样，用定量滤纸包起放入马弗炉中用 500 ℃灼烧 4 h，灰化后，冷却称重，测定灰分的百分含量，加入 1∶1 HCl 1 mL，加去离子水至 10 mL，定容。（2）样品测定：用原子吸收光谱法测定 Zn、Fe、Cu、Mn、Ca 5 种微量元素含量。使用仪器为 GGX-Ⅱ原子吸收分光光度计（北京第二光学仪器厂），采用乙炔火焰法，空心阴极灯为光源，测定波长分别为 Zn 328.3 nm、Fe 281.3 nm、Cu 327.3 nm、Mn 257.6 nm、Ca 299.7 nm。方法采用标准对照法测定其含量。

2　测定结果

2.1　哈萨克族儿童 31 例发样微量元素测定数据

　　将哈萨克族儿童 12～15 岁共 31 例按年龄分 4 组，各组取平均值 $\bar{x}$；取 31 例总体均数 μ，各组均数与总体均数比较：t 检验，做显著性检验。见表 1。

表1　哈萨克族儿童发样微量元素含量测定值（μg/g）及与均数值比较

元素	年龄	人数	$\overline{X} \pm S_X$	t	P	结果
Zn $\mu = 177.81$	12	9	176.86 ± 3.21	0.30	>0.25	—（无差异）
	13	10	172.93 ± 3.41	0.84	>0.1	—
	14	7	178.74 ± 3.63	0.2	>0.25	—
	15	5	180.72 ± 3.86	0.7	<0.25	—
Fe $\mu = 38.42$	12	9	39.06 ± 1.88	0.3	>0.25	—
	13	10	40.53 ± 1.96	1.08	0.25~0.1	—
	14	7	38.05 ± 1.69	0.21	>0.25	—
	15	5	36.05 ± 3.18	0.75	>0.25	—
Cu $\mu = 7.21$	12	9	7.05 ± 0.15	1.07	0.25~0.1	—
	13	10	7.32 ± 0.29	0.38	>0.25	—
	14	7	7.09 ± 0.17	0.70	>0.25	—
	15	5	7.39 ± 0.32	0.56	>0.25	—
Mn $\mu = 1.79$	12	9	1.84 ± 0.15	0.33	>0.25	—
	13	10	1.87 ± 0.14	0.57	>0.25	—
	14	7	1.78 ± 0.16	0.063	>0.25	—
	15	5	1.65 ± 0.25	0.56	>0.25	—
Ca $\mu = 682.41$	12	9	645.5 ± 26.84	1.38	=0.1	—
	13	10	611.67 ± 22.52	3.14	<0.005	有差异
	14	7	747.74 ± 47.19	1.38	=0.1	—
	15	5	724.42 ± 52.09	0.81	>0.25	—

2.2　哈萨克族儿童发样与其他民族儿童发样均数的比较

比较12~15岁哈萨克族（31例）与维吾尔族（118例）、汉族（110例）、柯尔克孜族（180例）及回族（25例）儿童发样 Zn、Fe、Cu、Mn、Ca 均数的差别显著性，用 t 检验，在等方差的基础上求合并样本方差 S_c^2 及统计量 t，其公式为：

方差

$$S_c^2 = \frac{(n_1 - 1) S_1^2 + (n_2 - 1) S_c^2}{n_1 + n_2 - 2}$$

统计量

$$t = \frac{|\overline{X}_1 - \overline{X}_2|}{S_c} \cdot \sqrt{\frac{n_1 \cdot n_2}{n_1 + n_2}}$$

根据 t，确定 P 值，判断结果见表2。

表2　哈萨克族与维吾尔族、汉族、柯尔克孜族及回族12~15岁儿童发样均数比较

元素	民族	$\overline{X}_n \pm S$	S_c^2	t	P	结果
Zn	哈萨克族	177.81 ± 2.48				
	维吾尔族	187.96 ± 24.13	464	2.33	>0.01	—（无差异）
	汉族	185.69 ± 38.92	1189	1.12	>0.1	—
	柯尔克孜族	171.81 ± 21.61	400	1.54	>0.05	—
	回族	174.53 ± 4.81	13.7	3.31	<0.002	有差异
Fe	哈萨克族	38.42 ± 1.88				
	维吾尔族	48.73 ± 23.29	432.1	2.45	>0.005	—
	汉族	25.66 ± 9.27	68.1	7.64	<0.0005	有差异
	柯尔克孜族	3.8 ± 15.91	217.2	1.61	>0.05	—
	回族	30.04 ± 3.69	8.1	11.0	<0.0005	有差异

续表

元素	民族	$\overline{X}_n \pm S$	S_c^2	t	P	结果
Cu	哈萨克族	7.21 ± 0.15				
	维吾尔族	7.56 ± 1.83	2.67	1.06	> 0.1	—
	汉族	7.76 ± 2.27	4.04	1.34	> 0.05	—
	柯尔克孜族	8.78 ± 7.76	51.56	1.12	> 0.1	—
	回族	7.01 ± 0.56	0.15	2.0	= 0.025	有差异
Mn	哈萨克族	1.79 ± 0.097				
	维吾尔族	2.29 ± 2.79	6.19	1.0	> 0.1	—
	汉族	0.45 ± 0.87	0.60	8.38	< 0.0005	有差异
	柯尔克孜族	2.68 ± 2.84	6.91	9.75	> 0.0025	有差异
	回族	1.70 ± 0.43	0.085	1.15	> 0.1	—
Ca	哈萨克族	682.41 ± 64.18				
	维吾尔族	676.85 ± 424	143 927	0.073	> 0.1	—
	汉族	822.14 ± 494	192 255	1.57	> 0.05	—
	柯尔克孜族	918.29 ± 702	422 657	1.86	> 0.025	有差异
	回族	920.01 ± 86.6	5621	11.8	< 0.0005	有差异

3 结 论

1）头发中微量元素的含量　从表1中得出，哈萨克族儿童头发中微量元素含量其规律与国内外有关资料一致，依次为：Ca > Zn > Fe > Cu > Mn。

2）年龄因素的影响　因为人发中微量元素含量与自然环境、社会经济带来的营养状况、饮食等方面有关，又因为人发的生物化学代谢转变十分缓慢，本文中被测哈萨克族儿童年龄为 12～15 岁，年龄差别不大，在 4 年之间，自然环境、营养状况改变不大，12～15 岁不同年龄组的哈萨克族儿童头发中所测 5 种微量元素含量平均值 $\overline{x}$ 基本无差异，年龄因素很小。

3）民族因素的影响　表 2 中哈萨克族儿童与维吾尔族、汉族、柯尔克孜族及回族 12～15 岁儿童发样 5 种微量元素含量测定的均数比较，哈萨克族儿童与汉族儿童发样中 Fe 元素、Mn 元素含量有显著性差异（$P < 0.0005$）；哈萨克族儿童与回族儿童发样中 Fe 元素、Ca 元素含量有显著性差异（$P < 0.0005$），Zn 元素、Cu 元素有差异（$P > 0.05$）；哈萨克族儿童与柯尔克孜族儿童发样中 Mn 元素、Ca 元素含量有差异（$P < 0.05$）；哈萨克族儿童与维吾尔族儿童发样中 5 种微量元素含量均无差异（$P > 0.05$）。因为采样是在同一地区，水源、空气、食物中微量元素含量基本一样，地域环境因素小；但民族之间由于文化习俗、膳食结构等方面存在不同程度差异，在儿童发样中微量元素含量随民族不同表现出一定的差异。而生活、饮食习惯相差不大的儿童发样中，微量元素含量无显著性差异，如哈萨克族与维吾尔族、柯尔克孜族的饮食习惯基本相同，主要饮食为牛羊肉、奶制品，干果类如核桃、巴达木等（这些食品中 Fe 元素、Mn 元素、Ca 元素含量较高）。汉族饮食范围较广，如各种肉类、面食、蔬菜等，回族介于中间。各民族长期形成的饮食习惯，使其对某些微量元素吸收有差别。例如，本次测定与比较分析结果表明：哈萨克族与维吾尔族儿童发样微量元素含量无差异；与柯尔克孜族儿童发样微量元素含量无显著性差异，见表 2。

（原载于《人类学学报》2004 年第 1 期）